W0255635

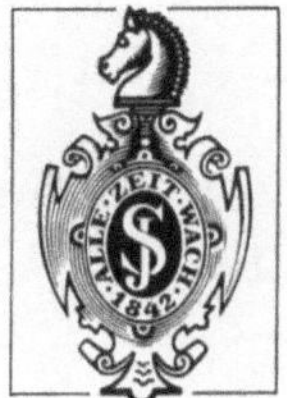

C. M. Balch, G.W. Milton
H. M. Shaw und Seng-jaw Soong (Hrsg.)

Hautmelanome

Diagnose, Therapie und weltweite Ergebnisse

Aus dem Amerikanischen übersetzt von
P. Hermanek und H.-P. Sinn

Mit 276 Abbildungen und 154 Tabellen

Springer-Verlag Berlin Heidelberg New York
London Paris Tokyo

Titel der amerikanischen Originalausgabe:
Cutaneous Melanoma. Edited by C. M. Balch and G. W. Milton. ©1985 by J. B. Lippincott Company.
Mit Genehmigung von Harper & Row, Publishers, Inc., New York, USA

ISBN-13: 978-3-642-71831-1 e-ISBN-13: 978-3-642-71830-4
DOI: 10.1007/978-3-642-71830-4

CIP-Titelaufnahme der Deutschen Bibliothek:
Hautmelanoma: Behandlungswege, Therapie u. weltweite Ergebnisse / hrsg. von C. M. Balch u. G. W. Milton. Aus d. Amerikan. übers. von P. Hermanek und H.-P. Sinn. Mit e. Geleitw. von F. P. Gall. - Berlin ; Heidelberg ; New York ; Paris ; London ; Tokyo : Springer, 1988
Einheitssacht.: Cutaneous melanoma ⟨dt.⟩

Softcover reprint of the hardcover 1st edition 1988

Unseren Frauen, Carol und Janet,
für ihre Liebe und ihr Verständnis,
und unseren Kindern,
Glen, Alan, Laura und Mark Balch und
John, Christopher und Claire Milton -
unsere Investition in die Zukunft.

Geleitwort

In weiten Kreisen der mitteleuropäischen Bevölkerung gilt das maligne Melanom der Haut, der „schwarze Hautkrebs", immer noch als besonders gefährlich. Bei manchen Ärzten besteht eine auffallend restriktive Haltung, ja manchmal sogar ein therapeutischer Nihilismus. Daher ist es besonders zu begrüßen, daß sich hervorragende Kenner des malignen Melanoms aus zahlreichen Ländern zusammengefunden haben, um den heutigen Stand unseres Wissens zusammenfassend darzustellen.

In den letzten 20 Jahren wurden unsere Kenntnisse über das maligne Melanom entscheidend erweitert. Die histologische Klassifikation des Tumors konnte vereinheitlicht und die Bedeutung verschiedener histopathologischer Befunde am Primärtumor für das biologische Verhalten weitgehend geklärt werden. Durch die Definition unterschiedlicher Tumorstadien und -kategorien ist der natürliche Verlauf des malignen Melanoms weitgehend voraussehbar geworden. Deshalb konnte die uniforme Therapie verlassen und neue Konzepte entwickelt werden, die die individuelle Tumorausbreitung berücksichtigen und das Ausmaß des therapeutischen Vorgehens von der Aggressivität des Tumors abhängig machen. Neue Verfahren, wie z. B. die regionale hypertherme Zytostatikaperfusion der Extremitäten, erweitern heute die Therapiemodalitäten.

Das maligne Melanom gehört zu jenen Malignomen, deren Inzidenz in den letzten Jahrzehnten in Mitteleuropa weitaus am stärksten zugenommen hat. In den letzten 20 Jahren wurde das maligne Melanom immer häufiger in frühen Stadien diagnostiziert, in denen die Heilungschancen sehr günstig sind. Wenn wir das Ziel der Frühdiagnose zunehmend realisieren wollen, spielt die Fortbildung der Ärzte und des ärztlichen Hilfspersonals eine bedeutende Rolle, aber auch die öffentliche Aufklärung der Bevölkerung durch moderne Medien gewinnt immer größere Bedeutung.

Es ist das Anliegen dieses Werkes, alle diese wichtigen Veränderungen in Epidemiologie, Pathologie, Klinik, Diagnose und Therapie des malignen Melanoms zusammenfassend darzustellen und allgemein bekannt zu machen.

In diesem Werk fallen zwei Ansätze besonders auf, nämlich die möglichst objektive und eingehende Diskussion kontroverser Fragen und die Untermauerung durch eine weltweite Sammlung von Daten über das Melanom.

Kontroverse Fragen werden besonders eingehend behandelt. Im Gegensatz zu den üblichen Darstellungen, in denen ein bestimmter Standpunkt in den Vordergrund gerückt wird, werden in diesem Werk die unterschiedlichen Meinungen von ihren Vertretern ausführlich dargestellt und begründet und dann von den Verfechtern der gegenteiligen Ansichten diskutiert.

In einem eigenen Abschnitt werden weltweite Daten über das maligne Melanom vorgelegt. Vertreter von 14 großen Melanomzentren aus neun Ländern der Welt stellen nach einheitlichen Gesichtspunkten ihre Beobachtungen in Epidemiologie, Klinik, Therapie und Prognose dar. Damit kann der Leser vergleichen und gewinnt einen Überblick darüber, wie sich heute das maligne Melanom in den verschiedenen Ländern der Welt präsentiert und wie und mit welchem Erfolg es behandelt wird. Die hier zusammengestellten und vergleichbaren Daten von über 18000 Patienten mit malignem Melanom bilden die entscheidende Basis für die Darstellung der Probleme des malignen Melanoms in diesem Buch.

Diese beiden Ansätze stellen das Besondere dieses Werkes dar und begründen seinen außergewöhnlichen Wert. So wird dieses Werk beispielhaft für zusammenfassende Darstellungen einzelner Organtumoren. Auch für andere maligne Tumoren sind derartige Übersichten, basierend auf weltweit erhobenen Daten und unter besonderer Berücksichtigung kontroverser Fragen, wünschenswert.

Erlangen F. P. GALL

Geleitwort zur amerikanischen Ausgabe

Die Geschichte des malignen Melanoms, seine Diagnose und Therapie symbolisieren sicherlich die Geschichte der Onkologie. Das Rätsel seiner Herkunft, das Unvermögen, es einzuordnen, und die widerwillig hingenommene Tatsache seiner Unheilbarkeit waren der Ausdruck der Unsicherheit der Ärzte, die sich seit Jahrhunderten mit dem Geheimnis des Krebswachstums befaßten. Die ersten vereinzelten Erfolge am Ende des 19. Jahrhunderts und die Erfahrung, daß nur mit einem radikalen chirurgischen Eingriff das Melanom unter Kontrolle gebracht werden kann, standen am Beginn der neuen Philosophie mit dem Dogma „Kleiner Krebs, große Operation", das Tumorchirurgen fast ein Jahrhundert lang beeinflußte. Schließlich war das Aufkommen kontrollierter klinischer Studien beim Melanom mehr als bei anderen Malignomen der Ausgangspunkt für eine rationale Betrachtung dieser Erkrankung.

Die Geschichte des malignen Melanoms läßt sich daher in 3 größere Perioden einteilen. In der „Pionierzeit", die von der Erstbeschreibung des Melanoms durch John Hunter im Jahre 1787 bis zum Ende des folgenden Jahrhunderts reicht, wurde diese seltene Erkrankung zunächst als pathologisches Kuriosum angesehen. Die vereinzelten Fallbeschreibungen und das Fehlen größerer Serien, mit denen der natürliche Verlauf der Erkrankung hätte beschrieben werden können, verhinderten die Aufstellung von Therapierichtlinien, was erst gegen Ende des 19. Jahrhunderts möglich wurde. Will man den Beginn der 2. Periode definieren, der sich als „operativer Radikalismus" umschreiben läßt, muß man ins Jahr 1892 zurückgehen; damals befürwortete E. Snow in einem Artikel in *Lancet* einen umfangreichen chirurgischen Eingriff mit einer weiten Exzision des Primärtumors und einer Dissektion der regionären Lymphknoten. Mit wechselnder Begeisterung und Ernüchterung wurde die Politik der „großen Operation" jahrzehntelang beibehalten und ohne Unterschied auf alle sich vergrößernden Pigmenttumoren angewandt. In den letzten 20 Jahren vollzogen sich jedoch 3 wichtige Entwicklungen, die den Beginn eines neuen Abschnitts im Kampf gegen das Melanom markieren. Dazu gehört erstens die Gründung der internationalen Melanomgruppe der WHO (WHO International Melanoma Group for Clinical Research), die sich mit der klinischen Erforschung des Melanoms beschäftigt. Diese Gruppe führt vor allem klinische Studien durch, nicht nur um den jetzigen Stand statistisch auszuwerten, sondern auch um neue Hypothesen für Behandlungsverfahren zu testen. Die zweite Entwicklung war die Einrichtung einer integrierten multidisziplinären Studie in Australien, des Queensland Melanoma Project, dessen Ziel die Beurteilung der Ergebnisse einer gemeinsamen Aktion mit Berücksichtigung von Epidemiologie, Pathologie, Klinik und Öffentlichkeitsarbeit war. Die dritte Entwicklung war die Abgrenzung verschiedener histologischer Prognosefaktoren durch einzelne Pathologen wie Clark, McGovern und Breslow. Alle diese Entwicklungen vollzogen sich in der 2. Hälfte der 60er Jahre und begründen den heutigen Stand der Forschung, den man als „klinisch-pathologischen Experimentalismus" bezeichnen kann. Pathologen und Kliniker haben Daten gesammelt, die die Bedeutung und die Grenzen der heutigen Therapiemöglichkeiten aufhellen und das Gewicht verschiedener prognostischer Faktoren klären. Es ist wahrscheinlich, daß innerhalb nicht allzulanger Zeit diese Probleme einer definitiven Lösung zugeführt werden können. Man kann heute voraussehen, daß in einer neuen Periode in der Geschichte des malignen Melanoms neue Labormethoden die führende Rolle spielen werden. Beachtliche neue Erkenntnisse auf dem Gebiet der Virologie (menschliche Retroviren), der Molekularbiologie (Onkogene) und der Immunologie (monoklonale Antikörper) werden sicherlich die Forschung über das maligne Melanom in den nächsten Jahren erheblich beeinflussen. Wir setzen große Hoffnungen in diese Richtungen.

Welche unmittelbaren Ziele gibt es in der Melanomforschung? Auf der einen Seite glaube ich, daß es höchste Zeit ist, die ätiologischen Faktoren und ihren Wirkungsmechanismus aufzuklären, um Richtlinien für die primäre Prävention aufzustellen. Die Sonnenlichthypothese bleibt wenig überzeugend, in der Tat gibt es keine fundierten Empfehlungen für die Prävention. Auf der anderen Seite sind die derzeitig verfügbaren Zytostatika zur Kontrolle manifester und okkulter Metastasen von nur begrenzter Wirksamkeit. Die Produktion neuer Wirkstoffe und ihre Testung gegen Melanomzellen sind unbedingt notwendig. Neben der Forschung verlangt die Erkenntnis, daß die Verbesserung der Überlebensraten eng mit der Früherkennung der Erkrankung korreliert, die Einführung umfangreicher Aufklärungskampagnen, um sowohl praktizierende Ärzte als auch die Öffentlichkeit zu informieren. Die derzeitige Aufklärungsarbeit zur Früherkennung des malignen Melanoms ist nach wie vor in ihren Anfängen und noch zu sporadisch. Nur sehr selten wurden bisher integrierte Programme mit dem Einsatz von Massenmedien durchgeführt. Von allen malignen Tumoren ist das maligne Melanom ohne Zweifel am einfachsten zu erkennen, denn es erfordert zur Diagnose keine komplizierten Apparate, sondern nur das bloße Auge und - natürlich - anamnestische Angaben. Wenn der Bevölkerung eindeutige Kriterien vermittelt werden und wenn es gelingt, sie zu veranlassen, regelmäßig auf ihre eigene Haut zu achten, können die Symptome nicht übersehen werden.

Um jedoch der Öffentlichkeit die notwendigen Kenntnisse nahezubringen, muß der Wissensstand bei den Allgemein- und Fachärzten auf einem hohen Niveau sein. Nach Entdeckung eines Melanoms muß die geeignetste und wissenschaftlich am besten begründete Behandlung eingeleitet werden. Daher ist die Herausgabe und Verbreitung qualitativ hochwertiger Lehrbücher über das maligne Melanom von größter Wichtigkeit. Das vorliegende Buch erfüllt diesen Anspruch, da hier der Versuch gemacht wird, die immense klinische Erfahrung, die durch Behandlung und Nachbeobachtung von Tausenden von Patienten in vielen Zentren auf der ganzen Welt gewonnen wurde, zu Papier zu bringen. Die Tatsache, daß der Schwerpunkt dieses Buches mehr auf der Analyse von Melanompatienten als auf der Durchsicht der Literatur beruht, zeigt nach meiner Meinung die große Originalität von Charles Balch, Gerry Milton und ihren Mitarbeitern. Dieses Buch wird den Leser in seiner Kapitelfolge in die komplizierten Fragen der Epidemiologie, Pathologie und Klinik dieser problematischen und herausfordernden Erkrankung einführen, einer Erkrankung, deren vielfach noch ungeklärte Zusammenhänge sich durch die Forschung immer mehr entschleiern lassen.

Mailand, Italien

U. Veronesi
Direktor des Nationalen Krebsinstitutes

Vorwort

Dieses Buch umfaßt die gesamte klinische Melanombehandlung. Ein besonderer Schwerpunkt ist auf die Darstellung statistischer Daten gelegt, die sich auf klinische Erfahrungen an über 18000 Patienten aus den größten Melanomzentren der Welt stützen. Das gesamte Krankheitsspektrum wird behandelt - vom In-situ-Melanom bis zu fortgeschrittenen Stadien mit Fernmetastasen. Die Prinzipien der Diagnose, der pathohistologischen Untersuchung und verschiedener Behandlungsansätze beim metastasierten Melanom in seinen unterschiedlichen klinischen Formen werden diskutiert. Jede Aussage zur klinischen Behandlung wird mit statistischen Daten zum natürlichen Verlauf, zur Prognose und zu Therapieergebnissen untermauert. Viele Aspekte der Behandlung des malignen Melanoms werden zum ersten Mal im Zusammenhang dargestellt. Die Kapitel zur Diagnose und Behandlung des metastasierten Melanoms fassen z. B. erstmalig die Literatur und die Behandlungsverfahren ausführlich in einer Abhandlung zusammen.

Das Buch ist aus den klinischen Erfahrungen von 5 Chirurgen und 2 Pathologen entstanden, die sich in 25 Jahren überwiegend der Behandlung von über 4000 Melanompatienten gewidmet haben. Andere Melanomexperten haben großzügig ihr Spezialwissen eingebracht, z. B. in den Kapiteln zur hyperthermen Extremitätenperfusion, zur Epidemiologie und zum Melanom im Kindesalter. Viele Fragen zur Behandlung des Melanoms sind noch umstritten. Aus diesem Grund haben wir versucht, nach Möglichkeit eine ausgewogene Darstellung zu geben. Die wichtigste Kontroverse besteht in der Frage der elektiven Lymphknotendissektion. Hervorragende Persönlichkeiten präsentieren die gegensätzlichen Argumente in Form von Rede und Widerrede. Großer Wert wird auch auf die Ableitung jener prognostischen Faktoren gelegt, die den klinischen Verlauf möglichst genau vorhersagen können. Diese Faktoren sollen dem Kliniker eine Hilfestellung für das Abschätzen des Risikos einer bereits eingetretenen Mikrometastasierung geben. Dies ist eine Schlüsselfrage für die Behandlungsplanung, da der Kliniker nicht nur die makroskopisch sichtbare Erkrankung, sondern auch den okkulten Tumor berücksichtigen muß. Dr. Soong entwickelte aus einer großen Datenmenge ein hervorragendes, computergestütztes mathematisches Modell, welches sich an der UAB (Universität Alabama in Birmingham, USA) bei der tagtäglichen Entscheidungsfindung als wertvoll erwiesen hat.

Dieses Buch präsentiert zum ersten Mal eine vergleichende Analyse der Prognosefaktoren und Behandlungsergebnisse der meisten größeren Melanomzentren der Welt. Diese Gemeinschaftsstudie basiert auf der Hypothese, daß es bisher nicht berücksichtigte genetisch determinierte Unterschiede im biologischen Verhalten des Melanoms bei verschiedenen ethnischen Gruppen, möglicherweise aufgrund differenter Immunantworten des Wirtsorganismus gibt. Viele Zentren haben mit großem Aufwand ihre Daten neu gegliedert, um sie in einer möglichst einheitlichen Form darzustellen. So wurden z. B. Melanome im Level 1 ausgeschlossen, um die Vergleichbarkeit zu verbessern. Obwohl viele Gemeinsamkeiten bei allen Zentren bestehen, zeigt sich dennoch eine erhebliche Heterogenität des Melanoms bei den einzelnen Bevölkerungsgruppen. Wir hoffen, daß dieser erste

Versuch einer weltweiten Analyse nachfolgende Untersuchungen anregen wird, um die Ergebnisse vergleichbarer zu machen und einen tieferen Einblick in die biologische Variabilität dieser Erkrankung zu gewinnen.

Das maligne Melanom zeigt eine große Vielfalt klinischer Formen, dies macht das Studium und die Behandlung dieser Erkrankung faszinierend und anregend. Die Behandlung des Melanoms integriert daher alle Prinzipien der Onkologie; der Leser, der die Strategien und Grundprinzipien der Therapie des malignen Melanoms versteht, kann auch bei anderen bösartigen Geschwülsten entsprechend vorgehen.

Das Buch wendet sich an Chirurgen, Dermatologen, internistische Onkologen, Radiotherapeuten und andere Ärzte, die Melanompatienten diagnostizieren und behandeln. Wir haben versucht, die Risiken und den Nutzen jeder Behandlungsmodalität ausgewogen darzustellen und aufzuzeigen, wie diese unter den verschiedenen klinischen Gegebenheiten optimiert werden können. Das Buch ist auch an den Allgemeinarzt und an den Internisten gerichtet, die sich darüber informieren sollen, wie sie ein malignes Melanom im frühest möglichen Stadium erkennen können und wie eine Biopsie zur Bestätigung der Diagnose und zum Mikrostaging korrekt durchzuführen ist. Es eignet sich auch als Nachschlagewerk für die spätere klinische Betreuung des Patienten. Alle, die an epidemiologischen, immunologischen und pathologischen Problemen beim Melanom interessiert sind, werden hier sachdienliche Informationen finden.

Inhaltsverzeichnis

9 Darstellung des regionären Lymphabflusses mit kutaner Lymphoszintigraphie
J. R. Logic und C. M. Balch

10 Hypertherme regionäre Perfusion beim Melanom der Extremitäten
E. T. Krementz, R. F. Ryan, R. D. Carter, C. M. Sutherland und R. J. Reed
Kommentar: H. Schraffordt Koops, J. Oldhoff und J. W. Oosterhuis

11 Heutiger Stand der adjuvanten Therapie
C. M. Balch und P. Hersey

Teil III Fernmetastasen

12 Diagnose von Fernmetastasen beim malignen Melanom
C. M. Balch und G. W. Milton

Adressenverzeichnis

Herausgeber

CHARLES M. BALCH, M. D., F. A. C. S.
Comprehensive Cancer Center, University of Alabama in Birmingham, Birmingham, Alabama, USA

GERALD W. MILTON, M. D., F. R. C. S.
Royal Prince Alfred Hospital, Sydney, New South Wales, Australia

Mitherausgeber

HELEN M. SHAW, Ph. D.
Senior Investigator, Sydney Melanoma Unit, Sydney, New South Wales, Australia

SENG-JAW SOONG, Ph. D.
Comprehensive Cancer Center, University of Alabama in Birmingham, Birmingham, Alabama, USA

Übersetzer

PAUL HERMANEK, Prof. Dr. med.
Abteilung für Klinische Pathologie, Chirurgische Universitätsklinik, Maximiliansplatz, 8520 Erlangen

HANS-PETER SINN, Dr. med.
Pathologisches Institut der Universität Heidelberg, 6900 Heidelberg

Mitarbeiter

ABE, RIKIYA, M. D., Ph. D., Associate Professor, Department of Surgery, Tohoku University, Sendai, Japan

ALTENDORF, ANNELORE, Dr. med., Chirurgische Klinik, Universität Erlangen-Nürnberg

ANDERSEN, PER KRAGH, Lic. Scient., Senior Statistician, Statistical Research Unit, Danish Medical and Social Science Research Council, Copenhagen, Denmark

BALCH, CHARLES M., M. D., F. A. C. S., American Cancer Society Professor of Clinical Oncology, Chief of Surgical Oncology, Professor of Surgery and Microbiology, Associate Director, Comprehensive Cancer Center, University of Alabama in Birmingham and the Birmingham Veterans Administration Medical Center, Birmingham, Alabama, USA

BODDIE, ARTHUR W., Jr., M. D., Associate Professor of Surgery, The University of Texas M. D. Anderson Hospital and Tumor Institute at Houston, Houston, Texas, USA

Boeryd, Bernt, M. D., Associate Professor, Department of Pathology, University of Linkoping, Sweden

Brascho, Donn J., M. D., Professor and Vice Chairman, Radiation Oncology Department, University of Alabama in Birmingham, Birmingham, Alabama, USA

Carter, R. Davilene, M. D., Professor of Surgery, Tulane University School of Medicine, New Orleans, Louisiana, USA

Cascinelli, Natale, M. D., Director, Division of Clinical Oncology E, National Cancer Institute, Milan, Italy

Chant, David, M. Sc., Ph. D., Department of Mathematics, University of Queensland, Queensland, Australia

Clark, Douglas H., M. D., Ch. M., F. R. C. S., Consultant Surgeon (retired), Western Infirmary/Gartnavel General Hospital, Glasgow, Scotland

Clemente, Claudio, M. D., Associate Director, Department of Pathology, National Cancer Institute, Milan, Italy

Coates, Alan S., M. D., F. R. A. C. P., Senior Specialist in Medical Oncology, Ludwig Institute for Cancer Research, University of Sydney, Sydney, N. S. W., Australia

Cochran, Alistair J., M. D., Professor of Pathology and Surgery, Division of Surgical Oncology, UCLA School of Medicine, Los Angeles, California, USA

Cox, Edwin B., M. D., Assistant Professor of Medicine, Duke University Medical Center, Durham, North Carolina, USA

Creagan, Edward T., M. D., Associate Professor of Medical Oncology, Mayo Clinic, Rochester, Minnesota, USA

Davis, Neville C., A. O., M. D., Hon. D. S., F. R. C. S., F. R. A. C. S., F. A. C. S., Chairman, Queensland Melanoma Project, Princess Alexandra Hospital, Brisbane, Queensland, Australia

Day, Calvin L., Jr., M. D., Clinical Assistant Professor of Medicine, Department of Dermatology, University of Texas Medical School at San Antonio, San Antonio, Texas, USA

Drzewiecki, Krzysztof T., M. D., Head of Department of Plastic Surgery, Rigshospitalet/Finseninstitutet, Copenhagen, Denmark

Durant, John R., M. D., F. A. C. P., President, Fox Chase Cancer Center, Philadelphia, Pennsylvania, USA

Eldh, Jan, M. D., Associate Professor, Department of Plastic Surgery, University of Göteborg, Sweden

Fitzpatrick, Thomas B., M. D., Professor and Chairman, Department of Dermatology, Harvard Medical School, Boston, Massachusetts, USA

Green, Adele, M. B. B. S., Research Fellow, Queensland Institute of Medical Research, Brisbane, Queensland, Australia

Guggenmoos-Holzmann, Irene, Prof. Dr. med., Institut für Medizin. Statistik und Dokumentation Freie Universität Berlin-West

Hermanek, Paul, Prof. Dr. med., Abteilung für Chirurgische Pathologie, Chirurgische Universitätsklinik, Maximiliansplatz, 8520 Erlangen

HERSEY, PETER, F. R. A. C. P., D. Phil., Clinical Immunologist, Royal Newcastle Hospital, Newcastle, N. S. W., Australia

HOLMSTROM, HANS, M. D., Associate Professor, Department of Plastic Surgery, University of Göteborg, Sweden

KATO, TAIZO, M. D., Ph. D., Department of Dermatology, Tohoku University School of Medicine, Sendai, Japan

KETCHAM, ALFRED, M. D., Professor of Surgery, Chief of Surgical Oncology, University of Miami School of Medicine, Miami, Florida, USA

KOH, HOWARD K., M. D., Melanoma Fellow, Massachusetts General Hospital, Departments of Dermatology, Hematology-Oncology, Boston, Massachusetts, USA

KOPF, ALFRED W., M. D., Professor of Dermatology, New York University, Skin and Cancer Hospital, New York, New York, USA

KREMENTZ, EDWARD T., M. D., Professor of Surgery, Chief, Section of Surgical Oncology, Tulane University School of Medicine, New Orleans, Louisiana, USA

LADEFOGED, CHRISTIAN, M. D., Chief Resident, Institute of Pathology, University Hospital, Odense, Denmark

LAM, KAM-HING, M. S., F. R. C. S. Ed., Professor of Surgery, University of Hong Kong, Queen Mary Hospital, Hong Kong

LEE, JOHN A. H., M. D., Professor of Epidemiology, Department of Epidemiology, University of Washington, Seattle, Washington, USA

LEW, ROBERT A., Ph. D., Biostatistician, Massachusetts General Hospital, Laboratory of Computer Science, Boston, Massachusetts, USA

LITTLE, JOHN H., M. B. B. S., D. Ph., D. C. P., F. R. C. Path., F. R. C. P. A., Director of Pathology, Princess Alexandra Hospital, Brisbane, Queensland, Australia

LOGIC, JOSEPH R., M. D., Associate Professor, Department of Diagnostic Radiology, University of Alabama in Birmingham, Birmingham, Alabama, USA

MACKIE, RONA, M. D., Professor of Dermatology, University of Glasgow, Glasgow, Scotland

MADDOX, WILLIAM A., M. D., F. A. C. S., Clinical Professor of Surgery, University of Alabama in Birmingham, Birmingham, Alabama, USA

MAROLDA, RAFFAELE, M. D., Research Fellow, Division of Clinical Oncology E, National Cancer Institute, Milan, Italy

MCBRIDE, CHARLES M., M. D., Professor of Surgery, The University of Texas M.D. Anderson Hospital and Tumor Institute at Houston, Houston, Texas, USA

MCCARTHY, WILLIAM H., F. R. A. C. S., M. Ed., Associate Professor of Surgery, The Sydney Melanoma Unit, Royal Prince Alfred Hospital, Camperdown, N. S. W., Australia

MCGOVERN, VINCENT J., M. D.†, The Sydney Melanoma Unit, Royal Prince Alfred Hospital, Camperdown, N. S. W., Australia

McLeod, G. Roderick, F. R. C. S. (Engl. and Edin.), F. R. A. C. S., Coordinator, Queensland Melanoma Project, Princess Alexandra Hospital, Brisbane, Queensland, Australia

Mettlin, Curtis, Ph. D., Director, Department of Cancer Control and Epidemiology, Roswell Park Memorial Hospital, Buffalo, New York, USA

Mihm, Martin C., Jr., M. D., Professor of Pathology, Harvard Medical School, Massachusetts General Hospital, Boston, Massachusetts, USA

Milton, Gerald W., M. D., F. R. C. S., The Sydney Melanoma Unit, Royal Prince Alfred Hospital, Camperdown, N. S. W., Australia

Morton, Donald L., M. D., Professor of Surgery, Chief, Division of Surgical Oncology, UCLA School of Medicine, Los Angeles, California, USA

Murad, Tariq M., M. D., Chief of Surgical Pathology, Northwestern University Medical Center, Chicago, Illinois, USA

Nava, Maurizio, M. D., Assistant Director, Division of Clinical Oncology E, National Cancer Institute, Milan, Italy

Oldhoff, Jan, M. D., Department of Surgical Oncology, State University of Groningen, The Netherlands

Oosterhuis, J. Wolter, M. D., Department of Pathology, State University of Groningen, The Netherlands

Peterson, Lars-Erik, Associate Professor, Department of Statistics, University of Göteborg, Sweden

Poulsen, Henrik, M. D., Head of Department of Plastic Surgery, University Hospital, Odense, Denmark

Reed, Richard J., M. D., Clinical Professor of Pathology, Tulane University School of Medicine, New Orleans, Louisiana, USA

Roe, Denise J., M. S., Division of Surgical Oncology, Departments of Biomathematics and Surgery, UCLA School of Medicine, Los Angeles, California, USA

Rovini, Dario, M. D., Assistant Director, Division of Clinical Oncology H, National Cancer Institute, Milan, Italy

Ryan, Robert F., M. D., Professor of Surgery, Chief, Section of Plastic Surgery, Tulane University School of Medicine, New Orleans, Louisiana, USA

Santinami, Mario, M. D., Research Fellow, Division of Clinical Oncology E, National Cancer Institute, Milan, Italy

Schraffordt Koops, Heiman, M. D., Department of Surgical Oncology, State University of Groningen, The Netherlands

Seigler, Hilliard F., M. D., Professor of Surgery and Immunology, Duke University Medical Center, Durham, North Carolina, USA

Seiji, Makoto, M. D., Ph. D.†, Department of Dermatology, Tohoku University School of Medicine, Sendai, Japan

Shaw, Helen M., Ph. D., The Sydney Melanoma Unit, Royal Prince Alfred Hospital, Camperdown, N. S. W., Australia

Sim, Franklin H., M. D., Professor of Orthopaedics, Mayo Clinic, Rochester, Minnesota, USA

SOBER, ARTHUR J., M. D., Associate Professor of Dermatology, Harvard Medical School, Massachusetts General Hospital, Boston, Massachusetts, USA

SOONG, SENG-JAW, Ph. D., Professor of Biostatistics and Biomathematics, Director of Biostatistical Unit, Comprehensive Cancer Center, University of Alabama in Birmingham, Birmingham, Alabama, USA

SOULE, EDWARD, M. D., Emeritus Staff, Mayo Clinic, Rochester, Minnesota, USA

SUTHERLAND, CARL M., M. D., Professor of Surgery, Tulane University School of Medicine, New Orleans, Louisiana, USA

SUURKULA, MART, Associate Professor, Department of Pathology, University of Göteborg, Sweden

TAKAHASHI, MASAAKI, M. D., Ph. D., Department of Dermatology, Tohoku Rosai Hospital, Sendai, Japan

TAKEMATSU, HIDEAKI, M. D., Department of Dermatology, Tohoku University School of Medicine, Sendai, Japan

TAYLOR, WILLIAM F., Ph. D., Professor of Biostatistics, Mayo Clinic, Rochester, Minnesota, USA

TOMITA, YASUSHI, M. D., Ph. D., Department of Dermatology, Tohoku University School of Medicine, Sendai, Japan

TONAK, JÜRGEN, Prof. Dr. med., Chirurgische Klinik, Universität Erlangen-Nürnberg

URIST, MARSHALL M., M. D., Associate Professor of Surgery, University of Alabama in Birmingham, Birmingham, Alabama, USA

VAGLINI, MAURIZIO, M. D., Assistant Director, Division of Clinical Oncology E, National Cancer Institute, Milan, Italy

VERONESI, UMBERTO, M. D., Director, National Cancer Institute, Milan, Italy

VIBE, PETER, M. D., Resident, Department of Plastic Surgery, University Hospital, Odense, Denmark

VOLLMER, ROBIN T., M. D., Surgical Pathologist/Clinical Assistant Professor of Pathology, Veterans Administration Hospital, Duke University Medical Center, Durham, North Carolina, USA

WEIDNER, FRANK, Prof. Dr. med., Abteilung für Dermatologie, Krankenhaus Bad Cannstadt, Stuttgart

WONG, JOHN, Ph. D., F. R. A. C. S., Professor and Head, Department of Surgery, University of Hong Kong, Queen Mary Hospital, Hong Kong

WOODS, JOHN E., M. D., Professor of Plastic Surgery, Mayo Clinic, Rochester, Minnesota, USA

Melanom-Zentren, die an diesem Buch mitgewirkt haben

AUSTRALIEN
Sydney Melanoma Unit
Queensland Melanoma Project

BUNDESREPUBLIK DEUTSCHLAND
Universität Erlangen

DÄNEMARK
Universität Odense

HONG KONG
Universität Hong Kong

ITALIEN
Nationales Krebsinstitut Mailand

JAPAN
Universität Tohoku

NIEDERLANDE
Universität Groningen

SCHOTTLAND
Universität Glasgow

SCHWEDEN
Universität Göteborg

USA
Universität von Alabama, Birmingham
M. D. Anderson Hospital
Universität von California, Los Angeles
Duke Medical Center
Harvard Universität
Mayo Clinic
Universität von New York
Universität Tulane

1 Die Geschichte des Melanoms von Hunter bis Handley (1787-1907)

N. C. Davis und G. R. McLeod

Dieser kurze Abriß zur Geschichte des malignen Melanoms behandelt vornehmlich den Zeitraum von John Hunter bis William Sampson Handley (1878-1907). Ein Großteil unseres heutigen Wissensschatzes geht auf jene aufregende Zeit medizinischer Entdeckungen zurück. Die wichtigen Abschnitte dieser Pionierarbeiten sollen wörtlich zitiert werden, weil sie in der modernen Literatur häufig falsch wiedergegeben sind.

John Hunter (1728-1793)

Die erste veröffentlichte Mitteilung über einen Patienten mit einem Melanom (einer Tumorabsiedlung) stammt von John Hunter aus dem Jahre 1787. Er beschrieb diese Krankheit jedoch nie als solche. Hunters Originalpräparat wird im Hunterian Museum des Royal College of Surgeons of England aufbewahrt. Es stammt von einem 35jährigen Mann mit einer mehrfach rezidivierenden Geschwulst im Unterkieferwinkel (Abb. 1.1). Der Knoten war exzidiert worden, aber 3 Jahre später trat ein lokales Rezidiv auf. Dieses vergrößerte sich zunächst nur allmählich; erst nachdem ein Betrunkener es in einem Streit mit einem Stock verletzt hatte, vergrößerte es sich in den folgenden Wochen um das Doppelte. Nach der Entfernung der Geschwulst beschrieb John Hunter diese als „teilweise weiß, teilweise schwammartig weich und schwarz". Er bezeichnete sie als „krebsiges, pilzartiges Gewächs". 1968 berichtete Bodenham [1] über die histologische Untersuchung, die bestätigte, daß es sich bei diesem Präparat um ein Melanom - wahrscheinlich um eine Absiedlung bei unbekanntem Primärtumor - gehandelt hatte.

Abb. 1.1. Rezidivierte Geschwulst am Unterkieferwinkel eines 35jährigen Mannes. Die Abbildung zeigt Hunters Originalpräparat von 1787, heute in der Sammlung des Hunterian Museum des Royal College of Surgeons of England

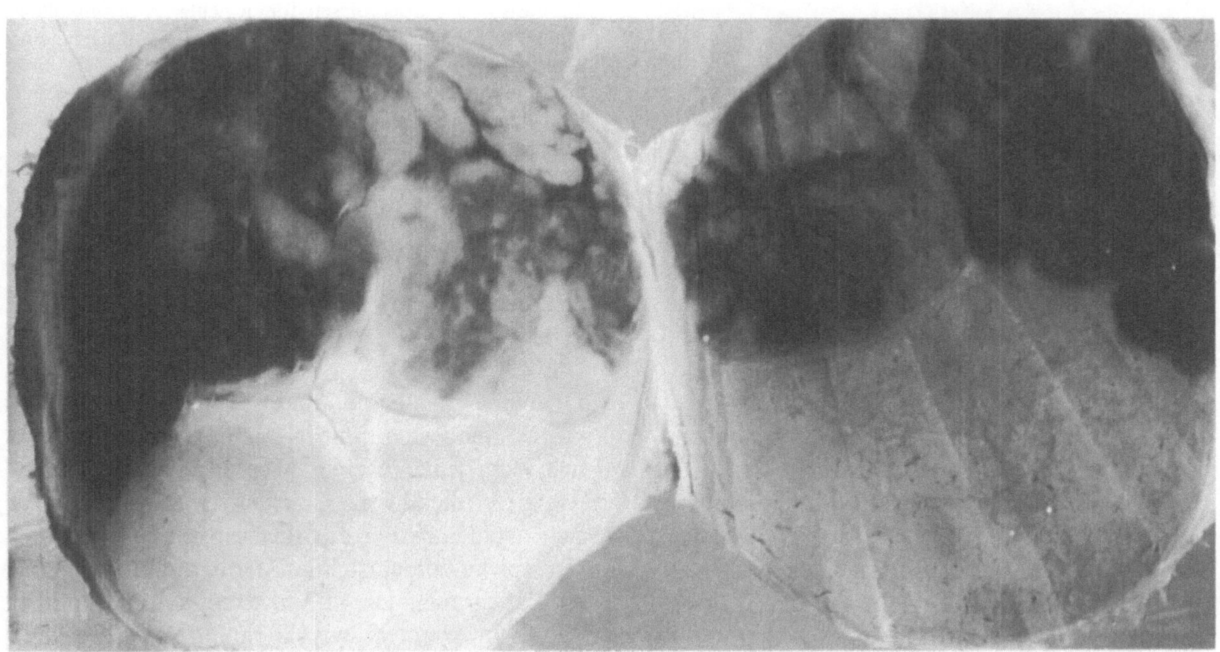

René Laennec (1781-1826)

Das Verdienst, das Melanom zum ersten Mal als Krankheitsentität beschrieben zu haben, wird von Brescher [2] und Pemberton [23] Dupturyen zugewiesen, gebührt aber tatsächlich René Laennec (Abb. 1.1 und 1.2), der seine (unpublizierte) Beobachtung 1806 der Pariser Medizinischen Fakultät vortrug; 6 Jahre vor seinem Berühmtwerden für die Einführung des Stethoskops verwendete er als erster das Wort „Melanosis" in einer Ausgabe des *Bulletin de la Faculté de Médecine de Paris* (1812; [18]).

Diese Bezeichnung leitet sich vom griechischen Wort für „schwarz" ab. Laennec schrieb: „Diese Erkrankung entging offensichtlich der Aufmerksamkeit der Anatomen und der sonstigen Ärzte, die Sektionen durchführen." Laennec vermerkte, daß sich Melanommetastasen in den mediastinalen und hilären Lymphknoten von den häufigeren schwarzen Lymphknoten unterschieden. Deren Farbe führte er richtig auf den Kohlenstaub zurück. Laennec beschrieb auch Melanome der Leber, der Lungen, des Auges, der Hypophyse, der Magenwand und des Peritoneums. Weiterhin vermerkte er, daß Melanomabsiedlungen in den Lungen nicht dasselbe heftige Fieber wie die Tuberkulose hervorriefen, die damals eine häufige Todesursache darstellte.

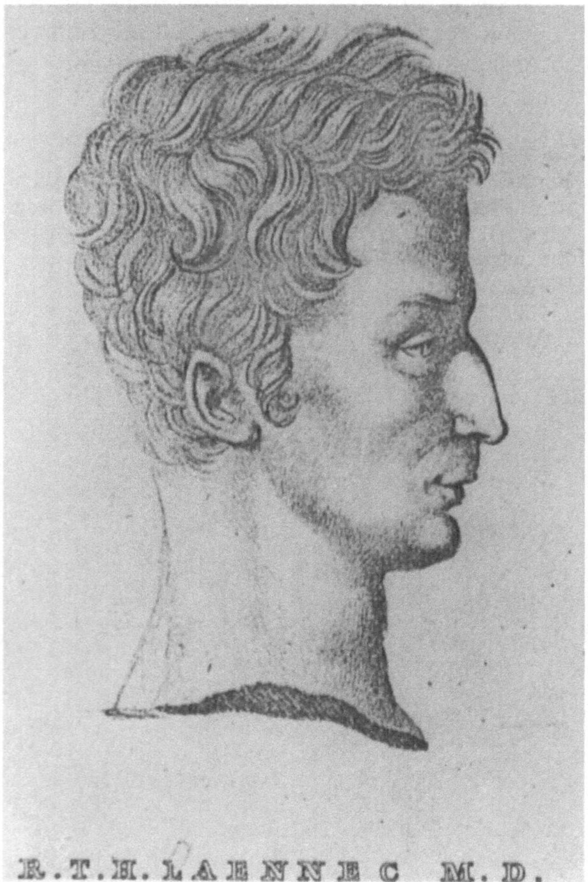

Abb. 1.2. René Laennec, von dem 1806 erstmalig das Melanom als Krankheitsentität beschrieben und 1812 das Wort „Melanosis" verwendet wurde

William Norris (1792-1877)

1820 beschrieb William Norris den ersten in der englischen Literatur verzeichneten Melanomfall [19]. Norris nannte ihn einen „Fall einer pilzähnlichen Erkrankung", tatsächlich schilderte er aber einen Patienten, der an einem disseminierten Melanom verstarb. Später erklärte Norris, dieser Patient sei „der erste wirklich gute Melanomfall", wie die folgende Beschreibung beweist:

Mr. D., 59 Jahre alt, mit hellem Haar und heller Hautfarbe, erschien am 6. Februar 1817 bei Dr. Norris wegen eines Tumors der Bauchwand in der Mitte zwischen Nabel und Schamgegend. An dieser Stelle hatte der Patient schon immer ein Pigmentmal, aber vor 9 Monaten hatte es zu wachsen begonnen, und es entstand ein Tumor. Er war so groß wie ein halbes Hühnerei, tiefbraun gefärbt und von fester, fleischiger Beschaffenheit. Die oberflächlichen Teile waren breiter als die Basis (wir würden diesen Tumor heute als pedunkuläres Melanom bezeichnen). Der Tumor ulzerierte und schied eine übelriechende, faulige Flüssigkeit aus. Einige Monate nach der Entstehung des Tumors bildeten sich mehrere braune Knötchen (Satelliten).

Der Primärtumor wurde mit dem Messer entfernt, aber er rezidivierte innerhalb von weniger als 6 Wochen in der Narbe. Die Leistendrüsen waren geschwollen und etwas druckempfindlich. Trotz der Tumordissemination war der Allgemeinzustand des Patienten so wenig in Mitleidenschaft gezogen, daß er körperlich arbeitete und seinem Beruf nachging. Es entwickelten sich multiple subkutane Absiedlungen zusammen mit einem qualvollen Husten und Atemnot, bevor der Mann starb [20].

Dr. Norris nahm die Autopsie selbst vor und beschrieb den Primärtumor als „dunkelbraun und rötlich, dem Inneren einer Muskatnuß nicht unähnlich". Ein dickflüssiges, schwarzes Sekret entleerte sich nach Punktion aus den subkutanen Metastasen; solche fanden sich im Sternum und im gesamten Bauchraum, der ½ l Aszites enthielt. Die lumbalen Lymphknoten wiesen einen „erschreckend krankhaften Zustand" auf. Die Leber war vergrößert und „durchsetzt von großen, ovalen Krankheitsherden". Milz und Harnblase waren die einzigen tumorfreien Bauchorgane. Die Lungen waren ausgedehnt befallen, und zahlreiche stecknadel- bis erbsgroße Knötchen hüllten das Herz förmlich ein. Die Dura mater erschien von Metastasen durchsetzt, das Gehirn war jedoch offensichtlich nicht befallen.

Später, im Jahre 1857, beschrieb Norris nach einer Autopsie farbig und mitreißend ein in die Bauchhöhle metastasiertes malignes Melanom [20]. Er spricht in seinem Bericht von

> tausenden und abertausenden von kohlschwarzen, runden, unterschiedlich großen Flecken auf den mukösen, serösen und fibrösen Häuten der inneren Organe. Es war der beeindruckendste Anblick, den es für einen anatomischen Pathologen je gegeben hatte. Ich werde nie den angenehmen Schauer der Erregung vergessen, als ich dies sah. Selbst der begabteste Redner wäre in Verlegenheit geraten, um einer Darstellung dieser neuartigen und eindrucksvollen Erkrankung gerecht zu werden, die sich überall in so prächtigem Überfluß zeigte [20].

Mr. Causer, ein ansässiger Chirurg und früherer Mitarbeiter John Hunters, erfuhr von Dr. Norris, daß der Vater des Patienten ebenfalls an einem Melanom verstorben war. Er bemerkte dazu, daß er „noch nie einen Fall erlebt hätte, der mit so hoher Wahrscheinlichkeit die Erblichkeit eines Leidens vermuten ließ" [7].

Da William Norris als erster gründlich über das Melanom arbeitete, dürften ein paar weitere biographische Informationen interessieren. Norris wurde 1792 in der englischen Stadt Stourbridge geboren. Nach seiner Ausbildung im St. Bartholomew's Hospital unter Abernathy [3] und später an der Universität von Edinburgh wurde er 1816 Lizentiat der Society of Apothecaries of London. 1823 wurde ihm von der schottischen St. Andrew's University der Doktortitel verliehen. Der Vizepräsident der Universität bekundete, daß damals der Doktortitel üblicherweise verliehen wurde, nachdem „Zeugnisse anderer, der Universität bekannter Ärzte von Rang vorgelegt und die Gebühren bezahlt waren".

Norris eröffnete eine Praxis in Stourbridge im Jahre 1817 und machte sich in diesem Bezirk 60 Jahre lang verdient. Er starb am 23. März 1877 in seiner Heimatstadt an Hemiplegie und Apoplexie. Norris veröffentlichte seinen ersten Fallbericht über das Melanom im Jahre 1820 im *Edinburgh Medical and Surgical Journal*, einer Zeitschrift, die für sich in Anspruch nahm, „einen Überblick über die neuesten und wichtigsten Errungenschaften der Medizin, Chirurgie und Pharmazie zu geben", was für Norris' Beitrag sicherlich zutraf.

Was muß er für ein hervorragender praktischer Arzt gewesen sein! William Sampson Handleys [13] Worten nach war er ein „Landarzt, der seinen Beruf sehr liebte. Er ritt 20 Meilen weit zu einem Patienten, der an einem malignen Melanom verstorben war, um dann eine vollständige Obduktion in seiner privaten Praxis vorzunehmen." Später, im Jahre 1857, berichtete Norris über „8 Fälle von Melanosis mit pathologischen und therapeutischen Anmerkungen zu dieser Krankheit" (Abb. 1.3). Hier findet sich der Bericht über den ersten Patienten, den er 1820 erstmals gesehen hatte. In dieser Arbeit nannte Norris die Erkrankung „Melanosis", eine Bezeichnung, die heute noch in der Literatur verwendet wird, obwohl Robert Carswell schon 1838 den Begriff Melanom geprägt hatte.

EIGHT

CASES OF MELANOSIS,

WITH

PATHOLOGICAL AND THERAPEUTICAL REMARKS

ON THAT DISEASE.

BY WILLIAM NORRIS, M.D.,

CORRESPONDING MEMBER OF THE EPIDEMIOLOGICAL SOCIETY, &c., &c., &c., STOURBRIDGE.

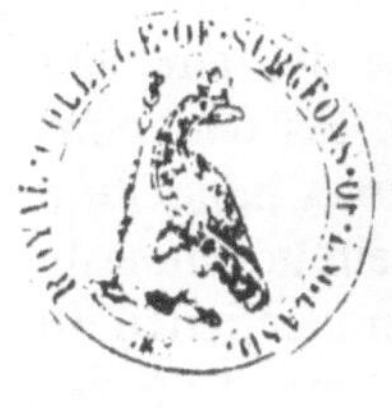
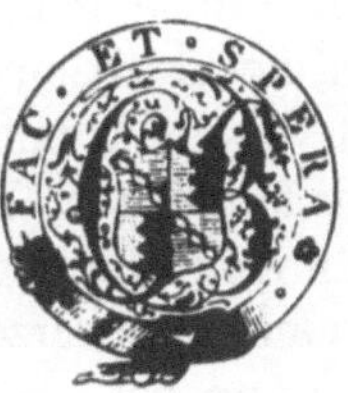
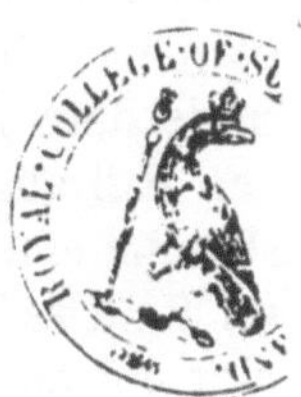

LONDON:
LONGMAN, BROWN, GREEN, LONGMANS, AND ROBERTS.
MANCHESTER:
J. AND T. CORNISH.
BIRMINGHAM:
CORNISH BROTHERS, 37, NEW STREET.
MDCCCLVII.

Abb. 1.3. Die erste umfassende Arbeit über mehrere eigene Melanompatienten, von William Norris 1857 veröffentlicht

Norris schrieb in einem Aufsatz von 1857, daß die Melanosis oft „bei Personen auftritt, die Pigmentmale an verschiedenen Körperteilen haben". Er stellte fest, die meisten Melanomfälle beträfen Patienten, die „in verrußten Eisenerz- und Kohlebergbaugebieten wohnen, ... Männer, die unmäßig geraucht haben". Norris zitiert einen Fall, den er bereits „in früheren Jahren" beschrieben hatte und bei dem „die Melanosis fast jedes Organ befallen hatte. Der Ersttumor war nicht schwarz, er hatte eher ein szirrhöses Aussehen. Ein Zweittumor entstand in der Narbe und nahm nach und nach ein ähnliches Aussehen wie der erste an, erschien jedoch nach dem Tode völlig schwarz." Die Tochter dieses Patienten hatte ein Mammakarzinom, der Sohn Lippen- und Mundhöhlenkrebs (hier könnte es sich um eine Krebsfamilie handeln). Norris vertrat die Meinung, daß hier eine „starke Neigung zur erblichen Veranlagung vorliege und daß die Melanosis eine dem Krebs verwandte Krankheit sei". Eine seiner Patientinnen, eine 26jährige Frau mit heller Haut und Sommersprossen, wies das „schönste Exemplar eines melanotischen Tumors auf", das er je gesehen habe. „Es war auf dem Boden eines Pigmentmals entstanden." Drei Jahre zuvor hatte der Bruder der Frau, den der unschöne Anblick des Pigmentmals gestört hatte, „mit einer Schere hineingeschnitten, in der Hoffnung, es entfernen zu können". Drei Monate später begann das Pigmentmal zu wachsen und war „oval, flach, schwarz und weich, zwischen den Schultern gelegen. An seinem oberen Rand befand sich noch ein kleiner Tumor, in Größe und Farbe mit einer schwarzen Beere vergleichbar". Norris entfernte „das ganze erkrankte Gewebe und reichlich von seiner Umgebung". Die Wunde heilte zufriedenstellend, und die Patientin war 8 Jahre lang erscheinungsfrei. Interessant war auch ein 15jähriger Patient mit einem vermutlich okulären Melanom, der starb, ohne daß eine Autopsie durchgeführt werden konnte. Bei dem einzigen Fall aus einem ländlichen Gebiet handelte es sich um einen 68jährigen Mann („ein hoffnungsloser Raucher") mit einem schwarzen ulzerierten Tumor auf der Wange und mit „mehreren Knötchen um ihn herum".

Sobald Norris eine maligne Transformation in einem Pigmentmal vermutete, empfahl er dem Arzt oder dem Chirurgen, „nicht nur die Erkrankung, sondern auch etwas gesundes Gewebe zu entfernen". Er würde „nach der Exzision die Wunde kauterisieren, um nach Möglichkeit kein Atom der Krankheit zu belassen. Manchmal kann man so auch mit der Haut der Umgebung verfahren". Norris benützte bei diesem dritten Fall von Melanosis Arsen, und die Erkrankung blieb 8 Jahre lang rezidivfrei. „Unserem jetzigen Wissen nach - fürchte ich - wird die Heilkunde immer versagen und eine Operation zum Scheitern verurteilt sein, sobald diese Erkrankung an verschiedenen Körperstellen auftritt."

Norris nahm das Verdienst der Melanomerstbeschreibung ehrgeizig für sich in Anspruch und beklagte sich über andere Autoren, die seinen Fall nicht erwähnten. „Es ist eigenartig, daß Cullen, Carswell und Fawdington einige Jahre später über die Erkrankung schrieben und sich nie auf meinen Fallbericht bezogen." Norris behauptete, mehr Fälle von Melanosis gesehen zu haben als die meisten Fachkollegen und vermutete: „Dies ist darauf zurückzuführen, daß mein Wohnort nahe den Kohle- und Eisenerzbezirken in England liegt, wo die Leute häufig durch schwarzen Rauch verschmutzte Luft einatmen."

Norris stellte vor mehr als einem Jahrhundert verschiedene Grundsätze für die klinische Behandlung und die Epidemiologie des Melanoms auf [7]. Einige dieser Thesen seien angeführt:

1) Zur Epidemiologie: a) Es besteht ein Zusammenhang zwischen Pigmentmal und Melanom. b) Die Erkrankung tritt in Industriegebieten häufiger auf als in ländlichen Gegenden. c) Die Patienten haben helles Haar und eine helle Hautfarbe. d) In einigen Fällen besteht eine familiäre Melanomanamnese und wahrscheinlich eine erbliche Disposition zu dieser Krankheit. e) Krebs kann in bestimmten Familien gehäuft vorkommen. f) Ein Trauma kann das Tumorwachstum beschleunigen.

2) Zur Pathologie: a) Das Melanom ist häufig schwarz gefärbt, die Stärke der Pigmentierung wechselt, und es kann amelanotisch sein. b) Das Melanom tritt häufig knotig und gestielt auf. c) Satellitentumoren können sich um die primäre Geschwulst herum entwickeln. d) Subkutane Absiedlungen können auch an anderen Stellen entstehen. e) Die Tumoraussaat kann Lungen, Leber, Knochen, Herz und Dura mater befallen.

3) Zum klinischen Bild: a) Am Melanom erkranken häufiger Männer und starke Raucher. b) Die Patienten bleiben in der Regel bis zu einem sehr späten Krankheitsstadium in gutem Allgemeinzustand. c) Fieber gehört - im Gegensatz zur Tuberkulose - nicht zum klinischen Bild.

4) Zur Therapie: a) Bericht über Lokalrezidive nach lokaler Exzision mit minimalem Sicherheitsabstand. b) Erste Befürwortung einer Exzision

des Tumors mit großzügiger Mitentfernung des umgebenden Gewebes und Bericht über eine 8jährige Überlebenszeit mit dieser Therapie. c) Feststellung, daß bei ausgedehnt metastasierten Tumoren keine medizinische oder chirurgische Behandlung zum Erfolg führt.

Andere Beschreibungen aus dem frühen 19. Jahrhundert

Sir Andrew Halliday [12] berichtete 1823 über die Autopsie eines Patienten mit „mehreren schwarzen Flecken auf der Haut und auf der Oberfläche der Dura mater. Nach Eröffnung des Thorax und der Bauchhöhle fanden sich alle Organe völlig von diesen kleinen schwarzen Flecken durchsetzt."

Im Jahre 1834 beschrieb David Williams [25] einen Primärtumor folgendermaßen: „Auf seiner rechten Schulter hatte er einen angeborenen, etwa erbsgroßen dunkelroten oder dunkelbraunen Fleck bzw. ein Pigmentmal ... seine Frau bemerkte, daß ... dieser Fleck ... sich vergrößerte. Das Pigmentmal breitete sich allmählich weiter aus und als es die Größe einer Shillingmünze erreicht hatte, bildete sich im Zentrum ein ähnlich gefärbter Knoten." Williams' Beobachtung könnte die erste Beschreibung dessen sein, was wir heute als horizontale oder vertikale Wachstumsphase eines Superficial spreading-Melanoms[1] bezeichnen.

Isaac Parrish [25] gab 1837 den ersten förmlichen Bericht über ein Melanom in Amerika. Es betraf eine 43jährige Frau mit einem „pilzartigen Tumor auf dem Ballen der großen Zehe ... ungefähr halb so groß wie ein Taubenei. Er besaß eine rote ... weiche, ulzerierte Oberfläche. Auf der Oberseite der Zehe fand sich ungefähr ½ Zoll[2] proximal des Zehennagels ein schwarzes, leicht über dem Hautniveau erhabenes Knötchen, etwa so groß wie ein Shilling. Die Lymphknoten (waren) schmerzempfindlich und entzündet. Bei der Autopsie zeigte sich das Peritoneum mit ‚melanosis bodies' übersät".

Robert Carswell [4] beschrieb 1838 das Melanom in seinen *illustrations of the Elementary Forms of Disease.* Er unterschied zwischen 2 Gruppen: echte und falsche Melanosis. Als 4 Modifikationen der echten Melanosis nannte er die punctiforme, die tuberiforme, die stratiforme und die liquiforme Melanosis. Carswell veröffentlichte Abbildungen melanotischer Tumoren der Leber, des Gehirns, des Dünndarms und des Netzes.

Im Jahre 1840 gab Samuel Cooper [6] eine gute Beschreibung des „schwarzen Krebses". Er vermerkte: „Man kennt kein Heilmittel gegen die Melanosis. Die einzige Möglichkeit zur Rettung liegt in der frühen operativen Entfernung, falls sie bei dem betroffenen Körperteil durchführbar ist. Ein von der Melanosis betroffenes Auge wurde exstirpiert, ohne daß es innerhalb von 2-3 Jahren nach der Operation zu einem Rückfall gekommen wäre. Ähnliches trifft auch für melanotische Tumoren der Haut und des Bindegewebes zu."

Im Jahre 1851 wurde in der Zeitschrift *Lancet* [24] folgender Fall veröffentlicht: 2 Jahre nach Exzision eines dunklen Tumors auf dem Mons veneris war bei einer 45jährigen Frau eine Melanomabsiedlung in der Leiste aufgetreten. Fergusson entfernte die Absiedlung, während „der Patientin mit Hilfe von Chloroform die Schmerzen genommen waren. Der Tumor besaß ungefähr die Größe einer Orange und zeigte auf der Schnittfläche alle Merkmale einer Melanosis. Die Patientin erholte sich zufriedenstellend und wurde 6 Wochen nach der Operation entlassen." Dies ist anscheinend der erste publizierte Fall der operativen Entfernung eines metastasierten Melanoms.

James Paget (1814-1899)

Sir James Paget schrieb 1853 in den *Lectures on surgical pathology,* einer seiner besten Arbeiten: „Die falsche Melanosis" - wie andere Autoren sie bezeichneten - „ist eine schwarze Verfärbung verschiedener Strukturen, deren Gemeinsamkeit einzig darin besteht, daß sie keine Tumoren sind" [21]. Er betonte, daß „Melanokarzinome durch schwarzes Pigment in ihren Bestandteilen veränderte medulläre Karzinome" seien. Paget schrieb in bezug auf amelanotische Tumoren: „Ich habe sogar bei Karzinomen, die dem bloßen Auge farblos erscheinen, mit Hilfe des Mikroskops einzelne Zellen oder Zellkerne gesehen, die echten melanotischen Charakter haben." Zum ersten Mal berichtete Paget über die

[1] Anmerkung der Übersetzer: Die Bezeichnung „Superficial-spreading-Melanom" wird aus Gründen der internationalen Akzeptanz den in Deutschland gängigen Bezeichnungen „superfiziell spreitendes Melanom" bzw. „oberflächlich spreitendes Melanom" vorgezogen.

[2] Anmerkung der Übersetzer: 1 Zoll (inch) entspricht 2,54 cm. Fortan werden die Maße in cm angegeben und dabei 1 Zoll mit ungefähr 2,5 cm angesetzt.

relativ große Zahl von 25 Patienten mit „melanoidem Karzinom". Von den 17 Frauen und 8 Männern betrug das Alter bei 20 Patienten zwischen 20 und 60 Jahren. 14 Fälle betrafen die Haut, 9 das Auge, und je eine Erkrankung trat an Vagina und Hoden auf. 11 Melanome entwickelten sich in Verbindung mit einem vorbestehenden Pigmentmal oder einer Warze. Der Primärtumor wurde bei 18 Patienten entfernt, davon überlebten 5 Personen länger als 2 Jahre. Alle anderen Patienten starben innerhalb von 2 Jahren. Paget beschrieb das heutige Superficial-spreading-Melanom mit folgenden Worten: „Der Patient erinnert sich meistens an den Zeitpunkt, von dem an ein Pigmentmal, das als gleichbleibender Fleck seit Geburt oder Kindheit bekannt war, zu wachsen begann. In manchen Fällen ist die Veränderung flach, der dunkle Fleck vergrößert sich im Hautniveau und erscheint durch geringes Tiefenwachstum etwas erhaben. In anderen Fällen wölbt sich das Pigmentmal und wird deutlich vorspringend oder fast gestielt."

Oliver Pemberton (1825-1897)

Pemberton berichtete 1858 über die Melanosis in seinen *Observations on the history, pathology and treatment of cancerous diseases* [23]. Er stellte fest, daß das Melanokarzinom sehr häufig „nahe einem angeborenen Pigmentmal oder einer Warze lokalisiert ist, oder daß das angeborene Pigmentmal selbst maligne entartet". Er bemerkte: „Die Farbe der Melanosis kennt viele Schattierungen. In ihrem Ursprung in der Haut ist sie fast immer bräunlich. Später verändert sich das Braun zu einem Schwarz unterschiedlicher Intensität. Manchmal, besonders bei der Entartung von Warzen, erscheint die erste Veränderung schiefergrau." Pemberton sammelte 60 Fälle (33 Männer und 27 Frauen) von Melanomen der Haut und des Auges und berichtete detailliert über 33 Autopsiefälle. Wie die Obduktionen zeigten, waren Leber, Lunge, Pleura, Peritoneum, Lymphknoten und Knochen häufig betroffen. Pemberton stellte fest, das Melanom sei „eine Krankheit, die Erwachsene in jungem, mittleren und sogar in hohem Lebensalter befällt, und keine Erkrankung von Kindern". Pemberton berichtete auch über den ersten Melanomfall bei der schwarzen Rasse. Der Betroffene war ein 29jähriger Eingeborener aus Madagaskar. Die Lokalisation der Veränderung auf der Fußaußenseite überrascht nicht, da sie an dieser Stelle bei schwarzen Melanompatienten sehr häufig ist. Der Mann starb trotz Amputation unterhalb des Knies an der Tumoraussaat. In dem ausführlichen Überblick berichtete Pemberton detailliert über 25 Fälle, von denen einige bereits früher publiziert worden waren. Er kam zu dem Schluß, daß keine der damals üblichen Behandlungsmethoden erfolgversprechend war.

Sir Jonathan Hutchinson (1828-1913)

Hutchinson gebührt der Verdienst, das erste subunguale Melanom beschrieben zu haben. Dieser Fall wurde 1857 unter dem Titel *Melanotic disease of the great toe, following a whitlow of the nail* [14] veröffentlicht. Interessanterweise beschrieb im selben Jahr auch Fergusson [9] ein Melanom der Großzehe. Hutchinson erwähnte diese Melanomentität - er nannte sie „Nagelgeschwür" - im Jahre 1886 noch einmal und stellte fest, daß eine „baldige Amputation erforderlich" sei [15].

In den Jahren 1892 und 1894 beschrieb und illustrierte Hutchinson [16, 17] eine Reihe von Fällen, die später „Hutchinson's melanotic freckle" genannt wurden. Er berichtete: „Sir A. D. ... (56 Jahre alt) hatte seit vielen Jahren eine große schwarze Verfärbung auf seiner linken Wange, die sich seit einiger Zeit jedoch vergrößerte. Es handelte sich nicht um einen zusammenhängenden Fleck, sondern um „verschiedene Pigmentmale, von denen viele konfluierten. Ein häßliches, unpigmentiertes Geschwür entwickelte sich über dem schwarzen Fleck, nahe dem Lidrand. Dieses Ulkus besaß sowohl epitheliomatöse, als auch sarkomatöse Anteile."

Andere Beschreibungen aus dem späten 19. Jahrhundert

Im Jahre 1885 berichtete Tennent [27] im *Glasgow Medical Journal* von einem Patienten mit fortgeschrittenem Melanom, daß „der Urin eine etwas eigenartige Farbe ... angeblich grün-schwärzlich" hatte. Tennent nahm an, diese eigenartige Färbung des Urins sei wahrscheinlich durch die Bindung des Melanins verursacht. Er bemerkte auch, daß sich Metastasen in ihren Farben deutlich unterschieden. Einige Tumoren zeigten „nicht die geringste Spur einer Färbung oder Pigmentierung". Tennent erwähnte, daß „eine mechanische Irritation des Pigmentmals als sehr gefährlich" gelte.

Die chirurgische Exzision des primären Melanoms wurde zu jener Zeit von vielen Seiten empfohlen. Zum Beispiel riet Joseph Coats [5] in derselben Ausgabe des *Glasgow Medical Journal*, daß „die Operation so ausgeführt werden sollte, daß auch Gewebe in einigem Abstand neben den makroskopischen Grenzen des Tumors entfernt wird".

Die Diskussion über die Lymphknotendissektion ist nicht neu, bereits vor fast einem Jahrhundert setzte man sich über die Indikationen auseinander. Zum Beispiel schrieb Snow [26] 1892 in der Zeitschrift *Lancet* über die „absolute Nutzlosigkeit von chirurgischen Maßnahmen, die sich nur auf den Primärtumor beschränken. Wir sehen darüber hinaus die ausschlaggebende Wichtigkeit, die naturgemäß zuerst befallenen Lymphknotenstationen völlig auszuräumen, wo immer möglich. Bevor sie sich vergrößern, ist die radikale Entfernung ... eine sichere und einfache Maßnahme."

Schließlich berichtete Gilchrist 1899 [11] über den ersten Fall eines histologisch gesicherten Melanoms bei einem Amerikaner schwarzer Hautfarbe. Es war auf der Fußsohle entstanden und hatte vor seinem Tode ausgedehnt metastasiert.

Berichte aus dem frühen 20. Jahrhundert

Im Jahre 1903 hielt Frederic Eve [8] einen Vortrag über 45 Melanompatienten, die im London Hospital während der vorausgegangenen 20 Jahre behandelt worden waren. 73% der Fälle betrafen das Hautmelanom, und die meisten dieser Tumoren (80%) waren offensichtlich aus Pigmentmalen entstanden. Eve beschrieb ein Melanom auf der Fußsohle und zeigte die Abbildung eines Melanoms der Handinnenfläche. Er wies darauf hin, daß „es allgemein heißt, die Melanome seien die bösartigsten aller Tumoren", erwähnte aber auch „bestimmte bemerkenswerte Ausnahmen", einschließlich eines 20 Jahre lang überlebenden Patienten. Zu jener Zeit umfaßte die klinische Behandlung die Chirurgie des primären Melanoms und die der regionären Lymphknotenmetastasen. Eve beschrieb das so: „Die Behandlung des Hautmelanoms kann mit wenigen Worten geschildert werden (d.h.: weite Exzision oder Amputation); sie hängt von der Lokalisation und der Ausbreitung der Erkrankung ab. Nie sollte die Entfernung der nächsten Lymphknotenstationen - ob palpabel vergrößert oder nicht - versäumt werden. Man kann nämlich mit Sicherheit annehmen, daß sie meistens befallen sind." In den vorangegangenen 6 Jahren hatte er 3 Melanome und 3 Melanome der Schleimhäute beobachtet.

Im Jahre 1906 bemerkte Fox, das Melanom könne auf einem Nävus oder auf unveränderter Haut entstehen, „obwohl Pigmentmale bei weitem den häufigsten Ausgangspunkt für ein Melanom darstellen, können sie sich trotzdem auch auf Hautpartien entwickeln, die völlig frei von Nävusgewebe sind."

William Sampson Handley (1872-1962)

William Sampson Handley (Abb. 1.4) sprach in 2 Vorlesungen zu Ehren Hunters (Hunterian Lectures) über „Pathologie melanotischer Geschwülste in bezug auf ihre operative Behandlung" [13]. Er zeigte die anatomischen Ausbreitungswege des Melanoms und die zentripetale lymphatische Ausbreitung auf. Handley gründete seine Ergebnisse auf eine einzige Obduktion eines Patienten mit sehr weit fortgeschrittenem Melanom. Auf dieser nicht sehr breiten Grundlage befürwortete er die großzügige lokale Exzision des Primärtumors, die regionäre Lymphknotendissektion und die Amputation in ausgewählten Fällen. Seine Ausführungen stellen ein wichtiges historisches Dokument dar, denn Handleys Empfehlungen bildeten die Grundlage für die Melanombehandlung, gültig für die folgenden 50 Jahre oder sogar länger, bis schließlich die ausgedehnte Resektion des primären Melanoms und die Wirksamkeit der Lymphknotendissektion in Frage gestellt wurden.

Handley empfahl Operationsmethoden für das „Melanosarkom der Haut" (Abb. 1.5) und publizierte entsprechende Zeichnungen. Wenn maligne Melanome an den Fingern entstehen, sollte eine Amputation sofort durchgeführt werden. Die Schnittführung sollte immer so gelegt werden, daß die Hautlappen mindestens 2,5 cm vom Tumor entfernt sind. Für Tumoren an anderen Stellen empfahl Handley:

> Rings um den Tumor sollte eine zirkuläre Hautinzision gemacht werden, mit den - nach heutigen Maßstäben - sicheren und praktikablen Abständen. Man sollte die Inzision in der Regel ungefähr 2,5 cm vom Tumor entfernt ausführen. Sie sollte tief genug reichen, um das subkutane Fett freizulegen. Die Haut, mit einer dünnen Schicht subkutanen Fettgewebes, wird jetzt ungefähr 5 cm breit in allen Richtungen um die Hautinzision unterminiert. An der tiefsten Stelle der abgelösten Hautlappen inzidiert man ringförmig bis zur Muskula-

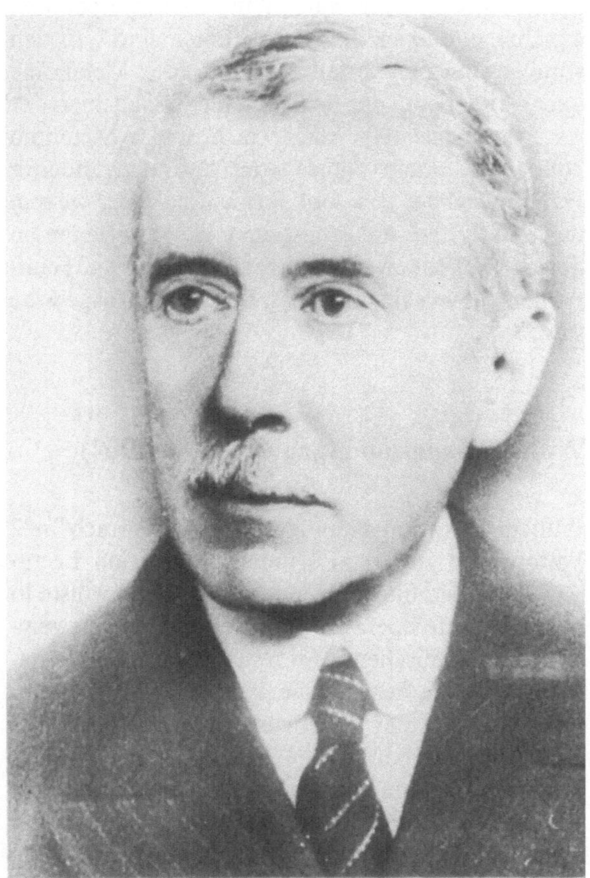

Abb. 1.4. William Sampson Handley; seine Empfehlungen aus dem Jahre 1907 bildeten die Grundlage für die Melanombehandlung, gültig für die folgenden 50 Jahre

Abb. 1.5. Die Methode der „weiten lokalen Exzision" des Melanoms leitet sich wahrscheinlich von dieser Abbildung aus Handleys Hunterian Lecture her. Das Schema zeigt, wie ein malignes Melanom der Haut zu entfernen war. „Die *gestrichelte Linie*, beginnend bei *H*, zeigt im Schnitt die Durchtrennungslinien von subkutanem Fettgewebe, tiefer Faszie und Muskel. Das Messer sollte keines der Lymphgefäße durchtrennen. Dies wird aber fast mit Sicherheit geschehen, wenn die Hautlappen nicht unterminiert werden" [13]

tur und entfernt die tiefe Faszie sowie das darüberliegende subkutane Fettgewebe. Diese Fläche der freigelegten Faszie wird dann von außen nach innen vom Muskel abpräpariert bis zu einer gedachten Linie zu der zirkulären Hautinzision. Schließlich entfernt man das ganze Gewebe mit dem Tumor in der Mitte, indem man mit dem Messer eine runde Fläche des Muskels unmittelbar unter dem Tumor abträgt. Die Exzision der Lymphknoten muß ... genau nach denselben Grundsätzen wie die Exzision des Primärtumors durchgeführt werden. In weit fortgeschrittenen Fällen kann es sogar richtig sein, ein Hautstück über den befallenen Lymphknoten zu entfernen."

Zusammenfassung

Seit Beginn dieses Jahrhunderts wurden viele Fortschritte hinsichtlich Epidemiologie, Pathologie und Behandlung des Melanoms erzielt. Es steht jedoch fest, daß aus dem 18. und 19. Jahrhundert exakte und scharfsinnige Beobachtungen stammen, die für die moderne Melanombehandlung noch Relevanz besitzen. Die heutigen Ärzte und Forscher sollten die Beiträge ihrer Vorkämpfer aus dem letzten Jahrhundert respektieren (und zitieren).

Literatur

1. Bodenham DC (1968) A study of 650 observed malignant melanomas in the southwest region. Ann R Coll Surg Engl 43: 218
2. Breschet D (1821) Considerations sur line alteration organique appelée degénérescence noire. Chez Bechet Jeune, Libraire, Paris
3. Cameron JRJ (1968) Melanoma of skin. J R Coll Surg Edinb 13: 233
4. Carswell R (1838) Illustrations of the Elementary Forms of Disease. Longman, Orme, Brown, Green and Longman, London
5. Coats J (1885) On a case of multiple melanotic sarcoma. Glasgow Med J 24: 92
6. Cooper S (1840) First Lines of the Theory and Practice of Surgery, 7th ed. Longman, Orme and Co, London

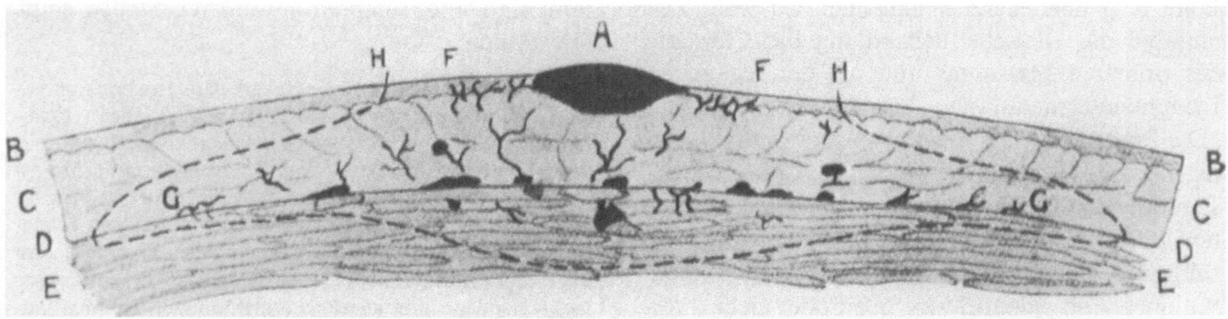

7. Davis NC (1980) William Norris, MD: A pioneer in the study of melanoma. Med J Aust 1: 52
8. Eve F (1903) A lecture on melanoma. Practitioner 70: 165
9. Under the care of Mr Fergusson (1857) Lancet 1: 289
10. Fox W (1906) Research into the origin and structure of moles and their relation to malignancy. Br J Dermatol 18: 1, 83
11. Gilchrist TC (1899) Are malignant growths arising from pigmented moles of a carcinomatous or sarcomatous nature? J Cutan Dis 17: 117
12. Halliday A (1823) Case of melanosis. London Medical Repository 19: 442
13. Handley WS (1907) The pathology of melanotic growths in relation to their operative treatment. Lancet 1: 927, 996
14. Hutchinson J (1857) Melanotic diesease of the great toe, following a whitlow of the nail. Trans Pathol Soc London 8: 404
15. Hutchinson J (1886) Melanosis often not black: Melanotic whitlow. Br Med J 1: 491
16. Hutchinson J (1892) On tissue dotage. Arch Surg 3: 315
17. Hutchinson J (1894) Lentigo melanosis. Arch Surg 5: 253
18. Laennec RTH (1812) Sur les melanoses. Bulletins de la Faculté de Médecine de Paris 1: 2
19. Norris W (1820) Case of fungoid disease. Edinburgh Medical and Surgical J 16: 562
20. Norris W (1857) Eight Cases of Melanosis with Pathological and Therapeutical Remarks on That Disease. Longman, Brown, Green, Longman, and Roberts, London
21. Paget J (1853) Lectures on Surgical Pathology, Vol 2. Longman, Brown, Green and Longman, London
22. Parrish I (1837) Case of melanosis, Am J Med Sci 20: 266
23. Pemberton O (1858) Observations on the History, Pathology and Treatment of Cancerous Diseases. J Churchill, London
24. Recurrence of a melanotic tumor (1851) Removal. Lancet 1: 622
25. Silvers DN (1982) On the subject of primary cutaneous melanoma: An historical perspective. In: Fenogolio CM, Wolff M (eds) Progress in Surgical Pathology, Vol IV. Masson, New York, p 277
26. Snow H (1892) Melanotic cancerous disease. Lancet 2: 872
27. Tennent GP (1885) On a case of multiple melanotic sarcoma. Glasgow Med J 24: 81

Teil I

Das primäre Melanom

2 Klinik (Symptomatologie, klinische Diagnose und Differentialdiagnose)

G. W. MILTON, C. M. BALCH und H. M. SHAW

Sofern das Melanom im frühen Stadium erkannt wird, kann es in den meisten Fällen durch eine einfache chirurgische Behandlung geheilt werden. Der Verdacht auf ein Melanom sollte zuerst aufgrund der Anamnese erwachsen, sehr erfahrene Beobachter können es in über 90% der Fälle auch klinisch erkennen [20, 26]. Der Arzt (Allgemeinmediziner wie Spezialist) muß daher mit den klinischen Merkmalen des Melanoms vertraut sein, so daß er bei verdächtigen Pigmentmalen oder Hautveränderungen zum frühestmöglichen Zeitpunkt eine histologische Untersuchung veranlassen kann. Histologische Verifikation und die Bestimmung der Tumorausdehnung („microstaging") sind vor Beginn der chirurgischen Therapie unerläßlich (s. Kap. 6–8). In diesem Kapitel werden die klinischen Charakteristika und die Differentialdiagnose des Melanoms beschrieben, basierend auf den Erfahrungen in der klinischen Melanomdiagnostik, die bei über 4000 Patienten der Sydney Melanoma Unit (SMU) und der Surgical Oncology Unit der Universität von Alabama in Birmingham (UAB) gesammelt wurden.

Bevölkerungsgruppen mit hohem Risiko

Der typische Melanompatient hat eine helle Hautfarbe und neigt eher zu Sonnenbrand als zum Braunwerden, sogar dann, wenn er sich nur kurz dem Sonnenlicht aussetzt [10, 22]. Die Bedeutung dieser Tatsache zeigte eine Fallkontrollstudie der SMU auf, in der 287 Frauen mit Melanom mit 574 Kontrollpersonen gleichen Alters verglichen wurden [10]. Rote Haarfarbe war mit einer Verdreifachung des relativen Risikos (rR) verknüpft (rR = 3), blondes Haar mit einem 60%igen Anstieg (rR = 1,6) und helle Haut mit einer Verdopplung des Risikos (rR = 2,1). Frauen mit Melanom berichteten auch über eine Neigung zu Sonnenbrand (rR = 1,4) und zu Sommersprossen (rR = 1,9) nach Sonnenlichtexposition. Von diesen Risikofaktoren erwies sich die Haarfarbe (besonders rotes Haar) als der wichtigste Faktor, dann folgte die Hautfarbe (Tabelle 2.1). Interessanterweise hatten über ⅔ der Melanompatienten an der SMU und an der UAB rotes bzw. blondes Haar, blaue Augen oder wiesen eine Kombination dieser Merkmale auf [7]. Die Augenfarbe allein hatte jedoch keinen Einfluß auf das Risiko [10]. An der SMU bestand ein mehr als 3fach erhöhtes Risiko (rR = 3,4) bei Patienten mit mehr als 20 Nävi. Multiple Nävi fanden sich bei Melanompatienten häufiger als in einer Kontrollgruppe (8,1% gegenüber 2,4%).

Für einen Patienten mit Melanom ist das Risiko, ein zweites primäres Melanom zu entwickeln höher als für eine Person der Allgemeinbevölke-

Tabelle 2.1. Relatives Risiko *(rR)*, bezogen auf die Haar-, Haut- und Augenfarbe bei Melanompatienten im klinischen Stadium I. (Verändert nach Beral et al. [10])

Haar	Haut	Augen	n	Kontroll-personen	rR[a]
Rot	Hell	Grün oder Braun	22	18	4,5[b]
Rot	Hell	Blau	17	15	4,2[b]
Rot	Dunkel	Grün oder Braun	10	11	3,4[b]
Rot	Dunkel	Blau	2	3	2,5
Blond	Hell	Grün oder Braun	33	48	2,6[b]
Blond	Hell	Blau	48	63	2,8[b]
Blond	Dunkel	Grün oder Braun	23	72	1,2
Blond	Dunkel	Blau	27	51	2[c]
Braun oder Schwarz	Hell	Grün oder Braun	28	56	1,9[c]
Braun oder Schwarz	Hell	Blau	20	30	2,5[b]
Braun oder Schwarz	Dunkel	Grün oder Braun	41	151	1
Braun oder Schwarz	Dunkel	Blau	13	50	1

[a] Bezogen auf Patienten mit braunem oder schwarzem Haar und dunkler Hautfarbe.
[b] $p < 0{,}01$
[c] $p < 0{,}05$

rung [51]. Das Risiko beträgt in verschiedenen Studien zwischen 3 und 5% [9, 31, 41]. Das bedeutet im Vergleich zur Allgemeinbevölkerung ein 900fach erhöhtes Risiko [56]. Der später auftretende Primärtumor stimmt im Aussehen i. allg. mit der ersten Veränderung überein. Der Patient, der schon einmal ein Melanom hatte, wird normalerweise weitere Läsionen im Frühstadium bemerken [41]. Bei manchen Patienten bestehen bis zu 8 primäre Melanome an verschiedenen Stellen. Ein noch größeres Risiko, multiple primäre Melanome zu entwickeln, haben Patienten mit multiplen dysplastischen Nävi oder mit einem familiären Melanom [9, 18, 58].

Familiäre Melanome sind ungewöhnlich, aber eine Häufung von Melanomen in bestimmten Familien kommt vor und ist gut dokumentiert, so daß Mitglieder solcher Familien eine High risk-Gruppe darstellen [2, 3, 4, 23, 30, 31, 49, 57, 58]. 9% der Patienten der SMU gaben ein Melanom unter Verwandten ersten Grades an. Dies war bei 4% der UAB-Patienten [2] und bei 10% der Patienten des Queensland Melanoma Project [57] feststellbar. Anderson [3] schätzt, daß Verwandte ersten Grades mit 1,7mal größerer Wahrscheinlichkeit Melanome entwickeln als die Allgemeinbevölkerung. Bei diesen Patienten tritt das Melanom in jüngeren Jahren auf, es bestehen häufiger multiple primäre Melanome und multiple dysplastische Nävi. Clark [15] beschrieb eine autosomal-dominant vererbbare Form des Melanoms, die er ursprünglich „B-K-Mole Syndrom" nannte. Dieses Syndrom bezeichnet man jetzt als die familiäre Form des dysplastischen Nävussyndroms [19]. Solche Patienten besitzen typischerweise zwischen 10 und 100 Pigmentmale, in erster Linie am Rumpf, dem Gesäß oder den unteren Extremitäten (Abb. 2.1). Interessanterweise stellt man immunologische Veränderungen bei Patienten mit familiärem Melanom und bei ihren Verwandten häufiger fest als bei Patienten mit nichtfamiliärem Melanom [24]. Eine positive Familienanamnese sollte daher den Verdacht nahelegen, daß ein Melanom auch bei anderen Verwandten auftreten kann; alle Verwandten sollten sich daher häufigen Hautuntersuchungen unterziehen, damit eine Frühdiagnose bei allen prädisponierten Patienten gestellt werden kann. Es ist auch wichtig, den gefährdeten Personen das klinische Bild des frühen Melanoms zu erklären, so daß sie verdächtige Pigmentmale erkennen können. Diese Personen erhalten an der SMU eine leicht verständliche Broschüre über das klinische Bild des Melanoms.

Auch genetische Faktoren können eine wichtige Rolle bei der Disposition zum Melanom spielen; möglicherweise handelt es sich um Gene, die die Immunantwort auf Melanomantigene regulieren [1, 2, 12]. Zum Melanom neigende Patienten scheinen bestimmte ABO-, Gm-, Komplement- und HLA-Phänotypen häufiger zu besitzen (s. nachfolgende Aufstellung) [1, 2, 11, 25, 45, 59].

Genetische Marker, die mit der Melanomentstehung assoziiert sind

I. Erhöhtes Risiko
- Blutgruppe 0
- Blutgruppe Gm^2
- HLA-Locus DR4
- Properdinfaktor B (Bf-S Allel)

II. Verringertes Risiko
- Properdinfaktor B (Bf-F Allel)
- HLA-Locus DR3

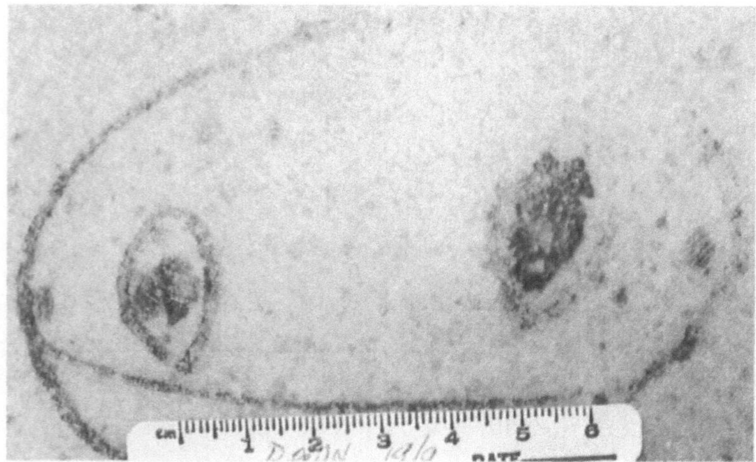

Abb. 2.1. Zwei typische B-K-Nävi, einer davon ist größer als die meisten Junktionsnävi. Offensichtlich multiple Pigmentnävi, die größeren differieren in der Farbe

Symptome

Das Kardinalsymptom einer Hauteffloreszenz, die sich später als Melanom erweist, ist die Veränderung ihres Aussehens über einige Monate hinweg. Es ist entscheidend, in welchem Zeitraum sich das Aussehen ändert. Wenn die Läsion so wächst, daß sie sich in ungefähr 10 Tagen verdoppelt, handelt es sich meistens um eine entzündliche Läsion, z. B. um ein pyogenes Granulom. Wächst die Effloreszenz dagegen so langsam, daß der Patient oder seine Verwandten sich über das Auftreten einer Veränderung unsicher sind, ist der Prozeß oft gutartig. Bei einer Veränderung jedoch, die ihre Größe innerhalb von 3-8 Monaten verdoppelt, sollte medizinischer Rat eingeholt werden. Es kann sich dabei um Änderungen verschiedener Art handeln: Wachstum im Durchmesser oder im Umriß des Pigmentmals (horizontal, vertikal oder kombiniert), Farbveränderung (meist dunkler, manchmal auch heller), Blutungen, Juckreiz, Ulzeration, Entwicklung eines tastbaren Lymphknotens oder eine Kombination dieser Anzeichen (Tabelle 2.2) [38, 39, 53]. Bei den Patienten der SMU betrug die mediane Zeitspanne der Symptome ungefähr 5 Monate, bei Frauen etwas länger als bei Männern (6,2 Monate gegenüber 4,5 Monaten). Häufig beobachtet ein Verwandter oder ein Freund einige der für die Malignität typischen Veränderungen, besonders wenn es sich um ein Melanom am Rücken handelt.

Wachstum, d. h. Größenzunahme und Farbveränderung sind die Symptome, die zuerst erkannt werden (vgl. Tabelle 2.2). Sie treten bei über 70% der frühen, heilbaren Melanome auf [40, 60]. Die meisten Patienten erinnern sich an ein im wesentlichen unverändertes Pigmentmal auf der Haut; es kann bis zu 5 Jahre lang bestanden haben, bevor eine Veränderung einsetzt. Bei den SMU-Patienten entwickelte sich bei 89% der Männer mit Tumor an der Vorderseite des Rumpfes und bei 71% der Frauen mit Tumor an der Vorderseite der Beine das Melanom aus einem präexistenten Nävus. Der Patient beobachtet 2 verschiedene Wuchsformen: Am häufigsten ist initial das horizontale oder radiale Wachstum, wobei sich die Läsion oberflächlich im Hautniveau ausbreitet. Diese Ausbreitung dauert einige Zeit (normalerweise wenige Monate), dann entwickelt sich in einer zweiten Phase ein noduläres oder vertikales Wachstum. Seltener entsteht ein Knötchen de novo.

Weniger als 20% der Patienten geben ein Trauma als Auslöser für eine Veränderung des Pigmentmals an. Interessanterweise unterscheiden sich häufig die Symptome, die einen Patienten zum Arztbesuch veranlaßt haben, von den ersten Symptomen, die der Patient nach Befragung angibt (vgl. Tabelle 2.2). Über ⅓ der Patienten (38%) will selbst keine Veränderung der Läsion festgestellt haben. Bei der Mehrzahl dieser Patienten bemerkte ein Bekannter oder der Ehepartner die Veränderung und riet dem Betroffenen, sich in medizinische Behandlung zu begeben (vgl. Tabelle 2.2). Dies geschah unabhängig davon, ob die Veränderung auf der Vorder- oder Rückseite des Körpers lokalisiert

Tabelle 2.2. Symptome bei Melanompatienten im klinischen Stadium I (Sydney Melanoma Unit 1977-1980)

Symptom	Erstes Symptom [%]	Symptom, das zum Arztbesuch veranlaßte [%]
Flächenwachstum	21	9
Höhenwachstum	16	16
Dunklerwerden	18	10
Blutung	9	15
Hellerwerden, Jucken, Knoten- oder Blasenbildung, Ulzeration	14	12
Bemerkt vom Patienten, Arzt, Partner oder Freund	22	38

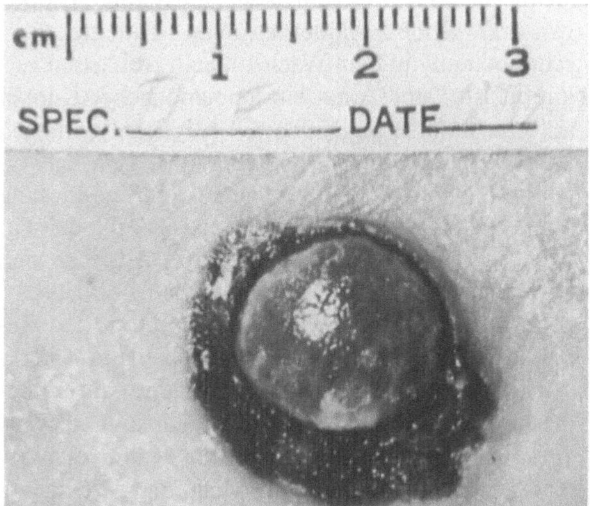

Abb. 2.2. Malignes Melanom auf der Ferse eines 12jährigen Mädchens, das später daran starb. Der am stärksten wachsende Tumoranteil ist amelanotisch und glänzend, er wurde binnen 3 Monaten so groß wie abgebildet. Der periphere Tumoranteil, ebenfalls maligne, ist stark pigmentiert

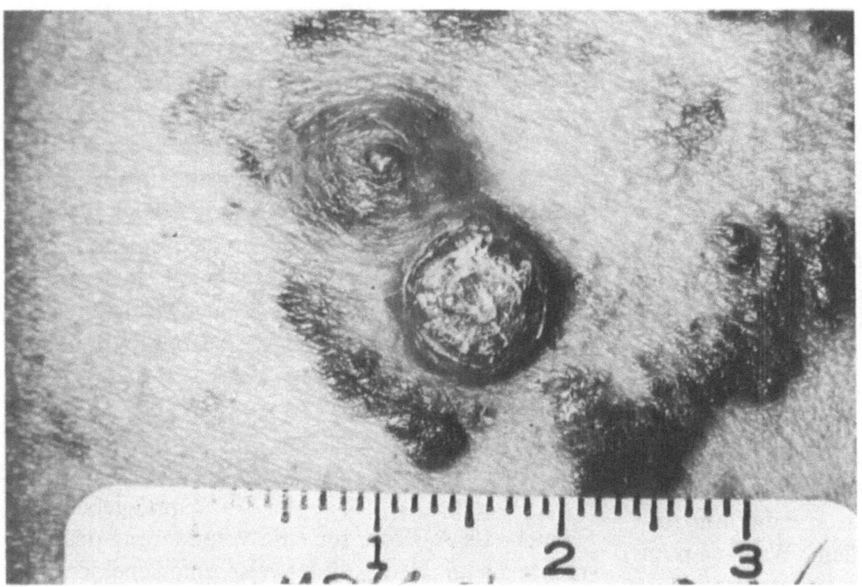

Abb. 2.3. Ungewöhnliche Form eines Melanoms, manchmal als „Ringmelanom" bezeichnet. Nach Angaben des Patienten vergrößerte sich der schwarze Ring langsam über einen Zeitraum von 10 Monaten, während der Mittelteil heller wurde. Es ist auch zu beachten, daß diese Läsion mindestens 4 verschiedene Beziehungen zwischen „Wirt" und Tumor zeigt: 1) oberflächliches Wachstum des Melanoms, 2) schwarzer knotiger Anteil *(untere Hälfte)*, 3) spontane Regression in der Mitte und 4) amelanotisches Tumorwachstum

war. Zum Teil könnte sich diese Tatsache auf die in Australien in Fach- und Laienkreisen laufenden Aufklärungskampagnen über das Melanom zurückführen lassen. Als Ergebnis davon stieg der Anteil der Patienten mit Läsionen, bei denen keine Veränderung bemerkt wurde, von 6% im Jahre 1960 auf 38% im Jahre 1980 an.

Die mit dem Tumorwachstum einhergehende Farbveränderung besteht meistens in einem kontinuierlichen Dunklerwerden, das sich, besonders wenn ein noduläres Wachstum hinzukommt, noch verstärkt. Eine Minderheit von Patienten beschreibt, daß mit dem Wachstum ein Abblassen verknüpft ist. Dabei kann ein amelanotischer Knoten auf einem sonst pigmentierten Melanom vorliegen (Abb. 2.2). Eine andere Art von Abblassen entwikkelt sich bei einer spontan regressiven Veränderung des Melanoms. In diesem Fall beschreibt der Patient, wie Teile eines flachen dunklen Flecks sich scheinbar in normale Haut umwandeln (Abb. 2.3).

Juckreiz ist ein selteneres Symptom des Melanoms (s. Tabelle 2.2), kann jedoch die Aufmerksamkeit des Patienten auf eine andernfalls unbemerkte Veränderung lenken. Der Arzt sollte dies als ein wichtiges Symptom möglicher Malignität werten [39, 60]. Der durch ein Melanom verursachte Juckreiz hat bestimmte Charakteristika: Er ist meist schwach und oft auf die Umgebung der Läsion beschränkt. Der Patient kratzt sich nicht, sondern reibt die Veränderung nur mit seinen Fingerkuppen.

Eine Blutung wird nicht häufig beobachtet, da sie i. allg. nur beim fortgeschrittenen Melanom auftritt. Vor Beginn eines nodulären Wachstums ist sie ungewöhnlich, nur selten beoachtet man sie bei flachen Tumoren. Die Blutung beim Melanom ist oft nur schwach und durch eine kleine Traumatisierung hervorgerufen. Zwei typische Anamnesen mögen dies illustrieren: 1) Ein Taxifahrer bemerkte eines Abends einen 2 cm großen Blutfleck auf seinem Hemd. Die Reibung zwischen Fahrersitz und einem Melanom auf seinem Rücken hatte die Blutung verursacht. 2) Eine Frau bemerkte nach dem Duschen ein paar Blutflecke auf dem Badetuch. Die geringe Reibung zwischen dem Handtuch und einem Melanom auf ihrem Rücken reichte aus, um die Oberfläche zu verletzen.

Zusammenfassend ist festzuhalten, daß ein Melanom seine Beschaffenheit verändert und durch sein Wachstum zunehmende Symptome und Beschwerden verursacht. Jede eindeutige Veränderung bei einem Pigmentmal sollte - auch wenn sie unbedeutend erscheint - den Patienten und seinen Arzt alarmieren und an die Möglichkeit eines Melanoms denken lassen.

Das klinische Bild des Melanoms

In verschiedenen Publikationen wurden die klinischen Merkmale des malignen Melanoms charakterisiert und abgebildet [6, 13, 17, 36-39, 53]. Melanome können überall am Körper lokalisiert sein, am häufigsten kommen sie aber bei Frauen an der unteren Extremität und bei Männern am Rumpf vor (s. Kap. 19).

Verdächtige Hautveränderungen untersucht man zweckmäßigerweise bei heller Beleuchtung (bei tangentialem Lichteinfall zur Haut), um die charakteristische Farb- und Oberflächenbeschaffenheit festzustellen. Einige typische Merkmale des Hautmelanoms zeigen die Tafeln I und II sowie die Abb. 2.2-2.4. Dazu zählen: 1) Farbenreichtum, 2) unregelmäßige, erhabene Oberfläche, 3) unregelmäßige Begrenzung mit Einbuchtungen, 4) Ulzeration des Oberflächenepithels und 5) Krustenbildung. Diese Merkmale unterscheiden sich i. allg. deutlich von den Charakteristika gutartiger Nävi. Das Melanom in Abb. 2.4 repräsentiert eine farbenreiche Veränderung mit einer erhabenen, irregulären und ulzerierten Oberfläche. Es ist zu betonen, daß nicht alle Melanome pigmentiert sind. Bei der Veränderung in Abb. 2.2 gibt ihr deutliches Wachstum den einzigen Anhaltspunkt für die mögliche Malignität. Eine unregelmäßige, erhabene Oberfläche kann zusammen mit einer unterschiedlich erhabenen oder polypoiden Knotenbildung einhergehen. Eine unregelmäßige Begrenzung entsteht durch ungleichmäßiges radiales Wachstum oder durch fleckige spontane Regression. In beiden Fällen kann der Patient oder seine Familie die Veränderung der Läsion bemerken. Die Ulzeration der Oberfläche kann teilweise durch eine Kruste oder ein Blutgerinnsel überdeckt werden (bzw. durch ein seröses oder purulentes Sekret, wenn die Läsion sekundär infiziert ist).

Die Oberfläche kann auf 2 Arten verkrusten, wobei ein Blutschorf ernster zu nehmen ist. Maligne Zellen infiltrieren aber bereits in der frühen vertikalen Wachstumsphase in die Epidermis und bewirken eine Abstoßung des Keratins. Der Kliniker sieht dies als feine Schuppung der Oberfläche. Wenn keines dieser typischen Merkmale vorliegt, erscheint die Melanomoberfläche glänzend.

Die Mehrzahl der Melanompatienten hat ein präexistentes Pigmentmal an der Stelle des malignen Tumors bemerkt. Die Zuverlässigkeit der Beobachtungen der Patienten hängt von Lokalisation und Größe der gutartigen Veränderung ab. Der Patient oder dessen Ehegatte bemerkt einen kleinen Junktionsnävus auf dem Rücken mit geringerer Wahrscheinlichkeit als eine ähnliche Läsion im Gesicht oder auf der Brust.

Melanome können klinisch sehr verschieden aussehen, aber ihre Neigung zur Veränderung des Erscheinungsbildes stellt einen gemeinsamen Nenner dar. Daher sollte man jede pigmentierte Läsion, die sich in Größe, Form oder Farbe verändert, als Melanom ansehen und eine Exzisionsbiopsie durchführen (s. Kap. 6). Festzuhalten ist, daß sich gutartige Nävi verschiedenster Art während der Pubertät, der Schwangerschaft und mitunter auch bei der Verwendung hormoneller Kontrazeptiva vergrößern und dunkler werden können. In den meisten Fällen tritt aber nur eine leichte Veränderung

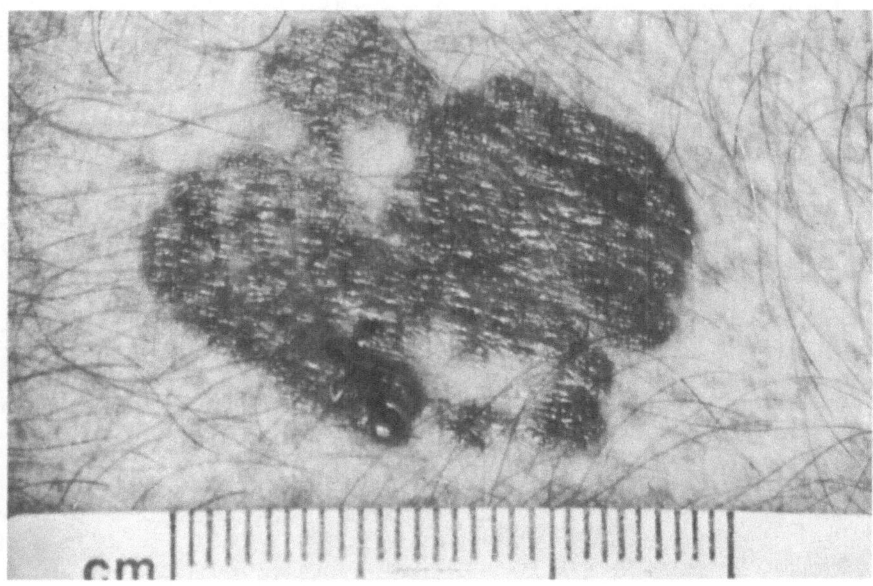

Abb. 2.4. Melanom mit einem Durchmesser von 3 cm: unregelmäßige Pigmentierung, kleine Regressionsareale *(oben)* und dunkel pigmentierter Knoten. Man sieht auch die etwas hellere Zone eines SSM. Die Ehefrau des Patienten hatte die Farbveränderungen seit 6 Monaten und das knotige Wachsen seit 2 Monaten beobachtet

auf, und sie betrifft alle Pigmentmale des Patienten. Daher ist es für die Diagnostik wichtig, ob die klinischen Malignitätskriterien in einer einzelnen Läsion auftreten, abgesehen von dem seltenen Fall, bei dem sich mehrere primäre Melanome gleichzeitig entwickeln. Trotzdem gibt es - wenn begründete Zweifel bestehen - eine gute Möglichkeit, unnötige Exzisionen, v.a. bei Teenagern, zu vermeiden: Man mißt den Herd in Millimetern aus und bittet den Patienten, diese Messung alle 2-4 Wochen zu wiederholen. Wenn die Läsion unverändert bleibt, läßt sich die Biopsie vermeiden.

Wuchsformen/Melanomtypen

Die Wuchsformen sind geeignete Merkmale zur Klassifizierung der Melanome [13, 14, 39]. Obwohl diese Wuchsformen primär pathologisch definiert sind, können sie durch erfahrene Kliniker auch aufgrund ihres charakteristischen klinischen Bildes unterschieden werden (Tabelle 2.3). Das ist wichtig, denn diese Melanomtypen unterscheiden sich von gutartigen Veränderungen, und jeder einzelne Typ hat eine andere Prognose. Sebstverständlich kann vor Erstellung eines endgültigen Behandlungskonzeptes auf die histologische Diagnosesicherung nicht verzichtet werden.

Die 4 häufigsten Wuchsformen des Melanoms sind das Superficial-spreading-Melanom, das noduläre Melanom, das Lentigo maligna-Melanom und das akral-lentiginöse Melanom (s. Farbtafeln I.1-I.4). Ihre klinischen Merkmale werden nachstehend beschrieben, eine Zusammenfassung ihrer histologischen Charakteristika gibt Kap. 3.

Tabelle 2.3. Merkmale der Melanompatienten im klinischen Stadium I (alle Zahlen sind Prozentangaben, sofern nicht anders angegeben)

	SSM		NM		LMM		ALM	
Verteilung der Melanomtypen	70		26		3		1	
Anteil Männer	44		65		55		35	
Altersklasse (Jahre)								
8-30	24		15		2		20	
31-40	20		19		5		15	
41-50	23		17		6		8	
51-60	18		22		26		14	
61 und älter	15		27		61		43	
Lokalisation	Männer	Frauen	Männer	Frauen	Männer	Frauen	Männer	Frauen
Kopf und Hals	13	8	15	12	95	83	0	0
Arme	7	18	15	9	5	6	0	0
Rumpf	62	28	51	25	0	0	0	0
Beine	17	45	17	42	0	0	0	0
Hände und Füße	1	1	2	2	0	11	100	100
Überwiegende Wachstumsphase	Radial		Vertikal		Radial		Radial	
Entwicklungsdauer (Jahre)	1-5		0,5-1,5		3-15		-	
Maximaler Durchmesser (mm)								
1- 5	20		20		29		12	
6-10	45		39		36		51	
11-20	29		34		23		27	
20 und mehr	6		7		12		10	
Farbe	Hellbraun, braun und schwarz; gemischt (kann Rot-, Grau- und Purpurtöne enthalten)		meist schwarz oder blau-schwarz		hellbraun oder braun		hellbraun oder schwarz	
Oberfläche	Zuerst flach, manchmal mit Knötchen oder Plaques		erhaben polypoid		flach		zuerst flach, manchmal mit Knötchen oder Plaques	
Rand	Polyzyklisch		„ausgestanzt“		„convoluted“ (gyriform)		unregelmäßig	
Ulzeration	12		55		23		42	

Farbtafeln

Melanomtypen

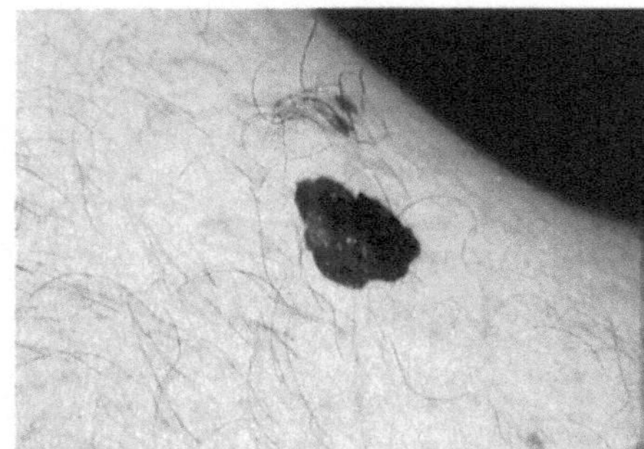

I. 1. Superficial-spreading-Melanom

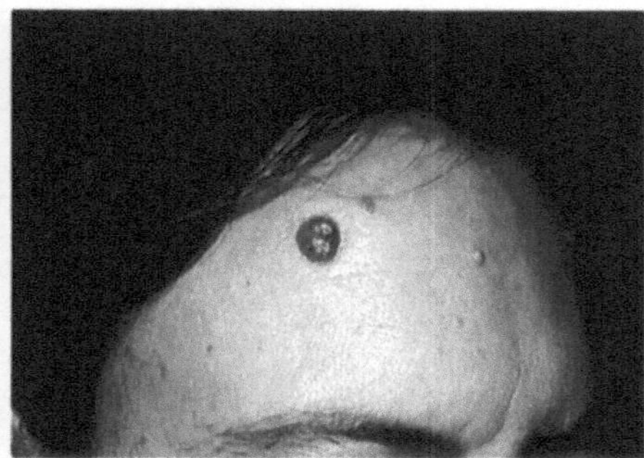

I. 2. Noduläres Melanom

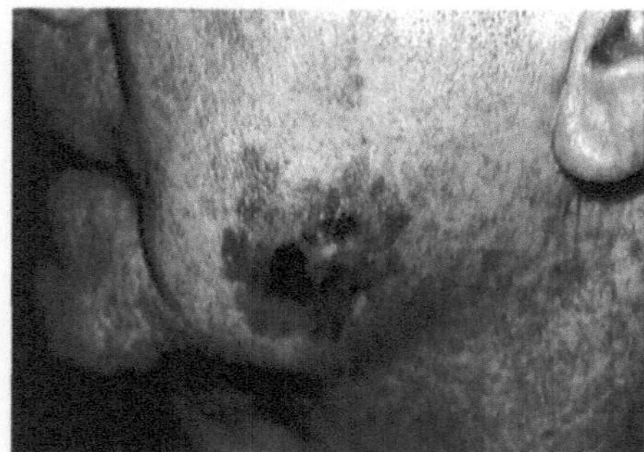

I. 3. Lentigo maligna-Melanom

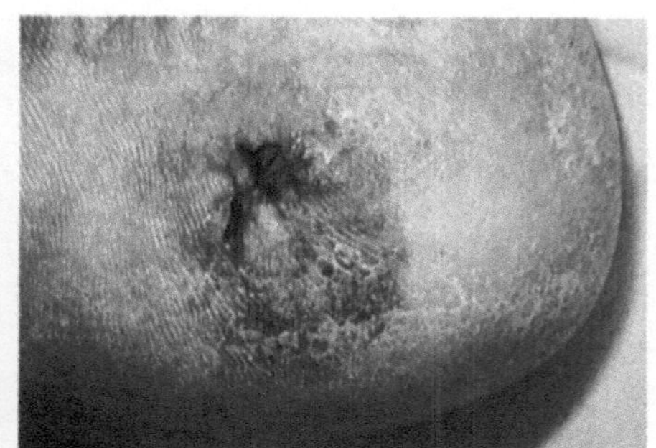

I. 4. Akral-lentiginöses Melanom

Differentialdiagnose

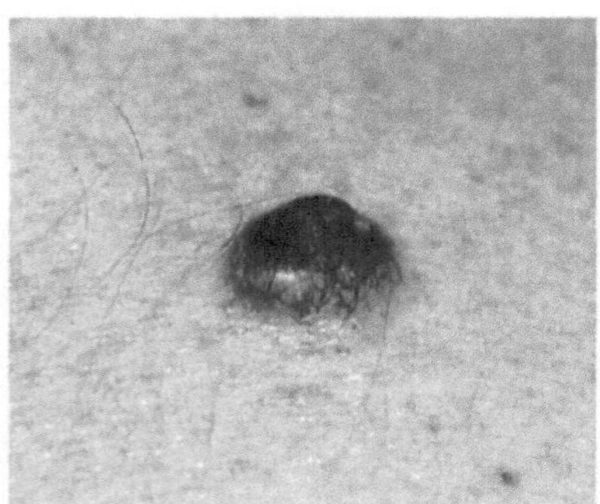

I. 5. Pigmentiertes Basalzellkarzinom

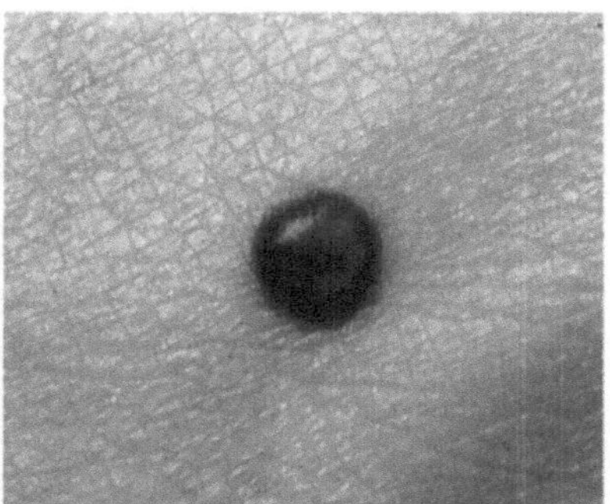

I. 6. Blauer Nävus

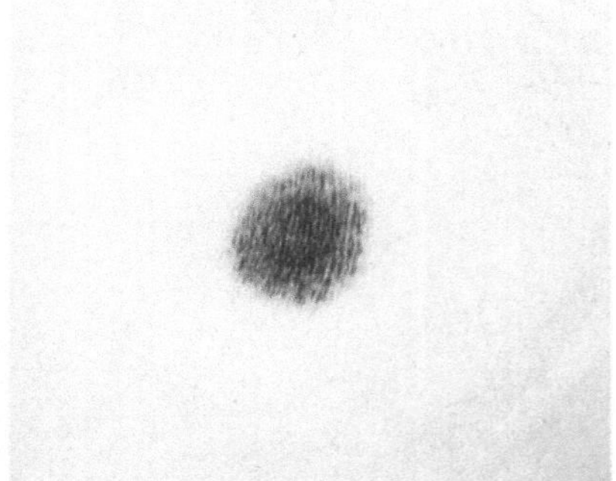

I. 7. Pigmentierter Nävus

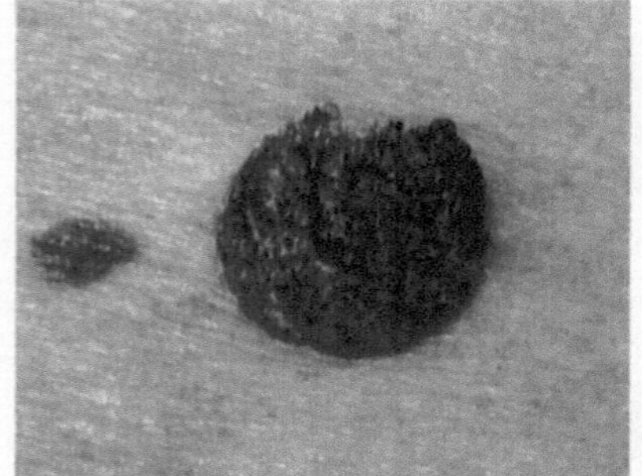

I. 8. Seborrhoische Keratose

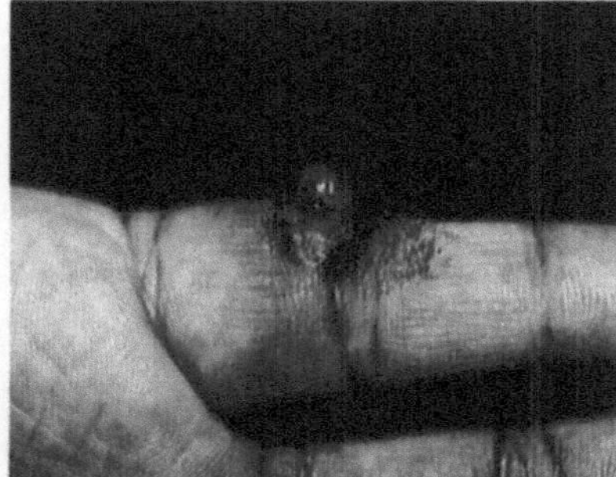

I. 9. Pyogenes Granulom

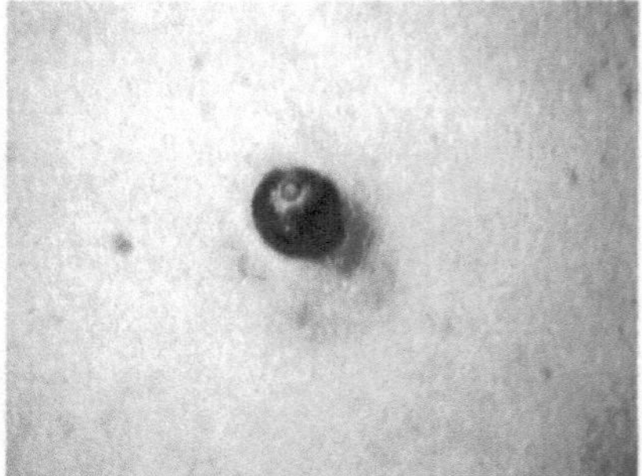

I. 10. Hämatom

Das klinische Spektrum des malignen Melanoms der Haut

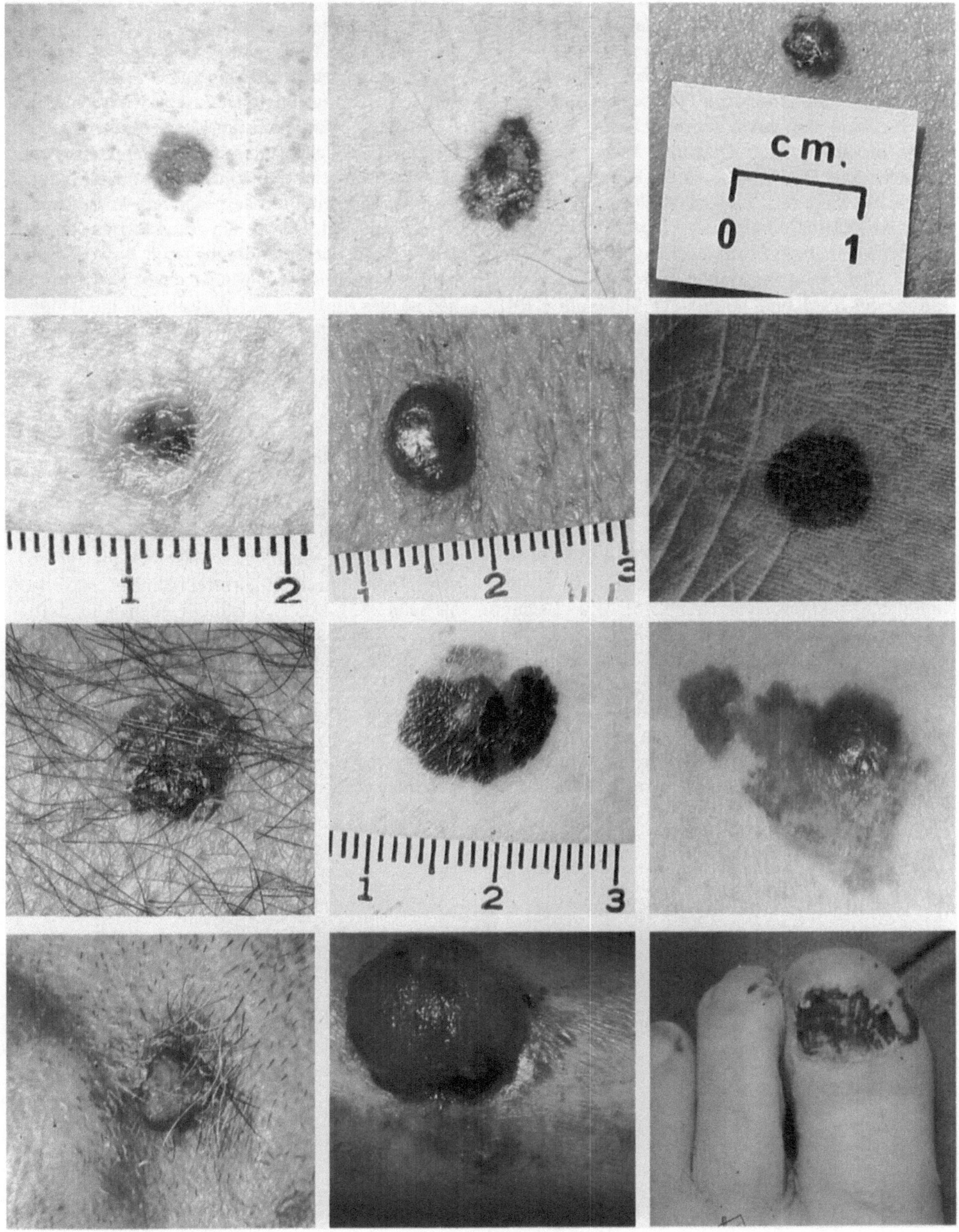

Superficial-spreading-Melanom

Die Mehrzahl aller Melanome entspricht dem Superficial-spreading-Melanom (SSM) (in den meisten Studien macht es etwa 70% aus) [13, 14, 32, 36, 37]. Die Veränderungen entwickeln sich i. allg. in einem vorbestehenden Nävus. Nicht selten ist die Anamnese einer langsamen Veränderung der primären Läsion über einen Zeitraum von 1-5 Jahren, einige Monate vor der Diagnose wächst sie dann schneller. Das SSM kann nach der Pubertät in jeder Altersstufe auftreten. Einigen Studien zufolge entsteht das SSM bei Frauen bevorzugt an den Beinen und bei Männern auf dem Rücken [14]. Dies wurde an der SMU nicht beobachtet, hier war die Lokalisation von SSM und nodulärem Melanom (NM) bei Männern und Frauen sehr ähnlich (s. Tabelle 2.3). Der Durchmesser eines SSM beträgt im Durchschnitt 2 cm [60], tiefer infiltrierende Melanome sind sogar noch größer. In der Regel erweist sich eine pigmentierte Veränderung mit einem Durchmesser von 5-10 mm oder mehr eher bös- als gutartig. Der umgekehrte Fall trifft nicht immer zu, denn kleinere Veränderungen können sich auch als SSM erweisen.

Beim ersten Auftreten erscheint das SSM typischerweise als tief pigmentierter Teil in einem braunen Junktionsnävus (Abb. 2.5). Zu Beginn wächst das Melanom über der Basalmembran, und einige Zeit lang bleiben die feinen Hautleisten, die viele Junktionsnävi besitzen, intakt. In dem Maße, in dem sich die dunklen Stellen ausbreiten, kann eine Farbvielfalt auftreten, die von dunklem Blau oder Pechschwarz bis zu einem hellen Grau oder Weiß reicht. Oft lassen sich regressiv veränderte Areale durch depigmentierte Stellen erkennen (s. Abb. 2.3-2.5).

Im frühen Stadium ist das SSM i. allg. flach. Bisweilen entwickelt es eine unregelmäßige, gewöhnlich asymmetrische Oberfläche, abhängig von der vertikalen Wachstumsphase, die bei weiterer Vergrößerung entsteht. Manchmal zeigt das SSM eine feine Verkrustung oder anfangs eine schuppige Oberfläche. Beim Wachstum der Veränderung kann die Oberfläche glänzend sein. Als charakteristisches Merkmal entsteht eine Einkerbung oder Einbuchtung der äußeren Umrisse, besonders wenn sich das SSM vergrößert. Der an die gesunde Haut angrenzende Rand der Veränderung zeigt bisweilen eine feine (1 mm) rosa Kante oder einen Hof. Vermutlich ist dies Ausdruck der Wirtsabwehr mit lymphozytären Infiltraten. Bei Infektion oder sekundärer Ulzeration der Veränderung entsteht ein weitaus breiterer roter Rand um den Tumor herum.

Noduläres Melanom

Der zweithäufigste Melanomtyp ist das noduläre Melanom (NM) (15-30% der Patienten) [12, 14, 32, 36, 37]. Dieses Melanom erweist sich als aggressiverer Tumor mit meist kürzerem klinischem Verlauf als beim SSM. Das NM kann in jedem Alter auftreten (es handelt sich aber überwiegend um Patienten mittleren Alters) und ist häufiger an Rumpf, Kopf oder Hals lokalisiert. Bei Männern ist das NM häufiger als bei Frauen, dagegen gilt das umgekehrte für das SSM. Noduläre Melanome besitzen in der Regel einen Durchmesser von 1-2 cm, aber sie können auch viel größer sein. Das NM entwickelt sich

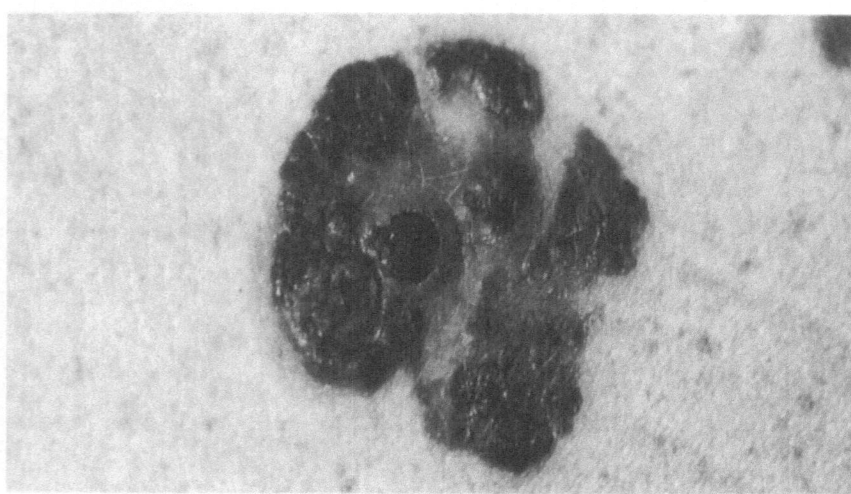

Abb. 2.5. Superficial-spreading-Melanom mit kleinen Regressionsherden. Der hellere superfizielle Tumor breitet sich über den größten Teil der Fläche aus, dazu kommen kleinere, fleckige, dunklere Zonen. Der Patient beobachtete die Vergrößerung seit 8 Monaten und das Dunklerwerden seit 6 Wochen

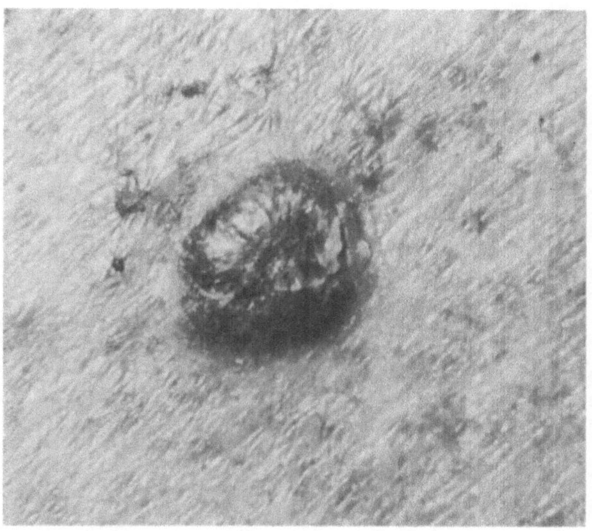

Abb. 2.6. 1,5 cm großes noduläres Melanom, das sich seit 2 Monaten de novo entwickelte. Man beachte die glänzende Oberfläche und einige kleine Keratinschuppen an einem Rand

seltener aus vorbestehenden Nävi, sondern entsteht häufiger de novo auf gesunder Haut (Abb. 2.6).

Noduläre Melanome sind in der Regel dunkler als Superficial-spreading-Melanome und besitzen einen einheitlicheren Farbton. Das typische NM ist eine blauschwarze Veränderung, die oft einer Blutblase oder einem Hämangiom ähnelt. Bisweilen finden sich auch rote, graue oder violette Farbschattierungen. Bei etwa 5% der NM fehlt jegliche Pigmentierung (d.h. sie sind amelanotisch), diese Tumoren haben ein fleischfarbenes Aussehen (Abb. 2.7).

Im Gegensatz zum SSM ist das NM meist erhaben oder polypoid. Oft ist die Form symmetrisch, aber bisweilen unregelmäßig gestaltet. Beim NM fehlt die für die anderen Wuchsformen so typische radiale (horizontale) Wachstumsphase. Daher findet sich ein scharf abgegrenzter („ausgestanzter") Rand, oft mit unregelmäßiger Umrißlinie. Innerhalb der nodulären Melanome stellen die polypoiden, gestielten oder blumenkohlartigen Melanome besonders aggressive Veränderungen dar (vgl. Abb. 2.7) [33, 35].

Lentigo maligna-Melanom

Das Lentigo maligna-Melanom (LMM) scheint sich von den anderen Wuchsformen zu unterscheiden, weil es - im Gegensatz zu den anderen Melanomtypen - nicht so sehr zur Metastasierung neigt [34]. Lentigo maligna-Melanome treten bei einem geringen Prozentsatz der Patienten auf (gewöhnlich bei 4-10%) und sind typischerweise im Gesicht von weißen Frauen lokalisiert [14]. In der Regel besteht das LMM über lange Zeitspannen hinweg (5-15 Jahre). Es handelt sich i. allg. um große (> 3 cm), flache Veränderungen, die sich bei älteren Patienten entwickeln; selten treten sie vor dem 50. Lebensjahr auf. Fast alle Lentigo maligna-Melanome sind im Gesicht oder am Hals lokalisiert, in seltenen Fällen können sie auch auf dem Handrücken oder auf dem Unterschenkel entstehen. Sie sind bei Frauen häufiger als bei Männern.

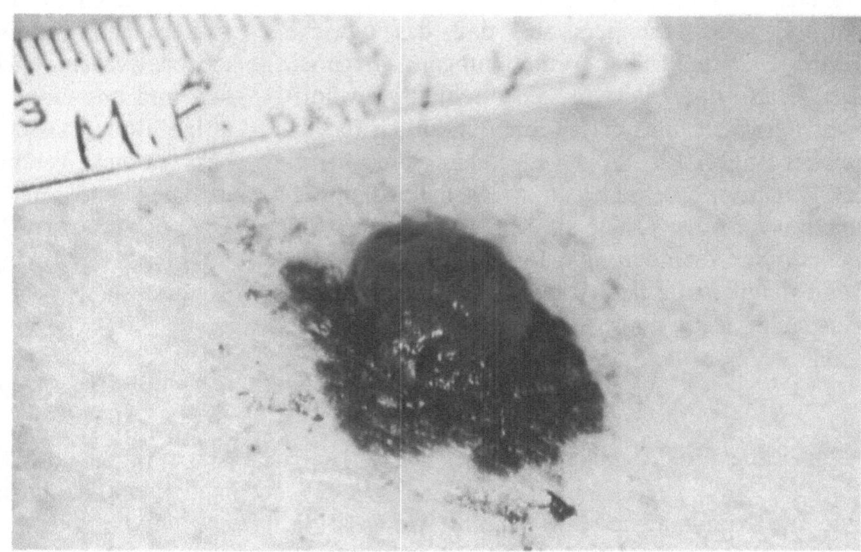

Abb. 2.7. Polypoides, amelanotisches Melanom, das sich innerhalb eines SSM entwickelt hat. Das erhabene Areal hat sich innerhalb von 2 Monaten gebildet

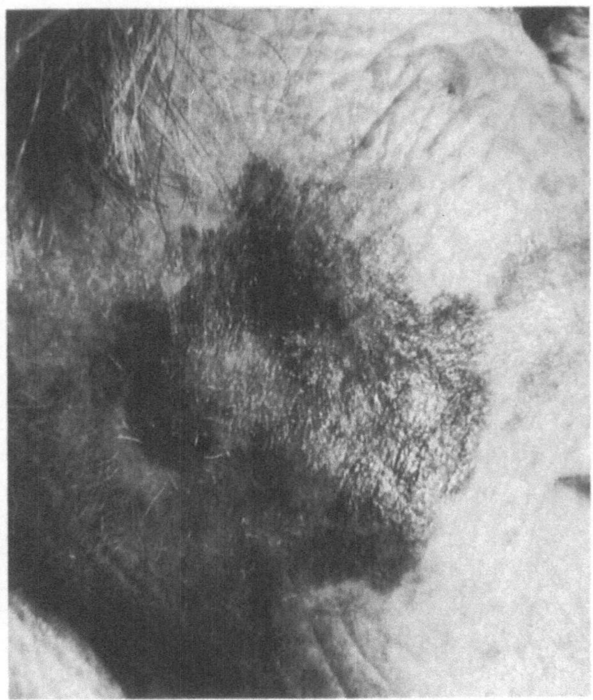

Abb. 2.8. Klassisches Lentigo maligna-Melanom auf der Wange einer älteren Frau. Rand und Farbe sind unregelmäßig. Man beachte auch die solare Hautschädigung im Gesicht. Wahrscheinlich bestand die Läsion schon seit über 10 Jahren

Diese Veränderungen wirken wie ein Farbfleck auf der Haut. Sie erscheinen typischerweise braunschwarz, mit verschiedenen Braunschattierungen. Bei Vergrößerung der Läsion können unregelmäßige Sprenkel oder Flecken entstehen, in einigen Teilen dunkelbraun oder schwarz, in anderen Teilen regressiv verändert (Abb. 2.8).

Es fällt besonders auf, daß das typische LMM - v.a. bei frühen Veränderungen - flach ist. Der Grund dafür liegt in seiner sehr langen horizontalen Wachstumsphase (durchschnittlich 10 Jahre oder länger). Ein Teil der Läsion kann in vertikales Wachstum übergehen und sich makroskopisch mit zunehmender Größe als Knoten oder Fleck innerhalb der Veränderung manifestieren. Das LMM kann landkartenartige Ränder mit ausgeprägten Ausbuchtungen und Einziehungen haben, die i.allg. regressiv veränderte Anteile darstellen.

Akral-lentiginöses Melanom

Für das akral-lentiginöse Melanom (ALM) ist die Lokalisation an Handfläche, Fußsohle oder Nagelbett charakteristisch [5, 16, 27, 44, 52, 54]. Das bedeutet aber nicht, daß es sich bei sämtlichen plantaren und volaren Melanomen um akral-lentiginöse Melanome handelt, eine geringe Zahl derartiger Melanome sind Superficial-spreading- oder noduläre Melanome [21, 44, 47]. Das ALM kommt bei der weißen Bevölkerung bei nur 2-8% vor [29], aber zu einem wesentlich höheren Prozentsatz (35-60%) bei dunkelhäutigen Patienten wie der schwarzen Rasse, Orientalen und Personen spanischer Abstammung [50, 52].

Der Großteil der akral-lentiginösen Melanome ist an der Fußsohle lokalisiert [27]. In der Regel ist das ALM groß, mit einem Durchmesser von ca. 3 cm [16]. Gewöhnlich tritt es bei älteren Leuten mit einem Durchschnittsalter von etwa 60 Jahren auf. Es entsteht in relativ kurzer Zeit, zwischen wenigen Monaten bis zu einigen Jahren, wobei der Durchschnitt bei 2,5 Jahren liegt; jedoch sind die Angaben über die Dauer der Symptome nicht immer genau zutreffend, da die Lokalisation des ALM in der Regel nicht ohne weiteres der Beobachtung zugänglich ist und es sich oft um alte Patienten handelt.

Anfänglich ähneln diese Veränderungen oft einem LMM, sie bilden einen gelbbraunen oder braunen, flachen Fleck auf der Handfläche oder auf der Fußsohle. Charakteristisch ist die wahllose Farbanordnung. Eine kleine Anzahl derartiger Veränderungen nimmt ein fleischfarbenes Aussehen an, wodurch fälschlicherweise ein „Hauthorn" oder ein pyogenes Granulom diagnostiziert werden kann.

In der Regel sind akral-lentiginöse Melanome zuerst flach, und auch beim Vorliegen einer tiefen vertikalen Invasion kann die Läsion nur minimal erhaben sein. Die Oberfläche kann hyperkeratotisch werden. Nicht selten tritt eine Ulzeration auf, und aus unbeachteten Läsionen können pilzartige Tumormassen resultieren. Wie beim LMM besitzen diese Veränderungen oft eine sehr unregelmäßige, landkartenartige Begrenzung (Abb. 2.9). Dennoch erweist sich das ALM verglichen mit dem LMM als weitaus aggressiver und bildet häufiger Metastasen.

Subunguales Melanom

Das subunguale Melanom ist ein seltener Typ des malignen Melanoms der Haut [21, 43, 44, 46, 47]. Es entsteht bei nur 2-3% der weißen Bevölkerung, aber bei einem höheren Prozentsatz der dunkelhäu-

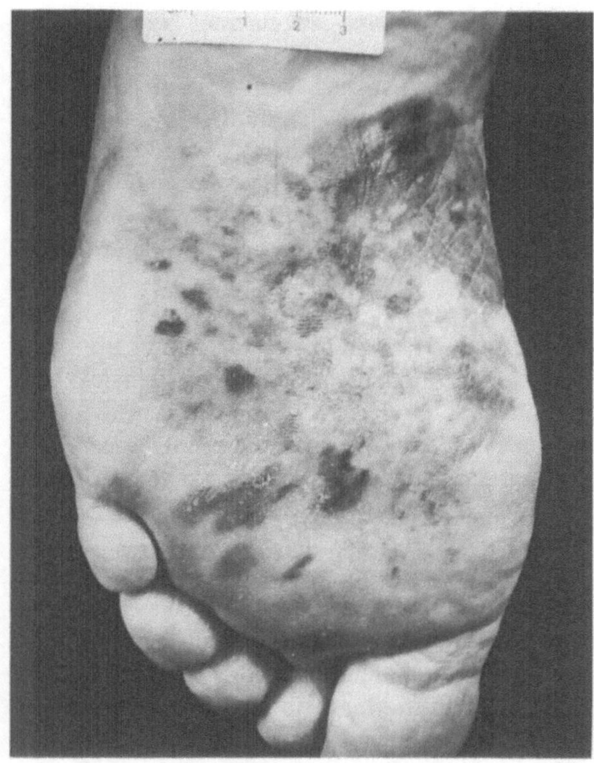

Abb. 2.9. Akral-lentiginöses Melanom auf der Fußsohle eines 75jährigen Mannes. Der Patient konnte nicht angeben, wie lange die Läsion schon bestand. Sämtliche im Text beschriebenen Merkmale treffen zu

tigen Patienten. Es befällt Männer und Frauen gleich häufig und wird meistens bei älteren Patienten (Median 55–65 Jahre) diagnostiziert. Mehr als ¾ aller subungualen Melanome finden sich an der großen Zehe oder am Daumen. Das häufigste Symptom für ein frühes subunguales Melanom ist eine braune bis schwarze Verfärbung im Nagelbett. Der Nagel selbst kann sich vom Nagelbett lösen und zu wachsen aufhören. Manchmal maskiert sich ein subunguales Melanom als Infektion des Nagelbettes, als eingewachsener Zehennagel oder Ulzeration [28]. Amelanotische Melanome sehen mitunter wie pyogene Granulome aus. Die mediane Dauer der Symptome für subunguale Melanome ist viel länger als die für andere Melanome der Haut (etwa 18 Monate gegenüber 5 Monaten). Dies ergibt sich nicht selten daraus, daß die Diagnose durch den Patienten oder den Arzt verschleppt wird.

Die wichtigste gutartige Veränderung, die man vom Melanom abgrenzen muß, ist ein subunguales Hämatom. Subunguale Hämatome können als schwarze oder verschiedenfarbige Veränderungen (durch Abbauprodukte des Hämoglobins) im Nagelbett oder am Nagelfalz auftreten. In der Regel ist anamnestisch ein Trauma vorausgegangen. Die Blutung ist scharf abgegrenzt und zeigt keine Pigmentierung in der angrenzenden Haut (Hutchinson-Zeichen). Bei unklarer Diagnose kann man mit einer dicken Nadel oder mit der heißen Spitze einer Büroklammer langsam ein Loch in die Nagelplatte bohren, um das Blut abfließen zu lassen. Danach sollte man dennoch die Veränderung noch weiter beobachten, um sich zu vergewissern, daß sich die Verletzung mit dem nachwachsenden Nagel nach distal verschiebt. Auch Pilzinfektionen und pyogene Granulome können hinsichtlich der Differentialdiagnose Schwierigkeiten bereiten. Pilzinfektionen sprechen i. allg. auf geeignete Antimykotika gut an. Pyogene Granulome erscheinen in der Regel weich, verletzlich und gefäßreich; es besteht eine scharfe Abgrenzung zwischen Veränderung und gesunder Haut. Pyogene Granulome entwickeln sich weitaus rascher als Melanome.

Es darf nicht vergessen werden, daß zwischen 10 und 15% der subungualen Melanome keine Pigmentierung aufweisen und ein fleischfarbenes Aussehen haben. Jede Verzögerung der Diagnose vermindert die Heilungschancen. Deshalb muß man jede persistierende Veränderung histologisch abklären.

Bei Patienten mit verdächtigen Veränderungen kann die klinische Untersuchung der regionären Lymphknoten einschließlich der epitrochlearen Lymphknoten differentialdiagnostisch weiterhelfen, mindestens ⅓ der Patienten mit subungualem Melanom hat schon bei der Erstuntersuchung Lymphknotenmetastasen.

Papachristou u. Fortner [46] konnten in einer Studie über 52 Patienten 4 Faktoren aufzeigen, die die Prognose ungünstig beeinflussen: 1) Zerstörung des Nagels, 2) Lokalisation an den Zehen (im Gegensatz zu den Fingern), 3) Infiltration in den darunterliegenden Knochen und 4) fehlende Pigmentierung.

Differentialdiagnose

Vereinfacht ausgedrückt, zeigen maligne Pigmentläsionen Unregelmäßigkeiten, gutartige pigmentierte Veränderungen hingegen Regelmäßigkeit in Farbe, Symmetrie der Begrenzung und Gleichmäßigkeit der Oberfläche [37]. Dieser Abschnitt gibt einen Überblick über Charakteristika benigner pigmentierter Veränderungen und stellt einige Merkmale dar, die sie von Melanomen unterscheiden. Eine histologische Untersuchung sollte man bei jedem klinischen Verdacht auf Melanom durchführen, denn i. allg. sind die auf Malignität hinweisenden Zeichen im kurativen Stadium nur diskret ausgebildet.

Das LMM besitzt so typische klinische Merkmale, daß die klinische Differentialdiagnose keine ernsthaften Schwierigkeiten bereitet. Im frühen Stadium kann jedoch die Abgrenzung gegen Sommersprossen, Lentigo simplex oder kleine Herde von seborrhoischer Keratose nicht leicht sein.

Dagegen stellt die Differentialdiagnose des SSM und des NM von anderen pigmentierten Veränderungen ein bedeutendes klinisches Problem dar. In Tafel I.5-I.10 sind einige der charakteristischen Merkmale dargestellt. Die Läsionen, die bei der Differentialdiagnose in Betracht gezogen werden sollten, werden nachfolgend beschrieben.

Seborrhoische Keratose

Die Anamnese sollte in Verbindung mit dem typischen Aussehen der seborrhoischen Keratose zur korrekten klinischen Diagnose führen. Die Veränderungen sind in der Regel multipel und von wachsartigem Aussehen, sie bleiben gewöhnlich lange Zeit unverändert. Eine dünne seborrhoische Keratose wirkt wie ein Schmutzfleck auf der Haut mit einer schuppigen Oberfläche. Wenn die seborrhoische Keratose dicker wird, fühlt sie sich fest an und hat eine leicht wachsartige Oberfläche. Manchmal ähnelt sie auch dem Ende eines schmutzigen Pinsels, oder sie erscheint wie aufgeklebt auf der Hautoberfläche.

Junktions-, Compound- und dermale Nävi

Sie stellen die häufigsten Pigmentläsionen bei Weißen dar. Eine australische Studie ergab im Durchschnitt 15 derartige Veränderungen pro Patient [42]. Es besteht ein nur geringes Risiko, daß ein Junktionsnävus maligne entartet. Daher ist die grundsätzliche Exzision aller junktionaler Nävi nicht gerechtfertigt.

Ein typischer Junktionsnävus läßt sich nicht tasten, ist hell- bis dunkelbraun gefärbt und kann bis zu 1 cm im Durchmesser groß sein [48]. Gewöhnlich ist er kleiner, während die meisten Melanome größer sind (d.h. 1,5 cm oder mehr). Die meisten Junktionsnävi behalten jahrelang dieselbe Größe oder verändern sich nur sehr langsam in mehreren Jahren. Sie können nach dem 4. Lebensjahr oder in der Pubertät auftreten. Wenn sie sich überhaupt vergrößern, dann wachsen sie sehr langsam (ca. 1 mm/Jahr). Sie besitzen - im Gegensatz zum Melanom - eine einheitliche Farbe, und die normale Hautstruktur bleibt in der Regel bestehen.

Compoundnävi lassen sich tasten, denn die Nävuszellen im Stratum papillare dehnen die darüberliegende Epidermis und bilden ein tastbares Knötchen. Compoundnävi können von einem etwas dunklerem Braun als die typischen Junktionsnävi sein. Jedoch bilden diese beiden Veränderungen in der Regel Teile eines einzigen Nävus, wobei ein Abschnitt junktional und ein anderer, dunklerer Abschnitt dermal ist. Der flache Abschnitt eines Compoundnävus besitzt gewöhnlich eine regelmäßige Färbung und einen scharf abgegrenzten Rand (Abb. 2.10).

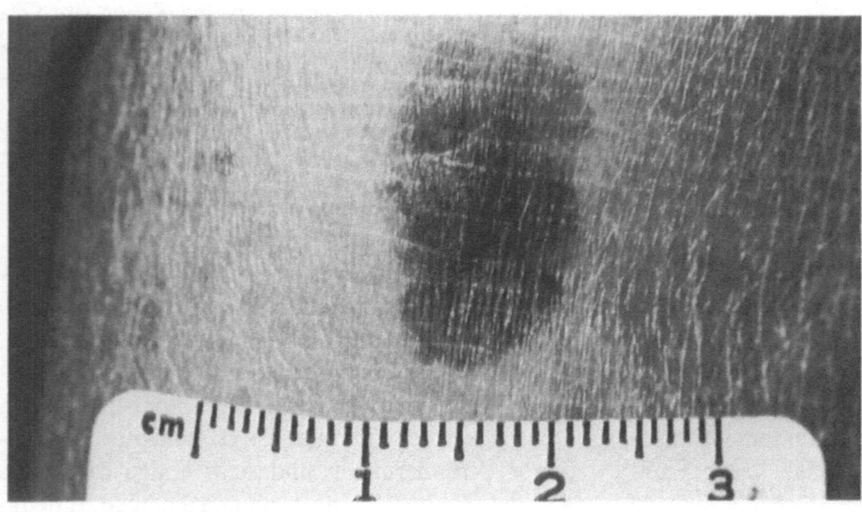

Abb. 2.10. Ein Teil dieser Läsion ist heller als der Rest, zeigt nur eine leichte Veränderung der feinen Hautleisten und entspricht einem Junktionsnävus. Der Mittelteil ist ein dunklerer Compoundnävus mit leichter Verformung der Hautoberfläche. Nach Angaben des Patienten hatte sich die Läsion in den vergangenen Jahren sehr wenig geändert

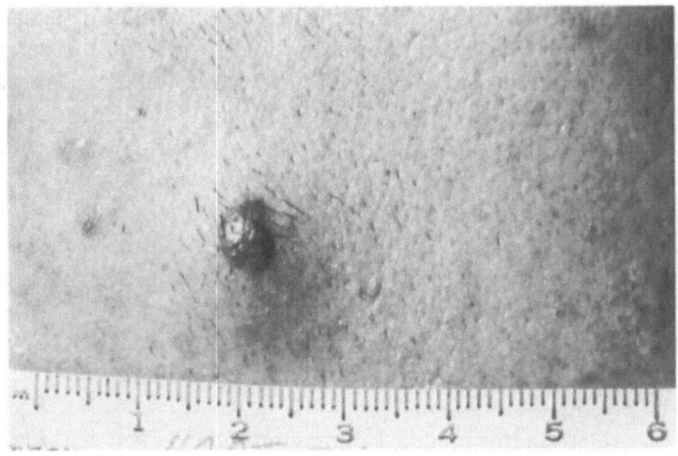

Abb. 2.11. Kongenitaler dermaler Nävus im Gesicht eines jungen Mannes. Die Läsion schwoll innerhalb weniger Tage an. Dies war bedingt durch eine Retentionszyste in einer Hautanhangsdrüse, deren Ausführungsgang durch den Nävus verlief

Bei einem Halonävus handelt es sich um einen von einem depigmentierten Hof umgebenen Compoundnävus. Er fällt besonders im Sommer auf, wenn die umgebende Haut gebräunt ist. Halonävi treten häufig bei jungen Leuten, besonders in der Pubertät auf, bisweilen aber auch am Ende der 3. oder am Anfang der 4. Lebensdekade. In seinem natürlichen Verlauf bleibt der Halonävus einige Jahre lang unverändert, dann verblaßt er allmählich und hinterläßt nur einen geringen Rest des Hofes oder des zentralen Compoundnävus.

In dermalen Nävi liegen die Melanozyten tiefer in der Dermis und nicht an der dermo-epidermalen Grenzfläche. Dermale Nävi sind in der Regel gewölbt, unpigmentiert und können die Feinstruktur der Haut deutlich verändern. Die häufigste Form hat keine Haare, dagegen finden sich bei angeborenen dermalen Nävi häufig dicke, borstige Haare. Kleine kongenitale Nävi können sich für einige Tage entzünden, anschwellen und schmerzhaft werden. Dies wird nicht durch maligne Entartung verursacht, sondern durch die Infektion oder Obstruktion der abnormen Haarfollikel des Nävus (Abb. 2.11).

Hämangiom

Hämangiome bestehen aus großen Gefäßräumen in der Haut, die gewöhnlich jahrelang unverändert bleiben. Bei Verletzungen kann in der Umgebung ein kleiner blauer Fleck auftreten (Abb. 2.12) oder die Hämangiome bluten gewöhnlich stärker als das Melanom. Kavernöse Hämangiome besitzen oft ei-

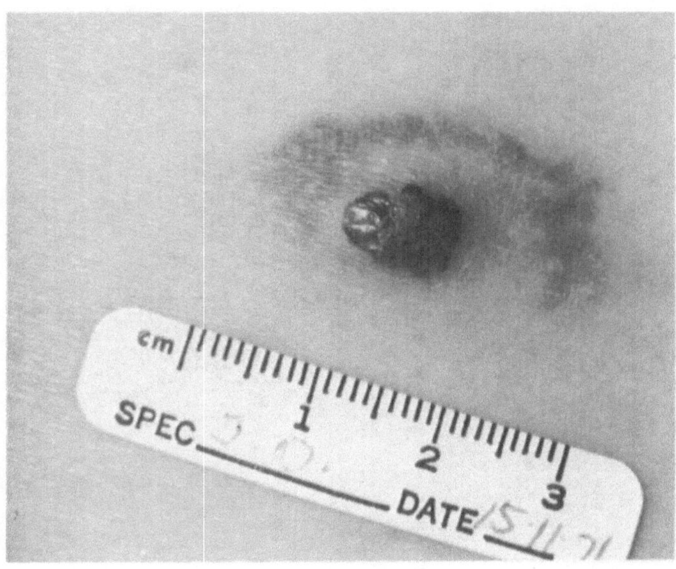

Abb. 2.12. Verletztes Hämangiom. Man beachte den umgebenden blauen Fleck (Bluterguß) und die kleinen Knötchen auf der Oberfläche. Von der Verletzung abgesehen, beobachtete der Patient in den letzten Jahren keinerlei Veränderung der Läsion

ne bläulich-schwarze, seltener eine leicht rötliche Farbtönung. Bei Thrombosierung fühlt sich das Hämangiom fest an und läßt sich nicht durch Druck entleeren.

Ein venöses Hämangiom kann - besonders auf der Lippe - Besorgnis erregen, wenn es relativ groß ist (bis zu 1 cm). Der Patient wird aber bemerkt haben, daß die Läsion schon jahrelang unverändert besteht. Man kann die Läsion durch Druck entleeren, sie wird sich jedoch so schnell wieder füllen, daß die Druckstelle kaum nachweisbar ist, es sei denn, man drückt mit einem Glasspatel.

Das sklerosierende Hämangiom oder Histiozytom ist recht häufig und tritt oft multipel an Rumpf und Beinen auf. Wenn überhaupt, so verändert es sich nur langsam im Laufe von Jahren. Es besitzt eine rostbraune Farbe, fühlt sich fest und warm an und ist etwas erhaben. Seine Oberfläche ist intakt, und es schmerzt nicht. Die Festigkeit läßt sich auf das Narbengewebe, die Wärme auf die erweiterten Blutgefäße zurückführen.

Blauer Nävus

Blaue Nävi bestehen aus einer Ansammlung von Melanozyten in der Dermis, die Epidermis darüber ist normal oder leicht verdünnt. Sie sind in der Regel klein (gewöhnlich beträgt der Durchmesser weniger als 0,5 cm), bläulichschwarz und als kleine Knoten tastbar. Wird ein blauer Nävus verletzt und die darüber liegende Epidermis lädiert, sehen die darunterliegenden Melanozyten erschreckend glänzend aus. Zur Unterscheidung vom Melanom ist es wichtig, daß die Verletzung schwerwiegend ist, und daß die Läsion während der vorangegangenen Jahre unverändert geblieben war. Der zellreiche blaue Nävus stellt eine weniger verbreitete, jedoch kosmetisch unangenehmer auffallende Form des blauen Nävus dar (Abb. 2.13). Ein blauer Nävus bleibt in der Regel unverändert, aber vereinzelt kommen maligne Degenerationen und aktives Wachstum hinzu.

Pigmentiertes Basalzellkarzinom[1] und pigmentiertes Plattenepithelkarzinom der Haut

Diese Läsionen sind infolge reichlicher Melaninproduktion durch Melanozyten im Tumor pigmentiert. Pigmentierte Plattenepithelkarzinome treten selten auf, dagegen kommen pigmentierte Basaliome recht häufig vor. Einen Anhaltspunkt für die Diagnose gibt die charakteristische langsame Veränderung des Basalioms über viele Monate oder einige Jahre hinweg. In der Regel ist die Veränderung von Beginn an erhaben und sie kann einen peripheren Ring kleiner Knötchen besitzen, der sich bei Melanomen nicht findet. Im Unterschied zum Me-

[1] Anmerkung der Übersetzer: Im angloamerikanischen Raum und auch in der ICD-O (International Classification of Diseases for Oncology) als Basalzellkarzinome bezeichnete Tumoren werden im deutschsprachigen Raum in der Regel Basaliome genannt.

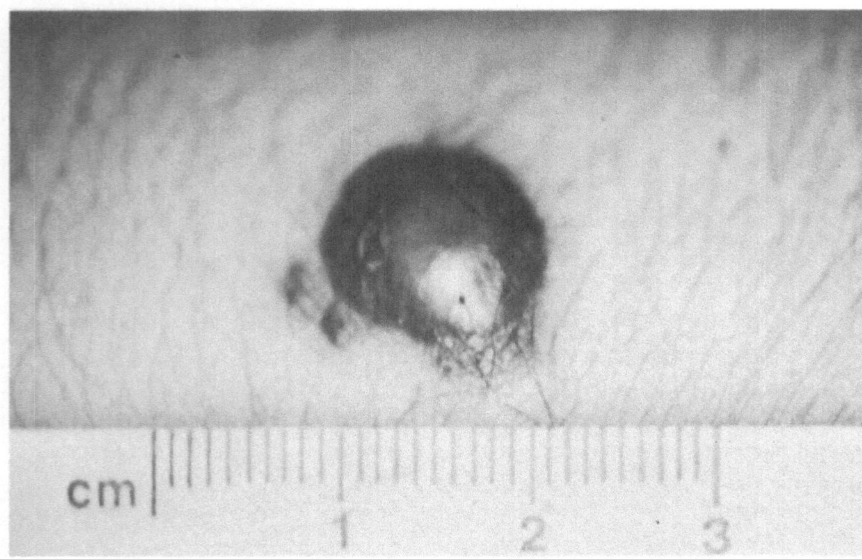

Abb. 2.13. Dieser zellreiche blaue Nävus wurde vom Hausarzt des Patienten bemerkt. Der Patient war über die Läsion nicht beunruhigt, da sie sich jahrelang nicht verändert hatte. Die stark glänzende Oberfläche ist ungewöhnlich für einen blauen Nävus

lanom blutet diese Läsion selten. Bei sorgfältiger Untersuchung sieht ein pigmentiertes Basaliom seinem unpigmentierten Gegenstück ähnlich. Oft bestehen blasse perlartige Areale inmitten dunkelbrauner Zonen. Ein pigmentiertes Basaliom kann einem Melanom völlig gleichen, daher soll vor der endgültigen Behandlung eine histologische Diagnose, z.B. durch eine intraoperative Schnellschnittuntersuchung, vorliegen.

Pyogenes Granulom

Das pyogene Granulom ist eine Variante des Hämangioms. Es tritt am häufigsten an den Fingern auf, kann aber auch an anderen Körperstellen lokalisiert sein. Typischerweise ist die Läsion entzündlich gereizt, was ihr deutliches Wachstum erklärt. Nicht immer verursacht eine Infektion die Reizung und Entzündung. Oft gibt der Patient an, daß sich binnen mehrerer Tage oder Wochen eine kleine, bis 0,5 cm große Veränderung gebildet hat. Sie kann blutfarben sein, oft besitzt sie eine leicht glänzende Oberfläche und einen entzündlichen Randsaum, der sich bis zu 1 cm oder mehr um die Läsion herum ausbreitet. Die Veränderung kann jucken, schmerzt aber auch bei Vorhandensein eines entzündeten Hofes nicht. Ein pyogenes Granulom erhebt sich über das angrenzende Hautniveau, seine Oberfläche ist in der Regel intakt, es sei denn, sie wurde verletzt (Abb. 2.14). Schnelle Entstehung und ausgeprägte entzündliche Reaktion erlauben eine gute Unterscheidung vom Melanom.

Spitz-Nävus

Ein weiterer Nävustyp kann besonders bei Kindern mit einem Melanom verwechselt werden: der sog. Spitz-Nävus, der auch als Compoundmelanozytom oder als juveniles Melanom bezeichnet wird [55]. Am häufigsten kommt diese Läsion bei Kindern im Alter zwischen 5 und 10 Jahren vor, selten entsteht sie nach dem 25.-30. Lebensjahr. Typischerweise entwickelt sich die Läsion bei heranwachsenden Kindern rascher als andere Nävi. Gewöhnlich ist ein Spitz-Nävus nicht dunkel pigmentiert, braune Flecken können aber in einem überwiegend unpigmentierten Tumor auftreten. Die Oberfläche ist in der Regel glatt, flach oder gewölbt und nicht ulzeriert.

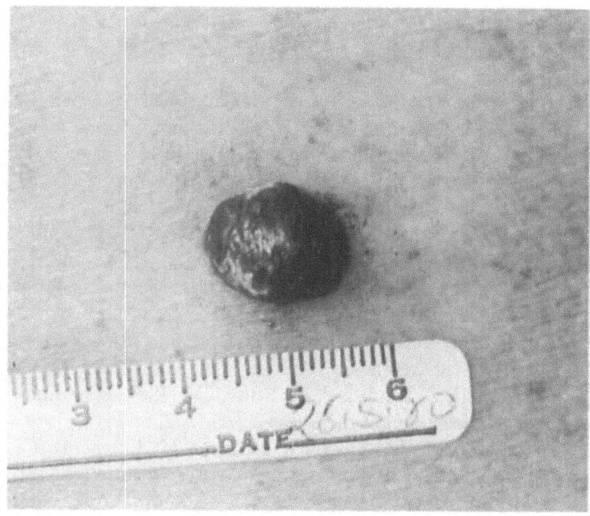

Abb. 2.14. Pyogenes Granulom, in 2 Wochen entstanden. Die Lokalisation am Rücken ist etwas ungewöhnlich, die Ausdehnung des entzündeten Hofes größer als üblich

Zweifelhafte Diagnose

Trotz aller Bemühungen bleibt auch nach histologischer Untersuchung bei einem geringen Prozentsatz der Patienten die Diagnose zweifelhaft. In solchen Situationen sollte man folgendermaßen vorgehen:

1) Man sollte sich vergewissern, daß durch die initiale Biopsie die Läsion komplett entfernt wurde (Exzisionsbiopsie, totale Biopsie) und daß der Pathologe die gesamte Veränderung in Stufenschnitten untersucht hat. Falls die ursprüngliche Biopsie keine Exzisionsbiopsie war, sollten die Reste der Hautläsion für eine weitere histologische Untersuchung exzidiert werden.

2) Voneinander unabhängige Begutachtungen durch 2 oder mehrere Pathologen werden eingeholt.

3) Die klinischen Angaben des Patienten und seiner Angehörigen sollten noch einmal daraufhin überprüft werden, ob sie für ein Melanom sprechen. Falls dies der Fall ist, dürfte die Veränderung eher bös- als gutartig sein und umgekehrt.

4) Falls trotz allem weiterhin begründete Zweifel an der Diagnose bestehen, sollte man den Patienten darüber aufklären. War die vorherige Biopsie nahe am Tumorrand (d.h. weniger als 1 mm Abstand), empfiehlt sich eine etwas weitere Exzision, da die Komplikationsrate hierbei i. allg. vernachlässigt werden kann. Das Gewebe wird auf etwaige Tumorreste hin untersucht und der Patient regelmäßig zur Kontrolle einbestellt.

Literatur

1. Acton RT, Balch CM, Barger BO, Budowle B, Go RCP, Soong S-j, Roseman JM (1983) The occurrence of melanoma and its relationship with host, lifestyle and environmental factors. In: Costanzi JJ (ed) Malignant Melanoma 1. Nijhoff, The Hague, p 151
2. Acton RT, Balch CM, Budowle B, Go RCP, Roseman JM, Soong S-j, Barger BO (1982) Immunogenetics of melanoma. In: Reisfeld RA, Ferrone S (eds) Melanoma Antigens and Antibodies. Plenum, New York, p 1
3. Anderson DE (1971) Clinical characteristics of the genetic variety of cutaneous melanoma in man. Cancer 28: 721
4. Anderson DE, Smith JLJ, McBride CM (1967) Hereditary aspects of malignant melanoma. JAMA 200: 741
5. Arrington JH III, Reed RJ, Ichinose H, Krementz ET (1977) Plantar lentiginous melanoma: A distinctive variant of human cutaneous malignant melanoma. Am J Surg Pathol 1: 131
6. Balch CM (1980) Oral and cutaneous melanoma: Clinical recognition, pathological features, and prognostic factors. Ala J Med Sci 17: 51
7. Balch CM, Soong S-j, Milton GW, Shaw HM, McGovern VJ, Murad TM, McCarthy WH, Maddox WA (1982) A comparison of prognostic factors and surgical results in 1,786 patients with localized (stage I) melanoma treated in Alabama, USA, and New South Wales, Australia. Ann Surg 196: 677
8. Barger BO, Acton RT, Soong S-j, Roseman J, Balch C (1982) Increase of HLA-DR4 in melanoma patients from Alabama. Cancer Res 42: 4276
9. Bellet RE, Vaisman I, Mastrangelo MJ, Lustbader E (1977) Multiple primary malignancies in patients with cutaneous melanoma. Cancer 40: 1974
10. Beral V, Evans S, Shaw H, Milton G (1983) Cutaneous factors related to the risk of malignant melanoma. Br J Dermatol 109: 165
11. Budowle B, Barger BO, Balch CM, Go RCP, Roseman JM, Acton RT (1982) Associations of properdin factor B with melanoma. Can Genet Cytogenet 5: 247
12. Clark DA, Necheles T, Nathanson L, Silverman E (1973) Apparent HL-A5 deficiency in malignant melanoma. Transplantation 15: 326
13. Clark WH Jr, Ainsworth AM, Bernardino EA, Yang C-H, Mihm MC Jr, Reed RJ (1975) The developmental biology of primary human malignant melanomas. Semin Oncol 2: 83
14. Clark WH Jr, From L, Bernardino EA, Mihm MC (1969) The histogenesis and biologic behavior of primary human malignant melanomas of the skin. Cancer Res 29: 705
15. Clark WH Jr, Reimer RR, Greene M, Ainsworth AM, Mastrangelo MJ (1978) Origin of familial malignant melanomas from heritable melanocytic lesions: „The B-K mole syndrome." Arch Dermatol 114: 732
16. Coleman WP III, Loria PR, Reed RJ, Krementz ET (1980) Acral lentiginous melanoma. Arch Dermatol 116: 773
17. Davis NC, McLeod GR, Beardmore GL, Little JH, Quinn RL, Holt J (1976) Primary cutaneous melanoma: A report from the Queensland Melanoma Project. CA - A Journal for Clinicians 26: 80
18. Elder DE, Goldman LI, Goldman SC, Greene MH, Clark WH Jr (1980) Dysplastic nevus syndrome: A phenotypic association of sporadic cutaneous melanoma. Cancer 46: 1787
19. Elder DE, Greene MH, Guerry D IV, Kraemer KH, Clark WH Jr (1982) The dysplastic nevus syndrome: Our definition. Am J Dermatopathol 4: 455
20. Epstein E, Bragg K, Linden G (1969) Biopsy and prognosis of malignant melanoma. JAMA 208: 1369
21. Feibleman CE, Stoll H, Maize JC (1980) Melanomas of the palm, sole and nailbed: A clinicopathologic study. Cancer 46: 2492
22. Gellin GA, Kopf AW, Garfinkel L (1969) Malignant melanoma. A controlled study of possibly associated factors. Arch Dermatol 99: 43
23. Greene MH, Reimer RR, Clark WH Jr, Mastrangelo MJ (1978) Precursor lesions in familial melanoma. Semin Oncol 5: 85
24. Hersey P, Edwards A, Honeyman M, McCarthy WH (1979) Low natural-killer-cell activity in familial melanoma patients and their relatives. Br J Cancer 40: 113
25. Jörgensen G, Lal VB (1972) Serogenetic investigations on malignant melanomas with reference to the incidence of AB0 system Rh system, Gm, Inv, Hp and Gc systems. Humangenetik 15: 227
26. Kopf AW, Mintzis M, Bart RS (1975) Diagnostic accuracy in malignant melanoma. Arch Dermatol 111: 1291
27. Krementz ET, Reed RJ, Coleman WP III, Sutherland CM, Carter RD, Campbell M (1982) Acral lentiginous melanoma. A clinicopathologic entity. Ann Surg 195: 632
28. Leppard B, Sanderson KV, Behan F (1974) Subungual malignant melanoma: Difficulty in diagnosis. Br Med J 1: 310
29. Lopansri S, Mihm MC Jr (1979) Clinical and pathological correlation of malignant melanoma. J Cutan Pathol 6: 180
30. Lynch HT, Frichot BC III, Lynch JF (1978) Familial atypical multiple mole-melanoma syndrome. J Med Genet 15: 352
31. Lynch HT, Frichot BC III, Lynch P, Lynch J, Guirgis HA (1975) Family studies of malignant melanoma and associated cancer. Surg Gynecol Obstet 141: 517
32. McGovern VJ, Mihm MC Jr, Bailly C, Booth JC, Clark WH Jr, Cochran AJ, Hardy EG, Hicks JD, Levene A, Lewis MG, Little JH, Milton GW (1973) The classification of malignant melanoma and its histologic reporting. Cancer 32: 1446
33. McGovern VJ, Shaw HM, Milton GW (1983) Prognostic significance of a polypoid configuration in malignant melanoma. Histopathology 7: 663
34. McGovern VJ, Shaw HM, Milton GW, Farago GA (1980) Is malignant melanoma arising in a Hutchinson's melanotic freckle a separate disease entity? Histopathology 4: 235
35. Manci EA, Balch CM, Murad TM, Soong S-j (1981) Polypoid melanoma, a virulent variant of the nodular growth pattern. Am J Clin Pathol 75: 810
36. Mihm MC Jr, Clark WH Jr, From L (1971) The clinical diagnosis, classification and histogenetic concepts of the early stages of cutaneous malignant melanomas. N Engl J Med 284: 1078
37. Mihm MC Jr, Clark WH Jr, Reed RJ (1975) The clinical diagnosis of malignant melanoma. Semin Oncol 2: 105
38. Mihm MC Jr, Fitzpatrick TB, Lane-Brown MM, Raker JW, Malt RA, Kaiser JS (1973) Ealry detection of primary cutaneous malignant melanoma: A color atlas. N Engl J Med 289: 989
39. Milton GW (1968) Clinical diagnosis of malignant melanoma. Br J Surg 55: 755
40. Milton GW, Lewis CWD (1963) The presentation of malignant melanoma (melanoblastoma). Med J Aust 1: 239

41. Moseley HS, Giuliano AE, Storm FK, Clark WH Jr, Robinson DS, Morton DL (1979) Multiple primary melanoma. Cancer 43: 939
42. Nicholls EM (1973) Development and elimination of pigmented moles, and the anatomical distribution of primary malignant melanoma. Cancer 32: 191
43. Pack GT, Oropeza R (1967) Subungual melanoma. Surg Gynecol Obstet 124: 571
44. Paladugu RR, Winberg CD, Yonemoto RH (1983) Acral lentiginous melanoma. A clinicopathologic study of 36 patients. Cancer 52: 161
45. Pandey JP, Johnson AH, Funderberg HH, Amos DB, Gutterman JV, Hersh EM (1981) HLA antigens and immunoglobulin allotypes in patients with malignant melanoma. Hum Immunol 2: 185
46. Papachristou DN, Fortner JG (1982) Melanoma arising under the nail. J Surg Oncol 21: 219
47. Patterson RH, Helwig EB (1980) Subungual malignant melanoma: A clinical-pathologic study. Cancer 46: 2074
48. Reed RJ, Ichinose H, Clark WH Jr, Mihm MC Jr (1975) Common and uncommon melanocytic nevi and borderline melanomas. Semin Oncol 2: 119
49. Reimer RR, Clark WH Jr, Greene MH, Ainsworth AM, Fraumeni JF Jr (1978) Precursor lesions in familial melanoma. A new genetic preneoplastic syndrome. JAMA 239: 744
50. Reintgen DS, McCarty KM Jr, Cox E, Seigler HF (1982) Malignant melanoma in black American and white American populations. A comparative review. JAMA 248: 1856
51. Scheibner A, Milton GW, McCarthy WH, Nordlund TT, Pearson LJ (1982) Multiple primary melanoma - a review of 90 cases. Aust J Dermatol 23: 1
52. Seiji M, Takahashi M (1982) Acral melanoma in Japan. Hum Pathol 13: 607
53. Sober AJ, Fitzpatrick TB, Mihm MC Jr, Wise TG, Pearson BJ, Clark WH Jr, Kopf AW (1979) Early recognition of cutaneous melanoma. JAMA 242: 2795
54. Sondergaard K, Olsen G (1980) Malignant melanoma of the foot. A clinicopathological study of 125 primary cutaneous malignant melanomas. Acta Pathol Microbiol Scand [A] 88: 275
55. Spitz S (1948) Melanomas of childhood. Am J Pathol 24: 591
56. Veronesi U, Cascinelli N, Bufalino R (1976) Evaluation of the risk of multiple primaries in malignant cutaneous melanoma. Tumori 62: 127
57. Wallace DC, Beardmore GL, Exton LA (1973) Familial malignant melanoma. Ann Surg 177: 15
58. Wallace DC, Exton LA, McLeod GRC (1971) Genetic factor in malignant melanoma. Cancer 27: 1262
59. Walter H, Brachtel R, Hilling M (1979) On the incidence of blood group 0 and Gm phenotypes in patients with malignant melanoma. Hum Genet 49: 71
60. Wick MM, Sober AJ, Fitzpatrick TB, Mihm MC Jr, Kopf AW, Clark WH Jr, Blois MS (1980) Clinical characteristics of early cutaneous melanoma. Cancer 45: 2684

3 Pathologie des Melanoms (Überblick)

V. J. McGovern und T. M. Murad

Die meisten Fortschritte in unserem Verständnis des Melanoms in den letzten Jahren betrafen die Beziehung zwischen histologischen Merkmalen und Prognose. Folglich ist es von größter Wichtigkeit, daß Kliniker und Pathologen mit diesen Beziehungen gut vertraut sind. So wird das dem Pathologen eingesandte Operationspräparat zu einem Objekt, aus dem der Pathologe ein Maximum an Informationen liefern kann, die für das Behandlungskonzept des Patienten erforderlich sind.

Vorläufer des Melanoms

Noch vor nicht allzu langer Zeit war man der Meinung, daß sich jedes Melanom - außer den Melanomen auf dem Boden einer Lentigo maligna - aus einem Junktions- oder Compoundnävus vom kindlichen Typ entwickelt. Für Läsionen, die heute als Melanomvorläufer, entweder als dysplastischer Nävus [18, 19] oder als in situ-Melanom klassifiziert werden, gab es damals eine Vielzahl von Namen, z. B. aktiver Junktions- (oder Compound-)Nävus, atypische Melanozytenhyperplasie, prämaligne Melanozytenhyperplasie und prämaligne Melanose.

Das infiltrierende Melanom kann sich schrittweise von einem gutartigen Vorläufer, dem dysplastischen Nävus, über ein in situ-Melanom zu einem invasiven Melanom entwickeln, oder es kann als in situ-Melanom beginnen [42]. Der dysplastische Nävus sowie das in situ-Melanom liegen bisweilen in der Epidermis über einem benignen intradermalen Nävus. Häufiger jedoch erscheinen sie de novo. Prämaligne Veränderungen beider Art können jahrelang vor dem Übergang zum infiltrierenden Melanom bestehen.

Clark et al. [15, 53] beschrieben 1978 prämaligne Läsionen als Vorläufer des familiären oder erblichen Melanoms. Im Durchschnitt sind diese Läsionen größer als die normalen Junktions- und Compoundnävi vom kindlichen Typ, obwohl bei den Patienten gewöhnlich beide Veränderungen zu finden sind. Die Läsionen treten oft gruppiert auf; ihre Anzahl schwankt zwischen nur wenigen und Hunderten. Clark nannte sie nach den ersten beiden von ihm untersuchten Familien B-K-Nävi. Später beschrieben Elder et al. [18, 19] ähnliche Veränderungen bei Patienten ohne familiäre Melanomanamnese. Auch diese Läsionen erscheinen oft gruppiert, wobei ihre Anzahl stark schwanken kann. Elder et al. nannten eine derartige Veränderung „dysplastischer Nävus“ und die Erkrankung „dysplastisches Nävussyndrom“. In einer histologischen Studie über Borderlineläsionen stellte Sagebiel [55] graduelle Übergänge von der Melanozytenhyperplasie bis zum in situ-Melanom fest. Für alle diese Übergänge verwendete er die Bezeichnung „atypische Melanozytenhyperplasie“. Die Frühstadien von Sagebiels atypischer Melanozytenhyperplasie entsprechen dem B-K-Nävus von Clark et al. und dem dysplastischen Nävus von Elder et al.

Elder et al. [19] fanden, daß ein Teil der Superficial-spreading-Melanome (SSM) eine angrenzende Komponente vom Typ eines dysplastischen Nävus aufweist. In einer Serie von 723 Melanomen mit einer Randzone vom SSM-Typ stellten McGovern et al. [42] fest, daß die Randzone bei 61% der Fälle gänzlich aus einem in situ-Melanom besteht (Abb. 3.1 A,B). Die restlichen 39% bestanden aus dysplastischen Nävi (Abb. 3.2 A,B) oder angrenzenden in-situ-Melanomen nahe dem infiltrierenden Tumor und weiter entfernten Resten eines dysplastischen Nävus.

Daraus läßt sich schließen, daß ein SSM üblicherweise auf 2 Wegen entsteht: entweder durch eine direkte maligne Transformation der epidermalen Melanozyten oder durch maligne Transformation in einem dysplastischen Nävus. Wahrscheinlich differiert die Häufigkeit dieser beiden Entstehungsarten von Land zu Land, und zwar in Abhängigkeit von der Intensität des karzinogenen Einflusses der Umgebung und von der Empfänglichkeit der Bevölkerung.

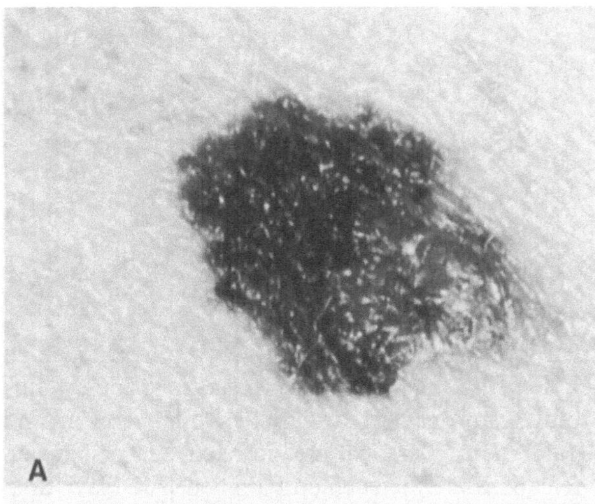

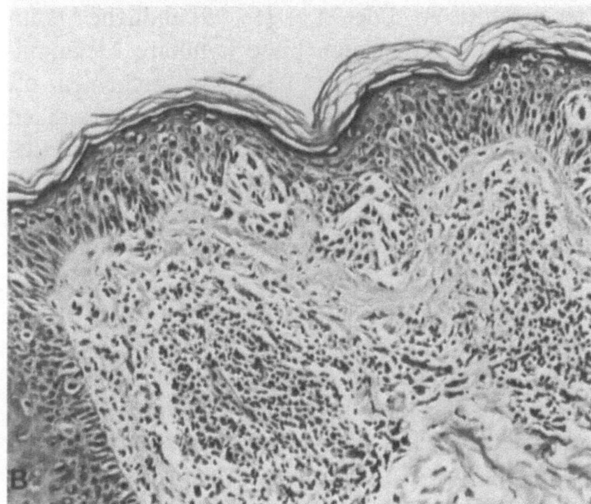

◁ **Abb. 3.1.** **A** Melanom mit seitlichem Anteil vom SSM-Typ. Man erkennt einen Knoten des invasiven Melanoms, der eine fleckige Pigmentierung aufweist, und daran anschließende seitliche Anteile, die unregelmäßig begrenzt sind. **B** In diesem Fall besteht der SSM-Anteil aus einer pagetoiden Invasion der Epidermis durch Melanomzellen (d.h. in situ-Melanom)

Dysplastische Nävi sind meist - jedoch nicht immer - größer als die gewöhnlichen Junktions- oder Compoundnävi vom kindlichen Typ. Der Durchmesser eines Junktionsnävus beträgt selten mehr als 3 mm, der eines dysplastischen Nävus dagegen in der Regel über 5 mm, oft sogar bis zu 1 cm (Abb. 3.3 A,B). Junktions- und Compoundnävi haben oft einen scharf begrenzten Rand und eine einheitliche - entweder hell- oder dunkelbraune - Farbe. Der dysplastische Nävus ist i. allg. in Umriß und Farbe unregelmäßig. Neben Braunschattierungen können auch helle Zonen auftreten. Während sich die üblichen Nävi vom kindlichen Typ sehr

▽ **Abb. 3.2.** **A** Flaches Melanom mit Invasion. **B** Der seitliche nichtinvasive Teil besitzt die Struktur eines dysplastischen Nävus. Es besteht eine unregelmäßige Proliferation von Melanozyten, hauptsächlich in und auf den Reteleisten, mit Fusion der seitlich proliferierenden Gruppen. Um die befallenen Reteleisten herum sind die Kollagenfasern verdichtet, es läßt sich jedoch in diesem Ausschnitt keine Entzündung in der Peripherie der Läsion feststellen

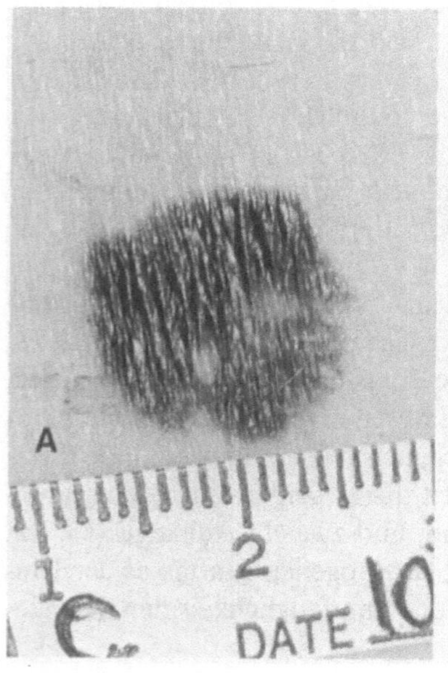

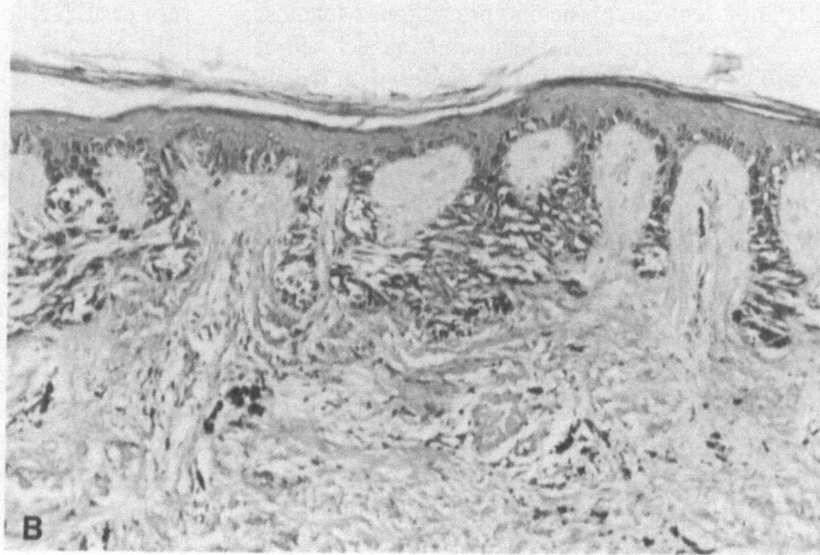

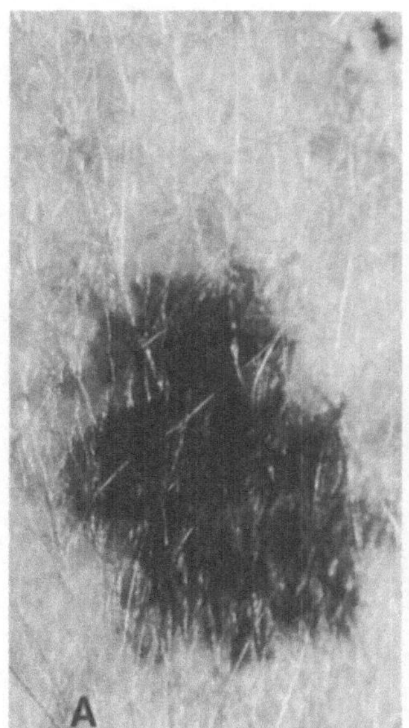

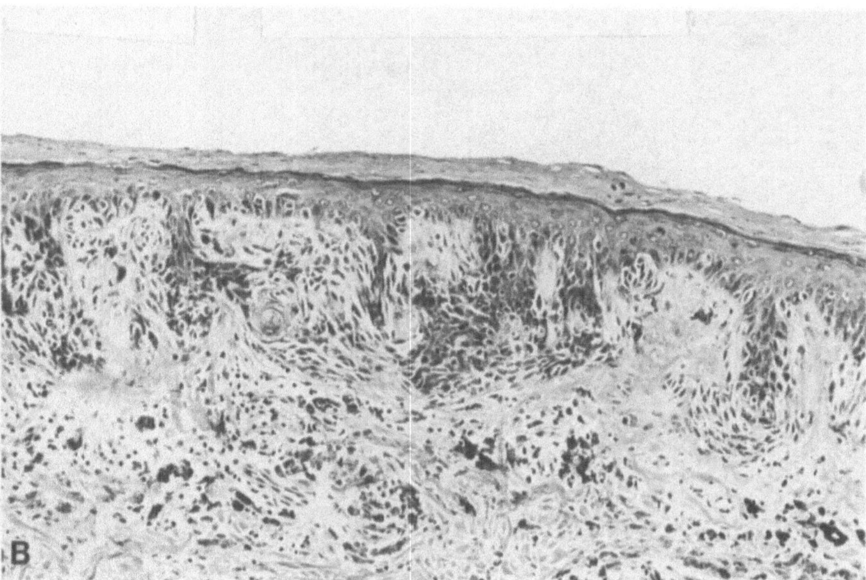

Abb. 3.3. A Dysplastischer Nävus am Rücken eines Mannes, dessen Bruder an einem Melanom verstorben ist. Der unregelmäßige Umriß und die uneinheitliche Färbung sind typisch. Die Läsion maß etwa 0,8 × 0,6 cm. **B** Die Reteleisten sind verlängert und weisen eine unregelmäßige Proliferation von Melanozyten auf; benachbarte Reteleisten neigen zur Fusion. Unmittelbar darunter besteht ein reaktives perivaskuläres lymphozytäres Infiltrat in der Dermis

gleichen, unterscheiden sich dysplastische Nävi - sogar bei ein und demselben Patienten - stark in Form und Farbe. Am häufigsten sind dysplastische Nävi am Rücken lokalisiert, seltener dagegen unterhalb der Taille, am Gesäß, auf der Kopfhaut und auf der Brust. Nicht selten entwickelt sich ein dysplastischer Nävus über einem von Kindheit an bestehenden intradermalen Nävus. In welchem Alter eine dysplastische Proliferation von Melanozyten erstmals auftreten kann, ist unbekannt, sie wurde jedoch auch bei Kindern beobachtet [39]. Nach Sagebiel betrug das Durchschnittsalter der Patienten mit atypischer Melanozytenhyperplasie (einschließlich dem in situ-Melanom) 38 Jahre. Dagegen waren die Patienten mit einem SSM, das eindeutig in das Stratum papillare der Haut infiltriert, im Durchschnitt 44 Jahre alt [55]. Aus dieser Studie könnte man folgern, daß im Durchschnitt 6 Jahre vergehen, bevor eine prämaligne Veränderung in invasives Wachstum übergeht. Ein derartiger Schluß ist jedoch nur zulässig, wenn dysplastische Nävi unweigerlich eine maligne Transformation durchlaufen. Wie bei anderen prämalignen Veränderungen ist es aber unwahrscheinlich, daß dies bei mehr als einer Minderheit erfolgt. Darüber hinaus ist es denkbar, daß nur 40% der SSM sich aus einem dysplastischen Nävus entwickeln, die restlichen 60% dagegen aus einem in situ-Melanom entstehen [42]. Dysplastische Nävi kann man makroskopisch nicht von Veränderungen unterscheiden, die histologisch einem in situ-Melanom entsprechen.

Jones et al. [28] untersuchten eine Vielzahl von Läsionen, die in den Jahren zwischen 1959 und 1968 von verschiedenen Instituten als Junktionsnävi befundet wurden. Davon stammten 169 Präparate von über 40jährigen Patienten. In 74 Fällen wurde die Diagnose des Junktionsnävus - einschließlich dysplastischem Nävus - bestätigt. 34 Präparate wurden als in situ-Melanom umklassifiziert. Davon rezidivierten 11 Fälle, 5 davon mit invasivem Melanom. Die Studie unterstreicht, wie wichtig es ist, ein in situ-Melanom zu erkennen und eine entsprechend ausgedehnte Exzision durchzuführen. Diese Beobachtungen sind auch ein starkes Argument für die Benutzung des Begriffs „in situ-Melanom" anstelle eines Euphemismus, der einen Chirurgen irreführen kann, so daß er die Reexzision eines unvollständig entfernten „Nävus" unterläßt.

Klassifikation des Melanoms

Das Melanom wird entsprechend seinem nichtinvasiven Anteil klassifiziert, da die Klassifikation nach

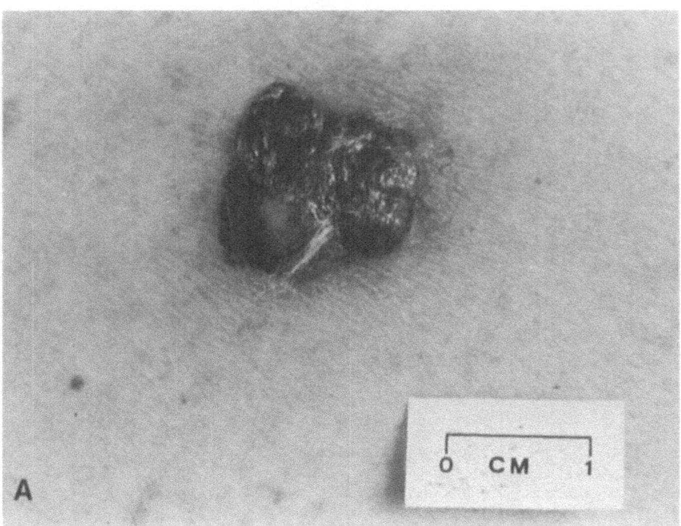

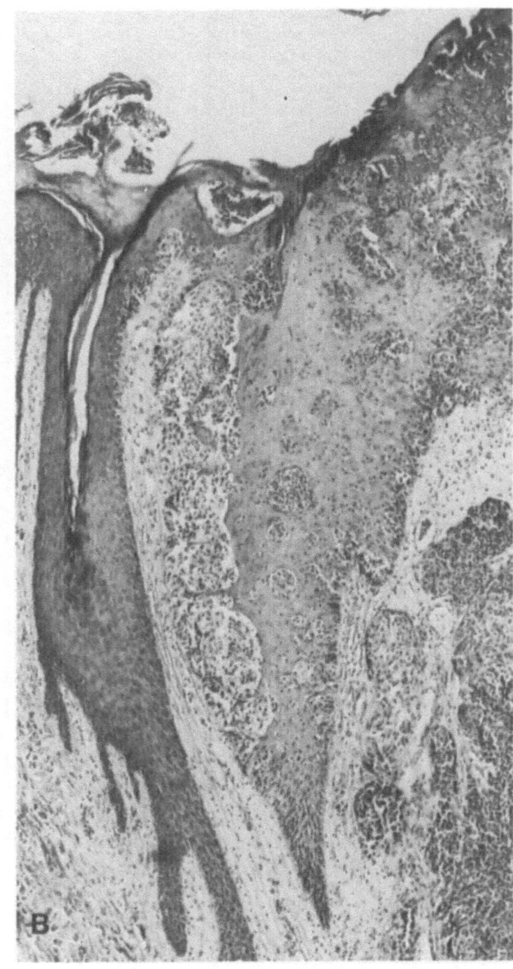

Abb. 3.4. **A** Polypoides Melanom, das keinen seitlichen Pigmentsaum (NM), aber einen entzündlichen Hof aufweist. **B** Mikroskopisch ist die Melanozytenproliferation scharf begrenzt

dem invasiven Anteil, der bei jedem Melanomtyp ähnlich aussieht, unmöglich ist. Die Klassifikationsempfehlungen eines internationalen Pathologenkomitees aus dem Jahre 1982 basieren noch auf Clark [12], sind aber eine Verdeutlichung und Erweiterung der 1972 aufgestellten Richtlinien [40].

Melanom ohne seitliche, nichtinvasive Anteile

Das Melanom ohne seitliche, nichtinvasive Anteile, auch noduläres Melanom (NM) genannt, erscheint klinisch als ein Knoten, der manchmal mit einem entzündlichen Hof, aber nie von einem pigmentierten Randsaum umgeben ist. Es ist i. allg. größer und dicker als ein SSM und besitzt häufiger eine ulzerierte Oberfläche und eine polypoide Gestalt (Abb. 3.4 A,B). Mikroskopisch gibt es einige Überschneidungen zwischen diesem Melanomtyp und dem SSM. Das beruht darauf, daß das noduläre Melanom in der Randzone oft in ein in situ-Melanom übergeht. Wenn sich diese Übergangszone über mehr als 3 Reteleisten erstreckt, sollte die Läsion gemäß der Klassifikation von 1972 als SSM klassifiziert werden [40]. Eine unveröffentlichte Studie über 333 noduläre Melanome der Sydney Melanoma Unit (SMU) verzeichnet 27 Fälle (8,1%) mit Resten eines dysplastischen Nävus im Abstand von höchstens 3 Reteleisten zum invasiven Tumor. Ein Melanom mit dieser Wuchsform ist ein schneller wachsender Tumor mit größerer Mitoseaktivität als das SSM.

Melanom mit einem seitlichen Anteil vom oberflächlich spreitenden (Superficial-spreading) Typ

Das Melanom mit einem seitlichen Anteil vom SSM-Typ ist der häufigste Melanomtyp und seine Inzidenz nimmt auf der ganzen Welt stetig zu. In seiner charakteristischen klinischen Erscheinung bildet es einen nicht oder kaum tastbaren Anteil neben oder rings um einen Fokus mit dermaler Invasion. Manchmal infiltriert der Tumor tief, obwohl die Oberfläche flach bleibt; häufiger aber bildet der infiltrierende Anteil einen Knoten.

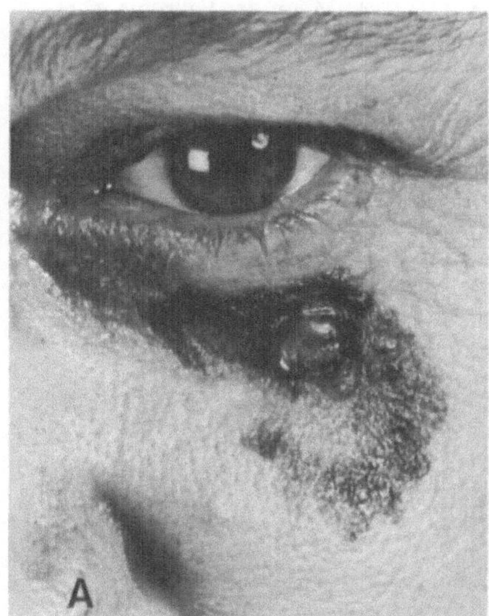

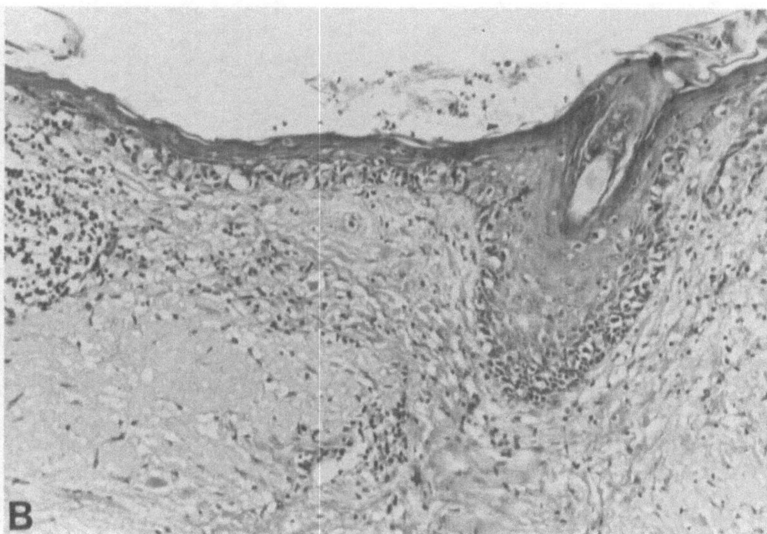

Abb. 3.5. **A** Melanomknoten, der sich in einem LMM (Hutchinson's melanotic freckle) entwickelt hat. Man beachte den unregelmäßigen, sichelförmigen Umriß und seine verschiedenfarbige Pigmentierung. **B** Die typischen Merkmale sind epidermale Atrophie und starke solare Elastose mit Homogenisation. Am Rand der Läsion besteht eine lentiginöse Proliferation atypischer Melanozyten in der Basalzellschicht, sie breitet sich in den Haarfollikeln nach unten aus, ohne nennenswerte pagetoide Invasion der Epidermis. In der Dermis erkennt man ein lymphozytäres Infiltrat

Die seitliche Komponente ist nicht nur klinisch, sondern auch histologisch erkennbar. Clark et al. [13] verwendeten die Bezeichnung „radiale Wachstumsphase“ für den seitlichen Anteil vom SSM-Typ. Dieser Begriff ist treffender als der Terminus „nichtinvasiver Anteil“, weil häufig auch eine Mikroinvasion besteht, die von den meisten Pathologen noch zum in situ-Wachstum gerechnet wird. Wie bereits erwähnt, kann der seitliche Anteil des SSM aus einem in situ-Melanom bestehen (s. Abb. 3.1) oder aus einer nicht-malignen Proliferation von Melanozyten der Umgebung mit Merkmalen eines dysplastischen Nävus (s. Abb. 3.2).

Melanom mit einem seitlichen Anteil vom Lentigo maligna-Typ

Der Begriff Lentigo maligna wurde zuerst im Englischen von Becker [9] eingeführt, um eine flache, pigmentierte Läsion, die wahrscheinlich maligne entartet, zu beschreiben. Heute verwendet man diese Bezeichnung allgemein in Europa und in den USA für die Veränderung, die Hutchinson 1892 „senile freckle“ nannte und die später als „Hutchinsons melanotic freckle“ (HMF) bekannt wurde [27]. Ein nur kleiner Prozentsatz der HMF entwickelt sich zu einem Melanom. Es fehlen epidemiologische Studien, die die Angabe einer Inzidenzrate erlauben, so daß man nur schätzen kann, wie häufig der HMF maligne entartet. Die meisten Schätzungen belaufen sich auf etwa 5%. Die benigne Phase vor Auftreten der Malignität kann nur 5 Jahre, aber auch über 40 Jahre andauern. Im allgemeinen betrachtet man die histologische Unterscheidung zwischen der Zone benignen Wachstums und der Zone des in situ-Lentigo maligna-Melanoms (LMM) als unmöglich bzw. praktisch nicht durchführbar.

Das LMM tritt öfter bei Frauen als bei Männern auf, und es ist am häufigsten im Gesicht - im Bereich der Wangen und der Schläfen - lokalisiert. Die betroffenen Patienten sind meist 50 Jahre oder älter. Das LMM liegt in einer Haut mit sehr ausgeprägter solarer Degeneration (Abb. 3.5A,B). Nicht so häufig ist eine Lokalisation am Hals, auf der Dorsalseite des Handgelenks und auf dem Handrücken. Nur ganz vereinzelt tritt es auch an anderen Körperteilen auf, wie z.B. an den Extremitäten, aber nur, wenn dort eine schwere solare Schädigung besteht. In der Literatur existieren verschiedene Berichte über LMM an normalerweise bedeckten Körperteilen wie Rumpf oder Oberschenkel. Solche Diagnosen sollten mit Skepsis betrachtet

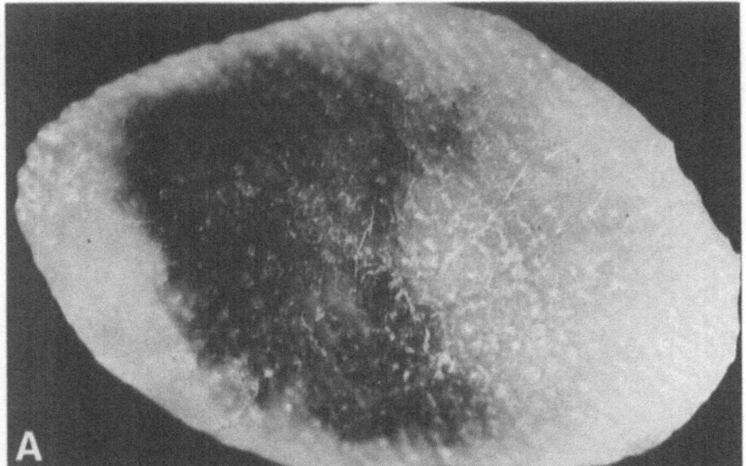

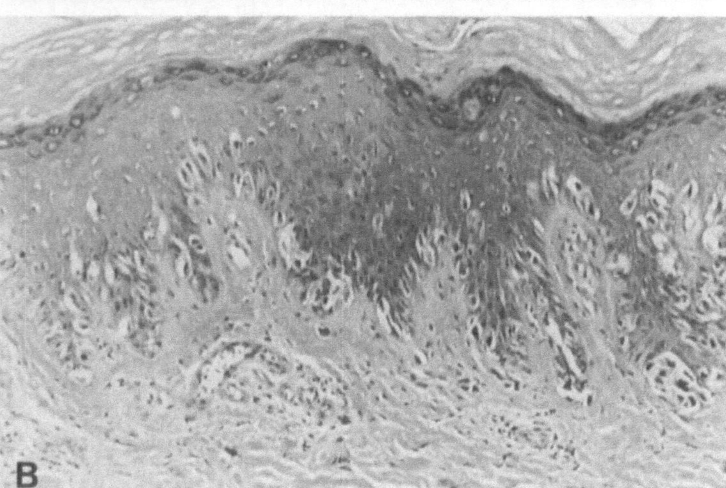

Abb. 3.6. **A** ALM auf der Fußsohle. Dies ist eine invasive Läsion, die sich aufgrund der Dicke des Keratins jedoch klinisch nicht feststellen ließ. Charakteristisch ist der unregelmäßige Umriß. **B** Seitlicher lentiginöser Anteil eines ALM (nicht zu Abb. **A** gehörend). Es besteht eine irreguläre Akanthose, eine Verlängerung der Reteleisten und eine Proliferation von hochgradig atypischen Melanozyten in der Basalzellschicht ohne nennenswerte Tendenz zur Nestbildung

werden, denn es gilt allgemein, daß für die Diagnose eines LMM schwere solare Veränderungen der Epidermis und der Dermis [14, 44] vorhanden sein müssen. Eine exakte Diagnose des LMM ist von äußerster Wichtigkeit, da es, besonders bei Frauen, eine weitaus bessere Prognose als andere Melanome hat. Daher wird es anders behandelt [14, 44].

Melanom mit einem seitlichen Anteil vom akral-lentiginösen Typ

Das Melanom mit einem seitlichen Anteil vom akral-lentiginösen Typ ist an den Fußsohlen, den Handflächen und subungual (d.h. auf unbehaarter Haut) lokalisiert [4, 21, 51]. An diesen Körperstellen können auch andere histogenetische Typen auftreten. Gewöhnliche Junktions- und Compoundnävi entstehen ebenfalls auf unbehaarter Haut, aber sie sind selten größer als 3 mm und kommen hier nicht so häufig vor wie an anderen Körperstellen.

Die Veränderung, auf der ein derartiges Melanom entsteht, hat gewöhnlich einen Durchmesser von mehr als 2 cm und eine glatte Oberfläche. Farblich kann sie Braun- und Schwarztöne mit helleren Zonen enthalten. Die glatte Oberfläche ist irreführend, da auch ein recht ausgedehntes Melanom, welches in die Dermis infiltriert, aufgrund seiner dicken Keratinschicht nicht tastbar sein muß (Abb. 3.6A,B). Dennoch können auch hier ulzerierte, knotige Tumoren auftreten.

Hinter Entzündungen verbergen sich bisweilen subunguale Melanome. Hutchinson machte auf diese Tatsache aufmerksam, und deshalb nennt man diese Läsion im Englischen manchmal „Hutchinson's melanotic whitlow“ [26]. Der seitliche lentiginöse Anteil, der auf dem Nagelbett entsteht, kann nur wenig pigmentiert sein. Da er einer Entzündung ähnelt, verzögert sich die angemessene

Therapie häufig [50]. Der seitliche lentiginöse Anteil hat an diesen Lokalisationen dasselbe typische Aussehen. Gelegentlich können auch SSM und NM auf den Fußsohlen und den Handflächen auftreten.

Melanom der Schleimhäute mit einem seitlichen Anteil vom mukosal-lentiginösen Typ

Obwohl auch SSM und NM in einer Schleimhaut entstehen können, besitzt das typische Melanom der Schleimhäute einen seitlichen lentiginösen Anteil, der dem akral-lentiginösen Melanom (ALM) sehr ähnlich sieht. Derartige Veränderungen treten selten auf, wenn sie sich aber entwickeln, ist die häufigste Lokalisaton die Vulva [11], seltener die Glans penis und die Mundhöhle.

Unklassifizierbares Melanom

Aus verschiedenen Gründen lassen sich Melanome bisweilen nicht klassifizieren. Das Präparat kann nichtrepräsentativ sein, oder es liegen technische Fehler vor. Häufige Ursache ist jedoch eine spontane Regression, die den seitlichen epidermalen Tumoranteil so zerstört, daß sich eine seitliche Randzone nicht mehr darstellen läßt.

Sonderformen des Melanoms

Desmoplastisches Melanom

Melanome mit einer derartigen Stromareaktion können bei jedem der obengenannten Melanomtypen auftreten. Am häufigsten kommen sie aber beim Lentigo maligna-Melanom, beim akral-lentiginösen Melanom und beim lokalen Melanomrezidiv vor [16, 39]. Das Hauptmerkmal ist die zelluläre und fibröse Stromareaktion (Abb. 3.7A–C). Das Stroma kann an ein Histiozytom erinnern oder auch uncharakteristisch sein. Bei Schwierigkeiten mit der Diagnose des desmoplastischen Melanoms kann für den Pathologen eine elektronenmikroskopische Untersuchung hilfreich sein. Die Elektronenmikroskopie zeigt in einigen Fällen ein fibröses histiozytäres Stroma, in anderen Fällen eine unspezifische fibroblastische Reaktion, und bisweilen sieht das Stroma aus wie ein Schwannom (persönliche Mitteilung von E.J. Wills, Elektronenmikroskopie, Royal Prince Alfred Hospital, Sydney, Australien). Die desmoplastische Reaktion kann im Tumor stellenweise oder auch in allen Teilen auftreten, die neoplastischen Zellen finden sich einzeln oder in kleinen Gruppen zwischen den Kollagenfasern.

Das desmoplastische Melanom bereitet Klinikern und Pathologen Schwierigkeiten. Derartige Tumoren lassen sich klinisch und mikroskopisch sehr schwer abgrenzen. Daher rezidivieren sie häufig. Oft kann der Pathologe keine junktionale Aktivität feststellen und wird daher mit der Diagnose eines Melanoms zurückhaltend sein. Das trifft besonders bei amelanotischen Melanomen zu. In einigen Fällen wird der Pathologe erkennen, daß sich die malignen Melanozyten von den Hautanhangsgebilden ableiten. Manchmal können auch alle Hautanhangsgebilde zerstört sein, aber zusätzliche Gewebeblöcke und Stufenschnitte können Überreste der befallenen Haarfollikel oder der Schweißdrüsen aufzeigen. Im allgemeinen hat das desmoplastische Melanom eine schlechte Prognose [16].

Maligner blauer Nävus

Eine ausgezeichnete Studie über zelluläre blaue Nävi stammt von Rodriguez u. Ackermann [54]. Einige zelluläre blaue Nävi metastasieren in die lokalen Lymphknoten, jedoch nicht weiter. Wahrscheinlich handelt es sich hier nicht um Metastasen, sondern um aberrierende Melanozyten, die zur gleichen Zeit aus der Neuralleiste ausgewandert sind wie die Melanozyten des blauen Nävus der Haut. Blaue Nävi können in Lymphknoten unabhängig von einem blauen Nävus der Haut auftreten [2, 39]. Für diese Theorie spricht auch die Tatsache, daß sie zumeist bei jungen Leuten im 2. oder 3. Lebensjahrzehnt vorkommen.

Sehr selten sind ausgedehnt metastasierende maligne blaue Nävi. Manchmal ähnelt ein Teil des Primärtumors dem üblichen desmoplastischen blauen Nävus, aber häufiger ist dies eine Ausschlußdiagnose. Wenn keine Fibrose zwischen Melanom und Epidermis besteht, kann es sich bei der Veränderung auch um eine Metastase handeln. Falls eine Fibrose vorliegt, kann die Verbindung zur Junktionszone möglicherweise durch spontane Regression verloren gegangen sein. Es kann dem Pathologen Schwierigkeiten bereiten, die mögliche Malignität eines zellulären blauen Nävus festzustellen. Die üblichen Kriterien können irreführen, und wahrscheinlich wird die Diagnose der Malignität zu häufig gestellt.

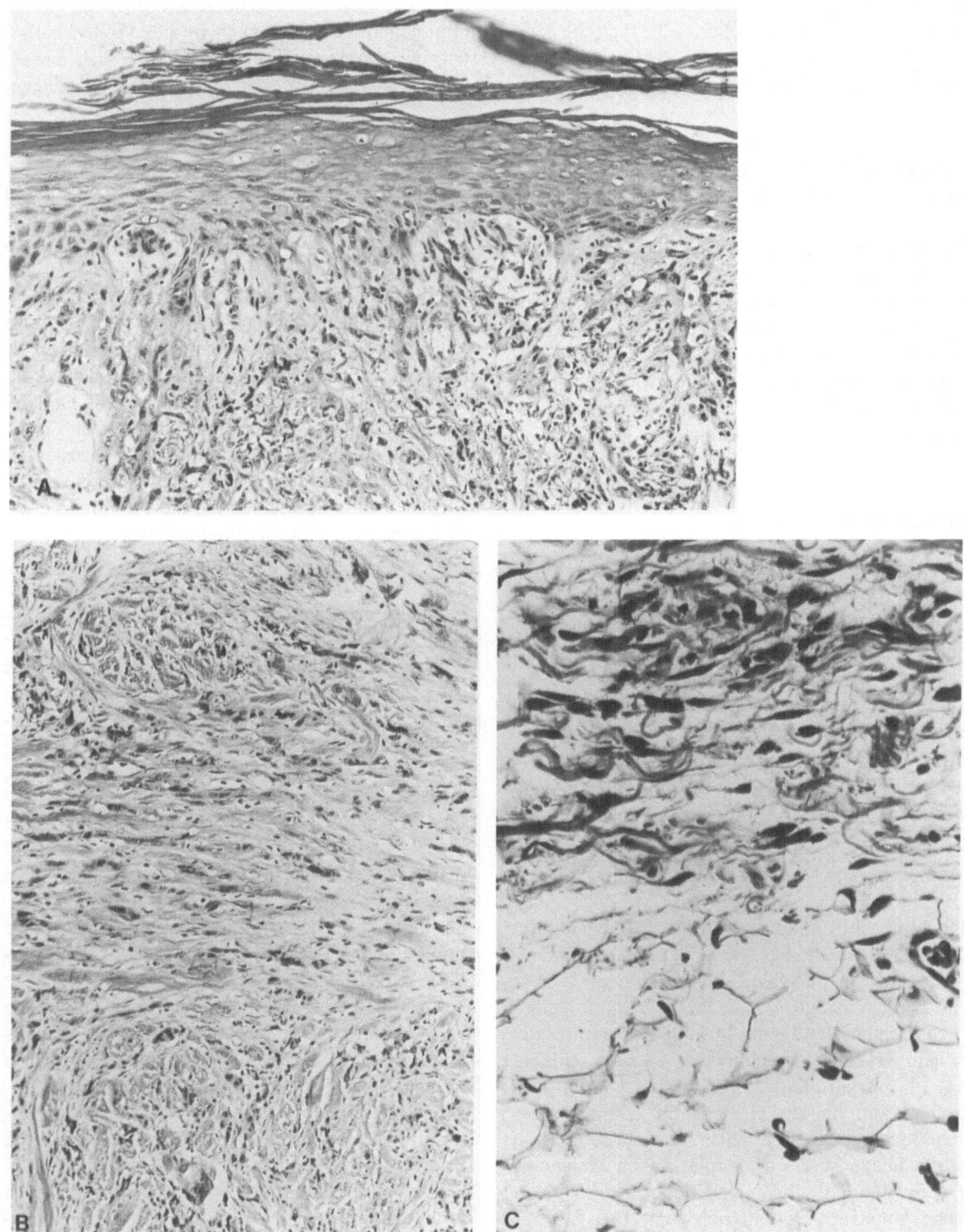

Abb. 3.7 A-C. Desmoplastisches Melanom. **A** Proliferierende Melanomzellen vermischen sich mit spindeligen Fibroblasten. Das Ödem verschleiert den junktionalen Ausgangspunkt des Melanoms. **B** Melanomzellen und Spindelzellen in einem dichten fibrotischen Stroma. Die Melanomzellen lassen sich schwer identifizieren. **C** Der Tumor breitet sich ins subkutane Fettgewebe aus, wo tief im Fettgewebe isolierte Melanomzellen verstreut liegen

Multiple primäre Melanome

Die genetischen Untersuchungen von Anderson [3] erwiesen bei einigen Familien eine erbliche Basis für die Melanomentstehung. Anderson hält Melanome für hereditär, wenn in einer Familie 2 oder mehr Melanome auftreten. Die gleiche Meinung vertreten Wallace et al. [58]. Sie stellten fest, daß für nahe Verwandte von männlichen Melanompatienten das Risiko, ebenfalls ein Melanom zu entwikkeln, größer ist als für nahe Verwandte von weiblichen Melanompatienten. Sie fanden auch, daß in Queensland (Australien) bei Personen keltischer Abstammung familiäre Melanome häufiger sind, aber ein Zusammenhang mit anderen Erbmerkmalen, wie z.B. Farbe von Haut, Haaren oder Augen oder Sonnenempfindlichkeit, nicht nachgewiesen werden konnten.

Clark et al. [15, 53] zeigten, daß Patienten mit erblichem Melanom besondere prämaligne Läsionen besitzen (B-K-Nävus, dysplastischer Nävus). Diese Vorläufer können solitär oder multipel sein, im letzteren Fall neigen sie dazu, gruppiert aufzutreten. Ihre histologischen Merkmale wurden bereits diskutiert. Patienten mit einem erblichen Melanom können synchron oder metachron multiple Tumoren entwickeln, auch treten bei ihnen Melanome in jüngerem Lebensalter als nichtfamiliäre Melanome auf.

Vereinzelt können multiple Melanome auch bei Patienten vorkommen, die keiner Melanomfamilie angehören, aber dennoch dysplastische Nävi - ähnlich den dysplastischen Nävi beim familiären Melanom - aufweisen [18, 19].

Gelegentlich scheint ein Patient aus klinischer und pathologischer Sicht multiple primäre Melanome zu haben, tatsächlich aber haben sich alle Tumoren nach einem primären Tumor entwickelt und sind in Wirklichkeit Metastasen. Diese epidermotropen Metastasen wachsen aus dem Corium nach oben und infiltrieren die Epidermis, dadurch ähneln sie primären Melanomen ohne seitliche Anteile [31].

In einem kongenitalen Nävus entstehendes Melanom

Die Klassifikation kongenitaler Nävi bereitete seit jeher Schwierigkeiten. Kopf et al. [30] klassifizierten sie nach ihrem Durchmesser (klein: 1,4 cm und darunter; mittel: 1,5-19,9 cm; groß = Riesennävi: 20 cm und darüber). Greeley et al. [23] schlugen vor, das Kriterium für Riesennävi sollte eine Fläche von über 900 mm^2 oder ein größerer Teil einer anatomischen Region (z.B. des Gesichtes oder der Hand) sein. Kongenitale Riesennävi sind oft auf Dermatome begrenzt. Am Rücken treten sie auch entlang der Mittellinie auf [52]. Bei der Lokalisation am Nacken und auf der Kopfhaut kann auch eine meningeale Melanozytose bestehen. Riesennävi besitzen oft Satelliten, und es können zahlreiche, unterschiedlich große kongenitale Nävi über dem Körper verstreut sein. Alle kongenitalen Nävi können behaart und groß sein; mittelgroße Läsionen besitzen eine unregelmäßig verdickte Oberfläche, ähnlich einer Pachydermie.

Histologisch ähneln kongenitale Nävi allen anderen intradermalen Nävi, mit der Ausnahme, daß die Nävuszellen dazu neigen, einzeln in der Dermis verstreut zu sein. Oft breiten sie sich bis in die Septen des subkutanen Fettgewebes aus. Man kann sie auch in den Mm. arrectores pilorum, in den Wänden der Blutgefäße und in den Hautnerven finden. Manchmal ist eine desmoplastische Stromareaktion für die derbe Beschaffenheit verantwortlich. Zusätzlich zu den intradermalen Nävuszellen finden sich manchmal auch proliferierte junktionale Nävozyten. In Riesennävi können herdförmige Anteile zellulärer blauer Nävi auftreten. Die knotige Beschaffenheit einiger großer kongenitaler Nävi ist durch Hornzysten mit oder ohne Fremdkörperreaktion, gelegentlich auch Verkalkung, verursacht.

Die Meinungen über die Häufigkeit der Entwicklung von Melanomen in kongenitalen Nävi divergieren. Nach persönlichen Erfahrungen der Autoren sind Melanome in kleinen oder mittelgroßen kongenitalen Nävi äußerst selten. Viel häufiger entwickelt sich ein Melanom in einem Riesennävus. In verschiedenen Studien schwankt der prozentuale Anteil zwischen 2 und 31%. Kopf et al. [30] schätzten, daß im Alter von 80 Jahren 8% der Patienten mit kongenitalen Riesennävi ein Melanom entwikkelt haben. Melanome in kongenitalen Nävi wurden bereits bei Geburt entdeckt, die meisten Fälle traten bei Patienten unter 20 Jahren auf [52]. Wenn ein Melanom entsteht, ist es oft schwierig, seinen Ausgangspunkt im Nävus festzustellen. In einigen Fällen muß man annehmen, daß das Melanom aus dem Anteil eines blauen Nävus entstanden ist.

Kaplan [29] empfahl die Biopsie als Richtschnur für die klinische Behandlung kongenitaler Nävi. Zeigte das Präparat eine junktionale Proliferation von Melanozyten, einen blauen Nävus oder

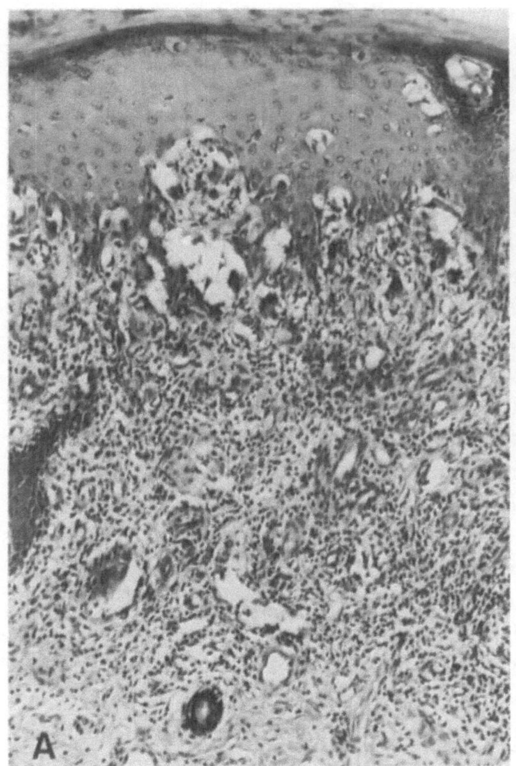

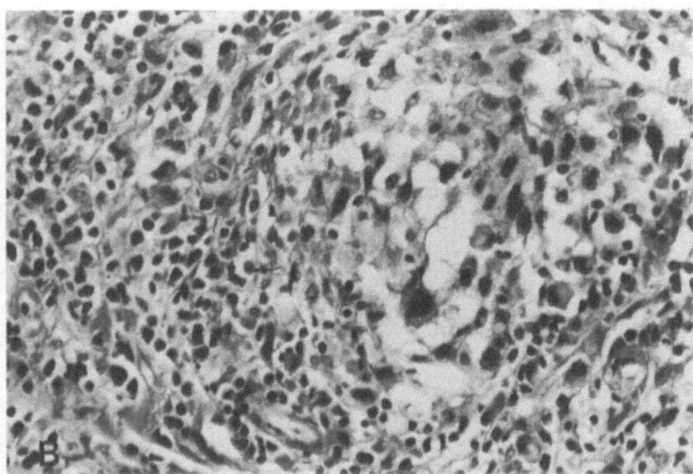

Abb. 3.8. **A** Von Lymphozyten infiltriertes Melanom mit Auseinanderlösung der neoplastischen Zellen. **B** Zugrundegehende Melanomzellen in einem dichten lymphozytären Infiltrat

einen sog. Neuronävus - wie Kaplan ihn nannte -, würde sich mit erhöhter Wahrscheinlichkeit ein Melanom entwickeln. Neuronävus ist wahrscheinlich die von Masson [48] beschriebene Läsion, die man heute gewöhnlich als zellreichen blauen Nävus klassifiziert. Derartige Strukturen findet man isoliert und in kongenitalen Riesennävi, die i.allg. auf dem Gesäß lokalisiert sind. Kaplan fordert eine vollständige Exzision kongenitaler Nävi, die einen dieser Anteile aufweisen.

Spontane Regression des Melanoms

Ein Merkmal des primären Melanoms der Haut ist das Phänomen der spontanen Regression [37, 39, 56]. Es handelt sich hier um einen Entzündungsprozeß, der durch ein dichtes lymphozytäres Infiltrat zwischen degenerativ veränderten und untergehenden Melanomzellen charakterisiert ist (Abb. 3.8A,B). Im Gegensatz zur Dermatitis, bei der sich eine chronische Entzündung durch perivaskuläre lymphozytäre und histiozytäre Infiltrate manifestiert, zeigt das Infiltrat der Tumorregression keine perivaskuläre Betonung. Das aus den zerstörten Melanomzellen freiwerdende Pigment wird phagozytiert. Später treten neue Blutgefäße hinzu, der entzündliche Prozeß klingt ab und schließlich bleibt eine Fibrose zurück. Die Regression kann das ganze Melanom oder aber nur einen Teil davon betreffen. Sie kann jederzeit zum Stillstand kommen und hinterläßt untergegangene Melanomzellen und Fibrose (Abb. 3.9). Wahrscheinlich wird eine partielle Regression durch eine immunologische Reaktion mit einem einzelnen Klon verursacht. Dies würde bedeuten, daß das Melanom - genau wie in seiner zellulären Zusammensetzung - auch immunologisch polyklonal ist [22].

Als erste beschrieben Smith u. Stehlin am M.D. Anderson Hospital [56] die histologischen Merkmale der Regression. Die Häufigkeit der vollständigen Regression (d.h. des metastasierten Melanoms ohne nachweisbaren Primärtumor, auch als okkultes Melanom bezeichnet) betrug 8,3%. Bei einer Studie aus Sydney aus dem Jahre 1966 fand sich bei 7% der 613 Patienten ein okkultes primäres Melanom [36].

Die partielle Regression beim primären Hautmelanom betrifft Männer häufiger als Frauen und findet sich öfter bei dünnen Melanomen. An der SMU wiesen über 50% der bis zu 0,7 mm dikken Läsionen eine partielle Regression auf [42]. Diese Häufigkeit liegt viel höher als die Rate von 10% für alle Melanome der Alabamastudie [5] oder als die Angaben von Gromet et al. [24], die eine partielle Regression bei 19% der bis zu 0,75 mm dicken Läsionen festgestellt hatten. Schließt man Melanome mit Metastasen bei Erstdiagnose aus, so betrug der Gesamtprozentsatz für partielle Regression bei Melanomen der SMU 35% [43]. Diese Inzidenz ist höher als bei allen anderen veröffentlichten Studien. Wahrscheinlich liegt das am persönlichen Interesse des Pathologen (V.J. McGovern), der auch ganz umschriebene Herde von Regressionen in seinen Befunden erwähnt.

Metastasiertes Melanom ohne erkennbare primäre Veränderung

Aus einem metastasierten Melanom ohne erkennbare primäre Veränderung kann man schließen, daß sich nach Entstehung der Metastasen die primäre Läsion völlig zurückgebildet hat. Handelt es sich um eine Lymphknotenmetastase, sollte das Lymphabflußgebiet sorgfältig auf eine kleine pigmentierte oder unpigmentierte Narbe hin untersucht werden. Die Narbe sollte exzidiert werden, da sie noch vitale Melanomzellen enthalten kann. Liegt die Metastase in einem inneren Organ, muß die Suche nach der Narbe ausgedehnt werden.

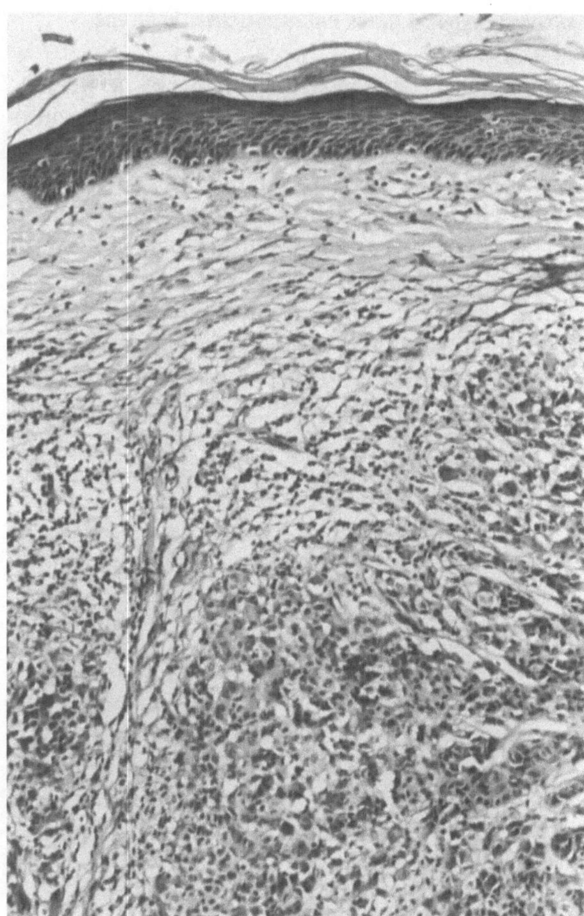

Abb. 3.9. Teilweise regressiv verändertes Melanom. Im *unteren* Teil der Abbildung sieht man überlebende Melanomzellen. Die Verbindung zur Junktionszone ist verlorengegangen und durch eine Fibrose in der oberen Dermis ersetzt; hier befindliche Lymphozyten sind mit untergehenden Melanomzellen vermischt

Pigmentierte Läsion mit einem depigmentierten Hof

Die Regression eines SSM kann vorwiegend die nichtinvasive Randzone betreffen. Dann bleibt eine Veränderung zurück, die makroskopisch wie ein Halonävus aussieht. Jedoch sollte das zentrale Knötchen den Verdacht erwecken, daß die Läsion in Wirklichkeit ein Melanom sein könnte. Ferner kann es sein, daß die Regression die äußere Begrenzung des SSM nicht erreicht hat, und daß ein pigmentierter Ring um den depigmentierten Hof herum bestehen bleibt. Das stellt man gelegentlich auch bei regressiv veränderten Nävi fest, jedoch nur selten. Ein regressierter Nävus hinterläßt normalerweise keine Narbe, ein regressiertes Melanom hingegen fast immer. Viele Patienten mit regressiv veränderten benignen Nävi haben mehrere derartige Läsionen.

Erscheinungsbild von Satelliten

Die Regression kann ein Melanom mit einem großen seitlichen Anteil vom SSM-Typ in mehrere einzelne Inseln unterteilen; diese enthalten einen oder mehrere Knoten, wodurch das Bild einer Satellitose hervorgerufen wird. Obwohl histologisch in den regressiven Zonen Melanophagen vorhanden sein können, müssen diese klinisch nicht sichtbar sein; das Narbengewebe der Regressionszone läßt kein Licht eindringen oder von den Melanophagen reflektieren. Daher kann die Haut zwischen den nichtregressiven Zonen für das bloße Auge fast normal erscheinen.

Erscheinungsbild eines entzündlichen Knotens

Bei spärlicher Pigmentierung kann ein in Regression befindliches NM wie ein einfacher entzündlicher Knoten aussehen. Eine prämaligne Läsion kann sogar noch vor dem Stadium des in situ-Melanoms ein ziemlich dichtes lymphozytäres Infiltrat und zugleich pigmentierte Phagozyten, erweiterte Gefäße des oberflächlichen Gefäßplexus und eine Fibrose aufweisen und so eine Regression vortäuschen. Eine sorgfältige Untersuchung wird jedoch zeigen, daß das lymphozytäre Infiltrat perivaskulär liegt, daß die Fibrose um die Retezapfen geschichtet ist und daß die proliferierenden Melanozyten in der Grenzzone keine Degenerationsanzeichen erkennen lassen.

Die spontane Regression beginnt gewöhnlich peripher, kann sich aber auch auf den gesamten Tumor ausdehnen. Bisweilen zerstört sie den seitlichen junktionalen Anteil völlig. Die ablaufende Regression bereitet keine diagnostische Schwierigkeit, aber nach Abklingen der Regression kann der Tumor wie eine Metastase aussehen. Für die korrekte Diagnose des regressiven primären Melanoms ist entscheidend, daß das normale Kollagen des Stratum papillare durch eine horizontal ausgerichtete Fibrose ersetzt ist.

Zellen, die die Regression überlebt haben, können proliferieren und dadurch in der Dermis einen Tumorknoten bilden, den man irrtümlich für eine Melanommetastase halten kann. Auch hier beruht die richtige Diagnose durch den Pathologen auf der Erkennung der für das primäre Melanom wesentlichen Fibrose.

Regression bei dünnen Tumoren

Aus der Studie von Gromet et al. [24] geht hervor, daß Patienten mit dünnen, teilweise regressierten Melanomen eine schlechtere Prognose haben als Patienten mit dünnen Läsionen ohne Regressionsanzeichen. Dasselbe gilt auch für frühere Analysen der Fünfjahresüberlebensraten an der SMU [41]. Jedoch stellte sich bei der heutigen Berechnung von Zehnjahresüberlebensraten heraus, daß die Regression keinen Einfluß auf die Prognose bei Patienten mit dünnen Läsionen hat (s. Kap. 19). Rezidive traten bei Melanomen mit Regression meist innerhalb von 5 Jahren, bei dünneren Tumoren ohne Regression jedoch erst nach 5 Jahren auf. Von 353 Patienten mit bis zu 0,7 mm dicken Läsionen verstarben 16 am Melanom. Davon besaßen 10 Patienten (5%) Läsionen mit teilweiser Regression und 6 Patienten (4%) Läsionen ohne Regressionsanzeichen. Eine partielle Regression beeinflußte auch nicht die Überlebensraten der Patienten mit dicken Veränderungen [43].

Prognostische Bedeutung histologischer Befunde beim Melanom

Tumordicke

Die Tumordicke ist der wichtigste Einzelparameter für die Prognose bei Patienten mit SSM und NM, nicht aber bei Patienten mit LMM [5, 6, 10, 43]. Bei Melanomen anderen histogenetischen Typs wurde die Bedeutung der Tumordicke noch nicht klargestellt.

Die Messung der Tumordicke ist objektiv und reproduzierbar, Fehler bei der Messung der Dicke resultieren gewöhnlich aus einer nicht korrekt orientierten Einbettung des Gewebes oder aus einer fehlerhaften Umrechnung des am Okularmikrometer abgelesenen Wertes. Breslow [10] empfahl eine vertikale Messung vom obersten Niveau des Stratum granulosum der Epidermis bis zum tiefsten Tumoranteil (Abb. 3.10A,B). Man sollte - außer bei einem von der Oberfläche her nicht meßbaren Tumor - die Ausdehnung entlang der Haarfollikel nicht berücksichtigen. Ist die Läsion ulzeriert, sollte die Messung vertikal, von der Oberfläche der Exulzeration bis zum tiefsten Teil der Läsion erfolgen. Gefäßeinbrüche oder zapfenartige Tumorausläufer, die wahrscheinlich auf lymphogene oder hämatogene Tumorausbreitung zurückzuführen sind, sollten ebenso wie intradermale Satelliten bei der Tiefenbestimmung nicht berücksichtigt werden. Melanome, die mit pseudoepitheliomatöser Hyperplasie (Akanthose) einhergehen, sollten nicht gemessen werden, da sich hierbei ein falscher Eindruck von der Tumordicke ergeben würde.

Ulzeration

Häufig neigt man dazu, die Ulzeration als direkt von der Tumordicke abhängig anzusehen. Bis zu einem gewissen Grad ist das auch der Fall, aber die ungünstige Prognose verschlechtert sich zusätzlich mit der Tumordicke [8, 20, 32, 47]. Dies ist bei Frauen mit ulzerierten Läsionen auffälliger, so daß sie eine sehr ähnliche Prognose wie Männer mit

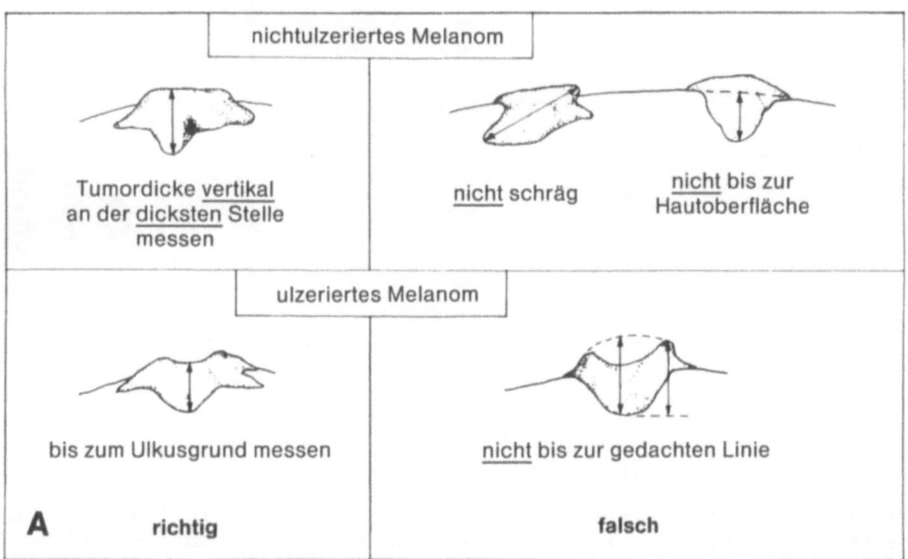

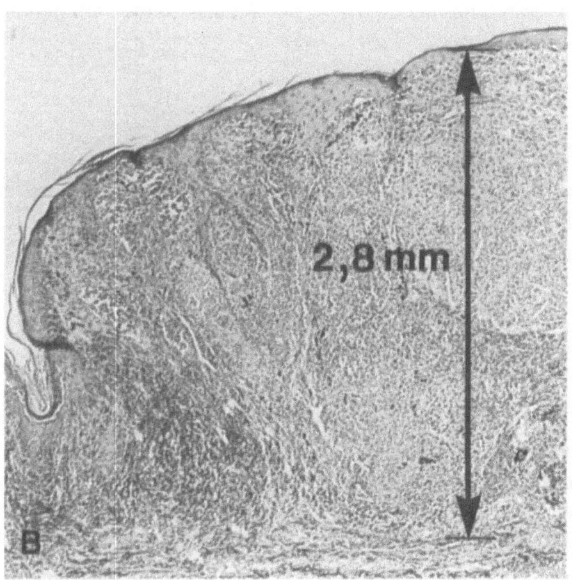

Abb. 3.10. **A** Messung von nichtulzerierten und ulzerierten Melanomen nach den von Breslow entwickelten Kriterien. (Balch CM et al: Cutaneous melanoma. In Hardy JM (ed): Textbook of surgery: Basic principles and practice, S. 304. Philadelphia, Lippincott, 1983, Nachdruck mit Erlaubnis). **B** Melanom von 2,8 mm Dicke, gemessen mit Okularmikrometer

ulzerierten Läsionen haben (Abb. 3.11). McGovern et al. stellten eine Beziehung zwischen Wachstumsrate und Ulzeration fest [47]. Bei jeder Tumordicke war bei Mitoseaktivität 3 die Wahrscheinlichkeit einer Ulzeration größer.

Eindringtiefe

Den ersten Versuch eines histologischen Stagings bei Melanomen unternahmen Mehnert u. Heard [49]. Eine ähnliche Methode entwickelte Clark [12], aber er führte eine zusätzliche Kategorie ein, und zwar Level III für Tumoren, die das Stratum papillare völlig ausfüllen und die Grenzfläche zum Stratum reticulare eindellen, ohne dieses jedoch zu infiltrieren (Abb. 3.12). Später wurde gezeigt, daß Melanome des Levels III eine schlechtere Prognose als Melanome des Levels II besitzen und fast an die ungünstige Prognose des Levels IV herankommen.

Die Haut ist von Mensch zu Mensch und von Region zu Region unterschiedlich dick. Daher lassen sich die einzelnen Level an verschiedenen Körperregionen und bei unterschiedlichen Personen nicht vergleichen. Davon abgesehen handelt es sich bei den Levels um ein subjektives Kriterium, und es ergeben sich somit für den Pathologen oft Schwierigkeiten bei seiner Bestimmung. Dieses Problem könnte durch Polarisationsmikroskopie umgangen werden, da hierbei das Kollagen des Stratum papillare leicht vom Kollagen des Stratum reticulare unterschieden werden kann. Obwohl man durch die Festlegung der Level keine so gute Differenzierung wie durch die direkte Messung der Dicke mit einem Okularmikrometer erreicht [10], wird sie zusätzlich zur Messung der Dicke empfohlen, da auch sie von biologischer Relevanz sein kann. Bei polypoiden Tumoren können die Level nach Clark nicht bestimmt werden, weiterhin nicht bei Tumoren der

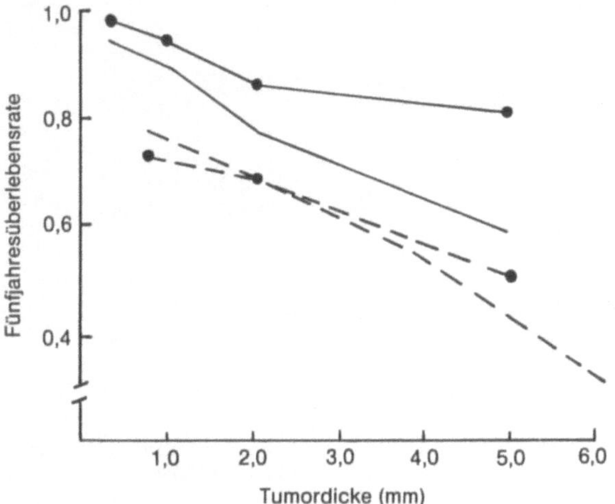

Abb. 3.11. Fünfjahresüberlebensraten in Abhängigkeit von der Dicke des Primärtumors bei 1654 Patienten im klinischen Stadium I mit und ohne ulzerierten Primärtumor. Männer mit Ulzeration (- - -), Männer ohne Ulzeration (____), Frauen mit Ulzeration (o - - - o), Frauen ohne Ulzeration (o____o)

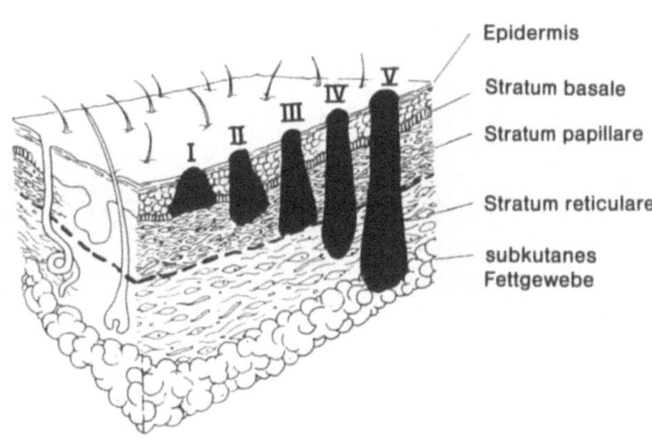

Abb. 3.12. Schema der Anatomie der Haut mit Darstellung der verschiedenen Eindringtiefen nach Clark (Clark Level oder Mikrostadien)

Schleimhäute, da bei diesen ein anderer Schichtenaufbau vorliegt, und auch dann nicht, wenn eine durch Regression bedingte Fibrose besteht, die die histologischen Grenzen verwischt.

Wuchsform (Melanomtyp)

Da es häufig Überschneidungen zwischen dem SSM und dem NM gibt, beschloß ein internationales Pathologengremium 1972 [40], eine Veränderung als NM zu klassifizieren, wenn der seitliche intraepitheliale Anteil nicht mehr als 3 Reteleisten betrifft. Bei Befall von mehr als 3 Reteleisten sollte der Tumor als SSM klassifiziert werden. Die globale Überlebensrate der Patienten mit einem SSM ist besser als die der Patienten mit einem NM, aber das SSM ist durchschnittlich dünner und mitoseärmer als das NM, so daß für vergleichbare Tumordicken die Überlebensraten einander gleichen [43].

Patienten mit dem selteneren LMM besitzen eine bessere Überlebensrate als die Patienten mit anderen Wuchsformen (s. Kap. 19). Die Inzidenz des LMM ist von Land zu Land unterschiedlich und hängt anscheinend ausschließlich von der Sonneneinstrahlung ab. Während die globale Überlebensrate dieser Wuchsform viel besser als die anderer Melanomtypen ist, konnten beim LMM keine weiteren prognostischen Faktoren aufgezeigt werden. McGovern et al. [44] fanden bei Frauen im klinischen Stadium I eine Fünfjahresüberlebensrate von 100%, bei Männern betrug sie 92%. Trotzdem wird berichtet, daß vereinzelt auch Frauen am LMM sterben. Keine Studie über LMM-Patienten war umfassend genug, um eine statistische Analyse der prognostischen Kriterien zu erlauben. Außerdem sind in vielen Studien auch Läsionen von bedeckten Körperteilen einbezogen, die aber nicht zur Kategorie LMM gerechnet werden sollten.

Prognostische Faktoren bei akralen und bei anderen lentiginösen Melanomen wurden bisher noch nicht bestimmt. Diese Melanome haben i.allg. eine viel schlechtere Prognose als die häufigeren Melanomtypen [4, 21, 50]. Die Überlebensraten variieren von Zentrum zu Zentrum, sie liegen jedoch für palmare und plantare Läsionen unter 50%. In den meisten Zentren sind die Raten für das subunguale Melanom etwas besser [50]. Zahlen der SMU lassen jedoch vermuten, daß Patienten mit subungualem Melanom eine erheblich bessere Überlebensrate haben als Patienten mit Melanomen der Handflächen und Fußsohlen (Fünfjahresüberlebensrate von 85 gegenüber 42%). Die Anzahl der Patienten ist allerdings gering und eine endgültige Aussage nicht möglich. Der Grund für die schlechte Prognose beim Melanom an den Handflächen und Fußsohlen scheint in einer verzögerten Diagnose zu liegen.

Mitoseaktivität

In einigen Publikationen wird die Mitoseaktivität als unabhängiges prognostisches Kriterium gewertet, in anderen hingegen nicht. Die Ansichten gehen z.T. deshalb auseinander, weil das Gesichtsfeld verschiedener Mikroskope bei starker Vergrößerung (high power field: hpf) sehr unterschiedlich ist. Daher würden die 5 Gesichtsfelder, auf die man sich 1972 in Sydney geeinigt hatte [40], in einigen Fällen mehr als 1 mm^2 ausmachen, in anderen weniger. Beim letzten Workshop, im Oktober 1982, bei dem Empfehlungen über Nomenklatur und Klassifikation verabschiedet wurden, einigte man sich darauf, die Mitosen in einem Bereich von 1 mm^2 zu zählen, und zwar in dem Bereich des histologischen Schnittes, in dem sie am häufigsten auftreten.

Im allgemeinen weisen dicke Tumoren mehr Mitosen auf als dünne, und noduläre Melanome haben eine größere Mitoseaktivität als Superficial-spreading-Melanome [43]. Der Pathologe sollte in seinem Befund für den Chirurgen die Mitoseaktivität vermerken, denn sie gibt einen Anhaltspunkt für die Aggressivität des Tumors.

Regression

Während die partielle Regression keinen signifikanten Einfluß auf die Überlebensraten zu haben scheint, ist sie wahrscheinlich für den einen oder anderen Patienten von Bedeutung. Deshalb sollte festgehalten werden, ob eine aktive oder inaktive Regression feststellbar ist. Breiten sich bei Regression eines Melanoms Fibrose und Entzündung bis in das Stratum reticulare aus, war das Melanom wahrscheinlich vor der Regression viel dicker. Der Pathologe sollte daher schätzen, wie dick das Melanom vorher gewesen sein könnte; dies ist für den Chirurgen eine hilfreiche Information.

Entzündungsreaktion

Lymphozyten werden gewöhnlich in mittelgroßen Ansammlungen am Rande des Melanoms sowie in kleineren Gruppen unter der Invasionsfront beobachtet. Mit zunehmender Infiltrationstiefe nehmen die lymphozytären Infiltrate unterhalb der Invasionsfront an Größe ab, während sie am Tumorrand gleich bleiben [46]. Da das Ausmaß der Entzündungsreaktion an den Rändern und an der Invasionsfront oft unterschiedlich ist, sollte man die Entzündung für beide Bereiche getrennt angeben. Es ist nicht bekannt, ob die sich verringernde Entzündungsreaktion durch die größere Infiltrationstiefe oder ob die tiefere Infiltration durch die sich verringernde Entzündungsreaktion verursacht wird.

Einige Pathologen messen dem lymphozytären Infiltrat wenig Bedeutung bei. Andere dagegen haben die Erfahrung gemacht, daß die Prognose bei einem starken Lymphozyteninfiltrat deutlich besser ist als bei einem spärlichen. Bei der Dokumentation der Stärke des lymphozytären Infiltrats gibt es jedoch kein einheitliches Vorgehen. Da das Ausmaß der lymphozytären Infiltration unterhalb der Invasionsfront in umgekehrt proportionalem Verhältnis zur Tumordicke steht, kann man folgern, daß das Ausmaß der lymphozytären Infiltration kein unabhängiger Parameter und daher kein wesentlicher Punkt für den Befund des Pathologen ist [46].

Pigmentierung

Klinisch stark pigmentierte Tumoren können unter dem Mikroskop nur sehr wenig Pigment aufweisen. Das liegt daran, daß Pigment nicht in Form von deutlichen Granula vorliegt, sondern nur zu einer diffusen Tönung des Zytoplasmas Anlaß gibt. Das Vorhandensein von Pigment erleichtert dem Pathologen die Stellung der richtigen Diagnose, für den Chirurgen spielt es bei der Planung der Behandlung keine Rolle. Der Grund dafür ist, daß die Stärke der Pigmentierung offensichtlich umgekehrt proportional zur Tumordicke ist und keinen unabhängigen Einfluß auf die Überlebensrate besitzt [45].

Zelltyp

Jeder Pathologe klassifiziert den Zelltyp auf andere Art und Weise. Ein Melanom kann ganz aus Zellen von nur einem Typ bestehen, es kann aber auch mehrere verschiedene Zellklone aufweisen. Die häufigsten Zelltypen sind Epitheloidzellen, kleine nävusähnliche Epitheloidzellen, Spindelzellen, spindelige nävusähnliche Zellen und Ballonzellen. Die nävusähnlichen Epitheloidzellen leiten sich von Zellen ab, die wie gewöhnliche Epitheloidzellen aussehen. Deshalb betrachten einige Pathologen diesen Zelltyp als Mischtyp. Derzeit gibt es noch keinen gültigen Klassifikationsvorschlag für Zelltypen des Melanoms, und viele Pathologen geben lediglich den vorherrschenden Zelltyp an. Spindelige nävusähnliche Zellen treten selten auf und sollten vielleicht mit den nävusähnlichen Epitheloidzellen als „nävusähnliche Zellen" zusammengefaßt werden.

In Australien wurde festgestellt [45], daß hauptsächlich aus nävusähnlichen Epitheloidzellen bestehende Melanome eine bessere Prognose besitzen als Melanome mit anderen Zelltypen. Für die spontane Regression, die meistens nur partiell abläuft, kann es wichtig sein, daß viele Melanome multiklonal sind. Verschiedene Klone können eine unterschiedliche Antigenstruktur besitzen. Die Ballonzellen weisen ultrastrukturell Veränderungen ihrer Organellen auf. Es scheint, daß die Transformation zu einer Ballonzelle dem Tumor keine besonderen Eigenschaften verleiht. Auch Metastasen können ganz oder teilweise aus Ballonzellen bestehen.

Gefäßeinbrüche

Gefäßeinbrüche sind schwer zu erkennen. Sehr häufig verursacht die Schrumpfung des Gewebes während der Paraffineinbettung Spalten im Kollagen des Stratum reticulare, wodurch Lymphgefäße und Lymphgefäßeinbrüche vorgetäuscht werden. In Blut- und Lymphgefäßen vorhandene Melanomzellen bedeuten nicht unbedingt, daß Metastasen auftreten müssen; sieht man jedoch eindeutige Gefäßeinbrüche, ist die Prognose gewöhnlich schlecht [32]. Eindeutige Gefäßeinbrüche sind selten. Little [33] stellte sie bei 0,7% der Fälle fest, Larsen und Grude [32] bei 5,8%, und andere Autoren berichten von bis zu 37% [25].

Begleitende Pigmentnävi

Junktions- oder Compoundnävi vom kindlichen Typ grenzen in der Regel nicht an ein Melanom. Dysplastische Junktionsnävi bilden jedoch bei 40% der Superficial-spreading-Melanome den seitlichen Anteil. In einer Untersuchung aus Sydney [37] fanden sich in den Routineschnitten beim SSM in 35%, beim NM in 25% und beim LMM in 4% der Fälle angrenzende dermale Nävi. Ackermann u. Su [1] fanden mittels Stufenschnitten intradermale Nävi bei 50% der Superficial-spreading-Melanome. Für die Prognose spielt es keine Rolle, ob ein begleitender Nävus vorhanden ist oder nicht. Die Tatsache sollte aber dennoch vermerkt werden, da für die Histogenese Nävi wichtig sein können.

Solare Degeneration

Die Auswirkungen der Sonneneinstrahlung lassen sich viel leichter klinisch als histologisch erkennen. Man sollte bei jedem Pigmenttumor, der mit starker solarer Elastose einhergeht, ein LMM vermuten. Häufig wird eine flache, pigmentierte Läsion als LMM bezeichnet, weil sie flach oder lentiginös ist. Ein Melanom mit lentiginösem seitlichem Anteil ohne solare Degeneration der Haut kann an der unbehaarten Haut der Handinnenflächen, der Fußsohlen oder subungual auftreten. Auch andere Merkmale unterscheiden diese Melanome von LMM, aber am wichtigsten ist die fehlende solare Schädigung.

McGovern et al. [44] zeigten, daß für die gute Prognose der Patienten mit LMM nicht die solare Degeneration per se verantwortlich ist. Bei Patienten mit SSM oder NM an Kopf oder Hals ist das Vorhandensein einer solaren Degeneration mit einer Verschlechterung der Prognose verbunden.

Befund des Pathologen

Der Befund des Pathologen für den Kliniker muß nicht jedes histologische Detail beinhalten. Der Kliniker benötigt bestimmte Grundinformationen, um die Behandlung planen und die Prognose abschätzen zu können. Darüber hinausgehende Information zu anderen Zwecken kann er auf Wunsch immer vom Pathologen erhalten. Dieser sollte alle histologischen Merkmale dokumentieren, die möglicherweise zu einem besseren Verständnis der Biologie des Melanoms führen könnten. Im folgenden werden die für den Kliniker wesentlichen Grundinformationen behandelt.

Makroskopische Merkmale

Das Präparat sollte ausgemessen werden, und zwar auch zur Tiefe hin (bis zur tiefen Faszie oder nur bis zum subkutanen Fettgewebe). Dies kann auch für die Identifikation wichtig sein. Größe, Form, Umriß und Farbe des Tumors sowie der Abstand zu den Resektionsrändern sind festzuhalten. Es empfiehlt sich, eine Skizze oder ein Photo des Präparats anzufertigen, auf dem die Stellen markiert werden, an welchen Gewebe für die histologische Untersuchung entnommen wurde.

Histologische Merkmale

Die Eindringtiefe des Tumors muß sowohl durch die Messung der *Tumordicke* als auch *stratigraphisch* (mikroanatomischer Level, Mikrostadium, Clark's Level) festgelegt werden. Zusätzlich wird festgestellt, ob eine *Ulzeration* besteht, und im positiven Fall sollte - wenn möglich - deren Ausdehnung gemessen werden. Man muß die *Wuchsform* festhalten und die *Mitosen* pro mm^2 zählen an der Stelle, wo sie am zahlreichsten auftreten. Die Diagnose einer ***aktiven Regression*** kann durch Nachweis von degenerierenden Melanomzellen im lymphozytären Infiltrat gestellt werden. Für die Diagnose einer ***abgelaufenen Regression*** müssen Zelluntergänge und Fibrose vorliegen. Wünschenswert ist auch, ***Lymph- oder Blutgefäßeinbrüche*** zu dokumentieren.

Der Pathologe kann zusätzlich zu den angeführten histologischen Merkmalen, die der Chirurg benötigt, noch weitere Befunde festhalten. Beim SSM sollte man unterscheiden, ob der *seitliche Anteil* ein in situ-Melanom oder der Rest eines prämalignen dysplastischen Nävus ist. Tritt mehr als ein *Zelltyp* auf, sollte der dominierende Typus registriert werden. Weitere Merkmale sind *Pigmentgehalt* der Läsion, Anordnung und Ausmaß der *lymphozytären Infiltration* und das Vorhandensein eines *begleitenden intradermalen Nävus* oder einer *solaren Elastose.*

Histologische Diagnose eines Melanoms

Methoden

Bisweilen kann die klinische Diagnose eines Melanoms recht schwierig sein, und melanomverdächtige Läsionen können sich als gutartig erweisen. Deshalb muß einem ausgedehnten chirurgischen Eingriff eine histologische Diagnose vorangehen. Entsprechende anamnestische Angaben müssen dem Pathologen bekannt sein, dieser sollte die Läsion auch nach Möglichkeit vor der chirurgischen Entfernung sehen. Die histologische Diagnose kann nach einfacher Exzision oder nach Inzisionsbiopsie erfolgen (s. Kap. 6). Es wird noch darüber diskutiert, ob man Inzisions- bzw. Stanzbiopsien verwenden soll. Die Befürworter dieser Methoden führen an, daß daraus keine Probleme entstehen; die Gegner betonen, daß der tiefste Teil der Läsion unter Umständen im Präparat nicht erfaßt ist. Außerdem befürchten sie die Implantation von Tumorzellen, die möglicherweise beim nachfolgenden chirurgischen Eingriff nicht mit entfernt werden. Bei sehr ausgedehnten Läsionen kann jedoch eine Inzisionsbiopsie die geeignetere Methode sein. Bei jeder Methode sollte man darauf achten, die ganze Hautdicke bis zum subkutanen Fettgewebe zu entnehmen, damit der tiefste Teil der Läsion mit Sicherheit in der Biopsie erfaßt ist. Kürettagen und Schabbiopsien sind kontraindiziert, selbst für Läsionen, die nur verdächtig erscheinen. In diesen Fällen sollte lieber anhand einer Schnellschnittuntersuchung die Diagnose verifiziert werden, oder das Präparat wird standardgemäß im Paraffinverfahren bearbeitet.

Schnellschnittuntersuchung

Einige Chirurgen bevorzugen die Schnellschnittmethode, die jedoch nur von sehr erfahrenen Pathologen durchgeführt werden sollte. An Schnellschnitten lassen sich Keratinozyten und Melanozyten nicht immer leicht unterscheiden, und bei ca. 4% der Fälle muß ein Paraffinschnitt abgewartet werden [34, 39]. Falsch-positive Diagnosen sind selten, aber wenn sie gestellt werden, handelt es sich in der Regel um Compoundnävi oder kombinierte Nävi, z.B. um einen dysplastischen Junktionsnävus, der mit einem zellreichen blauen Nävus kombiniert ist. Häufiger als falsch-positive Diagnosen kommen falsch-negative Diagnosen vor. Das liegt an der Schwierigkeit, am Schnellschnitt zwischen Melanozyten und Keratinozyten zu unterscheiden. Sehr kleine Präparate sollte man nicht im Schnellschnittverfahren untersuchen, da die gesamte Läsion beim Anschneiden des Blocks verloren gehen oder nur ein unzureichender Teil der Läsion für die Paraffineinbettung zurückbleiben kann.

Fixierung

Die beste Routinemethode ist eine 18 bis 24stündige Fixierung in gepuffertem, 10%igem Formalin. Die Fixierung kann durch die Verwendung anderer Fixationslösungen, wie B-5 oder Bouin, verbessert werden. Bei diesen Fixationsmitteln treten die Details des Zellkerns besser hervor, und die Melanosomen werden in der Elektronenmikroskopie besser dargestellt.

Färbung

Die wichtigste Färbung zur Erkennung des Melanoms ist Hämatoxylin-Eosin. Zur Darstellung des Pigments und zur Zählung der Mitosen ist eine qualitativ hochwertige Färbung notwendig. Atypisches Fibroxanthom und malignes Fibroxanthom (malignes Histiozytom) können von einem Melanom am sichersten durch eine Retikulinfärbung unterschieden werden. Diese Tumoren besitzen ein atypisches, mesenchymales Retikulinfasernetz, in dem jede einzelne Zelle durch Retikulinfasern umgeben ist. Die Retikulinfärbung kann auch die intakte Basalmembran der Haut sichtbar machen, obwohl das nicht immer der Fall ist. Retikulinfärbung kann auch helfen, seit langem bestehende intradermale Nävi von Melanomen abzugrenzen, denn die ersteren besitzen ein Retikulinfasernetz von mesenchymalem Typ, Melanome jedoch eines von karzinomatosem Typ, d.h., die Retikulinfasern umgeben nicht einzelne Zellen, sondern Zellgruppen. Sieht man in der Hämatoxylin-Eosin-Färbung kein Pigment, so kann die Fontana-Masson-Versilberung versucht werden, um Pigment oder Pigmentvorstufen darzustellen. Meistens hilft diese Methode jedoch nicht weiter. Mit der PAS-Färbung zeigen Melanozyten oft eine schwach positive Reaktion.

Elektronenmikroskopie

Für die Diagnose eines primären Melanoms hilft die Elektronenmikroskopie gewöhnlich nicht weiter. Ihre Hauptindikation ist, bei einer Metastase eines unbekannten Primärtumors den melanozytären Ursprung zu sichern[1]. Dies beruht auf der Identifikation von Melanosomen in Tumorzellen. In der Regel treten diese in einem Pigmenttumor selten auf, aber nach Erfahrungen an der SMU ließen sie sich immer bei einigen Zellen nachweisen. Beim Melanom findet man normalerweise einzelne oder miteinander verbundene Melanosomen im Zytoplasma der Zellen sowie verschiedene Stadien ihrer Differenzierung (Abb. 3.13). Diese Prämelanosomen sind in der Regel ungeordnet und unterscheiden sich von Zelle zu Zelle. Für sich alleine erlauben sie keine Melanomdiagnose, und man kann sie auch nicht als diagnostisches Kriterium für die Malignität heranziehen.

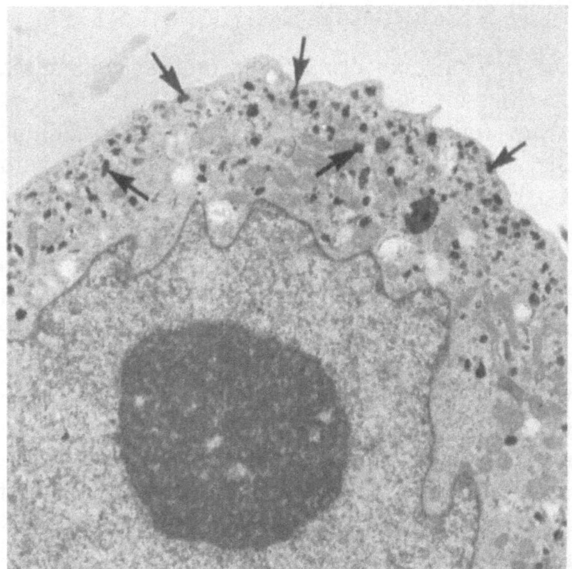

Abb. 3.13. Ultrastruktur eines Melanoms im Elektronenmikroskop. Man sieht typische Melanosomen im Zytoplasma *(Pfeile)*, die das Melanom von anderen malignen Tumoren unterscheiden (Balch CM et al.: Cutaneous Melanoma. In Hardy JM (ed): Textbook of surgery: Basic principles and practice, S. 304. Philadelphia. Lippincott, 1983)

Schwierige Diagnosen

Nichtmelanozytäre Veränderungen

Atypische Fibroxanthome treten auf sonnengeschädigter Haut älterer Patienten auf. Aus der Sicht des Pathologen sind diese Läsionen am schwierigsten von Melanomen zu unterscheiden. Häufig scheinen die Tumorzellen aus der Basalzellschicht der Epidermis zu stammen. Die Retikulinfärbung kann eine zerstörte Basalmembran zeigen. Das wesentliche diagnostische Merkmal ist, daß jede Zelle von argyrophilen Fasern umgeben wird.

Das *maligne fibröse Histiozytom* ähnelt dem atypischen Fibroxanthom. Es ist auf bedeckter wie auch auf unbedeckter Haut lokalisiert. Patienten mit diesem Neoplasma sind jedoch gewöhnlich im 4. oder 5. Lebensjahrzehnt. Es bestehen dieselben

[1] Anmerkung der Übersetzer: In den letzten Jahren sind für die Untersuchung von Metastasen bei unbekanntem Primärtumor zunehmend immunhistologische Methoden in den Vordergrund getreten. Für Melanome charakteristisch ist der Nachweis von S-100 und HNK-1 (Leu 7), an Intermediärfilamenten enthalten Melanome Vimentin, jedoch kein Keratin. Auch verschiedene monoklonale Antikörper gegen melanomassoziierte Antigene kommen zum Einsatz. Ausführliche Darstellung und Literatur: Taylor SR: Immunmicroscopy: A diagnostic tool for the surgical pathologist. Philadelphia, Saunders, 1986.

histologischen Schwierigkeiten bei der Diagnosestellung wie beim atypischen Fibroxanthom, und das maligne fibröse Histiozytom läßt sich ebenso durch Retikulinfärbung erkennen. Bei beiden Läsionen kann die Elektronenmikroskopie auf den histiozytären Ursprung der Tumorzellen hinweisen.

Das *Plattenepithelkarzinom* kann ein Melanom imitieren. Durch Elektronenmikroskopie ist die Darstellung von Tonofibrillen möglich. Bei Polarisation kann eine zarte Doppelbrechung erkennbar werden. Die Doppelbrechung tritt auch bei histiozytären Läsionen auf, erscheint aber gröber.

Pigmentierte Basaliome (Basalzellkarzinome), besonders jene vom hamartomatösen Typ, können Melanozyten enthalten. Phagozyten speichern das Pigment und sammeln sich gewöhnlich in der Läsion an. Besteht keine palisadenartige Anordnung der Tumorzellen, dann ist das Vorhandensein eines feinen kollagenen Stromas, das die Tumornester ähnlich wie bei Haarfollikeln umgibt, für die Diagnose ausschlaggebend. Wieder kann die Elektronenmikroskopie - falls zur Verfügung - hilfreich sein.

Der *pigmentierte M. Bowen* kann dem Kliniker Schwierigkeiten bereiten, ist aber leicht durch den Pathologen zu diagnostizieren.

Das *maligne ekkrine Akrospirom* ist ein nicht sehr häufiger Tumor. Ductuli oder verhornende Areale sind entscheidend, um eine fälschliche Diagnose als amelanotisches Melanom zu verhindern. Falls sich mit dem Lichtmikroskop keine intrazytoplasmatischen Ductuli finden lassen, kann sie das Elektronenmikroskop aufzeigen.

Eine Invasion der Epidermis durch Zellen der *Mycosis fungoides* ähnelt manchmal einem SSM. Durch die Identifikation von Mykosezellen im dermalen Infiltrat und ihre Ähnlichkeit mit den Zellen in der Epidermis sollte jedoch eine richtige Diagnose möglich sein.

Der *extramammäre M. Paget* kommt beim Karzinom der apokrinen Schweißdrüsen oder seltener beim muzinösen Karzinom des Analkanals vor. Die Pagetzellen besitzen relativ viel Zytoplasma. Muzinfärbungen können zur richtigen Diagnose beitragen.

Die *lichenoide Keratose* kann irrtümlich mit einer regressiven melanozytären Läsion verwechselt werden, besonders da der Patient häufig angibt, an der betreffenden Stelle einen Pigmentfleck gehabt zu haben. Ferner sind derartige Läsionen nicht immer an lichtexponierten Körperstellen lokalisiert. Gewöhnlich treten sie einzeln auf, und histologisch ähneln sie stark dem Lichen planus.

Die *pigmentierte seborrhoische Keratose* wird i.allg. als mögliche melanozytäre Läsion biopsiert oder exzidiert. Dabei treten selten histologische Schwierigkeiten auf.

Ein *Merkel-Zelltumor* kommt sehr selten vor. Histologisch handelt es sich um einen einheitlich gebauten Tumor, der aus kleinen Zellen besteht. Diese gehen oft von der Basalzellschicht der Epidermis aus, so daß der Tumor wie ein Melanom aussieht. Hilfreich ist die Elektronenmikroskopie, die Sekretgranula erkennen läßt.

Benigne melanozytische Veränderungen

Manchmal sind Pathologen irritiert, wenn gutartige Läsionen Mitosen, bizarre Zellen oder ungewöhnlich viel Pigment aufweisen. Dies sind aber keine Kriterien für Malignität. Die meiste Unsicherheit rufen - selbst bei erfahrenen Pathologen - Spitz-Nävi, regressiv veränderte Nävi, zellreiche blaue Nävi und Nävi innerhalb von Lymphknoten hervor.

Der *Spitz-Nävus* ist eine der häufigsten Läsionen, die dem Pathologen bei der Diagnose Schwierigkeiten bereiten kann. Der Kliniker dagegen zweifelt selten an der Gutartigkeit einer derartigen Läsion (Abb. 3.14A). Es war Sophie Spitz [57], die diese Läsion zuerst als gutartig beschrieb und sie „juveniles Melanom" nannte. In einer neueren Studie über 211 Patienten mit einem Spitz-Nävus in Queensland [59] waren 60% der Läsionen amelanotisch, 30% besaßen eine mäßige Pigmentierung und 10% waren stark pigmentiert. Bei Kindern sind Spitz-Nävi eher unpigmentiert und treten gewöhnlich als hautfarbene Läsion mit einem Durchmesser von ca. 5 mm auf. Sie können aus Spindelzellen, Epitheloidzellen oder aus beiden Typen bestehen. Spindelzellige Tumoren sind gewöhnlich faszikulär aufgebaut (Abb. 3.14B). Die oberflächlichen Gefäße sind in der Regel ektatisch, das Gewebe ödematös, manchmal ödematös-zystisch.

Endet der Spitz-Nävus ohne Randzonen oder treten junktionale Melanozytennester im Randbereich auf, ist die Läsion gutartig. Besteht dagegen eine pagetoide Invasion der Epidermis seitlich neben dem Tumorrand, so ist die Läsion ein Melanom. Ein Spitz-Nävus kann in jedem Alter auftreten, am häufigsten kommt er aber in den beiden ersten Lebensjahrzehnten vor. Je älter ein Patient ist, desto sorgfältiger muß die Läsion untersucht werden, denn einige Melanome sehen Spitz-Nävi sehr ähnlich. Die hilfreichsten Merkmale für eine

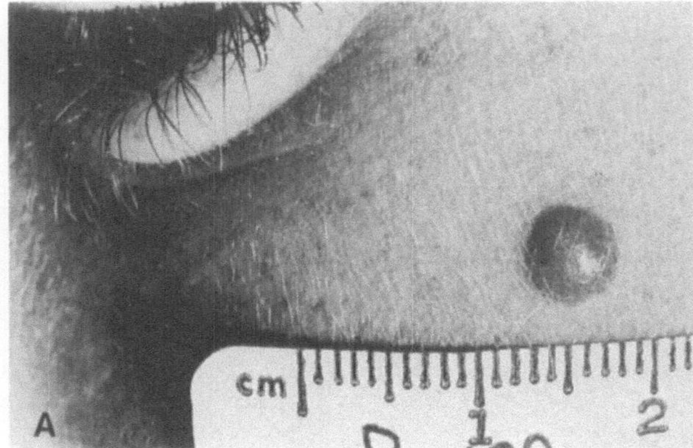

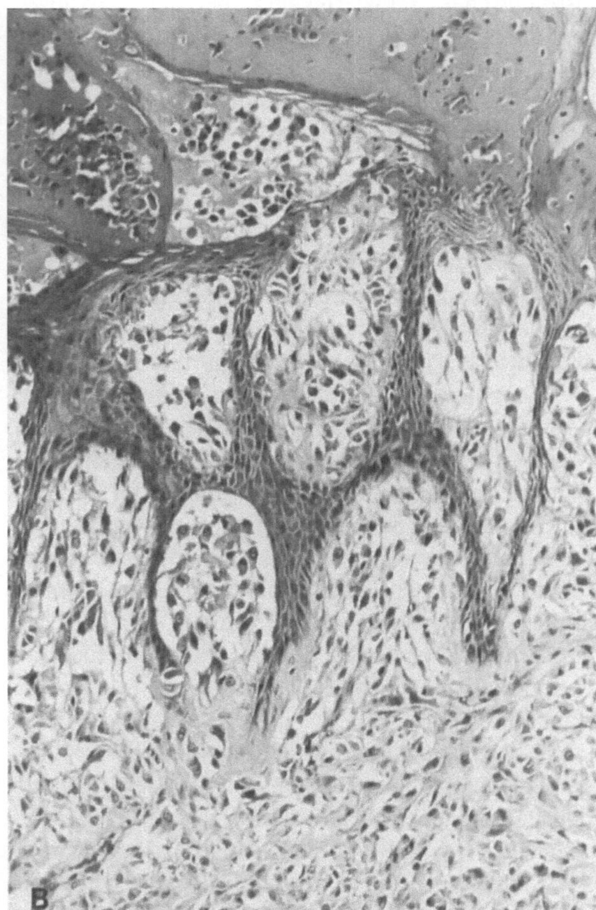

Abb. 3.14. **A** Typischer Spitz-Nävus: erhaben und fleischfarben, mit regelmäßiger, runder Kontur. **B** Histologie eines Spitz-Nävus (nicht derselbe wie in A): miteinander vermischte Spindel- und Epitheloidzellen, Neigung zu faszikulärer Anordnung; in der Epidermis lymphgefüllte Hohlräume, in denen Melanozyten flottieren

richtige Diagnose sind die Tumorarchitektur und die Randzonen der Läsion [39].

Ein *regressiv veränderter Nävus* - meistens ein Compoundnävus - besitzt oft einen pigmentierten Hof, der für den Kliniker beruhigend ist, nicht aber für den Pathologen. Regressiv veränderte Nävi weisen junktional häufig sehr atypische Zellen auf, die man irrtümlich für ein Melanom halten kann. Ein Nävus in aktiver Regression hat, von den vorhandenen Melanozyten abgesehen, i. allg. den Aufbau eines Lichen planus (Abb. 3.15A,B). Man erkennt ihn an der Nesterbildung der junktionalen Zellen und an der Tatsache, daß die intradermalen Nävuszellen ebenfalls degenerieren. Wenn ein Melanom auf dem Boden eines intradermalen Nävus regressiv verändert ist, sind die Nävuszellen von der Regression nicht betroffen. Liegen zu wenige überlebende Zellen vor, um die Läsion eindeutig als regressiv veränderten Nävus einordnen zu können, sollte der Patient auf andere regressiv veränderte Nävi hin untersucht werden.

Zellreiche blaue Nävi sollten wie alle anderen Spindelzelltumoren beurteilt werden [54]. Im allgemeinen bedeutet eine Polymorphie mit erhöhter Mitoseaktivität Malignität. Andere blaue Nävi mit besonderem Reichtum an gleichförmigen, kurzen Spindelzellen sind gutartig. Die letzteren besitzen manchmal rundliche Gruppen von hellen Zellen ohne Pigmentproduktion, die dem von Masson beschriebenen Neuronävus [48] entsprechen. Sie können für bösartig gehalten werden, denn manchmal sind Nerven einbezogen; allerdings läßt sich in der Regel schwer beurteilen, ob diese infiltriert sind oder zum Nävus gehören. Bei jüngeren Patienten können zellreiche blaue Nävi, die gewöhnlich aus großen Spindelzellen bestehen, gelegentlich in die regionären Lymphknoten metastasieren, ohne sich weiter auszubreiten. Im allgemeinen sind maligne blaue Nävi selten, und deshalb entspricht Metastasierung von einer als zellreicher blauer Nävus bezeichneten Läsion meist einer Fehldiagnose. So kann ein teilweise regressiv verändertes Melanom, in dem sich überlebende neoplastische Zellen vermehrt haben und einen zellreichen Knoten bilden, als zellreicher blauer Nävus diagnostiziert werden.

Gelegentlich sieht man das *Dunklerwerden* eines Nävus, der sich bis in die Kindheit zurückverfolgen läßt, ohne daß er sich in seiner Größe ändert oder eine Unregelmäßigkeit in seiner Form zeigt. Histologisch erweist er sich als intradermaler Nävus mit einem Klon von tief pigmentierten Zellen. Meistens handelt es sich um einen benignen Nävus. Verdächtiger ist jedoch eine Läsion mit einem unregelmäßigen Umriß, häufig mit einem Durchmesser von mehr als 5 mm und einer etwas ungleichmäßigen Färbung. Eine derartige Läsion besitzt in der Regel eine lange bestehende intradermale Nävuskomponente und eine später aufgetretene junktionale Komponente vom Typ des dysplastischen Nävus. Die Farbunregelmäßigkeit ist wahrscheinlich durch die zuletzt entwickelte dysplastische Proliferation von junktionalen Melanozyten bedingt, die über dem vorbestehenden intradermalen Nävus liegt. In einigen Fällen können die Farbunterschiede auch aus der Entwicklung eines in situ-Melanoms in einem dysplastischen Nävus resultieren. In anderen Fällen dagegen wurden sie durch die Ausdehnung eines vorbestehenden dysplastischen Nävus verursacht. Beobachtet man ein kurzfristiges Dunklerwerden des Nävus, ist dies eine Indikation für eine Exzision und eine histologische Beurteilung.

Bei *klinisch verdächtig erscheinenden Läsionen* ist es wichtig, die gutartigen zu erkennen. Dies kann nur histologisch geschehen. Manche Läsionen, wie ein mit einem blauen Nävus kombinierter Junk-

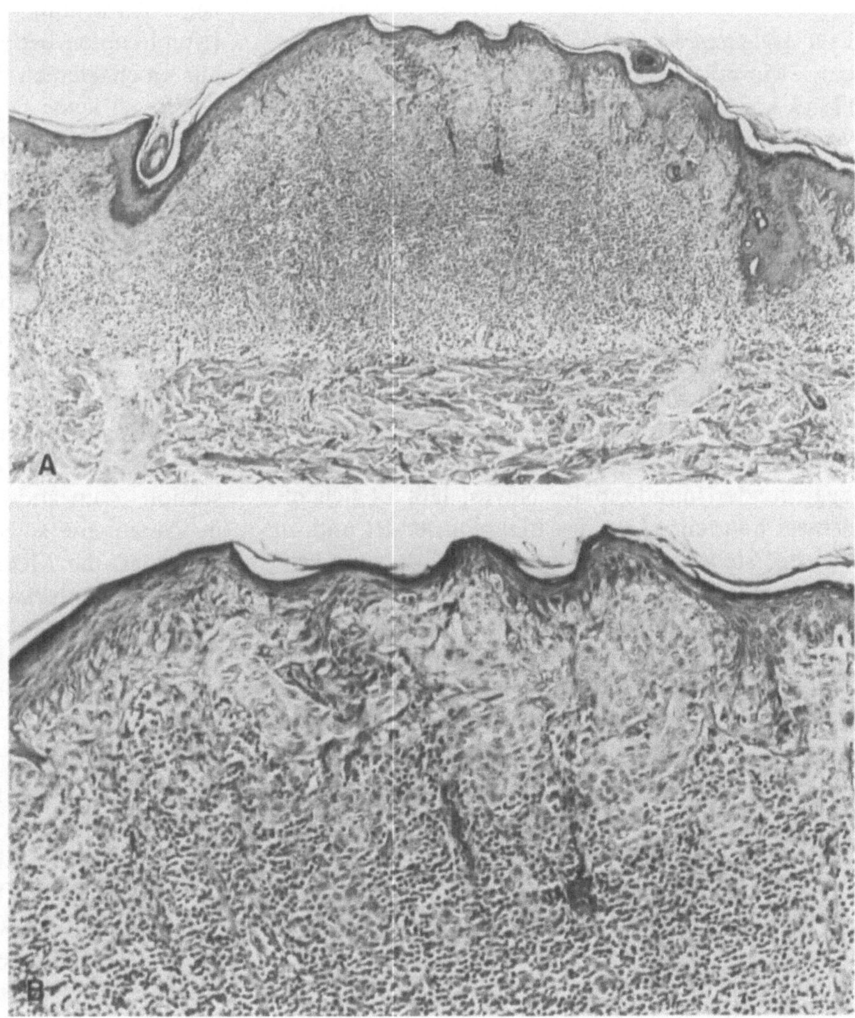

Abb. 3.15. A Übersichtsaufnahme, die die Ähnlichkeit zwischen regressiv veränderten Nävi und Lichen planus verdeutlicht. Das entzündliche Infiltrat ist in der Tiefe scharf abgegrenzt, und die darüberliegende Epidermis hat etwas von ihrer Basophilie verloren. **B** In diesem Fall eines regressiv veränderten Nävus, der einem Lichen planus ähnlich sieht, sind die Zellen in der Junktionszone sehr hell. Sie sind größer als die Zellen eines gewöhnlichen Halonävus; unter den Lymphozyten lassen sich untergehende Nävuszellen erkennen

tions- oder dysplastischer Nävus, können dem Chirurgen und auch dem Pathologen Schwierigkeiten bei der Diagnose bereiten.

Rezidivierende Nävi stellen ebenfalls ein Problem dar. Wurde ein intradermaler Nävus unvollständig exzidiert, kann er rezidivieren und dabei eine junktionale Komponente zeigen, die vorher nicht bestanden hat [31]. Auch Compoundnävi, die - soweit sich dies beurteilen läßt - vollständig exzidiert wurden, können rezidivieren [39]. Das beunruhigt besonders, wenn die Läsion ein Spindelzellnävus ist. Der Pathologe kann jedoch mit der Benignität des Rezidivs rechnen, wenn Zellatypien auf die epidermale Komponente beschränkt bleiben und wenn der junktionale Anteil seitlich scharf begrenzt ist und sich nicht pagetoid in die Peripherie ausbreitet. Ein Rezidiv nach Exzision eines dysplastischen Nävus ist mit hoher Wahrscheinlichkeit ein Melanom.

Verschiedene Schwierigkeiten

Das *Melanom bei Kindern* vor der Pubertät ist mit einer Mortalität von etwa 60% assoziiert [39]. Zum Glück kommen sie nicht oft vor, und ihre Seltenheit wird gelegentlich als diagnostisches Kriterium gewertet. Das Melanom bei Kindern ähnelt jedoch dem Melanom bei Erwachsenen, und es gelten dieselben diagnostischen Kriterien.

Melanome ohne junktionale Komponente können ein Problem darstellen. Die Differentialdiagnose zum metastasierten Melanom, zum teilweise regressiv veränderten Melanom und zum malignen blauen Nävus wurde auf S. 38, 40, 41 beschrieben.

Manche Melanome zeigen eine Differenzierung in *nävusähnliche Zellen*. Besteht zusätzlich ein begleitender intradermaler Nävus, läßt es sich oft schwer beurteilen, wo das Melanom endet und an welcher Stelle der Nävus anfängt. Selbst wenn kein begleitender Nävus vorhanden ist, kann die Diagnose Schwierigkeiten bereiten. Lange Zeit bestehende intradermale Nävi besitzen ein dichtes Retikulinfasernetz, fast jede Zelle ist einzeln von Retikulin umgeben. Melanome dagegen haben eher ein Fasergerüst wie Karzinome: Retikulin umgibt Zellgruppen. Spitz-Nävi besitzen eine ähnliche Faserstruktur wie Melanome.

Gewöhnliche intradermale *Nävuszellen* finden sich gelegentlich in *Lymphknoten* [35]. Wird dies bei einem Melanompatienten beobachtet, bei dem eine elektive Lymphknotendissektion vorgenommen wurde, ergeben sich Schwierigkeiten. Der Verdacht auf eine Metastase ist jedoch unbegründet, wenn sich herausstellt, daß die Nävuszellen in den Trabekeln oder in der Kapsel, nicht aber in *den Sinus* auftreten. In ähnlicher Weise kommen reichlich pigmentierte blaue Nävi in Lymphknoten vor. Wahrscheinlich wird dadurch die Metastasierung eines blauen Nävus in die regionären Lymphknoten, jedoch nicht weiter, vorgetäuscht - der Patient hat 2 blaue Nävi, einen auf der Haut und den anderen in einem Lymphknoten.

Derzeit ist es noch nicht möglich, vorherzusagen, welche Melanome Metastasen entwickeln werden. Aufgrund statistischer Schätzungen läßt sich jedoch die Wahrscheinlichkeit angeben. Die meisten Melanome metastasieren in die regionären Lymphknoten. Es konnte gezeigt werden, daß Patienten mit *Mikrometastasen in Lymphknoten* eine fast ebenso gute Prognose besitzen wie Patienten im klinischen Stadium I, bei denen kein Lymphknotenbefall nachweisbar ist [7, 17]. Es muß jedoch daran erinnert werden, daß das Fehlen von Metastasen in histologischen Routineschnitten noch keinen Ausschluß der Metastasierung in die Lymphknoten bedeutet. Der Pathologe untersucht nur einen kleinen Teil jedes Gewebeblocks, da in der Regel keine Serienschnitte angefertigt werden. Die Anzahl der positiven Lymphknoten steht mit der Sterblichkeit in direktem Zusammenhang (s. Kap. 19). Der Pathologe sollte daher jeden Lymphknoten komplett einbetten. Falls dies nicht möglich ist, sollte er repräsentative Anteile jedes Lymphknotens einbetten, um zu beurteilen, wie viele Lymphknoten befallen sind.

Hautmetastasen eines Melanoms treten in 2 Formen auf. Einmal als In-Transit-Metastasen, d.h. Metastasen zwischen der Stelle der ursprünglichen Exzision und der Stelle der Lymphknotendissektion. Zum anderen erfolgt eine Metastasierung in Zonen, die so weit vom Primärtumor entfernt sind, daß die Metastase nicht das Ergebnis einer direkten lymphatischen Ausbreitung sein kann. Wie bereits erwähnt, sind Metastasen der Haut oft in der oberen Dermis lokalisiert, wo sie klinisch sowie pathologisch einen zweiten Primärtumor simulieren können (Abb. 3.16).

Das Melanom kann in jedes Organ oder Gewebe metastasieren, aber an 2 Lokalisationen entstehen klinische Probleme. In einer Studie des Royal Prince Alfred Hospital erwiesen sich 25% aller metastasierten Tumoren bei Patienten mit der Symptomatik eines primären intrakraniellen Tumors als Melanome (unveröffentlichte Mitteilung). Melanommetastasen sind auch häufig im oberen Dünndarm lokalisiert (Abb. 3.17), in dem polypoide

Tumoren eine Obstruktion hervorrufen können. Der Grund für diese bevorzugte Lokalisation ist unbekannt. Derartige Tumoren können amelanotisch sein und großzelligen Lymphomen ähnlich sehen. Lymphome des Jejunums kommen bei erwachsenen Patienten mit manifester oder subklinischer Zöliakie vor und treten gewöhnlich multipel auf. In solchen Fällen besteht eine typische Zottenatrophie der Dünndarmschleimhaut. Ist Elektronenmikroskopie möglich, sollten Melanosomen in einer Melanommetastase nachweisbar sein.

Das *metastasierte Melanom ohne erkennbaren Primärtumor* ist ein häufig wiederkehrendes Problem. Bei einem amelanotischen Neoplasma sollte sich sein melanozytärer Ursprung durch Fontana-Masson-Versilberungen oder durch Elektronenmikroskopie aufzeigen lassen[2]. Der Pathologe muß die Natur der Veränderungen klären, damit der Kliniker nach dem Ort des regressierten Primärtumors suchen kann. Falls vorhanden, sollte der Tumor exzidiert und auf überlebende Melanomzellen untersucht werden.

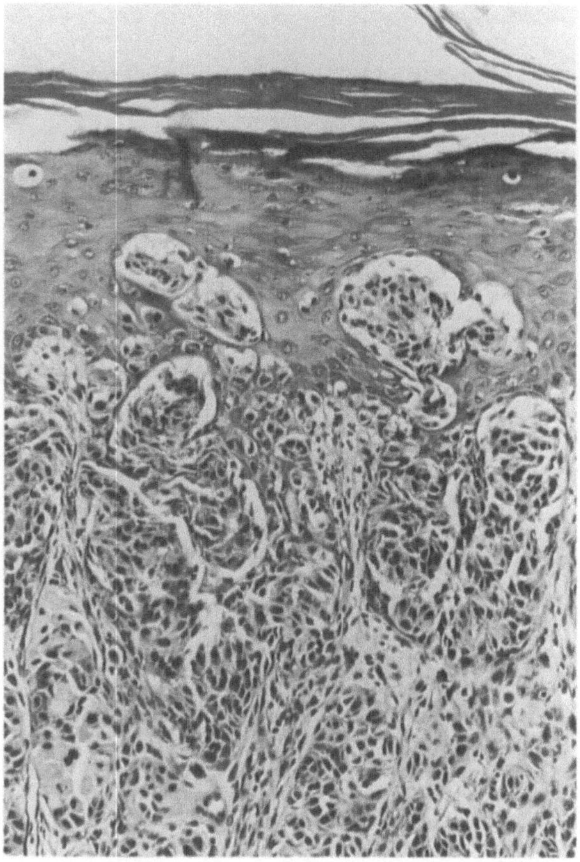

Abb. 3.16. Eine von vielen Hautmetastasen bei einer 37jährigen Frau, deren Primärtumor auf dem Bein lokalisiert war. Die Melanomzellen sind in die Epidermis vorgedrungen und täuschen so ein primäres Melanom vor

Schlußbemerkung

Optimale Ergebnisse setzen eine gute Zusammenarbeit zwischen Kliniker und Pathologen voraus. Der Kliniker muß mit den verschiedenen histologischen Merkmalen des Melanoms und ihrer prognostischen Bedeutung vertraut sein, um das geeignete Behandlungskonzept erstellen zu können.

2 Siehe hierzu Anmerkung der Übersetzer S. 50

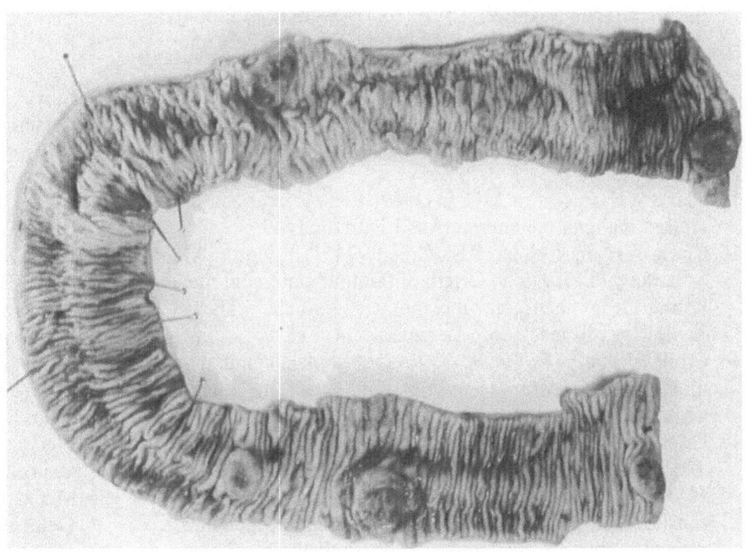

Abb. 3.17. Jejunum eines 37jährigen Mannes, dem 7 Jahre zuvor ein Melanom an der Schulter entfernt wurde. Symptom war eine Meläna. Das Jejunum zeigte 6 polypoide Metastasen

Literatur

1. Ackerman AB, Su WPD (1979) The histology of cutaneous malignant melanoma. In: Kopf AW, Bart RS, Rodriguez-Sains RS, Ackerman AB (eds) Malignant Melanoma. Masson, New York, p 25
2. Allen AC (1949) A reorientation on the histogenesis and clinical significance of cutaneous nevi and melanomas. Cancer 2: 28
3. Anderson DE (1971) Clinical characteristics of the genetic variety of cutaneous melanoma in man. Cancer 28: 721
4. Arrington JH III, Reed RJ, Ichinose H, Krementz ET (1977) Plantar lentiginous melanoma: A distinctive variant of human cutaneous malignant melanoma. Am J Surg Pathol 1: 131
5. Balch CM, Murad TM, Soong S-j, Ingalls AL, Halpern NB, Maddox WA (1978) A multifactorial analysis of melanoma: Prognostic histopathological features comparing Clark's and Breslow's staging methods. Ann Surg 188: 732
6. Balch CM, Murad TM, Soong S-j, Ingalls AL, Richards PC, Maddox WA (1979) Tumor thickness as a guide to surgical management of clinical stage I melanoma patients. Cancer 43: 883
7. Balch CM, Soong S-j, Murad TM, Ingalls AL, Maddox WA (1981) A multifactorial analysis of melanoma. III. Prognostic factors in melanoma patients with lymph node metastases (stage II). Ann Surg 193: 377
8. Balch CM, Wilkerson JA, Murad TM, Soong S-j, Ingalls AL, Maddox WA (1980) The prognostic significance of ulceration of cutaneous melanoma. Cancer 45: 3012
9. Becker SW (1948) Dermatological investigations of melanin pigmentation. In: Miner RW, Gordon M (eds) The Biology of Melanomas, Vol IV. Special Publications of the New York Academy of Sciences, p 82
10. Breslow A (1970) Thickness, cross-sectional areas and depth of invasion in the prognosis of cutaneous melanoma. Ann Surg 172: 902
11. Chung AF, Woodruff JM, Lewis JL Jr (1975) Malignant melanoma of the vulva: A report of 44 cases. Obstet Gynecol 45: 638
12. Clark WH Jr (1967) A classification of malignant melanoma in man correlated with histogenesis and biologic behavior. In: Montagna W, Hu F (eds) Advances in Biology of the Skin, Vol 8, The Pigmentary System. Pergamon Press, London, p 621
13. Clark WH Jr, Ainsworth AM, Bernardino EA, Yang C, Mihm MC Jr, Reed RJ (1975) The developmental biology of primary human malignant melanomas. Semin Oncol 2: 83
14. Clark WH Jr, Mihm MC Jr (1969) Lentigo maligna and lentigo-maligna melanoma. Am J Pathol 55: 39
15. Clark WH Jr, Reimer RR, Greene M, Ainsworth AM, Mastrangelo MJ (1978) Origin of familial malignant melanomas from heritable melanocytic lesions: „The B-K mole syndrome." Arch Dermatol 114: 732
16. Conley J, Lattes R, Orr W (1971) Desmoplastic malignant melanomas (a rare variant of spindle cell melanoma). Cancer 28: 914
17. Day CL Jr, Sober AJ, Lew RA, Mihm MC Jr, Fitzpatrick TB, Kopf AW, Harris MN, Gumport SL, Raker JW, Malt RA, Golomb FM, Cosimi AB, Wood WC, Casson P, Lopransi S, Gorstein F, Postel A (1981) Malignant melanoma patients with positive nodes and relatively good prognoses: Microstaging retains prognostic significance in clinical stage I melanoma patients with metastases to regional nodes. Cancer 47: 955
18. Elder DE, Goldman LI, Goldman SC, Greene MH, Clark WH Jr (1980) Dysplastic nevus syndrome: A phenotypic association of sporadic cutaneous melanoma. Cancer 46: 1787
19. Elder DE, Greene MH, Bondi EE, Clark WH Jr (1981) Acquired melanocytic nevi and melanoma: The dysplastic nevus syndrome. In: Ackerman AB (ed) Pathology of Malignant Melanoma. Masson, New York, p 185
20. Eldh J, Boeryd B, Peterson L (1978) Prognostic factors in cutaneous malignant melanoma in stage I: A clinical, morphological and multivariate analyses. Scand J Plast Reconstr Surg 12: 243
21. Feibleman CE, Stoll H, Maize JC (1980) Melanoma of the palm, sole and nailbed: Clinicopathologic study. Cancer 46: 2492
22. Ferrone S, Natali PG, Cavaliere R, Bigotti A, Nicotra MR, Russo C, Ng AK, Giacomini P (1983) Antigenic heterogeneity of surgically removed primary and autologous metastatic human melanoma lesions. J Immunol 130: 1462
23. Greeley PW, Middleton AG, Curtin JW (1965) Incidence of malignancy in giant pigmented nevi. Plast Reconstr Surg 36: 26
24. Gromet MA, Epstein WL, Blois MS (1978) The regressing thin malignant melanoma: A distinctive lesion with metastatic potential. Cancer 42: 2282
25. Hornstein OP, Weidner F (1973) Untersuchungen zur prognostischen Bedeutung der „Stromareaktion" beim malignen Melanom. I. Vascularisation und Prognose. Virchows Arch [Pathol Anat] 359: 67
26. Hutchinson J (1886) Melanosis often not black: Melanotic whitlow. Br Med J 1: 491
27. Hutchinson J (1892) Senile freckles. Arch Surg 3: 319
28. Jones RE Jr, Cash ME, Ackerman AB (1981) Malignant melanomas mistaken histologically for junctional nevi. In: Ackerman AB (ed) Pathology of Malignant Melanoma. Masson, New York, p 93
29. Kaplan EN (1974) The risk of malignancy in large congenital nevi. Plast Reconstr Surg 53: 421
30. Kopf AW, Bart RS, Hennessy P (1979) Congenital nevocytic nevi and malignant melanomas. J Am Acad Dermatol 1: 123
31. Kornberg R, Ackerman AB (1975) Pseudomelanoma: Recurrent melanocytic nevus following partial surgical removal. Arch Dermatol 111: 1588
32. Larsen TE, Grude TH (1979) A retrospective histological study of 669 cases of primary cutaneous malignant melanoma in clinical stage I. IV. The relation of cross-sectional profile, level of invasion, ulceration and vascular invasion to tumour type and prognosis. Acta Pathol Microbiol Immune Scand [A] 87: 131
33. Little JH (1972) Histology and prognosis in cutaneous malignant melanoma. In: McCarthy WH (ed) Melanoma and Skin Cancer. Blight, Sydney, p 107
34. Little JH, Davis NC (1974) Frozen section diagnosis of suspected malignant melanoma of the skin. Cancer 34: 1163
35. McCarthy SW, Palmer AA, Bale PM, Hurst E (1974) Naevus cells in lymph nodes. Pathology 6: 351
36. McGovern VJ (1966) Melanoblastoma in Australia. In: Della Porta G, Mühlbock O (eds) Structure and Control of the Melanocyte. Springer, Heidelberg, p 312

37. McGovern VJ (1972) Growth patterns, multiplicity and regression. In: McCarthy WH (ed) Melanoma and Skin Cancer. Blight, Sydney, p 95
38. McGovern VJ (1976) Malignant melanoma: Clinical and Histological Diagnosis. Wiley, New York, p 131
39. McGovern VJ (1982) Histological Diagnosis and Prognosis. Raven Press, New York
40. McGovern VJ, Mihm MC Jr, Bailly C, Booth JC, Clark WH Jr, Cochran AJ, Hardy EG, Hicks JD, Levene A, Lewis MG, Little JH, Milton GW (1973) The classification of malignant melanoma and its histologic reporting. Cancer 32: 1446
41. McGovern VJ, Shaw HM, Milton GW (1983) Prognosis in patients with thin malignant melanoma: Influence of regression. Histopathology 7: 673
42. McGovern VJ, Shaw HM, Milton GW (1985) Histogenesis of malignant melanoma with an adjacent component of the superficial spreading type. Pathology 17: 251
43. McGovern VJ, Shaw HM, Milton GW, Farago GA (1979) Prognostic significance of the histological features of malignant melanoma. Histopathology 3: 385
44. McGovern VJ, Shaw HM, Milton GW, Farago GA (1980) Is malignant melanoma arising in a Hutchinson"s melanotic freckle a spearate disease entity? Histopathology 4: 235
45. McGovern VJ, Shaw HM, Milton GW, Farago GA (1981) Cell type and pigment content as prognostic indicators in cutaneous malignant melanoma. In: Ackerman AB (ed) Pathology of Malignant Melanoma. Masson, New York, p 327
46. McGovern VJ, Shaw HM, Milton GW, Farago GA (1981) Lymphocytic infiltration and survival in malignant melanoma. In: Ackerman AB (ed) Pathology of Malignant Melanoma. Masson, New York, p 341
47. McGovern VJ, Shaw HM, Milton GW, McCarthy WH (1982) Ulceration and prognosis in cutaneous malignant melanoma. Histopathology 6: 399
48. Masson P (1950) Neuro-nevi „bleu." Arch De Vecchi Anat Patol 14: 1
49. Mehnert JH, Heard JL (1965) Staging of malignant melanomas by depth of invasion: A proposed index to prognosis. Am J Surg 110: 168
50. Patterson RH, Helwig EB (1980) Subungual malignant melanoma: A clinical-pathologic study. Cancer 46: 2074
51. Reed RJ (1976) Acral lentiginous melanoma. In: New Concepts in Surgical Pathology of the Skin. Wiley, New York, p 89
52. Reed WB, Becker SW Sr, Becker SW Jr, Nickel WR (1965) Giant pigmented nevi, melanoma, and leptomeningeal melanocytosis: A clinical and histopathological study. Arch Dermatol 91: 100
53. Reimer RR, Clark WH Jr, Greene MH, Ainsworth AM, Fraumeni JF Jr (1978) Precursor lesions in familial melanoma: A new genetic preneoplastic syndrome. JAMA 239: 744
54. Rodriguez HA, Ackerman LV (1968) Cellular blue nevus: Clinicopathologic study of forty-five cases. Cancer 21: 393
55. Sagebiel RW (1979) Histopathology of borderline and early malignant melanomas. Am J Surg Pathol 3: 543
56. Smith JL Jr, Stehlin JS Jr (1965) Spontaneous regression of primary malignant melanomas with regional metastases. Cancer 18: 1399
57. Spitz S (1948) Melanomas of childhood. Am J Pathol 24: 591
58. Wallace DC, Exton LA, McLeod GRC (1971) Genetic factor in malignant melanoma. Cancer 27: 1262
59. Weedon D, Little JH (1977) Spindle and epithelioid cell nevi in children and adults. A review of 211 cases of the Spitz nevus. Cancer 40: 217

4 Systeme der Klassifikation der Tumorausbreitung (Staging-Systeme)

A. S. KETCHAM und C. M. BALCH

Notwendigkeit des Tumorstagings

Die Einheitlichkeit der Klassifikation und des Tumorstagings muß als erste grundlegende Voraussetzung für den Vergleich von Behandlungsresultaten angesehen werden. Die Schwierigkeiten, ein reproduzierbares und akzeptables Klassifikations- und Staging-System für Melanome zu erstellen, haben zu einer großen Unsicherheit geführt, besonders im Hinblick auf den Vergleich von Therapieergebnissen. Bei uni- und multizentrischen Therapiestudien konnten trotz scheinbar einheitlicher Behandlungsmethoden keine vergleichbaren Ergebnisse erzielt werden. Die Qualitätskontrolle aller Behandlungsmodalitäten muß in jeder klinischen Studie gewährleistet sein, um eine falsche Interpretation der Ergebnisse zu vermeiden. Dabei müssen Unterschiede in Hinblick auf die beteiligten Chirurgen, Pathologen, Radiotherapeuten und internistischen Onkologen beachtet werden. In einer neuen multizentrischen Studie über die adjuvante Therapie beim Melanom [1] wurde retrospektiv die primäre chirurgische Therapie bei 20% der Patienten als unzureichend oder ungeeignet eingeschätzt. Während sich unterschiedliche Ergebnisse bei den einzelnen Kliniken durch Besonderheiten der Chirurgen sowie der Patienten erklären lassen, übersieht man häufig die Grundfrage, ob gleiche oder ähnliche Erkrankungen nach Stadien getrennt verglichen werden. Unterscheidet sich die Tumorausbreitung zwischen Patienten oder zwischen Studien, können keine gültigen Vergleiche angestellt werden. So sind unterschiedliche Ergebnisse leicht zu erklären. Andere Merkmale, wie genetische, physiologische und immunologische Unterschiede der Patienten, sind derzeit als nicht objektivierbare Variablen für das Tumorstaging anzusehen.

Ein Tumorstaging für Melanome muß so umfassend sein, daß es alle Krankheitsmanifestationen zum Zeitpunkt des Auftretens des Primärtumors einschließt. Zusätzlich muß man Tumorrezidive und Metastasen in ihrer Ausdehnung genau beschreiben und dokumentieren können. Das unterschiedliche Ansprechen auf die Therapie sollte ebenso quantifizierbar sein.

Es gibt derzeit viele verschiedene Stagingsysteme beim Melanom, keines ist jedoch weltweit anerkannt. Daher ist es von größter Wichtigkeit, das angewandte System genau zu bezeichnen. In diesem Kapitel wird ein Überblick über die heute gebräuchlichen Stagingsysteme und über ihre Einschränkungen gegeben, ferner wird das neue Schema des American Joint Committee on Cancer (AJCC) beschrieben [2].

Gebräuchliche Stagingsysteme

Ursprüngliches 3-Stadien-System

Die ursprüngliche - und noch am weitesten verbreitete - Klassifikation umfaßt 3 Stadien (Tabelle 4.1) [6, 9]. Sie ist einfach und gut einprägsam, berücksichtigt aber leider nicht so wichtige Kriterien wie die Tumordicke, die eine genauere Tumorklassifikation ermöglicht. Eine geringfügige Abänderung dieses Stagingsystems grenzt Patienten mit lokalen Rezidiven, Satelliten- und In-Transit-Metastasen voneinander ab (Tabelle 4.2) [5]. Die letzteren Begriffe haben jedoch für Kliniker und Pathologen eine unterschiedliche Bedeutung. Ein größerer Nachteil dieses Klassifikationssystems besteht darin, daß heutzutage 85% oder mehr der Melanompatienten

Tabelle 4.1. Konventionelles klinisch-pathologisches Staging beim Melanom

Stadium	Kriterien
I	Lokalisiertes primäres Melanom
IA	Lokalisierter Rezidivtumor (lokale Satelliten)
II	Regionale Lymphknotenmetastasen oder In-Transit-Metastasen
III	Fernmetastasen

Tabelle 4.2. Modifikation des konventionellen klinisch-pathologischen Staging beim Melanom

Lokalisiert

- Nur Primärtumor
- Primärtumor und Satelliten innerhalb von 5 cm vom Primärtumor
- Lokalrezidiv innerhalb von 5 cm von der Stelle eines resezierten Primärtumors
- Metastasen von Haut und/oder Subkutis, weiter als 5 cm vom Primärtumor entfernt, aber innerhalb des Lymphabflußgebietes

Regionale Lymphknotenmetastasen

Fernmetastasen

Tabelle 4.3. Staging am M. D. Anderson Hospital

Stadium	Kriterien
I	Nur Primärtumor
	IA: Intakter Primärtumor
	IB: Lokal exzidierter Primärtumor
	IC: Multiple primäre Tumoren
II	Lokalrezidiv (innerhalb von 3 cm vom Primärtumor)
III	Regionäre Metastasen
	IIIA: Außerhalb von Lymphknoten
	IIIB: In Lymphknoten
	IIIC: In Haut u. a. *und* Lymphknoten
IV	Fernmetastasen
	IVA: Nur Hautmetastasen
	IVB: Viszerale Metastasen

Tabelle 4.4. Staging beim Melanom - UICC 1978

Stadium	Kriterien
IA	Tumorinvasion ins Stratum papillare, aber nicht ins Stratum reticulare (Level II und III) und Tumordicke $\leq 1{,}50$ mm
IB	Tumorinvasion ins Stratum reticulare oder ins subkutane Fett (Level IV oder V) und Tumordicke $\geq 1{,}51$ mm
II	Regionäre Lymphknotenmetastasen
III	Juxtaregionäre Lymphknotenmetastasen
IV	Fernmetastasen

bei der Diagnose eine klinisch lokalisierte Erkrankung haben (klinisches Stadium I), wie Abb. 4.1 zeigt. Das trifft besonders für Melanome zu, die nach 1980 diagnostiziert wurden; hier liegt der Prozentsatz von Melanomen im Stadium I sogar noch höher. Diese unverhältnismäßig große Anzahl von Patienten in einem Stadium verfehlt den Zweck einer Klassifikation, die ja das Risiko von Metastasen angeben soll.

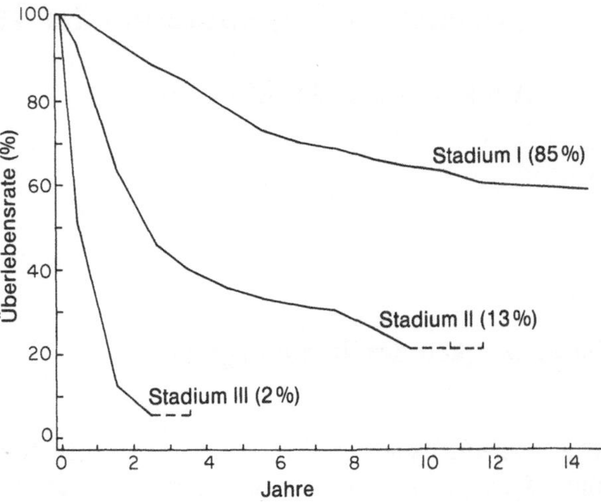

Abb. 4.1. Fünfzehnjahresüberlebensdaten für mehr als 4000 Melanompatienten der UAB und der SMU, aufgeteilt nach dem allgemein gebräuchlichen 3-Stadien-System. Die Verteilung der Patienten ist *in Klammern* angegeben. Zu beachten ist, daß 85% der Patienten in das Stadium mit klinisch lokalisierter Erkrankung (Stadium I) fallen. Hier und in Abb. 4.2 ist die Überlebenskurve als *durchgezogene Linie* gezeichnet bis zum Zeitpunkt, zu dem der am längsten überlebende Patient an der Erkrankung verstarb. Die Fortsetzung als *gestrichelte Linie* stellt die Überlebenszeit bei überlebenden Patienten dar

Stagingsystem des M. D. Anderson Hospital

Weniger gebräuchlich ist das am M. D. Anderson Hospital verwendete Stagingsystem [10]. Stadium I umfaßt Fälle eines oder multipler Primärtumoren ohne weitere Ausbreitung. Stadium II bezeichnet Lokalrezidive oder Satellitenmetastasen, Stadium III regionäre Metastasierung, mit oder ohne In-Transit-, lokalen, regionären oder Satellitenmetastasen. Im Stadium IV liegen Fernmetastasen vor (Tabelle 4.3). Auch diese Stadieneinteilung berücksichtigt die histologisch bestimmte Eindringtiefe (Mikrostadium) des Tumors nicht, fast alle Patienten würden in das Stadium I und nur sehr wenige in Stadium II fallen.

Staging der Unio Internationalis Contra Cancrum 1978

Im Jahre 1978 führte die Unio Internationalis Contra Cancrum (UICC) 2 neue Kriterien ein, um eine genauere Stadieneinteilung zu erzielen: die Invasionstiefe [4] und die Tumordicke [3]. Die Empfehlungen der UICC zum Staging des Melanoms sind in Tabelle 4.4 aufgeführt. Dieses Stagingverfahren verwendet das TNM-System, aber auch hier fallen die meisten Patienten in das Stadium I (lokalisierte Erkrankung), und die Bedingungen für das Stadium III (juxtaregionäre Lymphknotenmetastasen) erfüllen nur wenige Patienten.

Weitere Entwicklung des Stagings*

(P. HERMANEK und H. P. SINN)

Stagingsystem des American Joint Committee on Cancer 1983

Der Melanomausschuß des American Joint Committee on Cancer (AJCC)[1] hat sich seit vielen Jahren mit der Verbesserung des Stagings beim malignen Melanom befaßt. Aufgrund retrospektiver und prospektiver Studien an mehreren tausend Patienten wurde auf der Grundlage des TNM-Systems eine Melanomklassifikation erarbeitet (Tabelle 4.5)

Bei der Einteilung in Stadien war maßgebend, daß ein Stadiensystem seinen Wert verliert, sobald fast alle Patienten einem bestimmten Stadium zugeordnet werden, wie das bei dem herkömmlichen 3-Stadien-System der Fall ist (s. Abb. 4-1). Auch findet sich bei den meisten anderen malignen Tumoren eine Klassifikation in 4 Stadien, wobei die ersten beiden Stadien überwiegend Tumoren ohne jede Metastasierung betreffen und durch die Ausdehnung des Primärtumors bestimmt sind, das Stadium III i. allg. durch regionäre Lymphknotenmetastasen und das Stadium IV durch Fernmetastasen charakterisiert sind. Daher wurde 1983 vom AJCC eine Einteilung in 4 Stadien vorgeschlagen [2, 8], die in Tabelle 4.6 dargestellt ist.

Grundsätzlich trennt dieses System die Patienten mit klinisch lokalisiertem Melanom gemäß der histologisch bestimmten Eindringtiefe (Mikrostadium) in 2 Gruppen. Dadurch wird eine gleichmäßigere Verteilung der Patienten gemäß ihrem Metastasierungsrisiko auf die 4 Stadien erzielt. Die Überlebenskurven und die relative Verteilung von 4000 Patienten innerhalb der 4 Stadien sind in Abb. 4.2 dargestellt [Ergebnisse der Sydney Melanoma Unit (SMU) und der University of Alabama in Birmingham (UAB)].

Tabelle 4.5. TNM-Klassifikation des Melanoms [2].

Primärtumor (T)	
TX	Kein Anhalt für Primärtumor (unbekannter Primärtumor oder Primärtumor entfernt, aber nicht histologisch untersucht)
T0	Atypische Melanozytenhyperplasie (Clark-Level I), nicht maligne
T1	Invasion des Stratum papillare (Clark-Level II) oder Dicke von 0,75 mm oder weniger
T2	Invasion bis zur Grenze von Stratum papillare und Stratum reticulare (Clark-Level III) oder Dicke von 0,76-1,50 mm
T3	Invasion der retikulären Dermis (Clark-Level IV) oder Dicke von 1,51-4,00 mm
T4	Invasion des subkutanen Gewebes (Clark-Level V) oder Dicke von 4,1 mm oder mehr oder Satellitenknoten innerhalb von 2 cm vom Primärtumor
Befall von Lymphknoten (N)	
NX	Minimalerfordernisse zur Beurteilung der regionären Lymphknoten sind nicht erfüllt
N0	Kein Befall regionärer Lymphknoten
N1	Befall nur einer regionären Lymphknotenstation, Lymphknoten verschieblich und nicht größer als 5 cm im Durchmesser oder negative regionäre Lymphknoten und weniger als 5 In-transit-Metastasen, die weiter als 2 cm vom Primärtumor entfernt sind
N2	Eines der folgenden Kriterien ist erfüllt: 1) Befall von mehr als einer regionären Lymphknotenstation; 2) regionäre Lymphknoten größer als 5 cm im Durchmesser oder fixiert; 3) 5 oder mehr In-transit-Metastasen, oder irgendeine In-transit-Metastase weiter als 2 cm vom Primärtumor mit Lymphknotenbefall
Fernmetastasen (M)	
MX	Die Minimalerfordernisse zur Beurteilung des Vorhandenseins von Fernmetastasen sind nicht erfüllt
M0	Keine bekannten Fernmetastasen
M1	Befall von Haut oder subkutanem Gewebe jenseits der Lokalisation der primären Lymphdrainage, genaue Angaben ______
M2	Viszerale Metastasen (Ausbreitung zu irgendeiner Fernlokalisation, ausgenommen Haut oder subkutanes Gewebe), genaue Angaben ______

Das neue vereinheitlichte Stagingsystem von UICC und AJCC (1987/1988)

In den Jahren 1983-1986 haben Vertreter der UICC und des AJCC versucht, eine Vereinheitlichung der unterschiedlichen Stagingsysteme beider Gruppen

* Dieser Abschnitt ersetzt den in der englischen Originalausgabe von 1985 erschienenen Abschnitt „Neues Stagingsystem des American Joint Committee on Cancer", der das Stagingsystem von 1983 darstellte. Seit 1987/1988 ist ein neues, vom American Joint Committee on Cancer und von der Unio Internationalis Contra Cancrum ausgearbeitetes weltweit einheitliches Stagingsystem gültig.

[1] Die Mitglieder des Melanomausschusses des American Joint Committee on Cancer (AJCC) waren Alfred Ketcham (Vorsitzender), Charles M. Balch, William M. Christopherson, Wallace H. Clark, Thomas B. Fitzpatrick, Edward T. Krementz und Charles McBride.

Tabelle 4.6. Staging beim Melanom [2]

Stadium	Kriterien
IA	Lokalisierte Erkrankung. Dicke ≤0,75 mm oder Level II (T1, N0, M0)
IB	Lokalisierte Erkrankung. Dicke 0,76-1,50 mm oder Level III (T2, N0, M0)
IIA	Lokalisierte Erkrankung. Dicke 1,51-4 mm oder Level IV (T3, N0, M0)
IIB	Lokalisierte Erkrankung. Dicke >4 mm oder Level V (T4, N0, M0)
III	Lymphknotenmetastasen in nur einem regionären Lymphabflußgebiet oder weniger als 5 In-transit-Metastasen, aber keine Lymphknotenmetastasen (jedes T, N1, M0)
IV	Ausgedehnte regionale Metastasen (jedes T, N2, M0) oder jeder Patient mit Fernmetastasen (jedes T, jedes N, M1 oder M2)

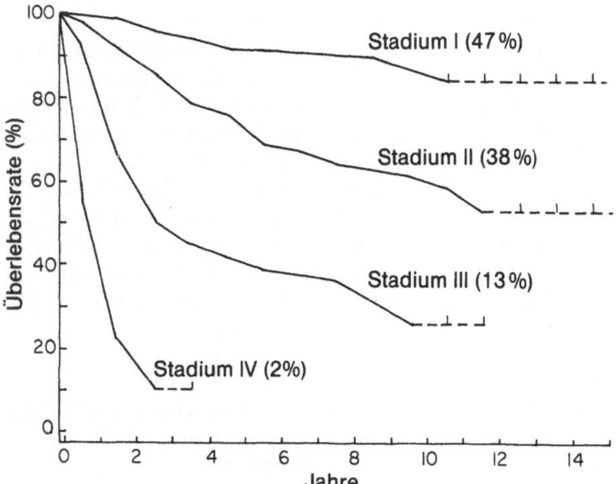

Abb. 4.2. Fünfzehnjahresüberlebensdaten bei denselben Melanompatienten wie in Abb. 4.1. Dieses Kollektiv ist hier aber nach dem neuen 4-Stadien-System des American Joint Committees on Cancer [2] aufgeteilt. *In Klammern* relative Häufigkeit der Patienten. Zu beachten ist, daß die Patienten mit klinisch lokalisiertem Melanom (Stadium I des ursprünglichen 3-Stadien-Systems) jetzt in 2 Stadien unterteilt sind, gemäß der Tumordicke und der stratigraphischen Eindringtiefe (level of invasion oder Mikrostadium) (neue Bezeichnung der Stadien I und II)

zu erreichen, die schließlich 1986 erzielt werden konnte. Damit liegen weltweit einheitliche Definitionen für das Staging nach dem TNM-System auch beim malignen Melanom vor. Dieses internationale Stagingsystem ist in identischer Weise in der von der UICC herausgegebenen *TNM-Klassifikation maligner Tumoren,* 4. Auflage, und im *Manual for Staging of Cancer,* 3. Auflage, des AJCC veröffentlicht.

Regeln zur Klassifikation

Klinisches Staging: Eine klinische Klassifikation des Primärtumors ist nicht vorgesehen, vielmehr erfolgt die Bestimmung der Ausdehnung des Primärtumors nach Exzision (pathologisches Staging). Zur Beurteilung der regionären Lymphknoten und der Fernmetastasen werden klinische Untersuchung und bildgebende Verfahren eingesetzt.

Pathologisches Staging: Das pathologische Staging des Primärtumors fußt auf der histologischen Beurteilung der Tiefeninvasion (levels of invasion) und der maximalen Dicke des Tumors. Daher ist eine Untersuchung des gesamten Primärtumors mit Exzision der Haut in voller Dicke erforderlich, eine Untersuchung von Keil- oder Stanzbiopsien hingegen nicht ausreichend. Da sowohl die Tumordicke als auch die Invasionstiefe prognostische Bedeutung haben, sollen beide Parameter im Bericht des Pathologen festgehalten werden. Die maximale Tumordicke wird mit dem Okularmikrometer senkrecht zur normalen Hautoberfläche gemessen. Oberster Punkt der Messung ist die obere Grenze des Stratum granulosum oder bei Ulzeration der Ulkusgrund. Der tiefste Punkt für die Messung ist der tiefste Punkt der Invasion. Dieser entspricht entweder der Invasionsfront eines kompakt gebauten Tumors oder aber isolierten Zellen oder Zellgruppen unterhalb der Tumorhauptmasse. Sofern Lymphknoten zur histologischen Untersuchung kommen, soll die Zahl der entfernten und die der befallenen Lymphknoten festgehalten werden.

Definition der regionären Lymphknoten

Die regionären Lymphknoten entsprechen der jeweiligen Lokalisation des Primärtumors. Die regionären Lymphknoten bei unilateralen Tumoren sind:

Kopf und Hals	Ipsilaterale präaurikuläre, submandibuläre, zervikale und supraklavikuläre Lymphknoten
Thorax	Ipsilaterale axilläre Lymphknoten
Arm	Ipsilaterale epitrochleare und axilläre Lymphknoten
Abdomen, Flanken und Gesäß	Ipsilaterale inguinale Lymphknoten
Bein	Ipsilaterale popliteale und inguinale Lymphknoten
Analrand und perianale Haut	Ipsilaterale inguinale Lymphknoten

Für *Primärtumoren in der Grenzzone* zwischen den oben angeführten Regionen sind die Lymphknoten, die die Regionen an beiden Seiten der Grenzzone drainieren, als regionär anzusehen. Die nachstehenden 4 cm breiten Gebiete sind als Grenzzonen zu betrachten.

Zwischen	*Entlang*
Rechts/links	Mittellinie
Kopf und Hals/Thorax	Klavikula - Akromion - oberer Schulterblattrand
Thorax/Arm	Schulter - Achselhöhle - Schulter
Thorax/Abdomen, Flanken und Gesäß	*vorn:* Mitte zwischen Nabel und Rippenbogen; *hinten:* untere Grenze der Brustwirbelsäule (mittlere transversale Achse)
Abdomen, Flanken und Gesäß/Bein	Leiste - Trochanter - Glutäalfalte

Jede Metastase in andere als die aufgeführten regionären Lymphknoten wird als Fernmetastase gewertet, so wird z. B. der Befall von iliakalen Lymphknoten bei Tumoren an den unteren Extremitäten als Fernmetastasierung klassifiziert und mit M1 bezeichnet.

Fernmetastasierung

Das maligne Melanom kann ausgedehnt metastasieren. Kein Organ oder Gewebe ist hiervon ausgenommen. Manchmal manifestieren sich Fernmetastasen erst nach Jahren. Fernmetastasen sind meistens in Haut, Subkutis, Lymphknoten, Leber, Knochen, Lunge, Gehirn und inneren Organen lokalisiert. Für das Staging von Fernmetastasen wurden 2 Unterkategorien eingeführt: Metastasen in der Haut und Subkutis jenseits der regionären Lymphknoten sowie der nicht-regionären Lymphknoten werden als M1a, Fernmetastasen an anderen Lokalisationen, oft als viszerale Metastasen bezeichnet, als M1b klassifiziert. Diese Unterteilung beruht auf dem besseren Ansprechen auf die Therapie bei Patienten mit Fernmetastasen ausschließlich in Haut, Subkutis und Lymphknoten.

Definition von TNM

Die Definition von pT beruht auf der Invasionstiefe (Clark's level of invasion) *und* auf der maximalen Tumordicke. Um pT bestimmen zu können, müssen daher beide Parameter durch den Pathologen festgelegt werden. Bei Diskrepanzen zwischen Tumordicke und Level richtet sich die Klassifikation nach dem jeweils ungünstigsten Befund. Zusätzlich wird bei der pT-Klassifikation das etwaige Vorkommen von Satellitenläsionen berücksichtigt. Als solche gelten Tumorknötchen in der Haut oder Subkutis, die nicht weiter als 2 cm vom Primärtumor entfernt sind. Sind Satelliten vorhanden, wird der Tumor - ohne Berücksichtigung von Dicke oder Level - als pT4 klassifiziert.

Tumorknötchen in der Haut oder Subkutis, die mehr als 2 cm vom Primärtumor entfernt, aber nicht jenseits der regionären Lymphknoten gelegen sind, werden als In-transit-Metastasen bezeichnet und in der N-Klassifikation berücksichtigt.

Die Definitionen von pT, N und M sind im einzelnen aus Abb. 4.3 zu ersehen.

Unterschiede zwischen dem neuen Stagingsystem von 1987/1988 und dem AJCC-System von 1983

In der Kategorie pT3 wurde eine Unterteilung in pT3a und pT3b vorgenommen, um die Tumordikkenbefunde noch näher zu differenzieren und Vergleiche mit früheren Daten zu ermöglichen, bei denen vielfach die Grenzziehung bei 3 mm erfolgte. pT4 wurde in pT4a und pT4b unterteilt, um das Vorhandensein von Satelliten gesondert festhalten zu können.

Die atypische Melanozytenhyperplasie (In-situ-Läsion), früher pT0, wird nunmehr als pTis bezeichnet. pT0 bedeutet jetzt das Fehlen eines Primärtumors. Mit diesen neuen Definitionen von pT0 und pTis wird die Melanomklassifikation den auch bei allen anderen Organtumoren geltenden Prinzipien angeglichen.

Die N-Klassifikation wurde völlig verändert. Alleinige Kriterien sind jetzt die Größe der Metastasen und das Vorhandensein von Satellitenläsionen. Hingegen werden Fixation, Befall einer oder mehrerer regionärer Lymphknotenstationen und Zahl von In-transit-Metastasen in der N-Klassifikation nicht mehr berücksichtigt. Die Größengrenze wurde von 5 auf 3 cm herabgesetzt. Die Kategorie pN2 wurde, um größere Spezifität zu erreichen, in 3 Untergruppen unterteilt.

Bei der M-Klassifikation wurden die früheren Kategorien M1 und M2 in M1a und M1b umbenannt, um ähnliche Notationen wie bei allen anderen Tumoren zu verwenden. In der Kategorie M1a sind jetzt nicht nur Metastasen in Haut und Subkutis jenseits der regionären Lymphknoten enthalten, sondern auch Fernlymphknoten einbezogen.

Malignes Melanom der Haut ausschließlich Augenlid

Erhebungsbogen für Tumorstaging

Patientenidentifikation
Name __________

Adresse __________

Krankenhaus- oder Kliniknummer __________

Alter _____ Geschlecht _____ Rasse _____

Allgemeine Tumordaten

Lokalisation __________

Histologischer Typ __________
Grad (G) __________
Datum des Stagings __________

Behandelnde Institution
Krankenhaus oder Klinik __________

Adresse __________

Zeitpunkt der Klassifikation
(jeweils eigene Formblätter verwenden)
( ) Klinisch (alle Daten vor Erstbehandlung)
( ) Pathologisch (wenn komplett resezierter Tumor vorliegt)

Definitionen

Primärtumor (pT)

( ) pTX Primärtumor kann nicht beurteilt werden.
( ) pT0 Kein Primärtumor.
( ) pTis Melanoma in situ (Clark-Level I): atypische Melanozytenhyperplasie, schwere Melanozytendysplasie, keine invasive maligne Läsion.
( ) pT1 Tumor nicht dicker als 0,75 mm und mit Infiltration des Stratum papillare (Clar-Level II).
( ) pT2 Tumor hat eine Dicke von mehr als 0,75 mm, aber nicht mehr als 1,5 mm und/oder infiltriert bis zur Grenze zwischen Stratum papillare und Stratum reticulare (Clark-Level III).
( ) pT3 Tumor hat eine Dicke von mehr als 1,5 mm, aber nicht mehr als 4,0 mm und/oder infiltriert das Stratum reticulare (Clark-Level IV).
    ( ) pT3a Tumordicke mehr als 1,5 mm, aber nicht mehr als 3,0 mm.
    ( ) pT3b Tumordicke mehr als 3,0 mm, aber nicht mehr als 4,0 mm.
( ) pT4 Tumor hat eine Dicke von mehr als 4,0 mm und/oder infiltriert in die Subkutis (Clark-Level V) und/oder Satellit(en) innerhalb 2 cm vom Primärtumor.
    ( ) pT4a Tumordicke mehr als 4,0 mm und/oder Infiltration der Subkutis (Clark-Level V).
    ( ) pT4b Satellit(en) innerhalb 2 cm vom Primärtumor.

Regionäre Lymphknoten (N)

( ) NX Regionäre Lymphknoten können nicht beurteilt werden.
( ) N0 Keine regionären Lymphknotenmetastasen.
( ) N1 Metastase(n) 3 cm oder weniger in größter Ausdehnung in irgendeinem regionären Lymphknoten.
( ) N2 Metastase(n) mehr als 3 cm in größter Ausdehnung in irgendeinem regionären Lymphknoten und/oder In-transit-Metastase(n).
    ( ) N2a Metastase(n) mehr als 3 cm in größter Ausdehnung.
    ( ) N2b In-transit-Metastase(n).
    ( ) N2c Metastase(n) mehr als 3 cm in größter Ausdehnung und In-transit-Metastase(n).

Fernmetastasen (M)

( ) MX Das Vorliegen von Fernmetastasen kann nicht beurteilt werden.
( ) M0 Keine Fernmetastasen.
( ) M1 Fernmetastasen.
    ( ) M1a Befall von Haut, Subkutis oder Lymphknoten jenseits der regionären Lymphknoten.
    ( ) M1b Viszerale Metastasen.

Stadiengruppierung

Stadium I	pT1	N0	M0
	pT2	N0	M0
Stadium II	pT3	N0	M0
Stadium III	pT4	N0	M0
	jedes pT	N1, N2	M0
Stadium IV	jedes pT	jedes N	M1

G: Histopathologisches Grading

GX Differenzierungsgrad kann nicht bestimmt werden.
G1 Gut differenziert.
G2 Mäßig differenziert.
G3 Schlecht differenziert.
G4 Undifferenziert.

Melanomtyp

( ) Lentigo maligna
( ) Nodulär
( ) Superficial-spreading
( ) Akral-lentiginös
( ) Unklassifiziert

Selten liegt eine desmoplastische Variante vor. Melanome werden entsprechend ihrer Lokalisation dokumentiert (Schleimhaut, Auge, Vagina, Anus, Urethra usw.). Die hier beschriebene Klassifikation gilt nur für Melanome der Haut.

Lokalisation von Fernmetastasen

Lunge	PUL	Knochenmark	MAR
Knochen	OSS	Pleura	PLE
Leber	HEP	Peritoneum	PER
Hirn	BRA	Haut	SKI
Lymphknoten	LYM	Andere Organe	OTH

Untersuchung durch __________
Datum __________

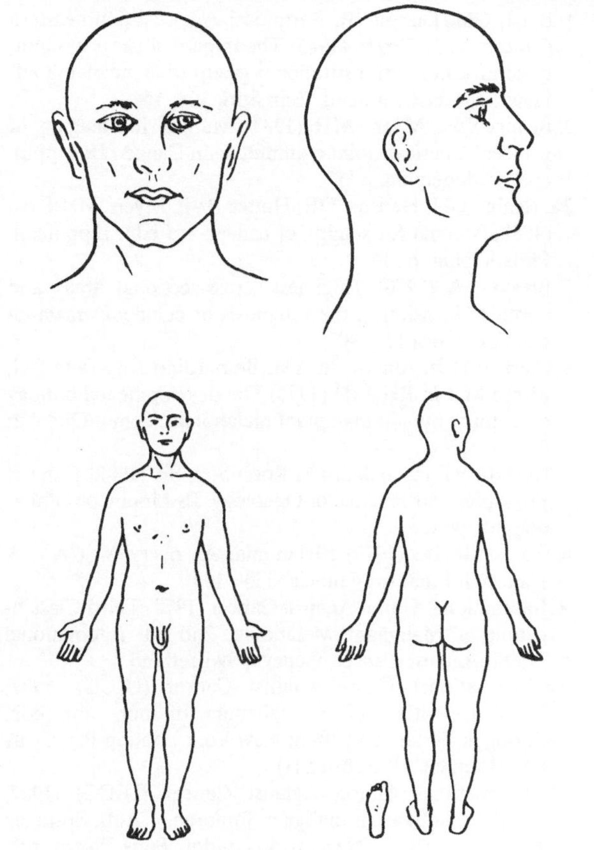

Eindringtiefe
( ) Level I (kein Melanom, weitere Charakterisierung nicht notwendig)
( ) Level II ( ) Level IV
( ) Level III ( ) Level V

Andere Angaben __________
Maximale Dicke (mm) __________
Lokalisation des Primärtumors (im Diagramm einzeichnen)
Ausdehnung des Primärtumors (gesamte Pigmentation)
Größter Durchmesser __________ cm

Bitte in Diagramm Primärtumor und befallene regionäre Lymphknoten einzeichnen!

Abb. 4.3. Standardisierte Erhebungsbögen des American Joint Committee on Cancer. 4-Stadien-Einteilung und Definitionen der Kriterien [2]

Erhebungsbogen für das Tumorstaging

Zur genauen Dokumentation des Stagings werden Erhebungsbögen benötigt (s. Abb. 4.3). Es empfiehlt sich, diese Vordrucke überall dort bereitzuhalten, wo Patienten untersucht werden: in der Sprechstunde, den Polikliniken und den verschiedenen Bereichen der Krankenhäuser. Da Melanompatienten relativ selten sind, ist es notwendig, daß die Vordrukke Definitionen und Beschreibungen der TNM-Klassifikation und des Stagings enthalten. Dies erlaubt einen unmittelbaren Bezug und ermöglicht ein genaueres Ausfüllen der Erhebungsbögen.

Zusammenfassung

Ungeachtet gewisser verständlicher Vorbehalte gegenüber Faktoren, die die Wirt-Tumor-Beziehung charakterisieren, haben sich die Unio Internationalis Contra Cancrum (UICC), das American Joint Committee on Cancer (AJCC) und alle nationalen TNM-Komitees darauf geeinigt, die in diesem Kapitel dargestellte neue Klassifikation und Stadieneinteilung 1987/1988 zu empfehlen [2a, 7a, 7b]. Der Erhebungsbogen (Abb. 4.3) [2a] kann zum persönlichen Gebrauch und zur Verwendung in lokalen Institutionen vervielfältigt werden.

Literatur

1. Balch CM, Durant JR, Bartolucci AA, The Southeastern Cancer Study Group (1983) The impact of surgical quality control in multi-institutional group trials involving adjuvant cancer treatments. Ann Surg 198: 164
2. Beahrs OH, Myers MH (1983) Manual for Staging of Cancer, American Joint Committee on Cancer. JB Lippincott, Philadelphia, p 117

2a. Beahrs OH, Henson DE, Hutter RVP, Myers MH (eds) (1988) Manual for staging of cancer, 3rd edn. Lippincott, Philadelphia, p 139

3. Breslow A (1970) Thickness, cross-sectional areas and depth of invasion in the prognosis of cutaneous melanoma. Ann. Surg 172: 902
4. Clark WH Jr, Ainsworth AM, Bernardino EA, Yang CH, Mihm MC Jr, Reed RJ (1975) The developmental biology of primary human malignant melanomas. Semin Oncol 2: 83
5. De Vita VT Jr, Hellman S, Rosenberg SA (1982) Cancer: Principles and Practice of Oncology. JB Lippincott, Philadelphia, p 1138
6. Goldsmith HS (1979) Melanoma: An overview. CA - A Cancer Journal for Clinicians 29: 194
7. International Union Against Cancer (1978) TNM Classification of Malignant Melanoma, 2nd ed. International Union Against Cancer, Geneva, Switzerland

7a. International Union Against Cancer (UICC) (1987) TNM Classification of malignant tumours, 4th edn. Springer, Berlin Heidelberg New York London Paris, p 89 (By Hermanek P, Sobin LH)

7b. International Union Against Cancer (UICC) (1987) TNM Klassifikation maligner Tumoren, 4. Aufl. Springer, Berlin Heidelberg New York London Paris Tokyo, p 95 (Herausgegeben und überarbeitet von Hermanek P, Scheibe O, Spiessl B, Wagner O)

8. Ketcham AS, Christopherson WO (1979) A staging system for malignant melanoma. World J Surg 3: 271
9. McNeer G, DasGupta T (1964) Prognosis in malignant melanoma. Surgery 56: 512
10. Smith JL (1976) Histopathology and biologic behavior of melanoma. In: Neoplasms of the Skin and Malignant Melanomas. Year Book Medical Publishers, Chicago, p 293

5 Das Melanom bei Kindern und Jugendlichen

A. W. Boddie jr. und C. M. McBride

Die meisten Experten stimmen heute darin überein, daß sich echte Melanome bei Kindern und Jugendlichen im Hinblick auf ihre Metastasierungsfähigkeit nicht von Melanomen der Erwachsenen unterscheiden [6, 29, 32]. Dennoch ist die gesonderte Betrachtung der Melanome bei Kindern und Jugendlichen gerechtfertigt, da immer Schwierigkeiten bestehen, sie vom Spitz-Nävus (juvenilen Melanom) abzugrenzen. Zudem besitzen sie klinisch besondere Eigenschaften, sie entstehen z. B. bevorzugt auf einem behaarten Riesennävus und in den weichen Hirnhäuten, auch entwickeln sie sich oft in Verbindung mit dem Xeroderma pigmentosum oder als familiäres Melanom [2, 6, 15].

Inzidenz

Als Melanome der Kindheit sind Tumoren definiert, die vor der Pubertät auftreten, mit einer oberen Altersgrenze von 12-14 Jahren [3, 14, 32]. Viele Forscher rechnen auch jene seltenen Fälle, bei denen ein mütterliches Melanom in das Neugeborene metastasiert hat, zum Melanom der Kindheit [14, 29, 32]. Ab der Pubertät bis zum Alter von 20 Jahren spricht man vom Melanom der Jugendlichen und der jungen Erwachsenen [3].

Vor 1953 waren in der medizinischen Literatur etwa 102 Fälle von Melanomen im Kindesalter publiziert [16]. Als im Jahre 1948 der Spitz-Nävus als Entität vom malignen Melanom, dem er histologisch sehr ähnlich sehen kann, abgegrenzt wurde, hatte dies eine Neubewertung und Neuklassifikation vieler früherer Fälle zur Folge [17, 25, 28, 30]. 1966 wurde die Anzahl der verifizierten Fälle auf nur 45 geschätzt [16]. Zwei umfangreiche Studien vergrößerten diese Gesamtzahl erheblich [3, 25]. Allen u. Spitz [1] sowie Myhre [19] schätzten die Inzidenz auf 0,3-0,4% der registrierten Tumorfälle.

Mit Beginn der Pubertät steigt die beobachtete Häufigkeit des Melanoms stark an (Abb. 5.1) [3, 25]. Diese Zunahme verläuft parallel zur Neubildung benigner Nävi, bei denen der Altersgipfel bei Knaben bei 15 Jahren und bei Frauen zwischen 20 und 29 Jahren [20] liegt.

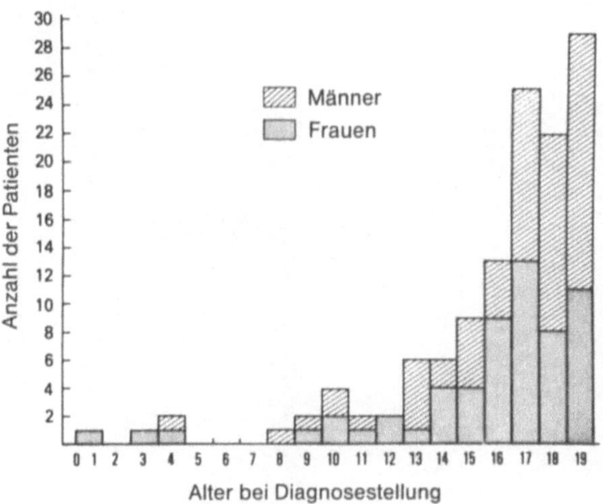

Abb. 5.1. Altersinzidenz des malignen Melanoms bei Kindern und Jugendlichen; erkennbar ist ein starker Anstieg in der Pubertät [3]

Risikofaktoren

Obwohl das kindliche Melanom in der Gesamtbevölkerung sehr selten vorkommt, scheinen bestimmte Patientengruppen ein höheres Risiko zur Melanomentwicklung in frühem Lebensalter aufzuweisen. Dazu zählen Patienten, deren Mütter Melanomträgerinnen sind (sog. kongenitale Melanome) [14, 29], Patienten mit behaarten Riesennävi [3, 10, 14, 29] sowie Patienten mit Xeroderma pigmentosum [3]. Patienten aus einer Melanomfamilie haben ein höheres Risko, in ihrer Jugend ein Melanom zu entwickeln [2, 33]. Da die genannten Risikogruppen 16-40% der publizierten Fälle der Melanome vor der Pubertät ausmachen [3, 6, 14, 16, 25], werden ihre klinischen Merkmale im folgenden kurz zusammengefaßt.

Kongenitales Melanom

Ein Melanom kann bei einer schwangeren Frau in die Plazenta metastasieren [31]. In der Literatur finden sich wenige, aber gut dokumentierte Berichte über transplazentare Metastasen [14, 29, 32]. Bei den meisten publizierten Fällen war das Melanom der Mutter zum Zeitpunkt der Entbindung ausgedehnt disseminiert [14, 29, 32]. In den Fällen, in denen die Neugeborenen schon klinisch Melanommetastasen aufwiesen, bestand wahrscheinlich eine induzierte immunologische Toleranz, und die meisten Kinder verstarben innerhalb von wenigen Tagen oder Monaten nach der Geburt [14, 29, 32]. Es wird auch über Plazentametastasen ohne späteres Melanomwachstum beim Kind berichtet [31]. In diesen Fällen ist anzunehmen, daß die Metastasen in einem späteren Schwangerschaftsstadium auftraten, nachdem der Fetus immunologisch ausgereift war. In einem solchen Fall ist der erfolglose Versuch beschrieben, die Immunabwehr passiv vom Kind zur Mutter durch Austauschtransfusion zu übertragen [31].

Behaarte Riesennävi

Kongenitale Pigmentnävi bestehen bei etwa 2,5% der Neugeborenen [22]. Pigmentierte Riesennävi sind eine bei etwa 10% der Fälle vorkommende Sonderform der kongenitalen Nävi [18]. Pigmentierte Riesennävi definierte Greeley als „Läsionen, die mehr als 30 cm^2 messen, oder kleinere Läsionen, die die ganze Augenhöhle oder einen größeren Teil des Gesichts oder der Hand einnehmen" [9]. Für solche pigmentierten Riesennävi, die „im Verhältnis zum Patienten sehr groß sind", gebrauchen einige Autoren die Bezeichnung „Tierfellnävus", und es werden - abhängig von der Lokalisation - noch bildreichere Ausdrücke wie „Badehosennävus", „Schultertuchnävus", „coat sleeve nevus" (zirkulärer Befall von Ober- und Unterarm) oder „Sockennävus" verwendet [18, 34].

Trotz ihrer unterschiedlichen Größe ähneln behaarte Riesennävi histologisch in vielen Merkmalen kleineren kongenitalen Nävi. Beide Typen unterscheiden sich histologisch von erworbenen Nävi. Die histologischen Merkmale dieser Läsionen, von Mark et al. [18] treffend beschrieben, sind: 1) Nävuszellen, fast immer in den beiden unteren Dritteln des Stratum reticulare und in über der Hälfte der Fälle auch in der Subkutis, 2) Nävuszellen, einzeln oder hintereinander zwischen Kollagenbündeln und 3) Befall von Hautanhangsgebilden, Nerven oder Gefäßen in den beiden unteren Dritteln des Stratum reticulare oder der Subkutis durch Nävuszellen.

Histologisch finden sich verschiedene Zelltypen in behaarten Riesennävi: Nävuszellen, Schwann-Zellen, dermale Melanozyten sowie Spindel- und Epitheloidzellen, die den Zellen benigner juveniler Melanome (Spitz-Nävi) ähneln [34]. In der umfassenden Studie über behaarte Riesennävi von Reed et al. [27] waren 40 von 55 Läsionen (73%) „nävozytisch", die restlichen 15 dagegen „neuroid" [27].

In der Literatur differiert die Inzidenz von Malignomen auf pigmentierten Riesennävi zwischen 2 und 42% [10]. Ein Beispiel ist in Abb. 5.2 zu sehen. In einer Sammelstatistik von 360 Patienten betrug die Gesamtinzidenz der Melanome auf einem Riesennävus 14% [10]. Umgekehrt wurde in Studien über gut dokumentierte Melanome im Kindesalter geschätzt, daß 16-40% dieser Melanome auf kongenitalen Nävi oder behaarten Riesennävi entstanden sind [3, 6, 14, 16, 25].

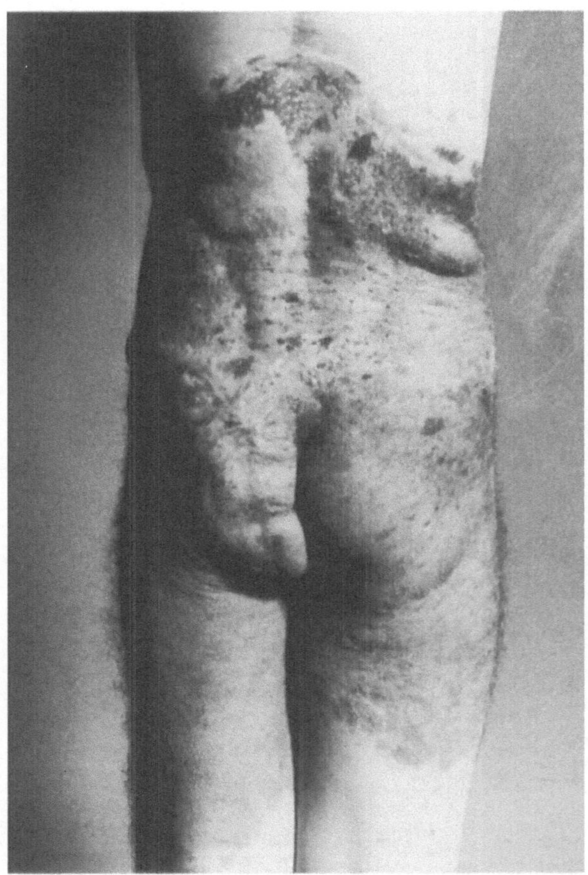

Abb. 5.2. Malignes Melanom auf einem behaarten Riesennävus bei einem jungen Mädchen

Das Risiko der Melanomentwicklung auf diesen großflächigen Läsionen wurde auf die große Anzahl der darin enthaltenen Melanozyten, aber auch auf deren erhöhtes Entartungsrisiko zurückgeführt. Hier muß erwähnt werden, daß einige Autoren in jedem kongenitalen Nävus - ungeachtet seiner Größe - ein erhöhtes Entartungsrisiko sehen [10, 24]. Das Risiko, ein Malignom auf einem behaarten Riesennävus zu entwickeln, ist in der Kindheit am höchsten. 60% aller Melanome auf einem Riesennävus treten in diesem Alter auf, 10% im Jugendlichen- und 30% im Erwachsenenalter [10]. Da behaarte Riesennävi verschiedene Zelltypen enthalten können, ist auch eine Entwicklung unterschiedlicher histologischer Tumortypen auf diesen Läsionen möglich, einschließlich Melanomen, neurogenen Tumoren und malignen blauen Nävi [10].

Aufgrund des hohen Entartungsrisikos der behaarten Riesennävi wird eine prophylaktische Exzision - bei größeren Läsionen nötigenfalls in mehreren Schritten - empfohlen. Es reicht nicht aus, diese Läsionen nur abwartend zu beobachten und schließlich zu behandeln, denn die Gefahr der Metastasierung und des letalen Ausgangs ist zu hoch. In der Stanford Studie [10] starben beispielsweise 5 von 7 Patienten mit Melanomen auf behaarten Riesennävi an Metastasen.

Xeroderma pigmentosum

Das Xeroderma pigmentosum ist eine chronische, progressive Erkrankung, die autosomal rezessiv vererbbar ist. Sie wird häufig als reine Hauterkrankung angesehen. Lynch jedoch betonte, daß es sich in Wirklichkeit um eine Systemerkrankung mit Beteiligung der Augen, des zentralen Nervensystems, des Blutes und der endokrinen Organe handelt [15]. Die Entstehung von Tumoren bei dieser Erkrankung wird auf solare, aktinische Schäden bei genetisch fehlerhaften DNS-Reperaturmechanismen zurückgeführt [7]. Diese Patienten neigen zur Entwicklung unterschiedlicher Hauttumoren, und zwar Basalzellkrebsen (Basaliomen), Plattenepithelkarzinomen und Melanomen [15]. Bei 3% dieser Patienten entwickeln sich Melanome; diese Inzidenz entspricht ungefähr der 1000fachen der Gesamtbevölkerung. Die Melanome sind bisweilen multipel [3, 15]. In der Studie am M. D. Anderson Hospital über Melanome bei Jugendlichen entstanden 2 von 110 Melanomen bei Patienten mit Xeroderma pigmentosum [3].

Familiäre Melanome

Genetische Faktoren scheinen bei der Melanomentwicklung keine wichtige Rolle zu spielen, denn insgesamt nur 3-6% der Melanompatienten berichten anamnestisch auch über Melanome bei anderen Familienangehörigen [15]. Patienten aus Melanomfamilien entwickeln ein Melanom jedoch in einem früheren Alter [2]. In einer Studie über 106 familiäre und 2128 nichtfamiliäre Fälle am M. D. Anderson Hospital (Abb. 5.3) war der Anteil von Patienten, die ein Melanom im Alter zwischen 10 und 20 Jahren entwickelten, bei familiären im Vergleich zu nichtfamiliären Fällen erheblich höher [2]. In der Studie über 110 Melanome bei Jugendlichen am M. D. Anderson Hospital entstanden 2 Melanome bei Patienten aus einer Melanomfamilie [3].

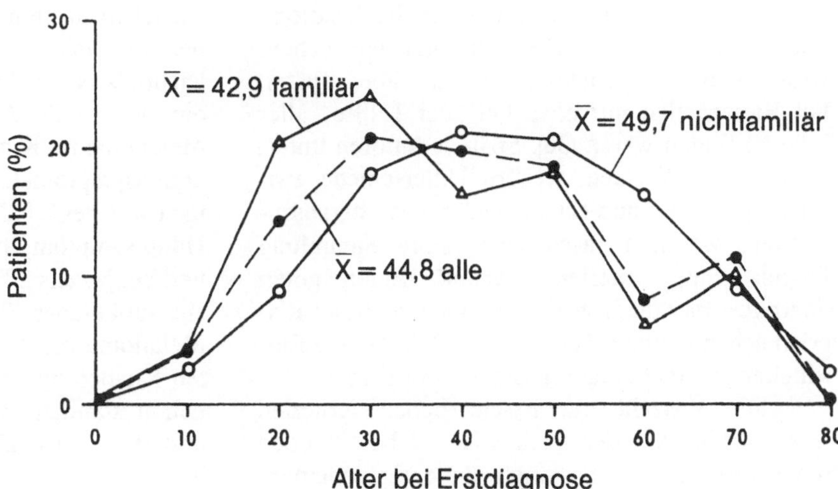

Abb. 5.3. Altersverteilung bei der Erstdiagnose von familiären und nichtfamiliären Melanompatienten [2]

Das Melanom bei Kindern und Jugendlichen

Das Problem des Spitz-Nävus

Wenn Melanome bei Kindern und Jugendlichen nicht in Zusammenhang mit einer der beschriebenen Prädispositionen auftreten, ist ihre Diagnose und Behandlung erheblich erschwert dadurch, daß diese Melanome histologisch den weitaus häufigeren Spitz-Nävi ähneln. Bereits 1910 berichteten Darier u. Civatte [8] über die Schwierigkeit, bei jüngeren Patienten zwischen benignen Pigmentmalen und Melanomen zu unterscheiden. Der Unterschied wurde 1948 von Sophie Spitz in ihrer Beschreibung des „juvenilen Melanoms" [30] am besten präzisiert. Sie beschrieb das „juvenile Melanom" als eine benigne Läsion mit bestimmten histologischen Ähnlichkeiten zum malignen Melanom. Andere Pathologen kritisierten den Ausdruck *juveniles Melanom*, der an ein Malignom denken läßt, aber für eine benigne Läson verwendet wird. In der Folgezeit wurden viele andere Bezeichnungen geprägt, die meisten Autoren bevorzugen heute den Begriff *Spitz-Tumor* oder *Spindel- und Epitheloidzellnävus* [23]. In einer Serie von 211 Fällen wurden die klinischen Merkmale dieser Läsionen charakterisiert: Sie sind im Regelfall klein (2-17 mm im Durchmesser), flach bis halbkugelförmig und selten ulzeriert [35]. Die meisten dieser Läsionen treten solitär auf, aber es sind auch Fälle von mehreren Läsionen an einer Körperregion und disseminierte Läsionen beschrieben worden [4, 5, 13]. Spitz-Nävi sind gewöhnlich eher rötlich als schwarz [26], aber weder ihre Färbung noch andere morphologische Merkmale unterscheiden sie zuverlässig von Melanomen [26].

Spitz war der Meinung, daß das „Vorhandensein von Riesenzellen" das wesentliche histologische Merkmal ist, das diese Tumoren von echten Melanomen unterscheidet, ergänzte aber später, daß Riesenzellen nur etwa bei „der Hälfte" aller Fälle zu finden wären [30]. Spätere Autoren unternahmen den Versuch, weitere Unterschiede zwischen Spitz-Nävi und echten Melanomen herauszuarbeiten, wodurch rasch eine große Sammlung diagnostischer Kriterien entstand. Einen guten Überblick über die historischen Aspekte dieser Kriterien geben Paniago-Pereira et al. [23]. Weitere Einzelheiten zur Pathologie finden sich in Kap. 3.

Die Vielzahl der beschriebenen Kriterien zeugt bereits von der nach wie vor bestehenden Schwierigkeit, diese Läsionen eindeutig voneinander abzugrenzen; Okun [21] z. B. publizierte jüngst 3 Fälle, bei denen jeweils „acht ... fünf ... und sechs" Kriterien zutrafen, die Paniago-Pereira et al. [23] als wesentlich für die Diagnose eines Spindel- und Epitheloidzellnävus betrachteten. Der klinische Verlauf dieser Fälle zeigte jedoch, daß alle 3 dieser Läsionen echte Melanome waren. Zytologische Merkmale (zelluläre Atypie, Pleomorphie, Zahl der Mitosen und Ausreifung) sind bei der Differenzierung die wichtigsten Kriterien, trotzdem ist eine klare Entscheidung nicht in allen Fällen möglich [3, 11, 23, 25, 26, 30]. Zusammenfassend betrachtet ist die histologische Unterscheidung zwischen Spitz-Nävus und malignem Melanom bei einem hohen Prozentsatz möglich, dennoch verbleibt eine gewisse Anzahl von Fällen in einer diagnostischen Grauzone [12, 21, 23, 30].

„Echte" Melanome bei Kindern

In den meisten Studien entwickeln sich 16-40% der echten Melanome im Kindesalter in Verbindung mit einer ungewöhnlichen Prädisposition, wie einem behaarten Riesennävus oder einer Melanose der weichen Hirnhaut [3, 6, 14, 16, 25]. Patienten im Kindesalter mit prädisponierenden Hauterkrankungen weisen ähnliche Symptome auf wie erwachsene Patienten mit Melanom: Veränderungen der Morphologie oder Färbung (gewöhnlich innerhalb weniger Monate), Blutung, Ulzeration, Verkrustung und (seltener) Juckreiz [3, 6, 11, 14, 16, 25, 26]. Patienten mit einem primären Melanom des ZNS, das sich aus einer Melanose der weichen Hirnhäute entwickelt, zeigen - abhängig von der jeweiligen Tumorlokalisation - vielfältige neurologische Symptome auf [10]. Die übrigen Melanome bei Kindern entstehen in unmittelbarer Nähe von kleinen, vorher unverdächtigen Hautveränderungen, die vielleicht als Nävus bezeichnet wurden [25]. Einer Studie des M.D. Anderson Hospital [13] über 15 Melanome im Kindesalter zufolge war nur 1 Melanom asymptomatisch. Von den übrigen 14 Melanomen war bei 7 Fällen eine Größenveränderung das Hauptsymptom, bei 3 Melanomen eine Blutung und bei jeweils 2 Fällen eine Farbveränderung bzw. ein subkutaner Tumor [3]. In dieser Studie über Melanome vor der Pubertät waren 41% der Patienten Knaben und 59% Mädchen [3]. 41% der Läsionen entstanden an den Extremitäten, 35% an Kopf und Hals, sowie 23% am Rumpf [3].

Tabelle 5.1. Initialsymptome von Melanomen bei Jugendlichen, behandelt am M.D. Anderson Hospital and Tumor Institute

Symptom	Häufigkeit[a] [%]
Größenzunahme	55
Blutung	35
Farbveränderung	23
Jucken	15
Keine Symptome	7
Vergrößerte Lymphknoten	7
Subkutane Metastasen	6
Schmerzen im Tumorbereich	4
Fernmetastasen	2
Schorfbildung	1
Nässen	1

[a] Bei 86 von 110 Patienten lagen Informationen vor.

Bei malignen Melanomen im jugendlichen Alter bestand ein geringerer Zusammenhang mit prämalignen Veränderungen. Wahrscheinlich besitzen weniger als 3-4% der Patienten eine Prädisposition, wie Xeroderma pigmentosum oder ein familiäres Melanom [3, 25]. Die Initialsymptome bei 110 jugendlichen Patienten des M.D. Anderson Hospital sind in Tabelle 5.1 aufgeführt. Am häufigsten bestanden Veränderungen von Größe und Farbe sowie Blutungen [3]. Nur 6 Läsionen waren asymptomatisch. 54% entstanden bei Knaben und 46% bei Mädchen. Am Rumpf waren 38% der Primärtumoren lokalisiert, dann folgte die Lokalisaton an den Extremitäten (30%), an Kopf und Hals (24%) sowie an unbestimmten Körperstellen (7%) [3].

Manche Autoren vertreten die Meinung, daß - im Gegensatz zu den Melanomen bei Erwachsenen - in dieser Altersgruppe die Tumordicke eine geringere prognostische Bedeutung besitzt [3, 14]. Dies läßt sich jedoch bis zu einem gewissen Grad auf die Schwierigkeit zurückführen, Melanome im Kindesalter von Spitz-Nävi zu unterscheiden. (Spitz-Nävi können ebenfalls in tiefe Strukturen der Haut, wie Dermis, Subkutis, Nerven und Haarfollikel, infiltrieren) [18, 23, 35].

Behandlung

Die Behandlung des malignen Melanoms bleibt - wie auch bei erwachsenen Patienten - umstritten, und derzeit werden folgende Fragen diskutiert: Wie umfangreich ist eine angemessene, weite Exzision eines oberflächlichen primären Melanoms? Bei welchen Patienten (falls überhaupt) sollte eine elektive Lymphknotendissektion durchgeführt werden? Welche Rolle spielt die isolierte Extremitätenperfusion beim invasiven Melanom der Arme und Beine? Welche Bedeutung hat die adjuvante Immunotherapie und Chemotherapie? Kommt zu diesen

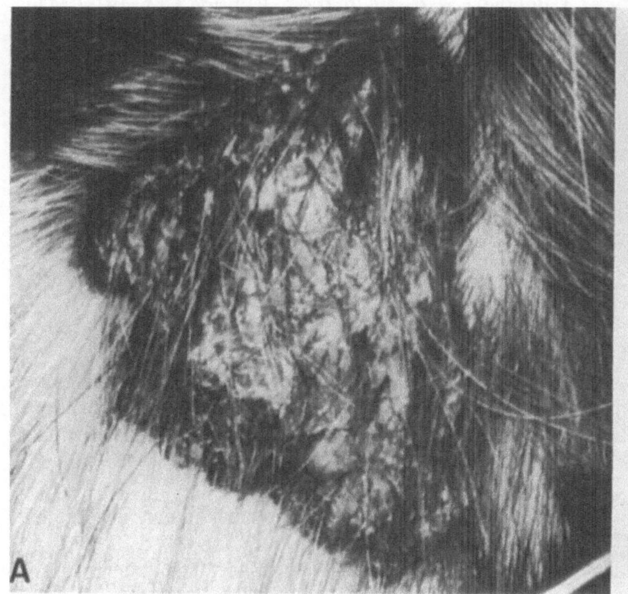

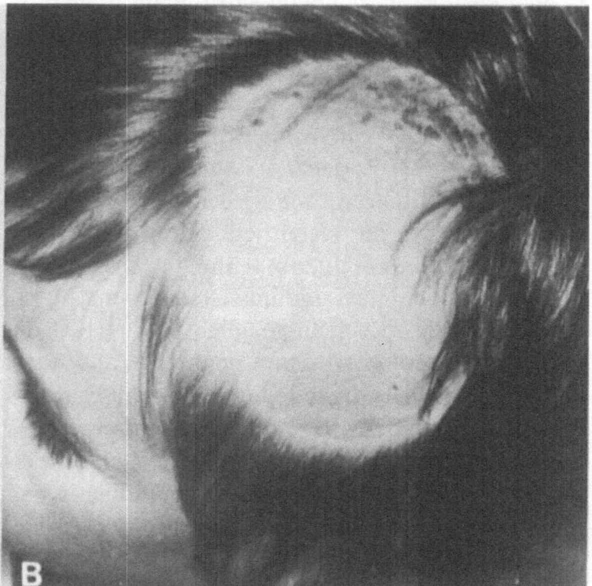

Abb. 5.4. **A** Malignes Melanom der Kopfhaut kurz vor der Exzision und der Deckung mit einer Rotationsplastik, erkennbar sind Haarwuchs und Ulzeration der Oberfläche; **B** Hauttransplantat nach weiter Exzision des primären Melanoms [11]

offenen Fragen noch die diagnostische Unsicherheit, der das Stadium I der Melanome bei Kindern und Jugendlichen unterliegt, hinzu, dann ergibt sich, daß die Therapie im Krankheitsverlauf oft relativ spät begonnen und häufig inkonsequent durchgeführt wird. Im allgemeinen bestehen dieselben Behandlungsempfehlungen wie für Erwachsene (vgl. Kap. 6-8, 13). Wesentlich ist eine ausreichende Exzision des primären Melanoms, wobei der Sicherheitsabstand von der Lokalisation und Dicke des Melanoms abhängt (Abb. 5.4).

In einer Sammelstatistik über Melanome bei Kindern vom Memorial Sloan-Kettering Cancer Center (12 Fälle), dem M. D. Anderson Hospital (15 Fälle), der Mayo-Klinik (5 Fälle) und dem Christie Hospital and Holt Radium Institute (11 Fälle) sind 43 Fälle erfaßt [3, 14, 16, 25]. Bei 25 dieser 43 Fälle (58%) fand eine Verzögerung der Diagnose oder eine unangemessene Ersttherapie statt, oder das Melanom befand sich bereits in einem fortgeschrittenen Stadium. Von diesen 25 Patienten verstarben 17 trotz eingeleiteter Behandlungsversuche, die Fünfjahressterblichkeitsrate betrug 68%. Von den restlichen 18 Fällen wurden 17 frühzeitig diagnostiziert und angemessen behandelt (weite Exzision mit oder ohne regionäre Lymphknotendissektion, regionäre Extremitätenperfusion etc.). In einem Fall reichten die Informationen nicht aus, um zu beurteilen, ob die Behandlung angemessen war, und um das anfängliche Stadium der Erkrankung festzustellen. Von diesen 17 Patienten lebten 9 (53%) noch 5 Jahre nach der Diagnose.

Da 16-40% der Melanome bei Kindern und Jugendlichen auf dem Boden von kongenitalen Nävi oder bei Xeroderma pigmentosum auftreten [3, 6, 14, 16, 25], sind Zweifel an der Dignität berechtigt, wenn Kinder mit einer dieser Erkrankungen Pigmenttumoren entwickeln. Sämtliche kongenitalen Nävi sollten nach Möglichkeit prophylaktisch entfernt werden; bei Riesennävi kann eine Exzision in mehreren Schritten notwendig sein [10]. Bei vielen Kindern wurden die Daten jedoch retrospektiv erhoben, so daß eine Unterscheidung zwischen echten kongenitalen Nävi und im ersten Lebensjahr erworbenen Nävi oft nicht möglich ist [10]. Da die meisten Melanome typische Symptome aufweisen [3], sollten alle derartigen Pigmentmale entfernt und histopathologisch untersucht werden. Aufgrund des geringen Melanomrisikos bei Kindern [1, 19], ist eine prophylaktische Entfernung asymptomatischer, nicht-kongenitaler Nävi nicht gerechtfertigt.

Zusammenfassung

Echte Melanome im Kindesalter sind selten, etwa 50% der Patienten besitzen eine Prädisposition, die Verdacht erwecken sollte, wie kongenitale Nävi (insbesondere behaarte Riesennävi) und Xeroderma pigmentosum. Melanome bei Jugendlichen entstehen weitaus seltener in Verbindung mit anderen Veränderungen. Meist sind Melanome bei Kindern und Jugendlichen symptomatisch. Deshalb sollten kongenitale Nävi prophylaktisch exzidiert werden, und jede symptomatische pigmentierte Läsion bei einem Kind oder einem Jugendlichen sollte entfernt und histopathologisch untersucht werden. In der Kindheit und im jugendlichen Alter besteht weiterhin die Schwierigkeit, ein echtes Melanom von einem Spitz-Nävus zu unterscheiden. Hierdurch kann es zur Verzögerung in der Behandlung oder zu einer nicht optimalen Therapie kommen, wodurch bei einem großen Prozentsatz der weitere Verlauf der Erkrankung negativ beeinflußt wird. Die retrospektive Statistik zeigt, daß bei einer korrekten Diagnose und Behandlung von Anfang an etwa 50% der Patienten geheilt werden können.

Literatur

1. Allen AC, Spitz S (1953) Malignant melanoma: A clinicopathological analysis of the criteria for diagnosis and prognosis. Cancer 6: 1
2. Anderson DE (1971) Clinical characteristics of the genetic variety of cutaneous melanoma in man. Cancer 28: 721
3. Boddie AW Jr, Smith JL Jr, McBride CM (1978) Malignant melanoma in children and young adults: Effect of diagnostic criteria on staging and end results. South Med J 71: 1074
4. Burket JM (1979) Multiple benign juvenile melanoma. Arch Dermatol 115: 229
5. Capetanakis J (1975) Juvenile melanoma disseminatum. Br J Dermatol 92: 207
6. Clark WH Jr, Ainsworth AM, Bernardino EA, Yang CH, Mihm MC Jr, Reed RJ (1975) The developmental biology of primary human malignant melanomas. Semin Oncol 2: 83
7. Cleaver JE (1968) Defective repair replication of DNA in xeroderma pigmentosum. Nature 218: 652
8. Darier J, Civatte J (1910) Naevus ou naevo-carcinome chez un nourisson. Bull Soc Trane Dermatol Syph 21: 61
9. Greeley PW, Middleton AG, Curtin JW (1965) Incidence of malignancy in giant pigmented nevi. Plast Reconstr Surg 36: 26
10. Kaplan EN (1974) The risk of malignancy in large congenital nevi. Plast Reconstr Surg 53: 421
11. Keall J, McElwain TJ, Wallace AF (1981) Malignant melanoma in childhood. Br J Plast Surg 34: 340

12. Kernen JA, Ackerman LV (1960) Spindle cell nevi and epithelioid cell nevi (so-called juvenile melanomas) in children and adults: A clinicopathological study of 27 cases. Cancer 13: 612
13. Krakowski A, Tur E, Brenner S (1981) Multiple agminated juvenile melanoma: A case with a sunburn history, and a review. Dermatologica 163: 270
14. Lerman RI, Murray D, O'Hara JM, Booher RJ, Foote FW Jr (1970) Malignant melanoma of childhood: A clinicopathologic study and a report of 12 cases. Cancer 25: 436
15. Lynch HT (1969) Skin, heredity and cancer. Cancer 24: 277
16. McWhorter HE, Woolner LB (1954) Pigmented nevi, juvenile melanomas, and malignant melanomas in children. Cancer 7: 564
17. Malec E, Lagerlof B (1977) Malignant melanoma of the skin in children registered in the Swedish Cancer Registry during 1959-1971. Scand J Plast Reconstr Surg 11: 125
18. Mark GJ, Mihm MC Jr, Liteplo MG, Reed RJ, Clark WH Jr (1973) Congenital melanocytic nevi of the small and garment type. Hum Pathol 4: 395
19. Myhre E (1963) Malignant melanomas in children. Acta Pathol Microbiol Scand (A) 59: 184
20. Nicholls EM (1973) Development and elimination of pigmented moles, and the anatomical distribution of primary malignant melanoma. Cancer 32: 191
21. Okun MR (1979) Melanoma resembling spindle and epithelioid cell nevus: Report of three cases. Arch Dermatol 115: 1416
22. Pack GT, Davis J (1960) The pigmented mole. Postgrad Med 27: 370
23. Paniago-Pereira C, Maize JC, Ackerman AB (1978) Nevus of large spindle and/or epithelioid cells (Spitz's nevus). Arch Dermatol 114: 1811
24. Pers M (1963) Naevus pigmentosus giganticus. Ugeskr Laeger 125: 613
25. Pratt CB, Palmer MK, Thatcher N, Crowther D (1981) Malignant melanoma in children and adolescents. Cancer 47: 392
26. Reed RJ, Ichinose H, Clark WH Jr, Mihm MC Jr (1975) Common and uncommon melanocytic nevi and borderline melanomas. Semin Oncol 2: 119
27. Reed WB, Becker SW Sr, Becker SW Jr, Nickel WR (1965) Giant pigmented nevi, melanoma, and leptomeningeal melanocytosis: A clinical and histopathological study. Arch Dermatol 91: 100
28. Saksela E, Rintala A (1968) Misdiagnosis of prepubertal malignant melanoma: Reclassification of a cancer registry material. Cancer 22: 1308
29. Skov-Jensen T, Hastrup J, Lambrethsen E (1966) Malignant melanoma in children. Cancer 19: 620
30. Spitz S (1948) Melanomas of childhood. Am J Pathol 24: 591
31. Stephenson HE Jr, Terry CW, Lukens JN, Shively JA, Busby WE, Stoeckle HE, Esterly JA (1971) Immunologic factors in human melanoma „metastatic" to products of gestation (with exchange transfusion of infant to mother). Surgery 69: 515
32. Trozak DJ, Rowland WD, Hu F (1975) Metastatic malignant melanoma in prepubertal children. Pediatrics 55: 191
33. Wallace DC, Exton LA, McLeod GRC (1971) Genetic factor in malignant melanoma. Cancer 27: 1262
34. Walton RG (1971) Pigmented nevi. Pediatr Clin North Am 18: 897
35. Weedon D, Little JH (1977) Spindle and epithelioid cell nevi in children and adults: A review of 211 cases of the Spitz nevus. Cancer 40: 217

6 Chirurgische Behandlung des primären Melanoms

M. M. Urist, C. M. Balch und G. W. Milton

Indikationen und Techniken der Biopsie

Indikationen und Wahl des Zeitpunktes

Jede pigmentierte Läsion mit melanomverdächtigen klinischen Merkmalen sollte nicht einfach nur beobachtet werden, ob weitere Veränderungen auftreten, sondern biopsiert werden. Dies betrifft besonders jede Hautläsion, die sich in Größe, Farbe, Form oder Umriß verändert (Einzelheiten s. Kap. 2). Eine Biopsie ist auch gerechtfertigt, wenn der Patient beunruhigt ist, daß ein maligner Tumor vorliegen könnte und sich von der Gutartigkeit der Läsion nicht überzeugen läßt.

Es empfiehlt sich, einen Patienten mit einer hochverdächtigen Läsion direkt an den Chirurgen zu überweisen, der für die endgültige Behandlung verantwortlich sein wird. Dies gilt besonders für große Läsionen (d. h. $>1{,}5$ cm), denn es ergibt sich dadurch eine Reihe von Vorteilen für die chirurgische Behandlung: 1) Der Chirurg kann die Läsion besser klinisch beurteilen. 2) Die Zeitspanne zwischen Biopsie und definitiver chirurgischer Behandlung kann verkürzt werden. 3) Der Chirurg kann die Schnittführung für die Biopsie in Hinblick auf die endgültige operative Behandlung planen. 4) Die gesamte Läsion kann pathologisch aufgearbeitet werden, wodurch die Sicherheit der Diagnose und das Mikrostaging verbessert werden. Als Alternative sollte der Arzt, der die Biopsie vornimmt, dem Chirurgen ein Photo der Läsion zur Verfügung stellen. Besondere Probleme bei der Behandlungsplanung entstehen durch ein inadäquates oder nicht korrekt orientiertes Operationspräparat. Wer eine Biopsie durchführt, sollte sicherstellen, daß sich daraus verläßliche und vollständige Informationen erzielen lassen.

Die Biopsie kann als Exzisions- oder als Inzisionsbiopsie erfolgen[1]. Bei beiden Techniken muß die Biopsie die gesamte Tumordicke bis in die Subkutis erfassen, so daß ein Mikrostaging der Läsion (d. h. die Bestimmung der Tumordicke und der stratigraphischen Eindringtiefe) durchgeführt werden kann. Abschabungen und Kürettagen sind bei melanomverdächtigen Läsionen absolut kontraindiziert.

Die richtige Zeitfolge zwischen Biopsie und endgültiger chirurgischer Exzision des primären Melanoms (d. h. definitive chirurgische Therapie unmittelbar nach der Biopsie oder verzögert) wird noch diskutiert. Manche erfahrenen Chirurgen ziehen es vor, eine verdächtige Läsion zu exzidieren, sie im Schnellschnittverfahren untersuchen zu lassen und dann - falls die Läsion maligne ist - den definitiven operativen Eingriff durchzuführen [22, 31, 37]. Schnellschnitte sollten jedoch nur von Pathologen durchgeführt werden, die dieses Verfahren routinemäßig und häufig für die Melanomdiagnose und das Mikrostaging anwenden. Als Alternative wird eine verdächtige Läsion exzidiert und - falls maligne - die Inzisionsstelle in zweiter Sitzung möglichst rasch nachexzidiert, in der Regel binnen 1 Woche nach der Biopsie. Dieses zweizeitige Vorgehen läßt dem Chirurgen für die Planung der endgültigen Behandlung mehr Zeit [18, 21, 33]. Die Sydney Melanoma Unit (SMU) geht nach beiden genannten Methoden vor, die Wahl des jeweiligen Verfahrens ist oft von der Situation des Patienten abhängig. Die Surgical Oncology Unit an der University of Alabama in Birmingham (UAB) wendet i. allg. das zweizeitige Verfahren an. Theoretisch besteht zwar das Risiko, daß die Manipulation am Tumor zum Zeitpunkt der Biopsie das Risiko einer lokalen Tumordissemination und der Fernmetastasierung erhöhen kann. Tatsächlich jedoch gibt es keinen überzeugenden Beweis dafür, daß eine Verzögerung von 1 bis sogar 6 Wochen das Behandlungsergebnis gefährden kann [15, 17, 19, 22].

---

[1] Anmerkung der Übersetzer: Inzisionsbiopsien gelten im deutschsprachigen Raum allgemein als obsolet.

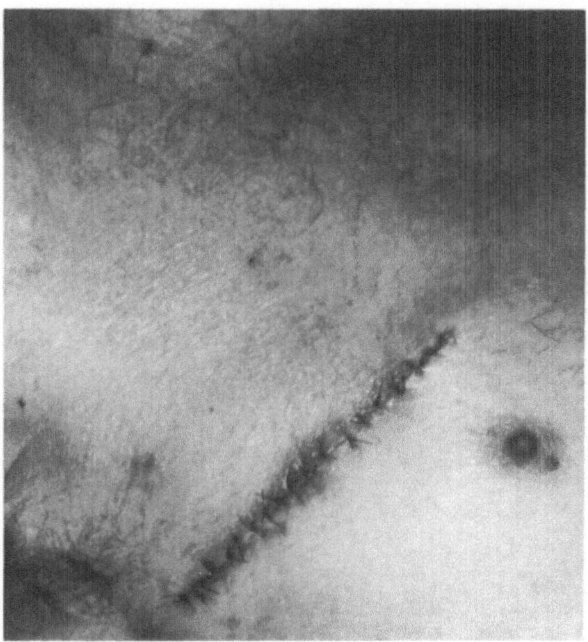

Abb. 6.1. Das Ausmaß dieser Exzisionsbiopsie am Thorax war zu umfangreich, da zu viel Haut entfernt wurde und die Biopsie bis tief in die Pektoralisfaszie reichte. Es war beabsichtigt, gleichzeitig eine diagnostische und therapeutische Exzision vorzunehmen. Da aber die Sicherheitsabstände nicht ausreichten, war eine ausgedehntere Nachexzision der Biopsieregion erforderlich, als normalerweise notwendig gewesen wäre

Exzisionsbiopsie

Eine Exzisionsbiopsie ist für alle verdächtigen Läsionen indiziert, die kleiner als 1,5 cm im Durchmesser und so lokalisiert sind, daß das Ausmaß des Verlustes an Haut nicht kritisch ist (z.B. am Rumpf). Die Läsion sollte in ellipsoider Schnittführung mit einem schmalen Rand (2 mm) normaler Haut exzidiert werden. Ein etwas breiterer Rand (ca. 1 cm) wird für maligne Läsionen nicht ausreichen, für benigne Läsionen dagegen zu groß sein (Abb. 6.1).

Die Schnittführung für die Exzisionsbiopsie ist wichtig, denn wenn sie ungünstig erfolgt, kann eine plastische Deckung erforderlich werden, obwohl eine ellipsoide Exzisionsbiopsie und ein primärer Wundverschluß möglich gewesen wären. Außerdem ist es wichtig, die Läsion wegen der Möglichkeit einer Dissemination von Melanomzellen im Biopsiegebiet vollständig zu entnehmen und die Inzision so auszurichten, daß die umgebenden Lymphgefäße entfernt werden. Der Dermatologe, Chirurg oder praktische Arzt, der die Biopsie durchführt, sollte daher die Inzision so legen, daß sie mit optimalen Resektionsrändern, jedoch mit minimalem Hautverlust nachexzidiert werden kann (Abb. 6.2). Die Technik der Exzisionsbiopsie ist in Abb. 6.3 dargestellt.

Inzisionsbiopsie

Inzisionsbiopsien sollten durchgeführt werden, wenn das Ausmaß des Hautverlustes problematisch ist (d.h. im Gesicht, an den Händen oder Füßen). Inzisionsbiopsien können auch bei größeren Läsionen indiziert sein, wenn eine vollständige Exzision ein schwieriges Unterfangen wäre. Die Inzisionsbiopsie kann mit dem Skalpell erfolgen, an der UAB bevorzugt man jedoch die Stanzbiopsie (Abb. 6.4). Mit einer Hautstanze kann man einen 6 (oder 4) mm im Durchmesser haltenden Stanzzylinder entnehmen, der im Bereich der erhabensten und unregelmäßigsten Stelle des Tumors die volle Dicke der Haut und die Subkutis enthält. Die Stanzbiopsie sollte nicht in der Peripherie einer Läsion durchgeführt werden, es sei denn, der Tumor ist an dieser Stelle knotig erhaben.

Vor- und Nachteile von Exzisions- und Inzisionsbiopsien

Die Frage, ob Inzisionsbiopsien ungefährlich sind oder ob bei allen Patienten für die Diagnose eine vollständige Exzision der Läsion durchgeführt werden soll, wird sehr kontrovers diskutiert [3, 14, 18, 21, 42, 44, 45][2].

Eine Exzisionsbiopsie besitzt gegenüber einer Inzisionsbiopsie folgende Vorteile: 1) Erweist sich die Läsion als benigne, ist die Behandlung mit der Exzision abgeschlossen. 2) Wenn die Dignität zweifelhaft ist, kann der Pathologe die gesamte Läsion aufarbeiten. 3) Die Exzisionsbiopsie beinhaltet theoretisch das geringere Risiko, ein Lokalrezidiv oder Metastasen zu induzieren. Dieser letzte Punkt ist jedoch umstritten.

Aus einigen retrospektiven Studien wurde gefolgert, daß Patienten, bei denen Inzisionsbiopsien durchgeführt worden waren, eine schlechtere Prognose besitzen [22, 42]. In diesen Studien war je-

[2] Anmerkung der Übersetzer: Inzisionsbiopsien gelten im deutschsprachigen Raum allgemein als obsolet.

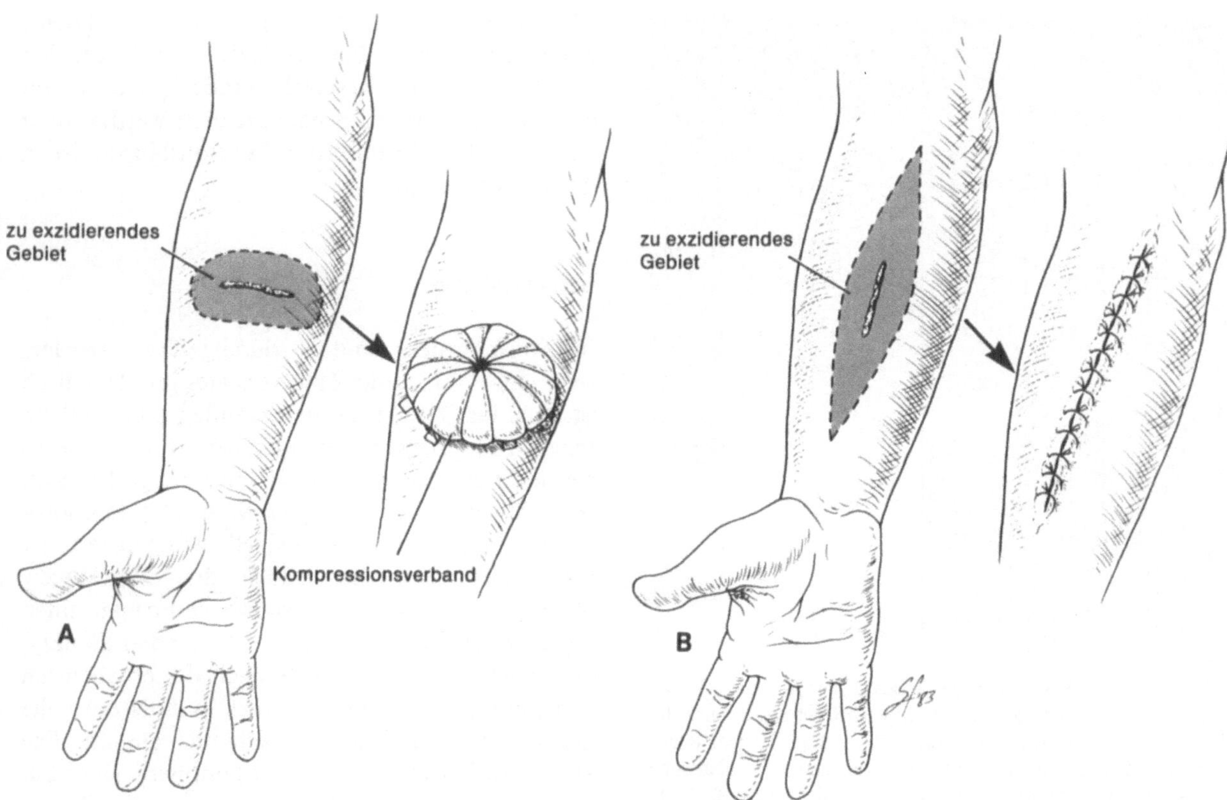

Abb. 6.2. **A** Die Schnittführung dieser Exzisionsbiopsie war nicht korrekt. Die Nachexzision mußte in Verbindung mit einem Spalthauttransplantat ausgeführt werden, obwohl eine ellipsoide Reexzision mit primärem Wundverschluß möglich gewesen wäre. Spalthauttransplantate machen einen längeren stationären Aufenthalt erforderlich, verursachen höhere Kosten und führen häufiger zu Komplikationen. Ferner können weniger umgebende Lymphgefäße im Lymphabfluß des Melanoms in die Exzision einbezogen werden. **B** Korrekte Schnittführung bei der Biopsie. Die endgültige Exzision läuft parallel zu den Lymphabflußwegen, und sie erlaubt auch eine weite ellipsoide Nachexzision mit primärem Wundverschluß nach Mobilisation der Hautränder. Man beachte, daß die Inzision entsprechend den Lymphabflußwegen leicht nach medial orientiert ist. Im allgemeinen sollte die Inzision auf die erste regionäre Lymphknotenstation gerichtet und so geführt werden, daß die gesamte Biopsiestelle mit minimalem Hautverlust nachexzidiert werden kann

doch sicherlich der Vergleich der Biopsiemethoden nicht stichhaltig, denn zweifellos erfolgte die Wahl der Biopsietechnik nicht ohne Selektion (bei größeren oder dickeren Läsionen wurde eher eine Inzisionsbiopsie gemacht), und die unterschiedlichen Überlebensraten könnten auf Differenzen bei anderen prognostischen Faktoren beruhen, die nicht kontrolliert oder berücksichtigt wurden.

An der UAB werden Inzisionsbiopsien mittels 4-mm- oder 6-mm-Stanzen oft angewendet, und es ließ sich innerhalb der letzten 5 Jahre bei dieser Methode weder eine Verschlechterung der Überlebensraten noch ein Ansteigen der Lokalrezidivraten beobachten. Ferner ist eine Inzisionsbiopsie ein einfaches, zweckmäßiges, ambulant durchführbares Verfahren, das - ordnungsgemäß durchgeführt - eine repräsentative Gewebeprobe liefert. Ebenso

Abb. 6.4 A-D. Technik der Stanzbiopsie. **A** Die verdächtige Läsion wird um den Tumor herum (aber nicht in ihn hinein) anästhesiert. Ein 6 mm- (manchmal auch 4 mm-) Stanzbiopsiegerät wird dann über der erhabensten Stelle des Tumors angesetzt und ein Gewebezylinder entnommen, indem man die Stanze kreisförmig dreht. **B** Die Basis des Gewebezylinders wird dann mit einer spitzen Schere abgeschnitten. Das Präparat darf nicht gequetscht werden. **C** Querschnittzeichnung durch den Tumor: Man erkennt die korrekte Entnahmetiefe der Biopsie im subkutanen Fett, wodurch eine histologische Diagnose mit Bestimmung der Tiefeninfiltration ermöglicht wird. Die Stanzbiopsie gewährleistet in der Regel (aber nicht immer) die richtige Bestimmung der Tumordicke und der stratigraphischen Eindringtiefe, wenn die erhabenste Stelle der Läsion im Präparat enthalten ist. **D** Eine Inzisionsbiopsie sollte bei großen Läsionen oder bei Läsionen an bestimmten Lokalisationen, an denen die Größe der Biopsie kritisch ist (z. B. im Gesicht, an den Händen oder Füßen), durchgeführt werden. Die Biopsie kann mit einer einfachen Keilinzision mit einem Skalpell oder mit einer Stanze gewonnen werden

Abb. 6.3 A-D. Technik der Exzisionsbiopsie beim Melanom. **A** Elliptisch um die verdächtige Läsion herum wird ein Lokalanästhetikum (bevorzugt Bupivacain-Hydrochlorid [Marcain]) infiltriert, jedoch nicht unmittelbar in die Läsion hinein. **B** Die gesamte Läsion wird mit einem schmalen Rand (1-2 mm) normal erscheinender Haut, einschließlich dem darunterliegenden subkutanen Fett exzidiert. Sorgfältig wird vermieden, das Präparat mit der Pinzette zu quetschen. **C** Sobald die Blutstillung beendet ist, wird die Inzision geschlossen. Dies kann mit einfachen Nyloneinzelknopfnähten (4-0 oder 5-0) geschehen. An der UAB wird meist das subkutane Gewebe adaptiert, und dann wird die Haut mit resorbierbarem intrakutanem Nahtmaterial, z. B. Polydioxan (PDS) oder Polyglykolsäure (Dexon) geschlossen. **D** Ein anderes Verfahren für kleinere Läsionen. Die Exzision mit einer 6-mm Stanze ist kostengünstig und zweckmäßig ambulant durchzuführen. Die Läsion wird vollständig mit der Stanze exzidiert, und die Hautränder werden mit einer einzigen 4-0 Nylonnaht geschlossen

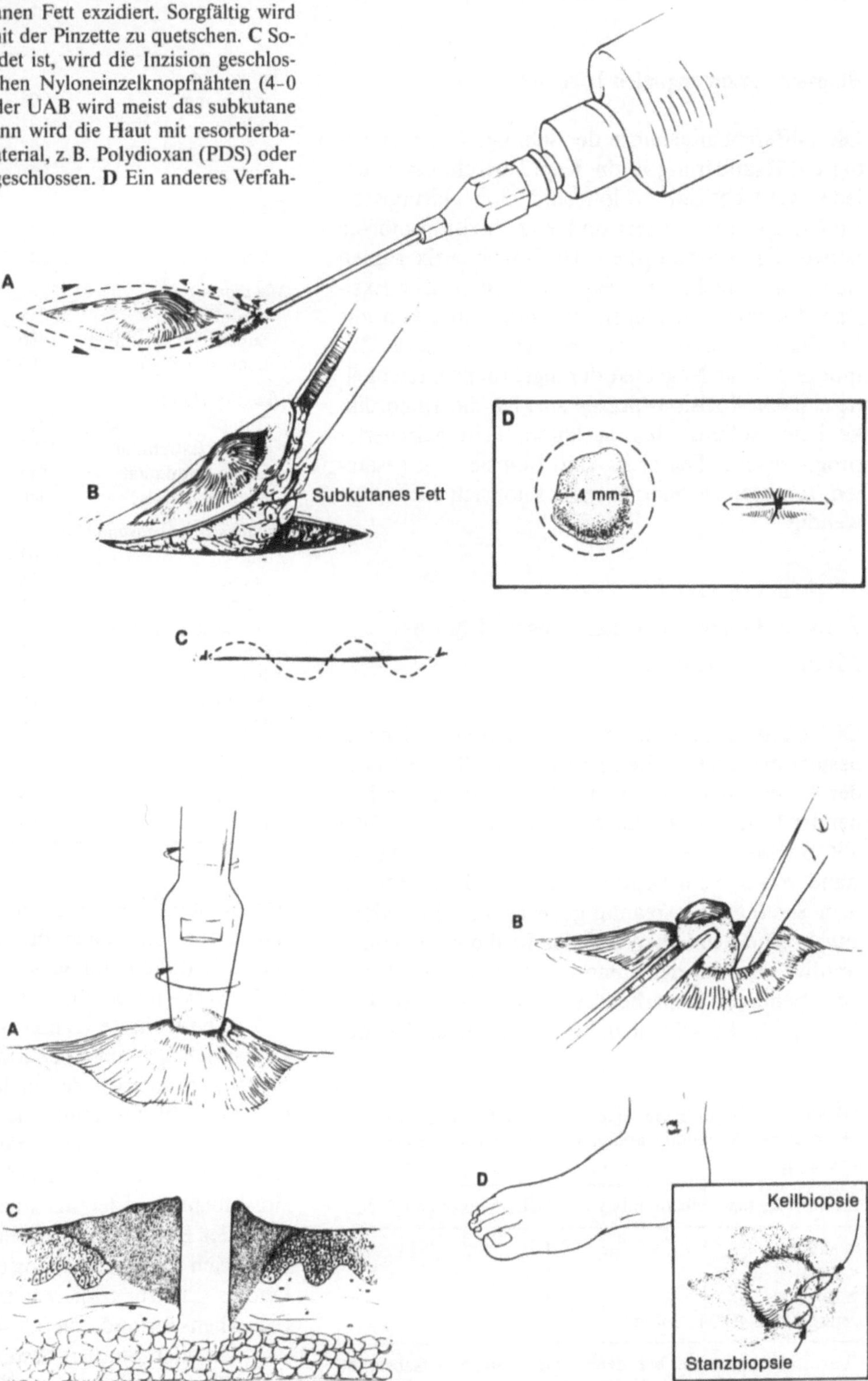

Abb. 6.4 A-D

wichtig ist, daß derartige Eingriffe weitaus kostengünstiger sind als stationär durchgeführte Biopsien, besonders wenn eine Allgemeinnarkose erforderlich ist. Auch andere Autoren stellten kein erhöhtes Risiko bei diesem Verfahren fest [3, 25].

Biopsien bei subungualen Läsionen

Die Differentialdiagnose der subungualen pigmentierten Veränderung ist in Kap. 2 beschrieben. Bei jeder verdächtigen Läsion sind eine chirurgische Entfernung des Nagels und eine Inzisionsbiopsie notwendig. Stanzbiopsien der Nagelmatrix eignen sich i. allg. nicht zur Diagnosestellung. Zur Exzision des gesamten Nagelbettes oder eines Fensters ist eine Leitungsanästhesie zweckmäßig. Ist der Tumor durch das Nagelbett durchgebrochen, reicht eine einfache Inzisionsbiopsie aus. Da die Tumordicke beim subungualen Melanom kein gesicherter prognostischer Faktor ist, sind Biopsien der gesamten Tumordicke oder Exzisionsbiopsien nicht notwendig.

Erforderlicher Sicherheitsabstand bei der Melanomexzision

Die lokale Behandlung eines primären Melanoms besteht aus einer weiten Exzision des Tumors oder der Biopsiestelle mit einem Rand normal erscheinender Haut. Bis vor kurzem wurden routinemäßig alle primären Melanome mit einem Sicherheitsabstand von 3-5 cm exzidiert und der Defekt mit einem Spalthauttransplantat gedeckt. Es wird jedoch zunehmend deutlicher, daß das Risiko eines Lokalrezidivs eher mit der Tumordicke als mit der Weite des operativen Sicherheitsabstandes korreliert [4, 9, 13, 14, 34]. Es scheint daher vernünftiger, bei der Melanomexzision einen Sicherheitsabstand einzuhalten, der sich nach der Tumordicke richtet, da dieses Kriterium am engsten mit dem Lokalrezidivrisiko verknüpft ist (Tabelle 6.1 und 6.2).

Tabelle 6.1. Empfohlener Sicherheitsabstand bei Exzision eines malignen Melanoms abhängig von Tumordicke und Melanomtyp

Tumordicke bzw. Melanomtyp	Sicherheitsabstand[a] [cm]
In situ	1
< 1 mm	1-2
≥ 1 mm	3
Lentigo maligna-Melanom	1

[a] Für Lokalisationen, bei denen diese Sicherheitsabstände nicht möglich sind, ist der praktisch weitest mögliche Abstand annehmbar.

Tabelle 6.2. Lokalrezidivraten bei verschiedenen Untergruppen von Patienten mit Melanomen im klinischen Stadium I (Daten der UAB und SMU)

Prognostische Kategorie	Anzahl der Patienten	Berechnete Rezidivraten nach 5jähriger Nachbeobachtung [%]
Tumordicke		
< 0,76 mm	708	0,4 ± 0,2
0,76 mm-1,49 mm	721	2,1 ± 0,7
1,5 mm-3,99 mm	907	6,4 ± 1,1
≥ 4 mm	291	13,2 ± 3,2
Ulzeration		
Fehlt	1733	1,9 ± 0,4
Vorhanden	537	11,5 ± 1,9
Melanomtyp		
Nodulär	858	5,6 ± 0,9
Superficial spreading	1680	2,5 ± 0,4
Lentigo maligna	95	2,1 ± 1,5
Hauptlokalisation		
Rumpf	1215	1,2 ± 0,4
Untere Extremität	1099	4,7 ± 0,7
Obere Extremität	545	1,6 ± 0,7
Kopf und Hals	586	4,4 ± 0,9
Detaillierte Lokalisation		
Fuß	107	11,6 ± 4
Hand	25	11,1 ± 10,5
Gesicht	251	5,7 ± 1,6
Behaarte Kopfhaut	71	5,6 ± 2,7
Ohr	65	5,3 ± 3
Bein	978	4,7 ± 0,8
Abdomen	48	4,2 ± 4,1
Hals	146	1,9 ± 1,4
Arm	486	1,5 ± 0,6
Brust	306	1,3 ± 0,6
Schulter	170	1,2 ± 0,8
Rücken	758	1,1 ± 0,5

Die früheste Läsion ist ein in situ-Melanom. Es handelt sich um einen nichtinvasiven Tumor, der nicht metastasiert, jedoch lokal rezidivieren kann [24]. Obwohl der natürliche Verlauf dieser nichtinvasiven Läsion nicht vollständig geklärt ist, besteht das Risiko eines Lokalrezidivs (entweder als ein in situ-Melanom oder als invasives Melanom), falls nach der Biopsie nicht nachexzidiert wird. Es empfiehlt sich daher, die Biopsiestelle eines in situ-Melanoms nachzuexzidieren, in der Regel mit einem Sicherheitsabstand von 0,5-1 cm.

In allen Studien besteht bei dünnen Melanomen (Tumordicke unter 0,76 mm) nur ein geringes Risiko für ein Lokalrezidiv [3, 4, 6, 9, 14, 46, 48].

Dies ist trotz stark unterschiedlicher Sicherheitsabstände der Fall. Mit anderen Worten, die Weite der Exzision hat keinen Einfluß auf die Überlebensrate. Dies bedeutet aber nicht, daß eine Nachexzision nicht notwendig wäre, sondern daß der minimale Sicherheitsabstand in noch keiner Studie bestimmt wurde. Derzeit empfehlen viele Melanomchirurgen [4, 6, 14, 48] eine Exzision mit wenigstens 1-2 cm breiten Sicherheitsabständen. Diese kann als weite ellipsoide Exzision mit primärem Wundverschluß erfolgen. In einer neueren Untersuchung über 936 Patienten mit weniger als 1 mm dicken Melanomen trat kein einziges Lokalrezidiv auf, obwohl bei 61% der Patienten die Sicherheitsabstände eingeschränkt (weniger als 2 cm breit) waren (Balch CM, Milton GW 1983, unveröffentlichte Mitteilung über Daten der Sydney Melanoma Unit). Bei Melanomen mittlerer und großer Tumordicke (d.h. dicker als 0,75 mm) wird gewöhnlich ein 3 cm breiter Sicherheitsabstand eingehalten, denn es besteht ein größeres Risiko für ein Lokalrezidiv oder Satellitosen (d.h. weniger als 5 cm vom primären Melanom entfernte Metastasen). Bei über 4 mm dicken Melanomen kann dieses Risiko 10-20% erreichen [4, 14, 46]. Da Lentigo maligna-Melanome ein geringeres Rezidivrisiko besitzen und gewöhnlich im Gesicht auftreten, können sie ohne weiteres mit einem 1 cm breiten Sicherheitsabstand exzidiert werden.

Melanome an Händen, Füßen und im Gesicht eignen sich in der Regel aufgrund ihrer Lokalisation nicht für eine weite chirurgische Exzision. In solchen Fällen muß der Chirurg die Läsion im Einzelfall so weit wie möglich, aber unter Berücksichtigung der vorgegebenen anatomischen Strukturen exzidieren. Unser Grundsatz war stets, Kopf- und Halsmelanome mit einem schmalen Rand zu exzidieren, und erst seit kurzem gehen wir auch bei Melanomen am Rumpf mit einer Tumordicke von weniger als 1 mm so vor (Abb. 6.5). Rückblickend bestand bei Patienten mit Melanom am Rumpf trotz nur eingeschränkter Sicherheitsabstände kein erhöhtes Lokalrezidivrisiko. Die Patienten mit Melanom an Kopf und Hals hatten etwa die gleiche Inzidenz für Lokalrezidive, obwohl - bedingt durch die Lokalisation - eingeschränkte Exzisionen erforderlich waren.

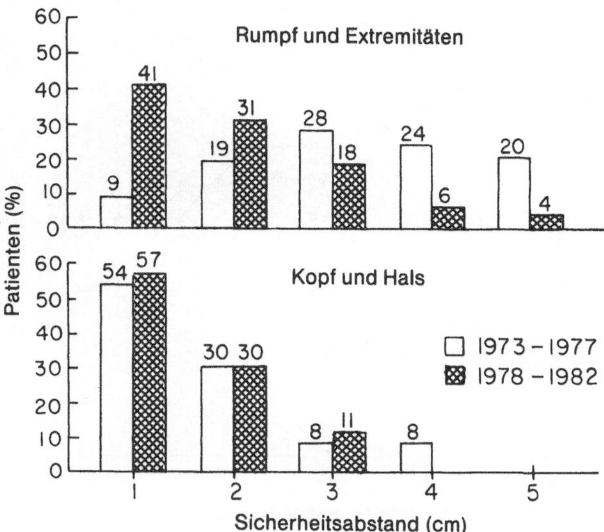

Abb. 6.5. Art der chirurgischen Behandlung beim primären Melanom während 2 Fünfjahreszeiträumen an der SMU. Zwischen 1973 und 1977 wurde die Mehrzahl der Melanome (72%) am Rumpf und an den Extremitäten mit einem 3-5 cm breiten Sicherheitsabstand exzidiert. Später (1978-1982) wurden die meisten Melanome (72%) mit schmäleren Sicherheitsabständen (1-2 cm) exzidiert. Melanome am Kopf und Hals wurden aufgrund ihrer Lokalisation schon immer mit engeren Sicherheitsabständen exzidiert. Die Inzidenz der Lokalrezidive bei diesen beiden Lokalisationen ist bei gleicher Tumordicke fast identisch, obwohl die Kopf- und Halsmelanome anders behandelt werden. Darüber hinaus wurde kein Anstieg der Lokalrezidivrate bei Melanomen am Rumpf beobachtet, nachdem eingeschränktere Exzisionen eingeführt wurden

Soll die Faszie exzidiert werden?

Die Begründung für eine Einbeziehung der Faszie ist, eine Trennfläche zwischen den chirurgischen Resektionsflächen und dem Melanom zu schaffen. Diese Erwägung ist rein theoretischer Natur und bei Melanomen vieler Lokalisationen ohne Bedeutung, es sei denn, die Läsion ist tief invasiv, oder es besteht nur wenig subkutanes Fettgewebe unter dem Tumor.

Gewöhnlich wird die darunterliegende Faszie in die chirurgische Resektion miteinbezogen, besonders bei dickeren Melanomen (d.h. >1 mm). Nur wenige Tatsachen sprechen für die Notwendigkeit der Faszienmitentfernung. Olsen [36] vermutete, daß die Exzision der tiefen Faszie das Risiko einer Metastasierung sogar erhöhen könnte. Eine neuere Studie von Kenady et al. [26] zeigte im Hinblick auf Lokalrezidive sowie auf Gesamtüberlebensraten keinen Unterschied zwischen Patienten mit und ohne Faszienmitentfernung (Abb. 6.6).

Im Hinblick auf eine Entfernung der Faszie sollten zusätzlich folgende Punkte beachtet werden:

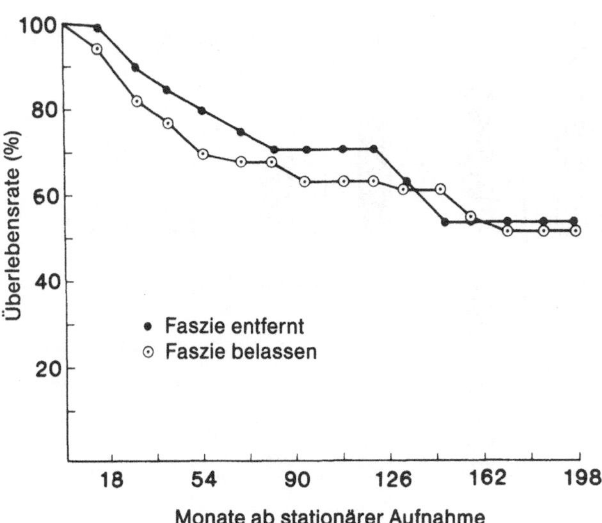

Abb. 6.6. Vergleich zwischen Faszienmitentfernung (107 Patienten) und Belassung der Faszie (95 Patienten) bei Melanomen am Rumpf und an den proximalen Extremitäten. Bei allen Patienten wurde eine weite Exzision ohne Lymphknotendissektion am M. D. Anderson Hospital and Tumor Institute durchgeführt. Es ergaben sich bei diesen beiden Gruppen keine signifikanten Unterschiede bezüglich der Überlebensraten und der Inzidenz von lokalen oder regionären Rezidiven [26]

1) Eine echte tiefe Muskelfaszie besteht nur an den Extremitäten und am Hals. Am Rumpf besitzen die breiten flachen Muskeln eine Schicht von Perimysium mit kollagenen Fasern zwischen den großen Muskelbündeln. Das Perimysium kann am Muskelursprung verdickt sein und in diesen übergehen. Die Lymphgefäße verlaufen im subkutanen Fett *über* dem Perimysium zu den regionären Lymphknotenstationen. Die Exzision dieser Lymphgefäße ist möglich, ohne sie zu verletzen, wenn das Perimysium zusammen mit dem subkutanen Fett abpräpariert wird.

2) An den Extremitäten bildet die tiefe Faszie an manchen Stellen einen Teil des Muskelursprungs (z. B. am proximalen Ende des M. tibialis anterior) oder einen Teil des Muskelansatzes (z. B. den Tractus iliotibialis für den M. tensor fasciae latae), oder die Faszie vereinigt sich mit dem Periost (z. B. über der anteromedialen Tibiafläche). In allen diesen Fällen erhöht eine Exzision der Muskelfaszie die Morbidität nach der Operation, und die Faszie sollte dann besser belassen werden. Bei der Exzision sollte eine dünne Schicht Fettgewebe stehenbleiben, damit ein Spalthauttransplantat gut angehen kann. Die Lymphgefäße an den Extremitäten verlaufen in Richtung auf die regionären Lymphknoten über der tiefen Faszie, ihre Mitentfernung wird daher durch die Exzision der Faszie garantiert. Die Faszienentfernung kann so die Operation technisch vereinfachen, nimmt aber auf die Inzidenz von Lokalrezidiven oder In-Transit-Metastasen keinen Einfluß.

Technik der chirurgischen Exzision

Ellipsoide Inzision

Standardmäßig wird bei der Melanomexzision eine ellipsoide Schnittführung angewendet. Mit großzügig mobilisierten Hautlappen können auch größere Hautdefekte primär verschlossen werden. Diese Technik ist in Abb. 6.7 dargestellt. Um für den Wundverschluß genügend Haut zu erhalten, sollte die Längsachse (d. h. die Länge) der Inzision das 3 bis 4fache der Breite der Inzision betragen. Nach der Exzision des Präparats und der Mobilisation der Hautlappen wird die Inzision mit subkutanen Einzelknopfnähten geschlossen und die Haut mit Nylonnähten adaptiert, oder es wird eine intrakutane Naht mit geeignetem resorbierbarem Nahtmaterial wie Polydioxan (PDS) oder Dexon durchgeführt.

Cassileth et al. [10] untersuchten in einer wichtigen psychologischen Studie an 176 Patienten die emotionale Wirkung der Hautnarbe nach einer primären Melanomexzision. Interessant ist, daß die Länge der Narbe das kosmetische Ergebnis nicht beeinflußte, aber das Ausmaß der operativ verursachten Eindellung oder Vertiefung sich sehr negativ auswirkte ($p < 0{,}0001$). Die Patienten, die auf die Größe der Narbe präoperativ vorbereitet worden waren, fanden sich eher mit dem kosmetischen Resultat ab. Über ⅔ der Patienten gaben jedoch an, ihre Wunde sei größer als erwartet. Frauen waren mit dem Ergebnis unzufriedener als Männer, besonders bei einer Lokalisation der Narbe an unbedeckten Körperstellen. Diese Beobachtungen legten nahe, daß der primäre Wundverschluß gegenüber einem Hauttransplantat dem Patienten wichtige psychologische Vorteile bietet und daß der Arzt die postoperative Zeit erleichtern kann, wenn er präoperativ dem Patienten genaue Informationen über das erwartete Aussehen der Narbe liefert [10]. Dabei können Photographien von anderen Patienten mit ähnlichen Narben hilfreich sein.

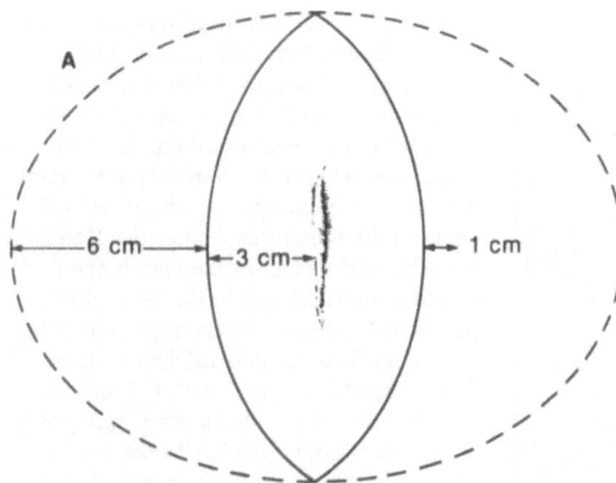

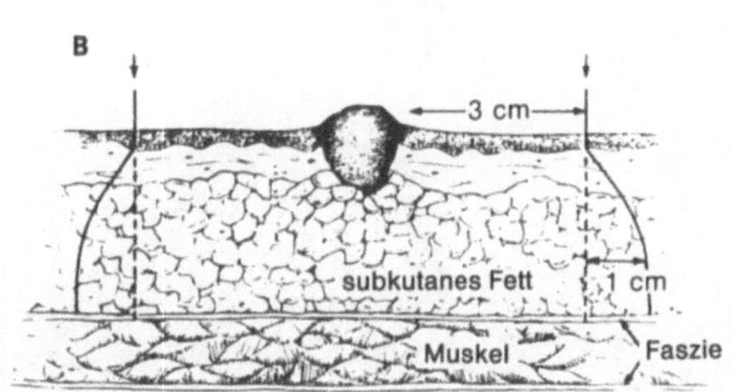

Abb. 6.7 A,B. Exzisionstechnik beim primären Melanom mit ellipsoider Exzision und primärem Hautverschluß. **A** Im Radius werden 3 cm normal erscheinende Haut als chirurgischer Sicherheitsabstand um die Biopsiestelle oder den lateralen Rand des intakten Melanoms entfernt. Die Längsachse der Exzision sollte 3- bis 4mal so lang wie die Breite sein. Nach der Exzision des Melanoms werden seitlich Hautlappen parallel zur Muskelfaszie gebildet, soweit es nötig ist, um die Hautränder ohne Spannung primär zu adaptieren. Die Hautlappen müssen nahe dem Zentrum am weitesten unterminiert werden. Es ist häufig notwendig, die Hautlappen auf eine Weite zu mobilisieren, die doppelt so groß ist, wie der Abstand vom Melanom zum Exzisionsrand. Der Primärverschluß der Hautlappen kann in 2 Schichten erfolgen. Zunächst wird die Subkutis und die tiefe Dermis als eine Schicht adaptiert, dann wird anschließend in einer zweiten Schicht die Haut mit Standardnähten oder mit einer intrakutanen Naht verschlossen. Häufig ist es notwendig, eine Saugdrainage in die Wunde einzulegen. **B** Querschnittzeichnung des Exzisionsgebietes: 3 cm breiter Sicherheitsabstand an der Haut. Hautlappen werden mit abgeschrägten Rändern 1-2 cm seitlich vom Resektionsrand gebildet, um alle umgebenden Lymphgefäße unter der Haut zu entfernen. Die Faszie kann, muß aber nicht exzidiert werden

Abb. 6.8 A-C. Technik zur Schließung des Hautdefektes mit einer Rotations-Verschiebelappenplastik. **A** Ein über dem rechten Schulterblatt lokalisiertes Melanom wird mit einem kreisförmigen Areal gesunder Haut exzidiert. Die hier *schwarz* dargestellte, medial zur Exzision gelegene Spitze wird ebenfalls exzidiert, um den Hautlappen zu bilden. **B** Der Hautlappen wird bis zu seiner Basis mobilisiert (die von der Axilla kommenden Blutgefäße sind zu schonen) und dann zur Mitte des Defektes hin gedreht. **C** Die den Defekt umgebenden Hautränder werden ausreichend mobilisiert, um die Wunde ohne übermäßige Spannung zu schließen

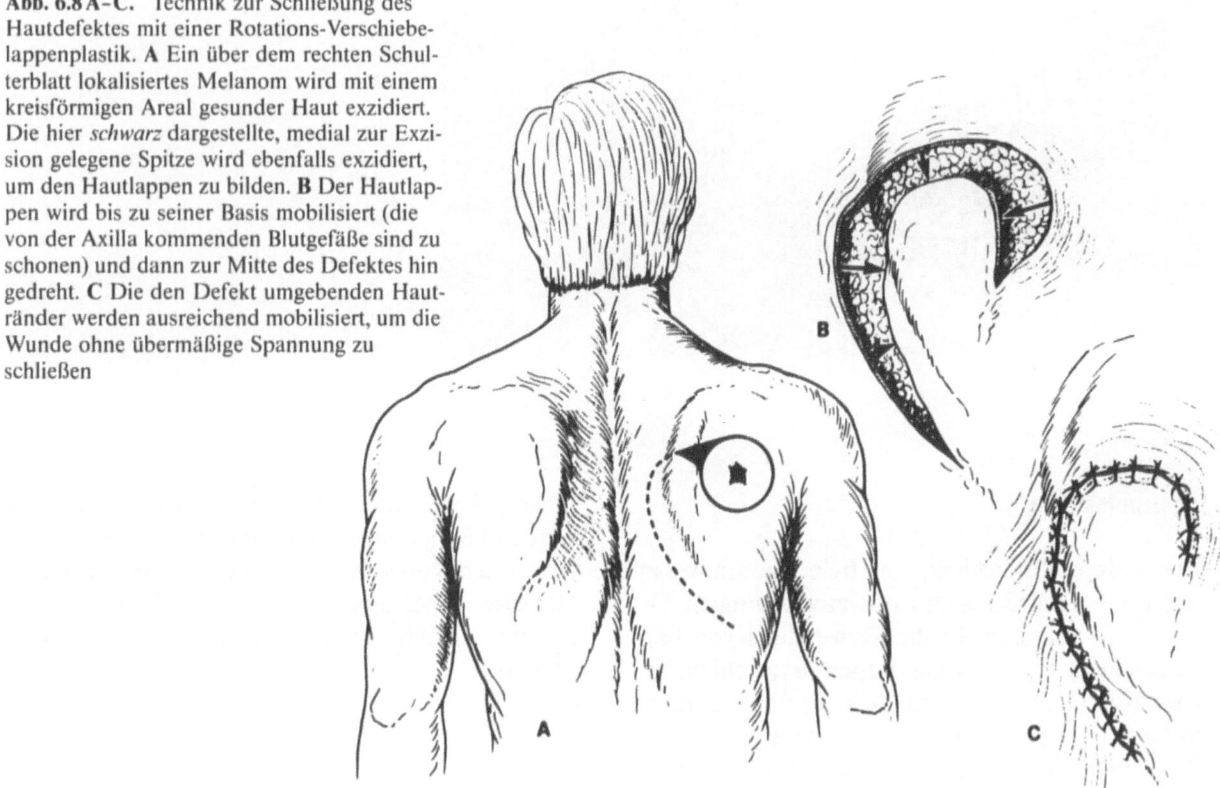

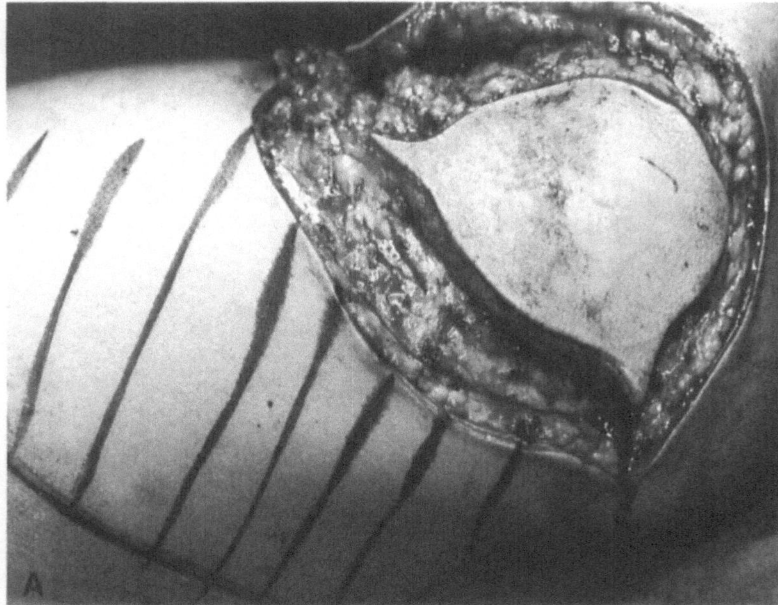

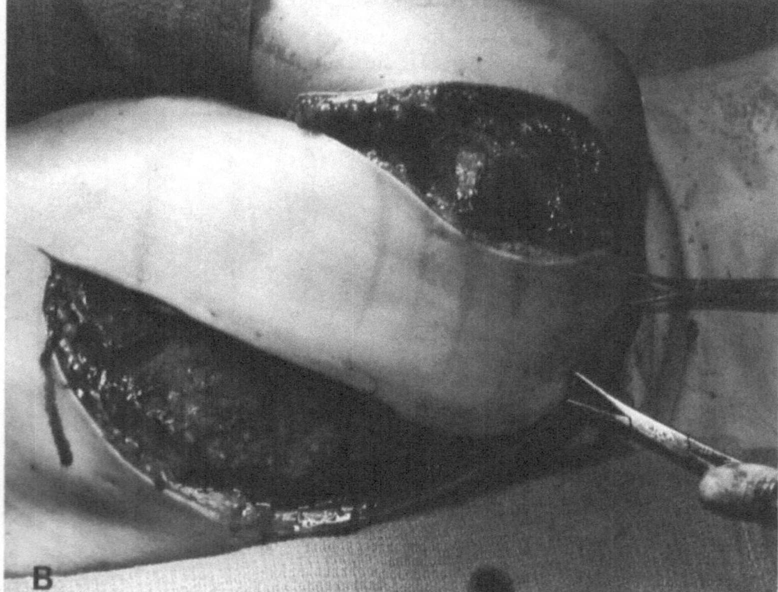

Abb. 6.9 A-C. Rotationsverschiebelappentechnik für ein über dem Schulterblatt lokalisiertes Melanom. **A** Die Melanombiopsiestelle wurde mit einem 3 cm breiten Areal gesunder Haut exzidiert. Seitliche Hautzipfel wurden an dem Präparat belassen, um den Hautlappen *(schraffierte Fläche)* zu bilden, mit dem später der Defekt bedeckt wird. **B** Der große Hautlappen wurde mobilisiert und in die Mitte über den Defekt gelegt. Die Haut und die Subkutis über Schulter und Rücken wurden dann ausgedehnt mobilisiert. **C** Nach Mobilisation der Haut wurde der Hautlappen an die Hautränder genäht. In diesem Fall wurde die Inzision in mehreren Teilen mit fortlaufenden resorbierbaren 3-0 Nähten (PDS) und intrakutanen resorbierbaren 4-0 Nähten geschlossen. Redon-Drainagen wurden in die Wunde eingelegt *(links oben)*. Die Sekretabsonderung klang nach wenigen Tagen ab. Der postoperative Verlauf war ohne Komplikationen, und es wurde ein hervorragendes funktionelles und kosmetisches Ergebnis erzielt

Lappenplastiken

Eine andere Möglichkeit, eine freie Hauttransplantation zur Schließung des operativ bedingten Defektes zu vermeiden, ist die Verwendung von Lappenplastiken [1, 20]. Eine Rotationsverschiebelappenplastik eignet sich besonders gut für Melanome im Gesicht oder am Hals, wo kosmetische Aspekte eine wichtigere Rolle als an anderen Lokalisationen spielen (Abb. 6.8) [20]. An der UAB verwendet man diese Methode für das Schließen von Defekten, die nicht primär mit ellipsoiden Exzisionen versorgt werden können. Mit einer derartigen Lappenplastik lassen sich Knochenvorsprünge (z. B. an der Skapula) besser abpolstern, und das kosmetische Ergebnis ist dem eines freien Transplantats überlegen (Abb. 6.9).

Abb. 6.9 C

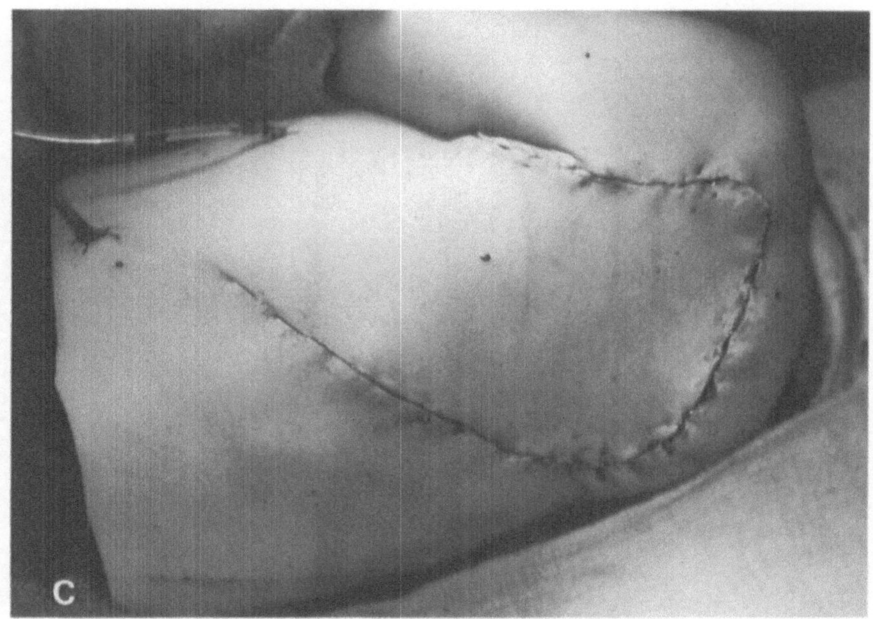

Freie Hauttransplantate

Bei größeren Hautdefekten kann ein Spalthauttransplantat erforderlich werden, mit Ausnahme des Gesichtes, wo kleine Defekte mit einem Vollhauttransplantat gedeckt werden können; man entnimmt dafür Haut hinter dem Ohr oder aus der Schlüsselbeingrube. Die zur Transplantation verwendete Haut kann mit einem Trommeldermatom (Padgett, Modifikation nach Reese), einem Messer nach Weck oder Humby oder einem Brown-Elektrodermatom entnommen werden, wobei das Dermatom gewöhnlich auf 0,36 mm eingestellt wird (Abb. 6.10). In Abb. 6.11 ist die Reese-Technik mit dem Trommeldermatom [43] zur Gewinnung der Spenderhaut dargestellt.

Die Entnahmestelle der Spalthaut ist üblicherweise die Außenseite des Oberschenkels oder die laterale Schulter. Wichtig ist, die Spenderhaut *nicht* von einer Lokalisation, an der In-Transit-Metastasen auftreten können, zu entnehmen, wie am ipsilateralen Oberschenkel bei einem Melanom am Fuß. Die Hautränder an der Entnahmestelle, die bei der Melanomexzision seitlich abgeschrägt wurden, werden an den darunterliegenden Muskel oder an die Faszie mit horizontalen Einzelknopfnähten befestigt [35]. Nach sorgfältiger Blutstillung wird das Transplantat auf der Implantationsstelle aufgebracht.

Manchmal kann es notwendig sein, eine Maschenlappenplastik („Meshgraft") zu verwenden, um eine größere Fläche zu decken. Das kosmetische Ergebnis ist jedoch ungünstiger. Die Meshgrafttechnik wird vorzugsweise für die Deckung großer Defekte am Rücken eingesetzt, besonders über der Skapula, da es hier schwierig ist, die notwendige Ruhigstellung zu erreichen.

Versorgung der Implantationsstelle

Das Spalthauttransplantat wird an die Implantationsstelle mit einer fortlaufenden Plain-Catgut-Naht, mit Klammern oder mit Steristrips befestigt und mit einem Kompressionsverband bedeckt (s. Abb. 6.11). Die häufigste Ursache für eine Abstoßung des Transplantats ist eine Blutung unter dem Transplantat, die eine ungenügende operative Blutstillung anzeigt. Die völlige Immobilisation ist ebenfalls entscheidend. Es dürfte selten vorkommen, daß ein größerer Teil des Transplantats nicht anheilt, wenn es gut mit Blut versorgt ist und die Extremität für einige Tage ruhiggestellt werden kann. Ein Kompressionsverband übt kontinuierlichen Druck aus und unterstützt die Fixation des Transplantats (Abb. 6.11). Bei Transplantaten an einer distalen Extremität ist zusätzlich die Ruhigstellung auf einer Schiene erforderlich. Bettruhe und

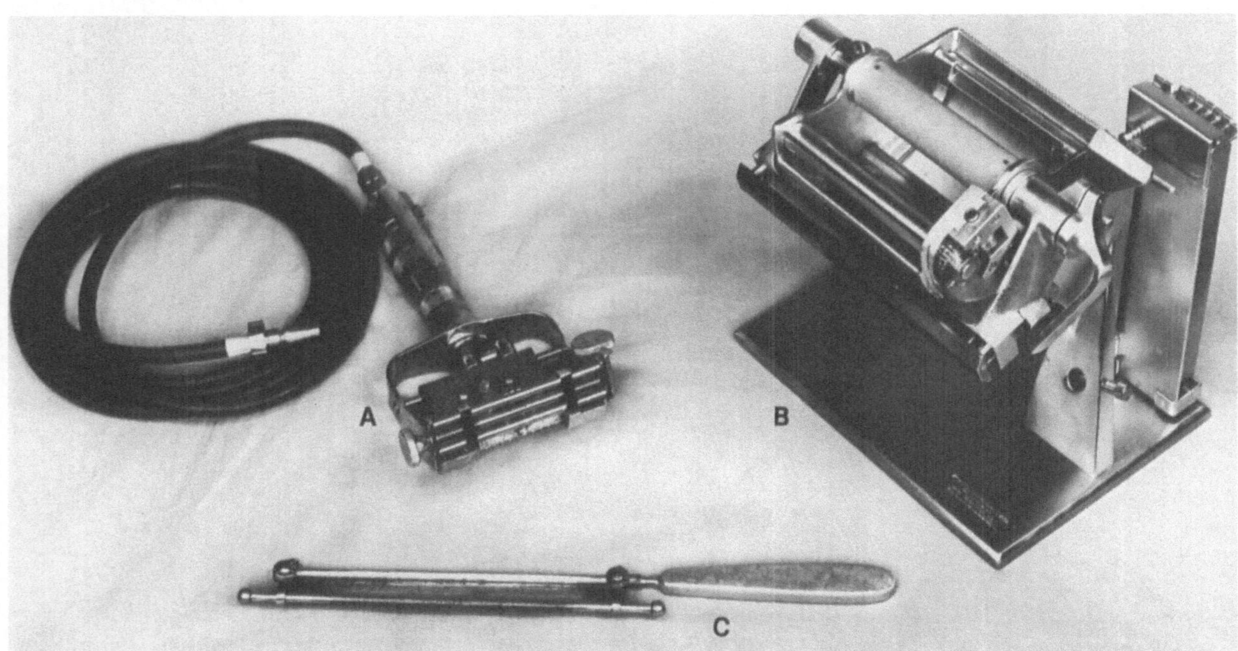

Abb. 6.10 A–C. Verschiedene Schneidegeräte zur Gewinnung von Spalthauttransplantaten. **A** Brown-Elektrodermatom, **B** Trommeldermatom nach Padgett, Modifikation von Reese, **C** Messer nach Humby. An der UAB bevorzugt man das Trommeldermatom, an der SMU dagegen das Humby-Messer

Hochlagern der Extremität für 24 h oder länger kann das Wundödem vermindern, die Ruhigstellung verbessern und auf diese Weise die Chancen für das Einheilen des Transplantats vergrößern.

Der Wundverband über der Implantationsstelle wird am 5. postoperativen Tag vorsichtig entfernt. Er wird früher gewechselt, wenn man eine Infektion oder Blutung vermutet. Bei Läsionen am Rücken sollte man das Transplantat früher (d.h. 48 h postoperativ) überprüfen, um sicherzugehen, daß keine nennenswerte Blutung aufgetreten ist. Im Falle einer Blutung sollte das Transplantat entfernt, die Implantationsstelle von Blutgerinnseln gereinigt und das Transplantat wieder aufgesetzt werden. Das Transplantat sollte in diesem Fall zunächst unbedeckt gelassen werden, der Patient kann währenddessen mit entblößtem Rücken aufrecht sitzen. Ein Verband wird später angelegt. Mit dieser Technik heilen viele Transplantate erfolgreich an, die sonst abgestoßen würden.

Die Nähte, mit denen das Transplantat fixiert wurde, werden i. allg. bis zu 2 Wochen belassen. Ein feuchter Verband wird über dem Transplantationsgebiet angelegt und täglich gewechselt. Nach dem 7. bis 9. postoperativen Tag kann die Wunde offen gelassen werden.

Versorgung der Entnahmestelle

Die Entnahmestelle wird mit Opsitefolie[3] gedeckt. Hierbei ist das Brennen, das bei anderen Verbänden auftritt, deutlich geringer. Darüber kann ein Druckverband mit einer elastischen Binde und einer äußeren Schicht Elastoplast angelegt werden. Die Opsitefolie wird 14–21 Tage auf der Entnahmestelle belassen, die nach dieser Zeit gut reepithelialisiert sein sollte. Sekretflüssigkeit unter der Folie kann aspiriert oder mit einer kleinen Inzision drainiert werden. Diese neue Methode erleichtert dem Pflegepersonal die Behandlung der Entnahmestelle und ist für den Patienten angenehmer, da die Entnahmestelle auf diese Weise praktisch schmerzfrei bleibt. Die Opsitefolie löst sich selbständig, sobald darunter neue Haut nachgewachsen ist.

[3] Anmerkung der Übersetzer: Als Alternative erwähnen die Autoren Scharlachrotverbände und Xeroform. Beide werden im deutschsprachigen Raum nicht verwendet.

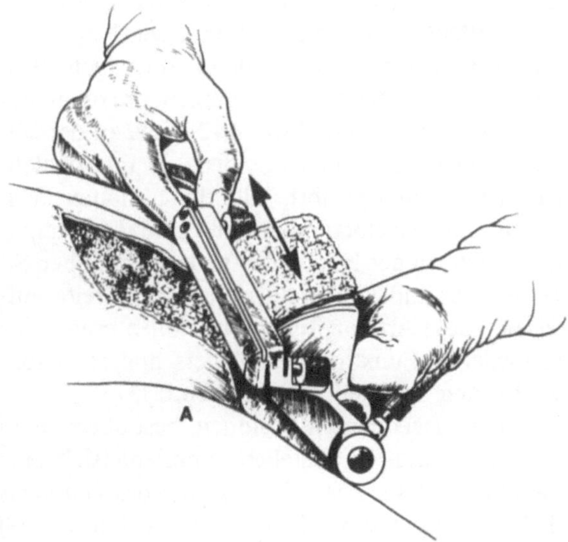

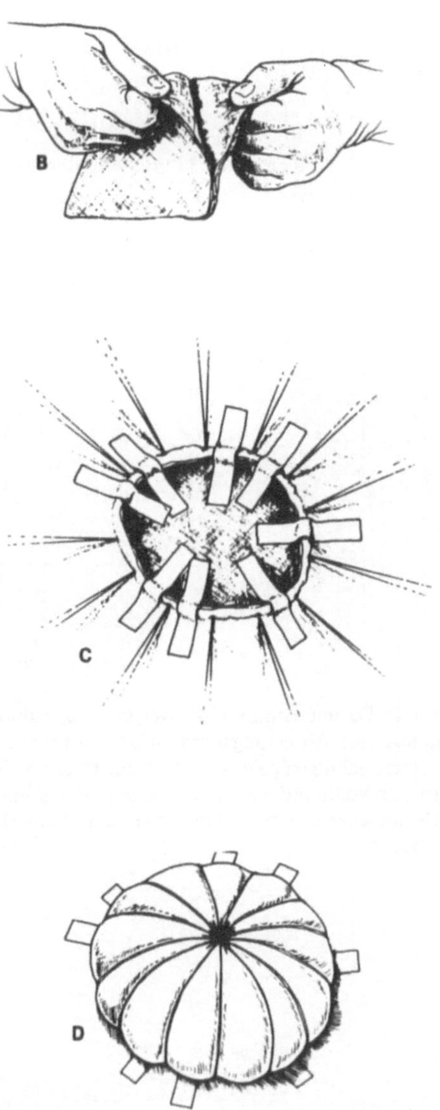

Abb. 6.11 A–D. Die Trommeldermatomtechnik (Reese) für die Spalthauttransplantation. **A** Das Trommeldermatom wird auf die Haut aufgesetzt und die Klinge seitwärts geführt, um die Haut zu spalten (gewöhnlich mit einer Dicke von 0,36 mm). Bisweilen ist es hilfreich, wenn der erste Assistent mit 2 geraden Gefäßklemmen neben dem Dermatom die Haut spannt während das Transplantat entnommen wird, um bei der Abnahme des Transplantats vom Dermatom ein Abrutschen zu verhindern. **B** Der Klebestreifen wird auseinandergezogen und die beiden Gummirücken freigelegt. **C** Die Spalthaut und die Gummifolie werden in den Defekt eingepaßt und dann eingesetzt (Hautseite nach unten). Die Ränder des Gummirückens werden mit Steristrips an den Hauträndern befestigt. Manchmal müssen einige horizontale 3-0 Seiden-Nähte zur Schließung des Defektes angebracht werden. **D** Ein normaler Fixationsverband wird dann angelegt, um die rasche Kontaktfassung zwischen Transplantat und Wundgrund zu fördern. Für Läsionen an den Extremitäten wird eine der hinteren Oberfläche angepaßte Schiene verwendet, um das Transplantat weitgehend ruhigzustellen. Mit der Trommeldermatomtechnik erhält das Transplantat verglichen mit einem freihändig geschnittenen Transplantat eine bessere Struktur und Farbe sowie ein besseres kosmetisches Aussehen (Details s. [43])

Antibiotika

Bei Hauttransplantationen ist der Einsatz von Antibiotika erforderlich. An der UAB gibt man sie von der Nacht vor der Operation an 5 Tage lang, ein Zephalosporin (3mal tgl. 500 mg) wird bevorzugt. An der SMU erhält der Patient einmalig 1 g Penizillin intramuskulär gleichzeitig mit der präoperativen Prämedikation.

Besondere Lokalisationen

Finger und Zehen

Ein Melanom, das distal an einem Finger- oder Zehenstrahl bzw. unter einem Fingernagel lokalisiert ist, muß durch Amputation des Strahls entfernt werden. Ist ein solches, bioptisch gesichertes Melanom an einem Finger (besonders am Daumen) lokalisiert, so ist es wichtig, von dem Finger so viel wie möglich zu erhalten, um ein funktionell gutes Ergebnis zu erzielen. Hier ist die Ausdehnung des

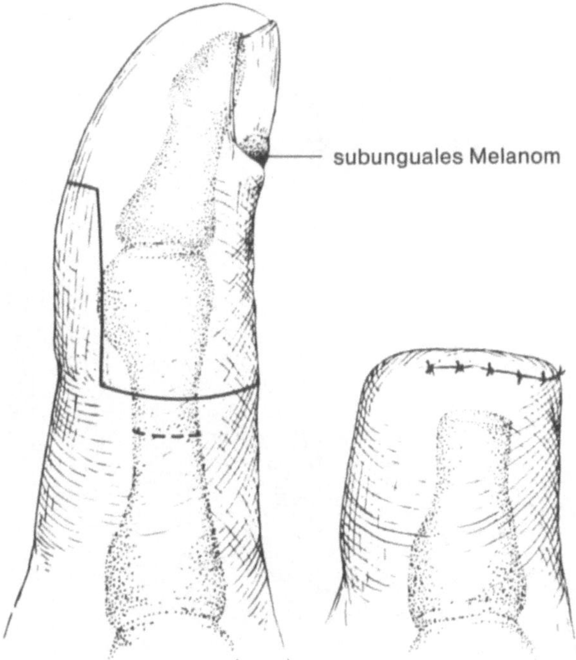

Abb. 6.12. Distale Daumenamputation wegen eines subungualen Melanoms. Der Absetzungsrand ist knapp proximal vom distalen Interphalangealgelenk. Das Hautstück an der Volarseite wird zur Vollhautdeckung des Stumpfes herangezogen. Das Os metacarpale wird ein Stück unterhalb der Hautinzision abgesetzt

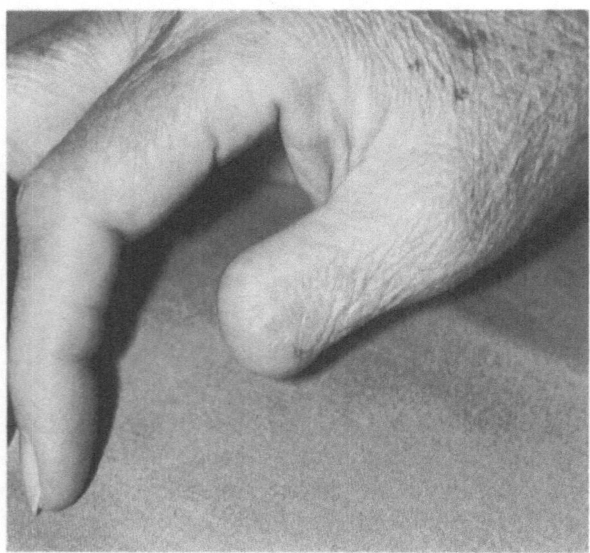

Abb. 6.13. Ein Patient nach distaler Daumenamputation wegen eines subungualen Melanoms. Das Ergebnis ist in funktioneller und kosmetischer Hinsicht sehr gut

Tumors in die Tiefe (z. B. infiltrieren manche Läsionen breitflächig das Nagelbett oder den Nagelwall) und nach proximal entscheidend. Im allgemeinen wird eine Amputation am Daumen proximal des Interphalangealgelenks (Abb. 6.12) bzw. an den anderen Fingern proximal der distalen Interphalangealgelenke durchgeführt, falls die Läsionen klein und auf das Nagelbett beschränkt sind. Die Amputation sollte an der Haut einen makroskopischen Sicherheitsabstand von mindestens 1 cm Breite aufweisen. Diese Art von Teilamputationen erhält eine ausreichende Funktion des Fingers und ist besonders für den Daumen wichtig (Abb. 6.13).

Bei ausgedehnten Läsionen, besonders wenn Satellitenmetastasen bestehen, empfiehlt sich eine Amputation des ganzen Fingers oder des Daumens (als Strahlamputation). Papachristou u. Fortner [39] stellten fest, daß die Inzidenz eines Lokalrezidivs bei eingeschränkten Amputationen 22% oder mehr betrug, gegenüber 0% bei Amputationen im Metakarpophalangealgelenk. Nach den Erfahrungen an der UAB traten jedoch bei der eingeschränkten Fingeramputation bei keinem Patienten jemals Lokalrezidive auf.

Bei Melanomen an der Zehe ist eine Amputation der ganzen Zehe im Metatarsophalangealgelenk indiziert, und i. allg. verursacht dies keine nennenswerte Funktionseinbuße. Subunguale Melanome, besonders an den Zehen, neigen häufiger zu Lokalrezidiven, In-Transit- und Lymphknotenmetastasen [38, 39]. Für Patienten im klinischen Stadium I empfiehlt sich eine elektive Lymphknotendissektion. Gute Ergebnisse wurden auch mit der isolierten Extremitätenperfusion erzielt (vgl. Kap. 10).

Fußsohle

Die Exzision eines Melanoms an der Fußsohle bedingt häufig einen beträchtlichen Defekt an einer gewichtsbelasteten Stelle. Wenn möglich, sollte ein Teil der Ferse oder des Fußballens belassen werden, um das Körpergewicht zu tragen. Die tiefe Faszie über den Streckersehnen sollte nach Möglichkeit als Grundlage für die Deckung mit Haut erhalten werden. Im allgemeinen werden diese Defekte mit einem Spalthauttransplantat gedeckt. Hiermit wurden an der UAB und an der SMU zufriedenstellende Ergebnisse erzielt. Über gute Ergebnisse berichten auch Woltering et al. [55]. Gelegentlich kann die Ferse auch mit einem Muskeltransplantat gedeckt werden [5], in der Regel ist dies

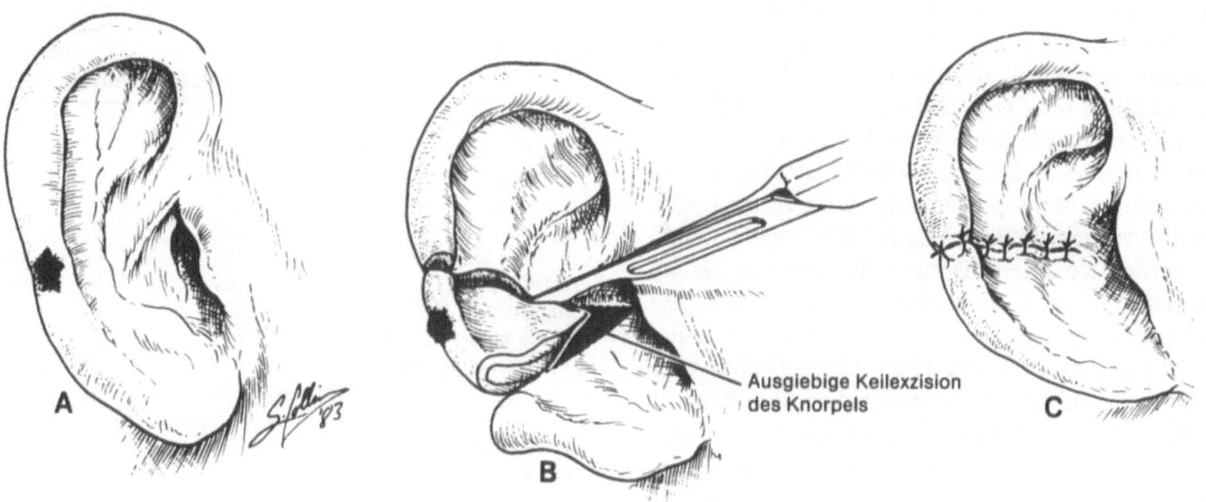

Abb. 6.14 A–C. Technik einer Keilexzision eines Melanoms an der äußeren Helix des Ohres. Es ist wichtig, die Inzision bis zur inneren Helix des Ohres fortzusetzen und einen Knorpelkeil, der bis zum äußeren Gehörgang reicht, zu entnehmen, um das Ohr für den Wundverschluß voll mobilisieren zu können

jedoch nicht nötig. Eine isolierte Extremitätenperfusion kann nützlich sein, besonders bei großen und dicken Tumoren [28]. Amputationen des Fußes sind selten indiziert.

Ohr

In einer wichtigen Studie über 102 Patienten mit einem Melanom am äußeren Ohr empfahlen Byers et al. [8], daß keine Totalamputation des Ohres vorgenommen werden sollte, besonders nicht bei Patienten, die Brillenträger sind. Eine Ohrprothese trägt zur kosmetischen Wiederherstellung bei.

Bei einer kleinen, verdächtigen Läsion an der Helix ist zur Diagnose die Exzisionsbiopsie vorzuziehen. Bei Bestätigung der Melanomdiagnose folgt dann eine keilförmige Nachexzision (Abb. 6.14A–C). Eine Teilamputation kann bei größeren Läsionen erforderlich werden. Die Totalamputation des Ohres ist Patienten mit weit ausgedehnter lokaler Erkrankung oder mit Rezidiven nach einer Teilamputation vorbehalten.

Nach Erfahrungen am M. D. Anderson Hospital betrug die Lokalrezidivrate 8%, und die Gesamtinzidenz von Lymphknotenmetastasen 42% [8]. Die häufigsten Lymphknotenstationen waren: 1) die periaurikulären (prä- und retroaurikulären) Lymphknoten, 2) die Parotislymphknoten und 3) die oberen Halslymphknoten oder die jugulodigastrischen Lymphknoten. Die Ergebnisse der Studie zeigen einen Nutzen der elektiven Lymphknotendissektion bei bestimmten Patienten (vgl. auch Kap. 7). Es wurde eine modifizierte Halslymphknotendissektion und eine Exstirpation der Parotislymphknoten durchgeführt. Storm et al. [51] betonten ebenfalls, wie wichtig es ist, die Lymphknoten der Parotis bei Melanomen des Ohres zu exstirpieren.

Weibliche Brust

Noch kontrovers wird die Frage beurteilt, ob Melanome an der Brust mit einer weiten Exzision der Haut und der Subkutis oder durch eine Mastektomie behandelt werden sollen [2, 23, 29, 47]. Nach den Erfahrungen an der UAB und an der SMU können derartige Läsionen ohne weiteres wie alle anderen Melanome der Haut behandelt werden, wobei die Resektionsränder von der Tumordicke und anderen, oben beschriebenen Kriterien abhängen. Auch andere Chirurgen erzielten auf diese Weise sehr gute Ergebnisse [40, 47].

Lokalrezidive und ihre Behandlung

Ein Lokalrezidiv wird definiert als jede Tumormanifestation, die innerhalb eines bis zu 5 cm breiten Gebietes um die Narbe eines vorher exzidierten

Melanoms auftritt (Tumoren, die nach einer reinen Exzisionsbiopsie rezidivieren, gelten in diesem Zusammenhang nicht als Lokalrezidive, sondern als unzulänglich operierte Läsionen). Diese Definition ist für die Analyse der Risikofaktoren und des Einflusses des chirurgischen Sicherheitsabstandes auf das primäre Melanom wichtig. Lokalrezidive sollten als verbliebene Reste des Primärtumors betrachtet werden, sie unterscheiden sich damit von Satelliten und In-Transit-Metastasen, die aus Tumorzellen in Lymphwegen zwischen Primärtumor und regionären Lymphknoten entstehen. Diese Definitionen sind etwas willkürlich, besonders weil die verschiedenen Läsionen gleichzeitig auftreten können. Beispielsweise werden im Falle multipler In-Transit-Metastasen, von denen einige nahe an, aber nicht in der Narbe liegen, diese nicht als Lokalrezidive, sondern als Teil der In-Transit-Metastasen bezeichnet. Die Breite des chirurgischen Sicherheitsabstandes bei der Exzision des primären Melanoms hat wahrscheinlich keinen Einfluß auf das Risiko von In-Transit-Metastasen, im Gegensatz zu pathologischen Kriterien des primären Melanoms (z. B. bei einem dicken, ulzerierten Melanom).

Tabelle 6.3. Lokalrezidivraten des primären Melanoms

Autoren	Zahl der Patienten	Lokalrezidivrate [%]
Alle Lokalisationen		
Balch et al. [4]	287	3
Pitt [41]	509	6
Cascinelli et al. [9]	593	4
Kenady et al. [26]	202	4
Elder et al. [14]	109	0
Das Gupta [12]	269	3
Bagley et al. [3]	103	6
Roses et al. [47]	658	1
Veronesi et al. [54]	395	2
Total	3125	3,2[a]
Spezielle Lokalisationen		
Ohren		
Byers et al. [8]	102	8
Urist et al. [53]	66	5
Subungal		
Papachristou u. Fortner [39]	52	22
Untere Extremität		
Lewis et al. [30]	83	3
Behaarte Kopfhaut		
Close et al. [11]	125	31
Urist et al. [53]	71	6
Rumpf		
Sugarbaker u. McBridge [52]	418	3

[a] Gewichteter Durchschnitt

Risikofaktoren für Lokarezidive

Im allgemeinen besteht das größte Risiko für Lokalrezidive bei bereits metastasierten Melanomen und bei Melanomen mit ungünstigen prognostischen Kriterien. Eine Analyse der Daten der UAB und der SMU über Lokalrezidive (vgl. Tabelle 6.2) zeigte, daß bei Patienten im klinischen Stadium I mit dem höchsten Rezidivrisiko die Melanome eines der folgenden Merkmale zeigten 1) Tumordicke $\geq$4 mm (13% Rezidive), 2) Ulzeration (11,5% Rezidive) oder 3) Lokalisation an Fuß, Hand, behaarter Kopfhaut oder Gesicht (5–12% Rezidive). Nach Berichten aus anderen Zentren zählen zu den Patienten mit dem höchsten Rezidivrisiko: 1) Patienten mit Lymphknotenmetastasen [30, 32, 46], 2) Patienten mit primären Melanomen an Fußsohle, behaarter Kopfhaut und Subungualregion [11, 39, 49] sowie 3) Patienten mit dicken oder ulzerierten Melanomen [4, 9, 14, 46, 48].

Einfluß der Sicherheitsabstände

Erstaunlicherweise gibt es keine Untersuchung, die belegt, daß die Weite des chirurgischen Sicherheitsabstandes Einfluß auf das Lokalrezidivrisiko hat. Es ist nicht bewiesen, daß eine sehr weite Exzision eines Melanoms zusätzliche Sicherheit verglichen mit einer engeren Exzision bietet. Dieses Problem wird heute in einer wichtigen und berechtigten wissenschaftlichen Diskussion erörtert und in verschiedenen prospektiven randomisierten klinischen Studien untersucht.

Das Gesamtrisiko für ein Lokalrezidiv ist äußerst gering, es betrug in einer Sammelstatistik über 3520 Patienten 3,2% (Tabelle 6.3). Bei einer weiteren Aufgliederung der Daten zeigte sich, daß Patienten im Stadium I dann ein hohes Risiko für ein Lokalrezidiv aufwiesen, wenn sie dickere und ulzerierte Melanome hatten (s. Tabelle 6.2). Lokalrezidive entwickeln sich gewöhnlich innerhalb von 5 Jahren nach der primären Melanomexzision (Abb. 6.15), aber manchmal auch erst nach 10 Jahren [7, 34].

Ein sehr geringes Risiko für Lokalrezidive zeigten Patienten im Stadium I, deren Melanom weniger als 1 mm dick und *nicht* an der Kopfhaut, an der Fußsohle oder subungual lokalisiert war. In einer Sammelstatistik über 1822 Patienten mit Mela-

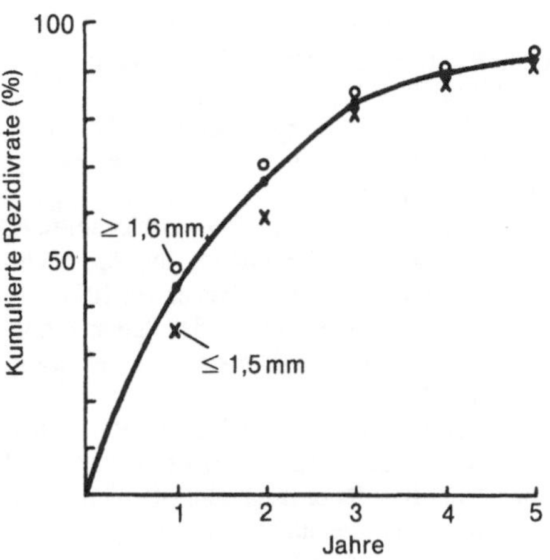

Abb. 6.15. Der kumulative Anteil der Patienten, die ein lokales Rezidiv entwickeln (Narbenrezidiv oder In-Transit-Metastasen). Die *Kreise* bezeichnen Läsionen mit einer Dicke von 1,6 mm oder mehr, die *X* dagegen bis 1,5 mm dicke Läsionen. Über 80% der Lokalrezidive traten innerhalb von 3 Jahren auf, 90% innerhalb von 5 Jahren. Die dickeren Tumoren rezidivierten rascher als die dünneren Läsionen

nomen bis zu 1 mm Dicke hatten nur 2 Patienten (0,1%) ein nachgewiesenes Lokalrezidiv, und bei beiden Patienten war das primäre Melanom weit exzidiert worden (Tabelle 6.4). Regressiv veränderte Läsionen wurden dabei nicht berücksichtigt, da ihre Tumordicke unterschätzt werden kann. Bei etwa 40% dieser Patienten war der Sicherheitsabstand relativ gering (weniger als 2 cm). Das bedeutet aber nicht, daß der Sicherheitsabstand keine Rolle spielt. Tatsächlich beträgt das Risiko eines Lokalrezidivs für Patienten, bei denen nur eine Biopsie oder eine Kürettage durchgeführt wurde, 60-70% [11, 32]. Ferner ist in dieser Patientengruppe das Risiko einer Metastasierung bei sehr schmalen Exzisionen größer [48]. Es kann jedoch gefolgert werden, daß bei dünnen Melanomen (Tumordicke weniger als 1 mm) an günstigen Lokalisationen der chirurgische Sicherheitsabstand auf 1-2 cm herabgesetzt werden kann, ohne daß sich das Risiko für Lokalrezidive erhöht.

Tabelle 6.4. Lokalrezidivrate bei Melanomen < 1 mm dick

Autoren	Zahl der Patienten	Sicherheitsabstand < 2 cm [%]	Lokalrezidivrate [%]
Bagley et al. [3]	33	58	3[a]
Balch et al. [4]	36	22	0
Breslow u. Macht [6]	62	56	0
Cascinelli et al. [9]	98	20	1[a]
Elder et al. [14]	43	37	0
Roses et al. [46]	307	-	0
Milton[b]	936	61	0
	1515	36[c]	0,1[c]

[a] Sicherheitsabstand > 3 cm

[b] Milton GW, Balch CM (1983) Unveröffentlichte Beobachtung der Sidney Melanoma Unit

[c] Gewichteter Durchschnitt

Behandlung

Für Lokalrezidive liegen keine vergleichenden Studien mit verschiedenen Behandlungsmodalitäten vor. Es stehen mindestens 3 Therapiemöglichkeiten zur Wahl: 1) chirurgische Exzision, 2) isolierte Extremitätenperfusion mit regionärer Chemotherapie und Hyperthermie und 3) Bestrahlung. Ein einzelnes Lokalrezidiv kann wahrscheinlich mit einem weiten Sicherheitsabstand exzidiert werden und bedarf keiner weiteren Behandlung besonders wenn das vorher exzidierte Melanom eine günstige Prognose besitzt. Andererseits könnte bei Patienten mit multiplen Rezidiven (entweder simultan oder sequentiell) oder bei Patienten mit einer schlechten Prognose des primären Melanoms (z.B. wenn die Tumordicke über 4 mm beträgt und zusätzlich vielleicht noch eine Ulzeration vorliegt) eine isolierte Extremitätenperfusion erwogen werden, da das Risiko für Rezidive und In-Transit-Metastasen beträchtlich erhöht ist (s. Kap. 10). Ist bei Patienten eine chirurgische Exzision nicht durchführbar, z.B. wenn die Tumoren mehrfach rezidiviert sind, kann eine Bestrahlung mit Elektronen und akzelerierte Fraktionierung in Betracht gezogen werden (s. Kap. 15). Eine Amputation (bzw. Teilamputation) kann manchmal bei sehr großen oder sehr tief infiltrierenden Rezidiven des Fußes oder der Hand notwendig sein.

Über Behandlungsergebnisse liegen nur wenige Daten vor. Lokalrezidive zeigen gewöhnlich eine schlechte Prognose an und sind in der Regel das erste Zeichen der Metastasierung, denn die meisten Patienten entwickeln daraufhin weitere Metastasen. Dies zeigen die Erfahrungen an der UAB und an der SMU sowie verschiedene Publikationen [16, 46]. Eine frühere Studie analysierte 95 Patienten mit Lokalrezidiv (die meisten wurden von auswärts zugewiesen). Die mediane Überlebensdauer betrug 3 Jahre, die Zehnjahresüberlebensrate 20% (Abb. 6.16). In 2 anderen, kleineren Studien wurden

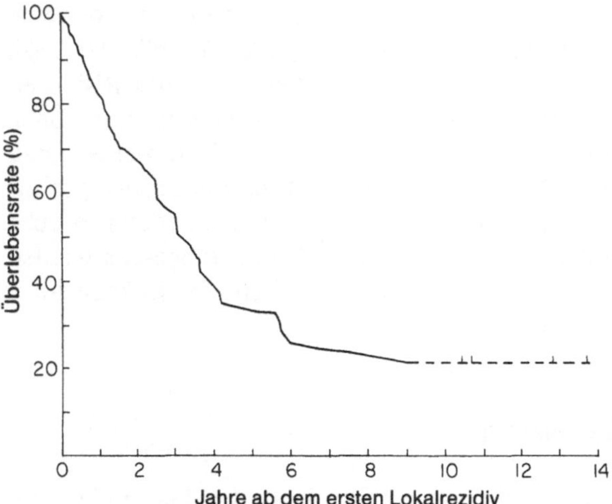

Abb. 6.16. Überlebenskurve für 95 an der UAB oder an der SMU behandelte Patienten mit einem Lokalrezidiv als erste Remanifestation des Tumors (berechnet vom Auftreten des Lokalrezidivs)

etwas schlechtere Ergebnisse erzielt, die mediane Überlebensrate nach der chirurgischen Behandlung lag zwischen 10 und 26 Monaten [16, 46]. Es gibt Anhaltspunkte dafür, daß eine isolierte Extremitätenperfusion bei einer Lokalisation des Lokalrezidivs an den Extremitäten die optimale Behandlung ist, denn etwa 25-50% der mit einer regionären Perfusion behandelten Patienten überleben 5-10 Jahre [27, 28, 49, 50].

Literatur

1. Ariel IM (1974) Tridimensional resection of primary malignant melanoma. Surg Gynecol Obstet 139: 601
2. Ariel IM, Caron AS (1972) Diagnosis and treatment of malignant melanoma arising from the skin of the female breast. Am J Surg 124: 384
3. Bagley FH, Cady B, Lee A, Legg MA (1981) Changes in clinical presentation and management of malignant melanoma. Cancer 47: 2126
4. Balch CM, Murad TM, Soong S-j, Ingalls AL, Richards PC, Maddox WA (1979) Tumor thickness as a guide to surgical management of clinical stage I melanoma patients. Cancer 43: 883
5. Bostwick J III (1976) Reconstruction of the heel pad by muscle transposition and split skin graft. Surg Gynecol Obstet 143: 973
6. Breslow A, Macht SD (1977) Optimal size of resection margin for thin cutaneous melanoma. Surg Gynecol Obstet 145: 691
7. Briele HA, Beattie CW, Ronan SG, Chaudhuri PK, Das Gupta TK (1983) Late recurrence of cutaneous melanoma. Arch Surg 118: 800
8. Byers RM, Smith JL, Russell N, Rosenberg V (1980) Malignant melanoma of the external ear: Review of 102 cases. Am J Surg 140: 518
9. Cascinelli N, van der Esch EP, Breslow A, Morabito A, Bufalino R (1980) Stage I melanoma of the skin: The problem of resection margins. Eur J Cancer 16: 1079
10. Cassileth BR, Lusk EJ, Tenaglia AN (1983) Patients' perceptions of the cosmetic impact of melanoma resection. Plast Reconstr Surg 71: 73
11. Close LG, Goepfert H, Ballantyne AJ, Jesse RH (1979) Malignant melanoma of the scalp. Laryngoscope 89: 1189
12. Das Gupta TK (1977) Results of treatment of 269 patients with primary cutaneous melanoma: A five-year prospective study. Ann Surg 186: 201
13. Day CL Jr, Mihm MC Jr, Sober AJ, Fitzpatrick TB, Malt RA (1982) Narrower margins for clinical stage I malignant melanoma. N Engl J Med 306: 479
14. Elder DE, Guerry D IV, Heiberger RM, LaRossa D, Goldman LI, Clark WH Jr, Thompson CJ, Matozzo I, Van Horn M (1983) Optimal resection margin for cutaneous malignant melanoma. Plast Reconstr Surg 71: 66
15. Eldh J (1979) Excisional biopsy and delayed wide excision versus primary wide excision of malignant melanoma. Scand J Plast Reconstr Surg 13: 341
16. Elias EG, Didolkar MS, Goel IP, Formeister JF, Valenzuela LA, Pickren JL, Moore RH (1977) A clinicopathologic study of prognostic factors in cutaneous malignant melanoma. Surg Gynecol Obstet 144: 327
17. Epstein E (1971) Effect of biopsy on the prognosis of melanoma. J Surg Oncol 3: 251
18. Epstein E, Bragg K (1980) Curability of melanoma: A 25-year retrospective study. Cancer 46: 818
19. Epstein E, Bragg K, Linden G (1969) Biopsy and prognosis of malignant melanoma. JAMA 208: 1369
20. Frokiaer E, Kiil J, Sogaard H (1982) The use of skin flaps in the treatment of malignant melanomas in the head and neck region. Scand J Plast Reconstr Surg 16: 157
21. Harris MH, Gumport SL (1973) Total excisional biopsy for primary malignant melanoma. JAMA 226: 354
22. Ironside P, Pitt TTE, Rank BK (1977) Malignant melanoma: Some aspects of pathology and prognosis. Aust NZ J Surg 47: 70
23. Jochimsen PR, Pearlman NW, Lawton RL, Platz CE (1977) Melanoma of skin of the breast: Therapeutic considerations based on six cases. Surgery 81: 583
24. Jones RE Jr, Cash ME, Ackerman AB (1981) Malignant melanomas mistaken histologically for junctional nevi. In: Ackerman AB (ed) Pathology of Malignant Melanoma. Masson, New York, p 93
25. Jones WM, Williams WJ, Roberts MM, Davies K (1968) Malignant melanoma of the skin: Prognostic value of clinical features and the role of treatment in 111 cases. Br J Cancer 22: 437
26. Kenady DE, Brown BW, McBride CM (1982) Excision of underlying fascia with a primary malignant melanoma: Effect on recurrence and survival rates. Surgery 92: 615
27. Krementz ET, Carter RD, Sutherland CM, Campbell M (1979) The use of regional chemotherapy in the management of malignant melanoma. World J Surg 3: 289
28. Krementz ET, Reed RJ, Coleman WP III, Sutherland CM, Carter RD, Campbell M (1982) Acral lentiginous melanoma: A clinicopathologic entity. Ann Surg 195: 632

29. Lee YN, Sparks FC, Morton DL (1977) Primary melanoma of skin of the breast region. Ann Surg 185: 17
30. Lewis MH, Hill JT, Leopold JG, Hughes LE (1982) Guidelines for management of malignant melanoma of the lower limb - based on a study of long-term behaviour. Clin Oncol 8: 341
31. Little JH, Davis NC (1974) Frozen section diagnosis of suspected malignant melanoma of the skin. Cancer 34: 1163
32. McNeer G, Cantin J (1967) Local failure in the treatment of melanoma. Am J Roentgenol 99: 791
33. Mattsson W, Gynning I, Hogeman K-E, Jacobsson S, Linell F (1976) A retrospective study of 304 cases of malignant melanoma in Malmo 1952-71. Scand J Plast Reconstr Surg 10: 189
34. Milton GW, Shaw HM, Farago GA, McCarthy WH (1980) Tumour thickness and the site and time of first recurrence in cutaneous malignant melanoma (stage I). Br J Surg 67: 543
35. Neifeld JP, Chretien PB (1976) An improved technique of excision and skin grafting for primary malignant melanomas. Surg Gynecol Obstet 142: 584
36. Olsen G (1964) Removal of fascia - cause of more frequent metastases of malignant melanomas of the skin to regional lymph nodes? Cancer 17: 1159
37. Olsen G (1966) The malignant melanoma of the skin. Acta Chir Scand (Suppl) 365: 91
38. Pack GT, Oropeza R (1967) Subungual melanoma. Surg Gynecol Obstet 124: 571
39. Papachristou DN, Fortner JG (1982) Melanoma arising under the nail. J Surg Oncol 21: 219
40. Papachristou DN, Kinne DW, Rosen PP, Ashikari R, Fortner JG (1979) Cutaneous melanoma of the breast. Surgery 85: 322
41. Pitt TTE (1977) Aspects of surgical treatment for malignant melanoma: The place of biopsy and wide excision. Aust NZ J Surg 47: 757
42. Rampen FHJ, Van Houten WA, Hop WCJ (1980) Incisional procedures and prognosis in malignant melanoma. Clin Exp Dermatol 5: 313
43. Reese JD (1946) A new method for the management of split skin grafts. J Plast Reconstr Surg 1: 98
44. Roses DF (1982) Proper biopsy of a lesion suspected of being a malignant melanoma. Am J Dermatopathol 4: 475
45. Roses DF, Ackerman AB, Harris MN, Weinhouse GR, Gumport SL (1979) Assessment of biopsy techniques and histopathologic interpretations of primary cutaneous malignant melanoma. Ann Surg 189: 294
46. Roses DF, Harris MN, Rigel D, Carrey Z, Friedman R, Kopf AW (1983) Local and in-transit metastases following definitive excision for primary cutaneous malignant melanoma. Ann Surg 198: 65
47. Roses DF, Harris MN, Stern JS, Gumport SL (1979) Cutaneous melanoma of the breast. Ann Surg 189: 112
48. Schmoeckel C, Bockelbrink A, Bockelbrink H, Braun-Falco O (1983) Low- and high-risk malignant melanoma. III. Prognostic significance of the resection margin. Eur J Cancer Clin Oncol 19: 237
49. Schraffordt Koops H, Beekhuis H, Oldhoff J, Oosterhuis JW, van der Ploeg E, Vermey A (1981) Local recurrence and survival in patients with (Clark level IV/V and over 1.5 mm thickness) stage I malignant melanoma of the extremities after regional perfusion. Cancer 48: 1952
50. Shingleton WW, Seigler HF, Stocks LH, Downs RW Jr (1975) Management of recurrent melanoma of the extremity. Cancer 35: 574
51. Storm FK, Eilber FR, Sparks FC, Morton DL (1977) A prospective study of parotid metastases from head and neck cancer. Am J Surg 134: 115
52. Sugarbaker EV, McBride CM (1976) Melanoma of the trunk: The results of surgical excision and anatomic guidelines for predicting nodal metastasis. Surgery 80: 22
53. Urist MM, Balch CM, Soong S-j, Milton GW, Shaw HM, McGovern VJ, Murad TM, McCarthy WH, Maddox WA (1984) Head and neck melanoma in 536 clinical stage I patients: A prognostic factors analysis and results of surgical treatment. Ann Surg 200: 769
54. Veronesi U, Adamus J, Bandiera DC, Brennhovd IO, Caceres E, Cascinelli N, Claudio F, Ikonopisov RL, Javorskj VV, Kirov S, Kulakowski A, Lacour J, Lejeune F, Mechl Z, Morabito A, Rodé I, Sergeev S, van Slooten E, Szczygiel K, Trapeznikov NN, Wagner RI (1977) Inefficacy of immediate node dissection in stage I melanoma of the limbs. N Engl J Med 297: 627
55. Woltering EA, Thorpe WP, Reed JK Jr, Rosenberg SA (1979) Split thickness skin grafting of the plantar surface of the foot after wide excision of neoplasms of the skin. Surg Gynecol Obstet 149: 229

Teil II
Regionäre Metastasen

7 Behandlung regionärer Melanommetastasen

C. M. Balch, M. M. Urist, W. A. Maddox, G. W. Milton und W. H. McCarthy

Regionäre Metastasen sind die häufigsten Manifestationen metastasierender Melanome. Sie rechtzeitig zu erkennen und rasch die Therapie einzuleiten, ist eine wichtige Aufgabe der Nachsorge und bedarf besonderer Sorgfalt, denn manche Patienten mit regionären Metastasen können geheilt werden. Darüber hinaus kann auch bei nichtheilbaren Patienten eine effektive Palliation erreicht werden.

Es gibt 2 Formen regionärer Metastasen: Lymphknotenmetastasen und In-Transit-Metastasen. Die übliche Behandlung für klinisch erkennbare Metastasen in regionären Lymphknoten ist ihre chirurgische Entfernung. Dieses Kapitel beschäftigt sich daher in erster Linie mit den wichtigen Richtlinien und technischen Details der regionären Lymphknotendissektion sowie der perioperativen Behandlung. In-Transit-Metastasen sind meist ein schwieriges Problem, denn es ist wegen der oft weit ausgedehnten intralymphatischen und intranodalen Metastasierung schwer, den lokoregionären Prozeß zu beherrschen. Die Therapie der In-Transit-Metastasen wird in diesem Kapitel ebenso behandelt. Die Kontroverse über die elektive Lymphknotendissektion bei vermuteten mikroskopischen (oder okkulten) Lymphknotenmetastasen wird in Kap. 8 beschrieben.

Diagnose von Lymphknotenmetastasen

Ein Lymphknoten mit Melanommetastasen hat bestimmte klinische Merkmale, die bei anderen Ursachen einer Lymphadenopathie nicht beobachtet werden. Lymphknoten mit Melanommetastasen sind i. allg. derber, härter und schmerzloser als entzündlich veränderte Lymphknoten. Oft finden sich auch Zeichen der Infektion oder Verletzung wie bei benignen Läsionen. Lymphknoten mit Melanommetastasen müssen nach Diagnose nicht immer unaufhaltsames Wachstum zeigen. Sie können auch in der Größe gleichbleiben oder sogar schrumpfen und führen so zu einem falschen Sicherheitsgefühl. Früher oder später jedoch setzt sich die Vergrößerung der Lymphknoten fort. Eine Erklärung hierfür ist die Blutung, die in einer oder um eine Metastase erfolgen kann; in diesem Fall verkleinert sich bei der Resorption des Hämatoms der Lymphknotendurchmesser. Es ist zu betonen, daß normale regionäre Lymphknoten bei mageren Patienten manchmal tastbar sind (besonders wenn zuvor eine Biopsie vorgenommen wurde), während sie in anderen Fällen als sog. „Schrotkugel"-Lymphknoten imponieren, die seit Monaten oder Jahren bestehen.

Jede auf Metastasen verdächtige Lymphadenopathie sollte näher abgeklärt werden. Wenn der Verdacht auf Metastasen gering ist, kann der Lymphknoten durch häufige Untersuchungen beobachtet werden, bis eine Diagnose erfolgen kann. In manchen Fällen ist eine Feinnadelbiopsie oder eine chirurgische Biopsie dann gerechtfertigt, wenn der Untersuchungsbefund zweideutig ist oder eine kurzfristige Wiederholung der Untersuchung nicht möglich ist. Die Mitarbeit des Patienten ist bei der Beurteilung der Größenveränderungen besonders wertvoll. Wenn der Verdacht auf Metastasen aufgrund der klinischen Untersuchung groß ist, besonders wenn die Adenopathie innerhalb des Abflußgebietes eines primären Melanoms liegt, ist eine definitive chirurgische Behandlung ohne Biopsie zu empfehlen. Dieses Vorgehen ist deshalb zu bevorzugen, weil auf diese Weise eine Eröffnung der verschiedenen Kompartimente während der Biopsie mit der möglichen Folge der Tumorimplantation im Wundgebiet vermieden wird.

Allgemeine Prinzipien der Lymphknotendissektion

1) Der Chirurg muß mit der Anatomie der Lymphknoten in jedem Gebiet des Körpers genau vertraut sein und sollte bei der Operation alle in Frage kommenden drainierenden Lymphknoten mitentfernen. Die Darstellung von Haagensen et al.

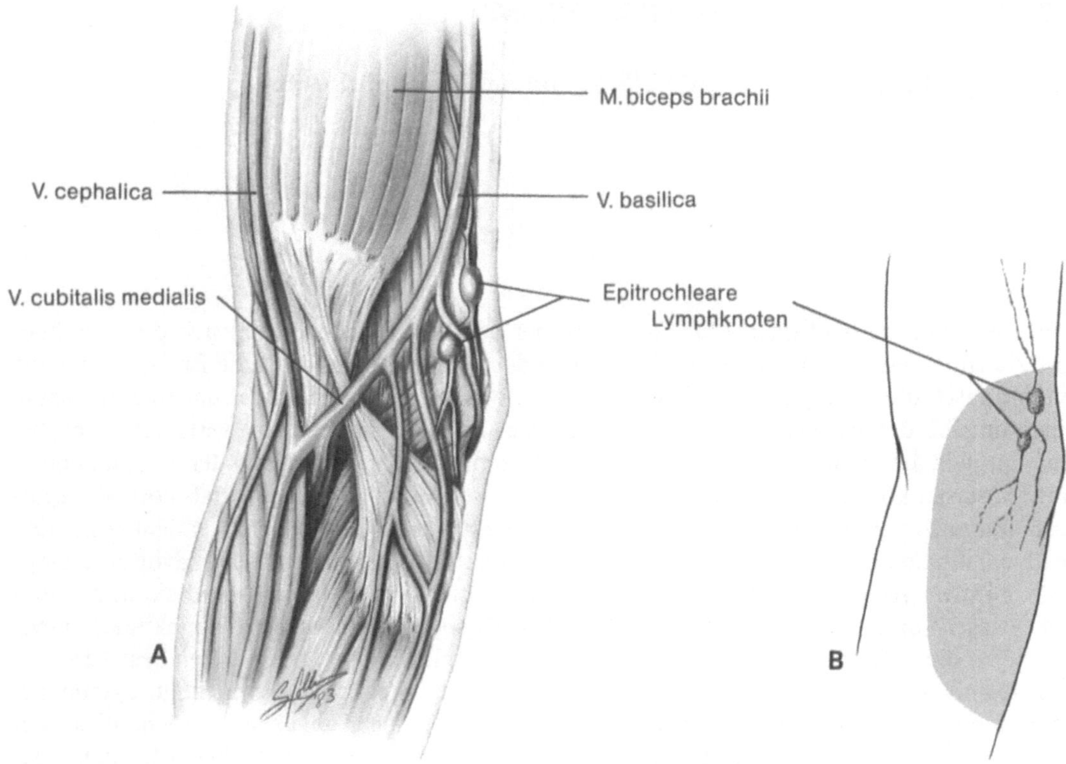

Abb. 7.1. A Lokalisation der epitrochlearen Lymphknoten. **B** Die *schraffierte Fläche* zeigt die Lokalisation der Melanome an, die in die epitrochlearen Lymphknoten metastasieren können. Epitrochleare Lymphknotenmetastasen beim Melanom können auch bei subungualen Melanomen vorkommen [60]

[29] ist hinsichtlich der Anatomie des Lymphsystems und ihrer Bedeutung für die Onkologie besonders wertvoll. Eine kutane Lymphszintigraphie kann bei unklaren Lymphabflußverhältnissen von Melanomen am Rumpf oder im Kopf- und Halsbereich hilfreich sein (s. Kap. 9).

2) Es ist wichtig zu betonen, daß Lymphknoten weit verteilt sein können und daß viele auch außerhalb der Hauptabflußzonen gelegen sind. Wir haben Lymphknoten an ungewöhnlichen Stellen exzidiert, z. B. über der Skapula, entlang des Bekkenkamms, entlang der V. saphena magna in der Mitte des Oberschenkels und entlang der hinteren Axillarlinie. Es ist interessant, daß Melanome an den distalen Extremitäten selten in die Lymphknoten der Kniekehle und in die epitrochlearen Lymphknoten metastasieren [18, 29]. Metastasen in den letzteren sieht man am ehesten bei primären Melanomen an der vorderen und medialen Seite des Unterarms, manchmal auch bei subungualen Melanomen (Abb. 7.1) [60, 61]. Lymphknotenmetastasen in der Kniekehle wurden bei Melanomen berichtet, die an der Ferse oder über dem medialen Knöchel gelegen waren [29].

3) Wenn möglich, ist die Exzision des primären Melanoms und die radikale Lymphknotendissektion in Kontinuität gegenüber diskontinuierlichen Operationen zu bevorzugen. Bei diesem Vorgehen sind im Operationspräparat auch die Lymphgefäße zwischen dem primären Melanom und den regionären Lymphknoten eingeschlossen (Abb. 7.2). Die theoretische Begründung für eine kontinuierliche Dissektion liegt darin, jegliche In-Transit-Metastasen in größeren Lymphgefäßen oder in regionären Lymphknoten an der Peripherie der primären Lymphknotenstation zu entfernen. Dies gilt besonders - aber nicht ausschließlich - für Melanome am Rumpf. Nicht selten sieht man Patienten mit rezidivierenden Lymphknotenmetastasen am Rande eines Operationsgebietes oder mit In-Transit-Metastasen, die bei der Durchführung einer kontinuierlichen Exzision hätten vermieden werden können [26]. Diese Methode läßt sich in bestimmten Regionen (z. B. an den distalen Extremitäten) nicht praktizieren, dagegen kann man sie bei Melanomen am Rumpf oder an den proximalen Extremitäten mit relativ geringen zusätzlichen Komplikationen und nur wenig verlängerter Operationszeit durch-

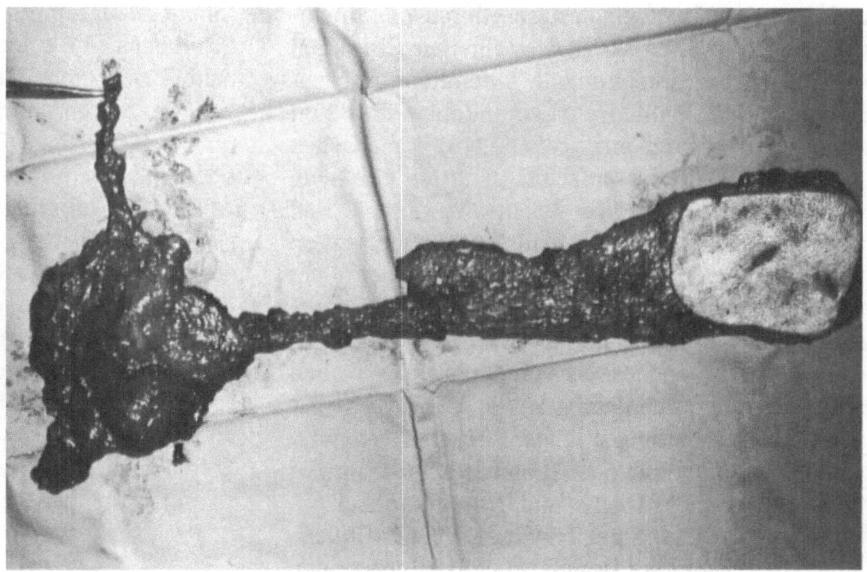

Abb. 7.2. Dissektion der Lymphknoten in Kontinuität mit dem Primärtumor. Das Operationspräparat enthält einen am Rücken weit exzidierten Primärtumor, die axillären Lymphknoten und dazwischenliegendes Fett- und Lymphgewebe

führen. Ist eine regionäre Lymphknotendissektion für ein distal vom Ellenbogen oder vom Knie lokalisiertes Melanom indiziert, werden die beiden Regionen in zwei getrennten Sitzungen unter derselben Narkose exzidiert (d.h., es werden eine weite Exzision des primären Melanoms und eine diskontinuierliche Lymphknotendissektion vorgenommen).

4) Ein Lymphknotensprung ist selten; wenn er auftritt, werden die ersten Lymphknoten im Abflußgebiet des Primärtumors übersprungen, und die nächste Gruppe der mehr proximal gelegenen Lymphknoten wird befallen. Ein am Bein lokalisierter Primärtumor z.B. kann gelegentlich die Leistenlymphknoten überspringen und die iliakalen Lymphknoten oder die hypogastrischen Lymphknoten befallen [17, 25]. Selten metastasiert ein Melanom am Arm unter Umgehung der axillären Lymphknoten direkt in die supraklavikulären Lymphknoten.

5) Eine partielle oder unvollständige Lymphknotendissektion ist grundsätzlich nicht vertretbar. Bei über ⅔ der Patienten mit Lymphknotenmetastasen sind nicht nur der eine oder der andere Lymphknoten der betreffenden Lymphknotenstation befallen [4].

6) Die Inzision, die den Zugang zu den darunterliegenden regionären Lymphknoten schafft, sollte korrekt plaziert sein, damit das Risiko der Durchtrennung von Lymphgefäßen, die möglicherweise maligne Zellen enthalten, vermindert wird. Durch die Injektion von Methylenblau konnte gezeigt werden, daß durchtrennte Lymphgefäße einige Stunden lang während oder nach der Operation Lymphe in die Wunde drainieren können. Eine Spülung der Wunde mit Zytostatika am Ende der Operation vermindert das Risiko eines Wundrezidivs wahrscheinlich nicht, da postoperativ die Lymphdrainage in die Wunde zumeist erst später erfolgt.

7) Hautlappen einer Lymphknotendissektion sollten relativ dünn sein, besonders in Regionen, die intralymphatische Metastasen enthalten können. Einen dünnen Hautlappen kann man durch schräge vom Tumorgewebe wegzeigende Führung des Messers erzielen. Indem man Hautlappen von der Hauptläsion wegzeigend unterminiert, ergibt sich auch ein kosmetischer Vorteil: Der Wundrand ist zum Transplantat hin abgeschrägt und bildet keine abrupte Stufe. Im Unterschied dazu kann der Teil der Inzision, der keine Lymphgefäße vom primären Melanom einbezieht, dicker sein (z.B. der obere Lappen bei der axillären Lymphknotendissektion wegen eines am Rücken lokalisierten Melanoms).

8) Die Ziele einer Lymphknotendissektion müssen klar definiert sein. Sie umfassen einen oder mehrere der folgenden Punkte: 1) kurativer Zweck, 2) Kontrolle des lokalen Krankheitsgeschehens (d.h. Palliation) oder 3) Stadienbestimmung. Jede Form der regionären Lymphknotendissektion besitzt eigene Risiken, die von Parametern wie Alter und Allgemeinzustand des Patienten abhängen. Beispielsweise können manche Patienten mit paket-

artigen Lymphknotenmetastasen durch die Operation geheilt werden, so daß es für den Chirurgen unerläßlich ist, eine radikale Operation durchzuführen. Eine palliative Lymphknotendissektion kann bei Patienten mit großen, symptomatischen Lymphknotenmetastasen selbst dann indiziert sein, wenn Fernmetastasen bestehen. In diesem Fall kann eine Entfernung der Lymphknotenmetastasen von Vorteil sein, solange die Fernmetastasen nicht unmittelbar lebensbedrohlich sind. Die Stadienbestimmung zur Feststellung des Vorhandenseins oder Nichtvorhandenseins von Metastasen in den regionären Lymphknoten wird in dem Maße zunehmende Bedeutung erlangen, in welchem adjuvante Chemotherapie oder Immunotherapie für Patienten mit hohem Risiko und Lymphknotenmetastasen zur Verfügung stehen wird. Die heute übliche adjuvante Therapie bringt jedoch noch keinen nachweisbaren Erfolg (s. Kap. 11).

9) Bei etwa ¼ der Patienten treten nach einer Lymphknotendissektion vorübergehende Wundkomplikationen auf. Selten entwickeln sich jedoch bleibende Funktionsausfälle [68]. Eine Analyse von 204 regionären Lymphknotendissektionen an der University of Alabama in Birmingham (UAB) ergab als häufigste, vorübergehende Komplikationen Serome (22%), temporäre Nervenschädigungen oder Schmerzen (14%) und Wundinfektionen (6%) (Tabelle 7.1). Durch Wundkomplikationen verlängerte sich der durchschnittliche Krankenhausaufenthalt um 0,6 auf 4,8 Tage (Tabelle 7.2). Bleibende Lymphödeme am Bein nach 6 Monaten oder noch später wurden bei 26% der Patienten mit einer Leistendissektion verzeichnet; in den meisten Fällen beschränkte sich das Ödem auf den Oberschenkel. Lediglich bei 8% der Patienten führte ein Lymphödem zu einer nennenswerten Funktionseinbuße. Das Risiko, mindestens eine Komplikation zu entwickeln, war erhöht bei adipösen ($p=0,05$) und bei älteren Patienten ($p=0,01$) (Tabelle 7.3). Diese Risikofaktoren sollten bei der Planung einer regionären Lymphknotendissektion berücksichtigt werden.

Präoperative Behandlung

Eine Lymphknotendissektion ist ein größerer operativer Eingriff. Deshalb sollte jeder Patient - wie üblich - auf die Funktion von Herz, Lungen, Nieren und Leber hin untersucht werden. Da nach einer Lymphknotendissektion die Infektion zu den

Tabelle 7.1. Morbidität nach regionärer Lymphknotendissektion bei Patienten der University of Alabama Birmingham

	Regionäre Lymphknotendissektion	Halslymphknotendissektion	Axilläre Lymphknotendissektion	Inguinale Lymphknotendissektion
Anzahl der Patienten	204	48	98	58
Krankenhausaufenthalt				
Mittel [Tage]	9,6	10	9,5	9,4
Median [Tage]	8	8	8	9
Minimum-/Maximum	5-36	6-24	8-36	5-23
Saugdrainage				
Mittel [Tage]	6,4	6	6,6	6,3
Median [Tage]	6	6	6	6
Minimum-/Maximum	3-24	3-10	3-13	2-20
Vorübergehende Komplikationen				
Wundinfektion [%]	6	4	7	5
Serom [%]	22	10	27	23
Nervendysfunktion/Schmerzen [%]	14	19	22	0
Blutung [%]	1	2	1	0
Hautnekrose [%]	3	10	0	2
Langzeitkomplikationen				
Ödem [%]	8	0	1	26
Funktionsstörung [%]	8	7	9	8
Schmerzen [%]	6	6	6	5
Schwere Komplikationen ohne unmittelbaren Bezug zum örtlichen Eingriff [%]	6	10	3	9

häufigsten Komplikationen gehört, ist besondere Vorsicht angebracht, um dieses Risiko möglichst klein zu halten. Die Patienten werden erst unmittelbar vor der Operation rasiert, nicht bereits am Tag davor, um die Gefahr von oberflächlichen Hautinfektionen und Follikulitiden zu vermindern. Die Patienten sollen in den 24 h vor der Operation die betreffende Stelle mehrmals mit antiseptischer Seife waschen. Schließlich werden alle Patienten, bei denen eine Hauttransplantation vorgenommen wird, unmittelbar vor der Operation antibiotisch abgedeckt (1 g Penizillin i.m. oder 1 g Zephalosporin). Manche Chirurgen verordnen Antibiotika bei axillären und inguinalen Lymphknotendissektionen auch dann, wenn keine Hauttransplantation erfolgt.

Tabelle 7.2. Krankenhausaufenthalt (in Tagen) an der University of Alabama in Birmingham nach regionärer Lymphknotendissektion

	Keine Komplikationen	Wundkomplikationen	Schwere Komplikationen während des Krankenhausaufenthaltes
Insgesamt (204)	(n=138)	(n=56)	(n=13)
Mittel	9	10,2	16,3
Median	8	9	17
Zervikale Lymphknotendissektion (48)	(n=38)	(n=10)	(n=5)
Mittel	9,3	14,1	15,2
Median	8	9,5	13
Axilläre Lymphknotendissektion (98)	(n=67)	(n=31)	(n=3)
Mittel	9,1	9,7	20,7
Median	8	8	
Inguinale Lymphknotendissektion (58)	(n=41)	(n=17)	(n=5)
Mittel	7,8	9,9	15,4
Median	7	9	17

Tabelle 7.3. Risiko für das Auftreten mindestens einer Wundkomplikation (Serom, Infektion, Nervendysfunktion/Schmerz, Blutung, Hautnekrose)

Region der Lymphknotendissektion	Höheres Alter	Körpergewicht über 75. Perzentile	Lymphknotenmetastasen	Frauen
Hals	0,90	0,03	0,24	0,50
Axilla	0,04	0,18	0,26	0,17
Leiste	0,01	0,81	0,38	0,38
Alle Lokalisationen	0,01	0,05	0,92	0,76

Patienten, bei denen eine inguinale oder iliakale Lymphknotendissektion vorgenommen wird, sollten sich noch vor der Operation einen Gummistrumpf anpassen lassen, damit sie diesen möglichst bald nach der Operation tragen können.

Ilioinguinale Lymphknotendissektion

Ziel

In dieser Region gibt es 2 zusammenhängende Lymphknotenstationen, die Melanommetastasen enthalten können. Die erste besteht aus den femoralen Lymphknoten, die innerhalb des Trigonum femorale lokalisiert sind. Angrenzende Leistenlymphknoten finden sich kaudal entlang der V. saphena magna, neben dem Os pubis und kranial im unteren Teil der Aponeurosis musculi obliqui externi abdominis (Abb. 7.3 A). Die zweite Lymphknotenstation besteht aus iliakalen Lymphknoten. Diese schließen auch die Obturatorialymphknoten und den Cloquet-Lymphknoten an der iliofemoralen Bifurkation ein (Abb. 7.3 A,B).

Bei Patienten mit nachweisbaren Lymphknotenmetastasen ist eine kombinierte Dissektion der iliakalen und femoralen Lymphknoten zu empfehlen. Der Grund dafür ist, daß bei 25-50% der Patienten mit femoralen Lymphknotenmetastasen auch die iliakalen Lymphknoten befallen sind [19, 23]. Der Nutzen der iliakalen Lymphknotendissektion wird noch kontrovers beurteilt. Einige Chirurgen vertreten die Meinung, daß Patienten, bei denen Lymphknoten auch oberhalb des Leistenbandes befallen sind, nicht geheilt werden können. Ferner sei eine kombinierte ilioinguinale Lymphknotendissektion verglichen mit einer Exzision nur der Leistenlymphknoten mit einem höheren Risiko von Beinödemen und Wundkomplikationen verbunden [44]. Andere Chirurgen haben gezeigt, daß manche Patienten mit iliakalen Lymphknotenmetastasen durch eine iliakale Lymphknotendissektion entweder geheilt werden oder länger überleben können (Fünfjahresüberlebensrate 9-20%), besonders die Patientengruppe mit Mikrometastasen in den Leistenlymphknoten [19, 23, 25]. Die Exzision der Obturatorialymphknoten ist wichtig, da diese ebenfalls von Metastasen befallen sein können [30, 35].

Bilaterale Leistendissektionen werden bei den wenigen Patienten durchgeführt, die nachweis-

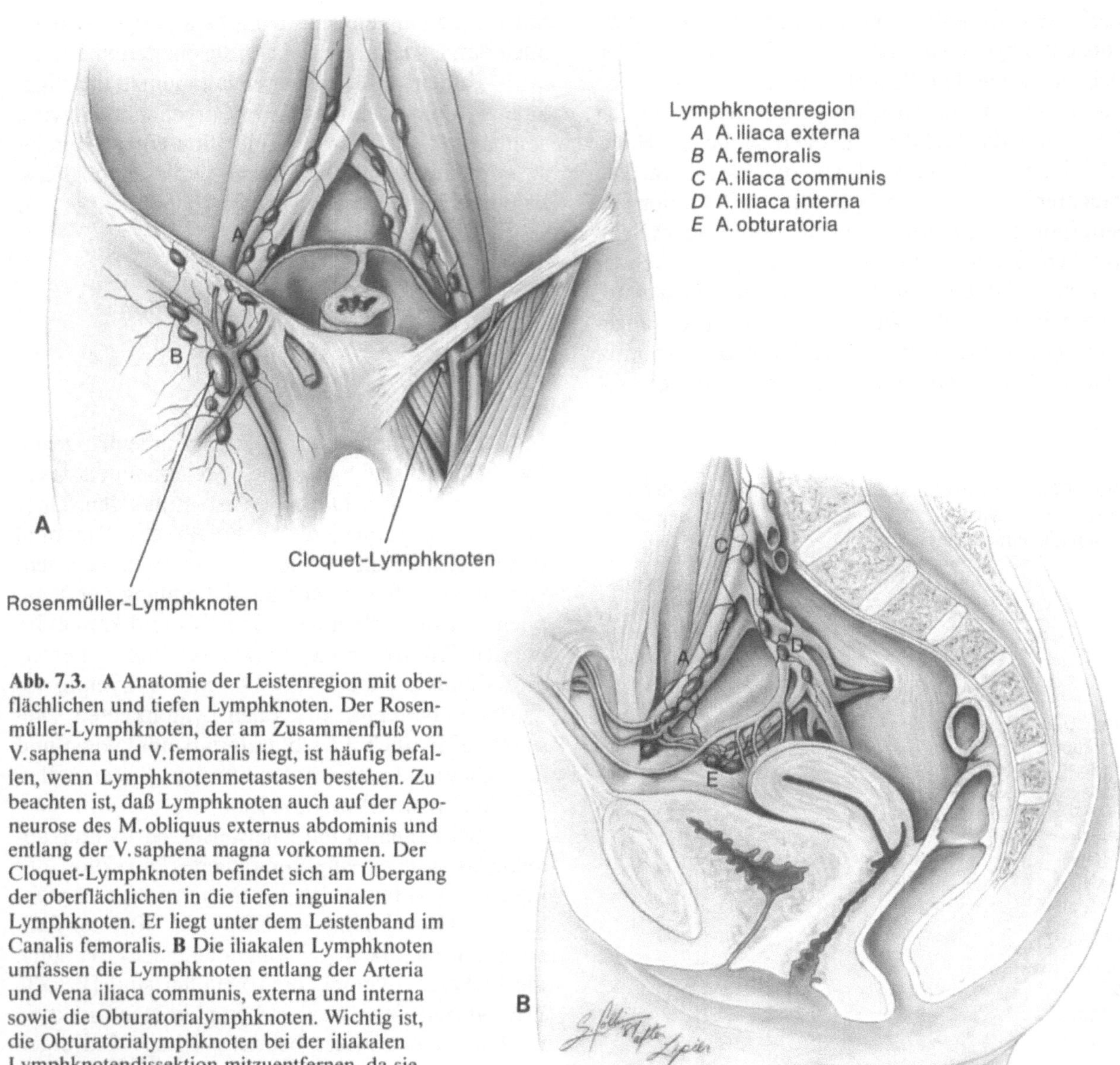

Abb. 7.3. **A** Anatomie der Leistenregion mit oberflächlichen und tiefen Lymphknoten. Der Rosenmüller-Lymphknoten, der am Zusammenfluß von V. saphena und V. femoralis liegt, ist häufig befallen, wenn Lymphknotenmetastasen bestehen. Zu beachten ist, daß Lymphknoten auch auf der Aponeurose des M. obliquus externus abdominis und entlang der V. saphena magna vorkommen. Der Cloquet-Lymphknoten befindet sich am Übergang der oberflächlichen in die tiefen inguinalen Lymphknoten. Er liegt unter dem Leistenband im Canalis femoralis. **B** Die iliakalen Lymphknoten umfassen die Lymphknoten entlang der Arteria und Vena iliaca communis, externa und interna sowie die Obturatorialymphknoten. Wichtig ist, die Obturatorialymphknoten bei der iliakalen Lymphknotendissektion mitzuentfernen, da sie metastastisch befallen sein können

bare Metastasen in beiden Gebieten haben. Bei Patienten mit klinisch unverdächtigen Lymphknoten gelten strengere Maßstäbe für die Indikation zu einer bilateralen, elektiven Lymphknotendissektion, da vermehrt Operationskomplikationen auftreten, besonders Ödeme an beiden Beinen und am Genitale.

Eine Leistendissektion ist manchmal mit Wundkomplikationen, wie Infektionen, Seromen und Hautlappennekrosen, verbunden [9, 32, 68]. Besondere Sorgfalt bei der Asepsis und der Operationstechnik wird diese Risiken jedoch vermindern. Einige dieser Wundkomplikationen können vermieden werden, indem die Haut über dem Trigonum femorale exzidiert und der Defekt mit einem Spalthauttransplantat gedeckt wird. Der Grund dafür ist, daß die überwiegende Blutversorgung der Haut über dem Trigonum femorale aus mehreren kleinen Ästen der Femoralarterie stammt. Diese kleinen Arterien verlaufen direkt durch die femorale Lymphknotengruppe. Jede vollständige Exzision dieser Lymphknoten zerstört die meisten, wenn nicht sogar alle, dieser Gefäße. Das hat zur Folge, daß die Blutversorgung nahe der Exzision und auf eine Strecke von bis zu 10 cm unter dem Leistenband beeinträchtigt sein kann, unabhängig von der

Lokalisation der Inzision für die Lymphknotendissektion. Die verringerte Blutversorgung der Haut kann entweder zu einer langsamen Wundheilung oder, besonders bei älteren Patienten, zu einer völligen Nekrose dieses Teils der Wunde führen.

Durch Injektion von Farbstoffen kann man zeigen, daß die tiefen Lymphgefäße der Leiste neben der Adventitia der Femoralarterie und der Femoralvene liegen. Im Gegensatz dazu verlaufen die großen Lymphgefäßstämme im Fettgewebe der Axilla entfernt von den Gefäßen. Einige der kleinen, tiefen Lymphknoten in der Leiste befinden sich zwischen der Femoralarterie und -vene. Etwas höher in der Iliakalregion können Lymphknoten und Lymphgefäße auch zwischen und hinter den großen Blutgefäßen liegen. Eine Dissektion entlang der Arterie und der Vene muß daher die Adventitia miteinbeziehen, um auch diese Lymphgefäße und Lymphknoten zu entfernen.

Technik der inguinalen (oberflächlichen) Lymphknotendissektion

An der University of Alabama in Birmingham (UAB) und an der Sydney Melanoma Unit (SMU) findet eine ganz ähnliche chirurgische Technik Anwendung, die früher auch von anderen Chirurgen beschrieben wurde [16, 29, 32, 35, 48].

Anästhesie

a) Bei den meisten Patienten wird, je nach Operations- und Narkoserisiken, aber auch abhängig vom Wunsch des Patienten, eine Allgemeinnarkose oder eine Periduralanästhesie angewendet.

b) Bei der Periduralanästhesie kann der Katheter zur Erzielung einer guten intra- und postoperativen Anästhesie bis zu 2 Tage nach der Operation belassen werden. Dadurch wird eine gute intra- und postoperative Analgesie erzielt. Während der Operation wird die Periduralanästhesie gewöhnlich noch mit einer Allgemeinnarkose kombiniert.

Lagerung und Abdeckung

a) Der Patient liegt auf dem Rücken, das Bein ist abduziert. An der SMU wird routinemäßig ein Foley-Katheter gelegt und bis zum ersten Verbandswechsel (gewöhnlich 5-6 Tage postoperativ) belassen. An der UAB verwendet man den Foley-Katheter nur gelegentlich und beläßt ihn lediglich 6-24 h postoperativ.

b) Abdomen, Leiste, Perineum und Oberschenkel bis zu den Knöcheln werden gewaschen und mit sterilen Tüchern abgedeckt.

c) Angezeichnet werden können die Inzision, die Spina iliaca anterior superior, das Tuberculum pubicum, der Verlauf des Leistenbandes und der Verlauf der Lymphwege vom Primärtumor bis zu dem Zentrum der Leistenlymphknotengruppe (entspricht einem Punkt im Trigonum femorale, etwa 3 cm unter dem Leistenband).

Inzision und Bildung der Hautlappen

a) Die verschiedenen Möglichkeiten der Schnittführung sind in Abb. 7.4A-D dargestellt. Im allgemeinen schließt die Inzision ein dreieckiges Hautstück über dem Trigonum femorale ein. Als Alternative dazu kann die Inzision leicht geschwungen, S-förmig verlaufen, wenn eine plastische Dekkung nicht geplant ist.

b) Der Umfang der Weichteildissektion ist je nach der primären Lokalisation des Melanoms unterschiedlich. Bei Melanomen am Bein ist es wesentlich, die großen Lymphstämme und die Saphenalymphknoten am proximalen Oberschenkel zu exzidieren, weil Rezidive auch distal einer begrenzten Leistendissektion entstehen können. An der SMU wird die Schnittführung nach distal verlängert, um die großen Lymphstämme bis etwa 8 cm über dem Knie mit einzubeziehen [48]. Das Dissektat enthält einen 4 cm breiten Streifen der Haut und einen etwas breiteren Streifen der Subkutis unter und neben der V. saphena magna (Abb. 7.4B).

Beim Melanom am Rumpf muß die Dissektion nicht weiter als bis zum Trigonum femorale nach distal fortgesetzt werden. In diesem Fall ist es jedoch wichtig, die großen Lymphgefäße und Lymphknoten der unteren Bauchwand in die Dissektion miteinzubeziehen.

c) Die Inzision sollte lediglich in die Dermis und nicht in das darunterliegende Fettgewebe reichen. Mit Klemmen, ein- oder mehrzinkigen Hauthaken wird die Haut nach oben gezogen.

d) Der Operateur schiebt mit Mullkompressen in der linken Hand das subkutane Fettgewebe ab und stellt so die tiefere Schicht der Dissektion dar.

e) Der obere Hautlappen wird bis zur Höhe der Aponeurosis m. obliqui externi abdominis 8-12 cm über dem Leistenband gebildet. Fett- und

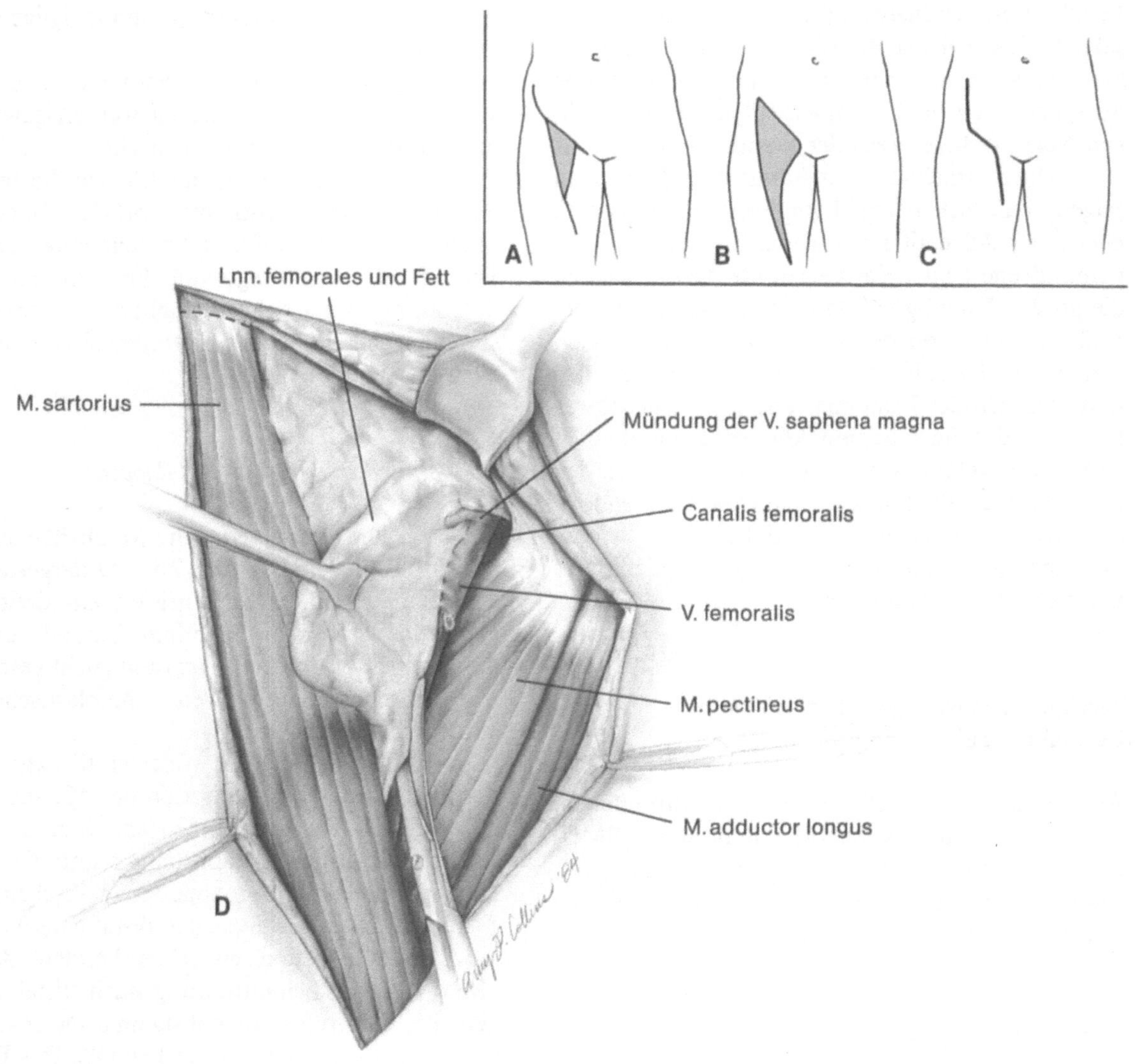

Lymphgewebe werden dann über der Aponeurose und den Bändern abgelöst, bis das Leistenband erreicht ist.

f) Der nächste Schritt ist die Bildung des medialen Hautlappens, indem man sich bis zum *medialen* Rand des M. adductor longus vorarbeitet (Abb. 7.4 D). Es ist einfacher, mit dem oberen Teil des Hautlappens zu beginnen, indem das Fettgewebe von der Symphyse disseziert wird, denn der Ursprung des M. adductor longus liegt genau darunter. Sobald man mit der Dissektion weiter nach distal vordringt, wird die Faszie des M. adductor longus bis zu der Stelle entfernt, an der sie den M. sartorius unterquert. Am unteren Teil des medialen Lappens wird die V. saphena magna abgeklemmt, durchtrennt und ligiert.

Abb. 7.4 A–D. Technik der inguinalen Lymphknotendissektion. **A** An der UAB wird eine dreieckige Hautinzision angewandt, um die Haut über dem Trigonum femorale zu entfernen. **B** An der SMU wird eine großzügigere Inzision bevorzugt, die die Haut über der V. saphena magna mitentfernt. Diese Inzision wird vorwiegend bei Melanomen der Extremität angewandt. **C** Eine andere Möglichkeit, die eine Hauttransplantation vermeidet, aber ein erhöhtes Risiko einer Wunddehiszenz mit sich bringt. Diese Inzision kommt bei jüngeren Patienten in Betracht. **D** Mediale Dissektion des Fett- und Lymphgewebes über dem Trigonum femorale. Das Dissektat wird von dem M. adductor longus abgelöst, bis die V. femoralis freiliegt. Die Dissektion wird nach kranial entlang der V. femoralis fortgesetzt. Die V. saphena magna wird an ihrer Einmündung in die V. femoralis ligiert. Anschließend disseziert man weiter unter dem Leistenband und entfernt den Cloquet-Lymphknoten

g) Dann wird der laterale Hautlappen gebildet. Bei diesem Schnitt muß der Chirurg die Klemmen bzw. die scharfen Hauthaken hochhalten, während der erste Assistent das subkutane Gewebe kräftig nach unten zieht, um die gesuchte Schicht darzustellen. Die äußere Begrenzung dieses Lappens verläuft entlang dem *lateralen* Rand des M. sartorius. Am einfachsten beginnt man am oberen Rand des Hautlappens an der Spina iliaca anterior superior und geht von da nach distal weiter. Man sucht den Ursprung des M. sartorius auf und disseziert nach distal, bis zum untersten Teil des Trigonum femorale.

h) Eine Alternative ist die Schnittführung in Form eines gestreckten „S“, die keine plastische Deckung erforderlich macht (Abb. 7.4 C) [30, 32]. Hierbei besteht jedoch eine größere Wundspannung, und der zentrale Teil des Trigonum femorale wird devaskularisiert. Das Risiko einer Wundrandnekrose ist größer als bei der oben beschriebenen dreieckigen Inzision, besonders bei älteren Patienten. Andererseits erfordert diese Schnittführung keine plastische Deckung und kann bei jungen Patienten ohne Risiko angewandt werden.

Weichteildissektion

a) Das Präparat wird subfaszial disseziert, indem man zu den Femoralgefäßen und -nerven hinarbeitet.

b) Von kranial wird die Aponeurosis musculi obliqui externi abdominis bis knapp unter das Leistenband freipräpariert. Die Faszie des M. pectineus wird durchtrennt, dabei ist auf Schonung der darunterliegenden Femoralgefäße zu achten. Diese Fasziendurchtrennung beginnt unmittelbar unter der Symphyse und verläuft über den Gefäßen, dem N. fermoralis und dem M. sartorius bis zu dessen Ursprung an der Spina iliaca anterior superior.

c) Lateral wird das Dissektat vom M. sartorius subfaszial in Richtung auf den N. femoralis hin abpräpariert. Die Faszie wird an dem medialen Rand des M. sartorius erneut durchtrennt. Jetzt sollte der Stamm des N. femoralis dort identifiziert werden, wo er unter dem Leistenband hervortritt und an der Fascia iliaca liegt. Das Dissektat wird über dem Nerv abgelöst, bis man auf die Femoralarterie stößt.

d) Die Adventitia der Femoralarterie wird entlang ihrer ganzen Länge inzidiert, beginnend proximal am Leistenband, bis zum distalen Ende der Inzision. Von distal aus skelettiert man unter der Adventitia (mit einer Schere oder einem Skalpell) die vordere Zirkumferenz der Femoralarterie. Nach vorne abgehende Gefäße werden durchtrennt und ligiert. Die mediale Zirkumferenz der Femoralvenenscheide wird jetzt ebenfalls inzidiert.

e) Anschließend wird die mediale Weichteildissektion subfaszial über dem M. adductor longus und den Mm. pectinei (s. Abb. 7.4 D) durchgeführt. Auch hier muß die Muskelfaszie neben der V. femoralis inzidiert werden. An dieser Stelle wird das Dissektat subadventitiell von der V. femoralis abgetrennt, indem man sich von kaudal entlang der Vene bis zum Leistenband vorarbeitet. Am Zusammenfluß der V. saphena magna mit der V. femoralis muß das gesamte umgebende Bindegewebe um die proximale V. saphena an der Fossa ovalis sorgfältig abpräpariert werden. An dieser Stelle liegt der Rosenmüller-Lymphknoten, der häufig von Lymphknotenmetastasen befallen ist. Die V. saphena magna wird abgeklemmt, dabei muß genügend Abstand gelassen werden, damit bei der Ligatur des Stumpfes das Lumen der Femoralvene nicht beeinträchtigt wird. Die V. saphena wird dann durchtrennt und der Stumpf doppelt ligiert.

f) Das Dissektat hängt jetzt nur noch an den Weichteilen kranial und medial der proximalen V. femoralis. Die Dissektion wird dann nach oben unter das Leistenband fortgesetzt, um den Cloquet-Knoten zu entfernen, der im Femoralkanal, genau medial der Vene, lokalisiert ist (s. Abb. 7.3 B). Nachdem der Lymphknoten dargestellt ist, wird eine Gefäßklemme quer über das Fettgewebe genau oberhalb des Lymphknotens gesetzt. Das Dissektat wird dann abgetrennt, zur Orientierung für den Pathologen markiert und zur histologischen Untersuchung gesandt.

Verlagerung des M. sartorius

a) Die Verlagerung ist bei allen Patienten notwendig, um die Femoralgefäße zu decken. Dies schützt die Gefäße vor dem Austrocknen, falls postoperativ eine Wunddehiszenz eintritt, wodurch die Femoralgefäße freigelegt werden könnten.

b) Der obere Teil des M. sartorius wird vom umgebenden Bindegewebe disseziert und bis zu seinem Ursprung an der Spina iliaca anterior superior freigelegt (Abb. 7.5). An seinem Ursprung wird er dann am Faszienansatz durchtrennt, da das Faszienende nach der Verlagerung des Muskels die Nähte besser am Leistenband hält.

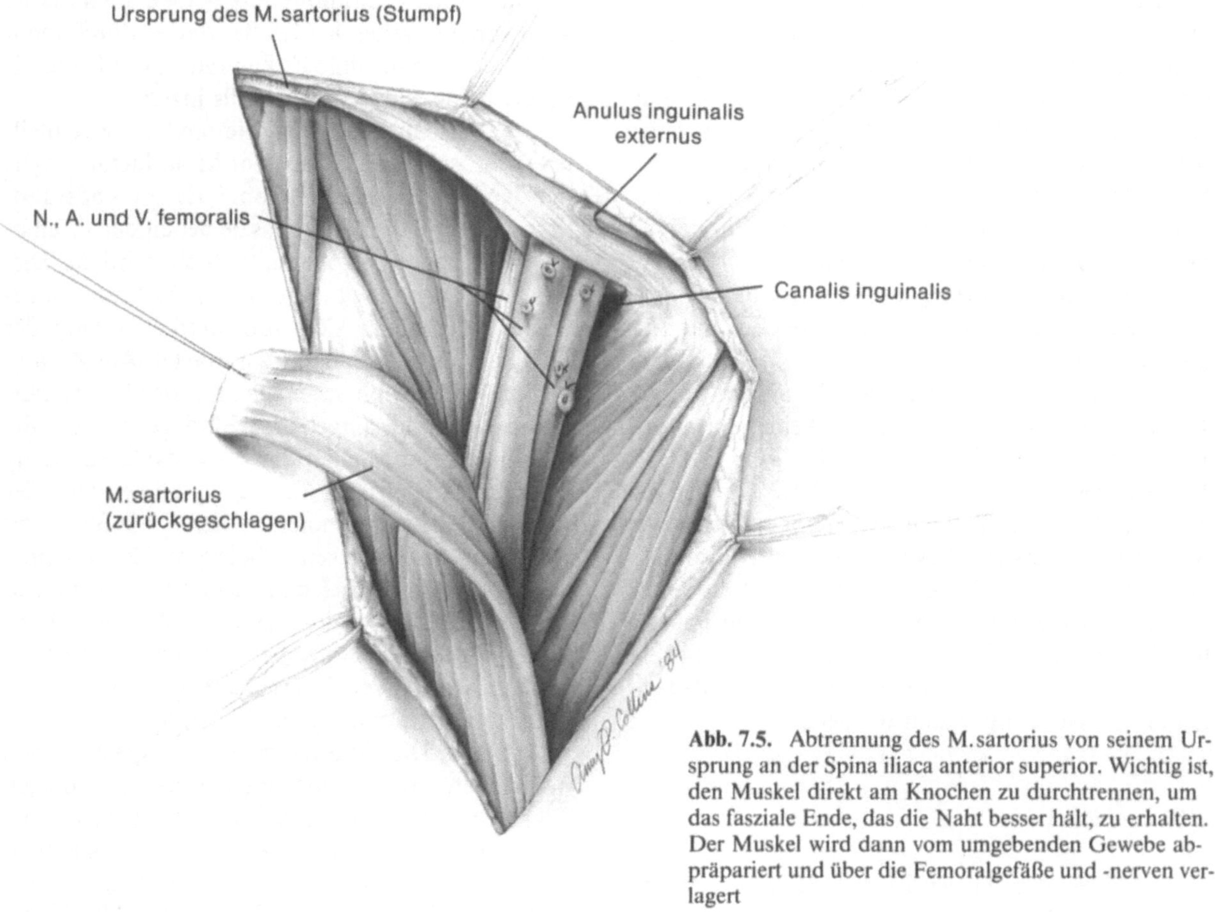

Abb. 7.5. Abtrennung des M. sartorius von seinem Ursprung an der Spina iliaca anterior superior. Wichtig ist, den Muskel direkt am Knochen zu durchtrennen, um das fasziale Ende, das die Naht besser hält, zu erhalten. Der Muskel wird dann vom umgebenden Gewebe abpräpariert und über die Femoralgefäße und -nerven verlagert

c) Der M. sartorius wird nach oben gezogen, während man mit der Dissektion weiter nach kaudal vorgeht, wobei die oberen Verzweigungen der Gefäße und Nerven geopfert werden. Der Muskel wird ausreichend mobilisiert, so daß er ohne übermäßige Spannung über die Femoralgefäße verlagert werden kann.

d) Der Muskelstumpf wird mit queren Einzelknopfnähten (2-0 Seide) an die Aponeurosis musculi obliqui externi abdominis genäht (Abb. 7.6). Der Muskel wird medial an den M. adductor longus und lateral an die Faszie des M. quadriceps femoris mit Einzelknopfnähten locker adaptiert.

Wundverschluß

a) An der UAB kann bei Anwendung der Standardtechnik die Wunde jetzt geschlossen werden. Die von der SMU beschriebene Variante sieht eine Abtrennung des Leistenbandes von der Spina iliaca anterior superior vor. Beim Schließen der Wunde wird das Leistenband nicht wieder an die Spina iliaca anterior superior readaptiert, sondern an die Faszie des M. iliacus. Die lateral durchtrennten Muskeln werden zunächst an den am Darmbeinkamm belassenen Sehnenstumpf genäht. Dann wird ein Finger unter die Fascia iliaca gelegt, man tastet den N. femoralis als festen Strang hinter der Faszie (und unter der Femoralarterie). Der Chirurg kann den Nerv mit dem Finger schützen, während er das freie Ende des Leistenbandes an die Iliakalfaszie über dem Femoralnerv mit einer durchlaufenden, nicht resorbierbaren Naht näht.

b) Das mediale Ende des Leistenbandes wird an das Periost des oberen Schambeinastes oder an die Faszie des M. pectineus genäht. Es sollte nichtresorbierbares Nahtmaterial verwendet weden, um die mediale Zirkumferenz des Leistenbandes an die darunterliegende Muskelfaszie anzunähen, aber die Nähte dürfen nicht zu straff sein, um die V. femoralis nicht zu obstruieren.

c) Zwei Redon-Drainagen werden in den kaudalen Teil der Wunde eingebracht. Die erste

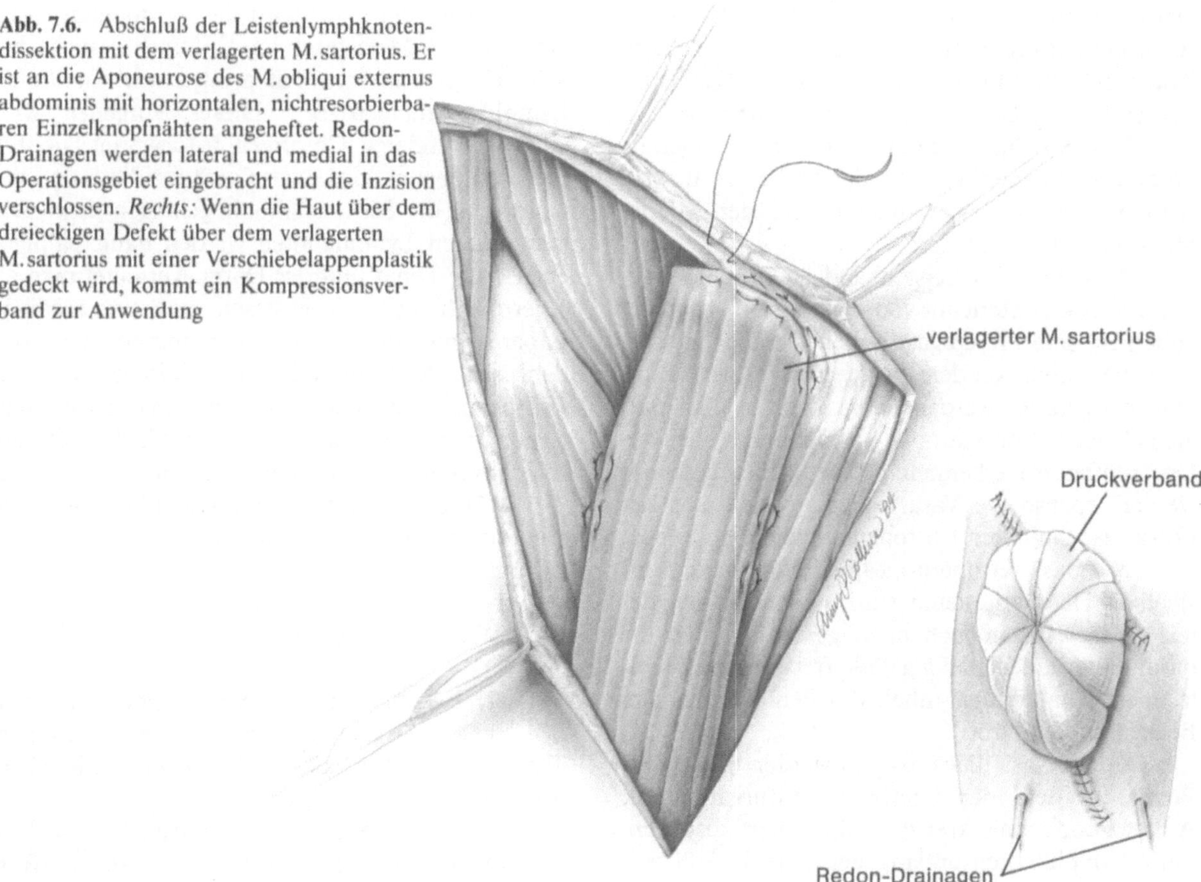

Abb. 7.6. Abschluß der Leistenlymphknotendissektion mit dem verlagerten M. sartorius. Er ist an die Aponeurose des M. obliqui externus abdominis mit horizontalen, nichtresorbierbaren Einzelknopfnähten angeheftet. Redon-Drainagen werden lateral und medial in das Operationsgebiet eingebracht und die Inzision verschlossen. *Rechts:* Wenn die Haut über dem dreieckigen Defekt über dem verlagerten M. sartorius mit einer Verschiebelappenplastik gedeckt wird, kommt ein Kompressionsverband zur Anwendung

wird durch den lateralen Hautlappen eingeführt und verläuft nach kranial zu der Spina iliaca anterior superior. Die andere Drainage zieht durch den medialen Hautlappen nach kranial, zum Schambeinast. Die Drainagen dürfen sich nicht unter der Naht überkreuzen, da andernfalls Luft eindringen kann. Diese Redon-Drainagen werden an der SMU nur von Fall zu Fall verwendet.

d) Jede Ecke der dreieckigen Inzision wird mit vertikalen nicht resorbierbaren Einzelknopfnähten (Seide oder Nylon) verschlossen, oder man führt eine Subkutannaht mit resorbierbarem synthetischen Nahtmaterial durch; dabei verbleibt ein dreieckiger Defekt mit dem verlagerten M. sartorius an seiner Basis.

e) 3-0-Seidennähte werden dann zirkulär um den dreieckigen Defekt herum gesetzt, man verwendet horizontale Matratzennähte in einem Abstand von 1 cm, die 0,5 cm vom Hautrand entfernt sind (s. Abb. 7.6). Die Nahtenden bleiben lang und werden als Haltefäden für den Druckverband verwendet.

f) Ein Spalthauttransplantat wird vom anderen Oberschenkel entnommen. Damit wird der Defekt über dem verlagerten M. sartorius gedeckt. Als Verband ist der in Kap. 6 beschriebene Kompressionsverband am geeignetsten.

Technik der iliakalen (tiefen) Lymphknotendissektion

1) An der UAB wird die Inzision durch die Aponeurose des M. obliquus externus abdominis gelegt. Der M. internus obliquus und der M. transversus abdominis werden entlang ihrer Faserrichtung durchtrennt. Die Inzision wird verlängert und schließt die laterale Scheide des M. rectus abdominis mit ein.

2) An der SMU erfolgt der Zugang zu den iliakalen Lymphknoten durch Abtrennen des lateralen Endes des Leistenbandes von der Spina iliaca anterior superior und unter Durchtrennung der Bauchdeckenmuskel 3 cm oberhalb und parallel zum Darmbeinkamm und zum Leistenband. Die

Inzision muß mit ausreichendem Abstand vom inneren Leistenring gesetzt werden, damit die schräge Bauchdeckenmuskulatur wieder leicht geschlossen werden kann, ohne den Leistenkanal einzuengen.

3) Die A. und V. circumflexa femoris lateralis werden identifiziert und an der Stelle, an der sie zwischen den schrägen inneren und den queren Muskeln verlaufen, ligiert.

4) Sobald das Leistenband nach oben abgelöst und das Peritoneum von der Fossa iliaca abgehoben ist, sind die epigastrischen Gefäße sichtbar. Diese verlaufen von dem Punkt, an dem der Femoralispuls getastet werden kann, nach kranial und medial. Jetzt kann man das Vas deferens (oder das Lig. rotundum) erkennen. Dieses sollte geschont werden, ebenso die Vasa testiculares, die aus der Fossa iliaca mit dem Peritoneum nach oben ziehen.

5) Das retroperitoneale Fettgewebe wird sichtbar. Das Peritoneum wird mit der Hand oder mit einem Haken nach oben geschoben, um die darunterliegenden Iliakalgefäße freizulegen; 2 breite Sperrer halten den Inhalt des Peritoneums vom Beckenrand entfernt.

6) Die Vasa iliaca externa werden bis zu dem Punkt, an dem der Ureter die Bifurkation der A. iliaca communis kreuzt, i. allg. scharf disseziert. Falls Lymphknoten entlang der Iliakalgefäße klinisch befallen sind, wird die Dissektion weiter nach proximal fortgesetzt.

7) Unten am Leistenband beginnend, werden die Lymphknoten von der Arterie und Vene disseziert, immer einschließlich der Adventitia. Kleine Gefäße und Lymphgefäße um die Exzision herum sollten ligiert, elektrokoaguliert oder geclippt werden, um eine Blutung oder eine Lymphozele zu vermeiden. Die Dissektion wird dann nach kranial hin, bis zu den Vasa iliaca communes fortgesetzt.

8) Man erleichtert sich die Dissektion im kleinen Becken, wenn man das Peritoneum nach medial mit Sperrern zurückhält und sich dann stumpf mit den Fingern nach unten vorarbeitet. Diese Methode hat den Vorteil, daß der sehr nahe bei den größeren Lymphknoten liegende N. obturatorius als harter von der lateralen Beckenwand wegziehender Strang zu tasten ist. Wird dieser Teil der Dissektion mit einem scharfen Instrument durchgeführt, besteht die Gefahr den Nerv zu schädigen.

9) Sobald das Lymphknotenpräparat in einer Einheit mit den Lnn. iliaci externi angehoben worden ist, werden Bauchtücher fest in das Becken eingepreßt und bis zum Ende der Operation belassen; zu diesem Zeitpunkt sollten Sickerblutungen zum Stillstand gekommen sein.

10) An der UAB wird das Peritoneum eröffnet und nach Metastasen im Abdomen gesucht, besonders bei Patienten mit großen oder multiplen Lymphknotenmetastasen. Dieses Vorgehen wird auch von anderen Chirurgen befürwortet [14, 17]. Das Peritoneum wird nur so weit inzidiert, daß der Chirurg in die Peritonealhöhle gelangen kann. Die paraaortalen Lymphknoten werden dann palpiert, ebenso die Leber und der Darm. Vermutet man an einer dieser Stellen Metastasen, muß eine mediane Laparotomie zur Diagnosesicherung erwogen werden. Nach der Exploration des Abdomen wird das Peritoneum wieder mit 3-0 Seidennähten in Achtertouren verschlossen. Daran schließt sich ein schichtweiser Verschluß der Bauchdecken an.

11) Die Hautnaht und das Einbringen der Drainagen erfolgt wie oben beschrieben.

Postoperative Behandlung

1) Eventuell gelegte Redon-Drainagen werden i. allg. zwischen dem 6. und 8. postoperativen Tag entfernt oder, falls täglich weniger als 40 ml drainiert werden, auch früher.

2) Die Patienten werden angehalten, so früh wie möglich das Bett zu verlassen. An der UAB ist das in der Regel schon am Abend des Operationstages oder am ersten postoperativen Tag der Fall. An der SMU werden die Patienten erst nach 48 h mobilisiert.

3) Der Patient sollte beim Aufstehen stets Kompressionsstrümpfe oder -binden tragen. Wenn präoperativ ein Kompressionsstumpf angepaßt wurde, sollte dieser möglichst bald verwendet werden. Andernfalls sollten Kompressionsverbände oder handelsübliche Kompressionsstrümpfe in richtiger Größe getragen werden.

4) An der UAB gibt man oft ab der ersten postoperativen Woche Diuretika (Hydrochlorthiazid, 50 mg tgl.) und setzt dies 6 Monate lang fort. Kalium sollte - soweit erforderlich - substituiert werden. An der SMU werden keine Diuretika gegeben, es sei denn, es bestehen Anzeichen für ein Beinödem.

5) Die Patienten sollten in den ersten Monaten nach der Operation stets 3 mal täglich 5-10 min lang die Beine über das Thoraxniveau anheben. Falls Beinödeme auftreten, sollten diese Übungen auch weiterhin fortgeführt werden.

Komplikationen und ihre Behandlung

In einer Studie über 58 Patienten, bei denen an der UAB eine Leistenlymphknotendissektion durchgeführt wurde, waren Frühkomplikationen relativ selten und von kurzer Dauer (Tabelle 7.1) [68]. Dazu zählten Wundinfektionen (5%), Serome (23%) und Wundrandnekrosen (2%). Bei keinem Patienten trat eine schwere Blutung oder eine Nervenschädigung auf. Eine häufige, bleibende Komplikation war ein Beinödem (bei 26%), das sich jedoch meist auf den Oberschenkel beschränkte. Lediglich 8% der Patienten zeigten Ödeme am Unterschenkel. Schmerzen (5%) und Funktionsstörungen (8%) waren selten. Nur 1 Patient (2%) entwickelte ein schweres Ödem als Langzeitkomplikation. Durch das Auftreten einer Wundkomplikation verlängerte sich der Krankenhausaufenthalt um durchschnittlich 2,1 Tage (Tabelle 7.2). Der wichtigste Risikofaktor für das Auftreten einer oder mehrerer Wundkomplikationen war ein hohes Lebensalter (Tabelle 7.3).

Trotz der Anwendung von Redon-Drainagen trat bei 23% der Patienten ein Serom auf. Meist jedoch ist es unproblematisch, ein Serom durch einfache Inzision und Drainage zu entlasten. Die Wunde wird mehrmals täglich frisch verbunden. Normalerweise kann die Wundversorgung zu Hause vom Patienten, seiner Familie oder einer Krankenschwester fortgesetzt werden. Ernsthafte Wundheilungsstörungen (wie schwere Nekrose der Wundränder, die eine erneute Hauttransplantation erforderlich macht) waren selten (etwa 5%).

Die Ergebnisse dieser Serie sind besser als die anderer Publikationen. Zum Teil könnte dies an der Verwendung einer plastischen Deckung des Trigonum femorale liegen. Gleichermaßen ist es wichtig, die Wundränder vor dem Wundverschluß zu beschneiden, wenn ihre Blutversorgung ungesichert erscheint. Diese Wundkomplikationen, besonders eine Infektion, sollten nach Möglichkeit vermieden werden, da sich die Gefahr eines Beinödems bei einem Wundabszeß oder einer Weichteilentzündung signifikant erhöht [33].

Wurde eine Lymphknotendissektion gründlich durchgeführt und keine Haut exzidiert, so besteht die Gefahr einer langsamen Wundheilung und von Wundrandnekrosen im oberen Teil der Oberschenkelwunde. Sieht die Wunde nach der Operation rosa aus, verheilt sie wahrscheinlich langsamer als normal. Die Nähte sollten bis zu 2 Wochen länger belassen werden. Bei einer stärkeren Entzündung der Wundränder müssen die Nähte sofort gezogen und durch Steristrips ersetzt werden. Diese sollten mindestens 1 Woche belassen werden. Reicht die Wundrandnekrose nicht tief, ist es besser, die nekrotischen Ränder zu exzidieren, als abzuwarten, bis die Wunde breit klafft. Nach der Exzision kann ein häufiger Verbandwechsel (mit durch Hypochlorit oder Kochsalzlösung angefeuchtetem Verbandmaterial) die Entwicklung von Granulationsgewebe fördern. Man kann die Wunde sekundär zugranulieren lassen oder sie mit kleinen Spalthauttransplantaten decken.

Schwerwiegende Folge einer Dissektion der Leistenlymphknoten kann ein bleibendes Lymphödem sein. Diese Komplikation wird vorwiegend bei primären Melanomen am Bein und seltener bei Melanomen am Rumpf beobachtet [37]. 3 verschiedene Untersuchungen zeigten vor kurzem eine geringere Inzidenz von Beinödemen nach Leistenlymphknotendissektion bei Anwendung verschiedener prophylaktischer Maßnahmen, und zwar von präoperativer Antibiotikaprophylaxe, Verwendung von Kompressionsstrümpfen, Hochlagerung der Beine und Gabe von Diuretika [32, 37, 68]. Eine intensive Ödemprophylaxe ist wichtig, da eine Progression eines bereits entwickelten Ödems schwer einzudämmen ist. In einer Studie zeigten die Patienten, bei denen diese Prophylaxe durchgeführt wurde, eine deutlich niedrigere Inzidenz von Beinödemen als die Kontrollgruppe, bei denen diese Maßnahmen nicht ergriffen wurden (7% gegenüber 46%, $p < 0{,}004$) [37].

Bei einer Nachuntersuchung von Patienten der UAB 6 Monate oder später nach einer Leistenlymphknotendissektion wurde bei 26% ein Ödem objektiv dokumentiert [68]. In den meisten Fällen war das Ödem auf den Oberschenkel beschränkt und wirkte sich kosmetisch oder funktionell kaum aus. Nur 4 Patienten (8%) gaben an, daß sie, bedingt durch das Anschwellen und durch eine verminderte Beweglichkeit der Extremität, ihre Lebensgewohnheiten oder ihren Beruf ändern mußten. Die Analyse von Risikofaktoren für diese langfristige Komplikation zeigte keinen signifikanten Zusammenhang mit Alter, Gewicht, Lymphknotenstatus oder Geschlecht [68]. Die Häufigkeit eines meßbaren Lymphödems (21–26%) ähnelte den Ergebnissen von Holmes et al. [32] sowie von Karakousis et al. [37]. In früheren Studien wurde über eine höhere Rate von Lymphödemen berichtet, besonders bei gleichzeitiger Exzision der inguinalen und der iliakalen Lymphknoten oder wenn keine prophylaktischen Maßnahmen zur Verhinderung des Lymphödems ergriffen worden waren [9, 30, 33, 44, 53].

Eine Spätkomplikation bei einem Lymphödem ist eine Streptokokkenlymphangitis mit charakteristischer rascher Entwicklung einer roten, schmerzhaften und geschwollenen Extremität. Hinzu kommen Fieber, Schüttelfrost und ein beeinträchtigtes Allgemeinbefinden. Dieses Krankheitsbild entwickelt sich binnen weniger Stunden und verläuft häufig schwer. Die Keime reagieren fast immer auf Penizillin, und die Situation verbessert sich innerhalb von 24 Stunden nach Beginn dieser Therapie. Die Gefahr eines Rückfalls ist beträchtlich, wenn man das Penizillin nicht noch längere Zeit nach Abklingen aller Entzündungszeichen beibehält. Die empfohlene Dosierung ist 1 g Penizillin per os alle 6 h, bis die Entzündung oder die Allgemeinsymptome abgeklungen sind, dann alle 8 h über 2 Monate hinweg. Im Falle eines Rezidivs muß man die Penizillinbehandlung über 4 Monate hinweg fortsetzen. Es ist entscheidend, die antibiotische Behandlung ohne Unterbrechung fortzuführen, da jeder neue Entzündungsschub zu einer Narbenbildung um die Lymphgefäße führt, die ihrerseits ein noch ausgeprägteres Ödem verursacht.

Eine Lymphfistel in der Leiste ist keine häufige Komplikation; sie entsteht jedoch öfter nach der Exzision eines einzelnen Leistenlymphknotens. Therapeutisch kommen eine Redon-Drainage oder Kompression und Immobilisation in Frage. Eine völlige Ruhigstellung des Beins in einer pneumatischen Schiene vermindert den Lymphabfluß; ausreichende Kompression über der Wunde verschließt die fistelnden Lymphgefäße. Etwas Ausdauer und Geschick sind erforderlich, um den richtigen Druck auf die Wunde zu erzielen. Geeignet sind sterile Kompressen, die mit einem elastischen Klebeverband straff fixiert werden.

Eine klinisch manifeste tiefe Beinvenenthrombose war in den Studien der UAB und der SMU sehr selten (<5%). In einer anderen Studie wurde bei 44 Patienten eine Venographie durchge-

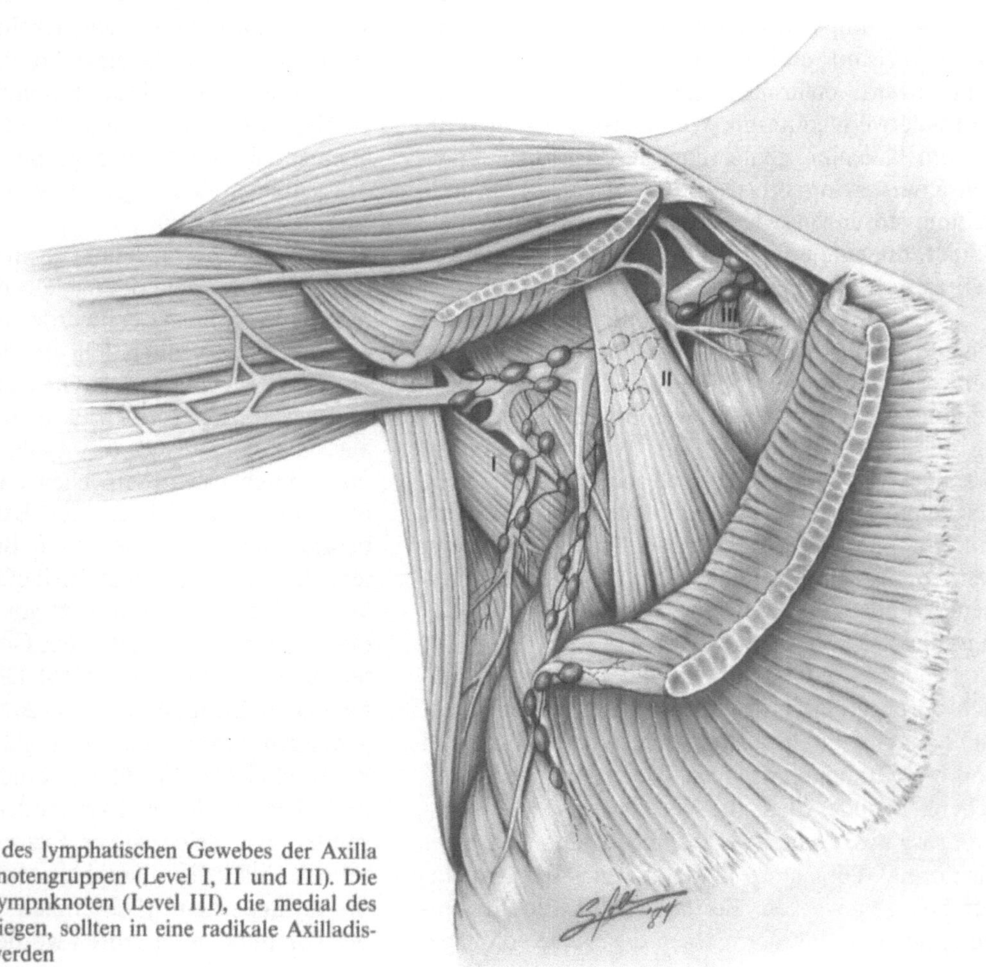

Abb. 7.7. Anatomie des lymphatischen Gewebes der Axilla mit ihren 3 Lymphknotengruppen (Level I, II und III). Die höchsten axillären Lympnknoten (Level III), die medial des M. pectoralis minor liegen, sollten in eine radikale Axilladissektion einbezogen werden

führt zur Erkennung von tiefen Beinvenenthrombosen; hier betrug die Inzidenzrate nur 13,6% [2]. Die Inzidenz einer tiefen Beinvenenthrombose konnte durch Low-dose-Heparinprophylaxe nicht vermindert werden.

Axilläre Lymphknotendissektion

Ziel

Das wichtigste bei dieser Operation ist die vollständige Dissektion der Lymphknoten, einschließlich der Lymphknoten des Levels III medial des M. pectoralis minor (Abb. 7.7). Es ist tragisch, wenn ein Rezidiv in der apikalen Axilla auftritt, da diese Lymphknoten bereits bei der Erstoperation hätten mit entfernt werden sollen. Eine partielle axilläre Lymphknotendissektion hat bei der Behandlung des Melanoms keinen Platz. Eine vollständige axilläre Lypmphknotendissektion ist mit wenig zusätzlicher Morbidität oder Operationszeit verbunden.

An der SMU wird die vollständige axilläre Lymphknotendissektion unter Durchtrennung des M. pectoralis major durchgeführt. An der UAB erhält man Zugang zu den Lymphknoten des Levels III, indem man den Arm über den Thorax adduziert, um die Pektoralismuskulatur soweit wie möglich zurückziehen zu können.

Der Operateur sollte daran denken, daß Lymphknotenmetastasen auch im Umkreis einer traditionellen axillären Lymphknotendissektion aufgefunden werden können. Die Lymphknoten entlang der hinteren Axillarlinie, der unteren Thoraxwand und entlang dem N. thoracicus longus können leicht übersehen werden.

Operationstechnik

Der folgende Überblick schildert die Operationstechnik an der UAB und an der SMU. Andere Chirurgen haben ähnliche Verfahren beschrieben und illustriert [13, 29, 31, 73].

Anästhesie

Eine Allgemeinnarkose ist erforderlich.

Lagerung und Abdeckung

a) Der Patient befindet sich in Rückenlage, der ipsilaterale Arm auf einer Armschiene. Ein zusammengelegtes Tuch unter dem Schulterblatt ist nützlich, damit der M. latissimus dorsi nicht auf dem Operationstisch aufliegt.

b) Thorax, Schulter und Arm (einschließlich des proximalen Unterarms) werden gewaschen.

c) Der Arm muß während der Operation bewegt werden; Hand und Unterarm werden daher in ein kleines Tuch oder einen Schlauchmullverband bis zum Ellenbogen eingewickelt, um eine Bewegung des Arms während der Operation zu ermöglichen (Abb. 7.8 A).

Inzision

Die Schnittführung erfolgt quer über der 4. Rippe, von der Medioklavikularlinie bis zur hinteren Axillarlinie (Abb. 7.8 A). Alternativ kann der vertikale Zugang in der vorderen Axillarlinie bis zum Ansatz des M. pectoralis major benützt werden.

Bildung eines Hautlappens

a) Entlang der Inzision werden Tücher mit Clips im Abstand von etwa 2 cm an die Hautränder befestigt. Eine andere Möglichkeit ist die Verwendung von Hauthaken oder Sperrern.

b) Der obere Hautlappen wird zuerst mobilisiert. Die Haut wird unter Zug mit den Klemmen oder Haken senkrecht hochgehalten. Mit der Skalpellspitze wird die Haut von der Subkutis in einer Breite von 0,5 cm abgetrennt. Mit der Skalpellklinge wird dann ein relativ dünner Lappen aus der Subkutis geschnitten. Wichtig ist, die Lappen mit einer möglichst gleichmäßigen (oder allmählich zunehmenden) Dicke zu bilden. Die andere Hand des Chirurgen sollte die Weichteile fest zurückhalten, um die Dissektion zu erleichtern und die richtigen Gewebeschichten besser darzustellen.

c) Den Oberrand der Inzision bildet die inzidierte Muskelfaszie über dem M. pectoralis major nahe dem Ansatz am Humerus; der mediale Rand der Dissektion ist die Pektoralisfaszie ungefähr an der Medioklavikularlinie. Der Unterrand liegt ungefähr auf Höhe der 6. Rippe, hier schließt sich der Hinterrand der Inzision an, der entlang dem M. latissimus dorsi verläuft.

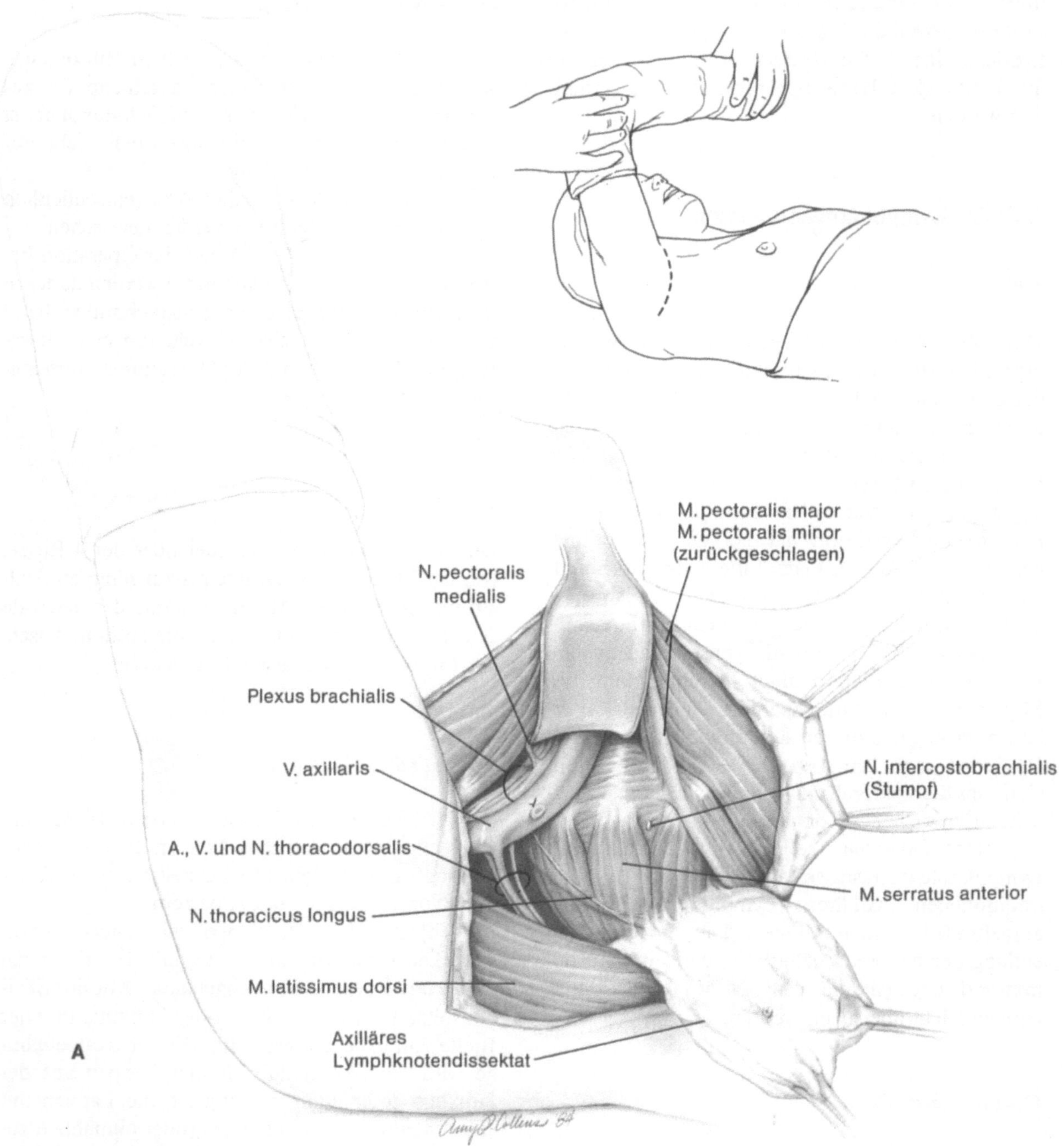

Abb. 7.8 A-C. Zugang zur oberen Axilla. **A** Technik der axillären Lymphknotendissektion an der UAB. Die obere Abbildung rechts zeigt das Abdecken des Armes, so daß er während der Operation über dem Thorax gehalten werden kann. Das erleichtert die Retraktion der Mm. pectoralis major et minor nach kranial, um Zugang zum Inhalt der oberen Axilla zu erhalten. Wichtig ist, den N. pectoralis medialis zu schonen, dessen anatomische Variationen in der Literatur [50] beschrieben sind

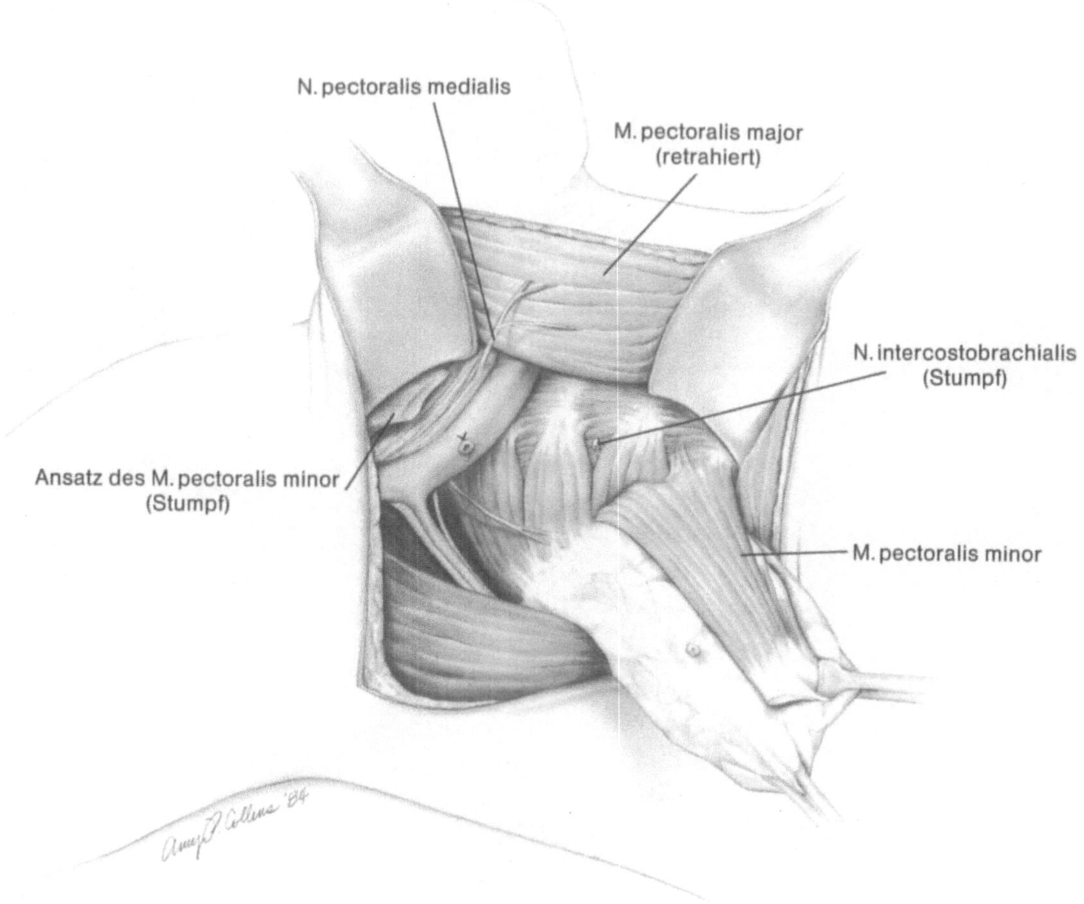

Abb. 7.8 B. Zugang zur oberen Axilla. **B** Das Verfahren nach Patey mit Exzision des M. pectoralis minor als Teil der axillären Lymphknotendissektion

d) Im allgemeinen disseziert der Operateur das Präparat von dem M. pectoralis major entlang der Thoraxwand und dann nach oben bis zum M. latissimus dorsi. Im Zuge der Dissektion nach kranial entlang dem M. latissimus dorsi als Leitmuskel wird der Sehnenansatz erreicht. Ungefähr 1-2 cm kranial hiervon liegt die V. axillaris. Unter Fortsetzung der Dissektion wird die Faszie der V. axillaris mit dem Messer scharf durchtrennt. Mit dem stumpfen Ende des Skalpells wird dann das Gewebe über der Vorderfläche der V. axillaris etwa 1 cm nach medial freipräpariert.

e) Das Fett- und Lymphgewebe an der Vorderseite des M. pectoralis major wird subfaszial disseziert und dann unmittelbar unter dem Muskel weiterdisseziert, bis der M. pectoralis minor erreicht wird.

f) Mit einem großen Wundhaken hebt man den M. pectoralis major an und stellt den Interpektoralraum dar.

g) Die Dissektion wird an der Unterseite des M. pectoralis major und weiter an der Oberfläche des M. pectoralis minor fortgeführt. Zu diesem Zeitpunkt ist es wichtig, den N. pectoralis medialis an der Stelle zu identifizieren, an der er durch den M. pectoralis minor oder knapp medial davon austritt (Abb. 7.8 A). Dieser Nerv muß geschont werden, andernfalls atrophiert der M. pectoralis major [50]. Die Dissektion wird oberflächlich und lateral von diesem Nerv fortgesetzt und dann über der Vorderfläche des M. pectoralis minor weitergeführt.

h) Das Dissektat wird nun vom lateralen Rand des M. pectoralis minor und durch die tiefe axilläre Faszie abgetrennt (die Farbe des Fettgewebes ändert sich bei der Durchtrennung der tiefen Faszie).

i) Jetzt wendet man sich der lateralen Zirkumferenz des M. coracobrachialis zu. Die Faszie

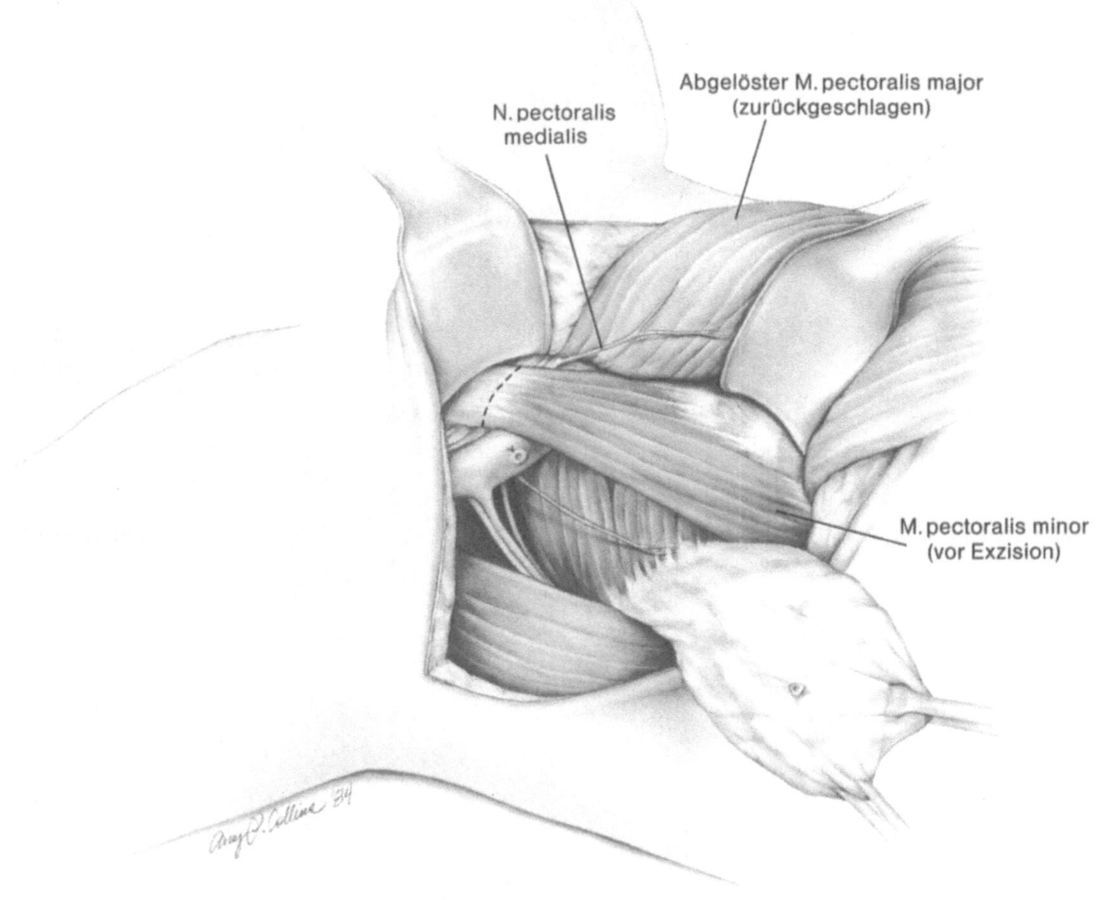

Abb. 7.8 C. Zugang zur oberen Axilla. **C** Ablösung des M. pectoralis major von seinem Ansatz am Humerus, um die obere Axilla leichter darzustellen. Auch der M. pectoralis minor wird exstirpiert. Der M. pectoralis major wird nach Abschluß der Operation mit nichtresorbierbarem Nahtmaterial an seinem Ansatz wieder angeheftet

über diesem Muskel wird nach mediokaudal entlang dem M. coracobrachialis durchtrennt, bis man den Processus coracoideus erreicht.

Dissektion der oberen axillären Lymphknoten

a) Es bestehen mehrere Zugangswege zu den oberen axillären Lymphknoten (Abb. 7.8A-C). Diese sind 1) Adduktion des Arms über den Thorax und kräftige Retraktion der Mm. pectorales nach oben, 2) das Verfahren nach Patey, das den M. pectoralis minor in die Dissektion einbezieht, 3) Abtrennung des M. pectoralis major an seinem Ansatz am Humerus.

b) Die Dissektion der oberen axillären Lymphknoten sollte so weit gehen, bis der Chirurg dem Assistenten die obere Thoraxapertur unter der Klavikula und dem M. subclavius an der Überquerung der V. axillaris demonstrieren kann.

c) An der SMU wird der Ansatz der Pars pectoralis des M. pectoralis major vom Humerus abgelöst und dieser Teil des Muskels nach vorne, an die gegenüberliegende Seite geschlagen, wie beim Öffnen eines Buches. Harris et al. beschrieben ein ähnliches Verfahren [31]. Der Ansatz der Pars pectoralis des Muskels wird im Interpektoralraum zwischen dem Ansatz der Pars clavicularis und der Pars sternalis dargestellt. Der Spalt zwischen den beiden Teilen des Muskels wird scharf durchtrennt.

Der N. pectoralis medialis zieht durch den M. pectoralis minor hindurch und wird von Zweigen der A. thoracoacromialis begleitet. Der Stamm dieser Arterie verläuft vor und proximal des oberen Randes des M. pectoralis minor. Der Processus coracoideus wird dargestellt, und der kurze Ansatz des M. pectoralis minor scharf von dem Processus coracoideus abgetrennt (Abb. 7.8 C). Die Dissektion beginnt am Apex der Axilla und wird nach lateral fortgesetzt, um die unteren axillären Lymphknoten, wie oben beschrieben, einzubeziehen.

Am Ende dieser Operation wird der Ansatz des M. pectoralis major wiederhergestellt, indem man die Sehne des Ansatzes der Pars sternalis entweder an den Humerusstumpf des Muskels oder an den intakten Ansatz der Pars clavicularis so eng wie möglich am Sulcus intertubercularis annäht.

d) An der UAB wird der Zugang zur oberen Axilla geschaffen, indem der Arm über den Thorax adduziert wird (Abb. 7.8 A) und die Mm. pectorales nach oben retrahiert werden. Als Alternative dazu können die Lymphknoten des Level III disseziert werden, nachdem man in das Mohrenheim-Dreieck (Trigonum deltoideopectorale) eingegangen ist und die Ansätze der Partes claviculares et sternales des M. pectoralis major mit Sperrern retrahiert hat. Die Lymphknoten des Level III werden dann von der V. axillaris, dem Halsted-Band und anderen umgebenden Strukturen freipräpariert. Die Lymphknoten werden medial bis zur Ebene des M. pectoralis minor disseziert.

Der Arm des Patienten befindet sich über dem Thorax in extremer Adduktion und Innenrotation. Der erste Assistent hält oder unterstützt den Arm, während der zweite Assistent die Mm. pectorales mit einem großen Haken kräftig nach oben zieht. Dadurch wird die Axilla eröffnet und so die axilläre Dissektion erheblich erleichtert.

e) Bei der axillären Lymphknotendissektion nach Patey wird der M. pectoralis minor vom Processus coracoideus und seinem Ursprung an der Thoraxwand abgetrennt (Abb. 7.8 B). Dieses Vorgehen erleichtert die Freilegung der Lymphknoten des Level III. Man sollte dieses Verfahren besonders dann erwägen, wenn der Patient groß ist oder wenn die Lymphknoten dieses Gebiets makroskopisch befallen sind.

Dissektion der unteren axillären Lymphknoten

a) Das Fett- und Lymphgewebe wird, beginnend am Processus coracoideus, über dem Plexus brachialis und der A. axillaris nach unten zu disseziert, bis die V. axillaris an ihrer Vorderfläche erreicht ist.

b) Von der Spitze der Axilla aus wird das ganze Fett- und Lymphgewebe vor und unter der V. axillaris abgetrennt. Beim Abklemmen der Äste der in das Dissektat ziehenden axillären Gefäße hält der erste Assistent die Gefäßklemmen. Es ist aus 2 Gründen wichtig, daß der erste Assistent alle Klemmen vorsichtig in einer Hand behält: 1) Sie dienen als Sperrer dem Zug an der V. axillaris, während an ihrer unteren und hinteren Zirkumferenz disseziert wird. 2) Zu starke Bewegungen der Gefäßklemmen können die abgeklemmten Äste der V. axillaris verletzen.

c) Der zweite Assistent hält die Mm. pectorales mit einem Sperrer nach oben, um die V. axillaris unterhalb des M. pectoralis minor darzustellen (Abb. 7.8 A). Mit einer Klemme werden das Fett- und Lymphgewebe um die V. axillaris herum möglichst weit unter dem M. pectoralis minor entfernt. Erscheint einer der Lymphknoten in dieser Region makroskopisch metastatisch befallen, ist es wahrscheinlich das beste, den M. pectoralis minor von seinem Ansatz am Processus coracoideus ganz abzusetzen, um die Dissektion aller Lymphknoten des Level III zu erleichtern (Abb. 7.8 B). Die Spitze des Dissektats wird mit einer Metallmarke (Nr. 3) zur korrekten Orientierung für den Pathologen markiert.

d) Mit einem Skalpell werden das Fett- und Lymphgewebe an der unteren und hinteren Zirkumferenz der V. axillaris entlang ihrem gesamten Verlauf disseziert; die Dissektion sollte man bis zur Identifikation der thorakodorsalen Gefäße fortsetzen. Diese Gefäße würden im Gegensatz zu anderen venösen Gefäßästen weiter hinten und unten in die Axillargefäße ziehen.

e) Der N. thoracicus longus und der N. thoracodorsalis werden dargestellt und mit einer Allis-Klemme gehalten. Der N. thoracicus longus verläuft in einer Rinne entlang der Thoraxwand an der Oberfläche der Hüllfaszie des M. serratus anterior. Man kann ihn vorsichtig anklemmen, um die Innervation des M. serratus anterior zu überprüfen. Der N. thoracodorsalis zieht nach medial und verläuft in direkter Nachbarschaft der Vasa thoracodorsales. Er wird ebenfalls mit einer Allis-Klemme retrahiert.

f) Das Fettgewebe zwischen diesen beiden angeklemmten Nerven wird vom darunterliegenden M. subscapularis mit einer langen Gefäßklemme abgelöst. Es wird dann unmittelbar hinter und unter der V. axillaris angeklemmt. Eine weitere Klemme wird genau darunter gesetzt und das Fettgewebe zwischen diesen beiden Klemmen gespalten. Mit der unteren Klemme wird dann das Fettgewebe durch straffen Zug vom darunterliegenden M. subscapularis abgelöst.

Dissektion der Thoraxwand

a) Das Dissektat wird nun von der lateralen Thoraxwand abgelöst, indem man unmittelbar über dem N. thoracicus longus disseziert.

b) Der N. intercostobrachialis wird an seinem Austritt aus der Thoraxwand dargestellt. Er zieht direkt in das Dissektat (Abb. 7.8 A) und muß daher durchtrennt werden.

c) Das Dissektat wird schließlich über den freien Rand des M. latissimus dorsi und über den M. serratus anterior geschlagen und abgelöst. Schließlich trennt man das ganze Dissektat ab und gibt es zur pathologischen Untersuchung.

d) Die Lymphknoten des Level II (hinter dem M. pectoralis minor) werden mit einer Metallmarke (Nr. 2) gekennzeichnet. Ebenso werden die Lymphknoten des Level I entlang der Thoraxwand mit einer Marke (Nr. 1) für den Pathologen markiert (s. Abb. 7.7).

Wundverschluß

a) Die Wunde wird mit steriler Kochsalzlösung gespült, wobei auf eine vollständige Blutstillung geachtet werden muß.

b) Zwei Redon-Drainagen werden perkutan durch den unteren Hautlappen durchgezogen. Eine Drainage verläuft nach anterior auf dem M. pectoralis, die andere zieht in die Tiefe der Axilla.

c) Die Haut wird durch vertikale Einzelknopfnähte mit nichtresorbierbarem Nahtmaterial verschlossen. Diese sollten erst nach 10-14 Tagen gezogen werden. Ebensogut kann die Haut mit Subkutannähten aus synthetischem, resorbierbarem Nahtmaterial verschlossen werden.

Postoperative Behandlung

Die postoperative Behandlung dieser Patienten ist einfach. Redon-Drainagen werden belassen, bis weniger als 40 ml täglich drainiert werden. Auch bei guter Förderung müssen sie zwischen dem 6. und dem 8. Tag entfernt werden, da sie sonst eine Infektionsquelle darstellen können. Falls sich später ein Serom bildet, nimmt man zur Entlastung eine kleine Gegeninzision an der tiefsten Stelle vor. Die Wunde wird unter Luftzutritt verbunden und ambulant nachbehandelt, bis eine sekundäre Wundheilung eintritt. Als Alternative kann das Serom auch punktiert werden, falls nötig mehrfach.

Die Mobilisation des Arms ist in den ersten 7-10 postoperativen Tagen nicht zu empfehlen. Zu frühe Übungsbehandlung kann sich auf die Wundheilung und auf die Lymphdrainage ungünstig auswirken [42]. Während der folgenden 1-4 Wochen wird die zunehmende Mobilisation des Arms durch aktive Übungen unterstützt. In Frage kommen: 1) Stehen an der Wand und Abduzieren des Arms gegen deren Widerstand; 2) Expanderübungen und 3) Sportarten, bei denen der ganze Arm bewegt wird, wie Schwimmen oder Golf.

Komplikationen und ihre Behandlung

Die Komplikationsrate der axillären Lymphknotendissektion ist niedrig, am häufigsten ist ein Serom [13, 31, 68]. Bei einer Studie über 98 radikale axilläre Lymphknotendissektionen bei Melanompatienten der UAB [68] traten folgende Wundkomplikationen auf: Infektionen (7%), Serome (27%), Nervenstörungen oder Schmerzen (22%) und Blutungen (1%) (s. Tabelle 7.1). Wundkomplikationen verlängerten den durchschnittlichen Krankenhausaufenthalt um weniger als einen Tag (s. Tabelle 7.2). Langzeitkomplikationen umfaßten Armödem (1%), Schmerzen im Operationsgebiet (6%) und Funktionsstörungen (9%). Die Analyse der Risikofaktoren zeigte, daß zunehmendes Alter und Adipositas signifikant mit Wundkomplikationen assoziiert waren (Tabelle 7.3).

Die Behandlung der Wundkomplikationen und Serome entspricht dem bei der Dissektion der Leistenlymphknoten beschriebenen Vorgehen.

Halslymphknotendissektion

Ziel

Die Lokalisation von Lymphknotenmetastasen primärer Melanome an Kopf und Hals ist einigermaßen vorhersehbar (Abb. 7.9). Melanome vor der Ohrmuschel metastasieren i. allg. in die Parotislymphknoten, in die submandibulären, submentalen, oberen jugularen Lymphknoten und in die Lymphknoten im hinteren Halsdreieck (am N. accessorius, transverse Halslymphknoten). Tumoren unterhalb der Mundwinkel metastasieren eher in die zervikalen Lymphknoten als in die Parotislymphknoten. Ein Melanom auf der Kopfhaut hin-

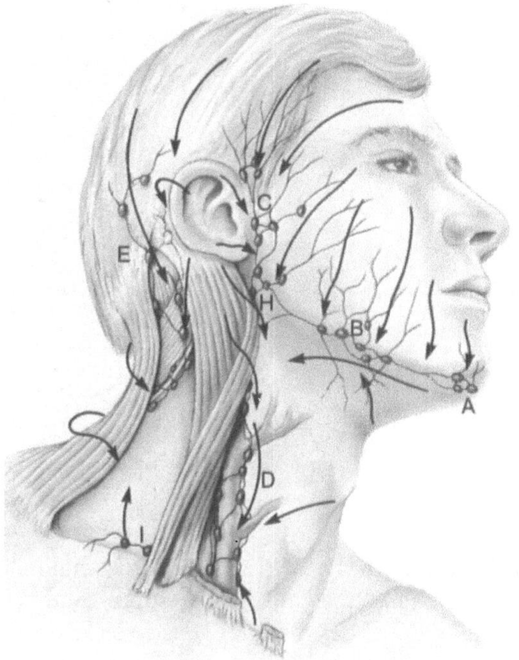

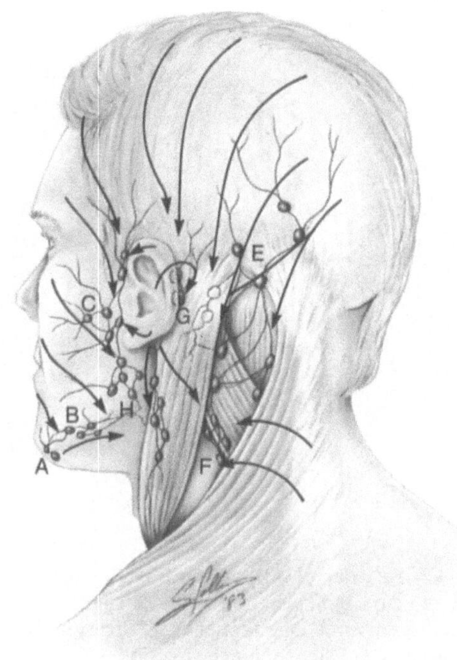

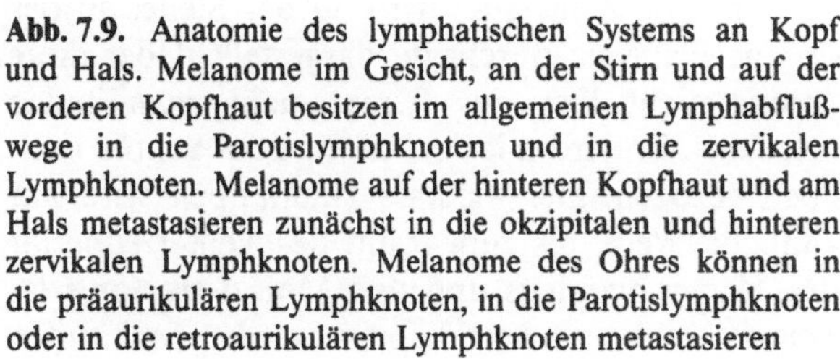

Abb. 7.9. Anatomie des lymphatischen Systems an Kopf und Hals. Melanome im Gesicht, an der Stirn und auf der vorderen Kopfhaut besitzen im allgemeinen Lymphabflußwege in die Parotislymphknoten und in die zervikalen Lymphknoten. Melanome auf der hinteren Kopfhaut und am Hals metastasieren zunächst in die okzipitalen und hinteren zervikalen Lymphknoten. Melanome des Ohres können in die präaurikulären Lymphknoten, in die Parotislymphknoten oder in die retroaurikulären Lymphknoten metastasieren

Lymphknotenregionen

A Submental
B Submandibulär
C Präaurikulär
D Jugulär
E Okzipital
F Hintere zervicale
G Retroaurikulär
H Jugulodigastrisch
I Supraklavikulär

ter der Ohrmuschel metastasiert i.allg. in die okzipitalen und postaurikulären Lymphknoten, in die Lymphknoten des unteren Halsdreiecks oder in die jugulare Lymphknotenkette.

Eine radikale Halsdissektion wird empfohlen, wenn klinisch Lymphknotenmetastasen vorliegen. Wenn wegen hohen Risikos für okkulte Halslymphknotenmetastasen eine elektive Lymphknotendissektion gepant ist (s. Kap. 8), kann eine modifizierte oder eine radikale Halslymphknotendissektion vorgenommen werden.

Technik der radikalen Halslymphknotendissektion

Seit der ersten systematischen Beschreibung der radikalen Halslymphknotendissektion durch George Crile sen. im Jahre 1906 [15] wurden viele alternative Techniken für die gleiche Operation publiziert [3, 5, 7, 46]. Die folgende Beschreibung der radikalen Halslymphknotendissektion basiert auf diesen grundlegenden Techniken.

Lagerung

Der Patient liegt auf dem Rücken, der kontralaterale Arm auf einer Armschiene. Der Hinterkopf befindet sich am Ende des Operationstisches, der Patient liegt etwas näher an der Seite des Operateurs. Ein Operationstuch wird unter die Schultern gelegt, um den Hals zu überstrecken. Zwei kleine Leinentücher von fester Qualität werden hinter dem Kopf zu den Schultern geschlagen. Das obere wird über das Ohr und die Augenbraue der kontralateralen Seite und oberhalb des Ohrs auf der Operationsseite gelegt. Dieses Tuch wird gut angeklemmt, um das Gewicht der Anästhesieinstrumente zu tragen, die

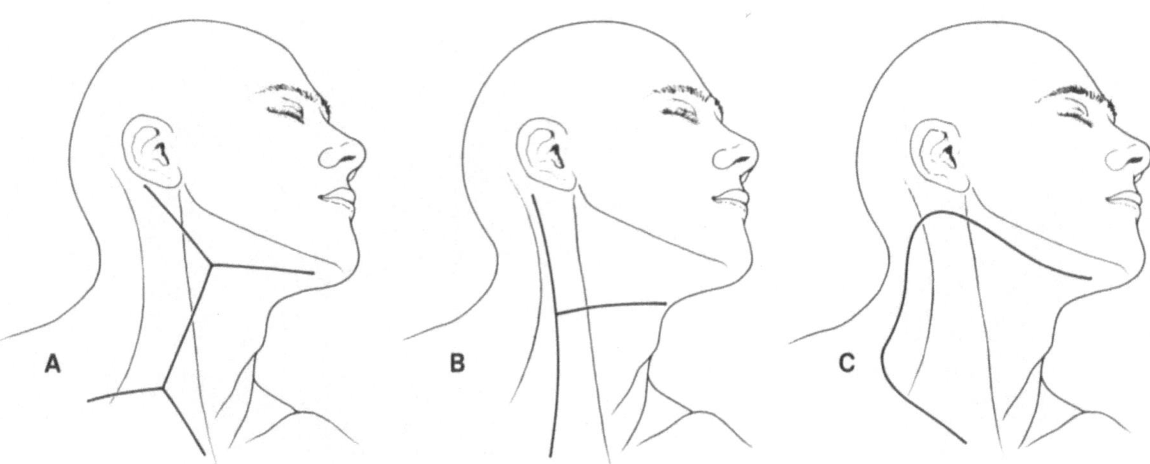

Abb. 7.10 A–C. An der UAB bzw. SMU angewandte Schnittführung zur radikalen oder modifizierten Halslymphknotendissektion. **A** Die doppelte „Y"-Inzision. **B** Die halbe „H"-Inzision. **C** Die Schobinger-Inzision

über der Stirn befestigt werden. Kleine Tücher werden auf beide Seiten des Kopfes, der Schulter und des Thorax gelegt. Ein weiteres Tuch wird quer über den Thorax unterhalb der Klavikeln gespannt. Der erste Assistent steht dem Operateur gegenüber, der zweite Assistent am Kopfende des Operationstisches; die Beatmungsschläuche verlaufen zwischen diesem und dem Operateur.

Hautinzision

Je nach Lokalisation des Primärtumors und der Haut, die geopfert werden muß, sind verschiedene Inzisionen möglich (Abb. 7.10). Wenn der Primärtumor nicht am Hals lokalisiert ist, genügt eine Inzision vom Processus mastoideus bis zum Schlüsselbein mit einer Verlängerung nach anterior zur Bildung der Hautlappen.

Bildung der Hautlappen

a) Nachdem die Hautinzision bis zum Platysma durchgeführt wurde, werden Hautlappen unter dem Platysma nach oben bis zum Ramus horizontalis der Mandibula und zum Processus cervicalis der Parotis gebildet. An der SMU werden Hautlappen manchmal mit Vasopressin (5 IE/ml in 20 ml NaCl) infiltriert. Diese Lösung wird unmittelbar unter dem Platysma und in den supra- und retroklavikulären Teil des hinteren Halsdreiecks injiziert. Dies kann die Dissektion vereinfachen und den Blutverlust reduzieren.

b) Die A. facialis[1] wird an der Stelle, an der sie das Platysma durchtritt, dargestellt. Über diese Arterie zieht hier der R. marginalis mandibulae n. facialis. Er wird mit der Arterie zum Schutz nach oben gezogen. Der mediale Hautlappen wird auf ähnliche Weise bis zum Rand des Venter superior des M. omohyoideus und den Mm. detractores laryngis gebildet. Weitere Lappen werden nach unten zum Schlüsselbein und nach lateral bis zu einer gedachten Linie vom Processus mastoideus zum Vorderrand des M. trapezius entwickelt.

Dissektion der zervikalen Lymphknoten

a) Unmittelbar lateral des Ansatzes des M. sternocleidomastoideus an der Klavikula werden die V. jugularis externa und der M. omohyoideus dargestellt und ligiert bzw. durchtrennt (Abb. 7.11). Der Inhalt der Fossa supraclavicularis wird dann angehoben, bis der Plexus brachialis identifiziert ist; der N. phrenicus kreuzt auf dem M. scalenus anterior nach unten. Der Inhalt des hinteren Halsdreiecks wird nach oben und medial disseziert. Die

[1] Anmerkung der Übersetzer: Im englischen Text wird hier von „external maxillary artery" gesprochen. In der Übersetzung wurde – hier wie auch nachfolgend – die derzeitige anatomische Nomenklatur (Nomina Anatomica, 5. Aufl.) verwendet.

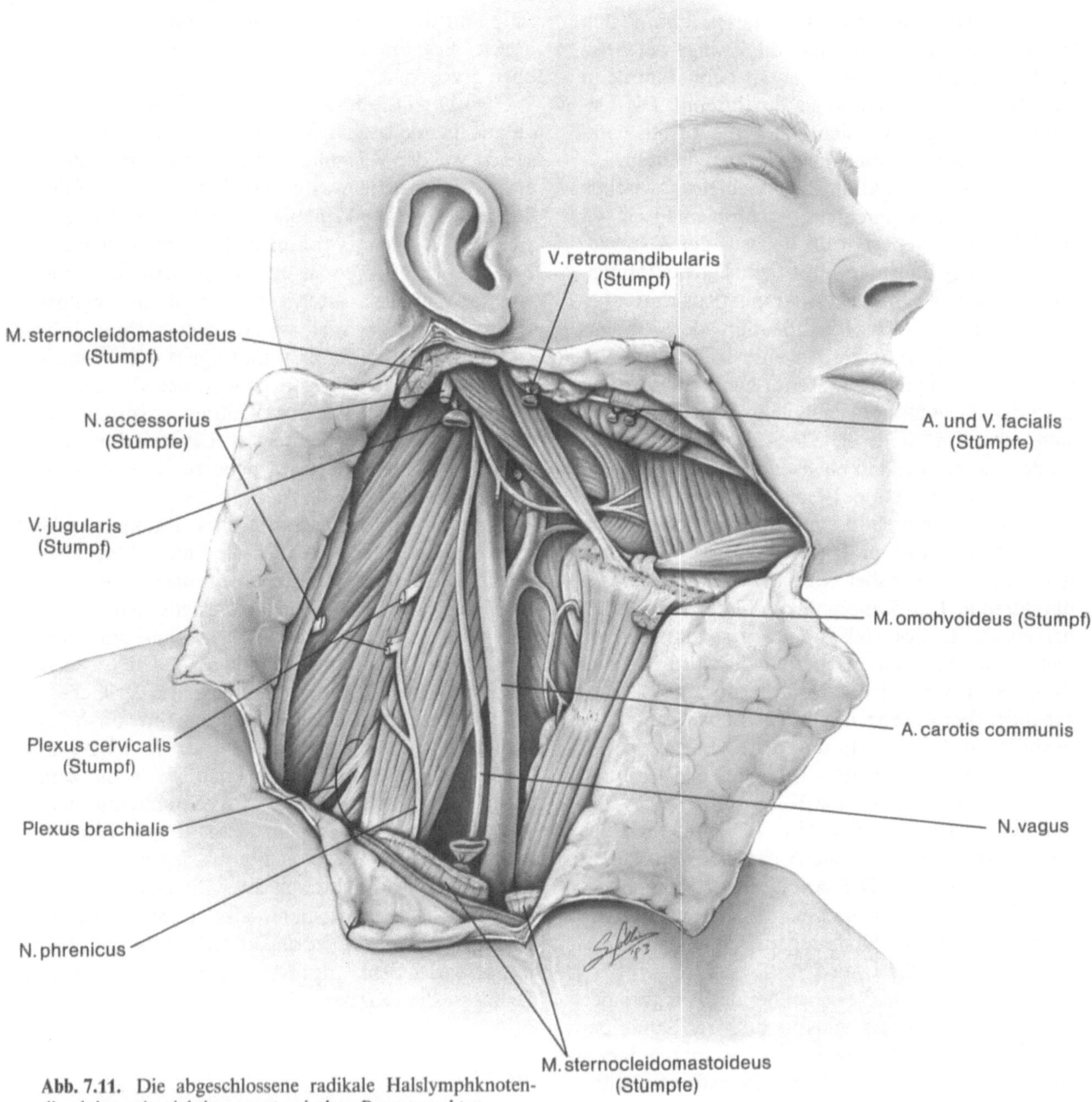

Abb. 7.11. Die abgeschlossene radikale Halslymphknotendissektion mit wichtigen anatomischen Bezugspunkten

A. und V. cervicalis ascendens werden zusammen mit dem N. accessorius beim Eintritt in den M. trapezius ligiert. Vorsicht ist geboten, um die kleinen motorischen Nerven zum M. levator scapulae und zum M. scalenus zu schonen. Der Inhalt des hinteren Halsdreiecks wird weiter bis zur Ebene des unteren Plexus cervicalis disseziert.

b) Die Ansätze des M. sternocleidomastoideus am Sternum und an der Klavikula werden durchtrennt. Die Bindegewebsscheide des Gefäßnervenstrangs am Hals wird über der V. jugularis interna inzidiert und mittels einer stumpfen Klemme medial von der V. jugularis abpräpariert. Der M. sternohyoideus wird nach medial gezogen und die V. jugularis interna weiter auf beiden Seiten freigelegt. Vor der Unterbindung der V. jugularis interna ist es ratsam, den N. vagus und die A. carotis communis zu identifizieren. Die V. jugularis interna wird dann zwischen Klemmen durchtrennt und ligiert.

c) Die Strukturen des Halses lassen sich leichter darstellen, wenn man die Zweige der Ansa cervicalis (Ansa nervi hypoglossi) beim Eintritt in die Mm. detractores laryngis durchtrennt. Die Gefäßnervenscheide läßt sich von der A. carotis communis und dem N. vagus nach kranial ablösen.

d) Die Dissektion des Gebietes zwischen A. carotis und N. phrenicus ist problematisch, da der Truncus thyreocervicalis hier aus der A. subclavia entspringt und man links dem Ductus thoracicus bzw. rechts dem Ductus lymphaticus dexter begegnen kann. Nach Identifikation des Truncus thyreocervicalis wird die A. transversa colli durchtrennt; die A. thyreoidea inferior bleibt intakt. Sieht man den Ductus thoracicus, läßt man ihn am besten unberührt. Sollte er jedoch die Dissektion behindern, kann man ihn ebensogut opfern.

e) In der Tiefe des Halses sind jetzt alle wesentlichen Strukturen, die geopfert werden müssen, durchtrennt. Man präpariert nun das Dissektat nach kranial ab, dabei wird der Plexus cervicalis durchtrennt. Der Symphathikus hinter der Gefäßnervenscheide des Halses muß geschont werden. Der Venter superior m. omohyoidei wird bis zum Zungenbein verfolgt und dort abgelöst. Etwas umgebendes Fettgewebe unmittelbar über dem Zungenbein wird inzidiert, um den Venter superior m. omohyoidei zu identifizieren. Die Dissektion wird nach kranial bis zur Karotisbifurkation und darüber fortgesetzt. Hier wird der N. hypoglossus an der Stelle, an der er die A. carotis externa überkreuzt, aufgesucht. Die Ansa cervicalis kann am Abgang vom N. hypoglossus abgetrennt werden. Posterior wird der Ursprung des M. sternocleidomastoideus von der Haut gelöst.

f) Das lockere Gewebe über der A. thyreoidea superior, dem N. hypoglossus und der Sehne des M. digastricus wird disseziert. A., V. und N. laryngeus superior hinter der A. carotis externa werden dabei geschont.

g) Die posteriore Dissektion wird nach oben fortgeführt bis unmittelbar über den vorspringenden Processus transversus des 2. Halswirbelkörpers. Der M. digastricus wird lateral davon und medial vom Processus mastoideus dargestellt.

h) Das Dissektat wird nach unten abgelöst und der Processus cervicalis der Parotis wird zwischen dem Unterkieferwinkel und der Spitze des Processus mastoideus durchtrennt, dabei ist auf den R. marginalis mandibulae n. facialis zu achten. Hierbei werden oberflächliche Gefäße durchtrennt und ligiert. Die mediale Seite des M. sternocleidomastoideus wird dann bis zum Processus mastoideus verfolgt und durchtrennt. Der Venter posterior m. digastrici liegt unmittelbar darunter und wird nach oben gezogen.

i) Die Dissektion des oberen Endes der V. jugularis interna beginnt von lateral. Die A. occipitalis kreuzt vor der V. jugularis und wird ligiert. Mittels einer runden Schere wird das Bindegewebe auf der lateralen Seite der V. jugularis durchtrennt. Der Zugang zur V. jugularis von medial ist unmittelbar neben dem N. hypoglossus und dem N. vagus. Wenn von der V. jugularis interna das Lymph- und Fettgewebe abgelöst ist, wird sie zwischen rechtwinkeligen Klemmen durchtrennt und ligiert. Die Dissektion kaudal des M. digastricus wird beendet mit der Ligatur der A. occipitalis an ihrem Ursprung aus der A. carotis externa und der Unterbindung der Venen zwischen dem M. digastricus und dem N. hypoglossus.

j) Mit einer Dissektion des Trigonum submandibulare lassen sich auch die Lnn. submentales in die Dissektion einbeziehen, je nach ihrem tatsächlichen oder möglichen metastatischen Befall. Das Dissektat über dem M. digastricus und dem M. mylohyoideus wird nach lateral abgelöst und Äste des N. mylohyoideus und begleitender Gefäße durchtrennt. Der laterale Rand des M. mylohyoideus wird nach medial gezogen und damit der N. lingualis freigelegt. Sein parasympathischer Ast zum Ganglion submandibulare wird durchtrennt. Der N. hypoglossus wird kaudal dieser Region identifiziert und der Ductus submandibularis zwischen den beiden Nerven durchtrennt. Das Dissektat aus dem Trigonum submandibulare wird nach lateral in Richtung auf die A. facialis abgelöst, die unmittelbar über der Sehne des M. digastricus ligiert wird. Damit ist die Dissektion beendet.

Wundverschluß

a) Die Wunde wird mit Kochsalzlösung gespült und die Blutstillung vervollständigt. Erneut wird geprüft, ob aus dem Ductus thoracicus bzw. aus dem Ductus lymphaticus dexter Lymphe austritt. Der Anästhesist expandiert die Lungen 10 s lang, um den intrathorakalen Druck zu erhöhen und hierbei austretende Lymphe besser identifizieren zu können.

b) 2 Redon-Drainagen werden durch den unteren Hautlappen eingebracht, eine medial und eine lateral, dann wird die Wunde geschlossen. Dabei verwendet man für die subkutanen Nähte resorbierbares Nahtmaterial und für die Hautadaptation eine fortlaufende Matratzennaht mit 4-0 Nylon. Alternativ kann eine Intrakutannaht mit synthetischem, resorbierbarem Nahtmaterial angewandt werden.

Modifizierte Halslymphknotendissektion

Obwohl bisher noch keine vergleichenden Studien über die modifizierte und die radikale Halslymphknotendissektion beim malignen Melanom existieren, wenden viele Chirurgen heute aufgrund guter Ergebnisse beim Plattenepithelkarzinom die modifizierte Dissektion an. Dieses Verfahren ist i. allg. der elektiven Halslymphknotendissektion vorbehalten. Verschiedene Varianten sind beschrieben [8, 10, 11, 34, 41, 65]. Verglichen mit der oben dargestellten radikalen Halslymphknotendissektion bestehen die einzigen operationstechnischen Unterschiede in der Schonung des N. accessorius und des M. sternocleidomastoideus (Abb. 7.12). Um dies zu erleichtern, ist es notwendig, die Faszie über dem M. sternocleidomastoideus zu inzidieren und den Muskel und den N. accessorius von etwaigen Lymphknoten freizupräparieren. Den Nerv kann man normalerweise am medialen Rand des M. trapezius an der Grenze zwischen dem mittleren und dem oberen Drittel identifizieren. Die obere jugulare Lymphknotenkette kann bei Schonung des Nervs nicht so komplett entfernt werden; daher sollte man die modifizierte Halslymphknotendissektion nicht bei vermuteten Lymphknotenmetastasen in dieser Region anwenden.

Es gibt 2 Vorteile der modifizierten Halslymphknotendissektion. Zum einen bleibt die Schulterfunktion besser erhalten, es entsteht kein Schultertiefstand. Zum zweiten ist das kosmetische Ergebnis besser (Abb. 7.13). Obwohl das kosmetische Resultat der modifizierten Halslymphknotendissektion gut ist, bleibt bei 30% keine ausreichende Funktion des N. accessorius erhalten [57].

Okzipitale und posteriore Halslymphknotendissektion

Bei der Dissektion der okzipitalen und posterioren Halslymphknoten werden die gleichen technischen Prinzipien wie bei der radikalen Halslymphknotendissektion angewandt. Das im folgenden beschriebene Verfahren ähnelt dem anderer Operateure [24, 70].

Inzision

Der Hautschnitt wird so gelegt, daß man möglichst den Primärtumor in Kontinuität mit den zum Hals ziehenden Lymphgefäßen entfernen kann. Die Inzision vom Primärtumor sollte verlängert werden, um die Entfernung der postaurikulären und okzipitalen Lymphbahnen von der Ohrmuschel bis zur Mittellinie des Nackens zu ermöglichen. Die Schnittführung verläuft i. allg. 3-4 cm hinter dem Processus mastoideus und reicht kaudal bis zur Mitte des Schlüsselbeins. Eine horizontale Verlängerung in Richtung auf das Zungenbein kann für eine entsprechende Freilegung notwendig werden.

Bildung der Hautlappen

a) Hautlappen werden in Höhe des Os occipitale nach hinten zur Mittellinie und nach lateral bis zur Ohrmuschel und zum Processus mastoideus gebildet.

b) Nach kaudal präpariert man den hinteren Lappen vom M. trapezius ganz ab und arbeitet sich posterior bis zum Schlüsselbein und medial bis zum M. sternohyoideus und dem Venter posterior musculi digastrici vor.

Dissektion der Kopfhaut und des Nackens

Man opfert den M. sternocleidomastoideus, den N. accessorius und die V. jugularis sowie Teile des M. trapezius und des M. splenius capitis (Abb. 7.14). Die Lymphknoten im Trigonum submandibulare werden, wenn sie klinisch nicht metastatisch befallen sind, nicht disseziert.

a) Die Dissektion beginnt kranial mit dem Primärtumor, der mit einem minimalen Sicherheitsabstand von 3 cm nach allen Richtungen exzidiert wird. Bei Melanomen der Kopfhaut wird das Periost der Schädelkalotte intakt gelassen. Die Dissektion wird nach medial und lateral fortgeführt; dabei werden von der Mittellinie bis zur Ohrmuschel die Subkutis und die Faszie mitgenommen, um die okzipitalen und postaurikulären Lymphknoten zu erfassen. Wenn der Ursprung des M. trapezius und des M. splenius capitis erreicht ist, werden diese Muskeln vom Schädel abgelöst und zusammen mit den darunterliegenden Lymphgefäßen nach kaudal präpariert. Dann wird der M. semispinalis capitis freigelegt. Der M. trapezius wird ungefähr 4 cm vom Ansatz durchtrennt und nach vorne geschlagen.

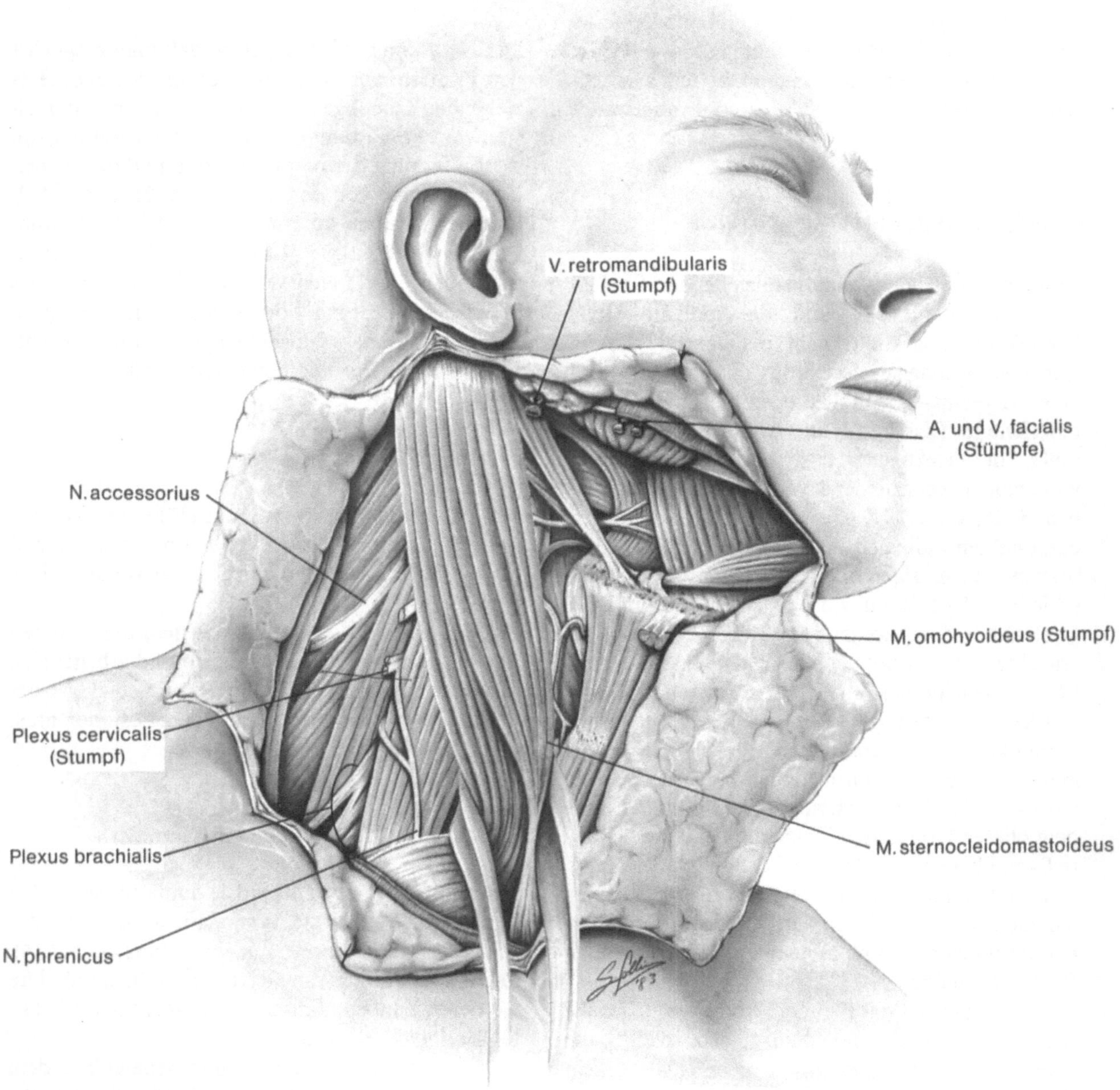

Abb. 7.12. Modifizierte radikale Halslymphknotendissektion. Bei dieser Operation werden der N. accessorius und der M. sternocleidomastoideus geschont. Diese Operation kommt bei Patienten in Frage, bei denen eine elektive Dissektion durchgeführt wird

b) Der weitere Operationsverlauf am Hals entspricht dem der radikalen Halslymphknotendissektion (s. S. 116).

Postoperative Behandlung

Die Patienten werden angehalten, schon wenige Stunden nach dem Aufwachen aus der Narkose aufzustehen. Das zervikale und pharyngeale Ödem kann durch Hochlagern des Kopfes oder Aufsitzen verringert werden. Der Gefahr der Aspiration und Lungenentzündung wird dadurch vorgebeugt. Postoperative Schmerzen sind i. allg. gering, sie können mit schwachen Analgetika beherrscht werden.

Am 5. oder 6. Tag fördern die Drainagen weniger als 40 ml/Tag und werden entfernt. Wenn sich ein supraklavikuläres Serom bildet, kann die Operationswunde geöffnet werden, der weitere Heilungsverlauf bleibt dann i. allg. komplikationsfrei.

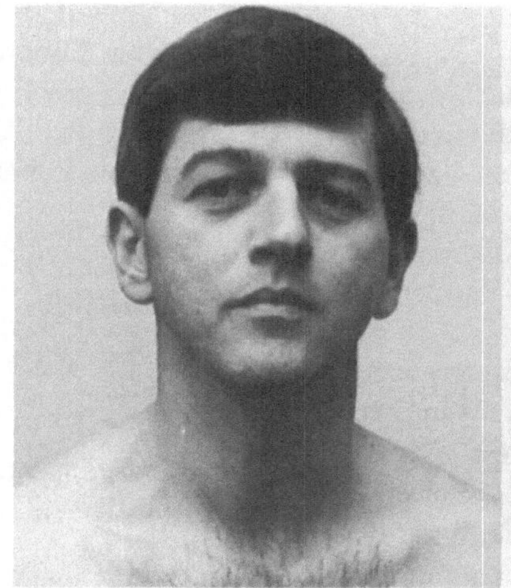

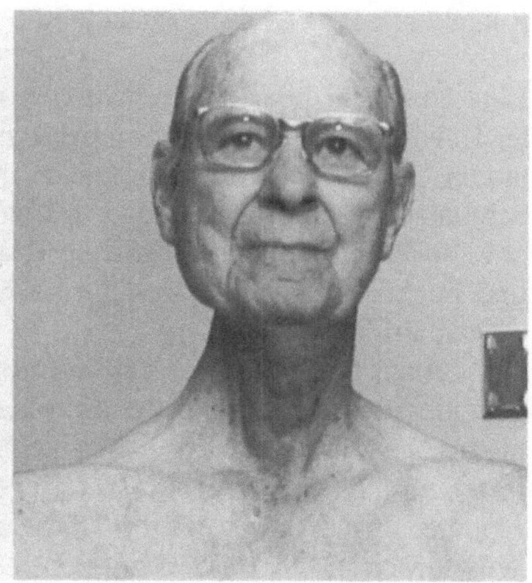

Abb. 7.13. Postoperative Ergebnisse. *Links:* Modifizierte Halslymphknotendissektion. *Rechts:* Klassische radikale Halslymphknotendissektion. Mit der modifizierten Dissektion wird ein besseres kosmetisches Ergebnis erzielt und die Schulterfunktion besser erhalten

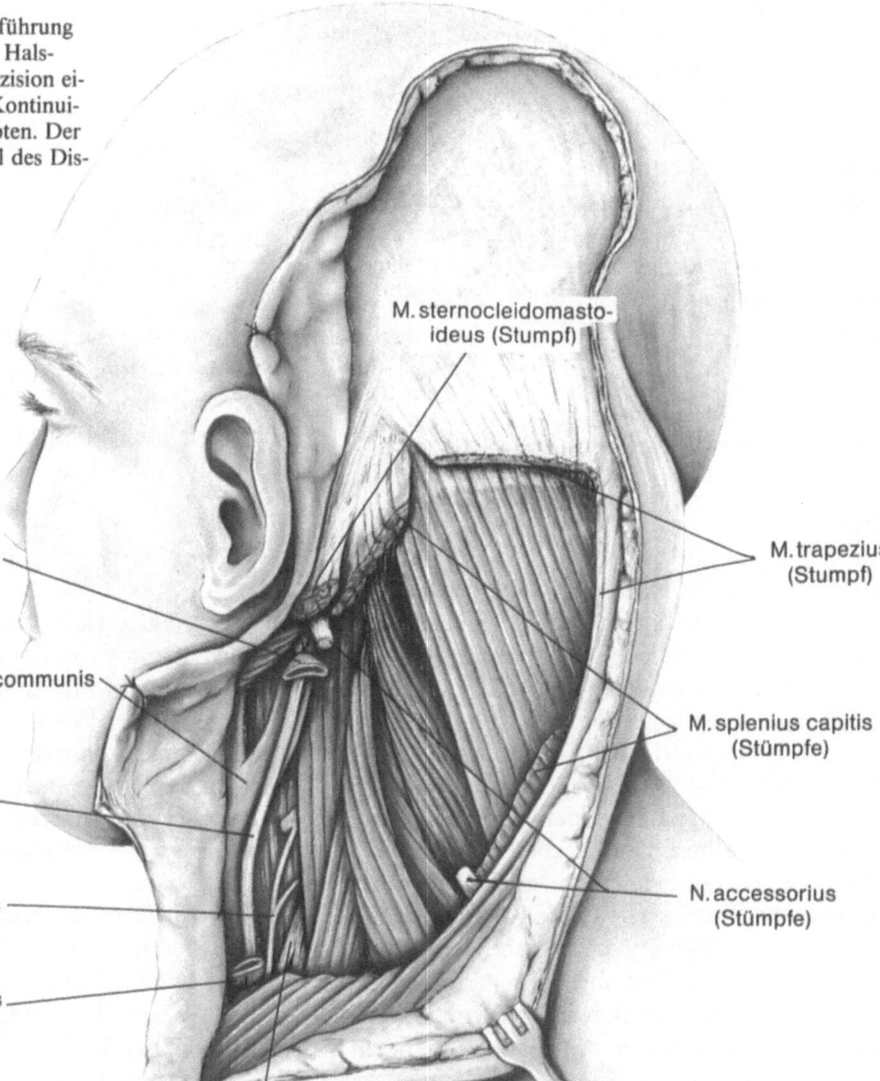

Abb. 7.14. Situation nach Durchführung einer okzipitalen und posterioren Halslymphknotendissektion. Weite Exzision eines Melanoms der Kopfhaut in Kontinuität mit den regionären Lymphknoten. Der obere Teil des M. trapezius ist Teil des Disektats

M. sternocleidomastoideus (Stumpf)
M. trapezius (Stumpf)
V. jugularis (Stumpf)
A. carotis communis
M. splenius capitis (Stümpfe)
N. vagus
N. accessorius (Stümpfe)
N. phrenicus
V. jugularis (Stumpf)
Plexus brachialis

Komplikationen und ihre Behandlung

Eine Übersicht über Komplikationen nach radikaler Halslymphknotendissektion beim malignen Melanom zeigte, daß Frühkomplikationen (Serom, Schmerzen, Wundrandnekrose) relativ häufig waren (10-19%). Spätkomplikationen (Halsschmerzen und Funktionsausfälle) traten nur bei 6-7% der Patienten auf [68].

Auch bei großer Vorsicht intraoperativ kann postoperativ eine Lymphfistel auftreten. Wenn weniger als 50 ml täglich abfließen, schließt sich die Fistel im allgemeinen nach 7-10 Tagen. Bei einer größeren Fistel öffnet man das kaudale Ende der Wunde ohne Narkose. Bei guter Beleuchtung und unter kontinuierlichem Absaugen kann die Fistel meist gesehen werden. Sie liegt in vielen Fällen hinter der A. carotis und dem N. vagus, wo der Ductus thoracicus bzw. der Ductus lymphaticus dexter aus dem Mediastinum aufsteigt. Das Lymphgefäß wird mit 5-0 Seide übernäht; dabei adaptiert man das Gefäß an benachbartes Bindegewebe, wodurch das Fistelgebiet auch tamponiert wird. Selten kann man das fistelnde Lymphgefäß abklemmen und ligieren. An der SMU wird manchmal konservativ versucht, mit einer strengen Obstdiät den Lymphfluß zu reduzieren.

Dissektion der Parotislymphknoten

Ziel

Metastasen in den Parotislymphknoten können extraglandulär oder intraglandulär lokalisiert sein. Extraglandulär befallen sind am häufigsten die präaurikulären Lymphknoten und die Lymphknoten am Processus cervicalis der Parotis. Intraglanduläre Lymphknoten sind in der Glandula parotis i. allg. oberflächlich des N. facialis lokalisiert.

Maligne Melanome der Kopfhaut oder des Gesichtes, vor der Ohrmuschel und kranial des Mundwinkels gelegen, können in die Parotislymphknoten metastasieren (s. Abb. 7.9) [64]. Die Kette der Parotislymphknoten geht über in die zervikalen Lymphknoten; aus diesem Grund ist es i. allg. ratsam, die Dissektion der Parotislymphknoten mit der Dissektion der Halslymphknoten zu verbinden, wenn die Parotislymphknoten Melanommetasen aufweisen. Eine Ausnahme dieser Regel stellt ein Tumor dar, der unmittelbar über der Glandula parotis liegt und einer lokalen Exzision weit im gesunden Bereich bedarf. Hier wird im Rahmen der Tumorexstirpation die Dissektion der Parotis erforderlich, um den N. facialis zu schonen. Verschiedene Publikationen [6, 45, 71] beschreiben die Operationstechnik.

Operationstechnik

Narkose

a) Allgemeinnarkose ist erforderlich, zur Intubation wird ein ringverstärkter Endotrachealtubus verwendet.

b) Lagerung und Abdeckung erfolgen wie bei der radikalen Halslymphknotendissektion beschrieben (s. S. 115).

Hautschnitt

Der Hautschnitt variiert je nach der Größe der Parotis oder der Lokalisation des Primärtumors. Kosmetisch am günstigsten ist eine Inzision der Hautfalte unmittelbar vor dem Tragus, die nach kaudal entlang der Ohrmuschel zum Ohrläppchen fortgeführt wird, dann hinter dem Ohrläppchen zum Processus mastoideus und weiter nach kaudal entlang der Hautlinien unter den Unterkieferwinkel bis zu einem Punkt 1-2 cm vor dem Unterkieferwinkel verläuft (Abb. 7.15).

Bildung von Hautlappen

a) Die Haut über der Glandula parotis wird nach anterior von der Parotisfaszie abgelöst. Dieser Hautlappen wird bis zu einem Punkt vor der Parotis gebildet, an dem man häufig Zweige des N. facialis sehen kann, die aus der Parotis austreten und über den M. masseter ziehen. Wenn das Operationsgebiet erweitert werden muß, kann man die Inzision am oberen Ende quer bis unter den Jochbogen verlängern.

b) Der Gehörgangsknorpel wird am einfachsten durch stumpfe Dissektion aufgesucht. Indem man unmittelbar vor dem Gehörgangsknorpel mit der Schere disseziert, kann man eine mögliche Schädigung des N. facialis vermeiden.

c) Die Haut über dem Processus mastoideus wird auf eine kurze Strecke nach hinten abgelöst. Die Faszie des M. sternocleidomastoideus wird bis über den Processus mastoideus inzidiert und nach

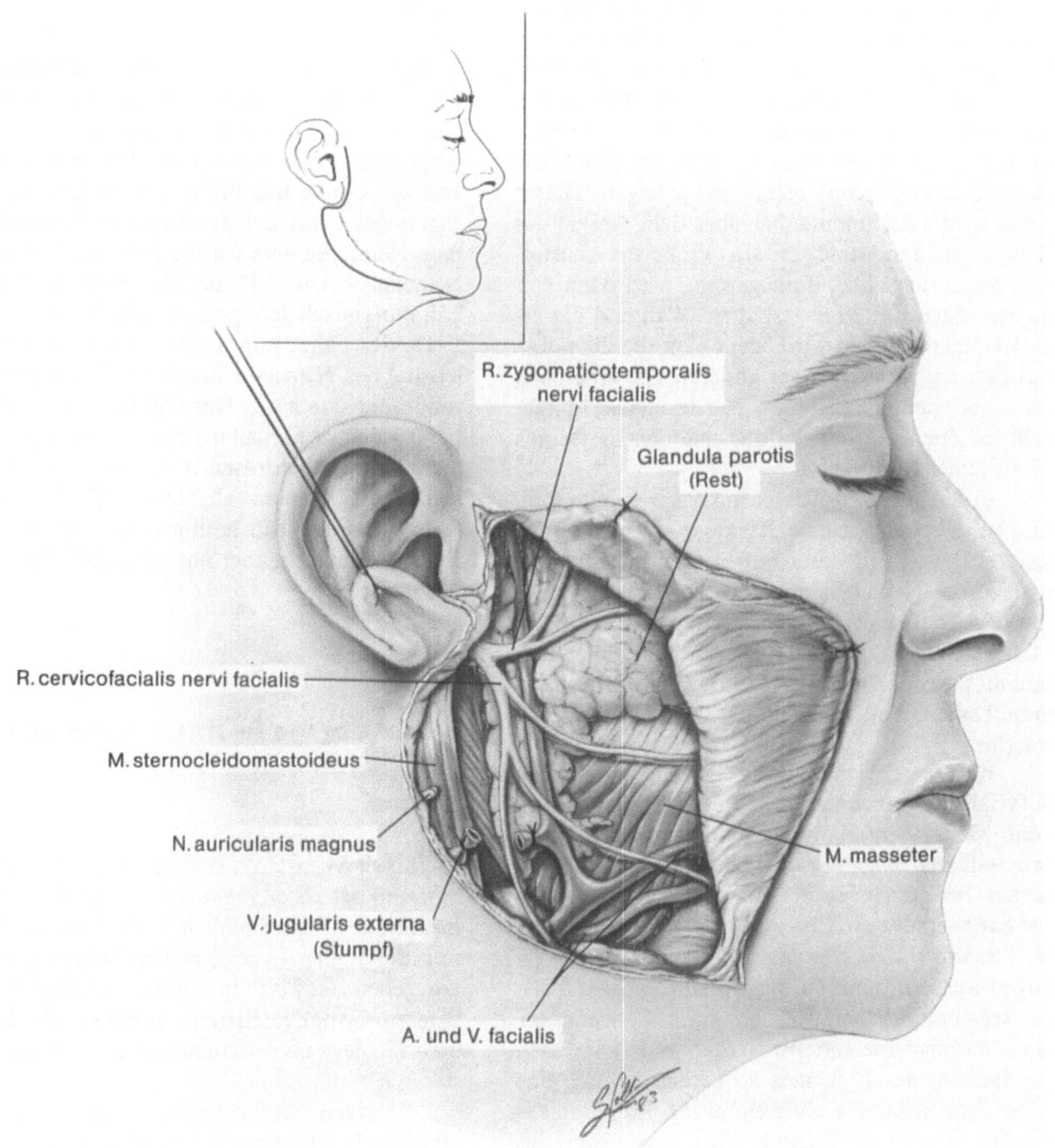

vorne zu vom Muskel abgelöst. Der N. auricularis magnus wird an der Stelle, an der er das obere Ende des M. sternocleidomastoideus kreuzt, durchtrennt.

Dissektion der Parotis

a) Der hintere Rand der Glandula parotis wird nach vorne gelöst; die Faszie über dem oberen Ende des M. sternocleidomastoideus wird stumpf mit der Schere nach vorne abgetrennt, bis man das Parotisparenchym erkennt.

Abb. 7.15. Anatomische Bezugspunkte nach Abschluß der oberflächlichen Parotidektomie. Diese Operation wird i. allg. in Verbindung mit einer radikalen Halslymphknotendissektion durchgeführt, besonders wenn das primäre Melanom im Gesicht, am Ohr oder an der vorderen Kopfhaut lokalisiert ist und Metastasen in den Parotislymphknoten oder den zervikalen Lymphknoten bestehen. *(Einschub)* Schnittführung zur Dissektion der Parotis, wie sie i. allg. für die Parotidektomie vorgenommen wird

b) Der N. facialis wird nun identifiziert. Dazu plaziert man eine gerade Gefäßklemme anterior des Processus mastoideus an einem Punkt zwischen dem äußeren Gehörgangsknorpel und der Spitze des Processus mastoideus. Die Spitze der Gefäßklemme sollte ungefähr 2 cm unter der Hautoberfläche und zum Kopf rechtwinklig liegen. Dieser Punkt wird auch unmittelbar über dem Ansatz des M. sternocleidomastoideus am Processus mastoideus aufgesucht. Das Bindegewebe wird dann von anterior nach posterior gespalten. Während die erste Klemme gehalten wird, zieht man die Glandula parotis vorsichtig mit einer anderen Klemme nach vorne, bis der Hauptstamm des N. facialis dargestellt ist. Zur Kontrolle verfolgt man den N. facialis bis zu seiner Bifurkation.

c) Um den N. facialis im Auge behalten zu können, wird eine kleine Klemme auf die Parotis gesetzt. Diese wird dann mit kleiner Pinzette und Schere vom N. facialis abgelöst. Das Bindegewebe über dem N. facialis wird inzidiert, so daß man die Glandula parotis mit dem die Lymphknoten enthaltenden Gewebe über dem N. facialis exstirpieren kann. Dabei arbeitet man immer von posterior nach anterior.

d) Die Durchtrennung einzelner Äste des N. facialis ist manchmal nicht zu umgehen, aber nur wenn Metastasen dem Nerv anhängen oder sich in unmittelbarer Nachbarschaft befinden. Auch ein kleiner Teil des N. facialis, der intakt gelassen werden kann, erhöht die Chancen zur Wiedererlangung der Funktion. Eine Nerventransplantation sollte erwogen werden, wenn ein proximales und ein distales Segment erhalten werden können. Wenn die ganze Parotisdrüse entfernt werden muß, kann man die Stämme des N. facialis so verlagern, daß eine totale Parotidektomie ohne Opferung des N. facialis möglich ist. Diese Technik wird angewandt, bis man die ganze Ohrspeicheldrüse zusammen mit den Lymphknoten an der Pars cervicalis der Parotis neben dem Venter posterior musculi digastrici entfernt hat.

Wundverschluß

a) Man kann die Wunde mit isotoner Kochsalzlösung spülen und dabei die Blutstillung vervollständigen. Die Hautlappen werden in die ursprüngliche Lage gebracht.

b) Eine Redon-Drainage wird perkutan in die Wunde eingebracht und die Wunde verschlossen.

Komplikationen

Komplikationen nach Parotidektomie sind selten, wenn die oben genannten Regeln angewandt werden. Die Inzidenz der Schädigung des N. facialis ist proportional zum Ausmaß der Dissektion, zum Typ und zur Größe des Primärtumors [20, 54, 72]. Im allgemeinen tritt bei der elektiven Dissektion von Parotistumoren eine vorübergehende Lähmung des N. facialis bei 10-20% der Patienten auf; bleibende Lähmungserscheinungen beschränken sich auf 1-3% der Fälle. Intraoperativ kann man eine Verletzung des N. facialis durch primäre Anastomosierung oder durch ein Nerventransplantat vom kontralateralen N. auricularis magnus versorgen. Serome oder Speicheldrüsenfisteln sind selten und klingen meist spontan ab. Das sog. Kauschwitzen (Frey-Syndrom) tritt häufiger als allgemein vermutet auf, verursacht aber nur bei ca. 5% der Patienten Probleme [54].

Behandlung von In-Transit-Metastasen

Diagnose

In-Transit-Metastasen sind zwischen dem Primärtumor und der ersten regionären Lymphknotenstation lokalisiert. Wahrscheinlich entwickeln sie sich aus in intrakutanen Lymphgefäßen befindlichen Melanomzellen. Obwohl In-Transit-Metastasen auch in tieferen Lymphgefäßen vorkommen können, sieht man sie meist als subkutane oder intrakutane Metastasen (Satellitose).

Kutane oder subkutane Metastasen können klinisch als schmerzlose, schrotkugelähnliche Knötchen imponieren, die sich an der Hautoberfläche vorwölben. Sie sind meist klein (d. h. $< 0,5$ cm) und bläulich gefärbt; größere Metastasen können durch die Epidermis durchbrechen und ulzerieren (Abb. 7.16). Am günstigsten untersucht man die Haut auf intrakutane Metastasen in hellem Licht und tastet flach erhabene Knötchen durch leichte Palpation. Satelliten können einzeln oder multipel auftreten und imponieren meist als flach erhabene, pigmentierte oder unpigmentierte Knötchen (Abb. 7.17). Viele Patienten mit Satelliten- oder subkutanen Metastasen haben auch regionäre Lymphknotenmetastasen.

Gelegentlich sehen diese Metastasen wie ein primäres (noduläres) Melanom oder wie ein Basal-

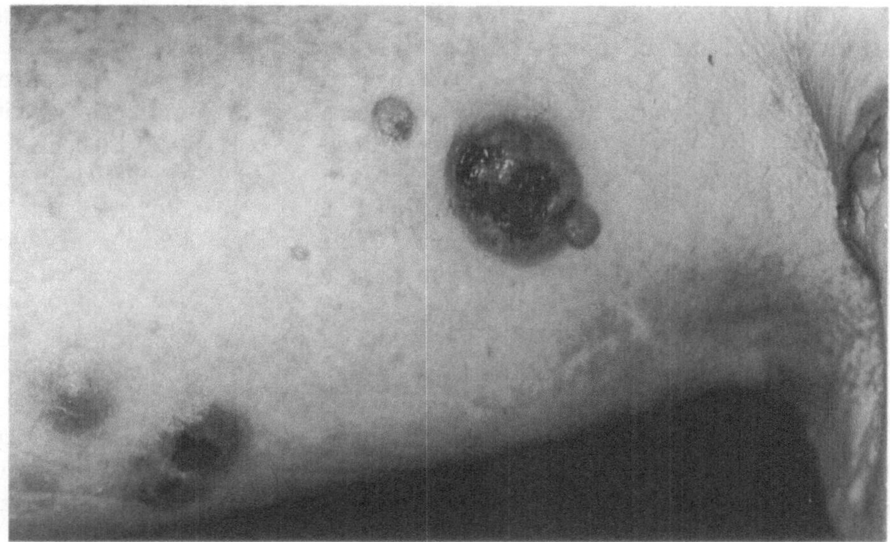

Abb. 7.16. In-Transit-Metastasen am Oberarm mit Durchbruch durch die Epidermis

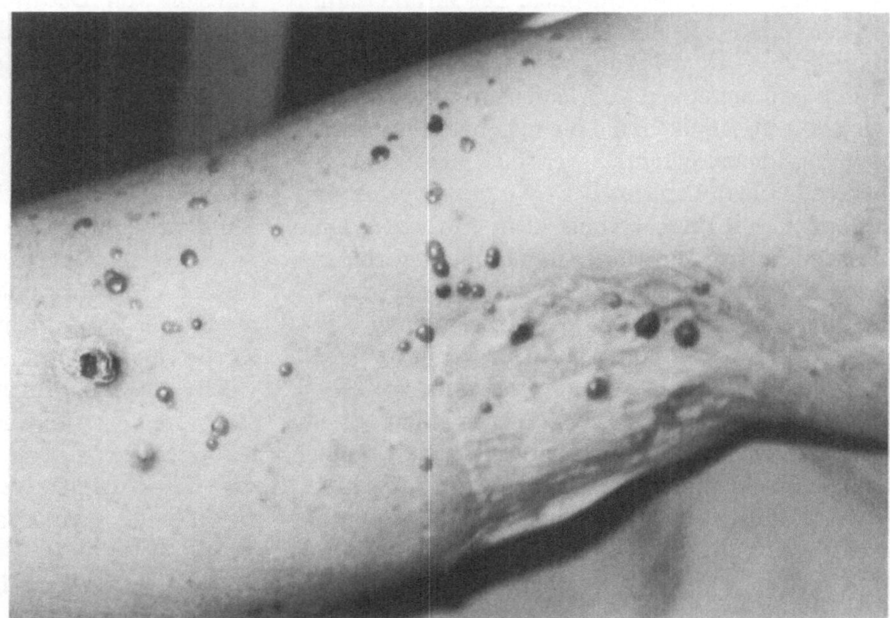

Abb. 7.17. Multiple intrakutane Metastasen am Bein. Dies wird manchmal als „Satellitose" bezeichnet

iom aus. Zur Klärung der Diagnose ist eine Exzisionsbiopsie erforderlich. Unbehandelte Rezidive in Narben oder Haut wachsen i.allg. rasch und ulzerieren; sie werden superinfiziert und stellen ein schwieriges Problem der Wundbehandlung dar.

Es wurde wiederholt vermutet, daß In-Transit-Metastasen mit der Lymphknotendissektion und mit dem dadurch verursachten Lymphödem [36, 44, 49, 61] oder mit einer intralymphatischen Verschleppung von Tumorzellen bei der Lymphknotendissektion in Zusammenhang stehen könnten [22, 28, 61]. Dafür gibt es jedoch keinen schlüssigen Beweis. In verschiedenen Publikationen wird kein Zusammenhang mit diesen möglichen Ursachen gefunden [1, 40, 55, 59, 69]. Am Patientengut der SMU und UAB zeigte sich, daß das Risiko für In-Transit-Metastasen bei den Patienten, bei denen nur eine weite lokale Tumorexzision durchgeführt wurde, fast identisch ist wie bei den Patienten, bei denen auch eine regionäre Lymphknotendissektion durchgeführt wurde. Ein deutlich erhöhtes Risiko für In-Transit-Metastasen besteht bei dicken, ulzerierten Melanomen und bei Patienten mit Lymphknotenmetastasen [36, 44, 47, 55].

Ebenso unterschiedlich wie das klinische Erscheinungsbild der In-Transit-Metastasen ist ihre Bedeutung für die Überlebensrate. Wichtig sind Anzahl und Lokalisation der In-Transit-Metastasen sowie der Befall der regionären Lymphknoten. Patienten mit wenigen In-Transit-Metastasen haben eine bessere Prognose als Patienten mit multiplen Läsionen. In einer Studie des Tulane Medical Center hatten Patienten mit 4 oder weniger Metastasen eine günstigere Prognose als Patienten mit 5 oder mehr Metastasen [66]. Dieses Kriterium wurde daher in die vom American Joint Committee on Cancer vorgeschlagene neue Stadieneinteilung integriert (s. Kap. 4). Intrakutane In-Transit-Metastasen haben eine bessere Prognose als subkutane [63]. Regionäre Lymphknotenmetastasen finden sich bei ungefähr ⅔ dieser Patienten und sind mit einer schlechteren Prognose verbunden [63, 67].

Die Angaben zur Häufigkeit von In-Transit-Metastasen sind unterschiedlich. Der Grund dafür liegt in verschiedenen Definitionen, an der unterschiedlichen Überweisungspraxis der jeweiligen Klinik und am Anteil von Patienten mit High-risk Melanomen. Kliniken, die die regionäre Extremitätenperfusion durchführen, berichten über eine bedeutend höhere Inzidenz der In-Transit-Metastasen als andere, die diese Technik nicht anwenden. Die tatsächliche Inzidenz dürfte in den meisten chirurgischen Kliniken, einschließlich unserer eigenen, bei ungefähr 2% liegen [55]. Häufigkeiten von 10-20% in einigen Studien aus den 60er und frühen 70er Jahren [25, 44, 49, 61] spiegeln wahrscheinlich die Tatsache wider, daß die meisten Melanome zur damaligen Zeit dicker und häufiger ulzeriert waren und damit ein höheres Risiko für Lymphknotenmetastasen aufwiesen als die heute diagnostizierten Melanome.

Behandlungsmöglichkeiten

Die Behandlung der In-Transit-Metastasen ist nicht genügend standardisiert. Sie hängt vorwiegend von der Anzahl, von der kutanen oder subkutanen Lage, von der Lokalisation, von etwaigen sonstigen Metastasen, dem Behandlungsrisiko und der Tatsache ab, ob schon früher Metastasen erfolgreich therapiert werden konnten.

Chirurgie: Chirurgische Maßnahmen kommen nur für eine oder wenige Läsionen in Frage. Bei multiplen Läsionen kann die Exzision größerer Metastasen (größer als 2 cm) die Beschwerden beseitigen oder erleichtern. Üblicherweise führt man bei diesen Patienten - sofern nicht bereits geschehen - eine regionäre Lymphknotendissektion durch, denn die Wahrscheinlichkeit regionärer Lymphknotenmetastasen ist hoch. Die Amputation einer Extremität ist selten und nur dann indiziert, wenn andere Behandlungsversuche fehlgeschlagen sind und der Patient erhebliche Beschwerden hat.

Isolierte Extemitätenperfusion: Diese Therapie ist wahrscheinlich für die meisten Patienten mit In-Transit-Metastasen an einer Extremität die Therapie der Wahl (Details s. Kap. 10). Manchmal können dramatische Erfolge erzielt werden (s. Abb. 7.18 und 7.19), sowohl hinsichtlich der Kontrolle der lokalen Erkrankung als auch hinsichtlich der Lebensverlängerung.

Regionäre Zytostatikainfusion: Durch intraarterielle Infusion von Dacarbazin (DTIC) oder Cisplatin kann bei einzelnen Patienten die Tumormasse reduziert werden [12, 21, 56]. In Frage kommt dies bei Tumoren an den Extremitäten, wenn die isolierte Extremitätenperfusion keinen Erfolg gezeigt hat oder nicht verfügbar ist. Teilremissionsraten von 40-50% wurden berichtet, aber die Dauer dieser Remissionen war kurz.

Ein neuartiger Ansatz für das metastasierte Melanom der Extremitäten ist die regionäre Chemotherapie mit Adriamycin unter gleichzeitiger Anlegung eines proximalen Tourniquets für 5 min [38]. Nach vorläufigen Ergebnissen bei einzelnen Patienten wurden zufriedenstellende Ergebnisse erzielt, besonders wenn makroskopisch erkennbare Tumoren vorher exzidiert werden konnten. Die lokale Toxizität bei diesem Verfahren ist jedoch hoch.

Bestrahlung: Sie kann in der Kontrolle von In-Transit-Metastasen wirksam sein und wird v. a. bei multiplen Läsionen am Stamm oder an Kopf und Hals angewendet. Manchmal empfiehlt sich auch die Bestrahlung als adjuvante Maßnahme für eine Region, an der eine solitäre In-Transit-Metastase mehrfach rezidiviert ist. Die Dosierungsschemata sind in Kap. 14 beschrieben. Manche Zentren berichten über Erfolge bei Kombination von Bestrahlung und Hyperthermie bei derartigen Läsionen [39, 43, 52].

Intraläsionale Immuntherapie: Einige der ersten Erfolge der unspezifischen Immuntherapie wurden bei In-Transit-Metastasen erzielt. Die Applikation erfolgte intraläsional mit verschiedenen Agenzien,

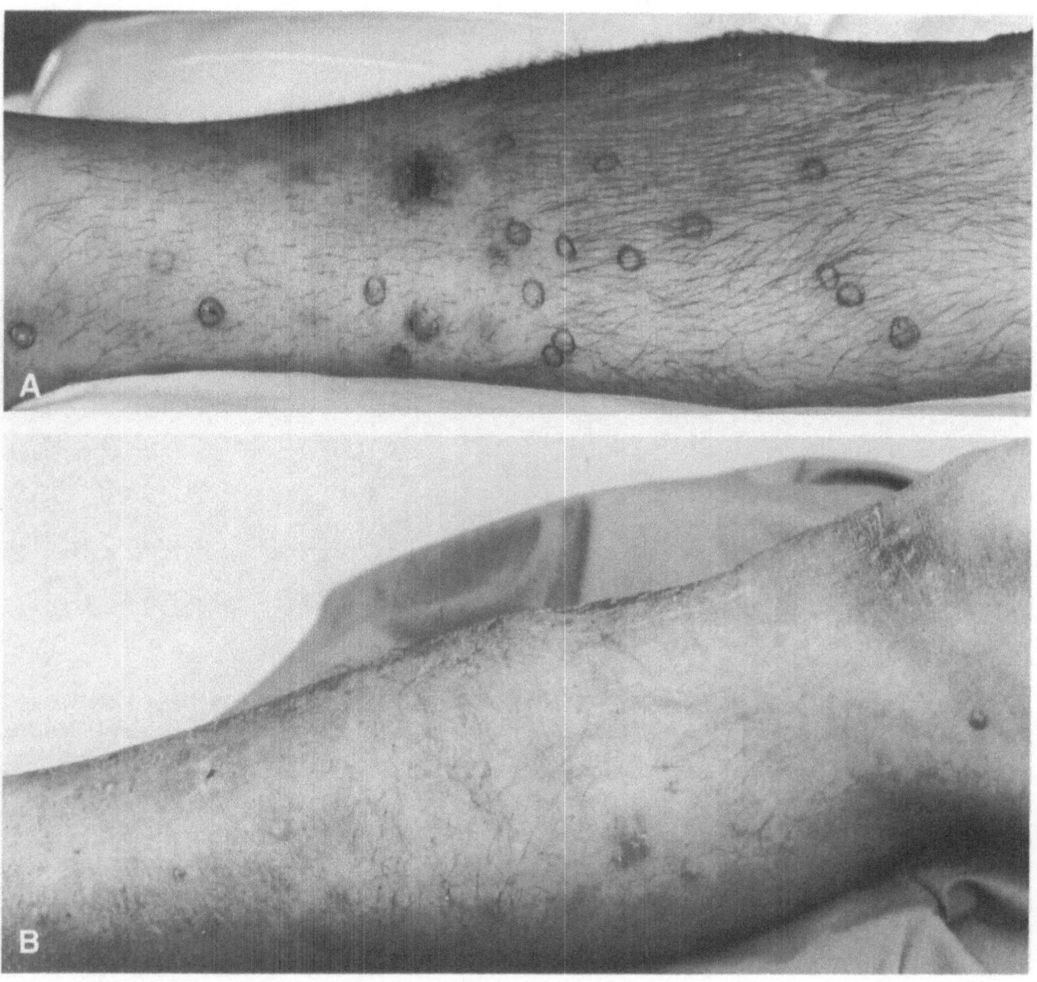

Abb. 7.18 A, B. Behandlung multipler In-Transit-Metastasen am Bein mit isolierter hyperthermer Extremitätenperfusion an der UAB. **A** Prätherapeutisch sieht man zahlreiche subkutane und kutane Knötchen am Unterschenkel. **B** 3 Monate später vollständige Regression aller Läsionen. Der Patient verblieb ein Jahr lang in Remission

wie Bacillus Calmette-Guérin (BCG), Vaccinia-Virus, Dinitrochlorobenzol (DNCB) und anderen [36, 51, 58]. Ein Beispiel einer erfolgreichen Behandlung ist in Abb. 7.20 illustriert.

Kryotherapie: Bei ausgewählten Patienten, insbesondere wenn andere Therapiemodalitäten ohne Erfolg geblieben sind, und bei älteren Patienten, bei denen das Risiko einer operativen Intervention zu hoch ist, kommt die Kryotherapie in Frage (Abb. 7.21). Sie ist besonders aussichtsreich, wenn die Metastasen in oder unmittelbar unter der Epidermis auftreten.

Systemische Chemotherapie: In den meisten Fällen bietet die systemische DTIC-Chemotherapie (allein oder adjuvant) wenig Erfolgschancen für die Kontrolle von In-Transit-Metastasen. Trotzdem kann das Tumorwachstum vorübergehend zum Stillstand gebracht werden, i. allg. jedoch nur für wenige Monate. Die systemische Chemotherapie kann in Betracht gezogen werden bei multiplen Läsionen, besonders wenn diese Beschwerden machen und wenn andere, oben beschriebene Therapiemodalitäten ohne Erfolg geblieben sind.

Zusammenfassend muß die Behandlung der In-Transit-Metastasen individuell gestaltet werden. Eine der aggressiven regionalen Behandlungsmodalitäten eignet sich am besten. Die Langzeitergebnisse der Behandlung sind in den meisten Untersuchungen ungünstig, da die Mehrzahl der Patienten schließlich Fernmetastasen entwickeln. Die mediane Überlebenszeit beträgt 19-42 Monate [22, 27, 36, 55, 58].

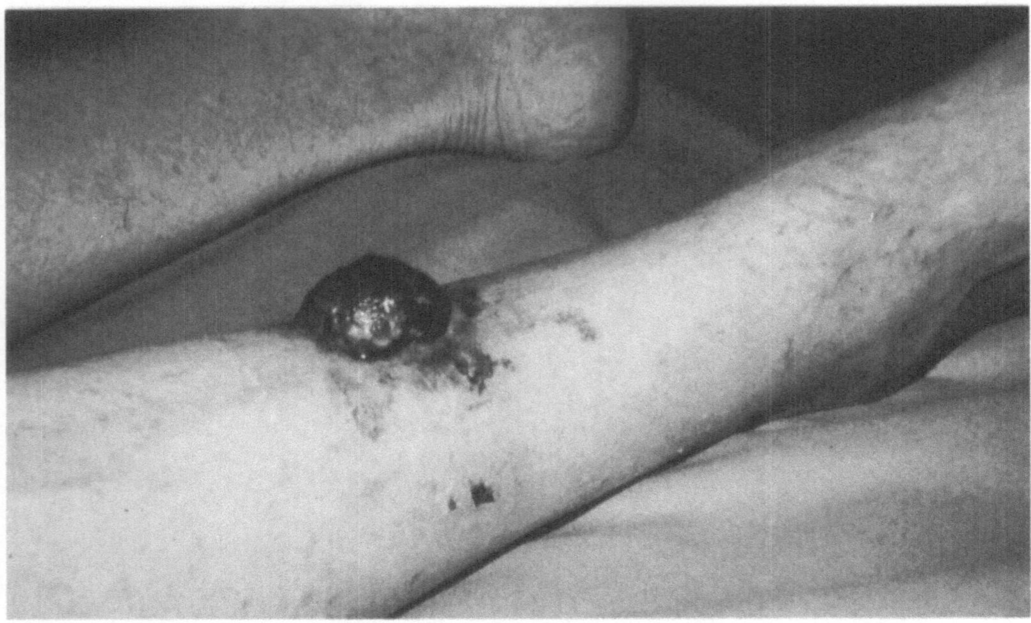

Die besten Langzeitergebnisse können bei Patienten durch regionäre Chemotherapie und Hyperthermie in Form der isolierten Extremitätenperfusion erzielt werden. Nur wenige vergleichende Daten liegen vor, ein retrospektiver Vergleich wurde von Stehlin et al. publiziert [62] (Abb. 7.22). Die günstigsten Ergebnisse berichteten Krementz et al., die bei 161 Patienten eine Fünfzehnjahresüberlebensrate von 28% erzielten, 54% der Patienten wiesen zusätzlich Lymphknotenmetastasen auf (s. Kap. 10). Diese ausgezeichneten Ergebnisse rechtfertigen eine zwingende Empfehlung der isolierten Extremitätenperfusion als Therapie der Wahl bei In-Transit-Metastasen der Extremitäten.

△ **Abb. 7.19.** Diese 78jährige Frau wies ein 17 mm großes polypoides Melanom am rechten Unterschenkel auf. Innerhalb von 6 Monaten traten in 4wöchigen Abständen 3 subkutane In-Transit-Metastasen am Oberschenkel auf. An der UAB wurde eine hypertherme Beinperfusion durchgeführt. 5 Jahre nach der Behandlung der multiplen In-Transit-Metastasen war die Patientin noch immer tumorfrei

▽ **Abb. 7.20.** **A** Multiple intrakutane Metastasen an der Kopfhaut und an der Schläfe eines 58jährigen Mannes, der an der SMU behandelt wurde. Unter kurzer Allgemeinnarkose erhielt der Patient multiple intraläsionale Vaccinia-Injektionen in jedes Knötchen. **B** 13 Monate später sind die Tumoren völlig verschwunden. Der Patient starb ein Jahr darauf an Hirnmetastasen des Melanoms

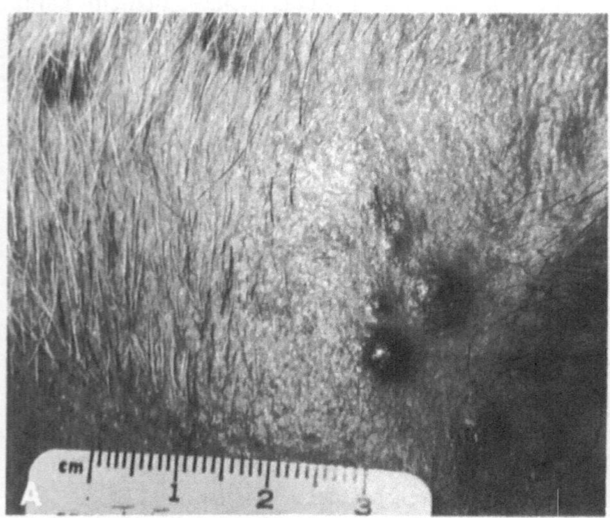

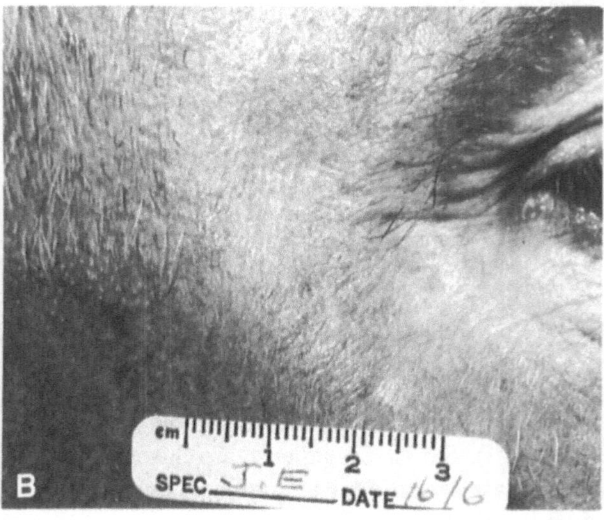

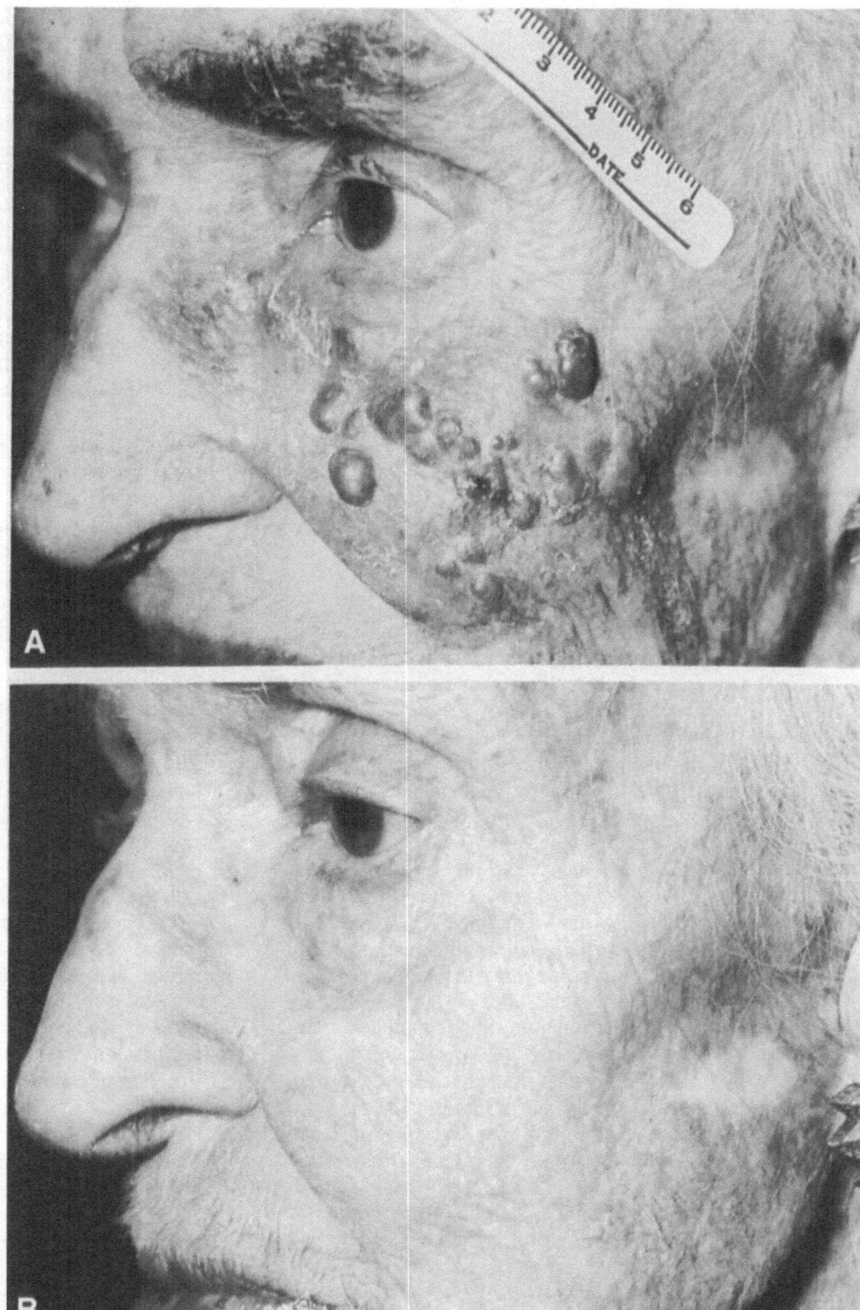

Abb. 7.21. **A** Ausgedehnte In-Transit-Metastasen eines Melanoms an der linken Wange bei einer 85jährigen Frau, die an der SMU behandelt wurde. Die Knötchen wurden jede Woche kryotherapeutisch behandelt. **B** Die gleiche Patientin 7 Monate später. 12 Monate nach der ersten Behandlung starb die Patientin an einer intrazerebralen Blutung

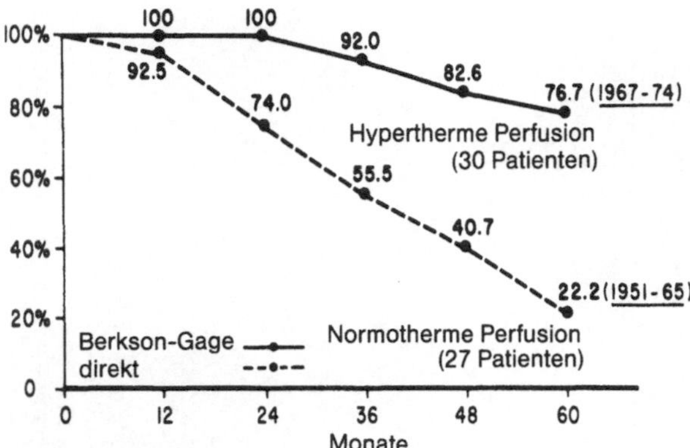

Abb. 7.22. Retrospektiver Vergleich der Überlebensraten der Patienten mit In-Transit-Metastasen, die mit und ohne hypertherme Extremitätenperfusion behandelt wurden [63]

Literatur

1. Ames FC, Sugarbaker EV, Ballantyne AJ (1976) Analysis of survival and disease control in stage I melanoma of the head and neck. Am J Surg 132: 484
2. Arbeit JM, Lowry SF, Line BR, Jones DC, Brennan MF (1981) Deep venous thromboembolism in patients undergoing inguinal lymph node dissection for melanoma. Ann Surg 194: 648
3. Bakamjian VY, Miller SH, Poole AG (1977) A technique for radical dissection of the neck. Surg Gynecol Obstet 144: 419
4. Balch CM, Soong S-j, Murad TM, Ingalls AL, Maddox WA (1981) A multifactorial analysis of melanoma. III. Prognostic factors in melanoma patients with lymph node metastases (stage II). Ann Surg 194: 377
5. Beahrs OH (1977) Surgical anatomy and technique of radical neck dissection. Surg Clin North Am 57: 663
6. Beahrs OH, Adson MA (1958) The surgical anatomy and techniques of parotidectomy. Am J Surg 95: 885
7. Beahrs OH, Gossel JD, Hollinshead WH (1955) Technique and surgical anatomy of radical neck dissection. Am J Surg 90: 490
8. Becker GD, Parell GJ (1979) Technique of preserving the spinal accessory nerve during radical neck dissection. Laryngoscope 89: 827
9. Bland KI, Klamer TW, Polk HC Jr, Knutson CO (1981) Isolated regional lymph node dissection: Morbidity, mortality and economic considerations. Ann Surg 193: 372
10. Bocca E, Pagnataro O (1967) A conservative technique in radical neck dissection. Ann Otol Rhinol Laryngol 76: 975
11. Calearo CV, Teatini G (1983) Functional neck dissection: Anatomical grounds, surgical technique, clinical observations. Ann Otol Rhinol Laryngol 92: 215
12. Calvo DB III, Patt YZ, Wallace S, Chuang VP, Benjamin RS, Pritchard JD, Hersh EM, Bodey GP, Mavligit GM (1980) Phase I-II trial of percutaneous intraarterial cis-diamminedichloro platinum (II) for regionally confined malignancy. Cancer 45: 1278
13. Chretien PB, Ketcham AS, Hoye RC, Sample WF (1971) Axillary dissection with preservation of the pectoralis major muscle. Ann Surg 173: 554
14. Cohen MH, Schour L, Felix EL, Bernstein AD, Chretien PB, Rosenberg SA, Ketcham AS (1975) Staging laparotomy in the treatment of metastatic melanoma of the lower extremities. Ann Surg 182: 710
15. Crile GW (1906) Excision of cancer of the head and neck, with special reference to the plan of dissection based upon 132 operations. JAMA 47: 1780
16. Das Gupta TK (1969) Radical groin dissection. Surg Gynecol Obstet 129: 1275
17. Das Gupta TK (1977) Results of treatment of 269 patients with primary cutaneous melanoma: A five-year prospective study. Ann Surg 186: 201
18. Das Gupta T, McNeer G (1964) The incidence of metastasis to accessible lymph nodes from melanoma of the trunk and extremities - its therapeutic significance. Cancer 17: 897
19. Dasmahapatra KS, Karakousis CP (1983) Therapeutic groin dissection in malignant melanoma. Surg Gynecol Obstet 156: 21
20. Dunn EJ, Kent T, Hines J, Cohn I Jr (1976) Parotid neoplasms: A report of 250 cases and review of the literature. Ann Surg 184: 500
21. Einhorn LH, McBride CM, Luce JK, Caoili E, Gottlieb JA (1973) Intra-arterial infusion therapy with 5-(3,3-dimethyl-1-triazeno) imidazone-4-carboxamide (NSC-45388) for malignant melanoma. Cancer 32: 749
22. Elias EG, Didolkar MS, Goel IP, Formeister JF, Valenzuela LA, Pickren JL, Moore RH (1977) A clinicopathologic study of prognostic factors in cutaneous malignant melanoma. Surg Gynecol Obstet 144: 327
23. Finck SJ, Giuliano AE, Mann BD, Morton DL (1982) Results of ilioinguinal dissection for stage II melanoma. Ann Surg 196: 180
24. Fisher SR, Cole TB, Seigler HF (1983) Application of posterior neck dissection in treating malignant melanoma of the posterior scalp. Laryngoscope 93: 760
25. Fortner JG, Booher RJ, Pack GT (1964) Results of groin dissection for malignant melanoma in 220 patients. Surgery 55: 485
26. Fortner JG, Schottenfeld D, Maclean BJ (1975) En bloc resection of primary melanoma with regional lymph node dissection. Arch Surg 110: 674
27. Fortner JG, Strong EW, Mulcare RJ, Schottenfeld D, Maclean BJ (1974) The surgical treatment of recurrent melanoma. Surg Clin North Am 54: 865
28. Goldsmith HS, Shah JP, Kim D-H (1970) Prognostic significance of lymph node dissection in the treatment of malignant melanoma. Cancer 26: 606
29. Haagensen CD, Feind CR, Herter FP, Slanetz CA Jr, Weinberg JA (eds) (1972) The Lymphatics in Cancer. WB Saunders, Philadelphia
30. Harris MN, Gumport SL, Berman IR, Bernard RW (1973) Ilioinguinal lymph node dissection for melanoma. Surg Gynecol Obstet 136: 33
31. Harris MN, Gumport SL, Maiwandi H (1972) Axillary lymph node dissection for melanoma. Surg Gynecol Obstet 135: 936
32. Holmes EC, Moseley HS, Morton DL, Clark W, Robinson D, Urist MM (1977) A rational approach to the surgical management of melanoma. Ann Surg 186: 481
33. James JH (1982) Lymphoedema following ilio-inguinal lymph node dissection. Scand J Plast Reconstr Surg 16: 167

34. Jesse RH, Ballantyne AJ, Larson D (1978) Radical or modified neck dissection: A therapeutic dilemma. Am J Surg 136: 516
35. Karakousis CP (1981) Ilioinguinal lymph node dissection. Am J Surg 141: 299
36. Karakousis CP, Choe KJ, Holyoke ED (1980) Biologic behavior and treatment of intransit metastasis of melanoma. Surg Gynecol Obstet 150: 29
37. Karakousis CP, Heiser MA, Moore RH (1983) Lymphedema after groin dissection. Am J Surg 145: 205
38. Karakousis CP, Rao U, Holtermann OA, Kanter PM, Holyoke ED (1979) Tourniquet infusion chemotherapy in extremities with malignant lesions. Surg Gynecol Obstet 149: 481
39. Kim JH, Hahn EW, Ahmed SA (1982) Combination hyperthermia and radiation therapy for malignant melanoma. Cancer 50: 478
40. Lee Y-TN (1980) Diagnosis, treatment and prognosis of early melanoma: The importance of depth of microinvasion. Ann Surg 191: 87
41. Lingeman RE, Helmus C, Stephens R, Ulm J (1977) Neck dissection: Radical or conservative. Ann Otol Rhinol Laryngol 86: 737
42. Lotze MT, Duncan MA, Gerber LH, Woltering EA, Rosenberg SA (1981) Early versus delayed shoulder motion following axillary dissection: A randomized prospective study. Ann Surg 193: 288
43. Luk KH, Francis ME, Perez CA, Johnson RJ (1983) Radiation therapy and hyperthermia in the treatment of superficial lesions: Preliminary analysis: Treatment efficacy, and reactions of skin, tissues subcutaneous. Radiation Therapy Oncology Group Phase I-II Protocol 78-06. Am J Clin Oncol (CCT) 6: 399
44. McCarthy JG, Haagensen CD, Herter FP (1974) The role of groin dissection in the management of melanoma of the lower extremity. Ann Surg 179: 156
45. Martin H (1957) Operations for parotid tumors. In: Martin H (ed) Surgery of Head and Neck Tumors. Hoeber-Harper, New York, p 321
46. Martin HE, Del Balle B, Ehrlich H, Cahan WG (1951) Neck dissection. Cancer 4: 441
47. Milton GW, Shaw HM, Farago GA, McCarthy WH (1980) Tumour thickness and the site and time of first recurrence in cutaneous malignant melanoma (stage I). Br J Surg 67: 543
48. Milton GW, Williams AEJ, Bryant DH (1968) Radical dissection of the inguinal and iliac lymph-nodes for malignant melanoma of the leg. Br J Surg 55: 641
49. Moore GE, Gerner RE (1971) Malignant melanoma. Surg Gynecol Obstet 132: 427
50. Moosman DA (1980) Anatomy of the pectoral nerves and their preservation in modified mastectomy. Am J Surg 139: 883
51. Morton DL, Eilber FR, Holmes EC, Hunt JS, Ketcham AS, Silverstein MJ, Sparks FC (1974) BCG immunotherapy of malignant melanoma: Summary of a seven-year experience. Ann Surg 180: 635
52. Overgaard J (1981) Fractionated radiation and hyperthermia: Experimental and clinical studies. Cancer 48: 1116
53. Papachristou D, Fortner JG (1977) Comparison of lymphedema following incontinuity and discontinuity groin dissection. Ann Surg 185: 13
54. Powell ME, Clairmont AA (1983) Complications of parotidectomy. South Med J 76: 1109
55. Roses DF, Harris MN, Rigel D, Carrey Z, Friedman R, Kopf AW (1983) Local and intransit metastases following definitive excision for primary cutaneous malignant melanoma. Ann Surg 198: 65
56. Savlov ED, Hall TC, Oberfield RA (1971) Intra-arterial therapy of melanoma with dimethyl triazeno imidazole carboxamide (NSC-45388). Cancer 28: 1161
57. Schuller DE, Reiches NA, Hamaker RC, Lingeman RE, Weisberger EC, Suen JY, Conley JJ, Kelly DR, Miglets AW (1983) Analysis of disability resulting from treatment including radical neck dissection or modified neck dissection. Head Neck Surg 6: 551
58. Shingleton WW, Seigler HF, Stocks LH, Downs RW Jr (1975) Management of recurrent melanoma of the extremity. Cancer 35: 574
59. Sim FH, Taylor WF, Ivins JC, Pritchard DJ, Soule EH (1978) A prospective randomized study of the efficacy of routine elective lymphadenectomy in management of malignant melanoma: Preliminary results. Cancer 41: 948
60. Smith TJ, Sloan GM, Baker AR (1983) Epitrochlear node involvement in melanoma of the upper extremity. Cancer 51: 756
61. Stehlin JS Jr, Clark RL (1965) Melanoma of the extremities: Experiences with conventional treatment and perfusion in 339 cases. Am J Surg 110: 366
62. Stehlin JS Jr, Giovanella BC, de Ipolyi PD, Muenz LR, Anderson RF (1975) Results of hyperthermic perfusion for melanoma of the extremities. Surg Gynecol Obstet 140: 339
63. Stehlin JS Jr, Smith JL Jr, Jing B, Sherrin D (1966) Melanomas of the extremities complicated by in-transit metastases. Surg Gynecol Obstet 122: 3
64. Storm FK, Eilber FR, Sparks FC, Morton DL (1977) A prospective study of parotid metastases from head and neck cancer. Am J Surg 134: 115
65. Suen JY, Wetmore SJ (1981) Cancers of the neck. In: Suen JY, Myers EN (eds) Cancers of the Head and Neck. Churchill-Livingston, New York, p 185
66. Sutherland CM, Mather FJ, Krementz ET (1987) Factors influencing survival among patients with regional melanoma treated by regional perfusion. Surg. Gynec Obstet 164: 111
67. Treidman L, McNeer G (1963) Prognosis with local metastasis and recurrence in malignant melanoma. Ann NY Acad Sci 100: 123
68. Urist MM, Maddox WA, Kennedy JE, Balch CM (1983) Patient risk factors and surgical morbidity after regional lymphadenectomy in 204 melanoma patients. Cancer 51: 2152
69. Veronesi U, Adamus J, Bandiera DC, Brennhovd IO, Caceres E, Cascinelli N, Claudio F, Ikonopisov RL, Javorskj VV, Kirov S, Kulakowski A, Lacour J, Lejeune F, Mechl Z, Morabito A, Rodé I, Sergeev S, van Slooten E, Szczygiel K, Trapenznikov NN, Wagner RI (1977) Inefficacy of immediate node dissection in stage I melanoma of the limbs. N Engl J Med 297: 627
70. Wander JV, Chaudhuri PK (1976) Dissection of the posterior part of the neck. Surg Gynecol Obstet 143: 97
71. Woods JE (1983) Parotidectomy: Points of technique for brief and safe operation. Am J Surg 145: 678
72. Woods JE (1983) The facial nerve in parotid malignancy. Am J Surg 146: 493
73. Yonemoto RH, Thompson WC, Byron RL, Riihimaki DU (1971) Complete axillary node dissection with preservation of the pectoralis major muscle. Arch Surg 102: 578

8 Elektive Lymphknotendissektion: Pro und Kontra

C. M. Balch, N. Cascinelli, G. W. Milton und F. H. Sim

Die regionären Lymphknoten sind die häufigste Lokalisation von Metastasen, daher gilt ihnen große Aufmerksamkeit. Die chirurgische Exzision der metastatisch befallenen Lymphknoten ist die einzige erfolgversprechende Behandlung zur Heilung oder lokalen Kontrolle. Manche Chirurgen exzidieren nur klinisch manifeste Lymphknotenmetastasen (sog. therapeutische oder auch verzögerte Lymphknotendissektion (LKD)). Andere Chirurgen entfernen wegen des Risikos okkulter Metastasen und Mikrometastasen auch klinisch unverdächtige Lymphknoten (sog. elektive Lymphknotendissektion (ELKD) oder auch sofortige oder prophylaktische Lymphknotendissektion).

Das Problem der ELKD stellt wahrscheinlich eine der wichtigsten Kontroversen in der Behandlung der Melanompatienten dar. Die Diskussion darüber ist schon seit mehreren Jahrzehnten im Gange. Es ist unumstritten, daß nicht bei allen Melanompatienten eine ELKD erforderlich ist. Daher konzentriert sich die Diskussion heute auf 2 Punkte: 1) Kann man hinreichend genau eine Gruppe von Melanompatienten abgrenzen, die ein erhöhtes Risiko für nur mikroskopisch erkennbare Metastasen in den regionären Lymphknoten besitzen? 2) Wann ist der geeignetste Zeitpunkt für den Eingriff (therapeutisch oder elektiv), insbesondere bei definierten Risikogruppen? In diesem Kapitel stellen 4 erfahrene Chirurgen ihre Position (und die Daten, auf die sie sich stützen) für und gegen die ELKD dar.

Die elektive Lymphknotendissektion bringt bei ausgewählten Patienten Vorteile

(C. M. Balch und G. W. Milton)

Ziele der elektiven Lymphknotendissektion

Der mögliche Nutzen der ELKD basiert auf der Annahme, daß die sequentielle Metastasierung von den regionären Lymphknoten zu weiter entfernteren Lokalisationen auch von Mikrometastasen in den regionären Lymphknoten ausgehend erfolgen kann. Daher kann man die Heilungschancen verbessern, wenn man diese lymphogenen Mikrometastasen chirurgisch exzidiert, bevor sie weiter disseminieren. Und umgekehrt, wenn der Chirurg abwartet, bis die Lymphknotenmetastasen klinisch tastbar sind, werden die meisten Patienten bereits Fernmetastasen aufweisen und daher bei einer dann durchgeführten Lymphadenektomie geringere Heilungsaussichten haben.

Aus diesem Grund hat die elektive Lymphadenektomie den großen theoretischen Vorteil der definitiven chirurgischen Therapie in einem relativ frühen Stadium des natürlichen Verlaufs der lymphogenen Metastasierung; die Tumormasse wird hierbei i. allg. geringer als mehrere Millionen Zellen sein (Abb. 8.1 A). Der Nachteil ist, daß einige Patienten zu einem Zeitpunkt, zu dem die Lymphknoten nicht metastatisch befallen sind, einer Operation unterzogen werden. Umgekehrt ist der Vorteil der therapeutischen Lymphknotendissektion, daß nur bei Patienten mit manifesten Metastasen eine größere Operation durchgeführt werden muß. Der entscheidende Nachteil aber ist, daß die Behandlung aufgeschoben wird, bis die Metastasen klinisch tastbar sind, d. h. bis die Tumorzellmasse viel größer ist (viele Billionen von Tumorzellen) (Abb. 8.1 B). Dadurch verringern sich die Heilungsaussichten. Zu dem Zeitpunkt, zu dem die regionären Lymphknotenmetastasen klinisch manifest sind, weisen 70-85% der Patienten mikroskopische Fernmetastasen auf, an denen sie schließlich sterben [6].

Da die Heilungsrate bei der therapeutischen LKD so schlecht ist (die Zehnjahresüberlebensrate beträgt 25%), befürworten wir bei selektierten Patienten die elektive Exzision der regionären Lymphknoten, um lymphogene Mikrometastasen zu entfernen, bevor es von ihnen aus zur weiteren Metastasierung in Fernlokalisationen kommt. Neben dieser Zielsetzung hängt der Entschluß zur Operation von der Kenntnis der prognostischen Faktoren ab, die Aufschluß geben, welche Patienten für okkulte Metastasen gefährdet sind.

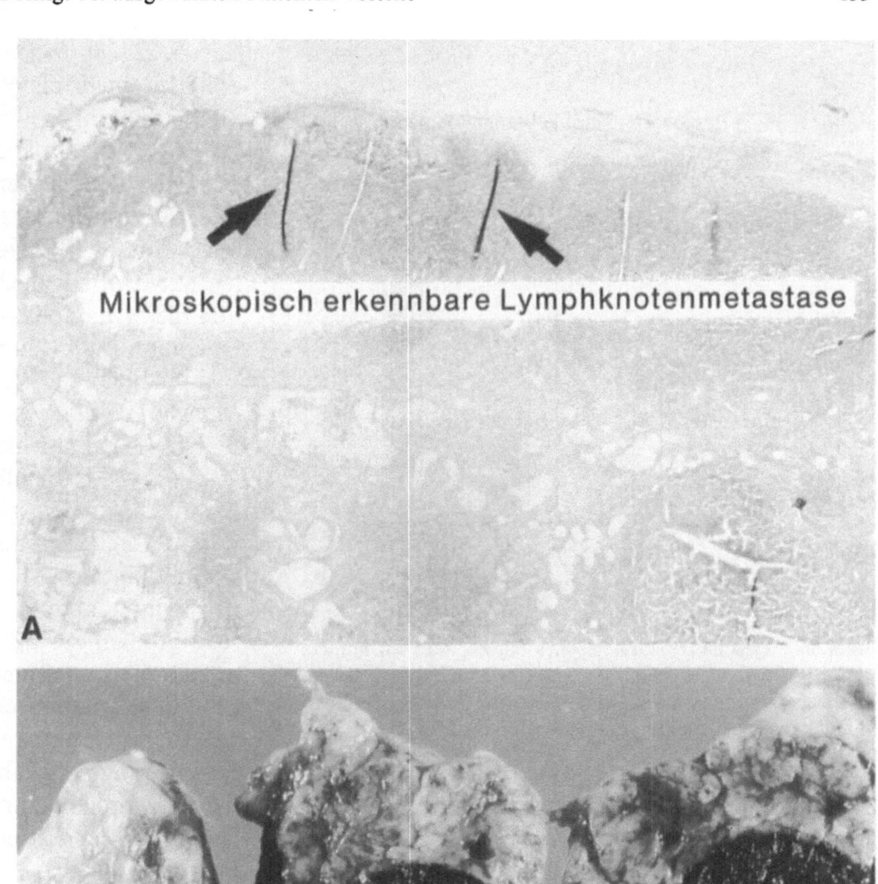

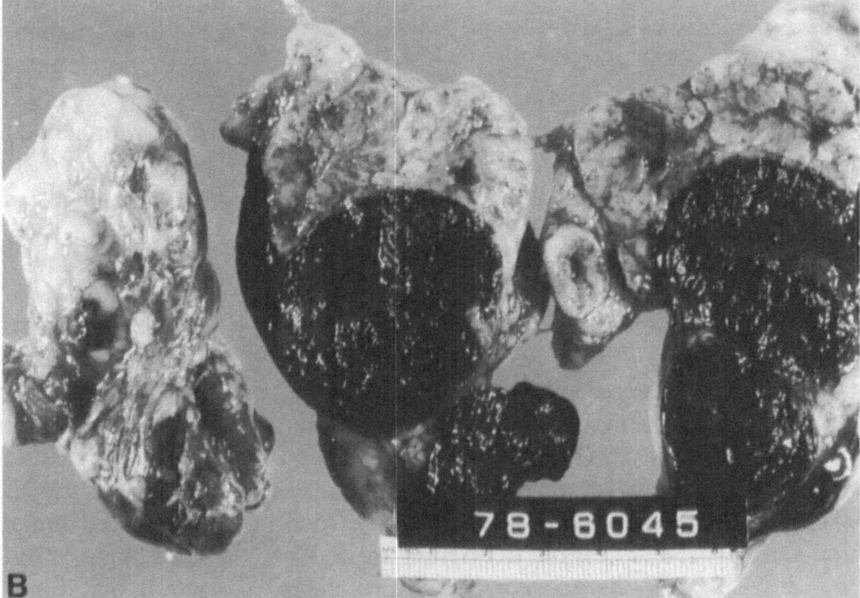

Abb. 8.1. **A** Mikroskopische Melanommetastasen in einem regionären Lymphknoten, der bei einer elektiven Lymphknotendissektion bei klinisch vermuteten okkulten Lymphknotenmetastasen entfernt wurde. Die Tumorzellmasse liegt in diesem Fall ungefähr zwischen 10^4 und 10^6, die Heilungschancen sind hoch.
B Makroskopische multiple Lymphknotenmetastasen in den regionären Lymphknoten bei einer therapeutischen Lymphknotendissektion bei klinisch tastbaren Lymphknoten. Die Tumorzellmasse liegt in diesem Fall bei über 10^9 Zellen, die Heilungschancen sind gering [7]

Welche Patienten profitieren von der elektiven Lymphknotendissektion?

Vor der Beschreibung der Risikofaktoren für okkulte Melanommetastasen bei klinisch unverdächtigen Lymphknoten (klinisches Stadium I), müssen wir die Patienten in 3 biologisch unterschiedliche Gruppen einteilen, sie bedürfen jeweils einer anderen chirurgischen Therapie: 1) Patienten, bei denen das Melanom auf den Ort des Primärtumors beschränkt ist; 2) Patienten mit Primärtumor und möglichen regionären lymphogenen Mikrometastasen und 3) Patienten mit Primärtumor und mikroskopischen Fernmetastasen, unabhängig davon, ob gleichzeitig Mikrometastasen in den regionären Lymphknoten bestehen. Gefühlsmäßig würde man im ersten Fall lediglich den Primärtumor weit exzidieren und im zweiten Fall die regionären

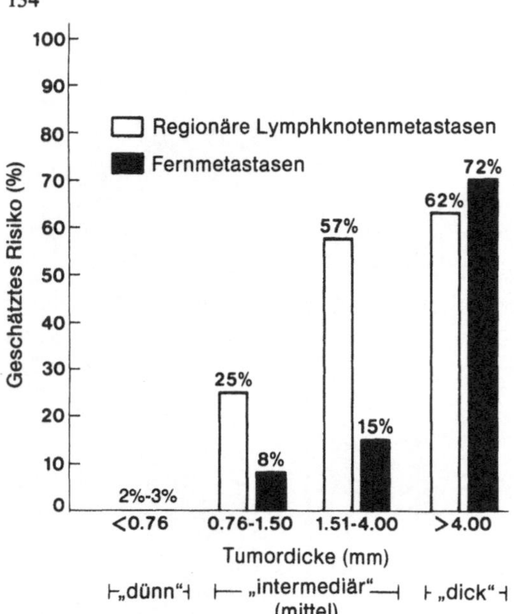

Abb. 8.2. Geschätztes biologisches Risiko, daß Mikrometastasen in regionären Lymphknoten (innerhalb von 3 Jahren) bzw. als Fernmetastasen (innerhalb von 5 Jahren) klinisch manifest werden, abhängig von der Tumordicke [1]

Lymphknoten mit okkulten bzw. Mikrometastasen mitentfernen. Im dritten Fall jedoch wird das Schicksal des Patienten, unabhängig von einer operativen Behandlung des Primärtumors und der regionären Lymphknoten, von den schließlich fatalen Fernmetastasen bestimmt. In diesem Fall sind die Ziele einer Behandlung der regionären Lymphknoten entweder palliativ (zur Beherrschung der lokalen Erkrankung) oder sie liegen im Staging.

Zur Abgrenzung dieser 3 Gruppen kann mit der Tumordicke das Risiko okkulter Lymphknoten- und Fernmetastasen quantitativ abgeschätzt werden (Abb. 8.2). Tatsächlich ist die Tumordicke das wichtigste, aber nicht das einzige Kriterium zur Selektion der Patienten, die von der ELKD profitieren können [2]. Der wesentliche Vorteil der Verwendung der Tumordicke als Richtschnur für den Chirurgen ist, daß sie ein quantitatives Maß für die Schätzung des Risikos okkulter Lymphknoten- und Fernmetastasen bietet [2, 3, 4, 5, 7]. So besteht bei dünnen Melanomen (<0,76 mm) fast immer eine lokalisierte Tumorerkrankung und eine Heilungschance von 95% oder mehr. Eine ELKD würde bei diesen Patienten keinen therapeutischen Vorteil bedeuten. *Melanome mittlerer Tumordicke* (0,76–4 mm) bringen ein (bis 60%ig) erhöhtes Risiko okkulter regionärer Metastasen mit sich, aber ein relativ geringes (weniger als 20%iges) Risiko okkulter Fernmetastasen (Abb. 8.2). Patienten mit diesen Tumoren können daher von der ELKD profitieren [2, 4, 5, 22, 28]. *Dicke Melanome* haben nicht nur ein erhöhtes (mehr als 60%iges) Risiko regionärer Mikrometastasen, sondern auch ein erhöhtes (mehr als 70%iges) Risiko okkulter Fernmetastasen zum Zeitpunkt der Primärtherapie [2, 4, 5]. Der Verlauf in dieser Gruppe ist ungünstig, da die Fernmetastasen meist von der Exzision der regionären Lymphknoten unbeeinflußt bleiben. Der Zweck der Exstirpation dieser Lymphknoten ist die Palliation, und die Operation kann zurückgestellt werden, bis die Lymphknotenmetastasen klinisch manifest sind. Manche Chirurgen führen prophylaktisch die ELKD als Palliativmaßnahme durch, um die (zu ca. 40%) wahrscheinliche Zweitoperation der Lymphknotenmetastasen zu vermeiden. Eine ELKD kann auch als Stagingoperation bei Patienten mit dickem Melanom gerechtfertigt sein, um den Lymphknotenbefall vor der Aufnahme in klinische Studien zur adjuvanten Chemo- oder Immunotherapie zu dokumentieren.

Die anatomische Lokalisation des primären Melanoms ist ein weiteres wichtiges Kriterium zur Bestimmung der Wahrscheinlichkeit okkulter regionärer Lymphknotenmetastasen. Patienten mit Melanom an den Extremitäten haben eine günstigere Prognose, Patienten mit einem Melanom an Rumpf, Kopf oder Hals haben, auch bei gleicher Tumordicke, ein höheres Risiko okkulter Metastasen. Melanome an den Extremitäten bei Frauen haben verglichen mit Tumoren gleicher Tumordicke bei Männern eine wesentlich geringere Metastasierungsneigung; Patienten mit Melanomen an Kopf und Hals zeigen unabhängig vom Geschlecht eine erheblich ungünstigere Prognose [32]. Schließlich haben ulzerierte Melanome ein höheres Risiko für Mikrometastasen als nichtulzerierte, auch nach Berücksichtigung anderer prognostischer Kriterien wie z. B. der Tumordicke [1, 4, 20, 28].

Ein weiteres wichtiges Kriterium in diesem Entscheidungsprozeß ist der Melanomtyp. Lentigo maligna-Melanome (LMM) besitzen ein geringeres biologisches Risiko der Metastasierung (vgl. Kap. 3 und 19); eine ELKD wird aus diesem Grund beim LMM nicht empfohlen. Die nachfolgend beschriebenen Ergebnisse und Behandlungsrichtlinien schließen daher das Lentigo maligna-Melanom aus.

Die ELKD wird je nach geschätztem Risiko für Lymphknoten- und Fernmetastasen in Erwägung gezogen. Bei Frauen mit einem Melanom an einer Extremität wird die ELKD i. allg. erst bei einer Tumordicke von mindestens 1,5 mm empfohlen. Umgekehrt sollte die ELKD bei Patienten mit höherem Risiko eher erwogen werden, z. B. bei

Männern mit einem Extremitätenmelanom oder bei Männern und Frauen mit einem Melanom an Rumpf oder an der Kopf- und Halsregion. Bei diesen Patienten empfiehlt sich die ELKD auch bei einer Tumordicke von lediglich 1 mm. Bei einer Tumordicke über 4 mm ist das Risiko für okkulte Fernmetastasen so groß, daß ein kurativer Erfolg einer regionären Operation unmöglich ist.

Die Tumordicke kann nicht als einziges Kriterium für die Wahl der chirurgischen Therapie angesehen werden. Andere Kriterien, wie Vorhandensein oder Fehlen von Ulzeration, Geschlecht und Alter des Patienten, Lokalisation des Melanoms und Operationsrisiko sollten miterwogen werden, wenn die Entscheidung für oder gegen die ELKD bei einem Patienten getroffen wird.

Um diese Kriterien für die individuellen Gegebenheiten eines einzelnen Patienten anzuwenden, wurde an der University of Alabama in Birmingham (UAB) ein mathematisches Prognosemodell für den klinischen Verlauf entwickelt. Dieses Modell verwendet den dominierenden prognostischen Faktor, um das Risiko regionärer und juxtaregionärer Mikrometastasen bei einer beliebigen Kombination von Kriterien abzuschätzen (Tabelle 8.1).

Tabelle 8.1. Geschätztes relatives Risiko für Mikrometastasen in regionären Lymphknoten und okkulte Fernmetastasen bei malignem Melanom im klinischen Stadium I[a]

Lokalisation des Primärtumors	Risiko für okkulte Metastasen in regionären Lymphknoten [%]	Risiko für okkulte Fernmetastasen (mit oder ohne regionären Lymphknoten) [%]
Extremitäten bei Frauen		
<0,76 mm	2	1
0,76-1,49 mm	5- 7	7-10
1,50-3,99 mm	7-19	10-24
≥4,00 mm	0	48
Extremitäten bei Männern		
<0,76 mm	2	2
0,76-1,49 mm	22-24	22-24
1,50-3,99 mm	24-29	24-34
≥4,00 mm	0	70
Stamm, Kopf und Hals bei Frauen		
<0,76 mm	8	10
0,76-1,49 mm	14-17	21-29
1,50-3,99 mm	17-21	29-41
≥4,00 mm	0	60
Stamm, Kopf und Hals bei Männern		
<0,76 mm	9	14
0,76-1,49 mm	27-28	29-32
1,50-3,99 mm	28-30	32-45
≥4,00	0	79

[a] Geschätztes relatives Risiko für nur histologisch erkennbare Metastasen zum Zeitpunkt der Erstdiagnose bei Patienten mit einem klinisch lokalisierten malignen Melanom der Haut. Die Berechnung erfolgte mit Hilfe eines mathematischen Modells, das die Ulzeration des Primärtumors berücksichtigt (s. Kap. 20).

Identifikation der gefährdeten Lymphknotenstationen

Bei Melanomen an einer Extremität ist der Lymphabfluß in die Leistenlymphknoten und in die axillären Lymphknoten relativ konstant. Die Lymphabflußwege an Kopf und Hals sind variabler, drainieren aber meist in die ipsilateralen Halslymphknoten. Von Melanomen auf der vorderen Kopfhaut, im Gesicht und am Ohr fließt die Lymphe auch in die Parotislymphknoten, während Melanome am Hinterkopf zusätzlich zu den Halslymphknoten in die okzipitalen und retroaurikulären Lymphknoten drainieren. Ein Kreuzen der Lymphbahnen auf die kontralaterale Seite ist nicht selten. Das gleiche trifft für Melanome am Rumpf zu, bei denen in Abhängigkeit von Sitz des primären Melanoms insgesamt 4 große Lymphknotenregionen befallen sein können.

Melanome an Rumpf, Kopf und Hals können daher unberechenbar lymphogen metastasieren, was die Abwägung, welche Lymphknotenstation befallen sein könnte, erheblich erschwert. Bei vielen dieser Patienten kann man das Problem durch eine kutane Lymphoszintigraphie lösen, die den primären Lymphabflußweg eines Melanoms am Rumpf verläßlich aufzeigt (s. Kap. 9) [21]. In Abb. 8.4 ist der Lymphabfluß eines solchen Melanoms abgebildet, der ausgedehnter als erwartet war. Therapeutisch müssen entweder alle regionären Lymphknoten entfernt oder multiple Lymphknotenregionen in kurzen Abständen klinisch überwacht werden. Eine ELKD zweier primärer Lymphknotenregionen (z. B. in Form einer bilateralen axillären Lymphknotendissektion) bei Melanomen am Rumpf kann in sehr ausgewählten Fällen indiziert sein, die Dissektion von mehr als 2 primären Lymphknotenregionen oder die bilaterale Halslymphknotendissektion ist als elektive Maßnahme jedoch kontraindiziert. Auch eine bilaterale Leistenlymphknotendissektion wird aufgrund der damit verbundenen Komplikationen, besonders des Lymphödems der unteren Extremität und des Genitale, i. allg. nicht elektiv durchgeführt.

Operatives Vorgehen und Komplikationen

Bei kritischer Auswahl der Patienten und richtiger Operationstechnik hat die ELKD eine minimale Komplikationsrate und praktisch keine Mortalität zur Folge [1, 33].

Die elektive Halslymphknotendissektion mit oder ohne Dissektion der oberflächlichen Parotis und der Parotislymphknoten wird vorwiegend als modifizierte Halslymphknotendissektion ausgeführt. Diese modifizierte Dissektion erhält den N. accessorius, wodurch eine bessere Schulterfunktion erzielt wird. Der M. sternocleidomastoideus wird in den meisten Fällen ebenfalls erhalten, nicht jedoch die V. jugularis. Eine Teildissektion der Halslymphknoten wird i. allg. nicht durchgeführt, da der präzise Lymphabfluß zu einzelnen Lymphknotengebieten im Hals nur schwer definiert werden kann. Die ELKD für Melanome am Arm oder an der oberen Hälfte des Rumpfes wird als standardisierte radikale axilläre Lymphknotendissektion durchgeführt. Die postoperative Komplikationsrate ist sehr gering (weniger als 5%). Bei Patienten, bei denen eine ELKD wegen eines Melanoms am Bein oder der unteren Rumpfhälfte durchgeführt wird, entfernt man i. allg. nur die femoralen Lymphknoten (d. h. es wird eine oberflächliche inguinale Lymphknotendissektion durchgeführt). Die iliakalen Lymphknoten werden geschont, um das Risiko eines stärkeren Beinödems zu vermindern. Eine Dissektion auch der iliakalen Lymphknoten ist jedoch indiziert, wenn während der Leistenlymphknotendissektion Metastasen gefunden werden. Bei diesem Verfahren sind Langzeitkomplikationen relativ selten und für einen Patienten mit einer lebensbedrohlichen Krankheit sicher annehmbar [11, 14, 16, 33]. Einzelheiten der Operationstechnik und der Komplikationen sind in Kap. 7 dargelegt.

Die ELKD und die Exzision des Primärtumors werden in einer Sitzung unter Vollnarkose durchgeführt. Manche Chirurgen haben ein Abwarten von 4-6 Wochen zwischen beiden Eingriffen befürwortet, um zu verhindern, daß in den Lymphwegen zwischen Primärtumor und Lymphknotenstation Tumorzellen verbleiben. Die Häufigkeit von Satelliten- und In-Transit-Metastasen ist jedoch so gering (ca. 2-5%), daß zusätzliches Risiko und Kosten einer zweiten Hospitalisierung und zweiten Narkose ein solches zweistufiges Vorgehen nicht rechtfertigen. Es ist auch nicht möglich, Aussagen über die lymphatische Transitzeit der Tumorzellen beim metastasierenden Melanom zu machen.

Behandlungsergebnisse

Die Ergebnisse einer prospektiven, aber nicht randomisierten Studie an 1319 Patienten der Sydney Melanoma Unit (SMU) zeigten, daß sich eine Verbesserung der Überlebensraten bei 0,76-4 mm dikken Melanomen erzielen läßt (s. Abb. 8.3) [4, 22]. Bei Patienten mit einem Melanom an einer Extremität war der Nutzen bei Männern größer als bei Frauen (Abb. 8.5). Eine ähnliche Analyse von 676 Patienten der UAB über einen Zeitraum von 25 Jahren zeigte ebenfalls einen Nutzen durch die ELKD bei Melanomen mittlerer Tumordicke, d. h. zwischen 1,5 und 4 mm (Abb. 8.3) [4, 5]. Bei Männern ergab sich auch bei einer Tumordicke zwischen 0,76 und 1,5 mm ein gleichartiger Trend, dieses Ergebnis war jedoch statistisch nicht signifikant, v. a. wegen des geringeren Stichprobenumfangs. Daten des Duke Medical Center und des Memorial Sloan-Kettering Cancer Center zeigten ebenfalls eine verbesserte Überlebensrate bei Melanomen mittlerer Tumordicke, wenn eine ELKD durchgeführt worden war [28, 38].

Patienten mit Melanomen der Körperachse (Rumpf, Kopf und Hals) haben ein höheres Metastasierungsrisiko als Patienten mit Melanomen der Extremitäten (Tabelle 8.1) [22]. Prospektive randomisierte Therapiestudien über die ELKD bei Melanomen der Körperachse wurden bisher nicht durchgeführt. Es ist unseres Erachtens nicht korrekt, Daten, die an Melanomen der Extremitäten erhoben wurden, zu extrapolieren und auf die Behandlung von Patienten mit Melanomen der Körperachsen anzuwenden. Die Ergebnisse der UAB und der SMU zeigen eine verbesserte Überlebensrate bei allen Melanomen der Körperachse mit mittlerer Tumordicke (0,76-4 mm). Die Häufigkeit regionärer Lymphknotenmetastasen bei dieser Patientengruppe ist größer und der Nutzen der ELKD sogar noch deutlicher als bei Patienten mit Melanomen der Extremitäten (Tabelle 8.2) [7, 22, 32]. Hansen und McCarten [15] zeigten in einer retrospektiven Analyse von 50 Melanomen an Kopf und Hals auch eine offensichtlich bessere Überlebensrate bei Melanomen, die dicker sind als 1,5 mm.

Es muß besonders betont werden, daß für eine verläßliche Beurteilung der chirurgischen Ergebnisse bei diesen Patienten eine langfristige Nachbeobachtung erforderlich ist. An der UAB und SMU starben die Patienten auch noch nach 5-10 Jahren nach der Operation des Primärtumors an Metastasen, wenn keine elektive Lymphknotendissektion durchgeführt worden war. In Abb. 8.6 ist die Sterbe-

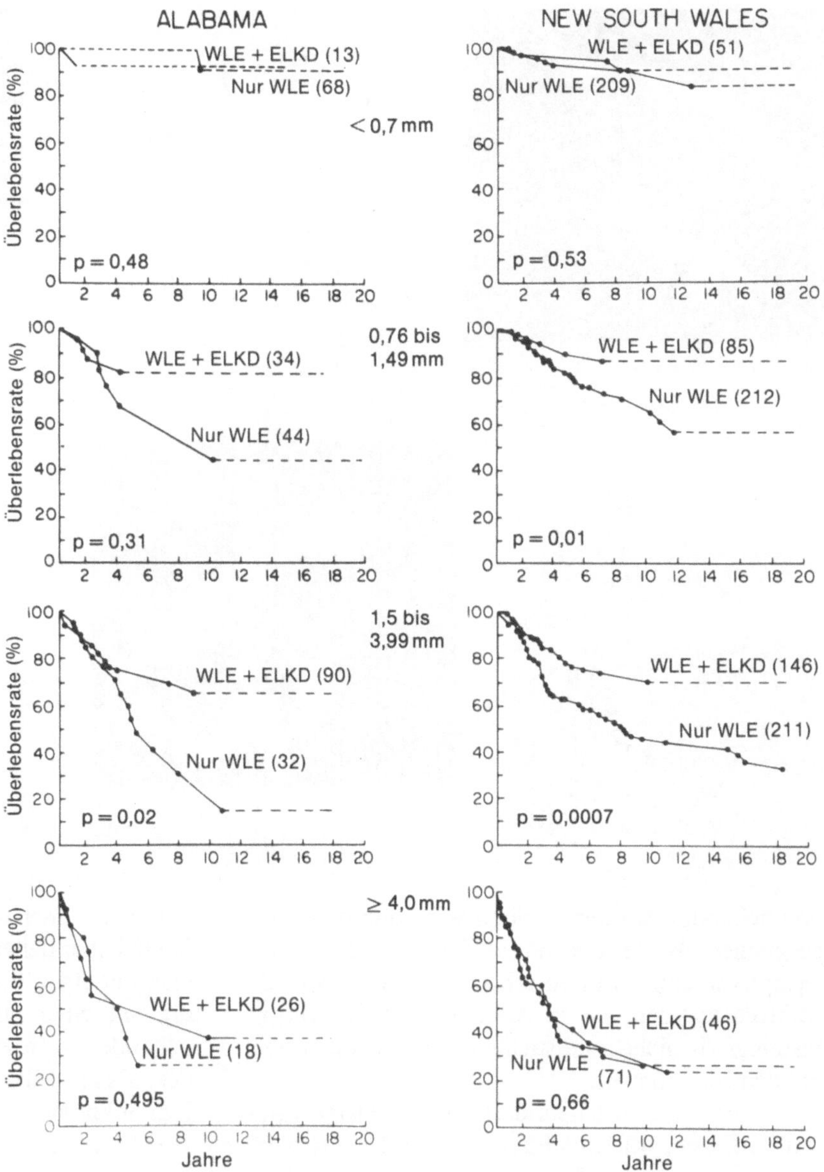

Abb. 8.3. Nach der actuarial method berechnete Überlebenskurven über 20 Jahre für Patienten im klinischen Stadium I, Unterteilung nach der Tumordicke und der primären chirurgischen Therapie (WLE = weite lokale Exzision mit oder ohne ELKD). Die Anzahl der Patienten in jeder Gruppe ist in Klammern angegeben. Zum Vergleich zweier Überlebenskurven wurden die p-Werte berechnet. Der Nutzen der ELKD war bei 1,50–3,99 mm dicken Melanomen am größten. Bei Melanomen zwischen 0,76 und 1,49 mm war der Unterschied nur bei den australischen Patienten signifikant. Zu beachten ist, daß sich die Überlebensraten erst ab dem 5. bis 8. Jahr unterscheiden. Patienten mit dünnen Melanomen (< 0,76 mm) und solche mit dicken Melanomen (> 4,00 mm) profitierten nicht von der ELKD [4]

wahrscheinlichkeit an der Grunderkrankung bei den beiden Therapiegruppen beim Melanom mittlerer Tumordicke dargestellt. Zum Beispiel hatten Patienten, bei denen ursprünglich nur eine weite lokale Exzision (WLE) ohne ELKD bei einem 1,5–3,99 mm dicken Primärtumor durchgeführt worden war und die 8 Jahre klinisch erscheinungsfrei waren, noch ein Risiko von 15,6%, innerhalb der nächsten 3 Jahre an Metastasen zu sterben, verglichen mit einem lediglich 4%igen Risiko der Patienten mit ELKD. Auch 11 Jahre nach der Primäroperation betrug die Mortalitätsrate der Gruppe ohne ELKD noch 18,5%, während bei durchgeführter ELKD keine Todesfälle mehr zu verzeichnen waren.

Andere Erwägungen

Manche Forscher argumentieren, daß die Ausbeute an metastatisch befallenen Lymphknoten bei der ELKD recht gering ist. Der Anteil der Patienten mit nachweisbaren Lymphknotenmetastasen bei der ELKD differiert zwischen 10–25% in verschiedenen Untersuchungen [13, 14, 31]. Bei Berücksichtigung der Tumordicke schwankt die Metastasenhäufigkeit zwischen weniger als 5% bei Melanomen, die dünner sind als 1,5 mm, und 40% und mehr bei Melanomen über 3 mm Tumordicke [3, 38]. Die Ergebnisse können so interpretiert werden, daß die meisten Patienten keine Lymphknotenmetastasen aufweisen und durch die Lymphknotendissektion

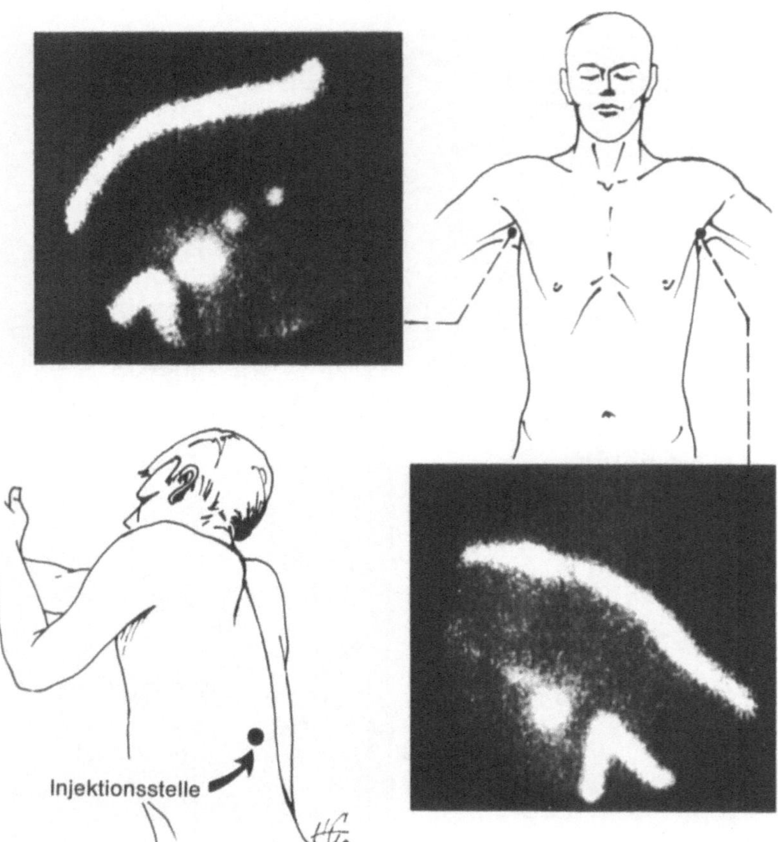

Abb. 8.4. Kutane Lymphoszintigraphie mit ^{99m}Technetium-Antimon eines 3 mm dicken Melanoms an der Spitze der Skapula (8 cm seitlich der Mittellinie). Die *Lymphoszintigraphie* zeigt einen beidseitigen Lymphabfluß zu beiden Axillen. Obwohl der Patient keine tastbaren axillären Lymphknoten aufwies, wurde bei der bilateralen axillären Lymphadenektomie auf jeder Seite eine Lymphknotenmetastase gefunden

überbehandelt werden. Jedoch wird durch die angegebenen Werte die tatsächliche Inzidenz von Lymphknotenmetastasen erheblich unterschätzt, da Mikrometastasen, wie in Abb. 8.1A dargestellt, in histologisch nicht untersuchten Lymphknoten vorhanden sein können.

Um sicherzustellen, daß keine Mikrometastasen vorliegen, wären zahlreiche Schnitte durch jeden Lymphknoten erforderlich. Ein genaueres Verfahren bestünde darin, die Inzidenz regionärer Lymphknotenmetastasen prospektiv nach alleiniger weiter lokaler Exzision des Primärtumors zu analysieren. In einer retrospektiven Analyse von an der UAB behandelten Patienten wurden bei Melanomen mit einer Tumordicke von weniger als 1,5 mm, die mit einer alleinigen weiten lokalen Exzision behandelt worden waren, nach 3 Jahren bei 57% der Fälle Mikrometastasen in den regionären Lymphknoten klinisch manifest (s. Abb. 8.2) [3]. Diese Häufigkeit ist mehr als 2 mal so hoch wie die Inzidenz okkulter Lymphknotenmetastasen bei der histologischen Untersuchung des Operationspräparates nach einer ELKD. Dieser Befund wird z.T. durch Untersuchungen von Lane et al. [18] und

Tabelle 8.2. Zehnjahresüberlebensraten bei Melanompatienten im klinischen Stadium I (Sidney Melanoma Unit und University of Alabama in Birmingham)

Tumordicke [mm]	Melanom der Extremitäten			Melanome am Stamm, Kopf und Hals		
	Nur WLE	WLE und ELKD	p	Nur WLE	WLE und ELKD	p
<0,76	94% ± 5% (n=142)	100% ± 0% (n= 26)	0,230	86% ± 6% (n=135)	83% ± 8% (n= 38)	0,343
0,76-1,49	74% ± 8% (n=125)	92% ± 4% (n= 66)	0,042	56% ± 10% (n=131)	80% ± 7% (n= 51)	0,049
1,50-3,99	54% ± 7% (n=114)	80% ± 6% (n=107)	0,005	33% ± 6% (n=129)	64% ± 7% (n=129)	0,0008
≥4,0	30% ± 10% (n= 33)	44% ± 13% (n= 34)	0,400	22% ± 9% (n= 56)	26% ± 13% (n= 38)	0,806

Das Gupta [11] bestätigt, die elektiv entnommene Lymphknotendissektate in Serienschnitten untersuchten und bei 42% okkulte Metastasen fanden.

Andere Autoren haben die Meinung vertreten, daß die ELKD zur Arretierung von Tumorzellen in den Lymphgefäßen zwischen dem Primärherd und der Lymphknotenstation führt. Obwohl dieses Risiko in der Tat möglich ist, treten eine Satellitose und In-Transit-Metastasen nur ganz selten auf. In älteren Studien betrug die Häufigkeit mehr als 20%, neuere Ergebnisse zeigten eine viel geringere Inzidenz. Im Krankengut der SMU und UAB betrug die Häufigkeit der Satellitose weniger als 5%, wobei nicht nur Patienten betroffen waren, bei denen eine ELKD durchgeführt worden war.

Schließlich wurde die Ansicht vertreten, daß die Entfernung der regionären Lymphknoten die Immunabwehr des Patienten gegenüber Tumorantigenen schwächen kann. In einigen Tiermodellen konnte gezeigt werden, daß die regionäre Immunabwehr wichtig ist [12], während bei anderen ein gegenteiliges Ergebnis erzielt wurde. Pendergrast et al. berichteten z. B., daß eine immunologische Sensibilisierung gegen Tumorantigene auch nach Entfernung der regionären Lymphknoten auftrat [26]. Jedenfalls konnte eine geschwächte Immunabwehr nach regionärer Lymphknotendissektion bis jetzt bei keinem menschlichen Tumor und auch nicht beim Melanom nachgewiesen werden.

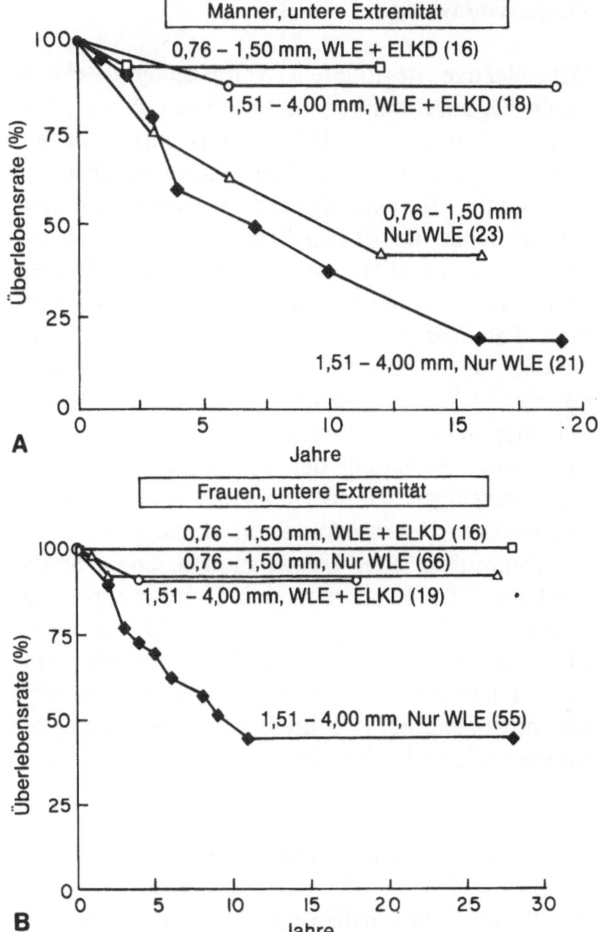

Abb. 8.5. Überlebenskurven für Patienten mit Melanomen mittlerer Dicke an der unteren Extremität; verglichen wird der Einfluß der primären chirurgischen Therapie anhand der Daten der SMU bei Männern **(A)** und bei Frauen **(B)**. Zu beachten ist, daß der mögliche Nutzen der ELKD bei jeder Tumordicke bei Männern größer als bei Frauen ist.

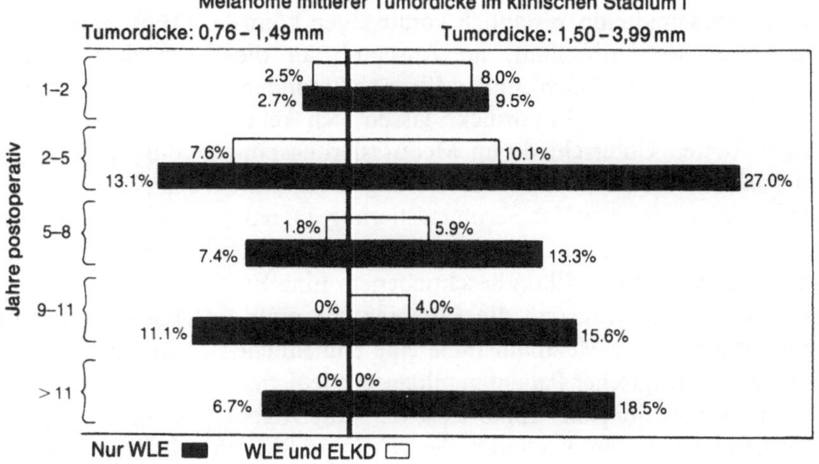

Abb. 8.6. Notwendigkeit der langfristigen Nachbeobachtung beim malignen Melanom. Aufgetragen ist hier die Sterbewahrscheinlichkeit für Zeitintervalle zwischen 1 und 11 Jahren und mehr (jeweils für den betreffenden Zeitraum unter der Annahme, daß der Patient die vorangegangene Zeitperiode überlebt hat). Patienten, die wegen eines Melanoms von intermediärer Dicke (0,76-3,99 mm) mit weiter lokaler Exzision behandelt wurden, haben auch nach 8-11 Jahren noch ein signifikantes Risiko, am Tumor zu sterben [4]

Zusammenfassung

Die elektive regionäre Lymphknotendissektion bringt bei ausgewählten Patienten mit Melanomen mittlerer Tumordicke (0,76-4 mm) einen Nutzen. Dies trifft besonders für Melanome zwischen 1,5 und 4 mm Tumordicke zu; zwischen 0,76 und 1,5 mm nützt die ELKD besonders Männern mit Melanomen an allen anatomischen Lokalisationen und Frauen mit Melanomen an Stamm, Kopf oder Hals. Patienten mit LMM im klinischen Stadium I werden wegen des geringeren Metastasenrisikos von der ELKD ausgeschlossen. Da wir wissen, daß bei einer nichtrandomisierten klinischen Studie eine ungewollte Selektion der Patienten vorkommen kann, beteiligen wir uns an einer randomisierten prospektiven Untersuchung von Melanomen mittlerer Tumordicke aller Lokalisationen. Diese Studie wird von allen kooperierenden Tumorgruppen der Vereinigten Staaten und Kanada (s. S. 153) getragen. Die Ergebnisse dieser und anderer klinischer Studien sollten die Diskussion beenden, aber es werden noch mehr als 10 Jahre bis zur Beendigung der Studie und zur Analyse der Ergebnisse vergehen.

Einwände (N. Cascinelli und F. H. Sim)

Balch und Milton haben sehr akkurat das Pro und Contra der routinemäßigen ELKD dargelegt und ihre Ansicht bekräftigt, daß die ELKD bei der Behandlung der Melanompatienten im klinischen Stadium I noch immer eine Rolle spielt. Wir stimmen darin überein, daß es wichtig ist, die Patientengruppen aufgrund der Tumorbiologie zu unterteilen. Dennoch konnte in den Untersuchungen der multizentrischen WHO-Melanomstudie kein Einzelkriterium und auch keine Kombinationen mehrerer Kriterien gefunden werden, die die Wege der metastatischen Dissemination verläßlich voraussagen könnten (s. nächster Abschnitt, im Anschluß an die Erwiderung von Balch und Milton). Besonders auch mit Hilfe der Tumordicke lassen sich keine signifikanten Unterschiede im Metastasierungsmuster zeigen und etwa die Metastasierung in regionäre Lymphknoten von der Fernmetastierung abgrenzen. Diese Ergebnisse stehen im Widerspruch zu den von Balch und Milton beschriebenen. Eine Erklärung könnte sein, daß die Patienten der multizentrischen WHO-Melanomstudie eine einheitliche Gruppe chirurgischer Patienten bilden, die lediglich einer weiten lokalen Tumorexzision unterzogen wurden, während in den Serien der UAB und SMU Patienten enthalten waren, bei denen sowohl eine elektive als auch eine therapeutische Lymphadenektomie durchgeführt worden ist. In anderen Worten, die Anzahl der Patienten, die gleichzeitig regionäre Metastasen und Fernmetastasen entwickelten, wurde erheblich unterschätzt. Einzelheiten der Ergebnisse der multizentrischen WHO-Melanomstudie werden auf S. 143 beschrieben. Die Patienten, bei denen eine therapeutische Lymphknotendissektion durchgeführt und eine singuläre Lymphknotenmetastase gefunden worden war, besaßen eine relativ gute Prognose mit einer Zehnjahresüberlebensrate von 44%. Im Gegensatz dazu hatten Patienten mit einer einzelnen Lymphknotenmetastase, bei denen eine ELKD durchgeführt wurde, eine sogar schlechtere Prognose, die Zehnjahresüberlebensrate betrug hier 28%. Damit bestand bei dieser Untergruppe von Patienten, bei denen eine ELKD durchgeführt worden war, keine bessere Überlebenschance.

Balch und Milton weisen richtig darauf hin, daß Melanome am Rumpf sowie an Kopf und Hals eine schlechtere Prognose besitzen; sie nehmen an, daß Patienten mit hier lokalisierten Melanomen von der ELKD profitieren. Sichere Beweise für die Wirksamkeit der ELKD bei Melanomen der Körperachse gibt es bis jetzt nicht, da keine randomisierten prospektiven Studien durchgeführt worden sind. Zwei derartige große Studien laufen zum jetzigen Zeitpunkt (vgl. Abschnitt über neue randomisierte prospektive Studien in diesem Kapitel). In der Studie der Mayo Clinic wurden 20% der Melanome am Rumpf beobachtet (ohne Melanome der Mittellinie); in dieser Gruppe wurde ebenfalls kein Vorteil der ELKD festgestellt. Bis Daten für das Gegenteil vorliegen, empfehlen wir eine alleinige weite Exzision des Primärtumors beim Melanom der Körperachse. Das gilt besonders für Melanome am Kopf, denn es ist problematisch, eine radikale Halslymphknotendissektion als elektiven Eingriff zu akzeptieren. Darüber hinaus muß bei Melanomen an der vorderen Kopfhaut oder des Gesichtes zusätzlich eine oberflächliche Parotidektomie durchgeführt werden. Melanome dieser Lokalisationen haben einen unklaren Lymphabfluß, und es ist nicht möglich, diesen mit Hilfe einer kutanen Lymphszintigraphie verläßlich festzustellen.

Vor allem unterwirft man mit der routinemäßig durchgeführten ELKD viele Patienten einem unnötigen operativen Eingriff. Darüber hinaus sind die bekannten Komplikationen der Lymphadenektomie zu berücksichtigen. Über die Inzidenz von In-Transit-Metastasen nach Lymphknotendissektion gibt es verschiedene Angaben; sie gehen bis 20%, dagegen ist die Inzidenz an der Mayo Clinic so niedrig wie an der UAB und an der SMU. Dennoch stellen auftretende In-Transit-Metastasen ein schwerwiegendes Problem dar und sind mit einer ernsten Prognose verbunden.

Wir möchten auch die Notwendigkeit betonen, Patienten langfristig nachzubeobachten, um ein vollständiges Bild der Therapieergebnisse zu erhalten. Im Gegensatz zu den Beobachtungen von Balch und Milton haben wir eindeutige Unterschiede des Patientenkollektivs, bei dem nur eine weite lokale Exzision durchgeführt wurde, gegenüber dem Patientenkollektiv mit einer ELKD nicht beobachtet. Insgesamt entwickelten 4 von den 43 Patienten mit ausschließlicher weiter Lokalexzision in der multizentrischen WHO-Melanomstudie später Lymphknotenmetastasen und starben 6–8 Jahre danach. Im Vergleich dazu schneiden die 50 Patienten mit ELKD, von denen 3 Lymphknotenmetastasen besaßen und 6–7 Jahre nach der Primärtherapie verstarben, nicht besser ab. In beiden Gruppen verstarb kein Patient nach Ablauf von 8 Jahren.

Wie Balch und Milton feststellten, kann die klinische Beurteilung der regionären Metastasen problematisch sein, und in der Vergangenheit wurde die ELKD zum Tumorstaging empfohlen. In der Studie der Mayo-Clinic wurden anhand von 110 Fällen, bei denen eine ELKD durchgeführt worden war, in der histologischen Aufarbeitung in Serienschnitten in nur 4 Fällen Lymphknotenmetastasen festgestellt, und in der gleichen Studie entwickelten nur 14% der Patienten, deren Lymphknotenstatus nachbeobachtet wurde, schließlich regionäre Lymphknotenmetastasen (s. S. 144).

Das Konzept, die Melanome mittlerer Tumordicke für die ELKD heranzuziehen, erscheint überzeugend, wir konnten jedoch diese Hypothese in 2 prospektiven randomisierten Studien, die nachfolgend näher beschrieben werden, nicht bestätigen. Die Daten der UAB und der SMU stammen zwar von einem großen Patientenkollektiv und wurden mit modernen statistischen Methoden kritisch ausgewertet, sie beinhalten jedoch leider die gleichen Schwächen wie andere unkontrollierte und nichtrandomisierte Studien. Wir glauben, daß für die ELKD nur ein Kriterium angewendet werden soll, und zwar sollen nur die Patienten selektiert werden, die nicht regelmäßig nachuntersucht werden können. Wir empfehlen regelmäßige Nachuntersuchungen über mindestens 5 Jahre hinweg. Wenn der Chirurg nicht sicher ist, ob der Patient dies einhalten kann, sollte er bei einem Melanom mit einer Tumordicke von mehr als 2 mm unabhängig von der Lokalisation eine ELKD erwägen.

Antwort auf die Einwände
(C. M. Balch und G. W. Milton)

Unser statistisches Vorgehen berücksichtigte die Gruppe der Patienten mit Fernmetastasen und gleichzeitigen regionären Lymphknotenmetastasen; diese Patienten wurden der Gruppe mit ausschließlich Fernmetastasen zugerechnet. Die Überlebenskurven und Inzidenzraten für Lymphknotenmetastasen wurden nach Unterteilung der Patienten in 2 Gruppen nach dem primären chirurgischen Vorgehen (alleinige weite lokale Exzision oder zusätzlich ELKD) errechnet. Die Patienten, die ursprünglich mit einer alleinigen weiten lokalen Exzision behandelt worden waren, wurden als einheitliche Gruppe nachbeobachtet, unabhängig davon, ob sie in regionären Lymphknoten oder weiter entfernt Metastasen entwickelten oder erscheinungsfrei blieben. Unsere Analyse ist also ähnlich der der multizentrischen WHO-Melanomstudie, da die Behandlungsgruppen vergleichbar sind.

Patienten, die klinisch okkulte Lymphknotenmetastasen hatten (klinisches Stadium I, pathologisches Stadium II), wiesen bessere Überlebensraten auf als Patienten mit klinisch erfaßbaren Lymphknotenmetastasen (klinisches Stadium II, pathologisches Stadium II), auch bei Berücksichtigung der Anzahl befallener Lymphknoten (vgl. Kap. 19). Es ist wichtig zu betonen, daß nicht nur Patienten von der ELKD profitieren, die klinisch okkulte Lymphknotenmetastasen haben, die erst vom Pathologen gefunden werden. Patienten mit Mikrometastasen in Lymphknoten, die bei der routinemäßigen pathohistologischen Aufarbeitung der Lymphknoten nicht gefunden werden, können tatsächlich noch mehr profitieren als die Patienten mit pathohistologisch nachweisbaren Metastasen. Daher wird die tatsächliche Inzidenz von Lymphknotenmetastasen unterschätzt, wenn man die Zahlen der Histologie nach ELKD zugrundelegt.

In der Literatur finden sich viele Angaben zur Komplikationsrate der ELKD. In unserem Krankengut und dem anderer Melanomzentren ist die Komplikationsrate der ELKD jedoch recht gering (Details s. Kap. 7). Darüber hinaus kommt es bei Patienten mit erhöhtem Risiko für Lymphknotenmetastasen zu vermehrten Komplikationen und Kosten, wenn sie 2 mal hospitalisiert und operiert werden (d.h., wenn nach der weiten lokalen Exzision eine spätere Lymphknotendissektion durchgeführt wird). Eine kutane Lymphoszintigraphie kann heute bei Melanomen an Kopf und Hals durchgeführt werden, wenn der Lymphabfluß unklar ist; dieses Verfahren wird in Kap.9 beschrieben. In bezug auf In-Transit-Metastasen zeigen unsere Daten keinen Zusammenhang mit der ELKD. Mit anderen Worten, die Patienten, bei denen ausschließlich eine weite lokale Exzision durchgeführt wurde, haben ungefähr die gleiche Inzidenz von In-Transit-Metastasen wie die Patienten, bei denen eine ELKD angeschlossen wurde.

Wir meinen, daß die Daten der Mayo Clinic über Melanome am Rumpf zu spärlich sind, um fundierte Aussagen zu erlauben. Es handelte sich insgesamt nur um 34 Patienten, wovon bei der Hälfte eine ELKD durchgeführt wurde. Zudem sind alle Tumordicken zusammengefaßt, obwohl nur eine Untergruppe einen möglichen Nutzen aus der ELKD ziehen kann. Die Ergebnisse der UAB und SMU bei 707 Patienten mit Melanomen an Rumpf, Kopf und Hals sind in Tabelle 8.2 dargestellt.

Schließlich unterscheiden sich die Nachbeobachtungsdaten der UAB und der SMU von denen der multizentrischen WHO-Melanomstudie. Bei Patienten, bei denen lediglich eine weite lokale Exzision durchgeführt wurde, bestand auch nach 8 Jahren noch ein Risiko am Melanom zu sterben, während bei Patienten mit zusätzlich durchgeführter ELKD die Rezidivrate nach 8 Jahren sehr gering war. Dieses Ergebnis erscheint besonders wichtig, da sich die Überlebensraten in unseren Studien in den ersten 5 Jahren nicht wesentlich unterschieden und danach nur bei der Gruppe der allein weit exzidierten Melanome eine signifikante Sterblichkeit bestand. Hoffentlich können die jetzt laufenden randomisierten klinischen Studien erweisen, ob dieser Unterschied echt oder nur scheinbar ist.

Die therapeutische Lymphknotendissektion ist bei Patienten mit primärem Melanom an einer Extremität vertretbar

(N. Cascinelli und F. H. Sim)

Schwächen retrospektiver Studien

Viele retrospektive Studien wurden über die ELKD bei Melanomen im klinischen Stadium I publiziert. Die Ergebnisse waren widersprüchlich, Gegner und Befürworter zitierten reichlich Zahlenmaterial, das die jeweilige Seite unterstützte [10, 13, 14, 19, 23, 24, 27, 30]. Die Probleme retrospektiver Studien und die zweifelhafte Deutung ihrer Ergebnisse infolge Selektion der Patientengruppen sind wohlbekannt [8]. Tatsächlich beruht ein großer Teil der Begeisterung für die ELKD auf retrospektiven Untersuchungen. In einigen nichtrandomisierten, aber prospektiven chirurgischen Studien wurde versucht, die Nachteile retrospektiver Untersuchungen mit einer multivariaten Analyse auszugleichen, bei welcher gleichzeitig der Einfluß anderer Faktoren berücksichtigt wird. In 3 großen Untersuchungen wies die Patientengruppe mit Melanomen mittlerer Tumordicke, bei denen eine ELKD durchgeführt wurde, nach 8-10 Jahren eine bessere Überlebensrate auf [4, 5, 22, 28].

Außerdem können Daten von Patienten, bei denen eine ELKD durchgeführt worden war, nicht ohne weiteres mit Daten von Patienten im klinischen Stadium II verglichen werden. Das heißt, Patienten im klinischen und pathologischen Stadium II bilden eine selektierte Gruppe, verglichen mit Patienten, bei denen nur eine weite lokale Exzision durchgeführt worden war. Bei der letzteren Gruppe könnte in einem Teil der Fälle schließlich eine regionäre Lymphknotendissektion durchgeführt worden sein, oder die Patienten entwickelten auch Fernmetastasen, und es wurde keine weitere Therapie veranlaßt.

Wegen der Schwierigkeit der Beurteilung der Ergebnisse von retrospektiven Studien schlugen Ketcham et al. [17] prospektive randomisierte klinische Studien vor, um dieses Problem zu lösen: „Wenn wirklich aussagekräftige Ergebnisse erzielt werden sollen, muß eine randomisierte, kontrollierte prospektive Untersuchung durchgeführt werden, die sowohl histologische Kriterien als auch die operative Behandlung in Betracht zieht."

Metastasen befallen nicht immer die regionären Lymphknoten

Die Begründung für die ELKD beruht auf der Annahme, daß das maligne Melanom stufenweise metastasiert, zuerst in die regionären Lymphknoten und später, nach hämatogener Dissemination, in andere Lokalisationen. Es gibt jedoch Anhaltspunkte dafür, daß die Metastasierung nicht immer über die regionären Lymphknoten erfolgt. Daten aus der multizentrischen WHO-Melanomstudie zeigen, daß bei 44,3% der Patienten mit Melanom im klinischen Stadium I (516 von 1164 Patienten) innerhalb von 10 Jahren das Melanom wieder klinisch manifest wurde; von diesen Patienten trat der Tumor bei 51% zuerst wieder in den regionären Lymphknoten auf, bei 22% in einer fernen Lokalisation und bei 31% sowohl als regionäre Lymphknoten- als auch als Fernmetastasen [9]. Diese Analyse ist zulässig, da sie nur die Patienten einbezieht, bei denen lediglich eine Exzision des Primärtumors (ohne ELKD) durchgeführt wurde. Unter Berücksichtigung der Patienten, bei denen auch eine ELKD erfolgte, unterschätzt man die Gruppe der Patienten, die gleichzeitig regionäre Lymphknotenmetastasen und Fernmetastasen entwickeln.

Prognostische Kriterien

Vor kurzem wurde eine Studie der WHO-Melanomgruppe durchgeführt, um die Untergruppen der Patienten zu ermitteln, die ein erhöhtes Risiko für regionäre Lymphknotenmetastasen besitzen [9, 34]. Hauptsächliche prognostische Kriterien wie Geschlecht, Lokalisation des Primärtumors, maximale Tumordicke, stratigraphische Eindringtiefe und Ulzeration wurden analysiert (Tabelle 8.3). Der Prozentsatz der Männer mit regionären Lymphknotenmetastasen, Fernmetastasen oder beiden war größer als der der Frauen. Die Metastasierung war bei Patienten mit Ulzeration des Primärtumors und bei Patienten mit Primärtumoren großer Tumordikke häufiger, obwohl diese Unterschiede statistisch nicht signifikant waren. Daher kann mit diesen ermittelten Kriterien das Risiko für Metastasen vorausgesagt werden, jedoch nicht der Ort des ersten Rezidivs (in den regionären Lymphknoten oder als Fernmetastasen). Auch eine Kombination beider Kriterien, Ulzeration und Tumordicke, in Form einer Kreuztabelle kann den Ort der ersten Metastase nicht zuverlässig vorhersagen (Tabelle 8.4).

Tabelle 8.3. Metastasierung bei 1164 Melanompatienten im Melanomregister der WHO [9]

Prognosekriterium	Zahl der Patienten	Metastasierung		
		Regionäre Lymphknotenmetastasen [%]	Fernmetastasen [%]	Synchrone Lymphknoten- und Fernmetastasen [%]
Geschlecht				
Männlich	379	30	21	17
Weiblich	785	19	8	12
Lokalisation				
Kopf und Hals	250	19	9	14
Extremitäten	572	22	6	13
Stamm	332	28	10	15
Maximale Tumordicke (mm)				
≤1,5	148	14	3	6
1,51-4,00	240	22	8	14
≥4,01	130	34	11	15
Ulzeration				
Ja	145	30	12	17
Nein	358	20	5	10

Ergebnisse randomisierter klinischer Studien zur elektiven Lymphknotendissektion

Zwei prospektive klinische Studien zur ELKD beim Melanom im klinischen Stadium I wurden bisher durchgeführt: eine internationale Gemeinschaftsstudie unter Leitung der WHO-Melanomgruppe [35, 36, 37] und eine Studie von Chirurgen der Mayo Clinic [29].

Die multizentrische WHO-Studie umfaßte 553 Patienten mit primären Melanomen im klinischen Stadium I an den unteren zwei Dritteln der Extremitäten. Von diesen Patienten wurden 286

Tabelle 8.4. Metastasierung bei 373 Melanompatienten des klinischen Stadiums I, unterteilt nach Tumordicke und Ulzeration (Melanomregister der WHO) [9]

Ulzeration	Maximale Tumordicke [mm]	Zahl der Patienten	Regionäre Lymphknotenmetastasen [%]	Fernmetastasen [%]	Synchrone Lymphknoten- und Fernmetastasen [%]
Nicht vorhanden	0,76-1,5	104	10	11	6
	1,51-3,0	158	14	14	9
Vorhanden	0,76-1,5	19	16	11	5
	1,51-3,0	92	15	27	11

(52%) zu einer weiten Exzision des primären Melanoms und einer therapeutischen regionären Lymphknotendissektion bei klinisch nachweisbaren regionären Lymphknoten randomisiert, 267 Patienten (48%) zu einer weiten lokalen Exzision mit einer elektiven regionären Lymphknotendissektion. Die beiden Gruppen wurden unter Berücksichtigung der wichtigsten prognostischen Kriterien miteinander verglichen. Zwischen beiden Gruppen war kein Unterschied in den Überlebenskurven und -raten festzustellen (Abb. 8.7).

Um herauszufinden, ob nur Untergruppen von der ELKD profitiert haben, wurden die Überlebenskurven getrennt nach den prognostischen Kriterien Geschlecht (Abb. 8.8), stratigraphische Eindringtiefe (Level III und IV) (Abb. 8.9), Tumordicke (Abb. 8.10) und Ulzeration (Abb. 8.11) untersucht. Auch hierbei ließ sich ein signifikanter Unterschied in keiner dieser Gruppen zeigen.

1979 wurde berichtet, daß Patienten mit Melanomen mittlerer Tumordicke (zwischen 1,5 und 4 mm) von der ELKD am meisten profitieren [3, 5]. Aufgrund dieses Befundes wurde bei einer Untergruppe von 114 Patienten aus der WHO-Melanomstudie mit Melanomen einer Tumordicke zwischen 1,5 mm und 4 mm eine multivariate Analyse durchgeführt. Bei diesen Fällen war der einzige Parameter, der mit den Überlebensraten korrelierte, die histologisch, nicht die klinisch diagnostizierte Ulzeration des Primärtumors. Andere Parameter, wie die Form der primären chirurgischen Therapie (weite lokale Exzision mit oder ohne ELKD), Alter, Geschlecht und maximaler Tumordurchmesser, korrelierten nicht mit den Überlebensraten.

Chirurgen an der Mayo Clinic führten zwischen 1972 und 1976 eine klinische Studie an 171 Patienten im klinischen Stadium I durch, die randomisiert einer der 3 Behandlungsgruppen zugeteilt wurden: 1) 62 Patienten, bei denen die Lymphknoten belassen wurden, 2) 55 Patienten mit ELKD 30-60 Tage nach der Exzision des Primärtumors und 3) 54 Patienten, bei denen eine ELKD gleichzeitig mit der weiten lokalen Exzision des Melanoms durchgeführt wurde. Tumoren an Kopf und Hals und an der Mittellinie des Rumpfes wurden ausgeschlossen. Klinische und pathologische Merkmale dieser Patientengruppen sind in Tabelle 8.5 aufgeführt.

Bei dieser Studie war die Patientengruppe, bei denen die Lymphknoten belassen wurden, älter, umfaßte mehr Männer und hatte schlechtere prognostische Kriterien (tiefere Tumorinvasion, größere Tumordicke und eine höhere Anzahl an nodulären Melanomen) als die beiden Gruppen, bei denen eine ELKD durchgeführt wurde. Patienten in der Unterguppe, bei denen eine gleichzeitige ELKD erfolgte, hatten mehr primäre Melanome am Stamm als die Patienten in den anderen Untergruppen. Keine dieser Unterschiede erwies sich als statistisch signifikant, dennoch tendierten die Patienten in der Gruppe ohne Lymphknotendissektion zu einer schlechteren Prognose. 6 Kriterien wurden untersucht: primäres chirurgisches Vorgehen, Alter, Geschlecht, anatomische Lokalisation, Tumordicke und Melanomtyp. Die einzigen Parameter, die signifikant mit der Überlebensrate korrelierten, waren die Tumordicke ($p < 0,0001$) und der Melanomtyp ($p = 0,02$).

Tabelle 8.5. Prospektive randomisierte Studie zum Wert der elektiven Lymphknotendissektion beim malignen Melanom im klinischen Stadium I. Klinische Parameter und Behandlung (Mayo Clinic, 1971-1976)

Parameter	Anzahl der Patienten	Behandlung - Lymphknotendissektion		
		Keine	Therapeutisch	Elektiv
Summe der Patienten	171	62	55	54
Mittleres Alter	171	50 Jahre	48 Jahre	46 Jahre
Männer	59	39%	31%	33%
Lokalisation				
Distale Extremität	83	36%	33%	31%
Proximale Extremität	54	37%	33%	30%
Stamm (ohne Mittellinienregion	34	19%	18%	22%
Invasionstiefe				
Level II	30	23%	37%	40%
Level III	53	34%	36%	30%
Level IV	78	37%	32%	31%
Level V	3	100%	0%	0%
Unbekannt[a]	7			
Tumordicke (mm)				
≤0,76	51	25%	43%	31%
0,77-1,50	52	41%	37%	23%
1,51-2,99	28	29%	14%	57%
≥3,00	33	28%	17%	15%
Unbekannt[a]	7			
Melanomtyp				
SSM	105	29%	35%	36%
NM	50	42%	32%	26%
LMM	4	75%	25%	0%
Andere bzw. unbekannt[a]	12			

[a] Die „unbekannten" Fälle sind für die Berechnung der Prozentsätze ausgenommen.

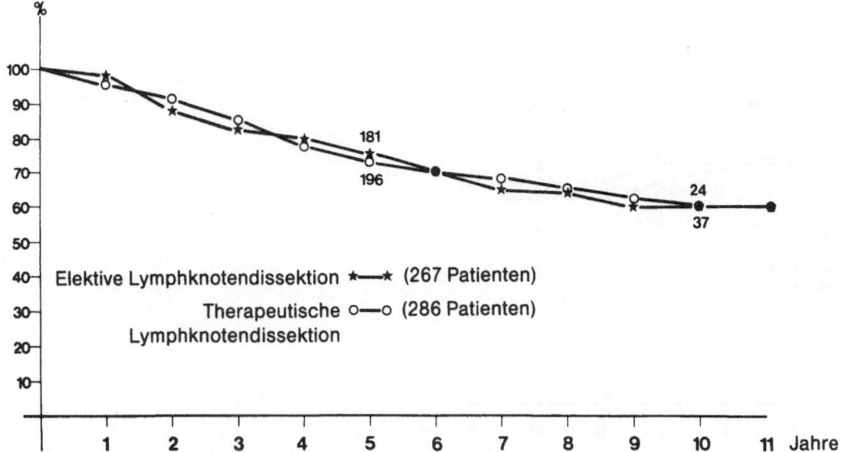

Abb. 8.7. Überlebenskurven von 553 Patienten im klinischen Stadium I (WHO-Melanomstudie Nr. 1). Unterteilung nach Therapiestrategien [37]

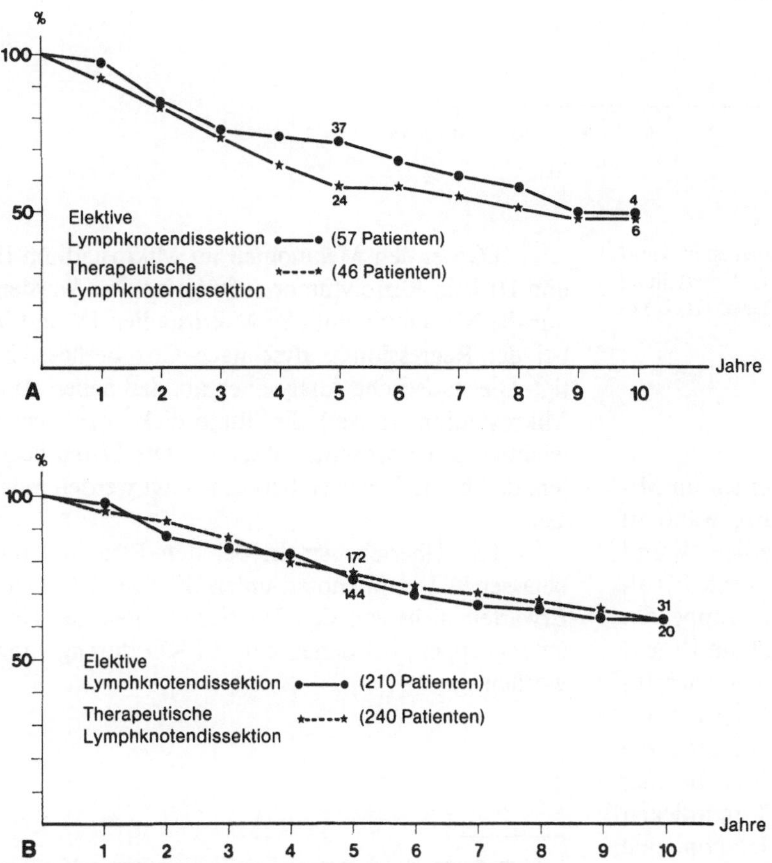

Abb. 8.8. Überlebenskurven von 553 Patienten im klinischen Stadium I (WHO-Melanomstudie Nr. 1), Unterteilung nach Therapiestrategien und Geschlecht: **A** Männer, **B** Frauen [37]

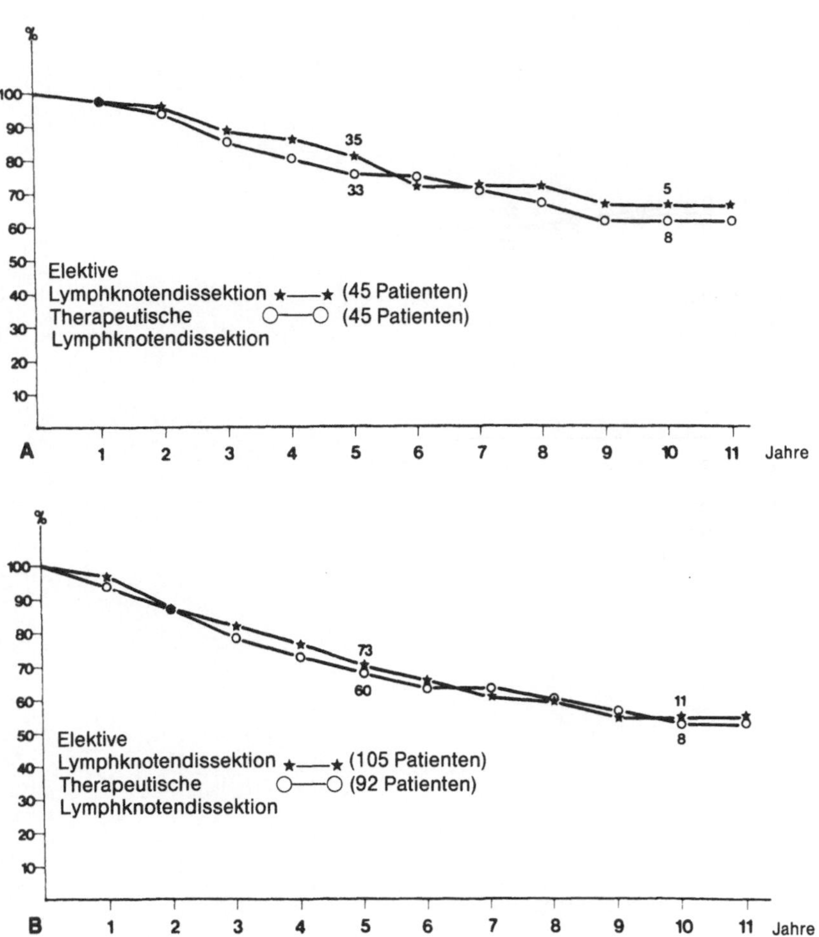

Abb. 8.9 A, B. Überlebenskurven von 287 Patienten im klinischen Stadium I (WHO-Melanomstudie Nr. 1), Unterteilung nach Therapiestrategie und Eindringtiefe: **A** Level III, **B** Level IV [37]

Keiner der Patienten mit Melanomen im Mikrostadium (Level) II und III verstarb, während dies bei 20 Patienten mit den Mikrostadien IV und V der Fall war. Die Fünfjahresüberlebensrate für alle Patienten betrug 77%. In der Untergruppe der Patienten mit Melanomen im Mikrostadium IV und V betrug die Fünfjahresüberlebensrate bei einer Tumordicke von 3 mm oder mehr 52%, bei einer Tumordicke von 1,5-3 mm 79% und bei Tumoren, die dünner als 1,5 mm waren, mehr als 90%. Bei der Zusammenfassung der Daten für alle Tumordicken wiesen die Patienten mit nodulärem Melanom eine schlechtere Prognose auf; der Unterschied erwies sich jedoch als statistisch nicht signifikant, wenn die Tumordicke berücksichtigt wurde.

Da bei den Melanomen im Mikrostadium II und III kein Rezidivtumor aufgetreten war, wurden nur die Melanome mit den Mikrostadien IV und V bei der Regressionsanalyse nach Cox berücksichtigt. Die statistische Analyse[1] ergab, daß neben dem Mikrostadium (Level) die Tumordicke der zweite wichtige prognostische Faktor ist. Die Daten zeigten, daß beide Kriterien berücksichtigt werden müssen.

Die Überlebensraten bei den Patienten mit belassenen Lymphknoten unterschieden sich wider Erwarten nicht von den Überlebensraten der Patientengruppen, bei denen eine ELKD durchgeführt worden war.

[1] Anmerkung der Übersetzer: Das Zielkriterium ist hier nicht klar, die Autoren sprechen von „survival was calculated using death rates from melanoma from onset of metastasis (disease-free interval)".

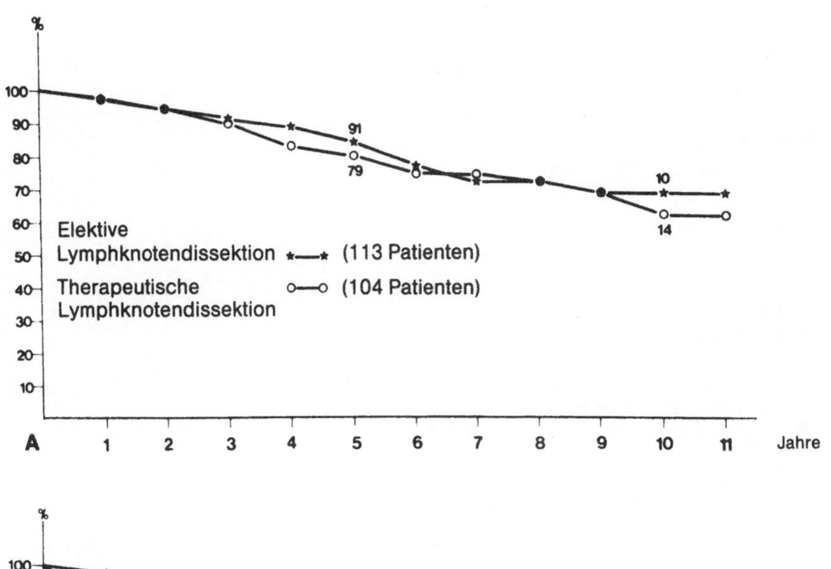

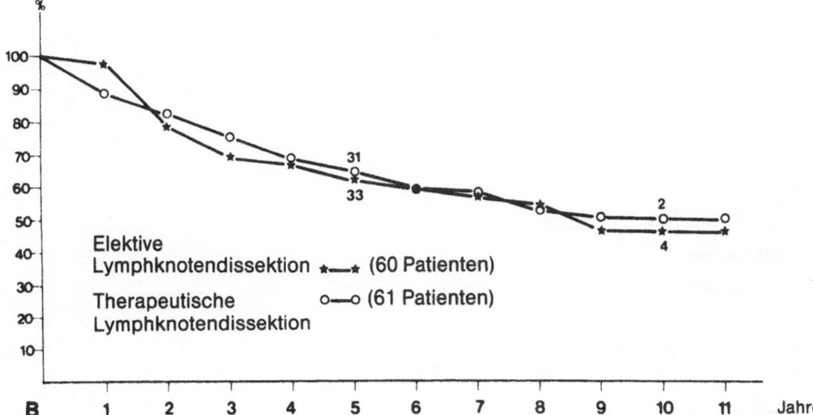

Abb. 8.10 A, B. Überlebenskurven von 338 Patienten im klinischen Stadium I (WHO-Melanomstudie Nr. 1), Unterteilung nach Therapiestrategien und Tumordicke: **A** <3,5 mm, **B** ≥3,5 mm [37]

Beim Vergleich der Gesamtüberlebensrate und der Heilungsrate (Anteil der Patienten mit tumorfreiem Überleben) der 3 Behandlungsgruppen fanden sich keine signifikanten Unterschiede. Die Fünfjahresüberlebensrate betrug 85% bei der Gruppe mit belassenen Lymphknoten, 85% bei der Gruppe mit sofortiger ELKD und 91% bei zweizeitiger ELKD. Die Überlebens- und Heilungsraten korrelierten jedoch signifikant mit der Tumordicke (Abb. 8.12 und 8.13).

Zusammenfassung

Die Studien der Mayo Clinic und der WHO-Melanomgruppe zeigten bei Patienten mit Melanomen der Extremitäten im klinischen Stadium I keinen Vorteil durch die ELKD. Nach einer durchschnittlichen Nachbeobachtungszeit von 10,4 Jahren in der WHO-Studie konnten keine Unterschiede zwischen den 2 Behandlungsarten festgestellt werden (weite Exzision mit oder ohne Lymphknotendissektion). Diese Folgerungen gelten unter der Voraussetzung, daß die Patienten in den ersten 3 Jahren klinisch alle 3 Monate auf Lymphknotenmetastasen nachuntersucht werden.

Da bis jetzt dazu noch keine randomisierten Studien durchgeführt wurden, ist der Nutzen der ELKD beim axialen Melanom (Rumpf, Kopf und Hals) nicht bekannt. Jedoch gibt es keinen Grund anzunehmen, daß die Ergebnisse, die beim Melanom der Extremitäten gewonnen wurden, nicht auf das Melanom am Rumpf übertragen werden können. Diese Frage muß in einer randomisierten klini-

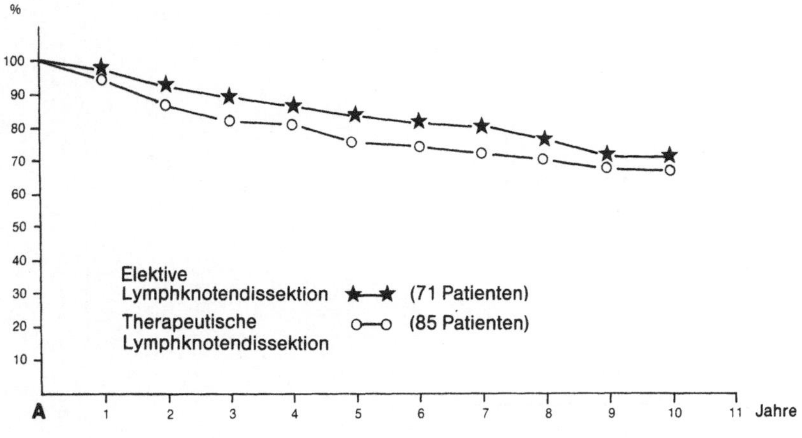

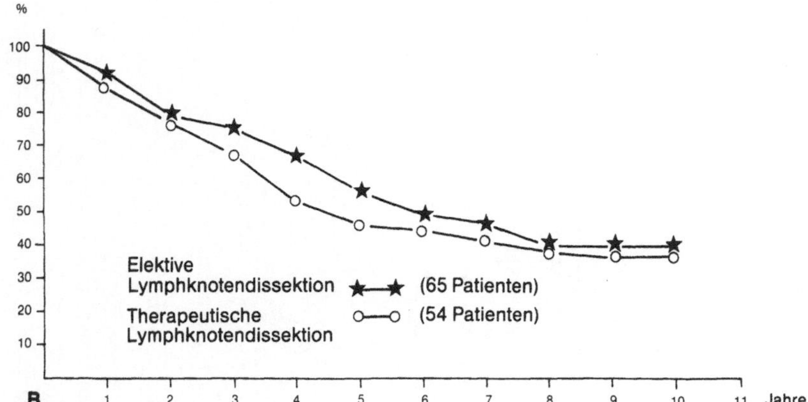

Abb. 8.11 A, B. Überlebenskurven von 275 Patienten im klinischen Stadium I (WHO-Melanomstudie Nr. 1), Unterteilung nach Therapiestrategien und Ulzeration: **A** ohne Ulzeration, **B** mit Ulzeration [37]

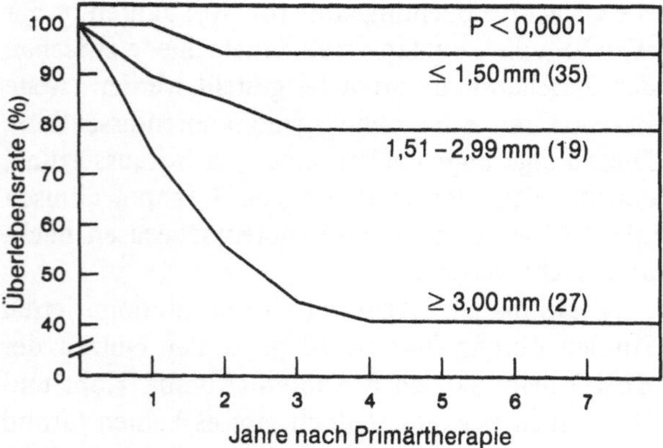

Abb. 8.12. Heilungsraten (erscheinungsfreies Überleben) einer randomisierten prospektiven Studie der Mayo Clinic, Unterteilung nach Tumordicke (Patienten mit Tumoren in Level IV und V)

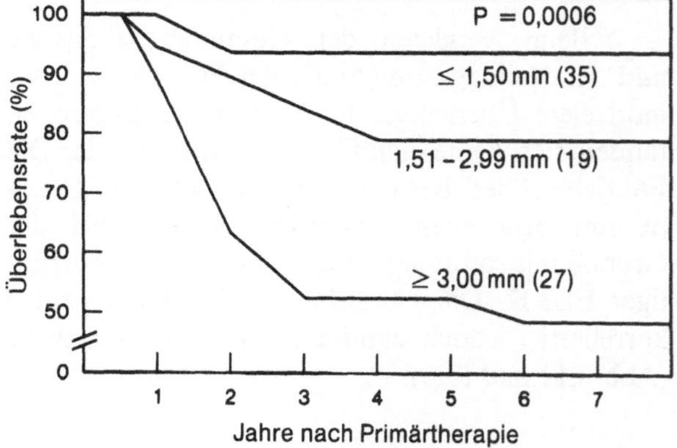

Abb. 8.13. Überlebensraten der Studie der Mayo Clinic, Unterteilung nach Tumordicke (Patienten mit Tumoren in Level IV und V)

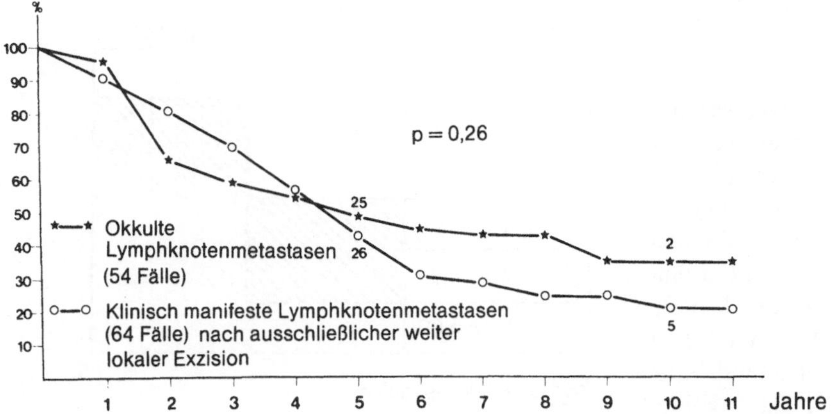

Abb. 8.14. Überlebenskurve von 118 Patienten der WHO-Melanomstudie. Verglichene Patientengruppen: 1) okkulte Lymphknotenmetastasen nach ELKD, 2) nur weite lokale Exzision, später tastbare Lymphknotenmetastasen. Zwischen beiden Gruppen besteht kein Unterschied [37]

schen Studie beantwortet werden. Glücklicherweise können heute unklare Lymphabflußwege genauer untersucht werden. Eine neuere Studie des Nationalen Krebsinstituts in Mailand [25] zeigte, daß die Lokalisation der regionären Metastasen mit rein klinischen Kriterien gut vorhersehbar ist, daß aber die kutane Lymphoszintigraphie den Weg des primären Lymphabflusses genauer anzeigen kann (s. Kap. 9). Aus diesem Grund wurde von der WHO-Melanomgruppe eine randomisierte klinische Studie initiiert, die den Erfolg der ELKD bei Patienten mit Melanom am Rumpf ermitteln soll (s. Abschnitt über randomisierte klinische Studien in diesem Kapitel).

Aus mehreren Gründen wird durch die sofortige (elektive) Lymphknotendissektion kein besseres Ergebnis als durch die therapeutische Dissektion bei Patienten mit einem Extremitätenmelanom im klinischen Stadium I erzielt. Ein Grund ist, daß nach dem Ergebnis der WHO-Melanomstudie (Abb. 8.14) [37] Patienten mit okkulten Lymphknotenmetastasen die gleiche Prognose wie Patienten mit klinisch tastbaren Lymphknoten haben.

Manche Autoren behaupten, daß die ELKD für das Staging notwendig ist, um die Patienten zu identifizieren, die einer adjuvanten Therapie bedürfen. Die Prognose der Patienten im Stadium I ist jedoch durch die histologische Untersuchung des Primärtumors abzuschätzen (s. Kap. 19). Darüber hinaus gibt es bis heute noch keine randomisierten klinischen Untersuchungen, die eine Verbesserung der Überlebensraten durch adjuvante Chemo- und/oder Immunotherapie belegen (s. Kap. 11).

Zwischen der Tumordicke des Melanoms und der Inzidenz von Lymphknotenmetastasen besteht ein eindeutiger Zusammenhang. Dies zeigt auch die WHO-Studie, bei der die Anzahl therapeutischer Lymphknotendissektionen mit der Tumordicke stieg. Patienten mit mehr als 1,5 mm dikken Tumoren sollten daher besonders intensiv nachbeobachtet werden.

Da die vorläufige Analyse der Studie der Mayo Clinic keinen signifikanten Vorteil der ein- oder zweizeitigen elektiven Lymphknotendissektion bei Melanomen am Rumpf und an den Extremitäten ergab, ist das jetzige Vorgehen bei Tumoren dieser Regionen abwartend; eine therapeutische Dissektion wird beim ersten klinischen Verdacht des Lymphknotenbefalls durchgeführt. Die Früherkennung klinisch verdächtiger Lymphknoten kann wichtig sein für die Prognose verglichen mit Patienten, deren Lymphknotenmetastasen erst spät erkannt werden und bei denen mehrere Lymphknotenstationen betroffen sind. Bei 12 von 62 Patienten, bei denen die Lymphknoten zunächst belassen wurden, wurde schließlich eine therapeutische Lymphknotendissektion durchgeführt; 6 der Patienten überlebten längere Zeit.

Diese Zahlen zeigen, daß die therapeutische Lymphknotendissektion bei der Behandlung des Melanoms der Extremitäten ebenso erfolgreich wie die ELKD ist. Diese Schlußfolgerung trifft für alle Untergruppen der Patienten zu. Die elektive Lymphknotendissektion kommt für Patienten in Betracht, die innerhalb der ersten 3 Jahre nach der Operation nicht häufig und regelmäßig nachuntersucht werden können. Dies gilt insbesondere für

Patienten, deren Melanomdicke 1,5 mm oder mehr beträgt, da dann das Risiko der lymphogenen Metastasierung stark ansteigt.

Ob die regionäre Lymphknotendissektion gleichzeitig mit der Operation des Primärtumors erfolgen soll, ist Gegenstand einer berechtigten Diskussion. Die 2 dargestellten prospektiven randomisierten Untersuchungen zeigen keinen signifikanten Nutzen der ELKD bei Melanomen an den Extremitäten. Dieses Urteil wird unterstützt von dem Befund, daß in einer Untersuchung 103 von 110 Patienten bei der ELKD keine nachweisbaren Lymphknotenmetastasen aufwiesen. Dazu kommt die zusätzliche Belastung des Patienten durch die ELKD und die bekannte Komplikationsrate dieses Verfahrens. Daraus kann gefolgert werden, daß die ELKD bei der Behandlung des malignen Melanoms im klinischen Stadium I nicht indiziert ist. Trotz dieser Befunde bleibt das Problem ungelöst, insbesondere da noch nicht alle Lokalisationen untersucht wurden und wir einen möglichen Nutzen bei einer kleinen Untergruppe von Patienten nicht ausschließen können. Aus diesen und anderen Gründen müssen weitere randomisierte prospektive Studien durchgeführt werden, die richtig stratifiziert sind und eine große Patientenzahl einbeziehen. Nur auf diese Weise können allgemein anerkannte Therapierichtlinien aufgestellt werden.

Einwände (C. M. Balch und G. W. Milton)

Die Studie der WHO-Melanomgruppe und die Studie der Mayo Clinic sind ausgezeichnete Untersuchungen, durchgeführt von erfahrenen Wissenschaftlern. Sicherlich profitieren nicht alle Melanompatienten von der ELKD, wie durch diese und andere Studien gezeigt werden konnte. Dennoch glauben wir, daß es Patientengruppen gibt, denen die ELKD Nutzen bringt.

Die WHO-Melanomgruppe stellte freundlicherweise die Originaldaten ihrer Untersuchung zur ELKD bei Patienten im klinischen Stadium I für eine unabhängige Auswertung zur Verfügung. Die Auswertung der WHO war umfassend, die Ergebnisse wurden so interpretiert, daß die ELKD keinen nachweisbaren Vorteil hat. Es gibt jedoch verschiedene Punkte bei dieser Untersuchung, die bei der Interpretation der Ergebnisse wichtig sind:

1) Eine multivariate Analyse bei 205 Patienten der WHO-Studie, bei denen alle klinischen und pathologischen Informationen vorlagen, zeigte, daß die entscheidenden prognostischen Kriterien die

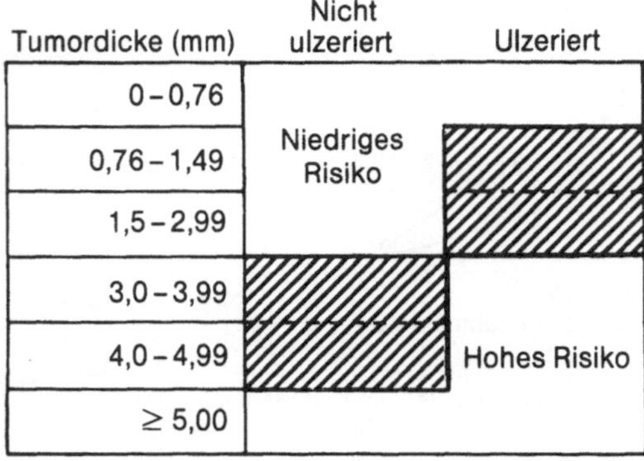

Abb. 8.15. Drei Risikogruppen, definiert durch Tumordicke und Ulzeration, für das Melanom im Stadium I an den Extremitäten. Ulzerierte Melanome haben ein höheres Metastasierungsrisiko als nichtulzerierte Tumoren gleicher Tumordicke

Tumordicke und die Ulzeration waren ($p = 0{,}0006$ bzw. $p = 0{,}0086$). Keine dieser Variablen war zum Zeitpunkt des Beginns der Studie 1970 als prognostisches Kriterium bekannt und wurde daher nicht zur Stratifizierung herangezogen. Interessanterweise ist die Verteilung der Tumordicke bei beiden Behandlungsarmen relativ gleich; es besteht jedoch ein deutliches Mißverhältnis bei der Verteilung der Patienten mit ulzeriertem Primärtumor: Melanome mittlerer Tumordicke (1,5-4,9 mm) waren häufiger ulzeriert in der Gruppe, in der eine ELKD durchgeführt wurde, als in der Gruppe mit alleiniger weiter Lokalexzision (52% gegenüber 19%).

2) Bei der Bildung von Gruppen geringen, mittleren und hohen Risikos, entsprechend der Tumordicke und der Ulzeration (Abb. 8.15), stellte sich eine kleine Untergruppe von Patienten heraus, die bei sofortiger ELKD eine um 22% verbesserte Zehnjahresüberlebensrate aufwiesen (Abb. 8.16). Diese Untergruppe mit Melanomen mittlerer Tumordicke umfaßte weniger als 20% der Gesamtpatientenzahl, und nur bei der Hälfte wurde eine ELKD durchgeführt. Der mögliche Nutzen für diese Untergruppe könnte ohne weiteres durch die Analyse aller Untergrupen verwischt werden, besonders wenn die Ulzeration des Primärtumors nicht berücksichtigt wird.

3) Gewisse Unterschiede bei den Therapieerfolgen ließen sich nachweisen, wenn die Daten nach dem Herkunftsland der Patienten unterteilt wurden. Beispielsweise schienen Patienten aus einem Land von der einzeitigen ELKD zu profitieren, während Patienten mit ähnlichen prognosti-

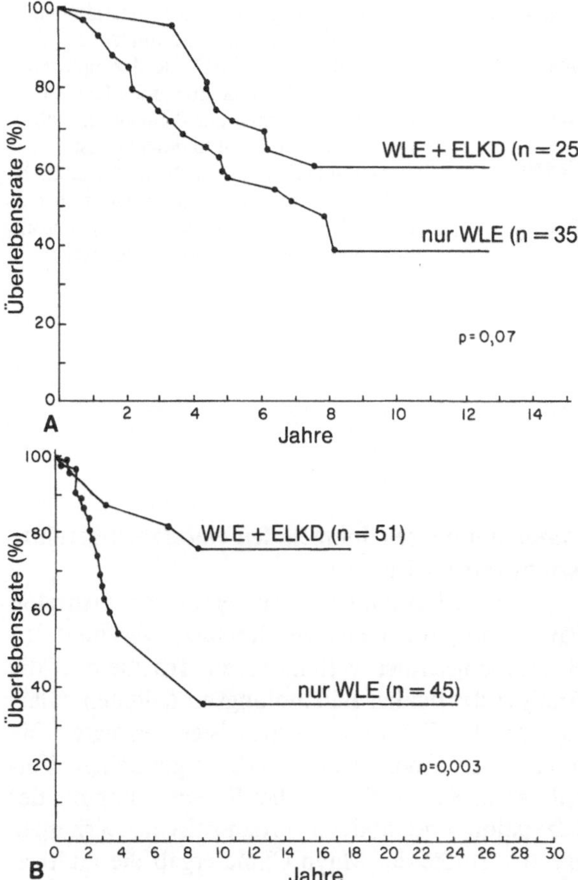

Abb. 8.16 A, B. Unterschiede der Überlebenskurven bei Melanomen mittleren Risikos in Abhängigkeit von der Therapiestrategie (weite lokale Exzision mit oder ohne ELKD). **A** WHO-Melanomstudie, **B** Zusammenfassung der Patienten der UAB und der SMU. In der kleinen Untergruppe der Patienten der WHO-Melanomstudie ergibt sich ein Trend zu einer besseren Zehnjahresüberlebensrate. Der p-Wert ist grenzwertig signifikant, aber die Stichprobe ist klein. Diese Ergebnisse sollten als vorläufige Ergebnisse angesehen werden, die an einem größeren Patientenkollektiv mit gleichen prognostischen Faktoren bestätigt werden müssen. Die Unterschiede in den Behandlungsarmen waren bei der großen Anzahl von Patienten der UAB und der SMU hoch signifikant. Diese Tatsache verringert die Wahrscheinlichkeit, daß die Daten der WHO-Melanomstudie ein „falsch-positives" Ergebnis zeigen

schen Kriterien aus einem anderen Land keine Vorteile zeigten. Es ist möglich, daß diese Differenzen auf genetische Unterschiede in der Immunantwort auf Melanomantigene zurückgehen, die zu unterschiedlichen klinischen Krankheitsverläufen bei verschiedenen ethnischen Gruppen führen.

4) Mehrere teilnehmende Kliniken hatten einen hohen Prozentsatz an Patienten mit histologisch positiven Lymphknoten, die jedoch klinisch im Stadium I waren (d.h. 25-30% aller Patienten). Diese Häufigkeit liegt 3-4 mal über unserer eigenen Studie und der der Literatur (d.h. 6-8%). Es ist also möglich, daß das klinische Staging von verschiedenen Beteiligten der Untersuchung nicht einheitlich gehandhabt wurde. Wenn dies zutrifft, wird in den Ergebnissen bestimmter Untersuchungsteilnehmer die tatsächliche Häufigkteit der Patienten mit regionären Metastasen oder Fernmetastasen überschätzt, da deren Patienten möglicherweise initial in einem höheren kinischen Stadium als die Patienten der UAB und der SMU waren.

5) Die Patienten der WHO-Studie, bei denen schließlich eine therapeutische Lymphknotendissektion durchgeführt wurde, hatten nur eine Zehnjahresüberlebensrate von 15-20%. Das heißt, daß fast 75% dieser Patienten mikroskopische Fernmetastasen bereits zu dem Zeitpunkt aufwiesen, zu dem sie klinisch manifeste regionäre Lymphknotenmetastasen hatten. Dieses Ergebnis ähnelt den Ergebnissen der Melanompatienten im klinischen Stadium II an der UAB und der SMU (Abb. 8.17). Wir vermuten, daß mit der ELKD die in den regionären Lymphknoten befindlichen Mikrometastasen entfernt werden, bevor sie zur Dissemination führen können.

Die Patienten der UAB und der SMU mit klinisch negativem, aber histologisch positivem Lymphknotenbefund hatten eine bessere Überlebensrate als die Patienten mit klinisch tastbaren Metastasen (s. Kap. 19, Abb. 19.10). Darüber hinaus gibt es sicherlich eine Patientengruppe mit Mikrometastasen, die bei der routinemäßigen histologischen Aufarbeitung der Lymphknoten nicht gefunden werden können. Beispielsweise ist in der multizentrischen WHO-Studie die Ausbeute an klinisch okkulten Lymphknotenmetastasen 21% bei Patienten mit einem 1,5-4,9 mm dicken Melanom. Trotzdem mußte bei 56% der Patienten mit gleicher Tumordicke, bei denen lediglich eine weite Exzision des Primärtumors durchgeführt worden war, schließlich eine therapeutische Lymphknotendissektion erfolgen. Wahrscheinlich beruht der Unterschied (21 gegenüber 56%) darauf, daß okkulte Lymphknotenmetastasen in dem Präparat vom Pathologen nicht nachgewiesen werden konnten. Der zweite Wert (56%) gibt das tatsächliche Risiko für Lymphknotenmetastasen bei Patienten mit Melanomen der Tumordicke 1,5-4,9 mm besser wieder.

Schließlich besteht bei malignen Melanomen an den Extremitäten, besonders bei Frauen, verglichen mit Melanomen an jeder anderen Lokalisation, das geringste biologische Risiko für Metasta-

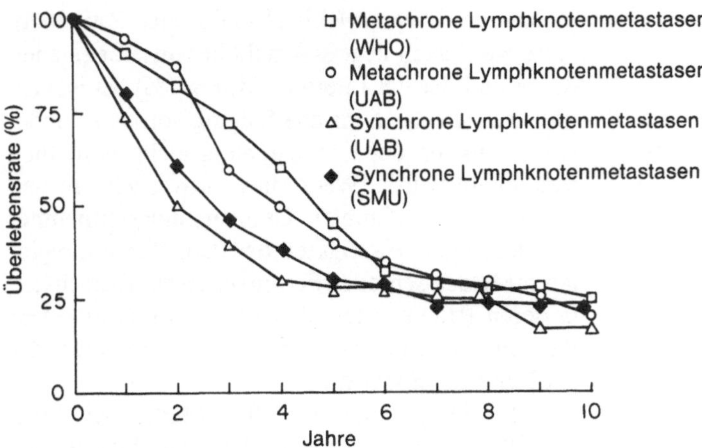

Abb. 8.17. Ergebnisse der chirurgischen Therapie im klinischen Stadium II bei Patienten der UAB, SMU und der multizentrischen WHO-Melanomstudie. Die überwiegende Mehrheit der Patienten mit klinisch tastbaren Lymphknotenmetastasen stirbt schließlich an den Metastasen, unabhängig von der klinischen Situation (d.h., ob die Lymphknotenmetastasen synchron bestanden oder metachron aufgetreten waren)

sen (vgl. Kap. 19). Ungefähr 85% der Patienten in der WHO-Studie waren Frauen mit einem Melanom an den Extremitäten. Es ist daher nicht überraschend, daß bei dieser Gruppe von Patienten mit relativ geringem Risiko keine größeren Unterschiede in den Überlebensraten gefunden wurden.

Die Studie der Mayo Clinic wurde ebenso sorgfältig durchgeführt. Es muß jedoch betont werden, daß nur ein kleiner Teil der Patienten im Stadium I zu den Untergruppen gerechnet werden kann, die wir zum Zeitpunkt der Erstdiagnose als besonders gefährdet für regionäre Metastasen, aber als wenig gefährdet für Fernmetastasen einstufen. Diese Studie berücksichtigte auch nicht die Ulzeration der Melanome, weder bei der Stratifizierung noch bei der Analyse der Behandlungsergebnisse.

Unserer Meinung nach bleiben bei der Interpretation der Ergebnisse nach wie vor einwandfreie Unterschiede bestehen, die nur durch weitere Untersuchungen dieser wichtigen Frage in randomisierten klinischen Studien geklärt werden können. Dabei müssen die jetzt bekannten Kriterien zur Stratifizierung herangezogen werden und alle Lokalisationen untersucht werden.

Antwort auf die Einwände
(N. Cascinelli und F. H. Sim)

Die Interpretation der Ergebnisse der multizentrischen Studie der WHO und der Studie der Mayo Clinic durch Balch und Milton sind interessant; es wird deutlich, daß der Dialog über dieses kontroverse Thema ernsthaft und offen geführt wird. Balch und Milton weisen zu Recht auf verschiedene Kritikpunkte an diesen prospektiven randomisierten klinischen Studien hin, die initiiert worden waren, um die seit Jahrzehnten emotionell geführte Kontroverse beizulegen.

Die Ulzeration war nur einer von mehreren Parametern, die nicht gleichmäßig zwischen den Behandlungsarmen verteilt waren. Trotzdem ist die Analyse der beiden Behandlungsmodalitäten zulässig, da die Zuteilung randomisiert erfolgte. Die multivariate Analyse der WHO zeigte keinen Vorteil der ELKD, auch nicht bei Berücksichtigung der Ulzeration und anderer prognostischer Kriterien. Bei der Studie der Mayo Clinic ergab die multivariate Analyse, daß die Tumordicke der wichtigste prognostische Faktor ist, und beide Gruppen wurden danach abgeglichen, die Ulzeration wurde hier nicht berücksichtigt.

Die Studie der Mayo Clinic wurde kritisiert, da sie einen hohen Anteil an Low-risk Melanomen enthält. Trotzdem zeigt die gesonderte Analyse der 91 Patienten mit Melanomen des Levels IV und V, die dicker als 1,5 mm waren, daß auch in dieser High-risk Gruppe die alleinige weite lokale Exzision keinen Nachteil brachte. In der Studie der Mayo Clinic zeigte die Auswertung der Daten von 36 Patienten mit Melanomen mittlerer Tumordicke, daß auch sie nach 5 Jahren Nachbeobachtung keinen Vorteil von der ELKD hatten. Es muß jedoch eingeschränkt werden, daß die Anzahl der Patienten in dieser Gruppe mittlerer Tumordicke klein war. Wie von Balch und Milton betont wird, divergierten hier außerdem die Überlebensraten erst nach 6-7 Jahren.

Die Auswertung der ersten multizentrischen WHO-Melanomstudie durch Soong und Balch ließ vermuten, daß in einer kleinen Gruppe, definiert durch Tumordicke und Ulzeration, ein signifikanter Unterschied der Überlebensraten bestand. Hier liegt möglicherweise ein „falsch-positives" Ergebnis nach Art eines 5%igen Alphafehlers vor. Wir möchten auf die Gefahr bei der Analyse sehr kleiner Patientenkollektive hinweisen.

Obwohl die Unterschiede der Therapieergebnisse möglicherweise auch in genetischen Verschiedenheiten begründet liegen, können sie auch durch die relativ geringe Anzahl von Patienten in bestimmten Melanomzentren bedingt sein. Das klinische Staging wird möglicherweise regional unterschiedlich gehandhabt, aber diese Unterschiede dürften die Ergebnisse nicht beeinflußt haben, da in jedem Zentrum getrennt randomisiert wurde. Aus diesem Grund dürften die Unterschiede beim klinischen Staging bei beiden Therapiearmen gleiches Gewicht besitzen.

Die frühzeitige klinische Erkennung möglicherweise metastatisch befallener Lymphknoten kann ein wichtiger Faktor zur Verbesserung der Ergebnisse der therapeutischen Lymphknotendissektion sein, verglichen mit den Patienten, die mit multiplen und großen Lymphknotenmetastasen zu spät in Behandlung kommen. In der Studie der Mayo Clinic wurde von den Patienten, deren Lymphknoten ursprünglich belassen und die intensiv nachbeobachtet worden waren, bei 12 Patienten nachträglich eine therapeutische Lymphknotendissektion vorgenommen; davon überlebten 6 Patienten (50%) mindestens 5 Jahre. In der WHO-Melanomstudie wird ebenfalls die Notwendigkeit der intensiven Nachbeobachtung betont.

Die Zehnjahresüberlebensrate von 20% bei Patienten, bei denen eine therapeutische Lymphadenektomie durchgeführt wurde, stimmt mit der Literatur gut überein. Die Hypothese, daß die Entfernung von Mikrometastasen in einem frühen Krankheitsstadium die Prognose verbessert, läßt sich durch unsere Daten nicht bestätigen.

Wir sind derselben Ansicht wie Balch und Milton, daß es bis jetzt keine Übereinstimmung hinsichtlich der optimalen Behandlung des malignen Melanoms gibt und daß die Rolle der ELKD vordringlich geklärt werden muß. Wir sind zuversichtlich, daß die randomisierten prospektiven Studien, die jetzt an einem großen Patientenkollektiv durchgeführt werden, zur Klärung beitragen können und die Erarbeitung genauer Therapierichtlinien ermöglichen werden. Unserer Meinung nach gibt es gute Gründe dafür, daß die therapeutische Lymphknotendissektion bei der Therapie des Extremitätenmelanoms im klinischen Stadium I ebenso erfolgreich wie die elektive Lymphknotendissektion ist.

Aktuelle randomisierte klinische Studien zur elektiven Lymphknotendissektion

Aus der Beschreibung der verschiedenen therapeutischen Strategien in Kap. 23 wird ersichtlich, daß es in den Vereinigten Staten bis heute kein einheitliches Verfahren für die Auswahl der Patienten für die ELKD gibt. Die verfügbaren Daten sind zu widersprüchlich, und eine klare Übereinkunft wurde noch nicht erzielt. Weitere klinische Untersuchungen sind dringend erforderlich.

Zur Zeit laufen 2 internationale Gemeinschaftsstudien, die die Effizienz der ELKD bei selektionierten Melanompatienten untersuchen. Die eine wird vom National Cancer Institute, Washington, D.C. (The Intergroup Melanoma Committee) geleitet, die zweite beschränkt sich auf Melanome am Rumpf und steht unter der Leitung der WHO-Melanomgruppe.

Das Protokoll des Intergroup Melanoma Committee sieht vor, daß nur die Patienten, die ein Melanom mittlerer Tumordicke (1-4 mm) und keinen klinischen Anhalt für regionäre Lymphknotenmetastasen oder Fernmetastasen aufweisen, in die Studie aufgenommen werden. Die 4 Behandlungsarme dieser randomisierten prospektiven klinischen Studie sind in Tabelle 8.6 aufgeführt. Bei allen Patienten mit Melanom am Rumpf wird eine Lymphoszintigraphie der Haut durchgeführt (s. Kap. 9) und alle Lymphknotenstationen des primären Melanoms müssen disseziert sein, bevor der Patient in die Studie aufgenommen wird. Patienten mit Melanom, deren Lymphabfluß in mehr als 2 Regionen erfolgt, werden ausgeschlossen. Die Patienten mit bilateralem Abfluß in Halslymphknoten werden ge-

Tabelle 8.6. Protokoll der Intergroup Melanoma Study für Melanome mittlerer Tumordicke (1-4 mm)[a]

Randomisierter Therapiearm	Sicherheitsabstand der lokalen Exzision [cm]	Elektive (sofortige) Lymphadenektomie
1	2[b]	Nein
2	2[b]	Ja
3	4	Nein
4	4	Ja

[a] Alle größeren Therapiezentren der Vereinigten Staaten und das nationale Krebsforschungszentrum von Kanada nehmen an dieser Studie teil.

[b] Bei Patienten mit Melanomen am Kopf und an den distalen Extremitäten wird die Exzision mit einem Sicherheitsabstand von 2 cm durchgeführt. Diese Gruppe wird auf die Therapiearme 1 und 2 randomisiert.

mäß folgender Variablen stratifiziert: 1) Dicke des Melanoms (1-2 mm, 2-3 mm, 3-4 mm); 2) Lokalisation des Primärtumors (proximale Extremität gegen Rumpf oder distale Extremität gegen Kopf und Hals) und 3) histologisch bestimmte Ulzeration der Epidermis über dem Melanom.

Man schätzt, daß insgesamt 1700 Patienten in die Studie aufgenommen werden müssen. Beteiligte Zentren sind die Cancer and Leukemia Group B, Eastern Cooperative Oncology Group, National Cancer Institute of Canada, Northern California Oncology Group, North Central Cancer Treatment Group, Southeastern Cancer Study Group und die Southwest Oncology Group.

Die zweite Studie wird von der WHO-Melanomgruppe geleitet und bezieht Patienten mit klinisch nicht befallenen Lymphknoten ein, bei denen der Primärtumor dicker als 2 mm und am Rumpf lokalisiert ist. Der Primärtumor muß mit einem Sicherheitsabstand von 3 cm exzidiert werden. Bei der Lymphknotendissektion werden Tumoren ausgeschlossen, die innerhalb von 2 cm von der Mittellinie (vertikale Achse) oder der horizontalen Körperachse (Sappey-Linie) liegen. Eine kutane Lymphoszintigraphie wird empfohlen, ist aber nicht vorgeschrieben. Aufgenommene Patienten werden randomisiert auf 2 Therapiearme aufgeteilt: 1) weite lokale Exzision mit intensiver Nachbeobachtung und therapeutischer Lymphknotendissektion, falls notwendig, oder 2) weite lokale Exzision und ELKD. Die Patienten werden durch das Behandlungszentrum stratifiziert. Alle 17 Mitglieder der WHO-Melanomgruppe können an dieser laufenden Studie teilnehmen.

Wahrscheinlich werden durch die Ergebnisse dieser beiden Studien wichtige neue Informationen über die Rolle der ELKD (wenn es eine gibt) bei Teilkollektiven von Melanompatienten gewonnen. Die Ergebnisse sollten in ca. 10 Jahren vorliegen. Zwischenzeitlich werden die behandelnden Ärzte die in diesem Kapitel beschriebenen derzeit verfügbaren Informationen abwägen müssen und von Fall zu Fall über die regionäre Lymphknotendissektion entscheiden.

Literatur

1. Balch CM (1980) Surgical management of regional lymph nodes in cutaneous melanoma. J Am Acad Dermatol 3: 511
2. Balch CM, Murad TM, Soong S-j, Ingalls AL, Halpern NB, Maddox WA (1978) A multifactorial analysis of melanoma: Prognostic histopathological features comparing Clark's and Breslow's staging methods. Ann Surg 188: 732
3. Balch CM, Murad TM, Soong S-j, Ingalls AL, Richards PC, Maddox WA (1979) Tumor thickness as a guide to surgical management of clinical stage I melanoma patients. Cancer 43: 883
4. Balch CM, Soong S-j, Milton GW, Shaw HM, McGovern VJ, Murad TM, McCarthy WH, Maddox WA (1982) A comparison of prognostic factors and surgical results in 1,786 patients with localized (stage I) melanoma treated in Alabama, USA, and New South Wales, Australia. Ann Surg 196: 677
5. Balch CM, Soong S-j, Murad TM, Ingalls AL, Maddox WA (1979) A multifactorial analysis of melanoma. II. Prognostic factors in patients with stage I (localized) melanoma. Surgery 86: 343
6. Balch CM, Soong S-j, Murad TM, Ingalls AL, Maddox WA (1981) A multifactorial analysis of melanoma. III. Prognostic factors in melanoma patients with lymph node metastases (stage II). Ann Surg 193: 377
7. Balch CM, Urist MM (1983) Melanoma: When to suspect metastases - and what to do. Your Patient and Cancer, June 1983, p 33
8. Breslow A (1979) Editorial. Surgical pros and cons. Surg Gynecol Obstet 149: 731
9. Cascineli N, Preda F, Vaglini M, Orefice S, Bufalino R, Morabito A, Nava M, Santinami M (1983) Metastatic spread of stage I melanoma of the skin. Tumori 69: 449
10. Conrad FG (1972) Treatment of malignant melanoma: Wide excision alone vs lymphadenectomy. Arch Surg 104: 587
11. Das Gupta TK (1977) Results of treatment of 269 patients with primary cutaneous melanoma: A five-year prospective study. Ann Surg 186: 201
12. Fisher B, Saffer E, Fisher ER (1974) Studies concerning the regional lymph node in cancer. IV. Tumor inhibition by regional lymph node cells. Cancer 33: 631
13. Goldsmith HS, Shah JP, Kim DH (1970) Prognostic significance of lymph node dissection in the treatment of malignant melanoma. Cancer 26: 606
14. Gumport SL, Harris MN (1974) Results of regional lymph node dissection for melanoma. Ann Surg 179: 105
15. Hansen MG, McCarten AB (1974) Tumor thickness and lymphocytic infiltration in malignant melanoma of the head and neck. Am J Surg 128: 557
16. Holmes EC, Moseley HS, Morton DL, Clark W, Robinson D, Urist MM (1977) A rational approach to the surgical management of melanoma. Ann Surg 186: 481
17. Ketcham AS, Lawrence W Jr, Pilch YH, Rogers CE (1973) Symposium on melanoma. Contemp Surg 2: 87
18. Lane N, Lattes R, Malm J (1958) Clinicopathological correlations in a series of 117 malignant melanomas of the skin of adults. Cancer 11: 1025
19. McCarthy JG, Haagensen CD, Herter FP (1974) The role of groin dissection in the management of melanoma of the lower extremity. Ann Surg 179: 156

20. McGovern VJ, Shaw HM, Milton GW, McCarthy WH (1982) Ulceration and prognosis in cutaneous malignant melanoma. Histopathology 6: 399
21. Meyer CM, Lecklitner ML, Logic JR, Balch CM, Bessey PQ, Tauxe WN (1979) Technetium-99m sulfur-colloid cutaneous lymphoscintigraphy in the management of truncal melanoma. Radiology 131: 205
22. Milton GW, Shaw HM, McCarthy WH, Pearson L, Balch CM, Soong S-j (1982) Prophylactic lymph node dissection in clinical stage I cutaneous malignant melanoma: Results of surgical treatment in 1319 patients. Br J Surg 69: 108
23. Moore GE, Gerner RE (1971) Malignant melanoma. Surg Gynecol Obstet 132: 427
24. Mundth ED, Guralnick EA, Raker JW (1965) Malignant melanoma: A clinical study of 427 cases. Ann Surg 162: 15
25. Nava M, Santinami M, Bajetta E, Marolda RR, Vaglini N, Clemente C, Cascinelli N (1982) Il melanoma cutaneo con metastasi ai linfonodi regionali (stadio II): Diagnosi, terapia, prognosi. Arg Onc 3: 119
26. Pendergrast WJ Jr, Soloway MS, Myers GH, Futrell JW (1976) Regional lymphadenectomy and tumor immunity. Surg Gynecol Obstet 142: 385
27. Preston FW, Staley CJ (1958) Controversial aspects of the management of malignant melanoma. Surg Clin North Am 38: 183
28. Reintgen DS, Cox EB, McCarty KS Jr, Vollmer RT, Seigler HF (1983) Efficacy of elective lymph node dissection in patients with intermediate thickness primary melanoma. Ann Surg 198: 379
29. Sim FH, Taylor WF, Ivins JC, Pritchard DJ, Soule EH (1978) A prospective randomized study of the efficacy of routine elective lymphadenectomy in management of malignant melanoma: Preliminary results. Cancer 41: 948
30. Southwick HW, Slaughter DP, Hinkamp JF, Johnson FE (1962) The role of regional node dissection in the treatment of malignant melanoma. Arch Surg 85: 63
31. Sugarbaker EV, McBride CM (1976) Melanoma of the trunk. The results of surgical excision and anatomic guidelines for predicting nodal metastasis. Surgery 80: 22
32. Urist MM, Balch CM, Soong S-j, Milton GW, Shaw HM, McGovern VJ, Murad TM, McCarthy WH, Maddox WA (1984) Head and neck melanoma in 536 clinical stage I patients: A prognostic factors analysis and results of surgical treatment. Ann Surg 20: 769
33. Urist MM, Maddox WA, Kennedy JE, Balch CM (1983) Patient risk factors and surgical morbidity after regional lymphadenectomy in 204 melanoma patients. Cancer 51: 2152
34. van der Esch EP, Cascinelli N, Preda F, Morabito A, Bufalino R (1981) Stage I melanoma of the skin: Evaluation of prognosis according to histologic characteristics. Cancer 48: 1668
35. Veronesi U, Adamus J, Bandiera DC, Brennhovd IO, Caceres E, Cascinelli N, Claudio F, Ikonopisov RL, Javorskj VV, Kirov S, Kulakowski A, Lacour J, Lejeune F, Mechl Z, Morabito A, Rodé I, Sergeev S, van Slooten E, Szczygiel K, Trapeznikov NN, Wagner RI (1977) Inefficacy of immediate node dissection in stage I melanoma of the limbs. N Engl J Med 297: 627
36. Veronesi U, Adamus J, Bandiera DC, Brennhovd IO, Caceres F, Cascinelli N, Claudio F, Ikonopisov RL, Javorskj VV, Kirov S, Kulakowski A, Lacour J, Lejeune F, Mechl Z, Morabito A, Rodé I, Sergeev S, van Slooten E, Szczygiel K, Trapeznikov NN, Wagner RI (1980) Stage I melanoma of the limbs: Immediate versus delayed node dissection. Tumori 66: 373
37. Veronesi U, Adamus J, Bandiera DC, Brennhovd IO, Caceres E, Cascinelli N, Claudio F, Ikonopisov RL, Javorskj VV, Kirov S, Kulakowski A, Lacour J, Lejeune F, Mechl Z, Morabito A, Rodé I, Sergeev S, van Slooten E, Szczygiel K, Trapeznikov NN, Wagner RI (1982) Delayed regional lymph node dissection in stage I melanoma of the skin of the lower extremities. Cancer 49: 2420
38. Wanebo HJ, Woodruff J, Fortner JG (1975) Malignant melanoma of the extremities: A clinicopathologic study using levels of invasion (microstage). Cancer 35: 666

9 Darstellung des regionären Lymphabflusses mit kutaner Lymphoszintigraphie

J. R. Logic und C. M. Balch

Das Melanom metastasiert am häufigsten über die lokalen Lymphabflußwege zu den regionären Lymphknoten. Die Darstellung der Lymphabflußwege des Melanoms ist daher von großer Bedeutung für den Kliniker. Zu wissen, in welchen Lymphknotenstationen am ehesten ein Metastasenrisiko besteht, ist zunächst für die prä- und postoperative Untersuchung wichtig. Weiterhin gewinnt man wichtige Informationen darüber, welche Lymphknotenstationen bei den Patienten entfernt werden sollten, bei denen eine elektive Lymphknotendissektion (ELKD) geplant ist. Während der Lymphabfluß beim Melanom der Extrememitäten i. allg. eindeutig ist, zeigte bereits Sappey im 19. Jahrhundert [11], daß der Lymphabfluß am Rumpf häufig nicht ohne weiteres vorhersehbar ist. Es ist daher schwierig, klinisch mit Sicherheit zu entscheiden, welche Lymphknotenstationen bei Patienten mit Melanom am Rumpf und an einigen Lokalisationen an Kopf und Hals gefährdet sind.

Die kutane Lymphoszintigraphie stellt die einzige klinisch verfügbare Technik dar, mit der die Lymphdrainage eindeutig geklärt werden kann. In diesem Kapitel werden die Erfahrungen der University of Alabama in Birmingham (UAB) bei 71 Patienten mit Melanom am Rumpf dargelegt. Die Technik ist einfach und leicht anwendbar, sie kann in jeder nuklearmedizinischen Abteilung eingeführt werden.

Geschichte

Vor fast 30 Jahren berichteten Sherman und Ter-Pogossian [12], daß interstitiell injizierte Radiokolloide über die Lymphwege zu den regionären Lymphknoten abtransportiert werden. Sie verwendeten radioaktives kolloidales Gold (^{198}Au), gelöst in Gelatine mit einer Partikelgröße zwischen 50 nm und 250 nm. Die Strahlung dieser Substanz bestand aus Beta-Teilchen von 0,9 MeV und Gammastrahlen von 0,41 MeV. Kolloidales ^{198}Au wurde später auch von Fee et al. [5] zur Darstellung des Lymphabflusses beim malignen Melanom benutzt. Aufgrund der Strahlenbelastung durch ^{198}Au und aufgrund seiner schlechten bildgebenden Eigenschaften wurden jedoch andere Tracer für die Lymphoszintigraphie gesucht. Es konnte gezeigt werden, daß auch die für die Leberszintigraphie verwendete Substanz, ^{99m}Tc-Schwefelkolloid, nach interstitieller Injektion über die Lymphwege zu den regionären Lymphknoten transportiert wird [6]. Diese Substanz wurde später an der UAB verwendet, um die Lymphdrainage beim malignen Melanom am Rumpf darzustellen [9]. Vorteilhaft sind die optimalen bildgebenden Eigenschaften des ^{99m}Tc für die heutigen Gammakameras, nachteilig die Partikelgröße des Kolloids (100 nm), die den Lymphtransport deutlich verzögert. Dadurch wird das Radiokolloid häufig im ersten Lymphknoten einer Lymphknotenkette gespeichert, und die gesamte Ausdehnung des angrenzenden Abflußgebiets kann nicht immer beurteilt werden. Zu ergänzen ist, daß ein Schwefelkolloid mit etwas kleinerer Partikelgröße zu wissenschaftlichen Zwecken erhältlich ist und von Bennett und Lago [1] für die kutane Lymphoszintigraphie verwendet wurde.

Seit 1979 ist ein kleineres Kolloid für wissenschaftliche Zwecke erhältlich: Antimontrisulfid. Dieses Kolloid, das ebenfalls mit ^{99m}Tc markiert ist (dadurch werden die guten bildgebenden Eigenschaften erhalten), hat den Vorteil der erheblich kleineren Größe (3–12 nm), die der des ^{198}Au-Kolloids nahekommt. Antimonradiokolloid gelangt nach intradermaler Injektion viel rascher in die Lymphwege als Kolloide mit größeren Partikeln. Häufig werden auf diese Weise nicht nur die gesamte primäre Lymphknotenstation, sondern auch dazwischenliegende Lymphknoten dargestellt. Darüber hinaus kann mit einer kleineren Dosis die Strahlenbelastung erheblich reduziert werden. Während der letzten 4 Jahre wurde an der UAB zur Darstellung der Lymphwege beim Melanom am Rumpf ausschließlich diese Testsubstanz angewandt. Auch beim Mamma- und Prostatakarzinom ist die Untersuchung des Lymphabflusses mit kolloidalem ^{99m}Tc-Antimon lohnenswert [3, 4, 7, 8, 14].

Indikationen

Die kutane Lymphoszintigraphie mit ^{99m}Tc-markiertem kolloidalem Antimontrisulfid wird zur Diagnostik der Lymphabflußwege eines Melanoms mit unklarer Drainage eingesetzt. Dazu zählen die meisten Melanome am Rumpf. Dieses Verfahren ist auch lohnend bei Patienten mit möglichem bidirektionalem Lymphabfluß von verschiedenen Lokalisationen an Kopf und Hals und bei Tumoren, die ganz proximal an den Extremitäten liegen. Die Lymphoszintigraphie kann auch beim Melanom der Vulva mit Erfolg eingesetzt werden.

Hervorzuheben ist, daß die umfangreichsten Informationen gewonnen werden, wenn das Szintigramm vor oder unmittelbar nach der Biopsie oder der lokalen Exzision mit engem Sicherheitsabstand durchgeführt wird. Eine vorangegangene weite Exzision zerstört den ursprünglichen Lymphabfluß der Läsion, besonders wenn gleichzeitig eine Lymphknotendissektion durchgeführt wurde; zwischengeschaltete Lymphknoten lassen sich dann nicht mehr darstellen, und die Ergebnisse sind schwieriger zu interpretieren [1].

Technik

Kolloidales Antimontrisulfid wird in Form eines sterilen, pyrogenfreien Kittes vertrieben (Cadema Medical Products Inc., Westtown, N.Y.). Es ist mit 500 µCi-1 mCi ^{99m}Tc als Natriumpertechnetat markiert, bei einer Menge von weniger als 1 ml (Abb. 9.1). Bei der Verwendung eines Schwefelkolloids kann man Lidocain als Lokalanästhetikum hinzufügen, was bei der sauren Antimonlösung nicht möglich ist. Aber obwohl eine Lokalanästhesie bei Antimonkolloiden nicht durchführbar ist, kann die Injektion für den Patienten durchaus ohne wesentliche Beschwerden erfolgen.

Die Haut wird rings um den Primärtumor mit 10%igem Povidon-Jod-Komplex (Betaisodona) desinfiziert. Mit einer 26-G-Injektionsnadel werden rings um die Läsion oder um die lokale Exzision intradermal 4-6 Quaddeln gesetzt. Auf keinen Fall darf man tief subkutan injizieren, da dadurch ein anderer Lymphabfluß als jener des kutanen Melanoms vorgetäuscht werden kann. Auch eine Injektion zu nahe am primären Melanom ist zu vermeiden, um keine Melanomzellen zu verschleppen. Bei 71 Lymphangiogrammen an der UAB wurden keine Nebenwirkungen beobachtet.

3-4 h nach der Injektion kann die Szintigraphie durchgeführt werden. Die regionären Lymphknoten werden mit einer mit einem Photomultiplier bestückten Gammakamera (37er Röhre, Vielzweck-Niederenergie-Parallelloch-Kollimator) dargestellt, mit einer Fenstereinstellung von 20% über dem Photopeak von ^{99m}Tc bei 140 keV. Die Messung erfolgt 5 min lang über den axillären, inguinalen und zervikalen Lymphknoten, ebenso über der Injektionsstelle. Manchmal können auch schräge und laterale Aufnahmen nützlich sein. Zu betonen ist, daß die Lymphdrainage nach einer weiten Exzision eines Melanoms, besonders nach einer regionären Lymphknotendissektion, so verändert sein kann, daß mit der Lymphoszintigraphie der Lymphabfluß nicht mehr zuverlässig vorhergesagt werden kann [9, 10].

Dosimetrie

Bei der Verwendung von kolloidalem ^{198}Au ist die Strahlenbelastung der kutanen Lymphoszintigraphie relativ hoch. Neben Photonen hoher Energie werden auch lokal gewebezerstörende Teilchen abgegeben, die zu einer sehr hohen Belastung der Injektionsstelle beitragen und zu lokalen Gewebeuntergängen führen können [2]. Im Gegensatz dazu hat die kleine Menge von ^{99m}Tc, wie sie an der UAB verwendet wird, keine lokalen oder systemischen Nebenwirkungen; die Strahlenbelastung an der Injektionsstelle ist zwar nicht zu vernachlässigen, liegt aber in einem annehmbaren Bereich. Die Restaktivität des ^{99m}Tc nach 24 h wurde von Forschern der UAB sowie von anderen Forschern [13] unmittelbar nach der regionären Lymphknotendissektion an den exzidierten regionären Lymphknoten gemessen. In allen untersuchten Fällen betrug die radioaktive Strahlung nur wenige µCi von ^{99m}Tc/g Gewebe. Aufgrund dieser Befunde und des klinischen Nutzens der Lymphoszintigraphie wurde diese Methode von dem Radioactive Drug Research Committee und dem Human Use Committee der UAB für die Anwendung bei Patienten mit einer möglichen malignen Erkrankung genehmigt.

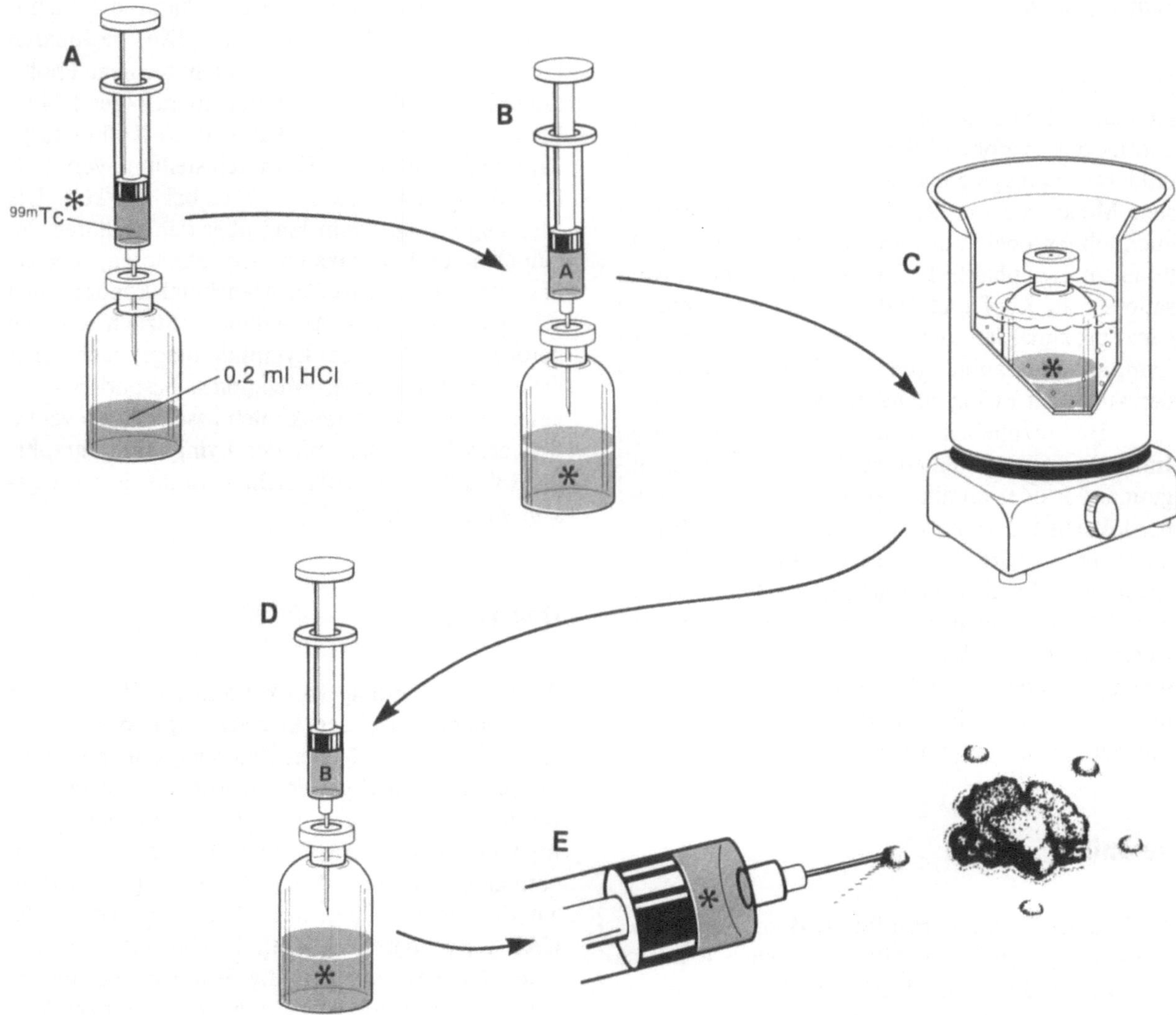

Abb. 9.1 A-E. Herstellung des kolloidalen ^{99m}Tc-Antimontrisulfid (Cadema Medical Inc., Westtown, NY 10998). **A** Injektion von 500 µCi-1 mCi von ^{99m}Tc (frei von Oxidantien und Zusätzen) (*radioaktiv) in eine Flasche, die 0,2 ml einer 0,5-normalen HCl enthält. **B** Zugabe der abgepackten Spritze *(A)* zu der Flasche; die Spritze *(A)* enthält 0,67 mg Antimon als Trisulfid. **C** Erhitzen der Flasche im kochenden Wasserbad (abgedeckt) 30 min lang, um das Kolloid zu bilden. **D** Entnahme der Flasche aus dem Wasserbad und Zugabe der abgepackten Spritze *(B)* in die Flasche; Spritze *(B)* enthält einen Phosphatpuffer (24,7 mg Natriumbiphosphat und 2,7 mg Natriummonophosphat); Abkühlung auf Zimmertemperatur. **E** Setzen von 4-6 Injektionen unter aseptischen Bedingungen mit einer 26-G-Injektionsnadel intradermal um die Läsion herum, wobei eine Injektion in den Tumor zu vermeiden ist. Nach 3-4 h kann das Szintigramm mit einer üblichen Gammakamera mit einem Vielzweck-Niederenergie-Parallelloch-Kollimator aufgezeichnet werden

Lymphoszintigraphie beim Melanom am Rumpf

Bei 71 nacheinander behandelten Patienten mit einem malignen Melanom am Rumpf wurde eine kutane Lymphoszintigraphie mit kolloidalem Antimontrisulfid durchgeführt. In der ersten Zeit mußten 2 Untersuchungen wiederholt werden, da die Injektionen zu tief in die Subkutis durchgeführt worden waren und kein gerichteter Transport des Radiokolloids zu erkennen war. Bei einem Patienten trat nach 2 Versuchen keine erkennbare Drainage des Kolloids auf, die Ursache dafür blieb ungeklärt. Dieser Fall wurde von der weiteren Analyse ausgeschlossen. Alle Patienten wurden nach der Exzisionsbiopsie untersucht, es war keine definitive chirurgische Behandlung vorausgegangen.

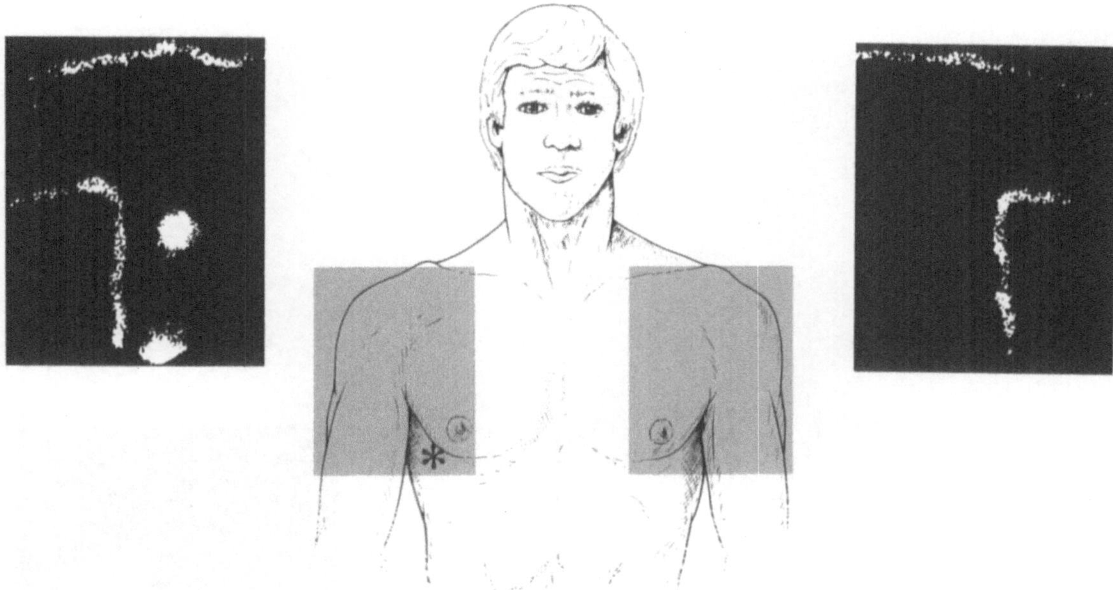

Abb. 9.2. Szintigramme der rechten und linken Axilla *(Schraffierung)*. Die Streustrahlung unterhalb der rechten Axilla zeigt den Primärtumor. Zu beachten ist der deutlich dargestellte singuläre rechte Axillalymphknoten. Keine Aktivität in der linken Axilla. Typische Drainage einer Läsion der rechten vorderen Brustwand, lateral von der Brustwarze gelegen

Bei 35 Patienten (50%) war der Lymphabfluß unidirektional (d.h. in die ipsilateralen axillären oder inguinalen Lymphknoten) (Abb. 9.2 und 9.3). Bei 3 dieser 35 Patienten wurden Lymphknoten neben dem Melanom oder zwischen Melanom und primärer Lymphknotenstation dargestellt, die in chirurgischen Lehrbüchern nicht beschrieben sind. Dazu zählten Lymphknoten über dem Darmbeinkamm, über dem Schulterblatt und entlang der Brustwand. Diese intermediären Lymphknoten konnten mit einem größeren Schwefelkolloid nicht dargestellt werden, was auch von Bennett und Lago berichtet wurde [1].

Bei den verbleibenden 35 Patienten mit Melanom am Rumpf war der Lymphabfluß multidirektional. Eine Speicherung in beiden Axillen wurde bei 21 Patienten nachgewiesen (Abb. 9.4). Bei 4 Patienten wurde eine bilaterale Speicherung in den Leisten gefunden (Abb. 9.5 und 9.6), bei weiteren 4 Patienten eine ipsilaterale axilläre und inguinale Speicherung (Abb. 9.7). 3 speichernde Lymphknotenstationen wurden bei einem Patienten dargestellt, bei 2 Patienten mit einem periumbilikalen Melanom in der Mittellinie speicherten alle 4 Lymphknotenstationen (Abb. 9.8). Bei 3 Patienten wurde ipsilateral eine Speicherung in axillären und supraklavikulären Lymphknoten festgestellt. Wie in früheren Untersuchungen [13] auch, drainierte also ungefähr die Hälfte der Melanome am Rumpf zu mehr als einer Lymphknotenstation. Zwischengeschaltete Lymphknoten wurden dann häufiger nachgewiesen, wenn ein Lymphabfluß in mehreren Richtungen erfolgte (7 Patienten).

Insgesamt war bei 26% der Patienten mit multidirektionaler Lymphdrainage das Melanom außerhalb eines Bereiches gelegen, der in der Literatur häufig für bidirektionale Drainage genannt wird (d.h. bis 4 cm von der sagittalen Mittellinie und bis 4 cm nach beiden Richtungen von der Sappey-Linie [vgl. Abb. 26.5] entfernt). Bei mindestens 4 Patienten war das Melanom sogar 6-8 cm von diesen Grenzlinien entfernt, dennoch lag eine bidirektionale Drainage vor. Das Zuflußgebiet zu den axillären Lymphknoten ist bei manchen Patienten besonders groß, so drainierten Melanome am Darmbeinkamm sowohl in die inguinalen als auch in die axillären Lymphknoten. Ebenso können Melanome des oberen Rückens sowohl in die zervikalen als auch in die axillären Lymphknoten drainieren. Abbildung 9.9 zeigt die Gebiete des Rumpfes, bei denen in unseren Untersuchungen ein multidirektionaler Lymphabfluß vorlag.

Nicht bei allen Melanomen am Rumpf erfolgt der Lymphabfluß multidirektional, auch dann nicht, wenn sie an den Grenzlinien liegen. Bei 33% unserer Patienten, die nur ein Lymphabflußgebiet

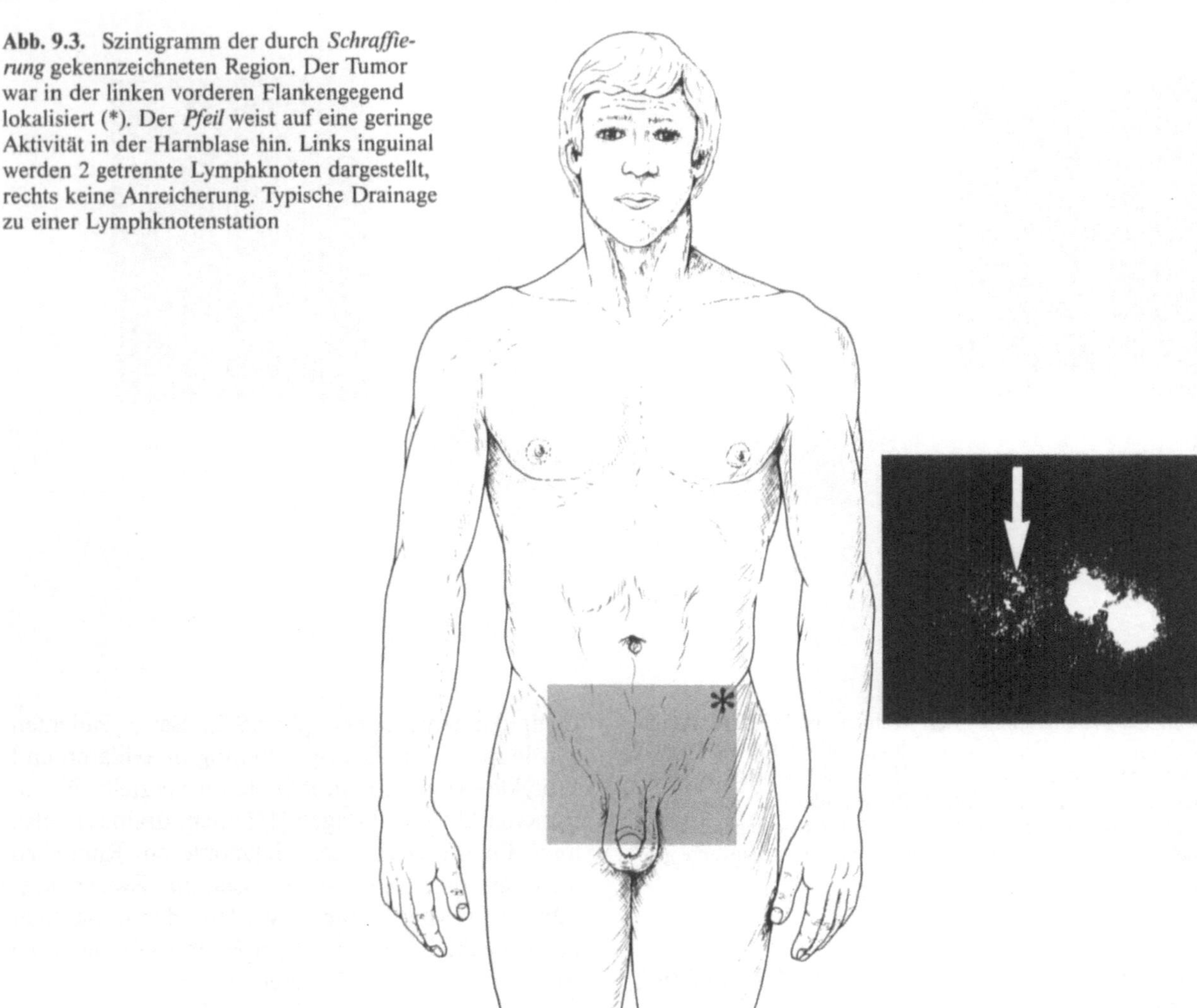

Abb. 9.3. Szintigramm der durch *Schraffierung* gekennzeichneten Region. Der Tumor war in der linken vorderen Flankengegend lokalisiert (*). Der *Pfeil* weist auf eine geringe Aktivität in der Harnblase hin. Links inguinal werden 2 getrennte Lymphknoten dargestellt, rechts keine Anreicherung. Typische Drainage zu einer Lymphknotenstation

aufwiesen, lag der Tumor in einem Grenzgebiet, für das ein Lymphabfluß in 2 oder 3 Regionen zu erwarten war (Abb. 9.10). Bei manchen Patienten mit unidirektionaler Lymphdrainage lag das Melanom z. B. innerhalb von 2 cm von der Mittellinie oder nahe der Sappey-Linie. Bei diesen Patienten wurde nur eine Lymphknotenregion disseziert, während hier üblicherweise 2 Lymphknotendissektionen erforderlich gewesen wären. Bei der graphischen Darstellung der Lymphdrainage für diese Untersuchung fielen die individuellen Variationen ins Auge. Bei Patienten mit Melanomen an einer bestimmten Stelle des Rumpfes weist ein Teil eine unidirektionale, der andere jedoch eine bidirektionale Lymphdrainage auf. Dies unterstreicht die Notwendigkeit der Lymphoszintigraphie für die Therapieplanung bei Patienten mit Melanomen am Rumpf.

Wie hoch ist die Quote falsch-negativer Ergebnisse bei der kutanen Lymphoszintigraphie? Seit wir die Methode vor 6 Jahren eingeführt haben, trat bei keinem Patienten eine Lymphknotenmetastase an einer Region auf, die nicht in der Lymphoszintigraphie vorhergesagt worden war. Das Umgekehrte traf bei einem unserer ersten Fälle zu, bei einem Patienten mit einem 3 mm dicken Melanom in der unteren Flankengegend, unmittelbar über dem Darmbeinkamm. Das Szintigramm zeigte einen Lymphabfluß zu den inguinalen und axillären Lymphknoten. Es wurde jedoch nur eine elektive Leistenlymphknotendissektion vorgenommen; später entwickelten sich bei diesem Patienten axilläre Lymphknotenmetastasen.

Die Lymphoszintigraphie hat sich auch bei Patienten, bei denen keine elektive Lymphknoten-

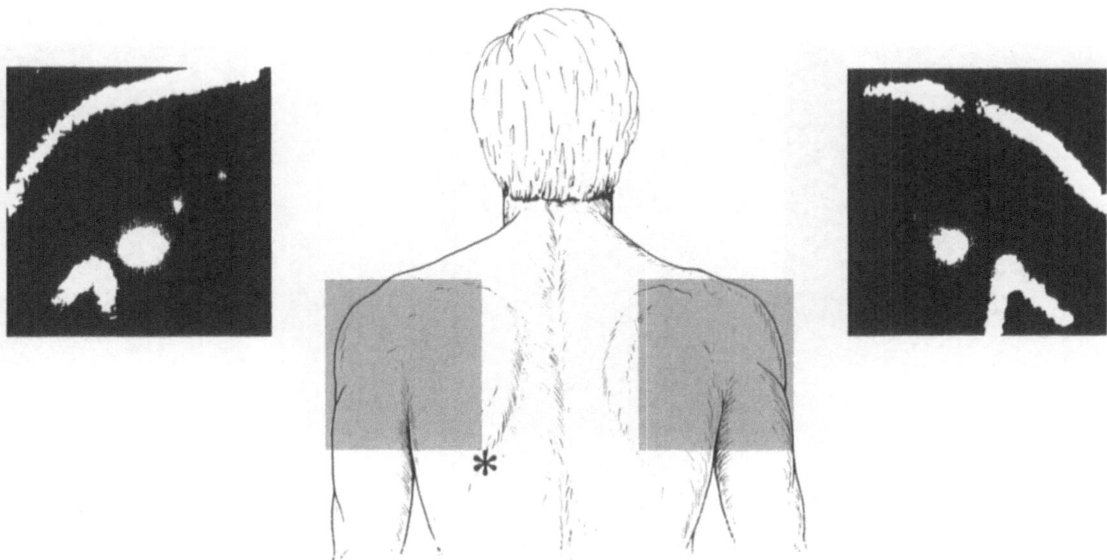

Abb. 9.4. Szintigramme von beiden Achselregionen. Der Primärtumor war unmittelbar unter der Spitze der linken Skapula in der Medioklavikularlinie lokalisiert (*). Zu beachten ist hier die bilaterale axilläre Drainage. Der Lymphabfluß von der hinteren Thoraxwand ist atypisch

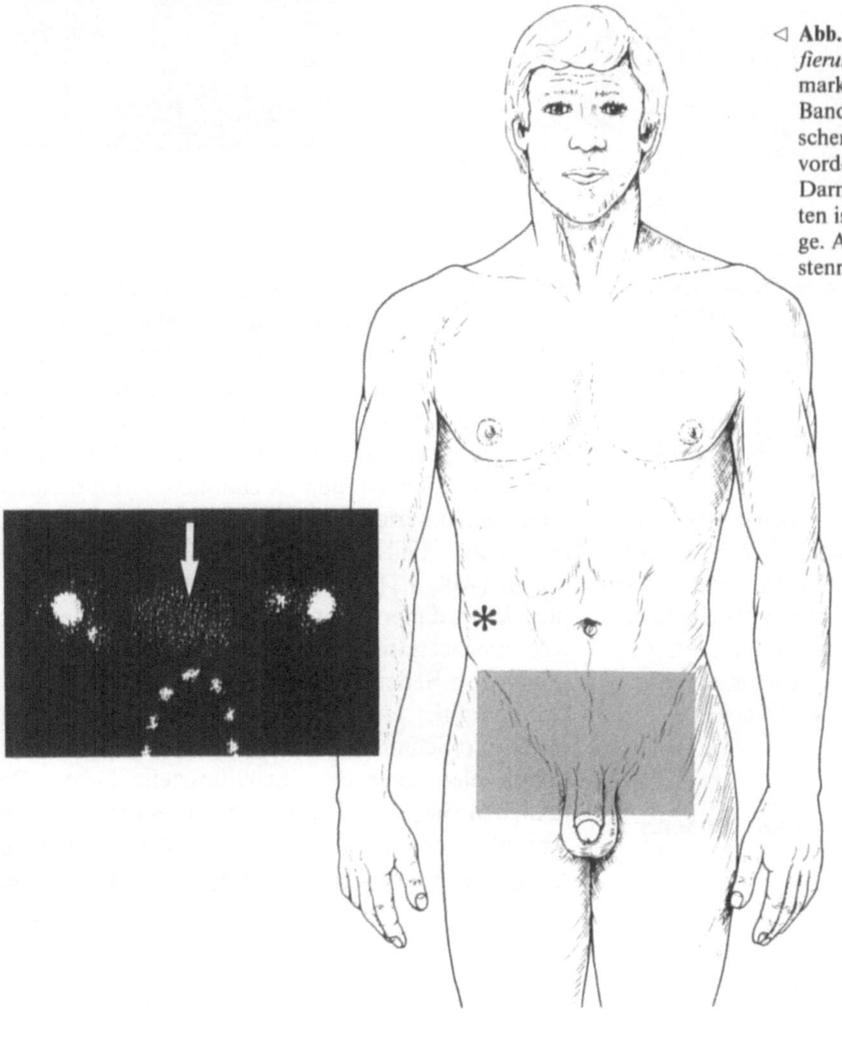

◁ **Abb. 9.5.** Szintigramm der durch *Schraffierung* gekennzeichneten Region. Der *Pfeil* markiert die Harnblase, das radioaktive Band liegt an der Innenseite der Oberschenkel. Der Primärtumor war auf der vorderen Bauchwand, rechts in Höhe des Darmbeinkamms (*) lokalisiert. Zu beachten ist hier die bilaterale inguinale Drainage. Atypischer Lymphabfluß in beide Leistenregionen

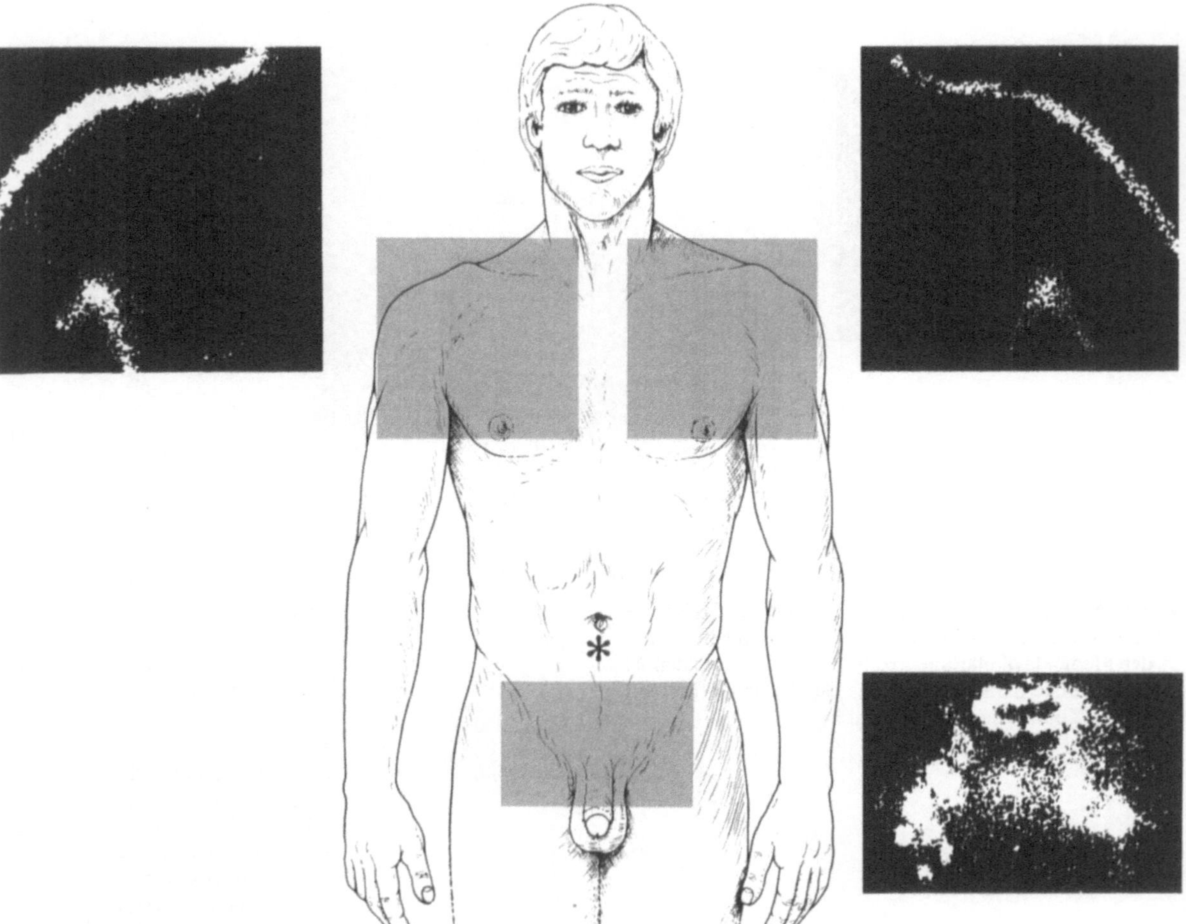

Abb. 9.6. Szintigramme der durch *Schraffierung* gekennzeichneten Regionen. Der Primärtumor liegt unmittelbar unterhalb des Nabels (*). Zu beachten ist die starke Aktivität der Leistenlymphknoten bilateral. Die axillären Lymphknoten sind nicht dargestellt

dissektion durchgeführt wird, als nützlich erwiesen. Man wird bei diesen Patienten im weiteren Verlauf klinisch verdächtige Lymphknoten innerhalb des nachgewiesenen Lymphabflußgebietes frühzeitiger chirurgisch entfernen, während man in anderen Regionen eher konservativ vorgehen wird, es sei denn, es handelt sich offensichtlich um Metastasen.

Lymphoszintigraphie beim Melanom anderer Lokalisationen

Bei einigen Patienten wurden auch Melanome an den Extremitäten mit dieser Technik untersucht, hier fanden sich jedoch keine Hinweise auf eine bidirektionale Lymphdrainage. Melanome in der Schulterregion können jedoch sowohl zu den axillären wie zu den supraklavikulären und infraklavikulären Lymphknoten drainieren. Bei Melanomen an der Kopfhaut kann der Lymphabfluß entweder nach posterior zu den okzipitalen Lymphknoten oder nach anterior zu den zervikalen Lymphknoten, in manchen Fällen auch in beide Lymphknotenstationen (Abb.9.11) erfolgen. Die Lymphoszintigraphie kann daher nicht nur beim Melanom an den Körperachsen, sondern auch an anderen Lokalisationen von Bedeutung sein. Schwierigkeiten bei der Szintigraphie ergeben sich bei Melanomen am Hals- und Schulterbereich, da die Lymphknotenstationen hier unter der Injektionsstelle liegen. Bei manchen dieser Patienten besteht jedoch auch ein Abfluß zu den axillären Lymphknoten, die mit der Lymphoszintigraphie gut dargestellt werden können.

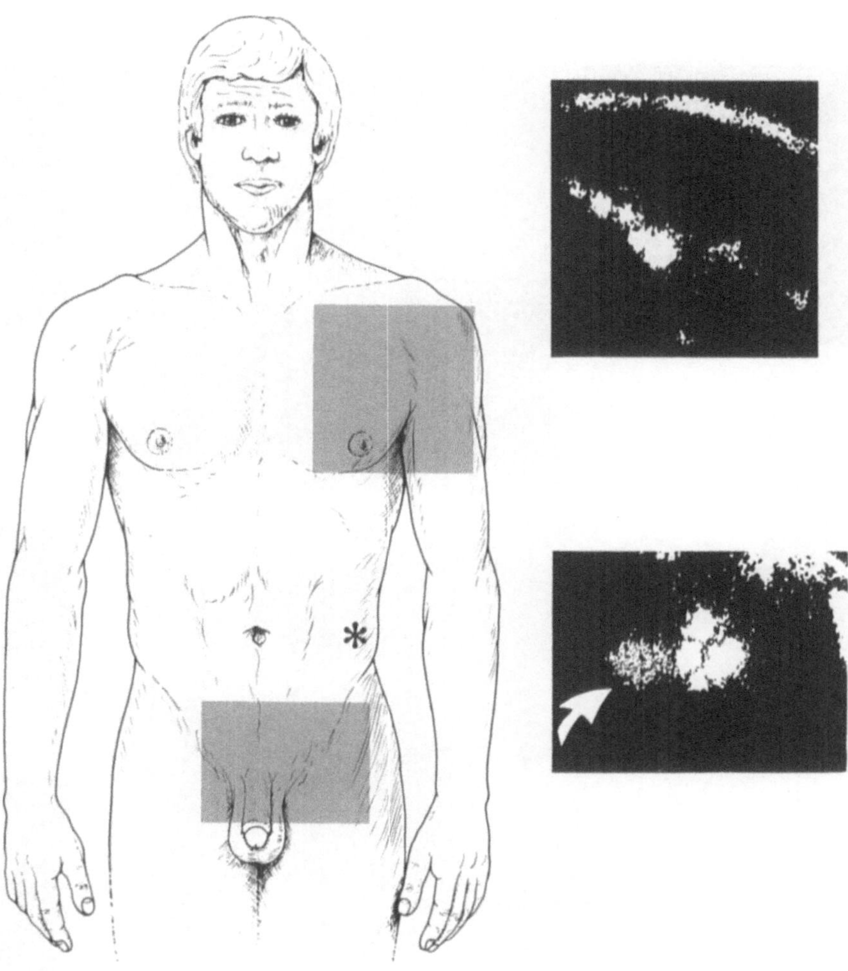

Abb. 9.7. Szintigramme der durch *Schraffierung* gekennzeichneten Regionen. Der Primärtumor war in der linken vorderen Flankengegend lokalisiert (*). Zu beachten ist links inguinal und links axillär die Aktivität

Zusammenfassung

Mit der kutanen Lymphoszintigraphie kann bei den meisten Melanomen der Lymphabfluß exakt festgestellt werden. Dieses Verfahren, bei dem kolloidales ^{99m}Tc-markiertes Antimontrisulfid eingesetzt wird, ist in jeder nuklearmedizinischen Abteilung leicht durchzuführen. Durch die kleine Partikelgröße des Kolloids können Lymphknotenketten und zwischengeschaltete Lymphknoten dargestellt werden, was beim ^{99m}Tc-Schwefelkolloid, welches deutlich langsamer transportiert wird, nicht möglich ist. Das kolloidale Antimon scheint unter nuklearmedizinischen und pharmakologischen Gesichtspunkten für die Lymphoszintigraphie am geeignetsten zu sein.

Bei über der Hälfte der untersuchten Patienten mit einem Melanom am Rumpf bestand eine multidirektionale Lymphdrainage. Die Bedeutung der kutanen Lymphoszintigraphie liegt daher in der Bestimmung des Lymphabflusses, wodurch exakt geklärt werden kann, welche Lymphknotengruppen gefährdet sind. Die Ergebnisse sind wichtig für die klinische Nachbeobachtung der Patienten und für die Planung der elektiven Lymphknotendissektion. In keinem Fall traten Lymphknotenmetastasen in einer Region auf, die im Szintigramm nicht dargestellt worden war. Zu betonen ist, daß die Lymphoszintigraphie keine Aussage über Vorhandensein bzw. Nichtvorhandensein von Melanommetastasen machen kann. Jedoch wurden klinisch nicht bekannte Lymphknotenmetastasen in ektopen Lymphknoten an der lateralen Thoraxwand oder um die Skapula im Lymphoszintigramm dargestellt. Die kutane Lymphoszintigraphie mit kolloidalem ^{99m}Tc-Antimontrisulfid ist eine klinisch wertvolle Technik bei der chirurgischen Behandlung von Melanompatienten.

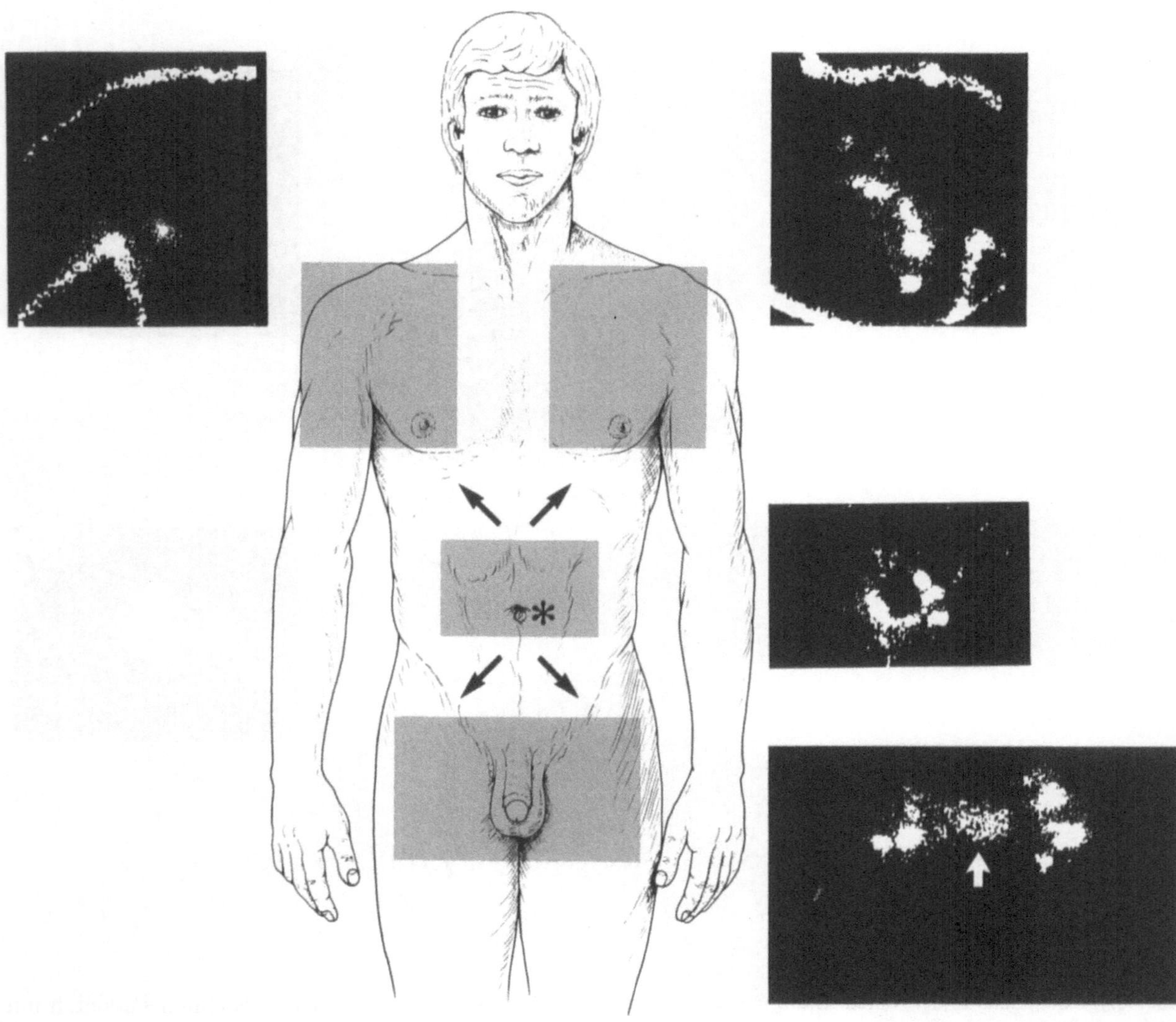

Abb. 9.8. Tumor links periumbilikal (*). Bilaterale inguinale und axilläre Drainage

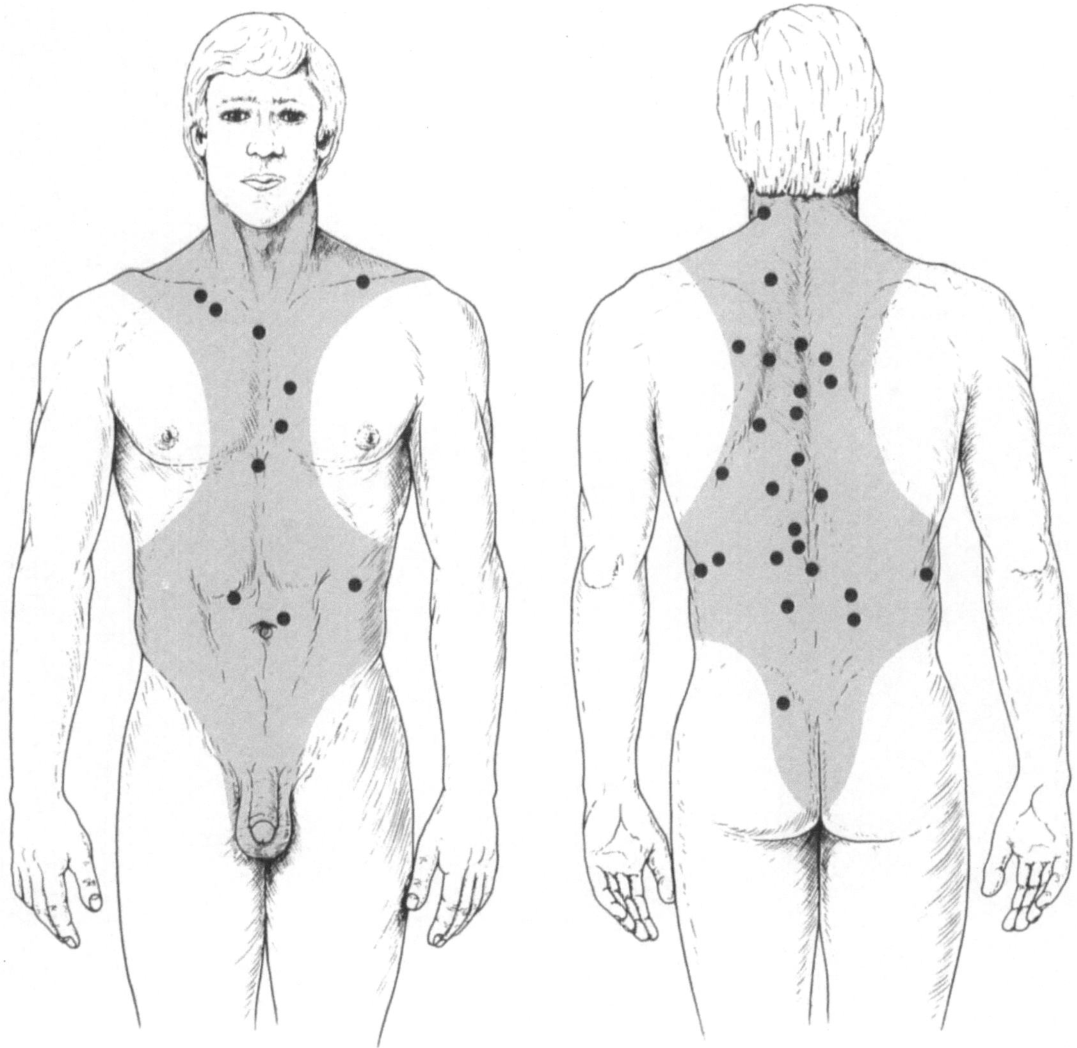

Abb. 9.9. Lokalisation von 35 Melanomen am Rumpf, bei denen eine multidirektionale Lymphdrainage nachgewiesen wurde (zu 2, 3 oder 4 Lymphknotenstationen). Mehr als ¼ dieser Tumoren war so lokalisiert, daß nach den üblichen anatomischen Kriterien ein Abfluß nur in eine Lymphknotenstation vorherzusagen war. Die *schraffierte Fläche* repräsentiert die Region, in der aufgrund der Ergebnisse dieser Studie, zumindest bei manchen Patienten, eine multidirektionale Lymphdrainage auftreten kann

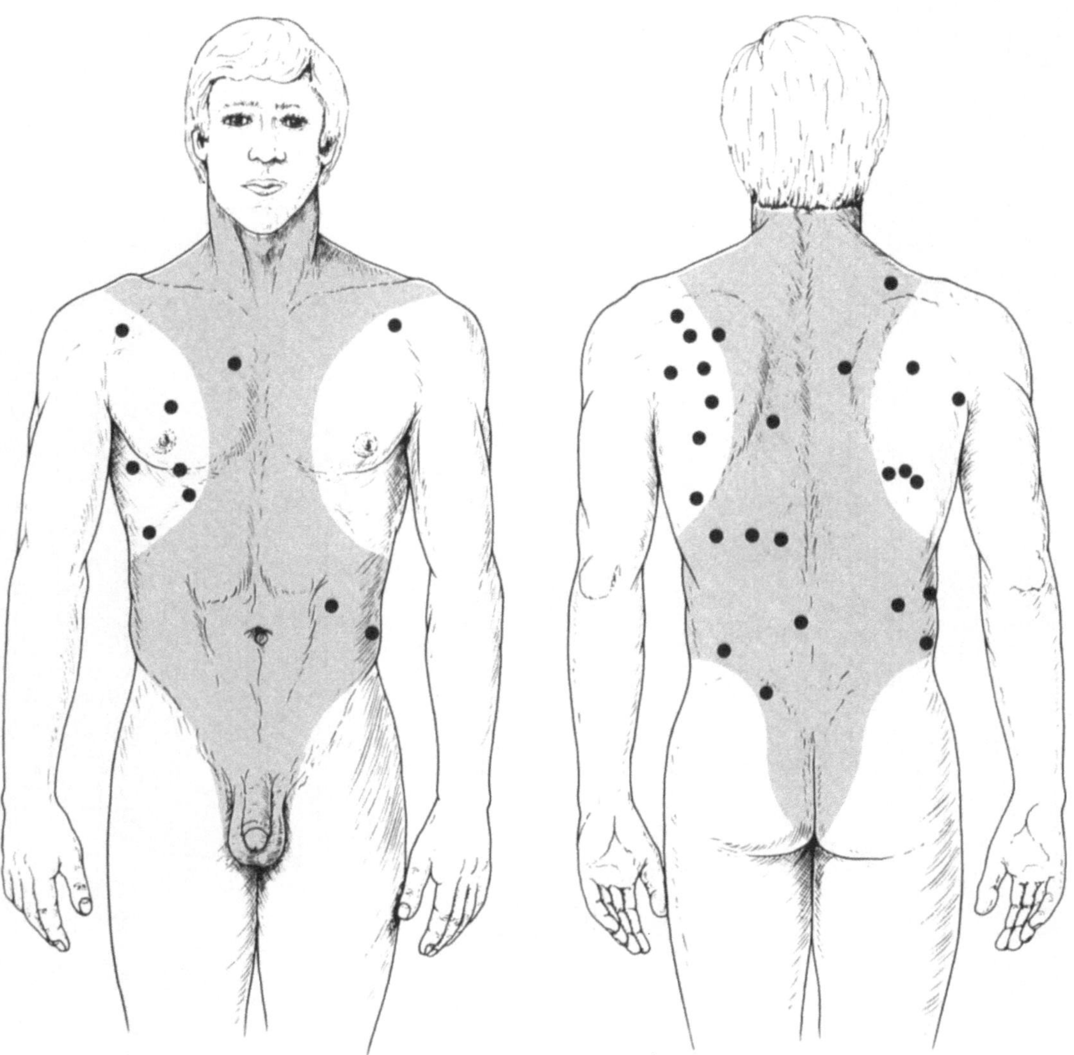

Abb. 9.10. Lokalisation von 35 anderen Melanomen am Rumpf mit unidirektionaler Lymphdrainage zu einer einzelnen Lymphknotenstation. Mehr als ⅓ dieser Tumoren befindet sich in einem Gebiet, in dem bei anderen Patienten eine multidirektionale Drainage auftritt *(schraffierte Fläche)*. Dieses Ergebnis unterstreicht die ausgeprägte individuelle Variationsbreite beim Lymphabfluß des Rumpfmelanoms und die Unmöglichkeit, die Lymphdrainage mit üblichen anatomischen Kriterien vorherzusagen

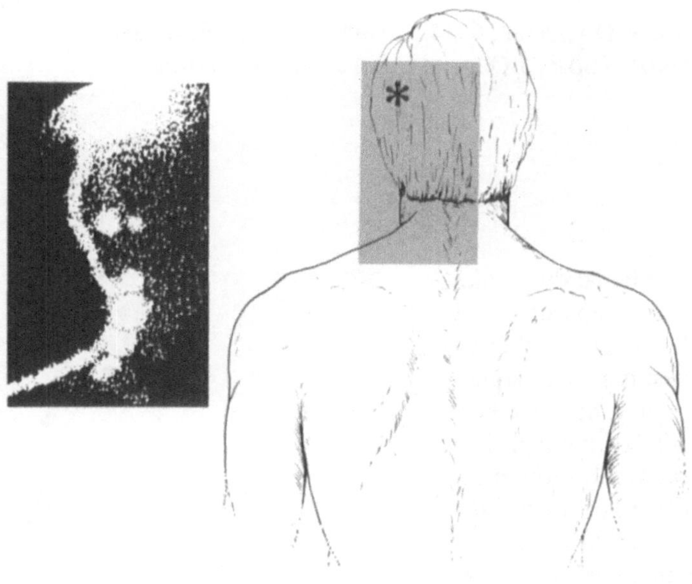

Abb. 9.11. Melanom in der hinteren Scheitelregion (*). Klare Darstellung der Kette hinterer Halslymphknoten

Literatur

1. Bennett LR, Lago G (1983) Cutaneous lymphoscintigraphy in malignant melanoma. Semin Nucl Med 13: 61
2. Bergqvist L, Strand SE, Persson B, Hafstrom L, Jonsson P (1982) Dosimetry in lymphocscintigraphy of Tc-99m antimony sulfide colloid. J Nucl Med 23: 698
3. Ege GN (1976) Internal mammary lymphoscintigraphy. Radiology 118: 101
4. Ege GN (1978) Internal mammary lymphoscintigraphy: A rational adjunct to the staging and management of breast carcinoma. Clin Radiol 29: 453
5. Fee HJ, Robinson DS, Sample WF, Graham LS, Holmes EC, Morton DL (1978) The determination of lymph shed by colloid gold scanning in patients with malignant melanoma: Preliminary study. Surgery 84: 626
6. Hauser W, Atkins HL, Richards P (1969) Lymph node scanning with ^{99m}Tc-sulfur colloid. Radiology 92: 1369
7. Kaplan WD, Whitmore WF, Gittes RF (1980) Visualization of canine and human prostatic lymph nodes following intraprostatic injection of technetium-99m-antimony sulfide colloid. Invest Radiol 15: 34
8. McIvor J, Massouh H, Blackhouse BM, MacRae KD (1980) Lymphography in prostatic carcinoma: Implications for the diagnosis of metastases. Br J Radiol 53: 74
9. Meyer CM, Lecklitner ML, Logic JR, Balch CM, Bessey PQ, Tauxe WN (1979) Technetium-99m sulfur colloid cutaneous lymphoscintigraphy in the management of truncal melanoma. Radiology 131: 205
10. Rees WV, Robinson DS, Holmes EC, Morton DL (1980) Altered lymphatic drainage following lymphadenectomy. Cancer 45: 3045
11. Sappey MPC (1843) Injection préparation et conservation des vaisseau lymphatiques. Thèse pour le doctorate en médecine, No 241. Rignoux Imprimeur de la faculté de Médecine, Paris
12. Sherman AI, Ter-Pogossian M (1953) Lymph node concentration of radioactive colloidal gold following interstitial injection. Cancer 6: 1238
13. Sullivan DC, Croker BP, Harris CC, Deery P, Seigler HF (1981) Lymphoscintigraphy in malignant melanoma: ^{99m}Tc-antimony sulfur colloid. Am J Roentgenol 137: 847
14. Whitmore WF, Blute RD, Kaplan WD, Gittes PF (1980) Radiocolloid scintigraphic mapping of the lymphatic drainage of the prostate. J Urol 124: 62

10 Hypertherme regionäre Perfusion beim Melanom der Extremitäten

E. T. Krementz, R. F. Ryan, R. D. Carter, C. M. Sutherland und R. J. Reed
Kommentar: H. Schraffordt Koops, J. Oldhoff und J. W. Oosterhuis

Die regionäre Chemotherapie zur Behandlung maligner Tumoren wurde 1957 vom Department of Surgery, Tulane, eingeführt [8, 9, 36]. Das Verfahren beinhaltet die Isolierung einer bestimmten anatomischen Region und deren Versorgung mit extrakorporal oxygeniertem Blut. Zytostatika können dem isolierten Körperteil in einer Konzentration zugeführt werden, die nur durch die Toxizität auf die örtlichen Nerven, Blutgefäße und Muskeln begrenzt ist. Diese Technik findet ihre weitestgehende Anwendung bei der Behandlung von In-Transit-Metastasen beim Melanom der Extremitäten. Mit der regionären Perfusion kann das Wachstum dieser Metastasen und auch das des Primärtumors sehr gut beeinflußt werden, besonders in Verbindung mit der Exzision des Primärtumors oder von Rezidiven und mit der regionären Lymphknotendissektion (RLKD). In diesem Kapitel wird die heutige Technik der regionären Perfusion an der Tulane University, New Orleans, beschrieben und ein Überblick gegeben über die klinischen Erfahrungen bei der Behandlung des Melanoms an den Extremitäten.

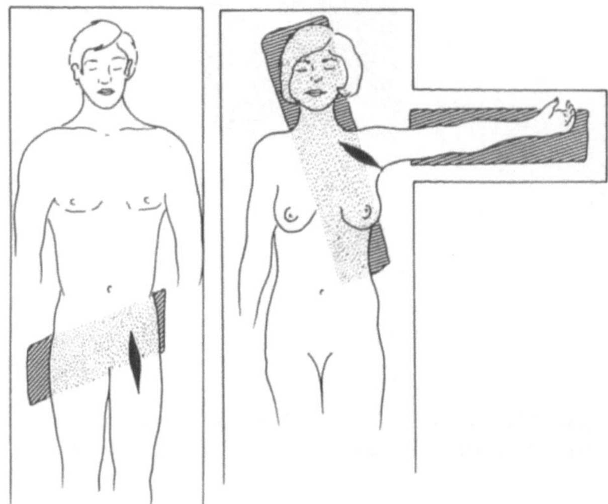

Abb. 10.1. Bei der Perfusion der unteren Extremität werden gefaltete Operationstücher unter das Gesäß (A), bei der Perfusion der oberen Extremität unter die Schulterpartie und den Kopf (B) gelegt. Dadurch wird das Anlegen des Tourniquets erleichtert, die Axilla exponiert und eine Überstreckung des Arms verhindert (Krementz u. Campbell [19])

Chirurgische Techniken

Die chirurgische Technik der regionären hyperthermen Extremitätenperfusion wird detailliert beschrieben, so daß das Verfahren nachvollzogen werden kann. Dennoch empfiehlt sich eine persönliche Information in Zentren mit einschlägigen Erfahrungen, zumal Verbesserungen der Apparatur die Technik in letzter Zeit stark vereinfacht haben. Hier ist besonders ein Einweg-Sauerstoff-Wärme-Austauscher zu erwähnen, der zu den kardiovaskulären Umlaufpumpen paßt.

Eine Intubationsnarkose ist erforderlich. Mit der Spinalanästhesie wird eine für die Perfusion anzustrebende Gefäßerweiterung bewirkt; die Dauer der Operation läßt die Spinalanästhesie jedoch nur bei einigen Läsionen am Unterschenkel zu. Die Katheterisierung der Harnblase ist erforderlich, um die Ausscheidung während der Operation zu überwachen und um eine Überfüllung der Harnblase zu vermeiden. Der Patient sollte so gelagert werden, daß an der Basis der Extremität ein Tourniquet angelegt werden kann. Bei Perfusionen der oberen Extremität werden Tücher unter Kopf, Rücken und Schulterblatt gelegt, um die Schulter etwa 5 cm über den Operationstisch anzuheben (Abb. 10.1). Ebenso wird eine Armschiene gepolstert, um die Abduktion des Arms mit Schädigung des Plexus brachialis zu verhindern. Bei der Perfusion der unteren Extremität werden Tücher unter das Os sacrum und die Hüften gelegt, um das Gesäß in gleicher Weise anzuheben.

Für die hypertherme Perfusion ist eine warme Umgebung vor und während der Einleitung der Anästhesie und bei der Reinigung der Haut notwendig. Die Temperatur des Operationssaales sollte zwischen 22 und 24 °C gehalten werden; der Patient wird auf eine auf 41 °C aufgeheizte Wassermatratze gelegt. Niedrige Körperkerntemperaturen (33-35 °C) verlängern die Pumpzeiten, die notwendig sind, um eine optimale Temperatur in der Extremität zu erreichen, um mindestens 5-10 Min. Nach Beginn der Perfusion und Abdecken der Extremität mit einer Heizdecke kann die Temperatur des Operationssaales auf eine für das Operationsteam angenehmere Höhe verringert werden.

Die gesamte Extremität wird mit Betaisodona gewaschen, bei Perfusion der oberen Extremität einschließlich Axilla, vorderer Brustwand, Schulter und Hals, bei Perfusion der unteren Extremität einschließlich Bauch, Perineum und Hüfte. Bei Perfusion der unteren Extremität wird ein steriles Tuch über Perineum und Becken geklebt, damit das äußere Genitale außerhalb des Operationsfeldes verbleibt. Die gesamte Extremität bleibt während der Prozedur unbedeckt, damit Temperaturen und Perfusion kontinuierlich überwacht werden können und um eine eventuelle Exzision unmittelbar an die Perfusion anschließen zu können. Hand bzw. Fuß können in sterile Tücher gewickelt werden, sofern sie nicht vom Tumor befallen sind.

Diese Studie wurde zum Teil vom Mel Jacobsen Cancer Research Fund, dem National Cancer Institute, NCI Projekt Nr. CA 18007, und dem Ladies Auxillary of the Veterans of Foreign Wars unterstützt. Dr. Krementz ist Professor für klinische Onkologie der American Cancer Society.

Perfusion der oberen Extremität

Die A. und V. axillaris werden proximal mit einer Inzision freigelegt, die von der Klavikula bis zur vorderen Axillarlinie entlang den Gefäßen verläuft (Abb. 10.2). Der M. pectoralis major wird in Faserrichtung entlang der Mohrenheim-Grube gespalten, die Gefäße werden freigelegt und der M. pectoralis minor nach lateral retrahiert. Zur besseren Freilegung kann er auch am Ansatz durchtrennt werden. Lymphknoten und Fettgewebe werden entlang der Unterseite der V. axillaris entfernt und zum Staging pathohistologisch untersucht. Die laterale Axilla wird durch direkte Palpation exploriert. Eine axilläre Lymphknotendissektion kann nach Beendigung der Perfusion angeschlossen werden, falls Lymphknotenmetastasen bestehen.

Die Gefäße werden mit einem Nabelbändchen angeschlungen. Diese Zügel werden dann durch einen roten Gummischlauch Charrière 14 geführt und dadurch als Tourniquet benutzt. Der Patient wird sodann mit 150 Einheiten/kg Körpergewicht heparinisiert. 2 min nach Beginn der Heparinisation werden die Gefäße abgeklemmt und eine kleine longitudinale Arteriotomie durchgeführt. Distal des Tourniquets wird dann das Gefäß mit einem Katheter Charrière 14-Charrière 16 kanüliert. An der Vene wird in gleicher Weise vorgegangen.

Abb. 10.2. Schematische Darstellung der Zirkulation bei der hyperthermen regionären Perfusion der oberen Extremität [19]

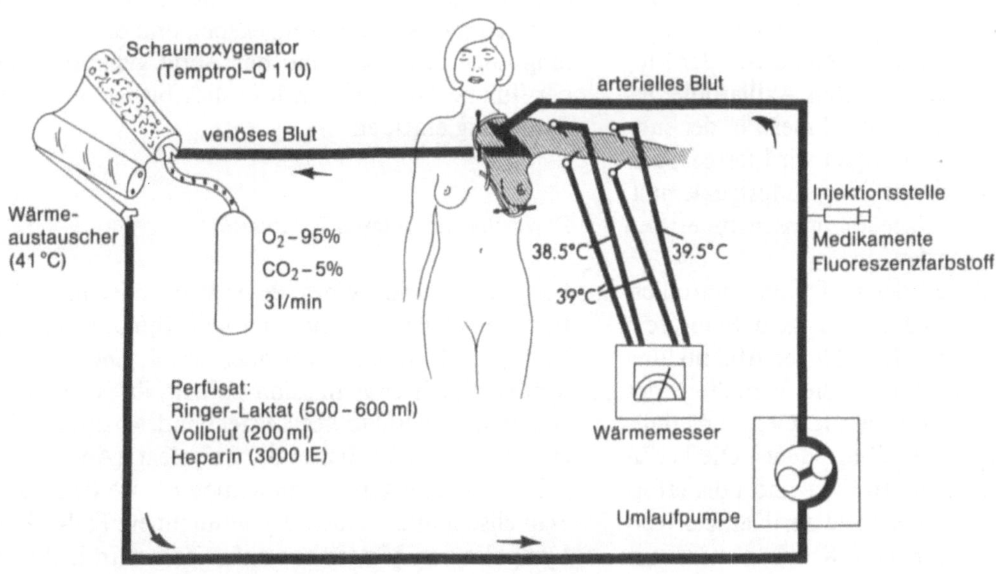

Sie wird mit einem Katheter Charrière 16-Charrière 18 kanüliert. Die Katheter werden außerdem zusätzlich zu dem proximalen Zügel gesichert, um eine Dislokation während der Perfusion zu verhüten. Der sterile Schlauch von der Oxygenatorpumpe wird mit Ringer-Laktat-Lösung und Vollblut (Verhältnis 2:1) gefüllt und dem Operateur zugereicht. Die Schläuche werden abgeklemmt, durchtrennt und an die Perfusionskatheter angeschlosssen.

Die Perfusion beginnt mit einer Flußrate von 200-500 ml/min, abhängig von der Größe der kanülierten Gefäße und dem Innendurchmesser des Katheters. Die arterielle Flußrate wird durch den durch die Schwerkraft bedingten Rückfluß vom venösen Schenkel in den Oxygenator reguliert. Schwankungen der Flußrate sind häufig vorübergehender Natur, und der Versuch einen geringen Rückfluß medikamentös oder durch die Zugabe von Volumen auszugleichen, mißlingt meist. Im allgemeinen ist ein geringer Rückfluß die Folge einer schlechten Katheterlage oder einer ungünstigen Plazierung des Tourniquets und kann durch eine entsprechende Korrektur ausgeglichen werden. Ein hoher Durchfluß bewirkt die rasche Erwärmung der Extremität, die ihrerseits die Vasodilatation verstärkt und eine optimale Tumorperfusion zur Folge hat. Bei einem Vasospasmus können 30-60 mg Papaverin in den arteriellen Schenkel zugegeben werden.

Ein Tourniquet wird proximal der Extremität mit 2-3 Wicklungen einer 10 cm breiten Esmarch-Gummibandage gelegt. Diese wird posterior mit großen in der Subkutis liegenden Tuchklemmen und anterior mit einem ebenfalls in der Subkutis liegenden Steinmann- Nagel in der Mittellinie von der Ebene der 4. Rippe nach oben bis zum Sternoklavikulargelenk festgeklemmt. Ein zweiter Nagel wird entlang dem Verlauf der 8. Rippe von der Medioklavikularlinie bis zur vorderen Axillarlinie gelegt. Bei Frauen liegt dieser Nagel meist in der submammären Falte. Das Tourniquet wird festgezogen und zwischen den Steinmann-Nägeln festgeklemmt. Die Haut kann durch Gazekompressen unter den Klemmen geschützt werden.

Die Vollständigkeit der Perfusion kontrolliert man durch Gabe von 2-3 ml 10%igem Fluorescin in den arteriellen Zugang. Bei völliger Abdunklung des Operationssales sieht man die Verteilung des Fluorescin unter der Wood-Lampe. Gegebenenfalls korrigiert man die Lage des Tourniquets. Die Perfusion des Arms kann so kontrolliert und falls erforderlich durch Korrektur der Lage der Katheter verbessert werden. An manchen Kliniken wird zur Kontrolle des Verlustes der Perfusionslösung und des richtigen Sitzes des Tourniquets dem Perfusat eine geringe Menge ^{131}J zugegeben und die γ-Strahlung über dem Herz und der Aorta gemessen; an der Tulane University wurde dies bisher nicht als notwendig erachtet.

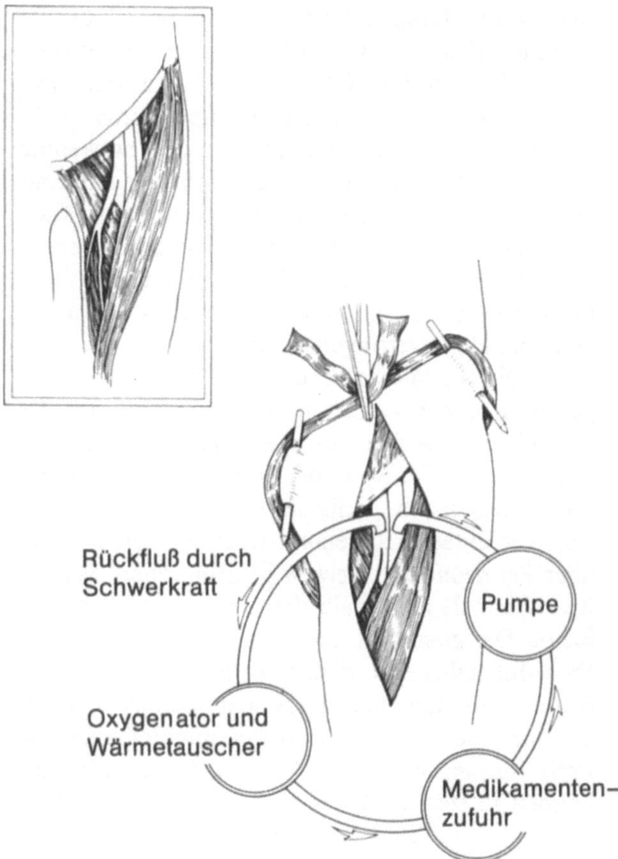

Abb. 10.3. Schematische Darstellung der Zirkulation bei Perfusion der A. femoralis communis mit angelegtem Tourniquet. *Ausschnitt:* Anatomie des Trigonum femorale

Perfusion der unteren Extremität

Bei der Perfusion eines Beins verwendet man die Femoralgefäße zur Therapie von Tumoren in der Mitte des Oberschenkels oder distal. Die Gefäße werden durch eine Inzision entlang ihres Verlaufs von knapp oberhalb des Leistenbandes bis zur Spitze des Trigonum femorale freigelegt (Abb. 10.3). Alle verdächtigen Lymphknoten werden zur Schnellschnittuntersuchung entnommen. Falls diese Lymphknoten Metastasen aufweisen, wird nicht an den Femoral-, sondern an den äußeren Iliakalgefäßen kanüliert.

Bei Tumoren oberhalb der Mitte des Oberschenkels oder in der Leiste wird die Perfusion der Vasa iliaca externa vorgezogen. Der Zugang zu diesen Gefäßen wird durch einen tiefen Bauchschnitt parallel zum Lig. inguinale geschaffen. Die Bauchmuskeln werden entlang ihrer Faserrichtung gespalten, die Gefäße von retroperitoneal her aufgesucht. Falls vergrößerte Lymphknoten entlang der Vasa iliaca vorliegen, werden die Gefäße nach Möglichkeit proximal des obersten positiven Lymphknotens kanüliert. Falls auch Lymphknoten proximal der Vasa iliaca externa befallen sind, können über einen transperitonealen Zugang auch die Vasa iliaca communicantia perfundiert werden. Eine andere Möglichkeit ist die retrograde Chemotherapie in Form einer kontinuierlichen intraarteriellen Infusion; sie erfolgt durch einen Katheter in der Femoralarterie, dessen Spitze in die A. iliaca communis vorgeschoben wird. Die fraktionierte Perfusion mit Dacarbazin (5-(3,3-Dimethyl-1-triazeno)-imidazol-4-carboxamid, DTIC) über 5 Tage hinweg ermöglicht eine effektive Behandlung.

Bei der Perfusion der Beine finden dickere Katheter Anwendung. Für die A. femoralis und die A. iliaca verwenden wir 16-G- oder 18-G-Katheter, für die Venen 18-G- oder 20-G-Katheter (Abb. 10.4). Die Vasa epigastrica inferiora werden ligiert und die Vasa obturatoria vorübergehend abgeklemmt, um eine Leckage des perfundierten Beines zu vermeiden.

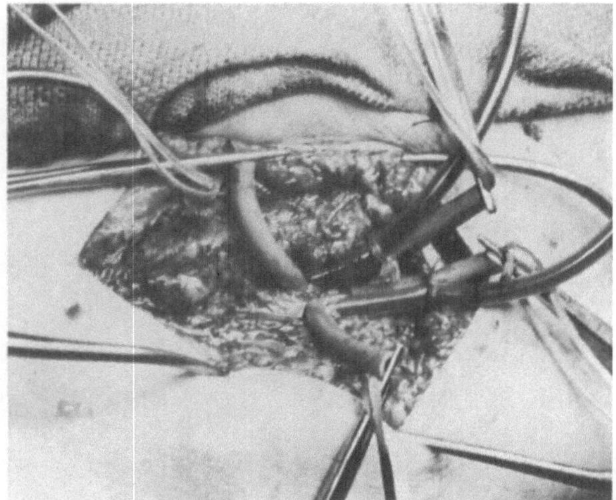

Abb. 10.4. Kanülierung der A. femoralis communis. Sichtbar sind die gelegten Katheter, die mit modifizierten Rummel-Schlingen ligierten Gefäße und die Fixierung der Katheter an der proximalen Schlinge vor dem Anlegen des Tourniquets

Allgemeine Grundsätze

Aus Erfahrung wissen wir, daß durch eine proximalere Lagerung des Perfusionskatheters weniger Komplikationen resultieren. Plazierung des Katheters und Gefäßnähte sind bei großen Gefäßen einfacher. Außerdem lassen sich mit höheren Durchflußraten bessere Oxygenation, höhere Perfusionsdrücke, bessere Zytostatikadiffusion und schnelleres Erwärmen der Extremität erzielen. Nachteilig ist, daß sich bei weiter proximaler Kanülierung der Verlust an Perfusionslösung vergrößert. Die vollständigste Isolierung der perfundierten Gliedmaße kann bei Perfusion der oberflächlichen Femoral- oder der Brachialgefäße erreicht werden. Bei Kanülierung der Vasa axillares oder der Vasa iliaca externa kann man während einer 60minütigen Perfusion bis zur Hälfte des Perfusats verlieren.

Bei Beginn der Entwicklung dieser Technik mußte eine normotherme Perfusion durchgeführt werden, um eine vasospastische Reaktion zu vermeiden und das ganze Tumorbett zu perfundieren. Im Jahre 1967 erzielten Cavaliere et al. gute Ergebnisse mit einer hyperthermen Perfusion ohne Zytostatikazusatz (4 h lang bei 40-41 °C) [5]. Später konnte Stehlin durch eine Kombination von Chemotherapie mit Hyperthermie die Wirkung auf den Tumor erhöhen; dies ist seither die Methode der Wahl [40]. Die Temperatur der Extremität wird mit 4 oder mehr Temperaturfühlern, die im subkutanen Fett liegen, überwacht (Abb. 10.5). Die Perfusion beginnt, wenn die Temperatur der Perfusionslösung 40-41 °C erreicht hat, das Zytostatikum wird hinzugefügt, wenn die Temperatur der Extremität 38 °C beträgt. Hitzeverlust an die Umgebung wird dadurch vermindert, daß die Extremität in eine sterile, von Wasser perfundierte Wärmematte (z. B. eine Kindermatte Blanketrol) oder in ein sterilisiertes Heizkissen eingewickelt wird, welche auf die erforderliche Temperatur eingestellt sind (Abb. 10.6). Wegen der Thermolabilität verschiedener Zytostatika und der erhöhten Chemotherapienebenwirkungen an der Extremität sollte die gemessene Gewebetemperatur 40 °C nicht übersteigen. Bei der Zirkulation von der A. femoralis zur V. femoralis fällt die Temperatur um ca. 2 °C ab.

Am Ende der Zytostatikaperfusion wird die Extremität durchgespült, um freie Zytostatikalö-

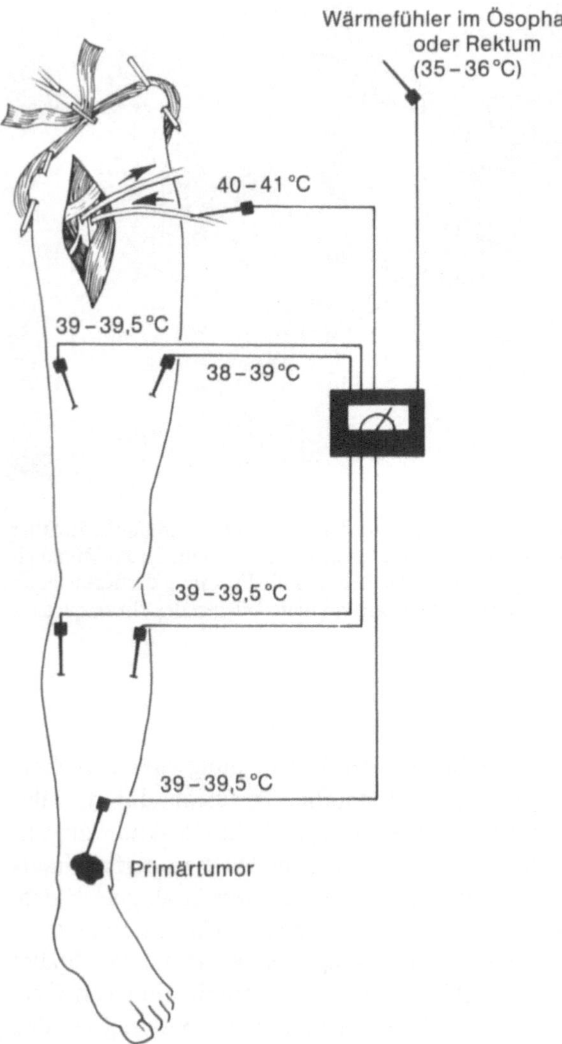

Abb. 10.5. Lage der Thermisteren an verschiedenen subkutanen Lokalisationen der unteren Extremität zur Überwachung der Temperatur während der hyperthermen Perfusion

sung und toxische Endprodukte auszuwaschen. Die Spülung erfolgt mit 300 ml niedermolekularem Dextran, anschließend durch ungefähr ebensoviel Vollblut, das arteriell infundiert wird. Das Tourniquet wird gelöst, die Katheter gezogen und die Gefäße mit 5-0 Tevdec oder Prolene in fortlaufender evertierender Nahttechnik verschlossen. Die Heparinisierung wird mit einer gleichen Menge Protaminsulfat (langsam intravenös über 5-10 min) aufgehoben. Der Wundverschluß, die radikale Lymphknotendissektion oder die Exzision des Primärtumors oder anderer Läsionen werden wie angegeben durchgeführt.

Wenn eine Lymphknotendissektion in Verbindung mit der Zytostatikaperfusion durchgeführt wird, muß man die Dissektion konservativer ausführen und dickere Hautlappen bilden, um eine Hautlappennekrose zu verhindern. Bei Patienten, bei denen eine Zytostatikaperfusion durchgeführt worden war, kann postoperativ eine Knochenmarkdepression auftreten. Deshalb ist es besonders wichtig, Wundkomplikationen wie Infektionen oder Nekrosen zu vermeiden, die für den Patienten gefährlich werden könnten, besonders wenn zuvor größere Blutgefäße genäht wurden. Redon-Drainagen werden mehrere Tage lang in der Perfusionswunde belassen, routinemäßig werden Breitspektrumantibiotika prä- und postoperativ gegeben.

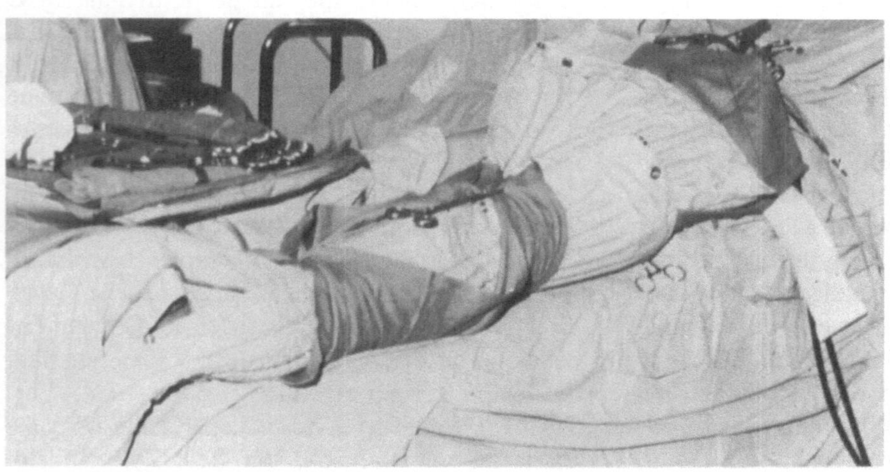

Abb. 10.6. Mit einer Wärmematte umwickelte untere Extremität während der Perfusion

Zytostatika

Melphalan (Phenylalanin Mustard [Alkeran]) ist das gebräuchlichste Chemotherapeutikum für eine regionäre Perfusion, entweder allein zur adjuvanten Perfusion oder in Kombination mit anderen Zytostatika bei fortgeschrittener Tumorerkrankung. Melphalan wird intravenös seit 1954 weltweit angewendet. In den Vereinigten Staaten wird Melphalan noch immer als experimentelles Zytostatikum klassifiziert, es kann nur durch das National Cancer Institute für klinische Studien bezogen werden[1]. Melphalan ist ein langwirkendes, wenig schäumendes alkylierendes Zytostatikum, das in Wasser kaum, aber in Äthanol und Propylenglykol gut löslich ist. Melphalan wird in einem sauren alkoholischen Lösungsmittel geliefert und weiter verdünnt mit gepuffertem Propylenglykol. Ursprünglich wurde Melphalan für die Zytostatikaperfusion beim malignen Melanom gewählt, weil man glaubte, daß Phenylalanin, ein Metabolit des Melanins, die zytotoxischen alkylierenden Radikale in die melaninproduzierenden neoplastischen Zellen transportiert. Melphalan erwies sich damals auch als wirksam bei der Therapie des malignen Melanoms bei Mäusen [25]. Die Dosierung des Melphalans wird in mg/kg des Idealgewichtes ermittelt. Die Dosis hängt davon ab, ob die obere oder die untere Extremität perfundiert wird, weiterhin von der relativen Größe der Extremität im Verhältnis zur gesamten Körpergröße. In Tabelle 10.1 sind die empfohlenen Dosierungen für die bei der regionären Perfusion i. allg. verwendeten Zytostatika angegeben. Andere in Wasser sehr gut lösliche Alkylanzien sind Triäthylenthiophosphoramid (TEPA bzw. Thiothepa) und Mustargen. McBride [26] berichtete über gute Ergebnisse bei sequentieller Gabe von Melphalan, Actinomycin D und Mustargen während einer Perfusion. Diese Kombination wurde auch an der Tulane University in den letzten Jahren bei Rezidiven angewendet.

Die bei der ersten oder bei weiteren Perfusionen verwendeten Zytostatika und Kombinationen sind in Tabelle 10.2 aufgeführt. Mustargen ist das häufigste Ausweichpräparat, wenn ein Tumor auf Melphalan nicht anspricht oder der Patient eine Satellitose hat. Die Kombination von Melphalan und TEPA wird derzeit selten verwendet. TEPA kann in derselben Dosierung anstelle von Melphalan gegeben werden, falls dieses nicht verfügbar ist.

Tabelle 10.1. Sicherer therapeutischer Bereich für Zytostatika bei der hyperthermen Extremitätenperfusion in mg/kg (bezogen auf weniger als das tatsächliche Körpergewicht bzw. auf das Idealgewicht)

Zytostatika	Obere Extremitäten		Untere Extremitäten	
	Bereich (mg/kg)	Maximaldosis (mg)	Bereich (mg/kg)	Maximaldosis (mg)
Einzelwirkstoffe				
Melphalan	0,6 -1	60	0,8 -1,2	90
Thiotepa	0,6 -1	60	0,8 -1,2	80
Mustargen	0,3 -0,6	30	0,4 -0,7	40
Kombinationen				
Melphalan und	0,4 -0,7	40	0,5 -0,8	55
Thiotepa	0,2 -0,3	25	0,4 -0,5	35
Melphalan und	0,5 -0,8	55	0,7 -1,2	70
Actinomycin D	0,005-0,008	0,6	0,007-0,012	0,9
Melphalan und	0,5 -0,7	45	0,6 -0,9	60
Mustargen	0,09 -0,14	8	0,11 -0,16	10
Melphalan,	0,5 -0,7	45	0,6 -0,9	60
Actinomycin D	0,006-0,01	0,5	0,008-0,012	0,75
und Mustargen	0,07 -0,11	8	0,08 -0,15	10

Tabelle 10.2. Bei 971 Perfusionen verwendete Zytostatika

Zystostatikum	Erste Perfusion	Weitere Perfusionen
Melphalan	626	53
Melphalan, Thiotepa	143	33
Mustargen	12	43
Melphalan, Actinomycin D	6	1
Melphalan, Actinomycin D, Mustargen	17	8
Melphalan, Mustargen	14	2
Thiotepa, Actinomycin D	2	4
Andere[a]	2	5
Gesamt	822	149

[a] Epodyl, AB100, Cisplatin und andere Kombinationen.

Die Dauer der Perfusion variiert bei verschiedenen Autoren. An der Tulane University wird die erste Dosis des Zytostatikums dem Perfusat zugesetzt, wenn die Temperatur der Extremität 38 °C erreicht hat; die Perfusion wird dann noch 45 min lang fortgesetzt. Melphalan wird in Dosen zu je 15-20 mg alle 3 min arteriell gegeben. Einige Autoren geben die gesamte Dosis Melphalan auf einmal, fügen es jedoch zur Pumpenlösung hinzu, anstatt es in Einzeldosen aufzuteilen. Das labilere Mustargen wird in Dosen zu 1-2 mg alle 2 min über den arteriellen Schenkel zugeführt; die Perfusion wird nach der letzten Dosis noch 10-15 min lang fortgesetzt. Ein großer intraarterieller Bolus von Mustargen kann neurotoxisch wirken. Actinomycin D wird in Dosen zu 0,1 mg alle 2-3 min arteriell zugeführt.

[1] Anmerkung der Übersetzer: Melphalan ist in Deutschland im Handel erhältlich

Die Dosierung bei einer Kombination von Melphalan, Actinomycin D und Mustargen erfolgt nach den Empfehlungen von McBride [26]. An der Tulane University wurden Dacarbazin (DTIC), Cisplatin und Adriamycin bei der regionären Chemotherapie in erster Linie über eine intraarterielle Infusion verabreicht. Pfefferkorn u. Dildocher fanden DTIC bei der Perfusionstherapie wirksam [34]. Adriamycin wird von Heparin präzipitiert, was seine Verwendung für die Perfusion einschränkt. Cisplatin ist in der für die Perfusion notwendigen Dosierung sehr teuer und wird nicht routinemäßig verwendet.

Erfahrungen am Tulane Medical Center

Patienten

Am Tulane Medical Center wurde zwischen 1957 und 1981 bei 822 Patienten mit invasiven Melanomen der Extremitäten eine Zytostatikaperfusion durchgeführt. Im allgemeinen wird jeder Patient nur einmal perfundiert. Selten mußte eine zweite Perfusion mit einem anderen Zytostatikum (in der Regel Mustargen) bei fortschreitender Satellitose erfolgen.

716 Patienten wurden einmal perfundiert, 82 Patienten 2 mal, 17 Patienten 3 mal, 5 Patienten 4 mal und 2 Patienten 5 mal. Daher wurden bei 822 Patienten 961 Perfusionen durchgeführt.

Das am M. D. Anderson Tumor Institute entwickelte Stagingsystem wurde angewendet, da es sich für Melanome an den Extremitäten besonders eignet und Satellitenmetastasen gesondert kategorisiert (Tabelle 10.3). Stadium I umfaßt Patienten mit nur lokaler Erkrankung, Stadium II Patienten mit Lokalrezidiv oder einem Primärtumor und Satelliten, die weniger als 3 cm vom Primärtumor entfernt sind. Im Stadium III sind Patienten mit regionärer Erkrankung bis zu und einschließlich der ersten Lymphknotenstation zusammengefaßt. Als Lymphknoten der ersten Station werden an der oberen bzw. unteren Extremität die axillären (und nicht nur die epitrochlearen) Lymphknoten bzw. die femoralen (und nicht nur die poplitealen) Lymphknoten angesehen. Untergruppe A bezeichnet In-Transit-Metastasen, Untergruppe B Lymphknotenbefall und Untergruppe AB beides. Stadium IV schließt Patienten mit regionärer Erkrankung und Fernmetastasen ein. Patienten mit positiven supraklavikulären oder iliakalen Lymphknoten gehören ebenfalls zum Stadium IV. Die 822 Patienten sind in der Tabelle 10.3 nach Stadien getrennt aufgelistet. Das Verhältnis von Tumoren der unteren zu Tumoren der oberen Extremität betrug 2:1, das Verhältnis von Männern zu Frauen 6:4, und nur 6% der Patienten waren Schwarze.

Tabelle 10.3. Stadium bei 822 Patienten, die nach Exzision eines Melanoms an den Extremitäten mit Perfusion behandelt wurden (1957–1981)

Stadium	Anzahl der Patienten
I. *Lokalisierter Primärtumor*	
Level II	18
Level III–V	336
Gesamt	354
II. *Metastasen innerhalb von 3 cm vom Primärtumor*	
Primärtumor mit nahe gelegenen Satelliten	6
Lokales Rezidiv	15
Gesamt	21
III. *Regionäre Metastasen*	
A Kutis/Subkutis (Satelliten)	74
B Regionäre Lymphknoten	127
AB Kutis/Subkutis und regionäre Lymphknoten	87
Metastasen an einer Extremität bei unbekanntem Primärtumor	29
Gesamt	317
IV. *Fernmetastasen*	
Metastasen der iliakalen Lymphknoten	39
Unbekannter extraregionärer Primärtumor	46
Fernmetastasen	45
Gesamt	130

Chirurgische Behandlungsplanung und Indikation zur Perfusion

Eine Perfusion empfiehlt sich zusätzlich zur Exzision bei allen Melanomen im Stadium I mit Level III bzw. bei einer Tumordicke von mindestens 0,75 mm. Bei Melanomen im Stadium II sollte die Perfusion als adjuvante Therapie zu weiter Exzision und regionärer Lymphknotendissektion durchgeführt werden. Bei Melanomen im Stadium IIIA mit begrenzter Satellitose und bei Stadium IIIB mit resezierbaren Lymphknoten ist die Perfusion in Kombination mit chirurgischer Exzision bzw. Lymphknotendissektion zu empfehlen. Bei IIIA-Melanomen mit ausgedehnterer Satellitose oder

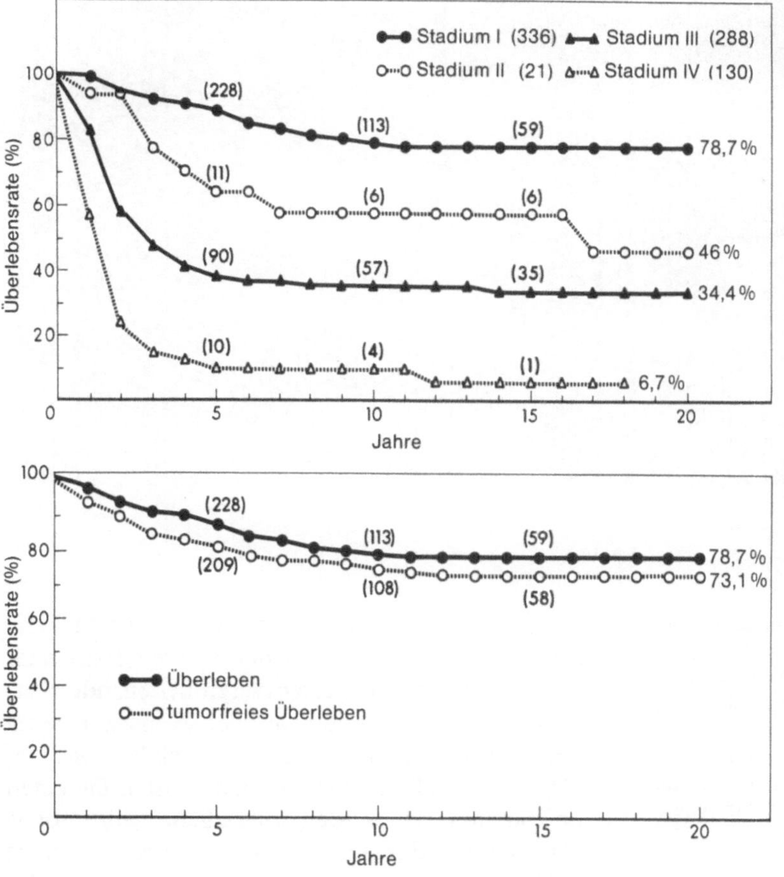

Abb. 10.7. Ergebnisse der Chemotherapie mittels Perfusion bei 775 Patienten, aufgegliedert nach Stadien (1957-1981)

Abb. 10.8. Ergebnisse der regionären Chemotherapie mittels Perfusion bei 336 Patienten mit Extremitätenmelanom im Stadium I (1957-1981). Dargestellt sind Überlebens- und Heilungsraten

IIIB-Melanomen mit nicht resezierbaren Lymphknoten oder bei nicht resezierbaren IIIAB-Melanomen kann eine alleinige regionäre Perfusion indiziert sein. Bisweilen, z. B. wenn die Extremitätenmetastasen oder das primäre Melanom nicht resezierbar sind, kann eine Perfusion möglicherweise die Operabilität wiederherstellen. Im Stadium IV kann eine Extremitätenperfusion zur Palliation eingesetzt werden, z. B. um die Funktion einer Extremität zu retten, Schmerzen zu lindern, das Ausmaß einer großen Läsion zu verringern oder die Abheilung eines großen ulzerierten Melanoms zu erzielen.

Ergebnisse

Abbildung 10.7 zeigt die Ergebnisse alleiniger regionärer Zytostatikaperfusion oder in Kombination mit chirurgischer Exzision bei 775 Patienten. Ausgeschlossen sind 18 Patienten mit invasiven Melanomen, die später als Level-II-Tumoren klassifiziert wurden, und 29 Patienten mit regionären Metastasen bei unbekanntem Primärtumor. Die Überlebenskurven wurden mit der Life-table Methode errechnet [10]. Nur 13 der insgesamt 822 Patienten aus 21 Jahren konnten nicht nachverfolgt werden. Auffällig gering ist der Unterschied zwischen Überlebens- und Heilungsrate nach 20 Jahren (Abb. 10.8). Daher werden hier nur Überlebensraten angegeben.

Alle Patienten im Stadium I und II unterzogen sich zusätzlich zur Perfusion der chirurgischen Exzision, mit Ausnahme einer schwarzen 68jährigen Patientin mit einem großen akral-lentiginösen Melanom an der Hand. Die Patientin verweigerte die Amputation, und es kam zu einer völligen Remission nach der Perfusion mit Melphalan und TEPA im Jahre 1960 (Abb. 10.9). Die Patientin überlebte 15 Jahre lang ohne Rezidiv, 1975 verstarb sie 83jährig aus anderer Ursache.

Bis vor kurzem bestand die Behandlungsstrategie am Tulane Medical Center in einer weiten Exzision des Melanoms mit einem Sicherheitsabstand von etwa 3-5 cm oder mehr; der Defekt wurde mit einem Spalthauttransplantat geschlossen. In den letzten Jahren wurden bei chirurgischen Exzisionen zunehmend engere Sicherheitsabstände gewählt, sie betragen jetzt selten mehr als 3 cm normaler Haut.

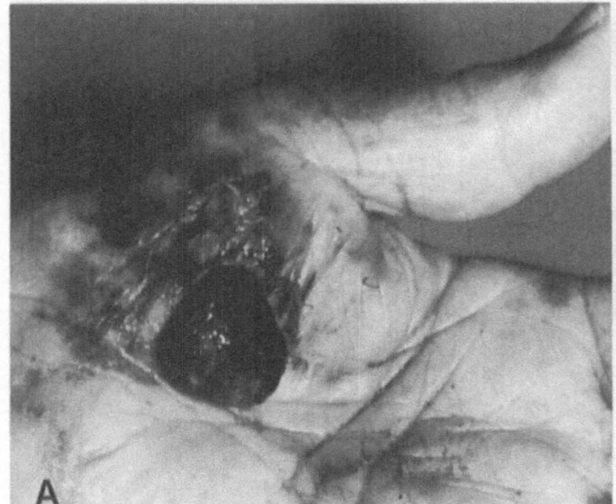

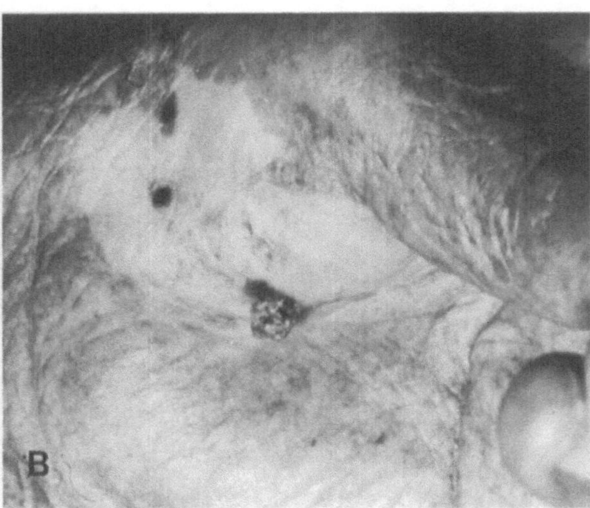

Abb. 10.9. A Eine 56 Jahre alte Frau, die nur chemotherapeutisch mit regionärer Perfusion behandelt wurde; es handelt sich um ein großes akral-lentiginöses Melanom an der Handinnenfläche vor der Behandlung. **B** Die Läsion bildete sich während der folgenden 9 Monate völlig zurück. Die Patientin bekam weder ein Rezidiv noch Metastasen und starb an einer durch Hypertonie bedingten Herzerkrankung 15 Jahre nach der Perfusion. Sie litt unter einer leichten Atrophie der Handmuskulatur als Folge der Chemotherapie

Bei Patienten mit guter Prognose, d.h. überwiegend bei Patienten mit dünnen Läsionen und anderen günstigen Prognosefaktoren, betragen die Sicherheitsabstände in der Regel sogar weniger als 3 cm. Amputationen werden nur durchgeführt bei einem Befall von Zehen oder Fingern oder in den seltenen Fällen, in denen das Melanom auf den Knochen übergegriffen hat.

Viele Jahre lang wurde bei den meisten Patienten eine regionäre Lymphknotendissektion durchgeführt, ausgenommen waren nur die Patienten mit einer besonders guten Prognose oder Patienten mit hohem Perfusionsrisiko wegen extremer Fettsucht, arterieller Verschlußkrankheit oder akuten bzw. chronischen Infektionen der Extremität. Derzeit wird die regionäre Lymphknotendissektion selektiver eingesetzt, gewöhnlich bei Patienten mit ungünstigen Prognosefaktoren. Jedoch werden bei allen Patienten, die perfundiert werden, mehrere Lymphknoten stichprobenhaft entnommen. Bei Läsionen der oberen Extremitäten werden routinemäßig die oberen axillären Lymphknoten (Lymphknoten des Levels III) zur histologischen Untersuchung exzidiert. Bei Perfusionen der unteren Extremität werden Proben von jedem vergrößerten oder verdächtigen Lymphknoten an der A. iliaca externa oder der A. femoralis exzidiert, je nachdem, welches Gefäß perfundiert wird. Bei den meisten Patienten im Stadium III werden zusätzliche chirurgische Maßnahmen durchgeführt, sofern eine komplette Entfernung der ganzen Tumormasse möglich ist. Bei Patienten im Stadium IV erfolgt nur dann eine weitere Exzision der Lymphknotenmetastasen, wenn bei einer Dissektion bei angenommenem niedrigerem Tumorstadium positive iliakale Lymphkoten gefunden werden. Bei Patienten mit Metastasen an einer Extremität oder mit sehr großen oder ulzerierten Läsionen wird eine Tumorexzision oder eine Amputation nur dann durchgeführt, wenn der Tumor ohne weiteres resezierbar ist.

In Tabelle 10.4 sind die Ergebnisse, aufgegliedert nach Tumorstadium und anderen prognostischen Faktoren, mit kumulativen Überlebensraten nach 5, 10, 15 und 20 Jahren aufgelistet.

Melanome im Stadium I

Die Behandlungsergebnisse bei Patienten mit Melanomen an einer Extremität im Stadium I zeigen nach wie vor einen geschlechtsabhängigen Unterschied in den Überlebensraten (s. Tabelle 10.4). In den Zehnjahresüberlebensraten schnitten weibliche Patienten mit 85% im Vergleich zu Männern mit 68% besser ab. Patienten mit Melanomen an der oberen Extremität hatten bessere Ergebnisse als Pa-

Tabelle 10.4. Ergebnisse der regionären Chemotherapie, unterteilt nach Tumorstadien (1958-1981). RLKD = Regionäre Lymphknotendissektion.

Stadium/Gruppe	Anzahl der Patienten	Kumulative Überlebensrate [%]			
		5 Jahre	10 Jahre	15 Jahre	20 Jahre
I. Lokalisierter Tumor	336	88	80	79	79
Frauen	219	91	85	84	84
Untere Extremität	142	93	85	85	85
Mit RLKD	102	91	87	87	87
Ohne RLKD	40	97	97	97	97
Obere Extremität	77	89	84	80	80
Mit RLKD	53	88	82	78	78
Ohne RLKD	24	91	91	91	91
Männer	117	81	68	68	67
Untere Extremität	69	72	56	56	56
Mit RLKD	54	72	57	57	57
Ohne RLKD	15	65	49	-	-
Obere Extremität	48	92	84	84	84
Mit RLKD	38	94	84	84	84
Ohne RLKD	10	88	88	88	88
Alle mit RLKD	247	87	77	77	77
Alle ohne RLKD	89	91	89	83	83
Alle obere Extremität	125	90	84	82	82
Alle untere Extremität	211	87	77	77	77
II. Lokale Ausbreitung oder Rezidiv	21	64	58	58	45
III. Regionäre Metastasen	288	39	35	35	35
IIIA In-Transit-Metastasen	74	35	28	28	28
Früher nicht diagnostiziert	32	23	20	20	20
Erst jetzt diagnostiziert	42	46	36	36	36
Nicht resiziert	41	29	21	21	21
Resiziert	33	44	39	39	39
IIIB regionäre Lymphknoten	127	51	50	48	48
Früher nicht diagnostiziert, Positiv bei Primärdiagnose	59	33	30	30	30
Ein Lymphknoten positiv	19	47	47	47	47
Multiple Lymphknoten positiv	40	26	22	22	-
Klinisch positiv	34	28	28	28	28
Klinisch negativ	25	42	35	35	-
Primär nur Tumorexzision, später Perfusion und RLKD	68	55	55	52	52
Ein Lymphknoten positiv	36	72	72	67	67
Multiple Lymphknoten positiv	32	27	27	27	27
Alle, ein Lymphknoten positiv	55	64	64	60	61
Alle, multiple Lymphknoten positiv	72	27	24	24	24
IIIAB In-Transit-Metastasen und Lymphknotenmetastasen	87	31	28	28	28
Reseziert	47	32	32	32	-
Nicht Reseziert	40	31	22	22	22
IIIA und IIIB					
Reseziert	80	41	39	36	36
Nichtreseziert	81	30	23	23	23
Okkulter Primärtumor mit regionären Metastasen	29	51	51	51	51
IV. Fernmetastasen	130	10	10	7	-
Iliakale Lymphknoten	39	18	18	-	-
Primärtumor außerhalb der Extremität	46	9	9	-	-
Systemische Metastasen	45	6	6	6	-

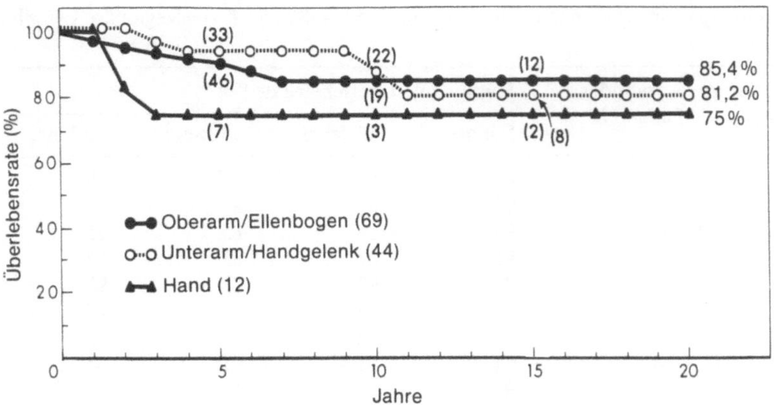

Abb. 10.10. Ergebnisse der Chemotherapie mittels Perfusion bei 125 Patienten mit einem Melanom der oberen Extremität im Stadium I, aufgegliedert nach Lokalisation (1957-1981)

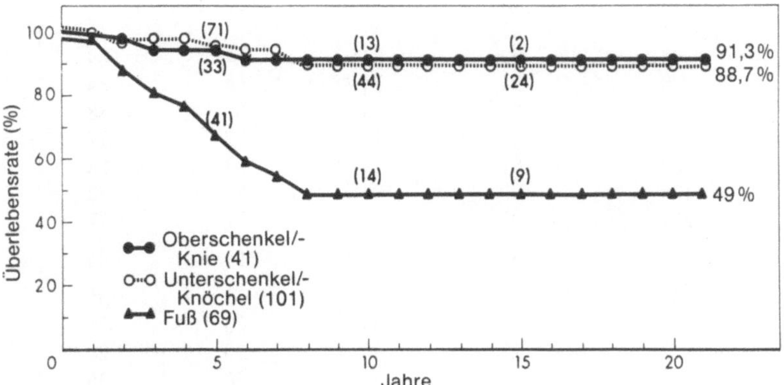

Abb. 10.11. Ergebnisse der Chemotherapie mittels Perfusion bei 211 Patienten mit einem Melanom der unteren Extremität im Stadium I, aufgegliedert nach Lokalisation (1957-1981)

tienten mit Läsionen an der unteren Extremität (Unterschied in der Zehnjahresüberlebensrate statistisch nicht signifikant). Die Untergruppe der Patienten mit Melanomen am Fuß im Stadium I hatten jedoch, verglichen mit den 5 anderen Untergruppen (Oberarm, Unterarm, Hand, Ober- und Unterschenkel), die geringste Überlebensdauer (Abb. 10.10 und 10.11). Bei vielen dieser Patienten lag jedoch ein akral-lentiginöses Melanom an der Fußsohle oder ein subunguales Melanom mit einer bekanntlich schlechteren Prognose [22] vor.

Bei 247 Patienten mit regionärer Lymphknotendissektion betrug die kumulative Zehnjahresüberlebensrate 77%, bei den 89 Patienten ohne diese Behandlung 89%. Dieser Unterschied ist nicht signifikant. Bei Patienten ohne eine regionäre Lymphknotendissektion war jedoch der klinische Verlauf günstiger. Wir sind der Meinung, daß diese Ergebnisse Folge der Selektion der Patienten sind, denn die Entscheidung, ob eine regionäre Lymphknotendissektion durchgeführt wird oder nicht, wird vom behandelnden Chirurgen nach Größe, Lokalisation, histologischen Merkmalen des Primärtumors, wie Mikrostadium und Invasionstiefe, und Risikofaktoren des Patienten (Alter, Allgemeinzustand, Begleiterkrankungen u.a.) getroffen. Bei den meisten Patienten, bei denen eine regionäre Lymphknotendissektion nicht vorgenommen wurde, war die Prognose günstig eingeschätzt worden, oder es bestand ein hohes Operationsrisiko. Ein weiterer Punkt ist, daß bei Patienten mit verdächtigen Lymphknoten, besonders in der Femoralregion, die Lymphknoten für eine histologische Untersuchung exzidiert wurden. Folglich wurden alle Patienten mit Lymphknotenmetastasen in Stadium III eingestuft, während die Patienten mit klinisch unauffälligen Lymphknoten, die in Stadium I verblieben, demgegenüber einen therapeutischen Gewinn aus der Lymphknotenentfernung hätten ziehen können.

Bei 71 Patienten mit einem Melanom an einer Extremität im Stadium I (21%) trat nach Exzision und regionaler Perfusion eine erneute Tumormanifestation auf. In Tabelle 10.5 ist die Lokalisation des ersten Wiederauftretens von Tumor aufgeführt. Er wurde bei Männern am häufigsten an den unteren Extremitäten (26/71), am seltensten an den oberen Extremitäten (7/71) beobachtet. Fernmetastasen alleine waren bei Frauen erheblich seltener (6%) als bei Männern (17%).

Tabelle 10.5. Lokalisation der ersten neuerlichen Tumormanifestation bei 336 selektierten Patienten mit Extremitätenmelanomen im Stadium I nach Exzision und regionärer Chemotherapie mit Perfusion

Lokalisation des Primärtumors	Anzahl der Patienten	Rezidive insgesamt [%]	Nur regionäre Rezidive [%]	Regionäre Rezidive und Fernmetastasen [%]	Nur Fernmetastasen [%]
Männer	116	28	8	3	17
Obere Extremitäten	48	15	2	2	11
Untere Extremitäten	68	38	12	4	22
Frauen	220	17	10	1	6
Obere Extremitäten	77	21	8	1	12
Untere Extremitäten	143	15	11	1	4
Gesamt	336	21	9	2	10

Tabelle 10.6. Häufigkeit des Wiederauftretens von Tumor und Tod bei 179 Patienten nach regionärer hyperthermer Perfusion und Exzision eines Extremitätenmelanoms im Stadium I. Aufgliederung nach Melanomtyp und Mikrostadium (1970-1981)

Mikrostadium (level of invasion)	Anzahl der Patienten	Lentigo-maligna-Melanom[a]			Superficial-spreading-Melanom[a]			Noduläres Melanom[a]			Akral-lentiginöses Melanom[a]			Unklassifiziert[a]			Summe [a]		Wiederauftreten von Tumor [%]
		n	Tu	E	n	Tu	E	n	Tu	E	n	Tu	E	n	Tu	E	Tu	E	
III	82	2	0	0	36	2	0	21	4	3	12	0	0	11	0	0	6	3	7
IV	86	4	0	0	27	1	1	22	5	3	14	1	1	19	5	4	12	9	14
V	11							2	2	2	6	5	2	3	0	0	7	4	64
Summe	179	6	0	0	63	3	1	45	11	8	32	6	3	33	5	4	25	16	
Wiederauftreten von Tumor in [%]			0			5			24			19			15		14		

[a] Tu = Wiederauftreten von Tumor bis 1.1.83; E = Tod bis 1.1.83.

Zu Beginn dieses Progamms wurden die primären Melanome histologisch nur in invasiv oder superfiziell unterteilt. Nach der Einführung des Mikrostagings (Bestimmung der stratigraphischen Eindringtiefe und der Tumordicke) wurden lediglich Patienten mit Melanomen des Levels III oder einer Dicke von mehr als 0,75 mm perfundiert. Deshalb wurden 18 Fälle, die ursprünglich als invasiv klassifiziert, später aber als Level II reklassifiziert wurden, nun in den Überlebensraten nicht eingeschlossen. Alle diese Patienten blieben erscheinungsfrei, mit Ausnahme eines Patienten mit Lokalrezidiv, das durch eine Nachexzision beherrscht werden konnte.

Tabelle 10.6 zeigt die Rezidiv- und Sterberaten bei 179 Patienten mit Melanomen im Stadium I, die 2-12 Jahre nach Perfusion und Exzision nachbeobachtet wurden. Daten über diese Patienten liegen seit 1970 vor und sind nach den prognostisch relevanten Kriterien Melanomtyp und stratigraphische Eindringtiefe unterteilt. Das Lentigo maligna-Melanom besitzt eine günstigere Prognose, tritt aber nur selten an den Extremitäten auf, bei unserem Patientengut in nur 6 Fällen. Das Superficial-spreading-Melanom (63 Fälle) war der häufigste Melanomtyp und erzielte - verglichen mit anderen Melanomtypen - die besten Ergebnisse (5% Rezidive). Die Rezidivraten korrelierten auch gut mit der Tumordicke. Von 101 Patienten, bei denen eine Messung der Tumordicke vorlag, war kein Patient mit einer 1,4 mm oder weniger dicken Läsion verstorben (Follow-up bis zu 15 Jahren) (Tabelle 10.7). Bei Melanomen mit einer Dicke von 3-4,9 mm war die Fünfzehnjahresüberlebensrate mit 57% deutlich niedriger. Bei Läsionen mit einer Dicke von 5 mm oder darüber betrug die Fünfjahresüberlebensrate 57%, jedoch liegen Nachbeobachtungsdaten über einen längeren Zeitraum nicht vor. Die geringe Anzahl der Patienten in den verschiedenen Gruppen beeinträchtigt die Aussagekraft der Beobachtungen.

Tabelle 10.7. Überlebensraten bei 101 Extremitätenmelanomen im Stadium I, aufgegliedert nach Tumordicke des Primärtumors[a]

Tumordicke [mm]	Anzahl der Patienten	Kumulative Überlebensrate Jahre [%]			
		2 Jahre	5 Jahre	10 Jahre	15 Jahre
0,75-1,4	30	100	100	100	100
1,5-2,9	44	94	94	85	85
3,0-4,9	16	90	57	57	57
≥5	11	80	57	[a]	[a]
Gesamt	101				

[a] Kein Patient länger als 6 Jahre nachbeobachtet.

Melanome im Stadium II

Nur 21 Patienten wiesen ein Melanom im Stadium II auf. Bei allen Patienten wurden Perfusion, Tumorexzision und regionäre Lymphknotendissektion durchgeführt. Die Zehnjahresüberlebensrate war mit 57% hervorragend.

Melanome im Stadium III

Die Überlebensrate für alle Patienten im Stadium III (regionale Metastasen) betrug nach 10 Jahren 35% und nach 20 Jahren 34% (s. Abb. 10.7). In Abb. 10.12 sind die Überlebensraten im Stadium III, aufgegliedert nach den 3 Substadien, dargestellt. Die Gruppe mit regionären Lymphknotenmetastasen (IIIB, 127 Patienten) zeigte eine Zehnjahresüberlebensrate von 50%. Bei Patienten mit In-Transit-Metastasen oder Satellitose (IIIA) betrug die Zehnjahresüberlebensrate 28%. In Abb. 10.13 ist ein Beispiel für das Ansprechen eines Patienten mit Satellitose auf eine Perfusion zu sehen. Die Patientengruppe mit In-Transit-Metastasen und Lymphknotenbefall (IIIAB) wies nach 10 Jahren eine Überlebensrate von 28% auf. Aus Tabelle 10.4 lassen sich einige interessante Tatsachen folgern. Zunächst zeigten Patienten mit vorausgegangener Behandlung von In-Transit-Metastasen bessere Ergebnisse als Patienten, die ohne vorherige Behandlung zur Perfusion kamen (36% Zehnjahresüberlebensrate gegenüber 20%). Weiterhin erreichten Patienten, bei denen der Tumor operativ entfernt worden war, eine bessere Überlebensrate als nichtresezierte Patienten (39% gegenüber 21%). Auch bei Patienten mit Lymphknotenmetastasen war eine vorausgehende Behandlung mit einer längeren Überlebenszeit verbunden. Daher hatten Patienten mit vorher unbehandelten Lymphknotenmetastasen eine niedrigere Zehnjahresüberlebensrate als bereits vorher behandelte Patienten (30% gegenüber 55%). Die letztere Gruppe enthält wahrscheinlich mehr Patienten mit langsamer wachsenden, biologisch günstigeren Tumoren. Ein Beispiel ist in Abb. 10.14 dargestellt. Patienten mit einer solitären Lymphknotenmetastase hatten eine höhere Zehnjahresüberlebensrate als Patienten mit multiplen positiven Lymphknoten (64% gegenüber 24%).

29 Patienten mit okkultem Primärtumor wiesen initial regionäre Lymphknotenmetastasen auf (s. Tabelle 10.4). Alle Patienten wurden perfundiert, zusätzlich wurde eine RLKD oder eine Exzision von Rezidiven durchgeführt. Diese Patientengruppe hatte eine sehr gute Prognose, die Fünfzehnjahresüberlebensrate betrug 51%.

Melanome im Stadium IV

130 Patienten mit Fernmetastasen (d.h. im Stadium IV) wurden behandelt (s. Abb. 10.7). Diese

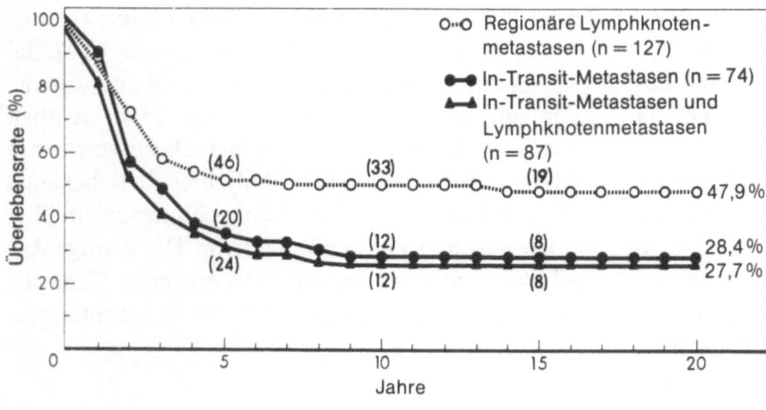

Abb. 10.12. Ergebnisse der Chemotherapie mittels Perfusion bei 288 Patienten mit einem Melanom der Extremitäten im Stadium III, aufgegliedert nach Substadium (1957-1981)

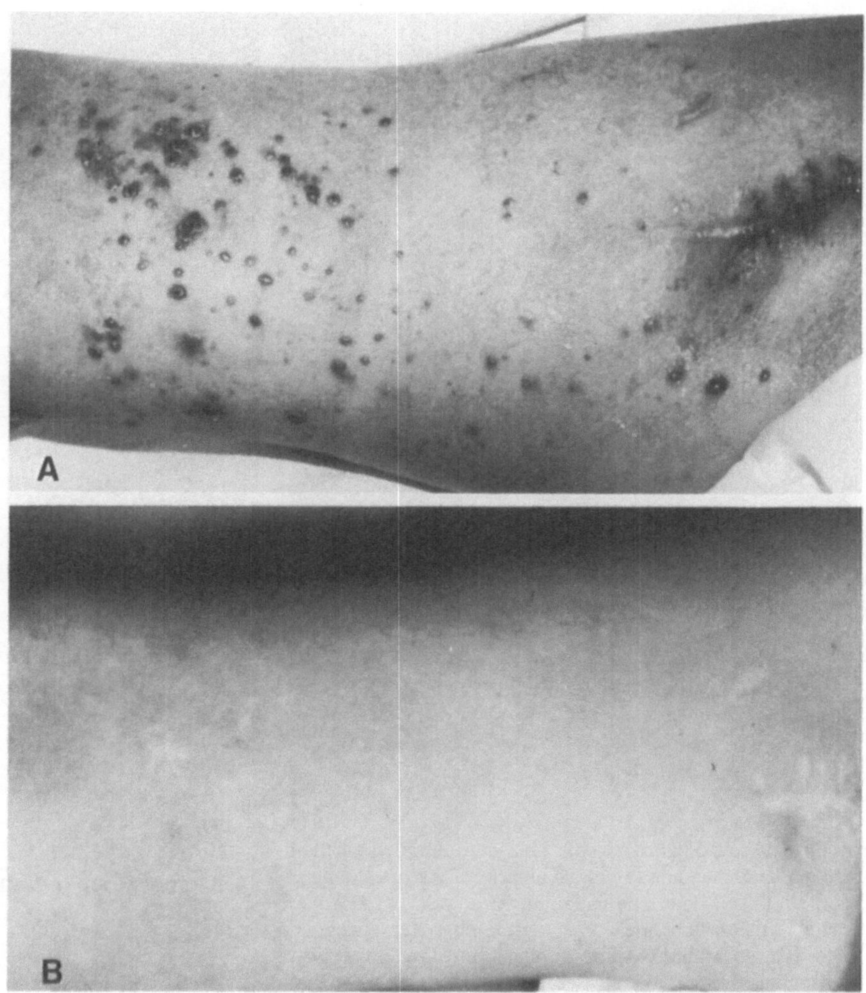

Abb. 10.13. **A** 38jährige weiße Frau mit einem Melanom am rechten Außenknöchel, das während der Schwangerschaft entstanden war. Sie wurde 1961 durch weite Exzision und Lymphknotendissektion behandelt. Die Patientin entwickelte 1962 eine Satellitose am Unterschenkel, weshalb eine normotherme Perfusion mit 50 mg Melphalan und 15 mg Triäthylenthiophosphoramid (TEPA) durchgeführt wurde. **B** Der Oberschenkel 18 Monate später. Die Patientin war 12 Jahre lang erscheinungsfrei und starb schließlich an einem Lungenkarzinom

Gruppe bestand aus 39 Patienten mit Metastasen in den iliakalen Lymphknoten, die meist zum Zeitpunkt der Behandlung im Stadium III gefunden werden, dazu kamen 46 Patienten mit einem Melanom an Rumpf, Kopf oder Hals mit Metastasen an den Extremitäten oder in den regionären Lymphknoten, und 45 Patienten mit Melanomen an den Extremitäten und Fernmetastasen zum Zeitpunkt der Perfusion (Tabelle 10.4). Diese Patienten wurden primär zur Palliation perfundiert, was auch in einem hohen Prozentsatz der Fälle durch Erhaltung einer gebrauchsfähigen Extremität, Linderung von Schmerzen und Reduktion großer Tumormassen gelang. Die Patienten mit befallenen iliakalen Lymphknoten zeigten eine Fünfjahresüberlebensrate von 18%. In dieser Gruppe überlebten jedoch fast keine Patienten länger. Der einzige 10 Jahre überlebende Patient hatte auf eine Perfusion nicht angesprochen, die 3 Monate nach der vergeblichen Perfusion durchgeführte Immunotherapie mit Kreuztransplantation und Kreuztransfusion[2] führte jedoch zur vollständigen Remission [21].

Von den 46 Patienten mit Melanomen im Stadium IV mit bekanntem Primärtumor und Metastasen an den Extremitäten zeigten 35 axilläre Metastasen. Nach regionärer Perfusion und Lymphknotendissektion in den geeigneten Fällen betrug die Fünfjahresüberlebensrate nur 9%. Im Gegensatz dazu hatten die Patienten mit einem unbekannten Primärtumor und mit axillären oder inguinalen Lymphknotenmetastasen eine Fünf-, Zehn- und Fünfzehnjahresüberlebensrate von 51% nach Perfusion und regionärer Lymphknotendissektion. Die bessere Überlebensrate könnte durch denselben Autoimmunvorgang, der den ursprünglichen Pri-

[2] Anmerkung der Übersetzer: Wechselseitige subkutane Transplantation von Tumorgewebe und Bluttransfusion zwischen 2 Patienten mit malignen Melanomen

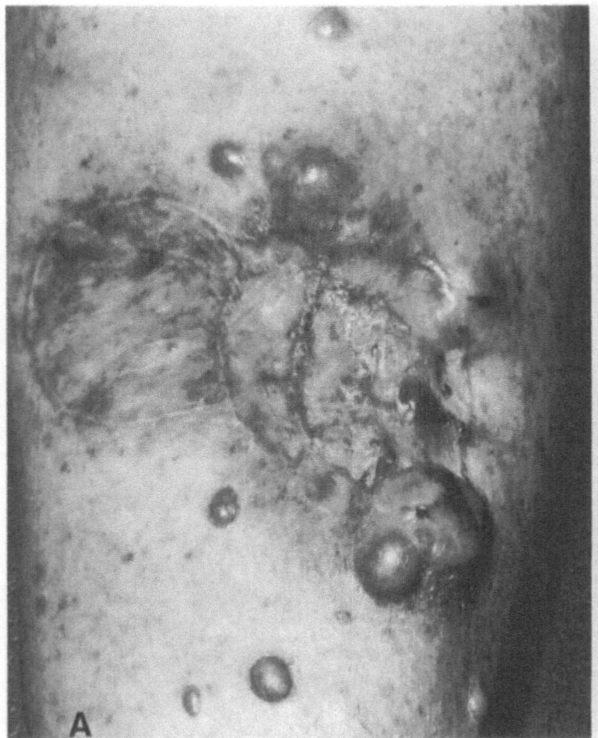

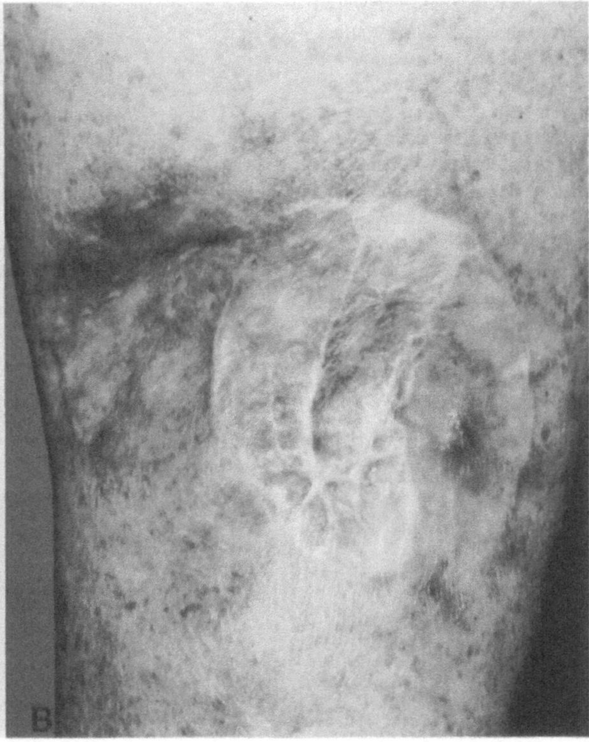

Abb. 10.14. **A** 55jährige weiße Frau mit multiplen amelanotischen Knötchen in und um die ursprüngliche Melanomexzision am linken Bein. Die Patientin wurde primär 1975 durch weite Exzision behandelt. 1977 wurde eine Reexzision und eine Lymphknotendissektion durchgeführt. Weitere Rezidive wurden mit Immunotherapie (BCG) und multiplen Zytostatikazyklen bei minimalem Ansprechen behandelt. 1978 wurde die Patienten zur regionären Chemotherapie mittels Perfusion überwiesen. Sie erhielt eine hypertherme Perfusion mit 34 mg Mustargen. **B** 20 Monate nach der Perfusion waren alle Läsionen verschwunden. Die Patientin ist jetzt, 5 Jahre später, erscheinungsfrei

märtumor zerstörte, unterstützt worden sein. Von den 45 Patienten mit Fernmetastasen zum Zeitpunkt der palliativen Extremitätenperfusion überlebten nur 2 Patienten 10 Jahre. Bei beiden Patienten wurden weitere Therapiemaßnahmen zur Reduktion der Metastasen durchgeführt. Beim ersten Patienten wurde eine Lungenmetastase und eine solitäre Femurmetastase reseziert. Dieser Patient war 15 Jahre nach der Behandlung noch erscheinungsfrei. Der zweite Patient kam mit einer Satellitose des Beines mit multiplen entfernteren subkutanen Tumorknoten und einem Befall der Leber zur Behandlung. Er sprach auf eine lokale Perfusion gut an, und eine spätere systemische Chemotherapie führte zu einer vollständigen Remission. 7 Jahre nach der Behandlung war der Patient erscheinungsfrei.

Letalität und Komplikationen

Bei einem so komplizierten Verfahren wäre eine hohe Komplikationsrate zu erwarten, besonders wenn es mit einem ausgedehnten chirurgischen Eingriff kombiniert wird und häufig bei älteren Patienten durchgeführt wird. Dennoch traten bei 70% der 822 Patienten, bei denen eine Chemotherapie mittels regionärer Perfusion durchgeführt wurde, keinerlei größere Komplikationen auf. Im Falle von Komplikationen waren diese häufig kombiniert. Wenn die Dosis beispielsweise hoch genug war, um eine Knochenmarkdepression mit Thrombozytopenie und Leukopenie hervorzurufen, traten auch Blutungen und Infektionen auf. Dieselbe toxische Dosis kann eine schwere lokale Reaktion der Extremität mit Ödem und Gefäßschädigung, Thrombose oder Thrombophlebitis bewirken. Bei 28% der Patienten, die einmalig perfundiert worden waren, wurden eine oder mehrere Komplikationen beobachtet, das Risiko erhöhte sich jedoch auf 51% bei Patienten, bei denen 2 oder mehr Perfusionen durchgeführt worden waren.

Die Einführung der Hyperthermie erhöhte die lokale Toxizität erheblich, dadurch mußte die Dosierung der Chemotherapeutika reduziert werden. Zwischen 1957 und 1968 wurden 496 normotherme Perfusionen (bis 38 °C) durchgeführt. Seit 1968 wurden 465 hypertherme Perfusionen (39-41 °C) durchgeführt. Es zeigten sich jedoch weder in der Häufigkeit noch im Ausmaß der lokalen Komplikationen Unterschiede zwischen normothermer und hypothermer Perfusion. Eine schwere Knochenmarkdepression (mit Leukopenie und Thrombozytopenie) wurde bei der hyperthermen Perfusion selten beobachtet. Alle Todesfälle durch schwere Knochenmarkdepression traten vor 1964 auf, als normotherme Temperaturen und höhere Zytostatikadosierungen üblich waren. Zunehmende Erfahrung, Verbesserung der Isolation der perfundierten Extremität und niedrigere Zytostatikadosen, wie auch die Einführung der Leukozyten- und Thrombozytentransfusionen führten dazu, daß sich in den letzten 19 Jahren bei uns kein einziger durch hypertherme Perfusion ausgelöster Todesfall ereignet hat.

3 Todesfälle während der Perfusion traten aufgrund kardiovaskulärer Zwischenfälle auf. Ein weiterer Todesfall ist am Anfang unserer Serie zu verzeichnen, als versehentlich viel zu hohe Temperaturen benutzt wurden, die eine Gewebenekrose verursachten, welche ein akutes Nierenversagen, massive Ödeme, Oligurie und Herzversagen zur Folge hatten.

Die häufigste vaskuläre Komplikation war eine Thrombophlebitis, die bei 36 Patienten diagnostiziert wurde. Einige Fälle mit Thrombophlebitis sind möglicherweise nicht erkannt worden, besonders in der V. axillaris. Arterielle und venöse Thrombosen traten bei 18 Patienten auf, bei 3 Patienten war eine Thrombektomie erforderlich. Bei 4 Patienten mußte eine Amputation aufgrund einer arteriellen Thrombose durchgeführt werden. Wichtig ist, nur bei Patienten ohne oder mit nur geringfügiger arterieller Verschlußkrankheit eine Perfusion durchzuführen. Bei 7 Patienten kam es als Folge einer tiefen Thrombose zu einer Lungenembolie. Bei 2 dieser Patienten wurde eine Ligatur der V. cava durchgeführt, bei den übrigen 5 Patienten genügte eine Behandlung mit Antikoagulanzien.

Bei 60 Patienten traten auf die Chemotherapie mittelschwere bis schwere Reaktionen auf, einschließlich lokalem Erythem, Ödem und Schmerzen. Behinderungen durch Nerven- oder Muskelschädigung blieben jedoch in nur 3 Fällen zurück.

Die lokalen Reaktionen auf die Chemotherapie klangen gewöhnlich binnen weniger Wochen wieder ab. Bei den in Tabelle 10.1 empfohlenen Dosierungen traten weder eine schwere Blasenbildung noch ein Ödem auf, das eine Fasziotomie erforderlich gemacht hätte. Andere lokale Reaktionen, wie vorübergehender Nagelverlust, Austrocknung oder Abschälung der Haut an Handflächen und Fußsohlen, Hemmung des Haarwuchses an der Extremität, oder vorübergehende Nervenschmerzen wurden zwar beobachtet, jedoch stellte keine dieser Nebenwirkungen für den Patienten eine wesentliche Behinderung dar, und alle gingen mit entsprechender Therapie zurück. In keinem Fall kam es als Folge der Therapie zu einem totalen Ausfall der Kopfhaare.

Wundinfektionen sind besonders in Leiste und Axilla und nach einer regionären Lymphknotendissektion sehr ernst zu nehmen. Zu empfehlen sind tägliche desinfizierende Bäder (Phisohex), beginnend mehrere Tage vor dem chirurgischen Eingriff, ebenso eine prophylaktische Anwendung von Breitspektrumantibiotika vor und nach der Operation.

Nutzen der Perfusion

Mit einer hochdosierten Chemotherapie in Form der hyperthermen sauerstoffangereicherten regionären Perfusion sind mehrere Vorteile verbunden. Ursprüngliches Ziel war, eine Zytostatikadosierung zu ermöglichen, wie sie bei systemischer Applikation nicht möglich ist, und gleichzeitig eine systemische Toxizität zu vermeiden. Die lokale Gewebetoxizität erwies sich jedoch als der die Dosierung limitierende Faktor. Als Faustregel gilt, daß die Gesamtdosis, die bei Perfusion der unteren Extremität gegeben werden kann, der Dosis entspricht, die als systemische Einzeldosis intravenös gegeben werden kann. Die oberen Extremitäten tolerieren nur geringere Mengen. Dennoch zeigen experimentelle und klinische Studien mittlerweile, daß die Zytostatikakonzentrationen, gegenüber gleichen systemischen Dosen auf das 6- bis 10fache erhöht werden können.

Die Einfügung von Dispersions- oder Schaumoxygenatoren in die extrakorporale Zirkulation bewirkt einen hohen Sauerstoffpartialdruck im Gewebe, das pO_2 liegt zwischen 400 und 500 mm Hg. Es wurde gezeigt, daß der erhöhte Sauerstoffpartialdruck im Gewebe die Wirkung alkylierender Agenzien auf die Tumorzellen durch hyperoxische Sensibilisierung potenziert [20]. Diese Beobachtung wurde auch von anderen Autoren bestätigt [23]. Das Prinzip ist das gleiche wie bei der Anwendung hyperbaren Sauerstoffs zur Verstärkung der Wirkung ionisierender Strahlen [15]. Zusätzlich besitzt der erhöhte Sauerstoffpartialdruck selbst eine tumortoxische Wirkung [17]. Die intraarterielle Verabreichung des Zytostatikums mit normalem Druck und normaler Perfusionsrate gewährleistet eine ausreichende Perfusion des Tumors mit dem Zytostatikum. Ebenso werden mögliche Tumormetastasen im angrenzenden Gewebe und in den regionären Lymphknoten perfundiert.

Die Hyperthermie besitzt ebenfalls verschiedene Therapieeffekte [16, 43]. Sie steigert die chemische Wirkung des Zytostatikums ebenso wie den Zellstoffwechsel. Die Hyperthermie bewirkt eine Gefäßerweiterung, dadurch entsteht eine gründlichere Perfusion aller Gewebe des abgegrenzten Gebietes. Cavaliere et al. [5] zeigten 1967, daß eine hypertherme Perfusion (40-41 °C, 4 h lang) ohne Tourniquet eine signifikante Wirkung am Tumor hervorruft. Später wiesen Stehlin et al. [40, 41] nach, daß eine Kombination der Chemotherapie mit Hyperthermie bessere Ergebnisse als eine rein normotherme Perfusion erzielt. Die Kombination von Hyperthermie und Chemotherapie steigert die lokale Toxizität, sie ist aber nach unserer Erfahrung auch wirksamer.

Die Verwendung von Heparin in der extrakorporalen Zirkulation ist notwendig, um die Gerinnungsneigung zu vermindern und um eine korrekte Funktion der extrakorporalen Zirkulation sicherzustellen. Es wurde auch gezeigt, daß Heparin antimetastatische Eigenschaften hat und eigenständige selektive tumortoxische Wirkungen besitzt [32].

Die Lyse der Tumorzellen in situ durch Chemotherapie soll zu einer Autoimmunisierung führen, besonders bei immunkompetenten Patienten mit intakten regionären Lymphknoten. Klinisch wurde die Regression von Metastasen innerhalb der perfundierten Region lange nach Abklingen der Wirkung der Chemotherapie beobachtet. Zusätzlich wurde auch eine Regression von Metastasen außerhalb der perfundierten Region Wochen und Monate nach der Perfusion festgestellt. Schließlich verringert die Isolierung der perfundierten Region und die Spülung nach der Perfusion die systemische Toxizität und minimiert die Schwächung des Immunsystems des Patienten.

Diskussion

Der chirurgische Eingriff bleibt die am häufigsten angewandte Therapie des primären invasiven Melanoms. Beim lokalisierten invasiven Melanom im Stadium I sind Fünfjahresüberlebensraten von etwa 50-80% erreichbar [1, 2, 3, 12, 33]. Bei regionären Metastasen sinken diese Überlebensraten jedoch auf 15-40% ab [1, 12, 33]. In-Transit-Metastasen (Satellitose) können nach radikalem chirurgischem Eingriff mit regionärer Lymphknotendissektion bei Melanomen der unteren Extremitäten auftreten. Dies ist insgesamt im Durchschnitt bei etwa 6% der Fall, aber es werden auch Häufigkeiten bis zu 20% berichtet [28]. Bei diesen Patienten sind die Fünfjahresüberlebensraten niedrig, bei herkömmlicher Behandlung liegen sie etwa bei 10-15% [12, 28]. Zu Beginn dieser Studie, im Jahre 1957, erzielten die verfügbaren Zytostatika bei nur 5-10% der Patienten eine Remission [24]. Heute ist das wirksamste Zytostatikum beim disseminierten Melanom das DTIC, allein oder in Verbindung mit anderen Zytostatika. Auf DTIC sprechen 16-30% der Patienten objektiv an; die mediane Überlebensrate beträgt etwa 3 Monate [7]. Bisher hat die systemische Chemotherapie als Adjuvans zur chirurgischen Exzision noch keinen nachweisbaren Vorteil gebracht [18, 31, 35, 39, 44]. Gelegentlich kann die Immunotherapie eine dramatische Remission auslösen, jedoch hat sie sich bisher noch nicht als reproduzierbare effektive adjuvante Behandlungsmethode erwiesen [31, 39, 44].

Mit der Entwicklung der regionären Chemotherapie durch Extremitätenperfusion beim Melanom wurde rasch deutlich, daß mehr als die Hälfte der Patienten mit meßbaren Läsionen objektiv auf die Therapie ansprachen. Die Kombination von chirurgischer Exzision mit regionärer Zytostatikaperfusion bewirkte bei allen Patienten mit regionärer Erkrankung Fünfjahresüberlebensraten von 39% und Fünfzehnjahresüberlebensraten von 35%. Diese Ergebnisse lassen sich durch herkömmliche operative Eingriffe nicht erzielen. Sogar bei den am weitesten fortgeschrittenen Fällen von regionärer Erkrankung (mit In-Transit- und regionären Lymphknotenmetastasen) konnten in der Serie des Tulane Medical Center Fünfzehnjahresüberlebensraten von 28% erzielt werden (s. Tabelle 10.4).

Man kann annehmen, daß die Zehnjahresüberlebensraten nach Extremitätenperfusion im Stadium I 15-20% höher liegen als bei rein chirurgischer Behandlung. Die Schätzung von 20% ergibt sich aus dem Vergleich der Daten des Tulane Medical Center mit jenen der allein chirurgisch behandelten Fälle der WHO-Studie (WHO Collaborating Centre for Evaluation of Methods of Diagnosis and Treatment of Melanoma) [45]. Zwischen 1967 und 1974 wurden in die WHO-Studie 553 Patienten mit Extremitätenmelanomen aufgenommen, die weiterhin nachbeobachtet werden. Die 288 am Tulane Medical Center behandelten Patienten im Stadium I wurden über einen längeren Zeitraum behandelt, ihre Daten lassen sich jedoch in vielen Punkten vergleichen. Nach 10 Jahren lag die Gesamtüberlebensrate in der WHO-Studie bei etwa 60%, in der Studie des Tulane Medical Center bei 80%. In beiden Studien bestand ein erheblicher Unterschied in der Prognose der Patienten, bei denen sofort eine regionäre Lymphknotendissektion durchgeführt wurde, verglichen mit den Patienten, bei denen eine regionäre Lymphknotendissektion erst vorgenommen wurde, wenn die regionären Lymphknoten klinisch Metastasen aufwiesen. In der Tulane-Studie wurden Patienten mit einem Primärtumor im Level II nicht berücksichtigt. Bei diesen betrug das Verhältnis Männer : Frauen 2:3, gegenüber 1:5 bei der WHO-Studie. Beide Faktoren würden die Resultate der WHO gegenüber denen der Tulane-Studie verbessern. Regionale Rezidive in Form einer Satellitose konnten durch die Perfusion auf weniger als 5% verringert werden. Ferner ist die chirurgische Exzision in Verbindung mit einer regionären Perfusion konservativer geworden, wogegen die alleinige chirurgische Behandlung für dickere Melanome gleich radikal bleibt.

Im Surveillance Epidemiology and End Results (SEER) Program wurde festgestellt, daß in den letzten 30 Jahren in jedem Fünfjahreszeitraum die Inzidenz und die Überlebensraten des Melanoms im Stadium I angestiegen sind. Das Bewußtsein für die Bedeutung der Frühdiagnose ist in der Bevölkerung und bei Medizinern gewachsen. Frühe Behandlung verbessert die Ergebnisse. Es wurden nun auch bessere prognostische Kriterien und stadiengerechte Therapieformen herausgearbeitet. Es scheint mittlerweile, daß eine allein chirurgische Behandlung im Stadium I für Melanome im Level I und II und für einige dünne Läsionen im Level III ausreicht. Bei dickeren Läsionen an einer Extremität empfiehlt sich die regionäre Perfusion als erster Schritt einer adjuvanten Therapie. Die Dissektion der regionären Lymphknoten in Verbindung mit einer Extremitätenperfusion ist bei Patienten mit schlechter Prognose zu empfehlen. Derzeit werden die in Tabelle 10.8 aufgeführten Behandlungsstrategien von den Verfassern als Richtlinien für die Therapie des Melanoms im Stadium I an den Extremitäten herangezogen. Sie basieren auf Melanomtyp, stratigraphischer Invasionstiefe (Level of invasion) und Tumordicke. Diese Empfehlungen können durch andere klinische Kriterien modifiziert werden. Für die meisten Melanome unter 0,75 mm ist eine konservative, aber vollständige Exzision ausreichend. Bei akral-lentiginösen Melanomen der Hände und Füße ist jedoch die adjuvante regionäre Lymphknotendissektion auch bei dünneren Läsionen wichtig, da sich bei vielen Patienten andernfalls spätere Lymphknotenmetastasen entwickeln. Die Extremitätenperfusion zeigt zwar für dünne Läsionen besonders günstige Ergebnisse, erscheint aber von der Kosten-Nutzen-Relation her infolge des zusätzlichen Aufwandes für Krankenhaus und chirurgische Behandlung verglichen mit der alleinigen chirurgischen Exzision nicht hinreichend nutzbringend. Während viele Autoren nur die Tumordicke für die Behandlungsplanung heranziehen, werden am Tulane Medical Center zusätzliche prognostische Kriterien verwendet.

Die Ergebnisse der Extremitätenperfusion beim Melanom im Stadium I an anderen Behandlungszentren sind in Tabelle 10.9 zusammengefaßt. Sie zeigen, daß durch entsprechend erfahrene Chirurgen übereinstimmende hohe Überlebensraten erzielt werden können.

Die Überlebensraten beim Melanom der Extremitäten im Stadium I am University of Alabama Medical Center und an der Sydney Melanoma Unit in Australien ohne Perfusion [2, 3] wurden mit den Ergebnissen der Extremitätenperfusion verglichen, die Schraffordt Koops et al. in ihrer Klinik in Groningen, Holland [29, 30, 37, 38] und die Arbeitsgruppe am Tulane Medical Center erzielten (Tabelle 10.10). Schraffordt Koops et al. verwendeten bei ihren Perfusionen eine etwas höhere Zytostatikadosierung bei ungefähr gleichen Perfusionstemperaturen wie am Tulane Medical Center [37]. Während durch die höhere Zytostatikadosierung etwas bessere Ergebnisse erreicht werden, treten gleichzeitig stärkere lokale Reaktionen auf, die meistens eine elektive Fasziotomie erforderlich machen. Nur die 101 Patienten des Tulane Medical Center, bei denen eine Messung der Tumordicke vorlag, wurden bei diesem Vergleich berücksichtigt (von insgesamt 380 Melanomen im Stadium I). Die geringe Zahl der Patienten mit Tumoren von 3-4,9 mm und von 5 mm Dicke und mehr in der Tulane-Studie bewirkt einen großen Standardfehler bei diesen Gruppen. Die Patienten am Tulane Medical Center mit dünneren Melanomen erzielten besonders gute Ergeb-

Tabelle 10.8. Übersicht über die Therapie beim Extremitätenmelanom im Stadium I in Abhängigkeit von Level, Tumordicke und Melanomtyp

Level (stratigraphische Eindringtiefe	Etwa entsprechende Tumordicke [mm]	Melanomtyp				Üblicher Sicherheitsabstand (cm)
		Lentigo Maligna-Melanom	Superficial-spreading-Melanom	Noduläres Melanom	Akral-lentiginöses Melanom	
I und II	0,1-0,75	E	E	Nicht beobachtet	E	1-2
III (dünn)	0,76-1,4	E	WE und ? Perfusion	WE und Perfusion	WE und Perfusion	1-3
III (dick)	1,5-2,5	WE und ? Perfusion	WE und Perfusion	WE und Perfusion und ? RLKD	WE und Perfusion und ? RLKD	2-4
IV	2,6-4	WE und Perfusion und ? RLKD	WE und Perfusion und ? RLKD	WE und Perfusion, und RLKD	WE, Perfusion und RLKD	2-5
V	>4	WE, Perfusion und RLKD	WE, Perfusion und RLKD	WE, Perfusion und RLKD	WE, Perfusion und RLKD	3-5

Zusätzliche, die Behandlungsplanung beeinflussenden Faktoren	Bessere Prognose - weniger radikale Chirurgie	Schlechtere Prognose - radikalere Chirurgie
Alter	Jung	Alt
Geschlecht	Weiblich	Männlich
Lokalisation	Proximal	Distal
Wachstumsgeschwindigkeit	Langsam	Schnell
Ulzeration	Fehlend	Vorhanden
Größe	Klein	Groß
Pigmentierung	Ja	Amelanotisch
Lymphozyteninfiltrat	Vorhanden	Fehlend

E = Exzision (Sicherheitsabstand 0,5-1,5 cm); WE = weite Exzision (Sicherheitsabstand 1,5-5 cm); Perf. = Perfusion; ?Perf. = Perfusion je nach zusätzlichen prognostischen Kriterien; RLKD = regionäre Lymphknotendissektion; ?RLKD = regionäre Lymphknotendissektion je nach zusätzlichen prognostischen Kriterien.

Tabelle 10.9. Ergebnisse der adjuvanten regionären Zytostatikaperfusion beim Extremitätenmelanom im Stadium I; Sammelstatistik

Autor	Zitat	Jahr	Anzahl der Patienten	Level und Tumordicke	Art der primären Exzision	RLKD[a]	Fünfjahres-überlebens-rate [%]	Zehnjahres-überlebens-rate [%]
Sugarbaker u. McBride	[42]	1976	199	II-V	WE[b]	14%	88	
Wagner	[46]	1976	133	invasiv[c]	-	-	94	
Golomb	[13]	1976	61	III-V	WE	Nein	72	
Davis et al.	[11]	1976	72	II-V	WE	Alle	90	
Stehlin et al.	[41]	1977	70	III-V	WE	Nein	84	
Golomb	[14]	1979	39	III-V	WE	Alle	89	
McBride et al.	[27]	1981	Obere Extremität, 18	III ≥ 1 mm IV, V	LE[d]	Nein		78
			Untere Extremität, 83	III > 1 mm IV, V	LE	Nein		45
Krementz u. Campbell	[19]	1983	336	III-V	WE[e]	247	88	80
			Obere Extremität, 125				91	84
			Untere Extremität, 211				87	77

[a] Regionäre Lymphknotendissektion.
[b] Weite Exzision.
[c] Großer ulzerierter Primärtumor oder solitäre Lymphknotenmetastase.
[d] Lokale Exzision.
[e] Ein Patient nur mit Perfusion behandelt.

Tabelle 10.10. Vergleich der Ergebnisse beim Extremitätenmelanom im Stadium I. Exzision mit und ohne RLKD[a], WE[b] und Perfusion in 4 Institutionen (beobachtete Fünfjahresüberlebensraten ± SE)

Tumordicke [mm]	WE plus Perfusion (Groningen[a]) [%]	WE plus RLKD (UAB[d] und SMU[e]) [%]	WE (UAB[d] und SMU[e]) [%]	WE[g] plus Perfusion (Tulane University[f]) [%]
0,75-1,4	-	-	-	100 ± 0
1,5-2,9	86 ± 6	87 ± 9	75 ± 7	94 ± 4
3-4,9	91 ± 5	86 ± 13	51 ± 12	57 ± 20
≥ 5	67 ± 7	33 ± 29	35 ± 14	57 ± 16

[a] Regionäre Lymphknotendissektion
[b] Weite Exzision
[c] Universitätskrankenhaus, Groningen, Niederlande
[d] University of Alabama Medical Center, University of Alabama in Birmingham, Alabama
[e] University of Sydney und Sydney Melanoma Unit, Sydney Hospital, Sydney, New South Wales, Australien
[f] Tulane University, New Orleans, Louisiana
[g] Bei einigen Patienten wurde eine RLKD zusätzlich zur WE und Perfusion durchgeführt (Zahlen liegen nicht vor).

nisse mit Fünfjahresüberlebensraten von 100% für Melanome zwischen 0,75 und 1,4 mm Tumordicke und 94% für Melanome mit einer Dicke zwischen 1,5 und 2,9 mm. Bei Melanomen mit einer Dicke zwischen 3 und 4,9 mm erzielte unter den 4 vergleichbaren Studien Schraffordt Koops die besten Ergebnisse, die Fünfjahresüberlebensrate betrug 91% (s. Tabelle 10.10). Die Ergebnisse von Alabama und Sydney scheinen anzuzeigen, daß eine regionäre Lymphknotendissektion die Prognose verbessert, wenn lediglich eine chirurgische Exzision durchgeführt wird (d.h. ohne Perfusion). Bei dickeren Läsionen (≥ 5 mm) zeigt die zusätzliche Perfusion sehr deutlich eine Verbesserung der Überlebensrate im Vergleich mit einem rein chirurgischen Eingriff (mit oder ohne Lymphknotendissektion). Diese vergleichenden Ergebnisse gelten nur für Melanome im Stadium I. Bei Patienten mit regionären Rezidiven oder mit Metastasen sind die Vorteile der Perfusion noch wesentlich deutlicher.

Die adjuvante regionäre Chemotherapie und Hyperthermie mittels Perfusion in Verbindung mit chirurgischer Exzision bietet dem Patienten mit lokalisiertem primärem Melanom der Extremitäten eine hervorragende Heilungschance. Für den Patienten mit regionären Metastasen stellt die Extremitätenperfusion die wirksamste Form der Behandlung unter Erhaltung der Extremität dar, für den Patienten mit Fernmetastasen und schmerzhaften oder ulzerierten Tumormassen dagegen bedeutet die Perfusion eine wirksame regionäre Palliation mit Erhaltung einer gebrauchsfähigen Extremität.

Kommentar zur isolierten Extremitätenperfusion aus der Erfahrung der Universität von Groningen, Holland

H. Schraffordt Koops, J. Oldhoff, J. W. Oosterhuis

In diesem Kapitel beschreiben Krementz et al. sehr genau die Technik und die Probleme der regionären Perfusion. Es ist uns eine Ehre, dieses Kapitel kommentieren zu können, da J. Oldhoff im Jahre 1962 in Tulane die Technik erlernte. Seitdem wurden etwa 700 Perfusionen in der Abteilung für Chirurgische Onkologie am Universitätskrankenhaus in Groningen durchgeführt, wobei sich die Operationstechnik kaum von Tulane unterscheidet. Wir möchten einige technische Einzelheiten kommentieren und unsere Ergebnisse darstellen.

Indikationen zur Perfusion

Wie in Tulane basieren die Indikationen zur Perfusion bei Patienten im klinischen Stadium I auf dem Mikrostaging (Level und Tumordicke). Während der letzten 5 Jahre wurden nur Patienten mit dem Level III, IV oder V nach Clark und einer Tumordicke ≥ 1,5 mm perfundiert [4]. Unserer Meinung nach ist die Prognose bei Patienten mit einer Tumordicke zwischen 0,75 und 1,4 mm so gut und das Lokalrezidivrisiko so gering, daß eine weite Exzision ohne Perfusion ausreichen sollte. Da das Risiko eines Lokalrezidivs nach regionärer Perfusion so gering ist, haben wir jetzt die Breite des Sicherheitsabstandes bei der Melanomexzision auf etwa 3 cm reduziert, wobei wir häufig einen primären Wundverschluß ohne Spalthauttransplantat durchführen.

In Verbindung mit einer Perfusion des Armes wird stets eine axilläre Lymphknotendissektion durchgeführt, da anderenfalls Schwierigkeiten bei der Untersuchung auf axilläre Lymphknotenmetastasen bei perfundierten Patienten mit einer Narbe in der Axilla auftreten würden. Während der letzten Jahre wurde bei Patienten mit Melanomen am Bein im Stadium I der Rosenmüller-Lymphknoten, der am kaudalen Rand des Hiatus saphenus lokalisiert ist, zum Zeitpunkt der Perfusion routinemäßig exzidiert. Wenn dieser Lymphknoten befallen ist, wird eine zweite, femorale Perfusion mit inguinaler Lymphknotendissektion 6 Wochen nach der ersten, iliakalen Perfusion durchgeführt [1].

Krementz weist darauf hin, daß Patienten mit Melanomen am Fuß eine ungünstigere Prognose haben als Patienten mit einem Tumor am Unterschenkel. Aus diesem Grund ist es bei uns üblich, bei Patienten mit Melanomen am Fuß 2 Perfusionen in einem Abstand von 6 Wochen durchzuführen, und zwar zuerst eine iliakale Perfusion, dann eine popliteale Perfusion.

In Groningen wird bei der Perfusion eines Beines immer eine Perfusion durch A. und V. iliaca externa durchgeführt. Wenn parailiakale Lymphknoten tumorbefallen sind, wird in der Regel keine Perfusion durchgeführt, außer in einzelnen Fällen zur Palliation.

Perfusionstechnik

Bis vor 1 Jahr berechneten wir die Melphalandosierung nach dem Körpergewicht des Patienten. Unsere Dosierung ist deutlich höher als in Tulane. Für iliakale Perfusionen wurde eine Dosis zwischen 1 und 1,5 mg Melphalan/kg KG verwendet, dagegen betrug die Dosierung für die oberen Extremitäten zwischen 0,5 und 0,7 mg/kg KG. Seit Januar 1982 wird die Melphalandosierung nach einem Vorschlag von Wieberdink et al. nach dem Volumen der Extremität bemessen [5]. Vor dem operativen Eingriff wird der Arm oder das Bein in Wasser getaucht, um das genaue Volumen zu bestimmen. Melphalan wird in der Dosierung von 10 mg/l perfundiertes Gewebe gegeben. Bemerkenswerterweise änderte sich die Dosierung für eine Armperfusion kaum, stieg aber für eine Beinperfusionen stark an. Wir geben nun eine Gesamtdosis zwischen 100 und 150 mg Melphalan und beobachten lokale toxische Reaktionen im Bein in gleicher Art und Stärke, obwohl die Temperatur der Haut und des Muskels bei 39-40 °C eingestellt wird. Im Falle einer Satellitose oder eines Lokalrezidivs wird der Perfusionsflüssigkeit Actinomycin D hinzugefügt (0,006 bzw. 0,014 mg/kg KG für Arm bzw. Bein) [2, 3]. Es ist schwer zu erklären, warum unsere Patienten eine höhere Melphalandosierung als die Patienten in Tulane tolerieren. Eine Erklärung dafür könnte sein, daß wir die Zytostatika im Oxygenator zufügen, so daß die Durchmischung zuerst hier erfolgt, in Tulane hingegen die Zytostatika in den arteriellen Schenkel injiziert werden.

Die Patienten in Tulane werden während der Perfusion mit 150 E Heparin/kg KG heparinisiert. Wir verwenden 3,3 mg/kg KG, eine mindestens doppelt so hohe Heparindosis. Wir antagonisieren mit 50%igem Protaminchlorid; Protaminsulfat wird vermieden, da wir in einigen Fällen einen sehr starken Blutdruckabfall bei der Antagonisierung mit diesem Präparat beobachtet haben. Die systemische Antikoagulation wird am Tag nach der Perfusion begonnen und so lange fortgesetzt, bis der Patient wieder normal gehen kann. Eine postoperative Thrombophlebitis kommt bei uns nur selten vor, und in unserer Serie von 700 Perfusionen wurde nur eine Thrombektomie durchgeführt. Nur ein paar einzelne Patienten bekamen Lungenembolien. Es scheint plausibel, daß die hohe Heparindosierung während der Perfusion und die postoperative Antikoagulation die Thrombophlebitis- und Thrombosehäufigkeit verringert haben. Routinemäßig geben wir Antibiotika weder prä- noch postoperativ.

In den letzten Jahren zeigten unsere experimentellen Perfusionen bei Hunden, daß sich die Gewebeperfusion während einer extrakorporalen Perfusion von der Perfusion in der nichtperfundierten Extremität unterscheidet. Der durchschnittliche pO_2 Partialdruck sank, wenn der Perfusionsdruck unter den systemischen mittleren Blutdruck abfiel, obwohl die mittlere Durchflußrate immer noch über der Durchflußrate in der Zirkulation der normalen Extremität lag. Eine ausreichende Oxygenation konnte nur aufrechterhalten werden, wenn der Perfusionsdruck nicht mehr als 15 mm Hg unter den systemischen mittleren Blutdruck absank. Zur Zeit laufen klinische Studien, bei denen hohe Durchflußraten (bis etwa 1200 ml/min) bei Patienten verwendet werden. Die Ergebnisse lassen vermuten, daß es bei dieser rascheren Gewebeperfusion zu weniger toxischen Gewebereaktionen kommt, und daß daher die Dosierung der Zytostatika möglicherweise erhöht werden kann. Ein weiterer Vorteil einer hohen Durchflußrate ist, daß schneller eine höhere Temperatur des Gewebes erreicht wird.

In der Art, in der die kollateralen Gefäße der Haut mit Hilfe eines Esmarch-Tourniquets verschlossen werden, gibt es zwischen Groningen und Tulane leichte Unterschiede. Wir setzen zur Isolierung des Arms einen Steinmann-Nagel in den Humeruskopf und zur Isolierung des Beins in die Spina iliaca anterior superior ein. Eine Gummibandage wird um diesen Nagel und um die Haut der Axilla bzw. der Leiste gelegt. Wir sind der Ansicht, daß die in Tulane angewandte Methode eine weniger perfekte Isolierung bewirkt, denn das Tourniquet verschließt die kutanen und subkutanen Gefäße weniger dicht.

Ergebnisse und Diskussion

Krementz erzielte hervorragende Ergebnisse im Hinblick auf Überlebens- und Lokalrezidivraten sowie regionäre Lymphknotenmetastasen. Die große Anzahl der perfundierten Patienten ermöglicht einen Vergleich von Patientengruppen mit unterschiedlichen Merkmalen hinsichtlich Tumordicke, Geschlecht, Lokalisation und anderen Faktoren.

In Groningen wurden die Ergebnisse von 132 Patienten im klinischen Stadium I mit Level III, IV, oder V nach Clark und einer Tumordicke von 1,5 mm oder mehr nach Breslow 1983 neu ausgewertet. Bei diesen Patienten wurden zwischen 1965 und 1977 insgesamt 171 Perfusionen durchgeführt, alle Patienten wurden mindestens 5 Jahre nachbeobachtet. 5 Patienten starben an einer interkurrenten Erkrankung, bei 3 Patienten (3/132 = 2,3%) trat postoperativ eine tödliche Komplikation auf (2 Patienten verstarben kurz nach der Operation an einer intravasalen Koagulation und 1 Patient an einer Hirnblutung). 2 Patienten erkrankten lange nach der Operation (nach 7 bzw. 8 Monaten) an einer Lungenembolie, bei einem Patienten verlief diese tödlich. Eine Patientin starb 9 Jahre nach Perfusion des einen Beins an einem zweiten malignen Melanom am nichtperfundierten Bein. Diese 9 Patienten wurden bei der erneuten Auswertung nicht berücksichtigt. Bei den verbleibenden 123 Patienten betrugen die Drei-, Fünf- und Zehnjahresüberlebensraten 82%, 78% und 72%.

Die Überlebensrate der Patienten im Stadium I wurde unter Berücksichtigung der Tumordicke ausgewertet (Tabelle 10.11). Die Überlebensrate verringert sich mit zunehmender Tumordicke deutlich. Die Ergebnisse in Groningen sind ähnlich denen des Tulane Medical Center (s. Tabelle 10.10). Die Überlebensraten bei dünneren Melanomen entsprechen auch denen der Patienten, die mit weiter lokaler Exzision und mit elektiver Lymphknotendissektion an der University of Alabama in Birmingham und der Sydney Melanoma Unit in Australien behandelt wurden. Es ist jedoch schwierig, anhand dieser Zahlen die Verteilung von Geschlecht und Lokalisation zu beurteilen, denn diese beiden Faktoren haben einen erheblichen Einfluß auf die Prognose. Die Lokalrezidivrate betrug für die perfundierte Extremität bei Patienten aus Groningen nach einer Nachbeobachtungszeit von 5 Jahren 6,5%; Rezidive traten häufig spät auf. 5 Lokalrezidive entwickelten sich nach den ersten 5 Jahren, und bei einem Patient wurde das Rezidiv erst nach 12 Jahren manifest. Bei 14 Patienten (11%) wurde das Lokalrezidiv zwischen dem 5. und 17. Nachbeobachtungsjahr festgestellt, bei 8 dieser Patienten entwickelte sich das Rezidiv nach der systemischen Metastasenaussaat, die den Tod verursachte. Von den 6 Patienten ohne Fernmetastasen leben noch 5 Patienten nach einem Follow-up von 14, 22, 48, 55 und 103 Monaten. Bei 27 Patienten (22%) entwickelten sich während der Nachbeobachtung regionäre Lymphknotenmetastasen. Diese erwiesen sich als ein ungünstiges prognostisches Zeichen, denn bis jetzt überlebten nur 7 Patienten (26%).

Tabelle 10.11. Beobachtete Überlebensraten, aufgegliedert nach Tumordicke.

Tumordicke	Fünfjahresüberlebensrate	Fünf- bis Siebzehnjahresüberlebensrate
1,5-1,9 mm	26/29 (90%)	25/29 (86%)
2-2,9 mm	39/42 (93%)	34/42 (81%)
3-3,9 mm	13/17 (76%)	12/17 (71%)
4-4,9 mm	9/14 (64%)	9/14 (64%)
≥ 5 mm	9/21 (43%)	8/21 (38%)
Gesamt	96/123 (78%)	88/123 (72%)

Unserer Ansicht nach zeigen sowohl die Ergebnisse aus Tulane wie auch aus Groningen, daß die Überlebensrate nach hyperthermer zytostatischer Extremitätenperfusion verbessert wird. Um festzustellen, ob die regionäre Perfusion zusätzlich zum herkömmlichen chirurgischen Eingriff in Hinblick auf die Entwicklung von Lokalrezidiven und auf die Überlebensrate von Vorteil ist, vergleichen wir im Augenblick die perfundierten Patienten aus Groningen mit den an der University of Alabama in Birmingham und mit den an der Sydney Melanoma Unit behandelten Patienten. Sollte dieser Vergleich keinen wesentlichen Unterschied zeigen, wäre eine randomisierte Studie die einzige Möglichkeit der Klärung. Die WHO sowie die European Organization for Research and Treatment of Cancer (EORTC) haben bereits Protokolle für derartige randomisierte klinische Studien entworfen.

Literatur

1. Ariel IM (1981) Malignant melanoma of the lower extremity. In: Ariel IM (ed) Malignant Melanoma. Appleton-Century-Crofts, New York, p 413
2. Balch CM, Soong S-j, Milton GW, Shaw HM, McGovern VJ, Murad TM, McCarthy WH, Maddox WA (1982) A comparison of prognostic factors and surgical results in 1,786 patients with localized (stage I) melanoma treated in Alabama, USA, and New South Wales, Australia. Ann Surg 196: 677
3. Balch CM, Soong S-j, Milton GW, Shaw HM, McGovern VJ, Murad TM, Maddox WA (1983) Changing trends in cutaneous melanoma over a quarter century in Alabama, USA, and New South Wales, Australia. Cancer 52: 1748
4. Breslow A (1970) Thickness, cross-sectional areas and depth of invasion in the prognosis of cutaneous melanoma. Ann Surg 172: 902
5. Cavaliere R, Ciocatto EC, Giovanella BC, Heidelberger C, Johnson RO, Margottini M, Mondovi B, Moricca G, Rossi-Fanelli A (1967) Selective heat sensitivity of cancer cells: Biochemical and clinical studies. Cancer 20: 1351
6. Clark WH Jr, From L, Bernardino EA, Mihm MC Jr (1969) The histogenesis and biologic behavior of primary human malignant melanomas of the skin. Cancer Res 29: 705
7. Costanzi JJ (1983) The chemotherapy of human malignant melanoma. In: Costanzi JJ (ed) Malignant Melanoma 1. Nijhoff, The Hague, p 259
8. Creech OJ Jr, Krementz ET, Ryan RF, Reemtsma K, Elliot JL, Winblad JN (1959) Perfusion treatment of patients with cancer. JAMA 171: 2069
9. Creech OJ Jr, Krementz ET, Ryan RF, Winblad JN (1958) Chemotherapy of cancer: Regional perfusion utilizing an extracorporeal circuit. Ann Surg 148: 616
10. Cutler SJ, Ederer F (1958) Maximum utilization of the life table method in analyzing survival. J Chronic Dis 8: 699
11. Davis CD, Ivins JC, Soule EH (1976) Mayo Clinic experience with isolated limb perfusion for invasive malignant melanoma of the extremities. In: Pigment Cell, Vol 2. Karger, New York, p 379
12. End Results Section, Biometry Branch, Division of Cancer Cause and Prevention, National Cancer Institute (1976) Cancer Patient Survival. Report Number 5
13. Golomb FM (1976) Perfusion. In: Andrade R, Gumport SL, Popkin GL, Rees TD (eds) Cancer of the Skin: Biology - Diagnosis - Management, Vol II. Saunders, Philadelphia, p 1623
14. Golomb FM, Bromberg J, Dubin N (1979) A controlled study of the survival experience of patients with primary malignant melanoma of the distal extremities treated with adjuvant isolated perfusion. In: Jones SE, Salmon SE (eds) Adjuvant Therapy of Cancer, Vol II. Grune & Stratton, New York, p 519
15. Gray LH, Conger AD, Ebert M, Hornsey S, Scott OAC (1953) The concentration of oxygen dissolved in tissues at the time of irradiation as a factor in radiotherapy. Br J Radiol 26: 638
16. Hahn GM (1978) Interactions of drugs and hyperthermia *in vitro* and *in vivo*. In: Streffer C (ed) Cancer Therapy by Hyperthermia and Radiation. Urban & Schwarzenberg, Baltimore, p 72
17. Healy W (1964) The effect of hydrogen peroxide and alkylating agents on sarcoma 37 and Ehrlich ascites tumor in mice. Bull Tulane Med Fac 23: 225
18. Hill GJ II, Moss SE, Golomb FM, Grage TB, Fletcher WS, Minton JP, Krementz ET (1981) DTIC and combination therapy for melanoma. III. DTIC (NSC 45388) surgical adjuvant study COG protocol 7040. Cancer 47: 2556
19. Krementz ET, Campbell M (1983) The role of limb perfusion in the management of malignant melanoma. In: Costanzi JJ (ed) Malignant Melanoma 1. Nijhoff, The Hague, p 225
20. Krementz ET, Knudson L (1961) The effect of increased oxygen tension on the tumoricidal effect of nitrogen mustard. Surgery 50: 266
21. Krementz ET, Mansell PWA, Hornung MO, Samuels MS, Sutherland CM, Benes EN (1974) Immunotherapy of malignant disease: The use of viable sensitized lymphocytes or transfer factor prepared from sensitized lymphocytes. Cancer 33: 394
22. Krementz ET, Reed RJ, Coleman WP III, Sutherland CM, Carter RD, Campbell M (1982) Acral lentiginous melanoma: A clinicopathologic entity. Ann Surg 195: 632
23. Leather RP, Eckert C (1963) Hyperbaric oxygenation and mechlorethamine effectiveness. Arch Surg 87: 144
24. Luce JK (1975) Chemotherapy of melanoma. Semin Oncol 2: 179
25. Luck JM (1956) Action of p-[Di(2-chloroethyl)]-amino-L-phenylalanine on Harding-Passey mouse melanoma. Science 123: 984
26. McBride CM, McMurtrey MJ, Copeland EM, Hickey RC (1978) Regional chemotherapy by isolation-perfusion. In: Murphy GP (ed) International Advances in Surgical Oncology, Vol 1. Liss, New York, p 1
27. McBride CM, Smith JL Jr, Brown BW (1981) Primary malignant melanoma of the limbs: A re-evaluation using microstaging techniques. Cancer 48: 1463
28. McCarthy JG, Haagensen CD, Herter FP (1974) The role of groin dissection in the management of melanoma of the lower extremity. Ann Surg 179: 156
29. Martijn H, Oldhoff J, Schraffordt Koops H (1981) Regional perfusion in the treatment of patients with a locally metastasized malignant melanoma of the limbs. Eur J Cancer 17: 471
30. Martijn H, Oldhoff J, Schraffordt Koops H (1982) Hyperthermic regional perfusion with melphalan and a combination of melphalan and actinomycin D in the treatment of locally metastasized malignant melanomas of the extremities. J Surg Oncol 20: 9
31. Mastrangelo MJ, Bellet RE, Berd D (1979) Postsurgical adjuvant therapy. In: Clark WH Jr, Goldman LI, Mastrangelo MJ (eds) Human Malignant Melanoma. Grune & Stratton, New York, p 309
32. Millar RC, Ketcham AS (1974) The effect of heparin and warfarin on primary and metastatic tumors. J Med Exp Clin 5: 23
33. Milton GW (1977) Malignant Melanoma of the Skin and Mucous Membrane. Churchill Livingstone, London, p 88
34. Pfefferkorn RO, Dildocher MS (1982) Regional perfusion for melanoma of the extremities. J Extracorporeal Tech 14: 475
35. Quagliana J, Tranum B, Neidhardt J, Gagliano R (1980) Adjuvant chemotherapy with BCNU, Hydrea and DTIC (BHD) with or without immunotherapy (BCG) in high-risk melanoma patients: A SWOG study. Proc Am Soc Clin Oncol 21: 399
36. Ryan CF, Krementz ET, Creech O Jr, Winblad JN, Cham-

blee W, Cheek H (1957) Selected perfusion of isolated viscera with chemotherapeutic agents using an extracorporeal circuit. Surg Forum 8: 158

37. Schraffordt Koops H, Oldhoff J, van der Ploeg E, Vermey A, Eibergen R (1975) Isolated regional perfusion in the treatment of malignant melanomas of the extremities. Archivum Chirugicum Neerlandicum 17: 237
38. Schraffordt Koops H, Oldhoff J, van der Ploeg E, Vermey A, Eibergen R (1977) Regional perfusion for recurrent malignant melanoma of the extremities. Am J Surg 133: 221
39. Silberman AW, Morton DL (1983) Adjuvant therapy following surgery for primary malignant melanoma. In: Costanzi JJ (ed) Malignant Melanoma 1. Nijhoff, The Hague, p 207
40. Stehlin JS Jr, Giovanella BC, de Ipolyi PD, Muenz LR, Anderson RF (1975) Results of hyperthermic perfusion for melanoma of the extremities. Surg Gynecol Obstet 140: 339
41. Stehlin JS Jr, Giovanella BC, de Ipolyi PD, Muenz LR, Anderson RF, Gutierrez AA (1977) Hyperthermic perfusion of extremities for melanoma and soft tissue sarcomas. In: Rossi-Fanelli A, Cavaliere R, Mondoni B, Moricca G (eds) Selective Heat Sensitivity of Cancer Cells. Springer, Berlin, p 171
42. Sugarbaker EV, McBride CM (1976) Survival and regional disease control after isolation-perfusion for invasive stage I melanoma of the extremities. Cancer 37: 188
43. Suit HD, Shwayder M (1975) Hyperthermia: Potential as an anti-tumor agent. Cancer 34: 122
44. Veronesi U, Adamus J, Aubert C, Bajetta E, Beretta G, Bonadonna G, Bufalino R, Cascinelli N, Cocconi G, Durand J, De Marsillac J, Ikonopisov RL, Kiss B, Lejeune F, MacKie R, Madej G, Mulder H, Mechl Z, Milton GW, Morabito A, Peter H, Priario J, Paul E, Rumke P, Sertoli R, Tomin R (1982) A randomized trial of adjuvant chemotherapy and immunotherapy in cutaneous melanoma. N Engl J Med 307: 913
45. Veronesi U, Adamus J, Bandiera DC, Brennhovd IO, Caceres E, Cascinelli N, Claudio F, Ikonopisov RL, Javorskj VV, Kirov S, Kulakowski A, Lacour J, Lejeune F, Mechl Z, Morabito A, Rodé I, Sergeev S, van Slooten E, Szczygiel K, Trapeznikov NN, Wagner RI (1980) Stage I melanoma of the limbs: Immediate versus delayed node dissection. Tumori 66: 373
46. Wagner DE (1976) A retrospective of regional perfusion for melanoma. Arch Surg 111: 410

Kommentierende Literatur

1. Martijn H, Oldhoff J, Oosterhuis JW, Schraffordt Koops H (1983) Indications for elective groin dissection in clinical stage I patients with malignant melanoma of the lower extremity treated by hyperthermic regional perfusion. Cancer 52: 1526
2. Martijn H, Oldhoff J, Schraffordt Koops H (1981) Regional perfusion in the treatment of patients with a locally metastasized melanoma of the limbs. Eur J Cancer 17: 471
3. Martijn H, Oldhoff J, Schraffordt Koops H (1982) Hyperthermic regional perfusion with melphalan and a combination of melphalan and Actinomycin-D in the treatment of locally metastasized malignant melanoma of the extremities. J Surg Oncol 20: 9
4. Schraffordt Koops H, Beekhuis H, Oldhoff J, Oosterhuis JW, van der Ploeg E, Vermey A (1981) Local recurrence and survival in patients with (Clark level IV/V and over 1.5 mm thickness) stage I malignant melanoma of the extremities after regional perfusion. Cancer 48: 1952
5. Wieberdink J, Benckhuizen C, Braat RP, van Slooten EA, Olthuis GAA (1982) Dosimetry in isolation perfusion of the limbs by assessment of perfused tissue volume and grading of toxic reactions. Eur J Cancer Clin Oncol 18: 905

11 Heutiger Stand der adjuvanten Therapie

C. M. Balch und P. Hersey

Die Fortschritte bei der Behandlung des Melanoms in den letzten 10 Jahren sind im wesentlichen auf ein umfassenderes Wissen über den Verlauf der Krankheit und auf eine präzisere Definition der prognostischen Faktoren als Richtlinien für die chirurgische Behandlung zurückzuführen. Trotz der erhöhten Heilungsrate infolge früherer Diagnose und besserer chirurgischer Behandlungsmöglichkeiten stirbt immer noch eine beträchtliche Zahl von Melanompatienten an dieser Krankheit. Da nach der chirurgischen Ersttherapie das nächste wichtige Ziel die Verhinderung von Rezidiven ist, nehmen adjuvante Maßnahmen, wie Immunotherapie, Chemotherapie und Radiotherapie, an Bedeutung zu.

Das Konzept einer multimodalen Therapie wurde an Tiermodellen menschlicher Tumoren gut gesichert. Dabei wurden die besten Ergebnisse mit einer Kombination von lokaler Behandlung (z. B. chirurgischem Eingriff) und systemischer Behandlung (z. B. Immunotherapie oder Chemotherapie) erzielt. Dieses Vorgehen erwies sich bei der Behandlung einiger menschlicher Krebsarten als äußerst erfolgreich, jedoch nicht für alle. Das Melanom gehört dabei zu den malignen Tumoren, bei denen die Ergebnisse der adjuvanten Therapie im Augenblick enttäuschen. Neue theoretische und praktische Fortschritte, besonders auf dem Gebiet der Immunologie, werden jedoch mit Sicherheit innerhalb der nächsten Jahre zu einem verstärkten Interesse in diesen Bereichen führen. Deshalb wurde in diesem Kapitel ein Schwerpunkt auf einige theoretische Grundlagen, die für die bestehenden und zukünftigen Methoden der adjuvanten Immunotherapie wichtig sind, gelegt. Das Kapitel gibt ferner auch einen Überblick über einige Grundlagen, Ziele und Ergebnisse anderer adjuvanter Behandlungsformen.

Tabelle 11.1. Adjuvante Chemotherapie bei Tiermodellen am Southern Research Institute

Tumor	Behandlung	„Heilungsrate" [%][a]
Lewis-Lungen-karzinom	Chirurgie	0
	Me-CCNU	0
	Cyclophosphamid (Cy)	0
	Chirurgie + Me-CCNU	30-40
	Chirurgie + Cy	50-90
Melanom B16	Chirurgie	0-20
	Me-CCNU	0
	Chirurgie + Me-CCNU	70
Kolon-tumor # 26	Chirurgie	20-35
	Me-CCNU	0
	Cy + CCNU-cis	0
	Chirurgie + Me-CCNU	65
	Chirurgie + CCNU + Cy	75

[a] Unterschiedliche Heilungsraten beruhen auf Unterschiede in der Tumormasse und der Zytostatikadosis [8].

Konzeption der adjuvanten Therapie

An Tiermodellen konnten die Grundsätze der adjuvanten Therapie entwickelt werden (Übersicht bei Balch u. Maddox [8]). Bei Tieren, bei denen eine definierte Tumordosis implantiert und dann randomisiert einzelne Behandlungsmodalitäten (z. B. nur Chirurgie) oder kombinierte Modalitäten (z. B. Chirurgie und zusätzlich postoperative Chemotherapie) angewandt wurden, konnten im letzteren Fall eindeutig bessere Ergebnisse erzielt werden [136, 137]. Heilung wurde hier definiert als Langzeitüberleben und Verifikation der Tumorfreiheit durch Autopsie. Tabelle 11.1 zeigt Beispiele solcher Ergebnisse bei Tiermodellen anhand chirurgisch behandelter solider Tumoren bei Mäusen.

Diese umfangreichen Tierversuche haben 4 grundlegende Prinzipien zur Planung von Behandlungsstrategien bei malignen Tumoren des Menschen aufgezeigt: 1) Der Erfolg jeder Therapiemodalität ist umgekehrt proportional zur Tumormasse. 2) Klinisch unauffällige Mikrometastasen sind i. allg. empfindlicher für eine Chemotherapie als der größere Primärtumor. 3) Ein Wirkstoff oder eine Wirkstoffkombination, die gegen einen relativ weit fortgeschrittenen Tumor wirksam ist, ist gegen verbliebenes Tumorgewebe oder Metastasen nach der chirurgischen Exzision der makroskopisch erkennbaren Tumormasse noch wirksamer. 4) Die kurative Behandlung eines Karzinoms erfordert eine vollständige oder fast vollständige Vernichtung der malignen Zellen, da zum Tod führende Metastasen auch aus nur einer einzigen verbleibenden malignen Zelle entstehen können [136, 137].

Die Effizienz der adjuvanten Chemotherapie nahm bei diesen Versuchen in dem Maße ab, wie 1) das Tumorstadium vor dem chirurgischen Eingriff sich verschlechterte, 2) sich die Zeitspanne zwischen chirurgischem Eingriff und Beginn der Chemotherapie verlängerte, und 3) die Dosis der Chemotherapeutika verringert wurde. Einige Chemotherapeutika waren nur schwach oder nicht wirksam auf die gesamte Tumormasse vor dem chirurgischen Eingriff, wirkten aber bei einigen bis allen Mäusen mit Metastasen kurativ, wenn sie kurz nach der chirurgischen Entfernung des Primärtumors gegeben wurden [136]. Diese Beobachtungen erlauben wichtige Folgerungen für die Planung von Studien zur adjuvanten Therapie beim Menschen.

Eine chirurgische Behandlung ist eine regionäre Therapie und daher bei Patienten mit okkulten Fernmetastasen nicht kurativ. Zur Therapie der verbleibenden systemischen Erkrankung können bei ausgewählten Patienten zusätzliche Modalitäten in Erwägung gezogen werden. Da die Wirksamkeit bei keiner systemischen Behandlung gesichert ist, sollte mit den Patienten die Teilnahme an klinischen Studien erörtert werden. Die Entscheidung für den Einsatz systemischer adjuvanter Behandlungsmaßnahmen wird von 2 Fragen bestimmt: 1) Welche Patienten haben ein bedeutendes Risiko von Mikrometastasen (bzw. okkulten Metastasen)? 2) Welche Therapiemodalität soll herangezogen werden?

Auswahl der Patienten

Herkömmlicherweise wurde bei Melanompatienten ein Staging so gut durchgeführt, wie es klinisch gelang, Metastasen nachweisen zu können. Bei einer beachtlichen Zahl von Patienten sind trotz klinisch nicht nachweisbarer disseminierter Tumorerkrankung (Stadium I oder II) tatsächlich Millionen von metastasierten Melanomzellen vorhanden, die mit der üblichen Diagnostik (z. B. Szintigrammen, Röntgen, klinisch-chemischen Untersuchungen) nicht nachweisbar sind. Patienten mit erhöhtem Metastasierungsrisiko lassen sich nur durch prognostische oder prädiktive Kriterien des Primärtumors oder des Patienten identifizieren. Diese Merkmale werden in Kap. 19 ausführlich behandelt.

Nur eine Minderheit der Patienten im Stadium I besitzt ein hohes Risiko für Fernmetastasierung. Im allgemeinen sind dies Patienten mit Melanomen von mindestens 4 mm Dicke, besonders bei Ulzeration, oder bei einem Melanom der Körperachsen [9, 12, 114]. Patienten mit resezierten Lymphknotenmetastasen haben das höchste Risiko für nur mikroskopische Fernmetastasen; das Risiko wird vielfach auf 70-80% geschätzt [13, 29, 46, 65, 85, 158]. Zunächst für diese Patienten sollte eine Form der adjuvanten Therapie in Erwägung gezogen werden, da bei ihnen ein so hohes Risiko für Fernmetastasen besteht. Die tatsächliche Auswahl der Patienten wird davon abhängen, was der Kliniker als ausreichendes Rezidivrisiko ansieht, um eine adjuvante Therapie zu rechtfertigen, und wie hoch die Belastung durch die Therapie für den Patienten sein wird. Betrachtet z. B. der Kliniker ein 50%iges Rezidivrisiko als nicht akzeptabel, müßte er bei Patienten mit mehr als 3-4 mm dicken Melanomen, besonders bei einer Lokalisation an Rumpf oder Kopf, oder bei allen Patienten mit ulzeriertem Melanom eine systemische adjuvante Therapie in Betracht ziehen. Es sollte betont werden, daß mit diesen Kriterien die Patientengruppe mit einem hohen Metastasenrisiko abgegrenzt werden soll, die in adjuvanten Therapiestudien aufgenommen werden könnte, da es im Augenblick keine hinreichend effektiven Therapeutika gibt, die als Standardbehandlung empfohlen werden könnten.

Betont werden muß, daß sich die oben genannten Zahlen auf Schätzungen an großen Patientenkollektiven beziehen. Im Einzelfall kann ein anderer Verlauf eintreten, da noch unbekannte Faktoren zusätzlich für die Prognose wichtig sind. Hierzu können immunologische Faktoren zählen. Beispielsweise ist das Thy-1 Antigen auf den Melanomzellen mancher Primärtumoren exprimiert, selten jedoch auf Metastasen [80]. Das könnte bedeuten, daß das Fehlen von Thy-1 bei Primärtumoren möglicherweise die metastasierenden Tumoren identifiziert. Auch die Histokompatibilitätsantigene auf dem HLA-DR-Locus sind auf Melanomzellen unterschiedlich exprimiert, dies kann für die Immunreaktion von Bedeutung sein [166]. Die Unterteilung von Melanomzellen in verschiedene Differenzierungsgrade ist jetzt durch die Verwendung monoklonaler Antikörper möglich [89], die Klassifikation von Melanomzellen auf dieser Basis kann helfen, Tumoren mit unterschiedlichem biologischem Verhalten zu identifizieren.

Wahl der adjuvanten Therapie

Üblicherweise wählt man die Form der postoperativen adjuvanten Therapie, die sich bei Patienten mit fortgeschrittenem Tumorleiden als wirksam erwiesen hat. Aus diesem Grund verwendet man bei Studien zur adjuvanten Therapie beim malignen Melanom als Monotherapie Dacarbazin (DTIC) oder DTIC in Kombination mit anderen Chemotherapeutika. Die Responserate des fortgeschrittenen Melanoms ist bei DTIC besser als bei anderen Monotherapeutika [36, 119]. DTIC hat auch eine relativ geringe immunosuppressive Wirkung [26]. Eine Bewertung der Immunotherapie ist bei Patienten mit fortgeschrittener Krankheit wesentlich schwieriger, denn es ist sehr unwahrscheinlich, daß mit einem der heute verfügbaren Immunmodulatoren ein wesentlicher therapeutischer Effekt erzielt wird. Obwohl Immunotherapiestudien der Phase I (d.h. zur Ermittlung der Dosierrichtlinien) bei Patienten mit fortgeschrittener Erkrankung in Erwägung gezogen werden können, sollten therapeutische Versuche der Phase II oder III nur bei Patienten mit minimaler verbleibender Tumormasse durchgeführt werden. Hier kommen am ehesten Patienten in Frage, bei denen alle erkennbaren Metastasen chirurgisch entfernt wurden, z.B. Patienten im pathologischen Stadium II, mit nachgewiesenen Lymphknotenmetastasen.

Heute verfügbare Chemotherapeutika und Immunotherapeutika scheinen i.allg. nur eine beschränkte Wirksamkeit gegen eine große Tumormasse zu besitzen. Das bedeutet, daß die Wirksamkeit eines Medikaments gegen Mikrometastasen nachlassen kann, wenn die Tumormasse mehr als 10^6–10^8 lebensfähige Tumorzellen aufweist. Es sollte betont werden, daß ein Tumor von 10^6 Zellen einen Durchmesser von ca. 1 mm besitzt und daß das gesamte Resttumorgewebe wesentlich mehr als dieses Tumorvolumen ausmachen kann. Deshalb sollten die adjuvanten Behandlungsmodalitäten, falls sie bei minimalem Resttumor eingesetzt werden sollen, möglichst rasch nach dem chirurgischen Eingriff beginnen, üblicherweise nach etwa 2–6 Wochen. Die chirurgische Behandlungsstrategie muß auch ein Maximum an Therapie anstreben, andernfalls können durch sehr konservative Operationen die möglichen Vorteile der adjuvanten Therapie zunichte gemacht werden. Es könnten mehr Tumorzellen nach der Operation verbleiben, als durch Chemo-, Immuno- oder Radiotherapie zerstört werden können.

Wie später dargelegt wird, hatten bisher Studien zur adjuvanten Therapie beim Melanom nur einen begrenzten Erfolg, aber verschiedene neue Entwicklungen in der Tumorbiologie und in der Immunologie sind vielversprechend. Derartige Ansätze müssen in prospektiven klinischen Studien geprüft werden, damit Langzeiterfolge und -risiken ermittelt werden können und die Untersuchungen eine breite Unterstützung durch beteiligte Ärzte finden. Für eine erfolgreiche Durchführung der meisten dieser Studien müssen alle Ärzte, die Melanome behandeln, über die gängigen adjuvanten Therapiestudien in ihrem Einzugsgebiet auf dem laufenden sein und ihre Patienten zur Teilnahme ermuntern.

Adjuvante Immunotherapie

Grundprinzip

Herkömmlicherweise teilt man die Immunotherapie in spezifische und unspezifische Immunotherapie ein [22]. Bei den meisten adjuvanten Immunotherapiestudien seit den 60er Jahren wurden unspezifische Immunstimulatoren wie Bacillus Calmette-Guérin (BCG) oder Corynebacterium parvum verwendet. Zwei Überlegungen standen hinter diesen Studien. Erstens glaubte man, daß die tumorassoziierten Antigene der Melanomzellen nur eine relativ schwache Immunantwort hervorrufen und daß diese Immunantwort durch Immunotherapie verstärkt werden könnte, um das Tumorwachstum unter Kontrolle zu halten. Eine zweite Überlegung war, daß das geschwächte Immunsystem der Melanompatienten durch Immunstimulatoren gestärkt werden könnte.

Viele Ergebnisse unterstützten beide Vermutungen. Zum Beispiel wurden die Annahmen über die Immunogenität der Melanomzellen durch Studien unterstützt, die zeigten, daß die Immunantwort auf Melanomantigene in Beziehung zum Tumorwachstum steht [23, 78, 83, 84, 105]. Weiterhin schien das Vorhandensein bestimmter Antikörper im Serum prognostische Relevanz zu besitzen [79, 95]. Mehrere Studien zeigten auch, daß sowohl das Vorkommen als auch die Spiegel von Melanomantikörpern durch verschiedene Impfungen verbessert werden konnten [43, 91, 93, 110, 111]. In einigen Fällen waren diese Antikörper jedoch gegen Antigene des FCS (fetal calf serum) gerichtet, in dem die immunisierenden Zellen suspendiert waren [110, 111].

Eine herabgesetzte Abwehrschwäche konnte bei Melanompatienten durch verschiedene immunologische in-vitro- und in-vivo-Analysen gut dokumentiert werden [47, 59, 169]. Retrospektiv jedoch scheint es wahrscheinlich, daß die herabgesetzte Immunkompetenz eher durch das Tumorwachstum entsteht als durch vorbestehende Immundefekte beim Patienten. Dies legten Studien über epikutane Testung mit Dinitrochlorobenzol (DNCB) [29, 131] und Analysen der Aktivität von Natural-killer-Zellen (NK-Zellen) [127, 148] nahe. Störungen dieser Aktivität wurden bei Patienten mit regionären Lymphknotenmetastasen vor und nach der chirurgischen Entfernung der betroffenen Lymphknoten festgestellt [76, 77]. Der Einfluß der Tumormasse konnte auch an Patienten gezeigt werden, die verschiedene Formen der Immunotherapie erhielten. Diejenigen Patienten, die nicht oder nur gering auf die Immunotherapie ansprachen, entwickelten früh ein Rezidiv ihres Tumors [42, 58, 134, 150]. Eine positive Hautreaktion auf BCG erwies sich für das Überleben von Patienten mit High-risk-Melanomen ebenfalls als ein wichtiger prognostischer Faktor [35].

Trotz der schlechten Behandlungsergebnisse und trotz der Unmöglichkeit, die Immunantwort zu überwachen, waren die vorherrschenden Ansichten zu der Zeit, in der die meisten adjuvanten Therapiestudien beim malignen Melanom initiiert wurden, nicht unlogisch, zumal viele Therapieansätze im Tiermodell wirksam schienen. Wie später erläutert wird, beruhte auf dem Erfolg bzw. Mißerfolg dieser adjuvanten Therapiestudien die Planung der Immunotherapiestudien der zweiten Generation.

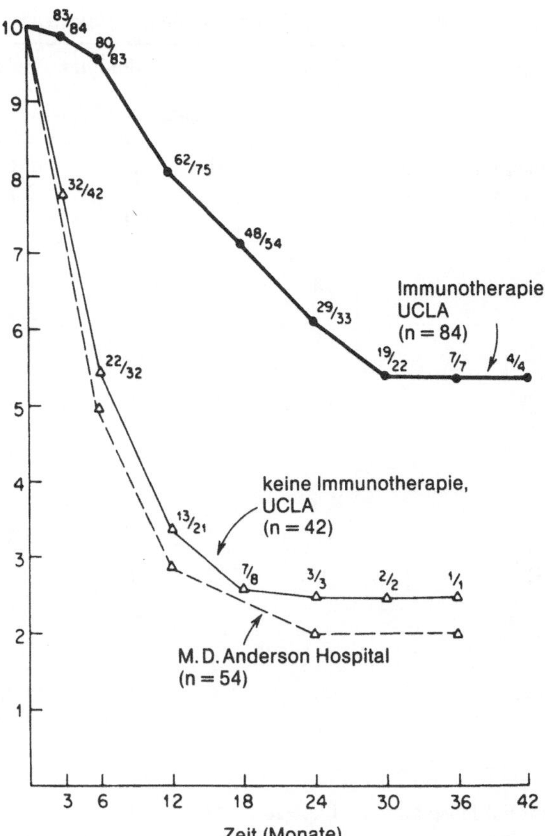

Abb. 11.1. Eine der ersten Studien zur Immunotherapie mit BCG beim malignen Melanom wurde von der onkologischen Abteilung der chirurgischen Klinik der UCLA durchgeführt. Diese Studie schien bei BCG-behandelten Patienten im klinischen Stadium II eine im Vergleich zu gleichzeitig behandelten, aber nicht randomisierten Kontrollpatienten bessere Überlebensrate anzuzeigen. Hierdurch wurde ein erhebliches wissenschaftliches Interesse an der Immunotherapie des malignen Melanoms ausgelöst. Eine spätere randomisierte Studie derselben Autoren konnte die Befunde nicht bestätigen, zeigte aber gewisse Unterschiede in einigen Untergruppen (s. Kap. 26) [46]

Ergebnisse

Bacillus Calmette-Guérin und Corynebacterium parvum

Die in früheren Studien zur Immunotherapie am häufigsten verwendeten Agentien waren Bacillus Calmette-Guérin (BCG) und Corynebacterium parvum (C. parvum) (s. Tabelle 11.2 und 11.3). Der Stellenwert von BCG beim malignen Tumor und mögliche Wirkungsmechanismen wurden in Übersichtsarbeiten dargestellt [17, 98]. In mehreren Phase-II-Studien wird über eine anscheinende Verlängerung des melanomfreien Intervalls bei postoperativer BCG-Impfung von Melanompatienten im Stadium II berichtet [46, 48, 65, 66]. Bei einer dieser Studien wurde eine historische Vergleichsgruppe herangezogen, bei den anderen dagegen eine nicht randomisierte, gleichzeitig erfaßte Vergleichsgruppe (Abb. 11.1). Neuere Ergebnisse von verschiedenen großen Studien zeigten bei Patienten im Krankheitsstadium I oder II keinen statistisch signifikanten Vorteil durch BCG-Impfung als adjuvante Therapie nach chirurgischem Eingriff [39, 50, 124, 125, 129, 142, 158]. Allem Anschein nach besteht bei dieser Patientengruppe - wenn überhaupt - eine nur geringe Effektivität von BCG.

Ähnliches scheint für die Verwendung von C. parvum als adjuvante Therapie zuzutreffen. Erste Ergebnisse waren bei Melanompatienten viel-

Tabelle 11.2. Randomisierte klinische Studien zur nichtspezifischen Immunotherapie

Institution	Zitat	Anzahl der Patienten	Stadium	Behandlung	Ergebnisse	Kommentar
Southeastern Cancer Study Group (SEG)	10	260	I	1. C. parvum 2. Kontrolle	Verbesserte Überlebensrate bei Melanomen > 3 mm (p = 0,01)	Gewinn nur bei einer Untergruppe, Studie wird fortgesetzt
Alberta	124	152	I	1. BCG oral 2. BCG intradermal 3. Kontrolle	Keine Unterschiede der Gesamtüberlebensrate	Signifikante Verminderung lokaler und regionärer Rezidive mit BCG (p < 0,01)
UCLA	96	137	I	1. BCG postoperativ 2. BCG präoperativ und BCG postoperativ 3. Kontrolle	Kein Unterschied	
UCSF	145	203	I	1. Levamisol 2. Kontrolle	Kein Unterschied	Trend zur Verlängerung der Zeitspanne bis zur Fernmetastasierung bei Levamisol
UCLA	142	139	II	1. BCG 2. Tumorzellvakzine plus BCG 3. Kontrolle	Kein Unterschied der Gesamtüberlebensrate	Verlängerte Überlebensrate nach erster Tumorremanifestation bei BCG
Memorial Hospital, New York	125, 126	48	II	1. BCG 2. Kontrolle	Kein Unterschied	BCG in geringer Dosierung
Cleveland Clinic	27	36	II	1. Transferfaktor 2. Kontrolle	Kein Unterschied	
SEG	12	237	II	1. BCG 2. C. parvum	Kein Unterschied	Etwas bessere Überlebensrate und geringere Toxizität bei *C. parvum*
Eastern Oncology Group	39	98	I, II	1. BCG 2. Kontrolle	Kein Unterschied	
Yale	2	15	I, II	1. BCG intralymphatisch und intradermal 2. Kontrolle	Verbesserte Überlebensrate bei BCG	Pilotstudie
Pennsylvania State University	102, 109	116	I, II	1. BCG 2. C. parvum	Signifikanter Einfluß auf die Tumorrückfall- und Überlebensrate bei *C. parvum* (nur im Stadium II)	Keine Unterschiede im Stadium I, nur im Stadium II

versprechend [94], spätere Studien aber zeigten keinen Erfolg [7, 85]. Diese Studien sind in Tabelle 11.2 und 11.3 zusammengefaßt. Interessant sind die wenigen Ausnahmen. Lipton et al. [109] berichteten, daß in einer randomisierten klinischen Studie die Überlebensrate bei 23 Patienten mit Melanomen im Stadium II, die mit C. parvum behandelt wurden, signifikant besser war als bei 25 Patienten, die mit BCG behandelt wurden. Eine umfassendere Studie über 210 Patienten im Stadium II, durchgeführt von der Southeastern Cancer Study Group (SECSG), zeigte jedoch keinen Unterschied zwischen den beiden Immunotherapeutika [7] (Abb. 11.2). In einer anderen Studie der SECSG brachte die Immunotherapie mit C. parvum bei Melanompatienten im Stadium I, deren Tumordicke mehr als 3 mm betrug, einigen Nutzen [11]. Diese positiven Ergebnisse traten nur in einer Untergruppe der Patienten im Stadium I auf und waren wahrscheinlich durch eine ungleiche Verteilung der prognostischen Faktoren bedingt, denn nachfolgende Analysen zeigten keinerlei Nutzen von C. parvum mehr (Abb. 11.3).

Tabelle 11.3. Randomisierte klinische Studien zur Chemotherapie und kombinierten Chemo- und Immunotherapie (unspezifisch)

Institution	Zitat	Patientenzahl	Stadium	Therapie	Ergebnisse	Kommentar
Central Oncology Group	86	174	I, II, III	1. DTIC 2. Kontrolle	Kein Gewinn	Ergebnisse mit DTIC schlechter als Kontrollgruppe
WHO Melanoma Group	158	761	II	1. DTIC 2. BCG (Zeit) 3. DTIC plus BCG 4. Kontrolle	Kein Unterschied	Bei 2 oder 3 Lymphknotenmetastasen besser mit DTIC plus BCG
National Cancer Institute	50	181	I, II	1. Methyl CCNU 2. BCG 3. BCG plus TCV 4. Kontrolle	Kein Unterschied	Nierentoxizität bei der Methyl-CCNN-Behandlungsgruppe
Southeastern Cancer Study Group	9	136	II, III	1. C. parvum 2. DTIC plus C. parvum	Kein Unterschied	Kein Nutzen in allen Behandlungsgruppen
G. I. F., Frankreich	115	248	I, II	1. BCG 2. BCG plus CCNU, DTIC, VM26	Kein Unterschied	Überlebensrate nach Tumorremanifestation länger bei BCG
Southeastern Cancer Study Group	128	217	II, III	1. BCNU, Hydrea, DTIC (BHD) 2. BHD plus BCG	BHD allein besser als Kombination	
Massachusetts General Hospital	167	70	I, II	1. DTIC 2. BCG 3. DTIC plus BCG	Kombinationsbehandlung besser als DTIC allein ($p<0,05$)	
UCLA	96	66	II	1. DTIC 2. DTIC plus BCG	Kein Unterschied	Signifikante Toxizität des DTIC
Roswell Park Memorial Institute	88	84	I, II	1. DTIC plus Estrocyte 2. BCG 3. Kontrolle	Kein Unterschied	
St. Louis Hospital	15	77	II	1. BCNU, Actinomycin plus Vinblastine (BAV) 2. BAV plus BCG plus C. parvum	Kein Unterschied	
Eastern Oncology Group	39	60	II	1. DTIC 2. DTIC plus BCG	Kein Unterschied	
Vanderbilt	97	60	I, II	1. BCG plus DTIC 2. BCG plus CCNU	Kein Unterschied	
Canadian Cooperative Group	129	57	I, II	1. BCG plus DTIC 2. Kontrolle	Kein Unterschied	
EORTC	40	200	I	1. DTIC 2. Levamisol 3. Kontrolle	Kein Unterschied	

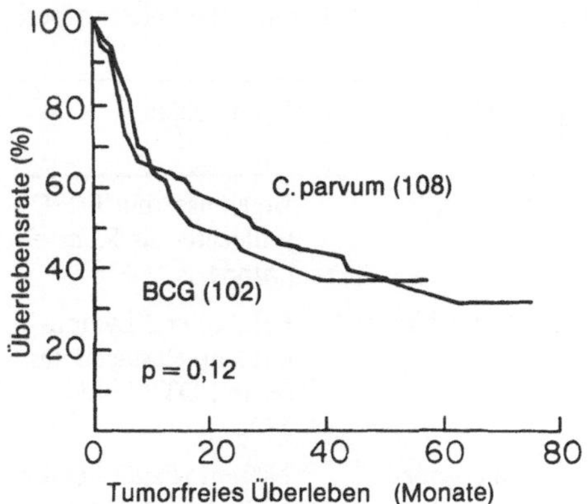

Abb. 11.2. Von der Southeastern Cancer Study Group wurde eine prospektive randomisierte Studie an 210 Melanompatienten im Stadium II (mit 4 oder weniger Lymphknotenmetastasen) durchgeführt, bei der Immunotherapie mit C. parvum bzw. BCG verglichen wurde (alle 1-2 Wochen über 2 Jahre hinweg). Die tumorfreien Überlebensraten waren bei beiden Immunisierungen identisch. Eine subkutane Injektion von C. parvum (8 mg/m^2) erwies sich als weniger toxisch als BCG (eine Ampulle), das mit der Tine-Technik gegeben wurde. [Balch CM, Bartolucci AA, Presant CA, Durant JR and the Southeastern Cancer Study Group: Proc Amer Soc Clin Oncol, 1984]

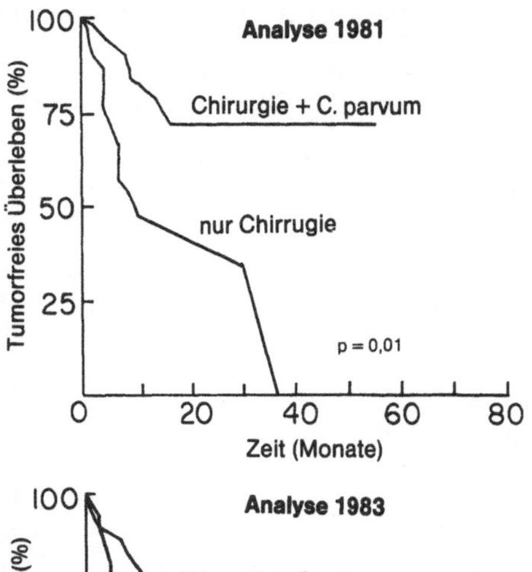

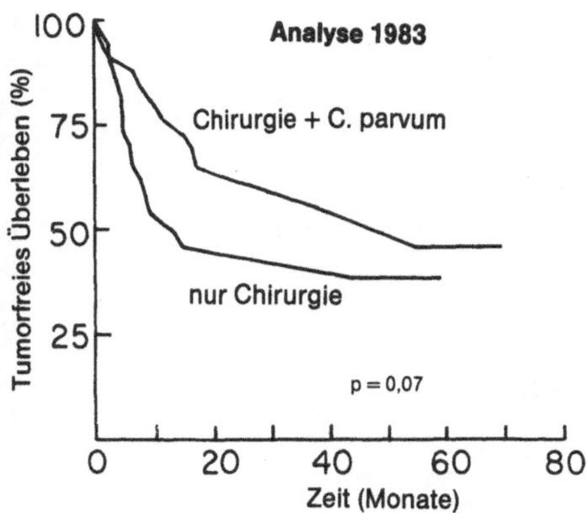

Abb. 11.3 A, B. Eine randomisierte prospektive Studie der Southeastern Cancer Study Group über 286 Melanompatienten im Stadium I verglich C.-parvum-Injektionen (8 mg/m^2 alle 1-2 Wochen über 2 Jahre) mit nur chirurgisch behandelten Kontrollpatienten. Patienten mit einer Tumordicke von weniger als 3 mm hatten keine verbesserte tumorfreie Überlebensrate (nicht dargestellt). Es schien jedoch, daß Patienten, die mit C. parvum behandelt worden waren und eine Tumordicke von 3 mm oder mehr aufwiesen, eine höhere tumorfreie Überlebensrate hatten. **A** Vorläufige Ergebnisse, die eine verbesserte tumorfreie Überlebensrate der mit C. parvum behandelten Patienten vermuten ließen [11]. **B.** Ergebnisse nach 3 Jahren weiterer Nachbeobachtung, die einen geringeren möglichen Erfolg zeigen

Einige Autoren haben bei Untersuchungen mit BCG oder mit C. parvum festgestellt, daß das Metastasierungsmuster im Vergleich zu Kontrollpatienten verschieden war, und daß die Zeitspanne zwischen neuerlicher Tumormanifestation und Tod bei immunotherapeutisch behandelten Patienten größer war [142]. Zusätzlich haben in den meisten Studien direkte Vergleiche zwischen C. parvum und BCG einen Trend zu längerem Überleben und zu geringerer Toxizität und eine einfachere Anwendbarkeit von C. parvum gegenüber BCG gezeigt [11]. Weiterhin wurde der Versuch unternommen, ausgewählten Patienten BCG intralymphatisch zu injizieren. Eine Pilotstudie des Yale Medical Center brachte ermutigende Ergebnisse [2], möglicherweise aber waren die behandelten Gruppen nicht vergleichbar [143].

Eine Analyse dieser Studien zeigte bei mit BCG oder C. parvum behandelten Patienten eine gleichbleibende Tendenz zu etwas besseren Überlebensraten verglichen mit ausschließlich chirurgisch behandelten Kontrollgruppen. Dieser Unterschied erreichte jedoch bei keiner der Studien statistische Signifikanz. Wahrscheinlich besteht ein gewisser Nutzen für einige wenige Patienten, es ist jedoch unmöglich, prospektiv mit Hilfe prognostischer Kriterien des Tumors oder immunologischer Untersuchungen den Patientenkreis abzugrenzen, für den die adjuvante Immunotherapie vorteilhaft wäre. Obwohl die unspezifische Immunotherapie möglicherweise einen zytostatischen Effekt besitzt und das Metastasierungsmuster beeinflussen kann, liegen z. Z. noch nicht genügend Beweise vor, um diese Behandlungsform routinemäßig anzuwenden.

Durch Viren lysierte Melanomzellen

Um Immunreaktionen auf „schwache" tumorassoziierte Antigene zu steigern, wurde u. a. vorgeschlagen, die Patienten mit Melanomzellen zu immunisieren, die mit nichtpathogenen onkolytischen Viren infiziert wurden. Man glaubte, daß die Immunreaktion gegen die mit der Tumorzellmembran assoziierten viralen Antigene auch die Immunreaktion auf die Tumorantigene verstärkt (Überblick bei Austin u. Boone [5] sowie bei Lindemann [107]).

Hierfür eignen sich offensichtlich 2 Viren. Eines ist das Newcastle-disease-Virus (NDV), ein pathogener Keim bei Hühnern. Die Studien von Cassel et al. [31, 32, 116] mit NDV-Lysaten sind ermutigend. Die Autoren stellten ein Wiederauftreten von Tumor bei nur 4 von 32 behandelten Patienten im Stadium II mit einem Follow-up von 3 Jahren fest (12%) (Abb. 11.4). In dieser Zeit hätte man bei etwa 24 dieser Patienten eine Dissemination erwartet. Auch das Vaccinia-Virus ist für Melanomzellen pathogen. Es konnte gezeigt werden, daß die Vakzination mit lysierten Melanomzellen aus Zellkulturen, die mit dem Virus infiziert waren, für den klinischen Gebrauch ohne Gefährdung möglich ist [108, 160, 161]. Die Ergebnisse einer multizentrischen Studie zur Wirksamkeit dieser Vakzine bei Patienten im Stadium II werden mit großem Interesse erwartet.

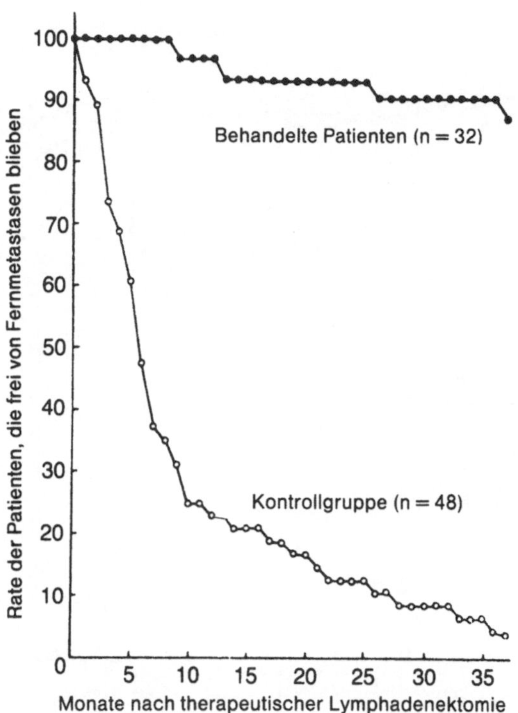

Abb. 11.4. Nichtrandomisierte Phase-II-Studie der Emory University School of Medicine zur Immunotherapie, bei der durch den Newcastle-Virus lysierte allogene Melanomzellen eingesetzt wurden. Alle Patienten wurden mit chirurgischer Exzision von Lymphknotenmetastasen und nachfolgenden Injektionen viral lysierter Melanomzellen über 37 Monate behandelt. Die gleichzeitig behandelte Kontrollgruppe wies das gleiche Tumorstadium auf, war aber nicht randomisiert [31]

Bestrahlte und mit Neuraminidase behandelte Melanomzellen

Die Impfung mit bestrahlten allogenen Melanomzellen, entweder isoliert oder in Verbindung mit BCG, hat nur wenig Beachtung gefunden. Hedley et al. [67] berichteten, daß subkutane Injektion von bestrahlten Melanomzellen zusammen mit BCG bei 16 Patienten im Stadium II, verglichen mit 12 Patienten, die nur BCG erhielten, zu keiner Verlängerung des erscheinungsfreien Intervalls führte. Bei beiden Gruppen wurde auch eine Chemotherapie mit DTIC durchgeführt. Fisher et al. [50] berichteten über eine Studie mit 166 Patienten, nach der die Injektion von mit Neuraminidase behandelten allogenen Melanomzellen zusammen mit BCG anscheinend keinen merklichen Einfluß auf das rezidivfreie Intervall hat. In einer anderen Studie von Eilber et al. [46, 58] war die Häufigkeit von Tumorremanifestationen bei Patienten, die mit allogenen Melanomzellen behandelt wurden, nicht verringert, obwohl die Responserate auf gemischte Lymphozytenkulturen (MLC) mit diesem Verfahren verbessert wurde.

Günstigere Ergebnisse erzielten Seigler et al. [138] am Duke Medical Center in einer Studie über mehr als 719 Patienten, der umfassendsten Studie mit diesem Behandlungsverfahren. Die Immunotherapie bestand hier aus der subkutanen Injektion von mit Neuraminidase behandelten allogenen (und autologen) Melanomzellen zusammen mit BCG. Bei Patienten mit dickeren Melanomen im Stadium I sind die Überlebensraten besser als die einer historischen Kontrollgruppe (Abb. 11.5). Patienten mit einer Erkrankung im Stadium II hatten eine Vierjahresüberlebensrate, die in verschiedenen Untergruppen von 82–55% variierte und damit deutlich besser als die erwartete 40%ige Vierjahresüberlebensrate war [139]. Dies sind hervorragende Ergebnisse. Ebenso wie bei den vorläufigen, oben erwähnten Ergebnissen von Cassel et al. [31] ist es sehr unwahrscheinlich, daß sie nur durch Zufall entstanden sind. Aber diese Studien sind noch durch keine randomisierte klinische Studie (der Phase III) bestätigt.

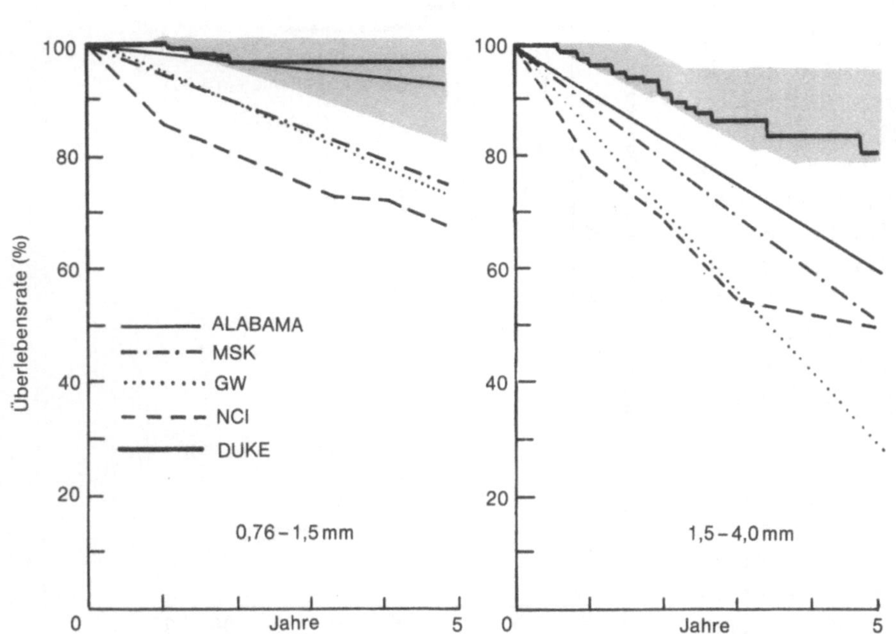

Abb. 11.5. Eine Phase-II-Studie der chirurgischen Klinik des Duke Medical Center (durchgeführt von Dr. H. F. Seigler et al.). Über 719 Patienten im Stadium I und im Stadium II wurden behandelt. Die hier dargestellten Ergebnisse beziehen sich auf beide Stadien und sind nach der Tumordicke untergliedert. 95% Vertrauensbereiche sind *schattiert* dargestellt. Daneben sind historische Vergleichskollektive der UAB, des Memorial Sloan Kettering Cancer Institute, der George Washington University und des National Cancer Institute eingezeichnet

Partiell gereinigte Melanomantigene

Studien mit gereinigten Antigenpräparaten wurden von Hollinshead et al. [87] bei 51 Patienten mit Melanomen im Stadium III durchgeführt. 8 von 23 Patienten sprachen auf alleinige Immunotherapie und 30 von 42 Patienten auf DTIC mit zusätzlicher Immunotherapie an. Diese Ergebnisse erscheinen erfolgversprechend und lassen weitere Untersuchungen bei Patienten im Stadium II gerechtfertigt erscheinen.

Levamisol

Als Folge von Berichten, daß Levamisol bei der Behandlung von Mamma- und Lungenkarzinomen erfolgreich sei, wurde eine randomisierte Studie mit Levamisol gegenüber Plazebo bei 180 Patienten mit Melanomen im Stadium I und II durchgeführt. Ein Trend, der auf ein späteres Auftreten viszeraler Metastasen bei einer medianen Follow-up-Zeit von 3,5 Jahren hindeutete, erwies sich jedoch nicht als statistisch signifikant [144, 145]. Ähnlich negative Ergebnisse ergaben sich auch in einer Studie der European Organization for Research and Treatment of Cancer (EORTC) [40].

Transferfaktor

Der Transferfaktor ist ein dialysierter Leukozytenextrakt, der die verzögerte Immunreaktion (Typ IV) verstärken kann [103, 135]. Studien zur adjuvanten Therapie mit Präparaten von Transferfaktor haben widersprüchliche Ergebnisse gezeigt. Bei 100 Patienten mit High-risk-Melanomen im Stadium I war die Anwendung von Transferfaktor verglichen mit einem aktuellen nichtrandomisierten Kontrollkollektiv mit einer signifikanten Verringerung der Häufigkeit von Tumorremanifestationen und mit einer verlängerten Überlebenszeit verbunden [21]. In einer randomisierten Studie von 36 Patienten im Stadium II jedoch schien der Transferfaktor keinen Einfluß auf das erscheinungsfreie Intervall zu haben und die Überlebenszeit nicht signifikant zu verlängern [27]. Gonzalez et al. [60] berichteten, daß die Überlebenszeit bei 9 Patienten, die nach Entfernung von Melanommetastasen in der Lunge mit Transferfaktor behandelt wurden, signifikant verlängert werden konnte. Weitere kontrollierte Studien müssen sicherlich durchgeführt werden, um die Wirksamkeit der Behandlung mit diesen Stoffen zu ermitteln.

Zukünftige Möglichkeiten

Die oben erwähnten Studien über adjuvante Therapiemöglichkeiten, besonders jene mit Bakterienderivaten, legen nahe, daß eine unspezifische Stimulation des Immunsystems kein erfolgversprechender Weg ist. Dies könnte daran liegen, daß der ursprüngliche Ansatz falsch war oder daß die Immunotherapie (besonders mit BCG oder C. parvum) nicht die erwünschte Wirkung - Immunschwächen zu korrigieren - erzielte. Über diesen letzten Punkt gibt es erstaunlich wenig Arbeiten. Es konnte gezeigt werden, daß die Zytotoxizität der Natural-killer-Zellen sowie die antikörperabhängige und lektininduzierte Zytotoxizität kurzfristig nach der Gabe von BCG oder C. parvum zunahm [151]; eine längerfristige Zunahme konnte nach wiederholter Gabe von BCG bei Patienten ohne Tumorremanifestation, nicht jedoch bei Patienten, bei denen Tumor wieder auftrat, beobachtet werden [134]. In einer Studie hatte die Gabe von BCG scheinbar keine längerfristige Wirkung auf verschiedene immunologische Testgrößen einschließlich der Aktivität der Natural-killer-Zellen, unterdrückte aber die verzögerte Immunantwort im Epikutantest [34]. Die langfristige Gabe von BCG schien keine Auswirkung auf gemischte Lymphozytenkulturen (MLC) und auf die Mitosestimulation von Lymphozyten durch Lektine zu haben [58]. Daher ist es denkbar, daß eine unspezifische Immunostimulation mit diesen Stoffen nicht, wie erwartet, die Immunantwort verbessert und sogar einige Formen der Immunantwort unterdrücken kann.

Trotz negativer Ergebnisse vieler dieser klinischen Studien wurden doch viele Erfahrungen daraus gewonnen, die jetzt in einer zweiten Generation von Studien zur adjuvanten Immunotherapie angewendet werden. Einige neue Behandlungsstrategien werden nachfolgend besprochen.

Inhibition der Suppressorzellaktivität

Die Aktivierung der Suppressorzellen ist eine Erklärung dafür, daß die Immunotherapie das Tumorwachstum nicht beeinflußt und die Immunabwehr nicht wiederherstellt. Es gibt heute genügend Hinweise dafür, daß die Aktivität der Suppressorzellen in Tiermodellen tumorbezogene Immunreaktionen hemmt und dadurch das Tumorwachstum fördern kann [24, 52, 117]. Außerdem ist die Gegenregulation durch T-Zellen stark genug, um transformierte Effektor-T-Zellen zu hemmen [120]. Erhöhte Aktivität der Suppressor-T-Zellen in Verbindung mit Tumorwachstum wurde bei Patienten mit Melanomen im Stadium I und II nachgewiesen [164]. Die Induktion der Suppressorzellen durch Sonnenlicht oder durch UV-Strahlung (wie in Solarien) könnte auch den Zusammenhang zwischen solarer Strahlung und der Melanomentstehung erklären [49, 74, 81]. Im Hinblick auf diese Überlegungen erscheint es wesentlich, daß zukünftige Studien zur aktiven Immunotherapie auch Maßnahmen berücksichtigen, die die Suppressorzellaktivität messen und nach Möglichkeit beeinflussen. Es sollte aber betont werden, daß es beim Menschen mehrere Subpopulationen der Suppressorlymphozyten und der Suppressormakrophagen gibt, jede mit verschiedenen Aktivierungsbedingungen und verschiedenen Wirkungen auf die Komponenten des Immunsystems [14, 153, 155].

Zur selektiven Verringerung der Suppressorzellen in vivo könnten monoklonale Antikörper selektiv eingesetzt werden. Bei Mäusen wurde gezeigt, daß Antikörper gegen I-J-Determinanten der T-Suppressorzellen deren Aktivität hemmen und das Tumorwachstum verlangsamen [62]. Diese Methode ist beim Menschen noch nicht durchführbar, da noch keine Antigene bekannt sind, die den durch I-J-Gene kodierten bei Mäusen entsprechen. Es wurden jedoch verschiedene Loci in der DR-Region (z.B. SB, DR, DC) beim Menschen definiert, die offensichtlich den I-A- und I-E-Regionen bei Mäusen entsprechen [41, 157], und wahrscheinlich ist es nur eine Frage der Zeit, bis Antigene identifiziert sind, die den I-J-Determinanten bei Mäusen entsprechen.

Ein dritter Weg ist die Verwendung von pharmakologischen Substanzen, um die Suppressorzellen selektiv zu hemmen. Beispielsweise unterdrückt Levamisol die Funktion der T-Suppressorzellen mit dem Ergebnis einer zunehmenden Antikörperproduktion bei durch „pokeweed mitogen" (Pflanzenlektin) stimulierten Lymphozytenkulturen [4, 82]. H_2-Histaminrezeptorantagonisten, wie Cimetidin, können auch die Suppressorzellaktivität hemmen [53]. Es konnte gezeigt werden, daß sich mit Cimetidin die Überlebenszeit von Mäusen mit Tumoren verlängern läßt [123]. Cimetidin wurde auch mit einer Tumorregression bei Melanompatienten in Verbindung gebracht [152]. Es steht noch nicht fest, ob alle Suppressorzellen H_2-Rezeptoren besitzen und ob Histamin bei der antigeninduzierten Suppressorzellaktivität eine Rolle spielt.

Prostaglandine sind eine andere Kategorie von Substanzen, die anscheinend bei der Suppression eine Rolle spielen, möglicherweise durch die Hemmung der Interleukin-2-(IL-2-)Produktion [33, 155]. Es wurde gezeigt, daß Indometazin die gehemmte Lymphozytenproliferation bei Melanompatienten steigert [154, 156] und daher für die Hemmung der Suppressorzellaktivität wertvoll sein kann [45].

Eine niedrig dosierte Cyclophosphamidtherapie unterdrückt bei Mäusen selektiv die Suppressorzellaktivität gegenüber zellulären Immunreaktionen [3] und unterstützt die Abstoßungsreaktion bei Tiermodellen [133]. Erfahrungen über die Selektivität auf die Suppressorzellaktivität beim Menschen sind noch begrenzt. Bei einer bestimmten Dosierung von Cyclophosphamid sind Suppressor-/Killerzellen im Verhältnis zur Helferzellpopulation verringert [16], und die zelluläre Immunreaktion wird verbessert [112]. Diese experimentellen Ergebnisse legen nahe, daß Cyclophosphamid beim Menschen bei der Steuerung der Suppressorzellaktivität nützlich sein könnte.

Eine der vielleicht interessantesten Ansätze ist die Verwendung von Antikörpern gegen Idiotypen auf löslichen Hemmstoffen, die von T-Suppressorzellen freigesetzt werden. Diese Faktoren enthalten offensichtlich Antigendeterminanten und Antigenbindungsstellen, ähnlich jenen auf T-Suppressorzellen. Es wurde gezeigt, daß Antikörper gegen die Epitope der Idiotypen in vivo die Tumorabstoßung bei Mäusen verbessern und eine Tumorimmunität induzieren, wenn sie nichtimmunen Mäusen gegeben werden [70]. Eine ähnliche Prägung durch Anti-Idiotypen wurde bei anderen Tiermodellen beobachtet [113]. Diese Wirkungen wären offensichtlich die idealen biologischen Immunmodulatoren und ein lohnendes Ziel für zukünftige Studien über das Melanom beim Menschen.

Eine Reihe spezifischer Methoden wird derzeit entwickelt, um die Suppressorzellaktivität zu beeinflussen. Im Augenblick sind die einzigen verfügbaren Präparate niedrig dosiertes Cyclophosphamid oder einige der oben erwähnten Immunopharmaka. Die Dosierung des Cyclophosphamids ist bei den einzelnen Patienten häufig schwer einzustellen, und es können sich schädliche Wirkungen auf andere Teile des Immunsystems ergeben. Unbekannt ist jedoch, ob die genannten Pharmaka spezifische Suppressorfunktionen unterdrükken und ob ihre Wirkung bei längerer Eingabe erhalten bleibt.

Aktive spezifische Immunotherapie mit Melanomantigenen

Ziel ist hier, mit einem Melanomantigen zu immunisieren, um wirksame Antikörperspiegel gegen ausgeschwemmte Tumorzellklone zu erhalten. Obwohl viele der unspezifischen Immunotherapiestudien anscheinend den natürlichen Verlauf des Melanoms nicht beeinflußten, waren einige der erfolgreichsten, oben erwähnten [31, 88, 138] Therapieformen mit einer Immunisierung mit einem Melanomantigen verbunden. Einzelheiten wie die Applikationsform, die Dosierung und die Gewinnung der Melanomantigene sind für solche Immunisierungen wahrscheinlich von großer Wichtigkeit, z. B. erfordern die Erzeugung und das Aufrechterhalten von Tumorimmunreaktionen wahrscheinlich eine Interaktion zwischen dem Antigen und den antigenpräsentierenden Zellen (APC), wie Epidermis, Lymphknoten oder Milz, und möglicherweise auch die Übereinstimmung der DR- und HLA-Antigene mit denen des Patienten [141, 168].

Das Melanomantigen wird i. allg. aus Zellkulturen gewonnen, da meist keine ausreichende Menge autologer Melanomzellen zur Verfügung steht. Es ist wichtig, daß Antigene verschiedener Zellinien kreuzreagieren und auch beim einzelnen Tumorpatienten exprimiert sind. Durch Definition einzelner Tumorantigene mit monoklonalen Antikörpern wurde gezeigt, daß einige tumorassoziierte Antigene beim einzelnen Patienten spezifisch sein oder nur teilweise mit Melanomzellen anderer Patienten kreuzreagieren können [25, 28, 30, 43, 44, 69, 71, 92, 106, 130, 140]. Tumorzellen können auch innerhalb eines einzelnen Tumors heterogene Antigene exprimieren [118].

Ideal wäre es, wenn man die Melanomantigene auswählen könnte, die auch im Tumor des Patienten vorliegen. Wenige Antigene, wie Thy-1 und p97, lassen sich mit der Immunoperoxidasemethode histologisch nachweisen [54, 80]. Für die Immunisierung könnte man auch gepoolte Melanomzellen verwenden, die die häufigsten tumorassoziierten Antigene exprimieren. Diese Methode wurde von Cassel et al. [31] in ihren Studien mit durch NDV lysierten Melanomzellen angewendet. Der mögliche Einfluß von Alloantigenen in solchen Antigenpools wurde bisher noch nicht untersucht. Die Gabe von Antigenen gleichzeitig mit viralen oder bakteriellen Antigenen scheint sinnvoll, um antigenpräsentierende Zellen anzulocken und die lokale Freisetzung von Lymphokinen zu steigern.

Im allgemeinen ist eine Verwendung nichtintakter Zellen anzustreben, da viele Melanomzellen potente immunosuppressive Faktoren, einschließlich IL-2-Inhibitoren, ausschütten [72, 75, 132, 165]. Dieses Problem kann man durch die Vakzination mit Zellmembranen aus viralen Lysaten oder mit Antigenen umgehen, die durch verschiedene Techniken [87, 147] gereinigt wurden, einschließlich der Affinitätschromatographie mit Hilfe von monoklonalen Antikörpern oder der Antigenproduktion durch DNS-Klonierungsmethoden (Überblick bei Reisfeld u. Ferrone [130]). Die optimale Häufigkeit der Applikation zur Induktion und Aufrechterhaltung der Immunität muß noch ermittelt werden. Zur Aufrechterhaltung einer spezifischen Immunität scheint im Unterschied zu unspezifischen Immunstimulatoren eine häufige und langfristige Vakzination, wie in vielen früheren adjuvanten Studien, wenig sinnvoll.

Interleukine und Interferone

Neuere Studien zeigten, daß für die zytotoxische T-Zellantwort nicht nur das Erkennen der Antigene, sondern auch eine Interaktion mit dem Lymphokin IL-2 erforderlich ist [159]. Diese Entdeckung bedeutet einen wichtigen Fortschritt in der Tumorimmunologie, da Studien mit Tiermodellen sowie mit menschlichen Tumoren gezeigt haben, daß die Zugabe von IL-2 zu Lymphozytentumorzellkulturen eine Induktion zytotoxischer T-Zellantworten gegen den Tumor zur Folge hat. Diese Ergebnisse wurden an Experimenten mit Melanomzellen bestätigt, die andernfalls als nichtimmunogen angesehen worden wären [63, 73]. Weitere Experimente zeigten, daß die In-vivo-Gabe von IL-2-Präparaten ein sicherer und gangbarer Therapieansatz ist [19]. Bei Experimenten an Mäusen wurde gezeigt, daß die Injektion von IL-2 zytotoxische T-Zellantworten gegen allogene Tumorzellen steigern kann [68]. Daher versprechen diese Studien, daß durch IL-2-Injektionen viele der Einflüsse vermieden werden können, die die Erzeugung von zytotoxischen Zellen bei Krebspatienten hemmen. Die erforderliche reine Darstellung von IL-2 für begrenzte klinische Studien war bereits möglich [163], und die In-vitro-Herstellung durch DNS-Klonierungstechnik wird gegenwärtig erarbeitet [149], so daß in absehbarer Zeit mit ausreichendem Material für umfassendere klinische Studien gerechnet werden kann.

Interferon kann inzwischen durch DNS-Klonierung hergestellt werden [55, 64]. Dieser Fortschritt hat ein gesteigertes Interesse an der möglichen Rolle des Interferons bei der Therapie von Melanompatienten hervorgerufen, und es laufen verschiedene Studien, bei denen α-Interferon beim fortgeschrittenen Melanom eingesetzt wird. Vorläufige Ergebnisse lassen vermuten, daß die Remissionsraten vergleichbar mit denen bei DTIC-Therapie (d.h. etwa 20%) sind. Unklar ist, ob diese Wirkung auf einer direkten Zytotoxität auf Tumorzellen [38], einer Modulation des Wirtabwehrmechanismus [1, 57, 122] oder auf einem noch ungeklärten Mechanismus [18] beruht. Falls die Wirkung auf einen Angriff am Immunsystem (wie z.B. die Stimulation der NK-Aktivität) zurückzuführen ist, könnten diese Ergebnisse bei Patienten mit fortgeschrittenem Tumorleiden auf eine Schwächung des Immunsystems hindeuten. Eine aussagekräftigere Beurteilung der Rolle des Interferons bei der adjuvanten Behandlung postoperativer High-risk-Melanompatienten ist erforderlich. Derartige Studien sind noch in der Planungsphase, so daß Antworten auf diese Fragestellungen erst in einigen Jahren vorliegen werden. Es sind auch weitere Untersuchungen notwendig, um die unterschiedliche Wirkung verschiedener Interferonpräparate zu beurteilen und um zu ermitteln, ob eine Kombination verschiedener Interferone deren Aktivität gegen Tumoren verstärkt [51, 162].

Andere Immunmodulatoren

Zahlreiche andere Immunmodulatoren und Modulatoren der biologischen Abwehrkraft werden derzeit untersucht, z.B. Thymushormone und bakterielle Produkte [6, 56]. Ein vielversprechendes bakterielles Produkt niedrigen Molekulargewichtes, Bestatin genannt, scheint die NK-Aktivität zu steigern, möglicherweise durch die Freisetzung von IL-2 [20]. In japanischen randomisierten Studien bei Melanompatienten im Stadium I und II schien Bestatin eine signifikante Verlängerung des krankheitsfreien Intervalls zu bewirken [90].

Ein besonders vielversprechendes Forschungsgebiet ist die therapeutische Anwendung von monoklonalen Antikörpern gegen Melanomantigene [104, 121]. Vorläufige Studien mit monoklonalen Antikörpern im Tierexperiment und bei Menschen zeigten ihre Fähigkeit, sich an spezifischen Lokalisationen anzureichern und die Antigene auf oder um Tumorzellen zu erkennen, gegen die der Antikörper gerichtet ist. Die Ergebnisse mit der spezifischen Markierung der Melanomzellen und die vorläufigen Hinweise auf die therapeutischen Möglichkeiten von monoklonalen Antikörpern und Immunkonjugaten mit Zytostatika, Toxinen und Isotopen sind ermutigend [99, 100, 101, 121, 146].

Kommentar

Bisher haben adjuvante Studien zur unspezifischen Immunotherapie - von einigen Ausnahmen abgesehen - enttäuschende Ergebnisse erbracht. Dies könnte daran liegen, daß keine spezifische Immunität induziert, die Immunabwehr nicht wiederhergestellt oder zahlenmäßige Mißverhältnisse der Abwehrzellen nicht ausgeglichen werden konnten. Hier spielen sicher die Freisetzung von immunosuppressiven Faktoren durch den Tumor und die Induktion der Suppressorzellaktivität eine wichtige Rolle, um das Versagen der unspezifischen Therapie zu erklären. Zukünftige Studien müssen daher auf Methoden aufbauen, durch die die Suppressorzellaktivität gesteuert werden kann und die mit der Immunisierung durch Melanomantigene, die mit den Antigenen des Patienten kreuzreagieren, arbeiten. Durch Viren lysierte Melanomzellen können hierfür eine immunologische Antigenquelle liefern und den zusätzlichen Vorteil der Interferoninduktion bringen. Die Rolle der Lymphokine und anderer Pharmaka, die selektiv das Immunsystem modulieren können, muß noch geklärt werden. Kommende adjuvante Immunotherapiestudien werden individuelle Kriterien der Tumorzellen berücksichtigen müssen. Das schließt eine Beurteilung der Melanomantigenexpression, der DR-Antigenexpression und der Freisetzung löslicher Faktoren ein, die die Immunabwehr in ihrer Umgebung hemmen oder steuern können.

Schließlich ist sicher, daß zur Selektion geeigneter neuer adjuvanter Agenzien für klinische Studien bessere Kriterien notwendig sind. Als Teil einer solchen Beurteilung wäre es unverzichtbar, die In-vivo-Wirkungen auf melanomspezifische Immunreaktionen überwachen zu können, um Änderungen der Dosis und der Applikation auf objektive Kriterien statt auf Vermutungen stützen zu können.

Adjuvante Chemotherapie und Chemoimmunotherapie

Grundprinzip

Die Planung adjuvanter Chemotherapiestudien beim malignen Melanom basiert auf den derzeit verfügbaren Zytostatika, die eine objektivierbare Wirkung bei Patienten mit nicht resezierbaren Fernmetastasen besitzen. Das wirksamste, beim fortgeschrittenen Melanom heute gebräuchliche Präparat ist 5-(3,3-Dimethyl-1-triazeno)-imidazol-4-carboxamid (Dacarbazin: DTIC), meist wird es in Kombination mit einem anderen Zytostatikum gegeben (s. Kap. 14). Da Mikrometastasen rascher wachsen und stärker vaskularisiert sind, müßten sie auf eine chemotherapeutische Behandlung theoretisch stärker ansprechen als eine größere, klinisch nachweisbare Tumormasse.

Ergebnisse

Die Ergebnisse vieler randomisierter klinischer Studien zur Chemotherapie mit DTIC (oder zu Kombinationen von Chemotherapie mit Immunotherapie) zeigten bisher, verglichen mit einer ausschließlich operativ behandelten Kontrollgruppe, bei der keine adjuvante Therapie durchgeführt wurde, keinen Erfolg (s. Tabelle 11.3). Die beiden größten Studien zu dieser Fragestellung wurden von der Central Oncology Group (COG) [86] und der WHO-Melanomgruppe [158] durchgeführt. Bemerkenswert ist, daß in der Studie der COG bei den mit DTIC behandelten Patienten tatsächlich schlechtere Ergebnisse als bei den nur operativ behandelten Kontrollgruppen erzielt wurden (Abb. 11.6). In der Studie der WHO-Melanomgruppe zeigte sich jedoch kein Unterschied (Abb. 11.7). Mehrere andere Institutionen und Arbeitsgemeinschaften haben andere Zytostatikakombinationen in Verbindung mit und ohne Immunotherapie untersucht, wie in Tabelle 11.3 aufgeführt. Diese Studien verliefen übereinstimmend negativ. Zum Beispiel zeigte eine neuere Studie der Southeastern Cancer Study Group über 146 High-risk-Melanompatienten keine Verbesserung bei Patienten, die DTIC, Cyclophosphamid und C. parvum erhielten, verglichen mit Patienten, bei denen lediglich eine Immunotherapie mit C. parvum durchgeführt wurde (Abb. 11.8) [10]. Die negativen Ergebnisse waren auch in nach Krankheitsstadium, Metastasenlokalisation und

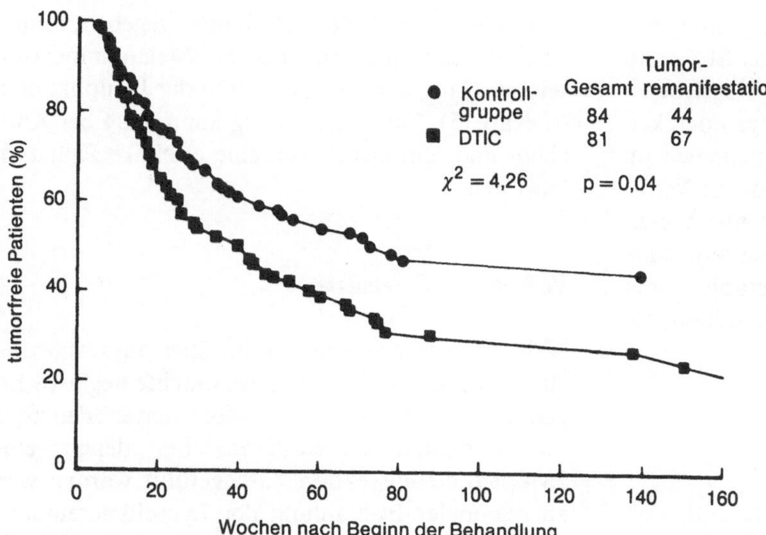

Abb. 11.6. Prospektive randomisierte Studie der Central Oncology Group zur DTIC-Chemotherapie. Vergleich mit einer nur chirurgisch behandelten Kontrollgruppe. Bemerkenswert ist, daß das krankheitsfreie Intervall der behandelten Patienten sogar kürzer war als das der Kontrollgruppe (p = 0,04). Die globale Überlebensrate war bei der zytostatisch behandelten Gruppe ebenfalls schlechter, der Unterschied erwies sich jedoch nicht als signifikant (p = 0,14, Überlebenskurven hier nicht dargestellt) [86]

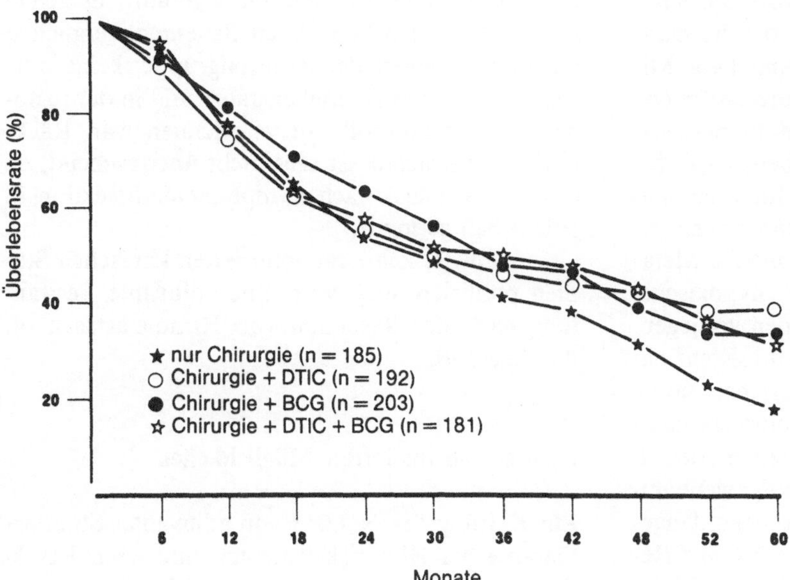

Abb. 11.7. Randomisierte prospektive adjuvante Therapiestudie der WHO-Melanomgruppe (761 Patienten im Stadium II). BCG, DTIC und eine Kombination dieser beiden Zytostatika zeigten im Vergleich mit einem nur chirurgisch behandelten Kontrollarm keinen Vorteil [158]

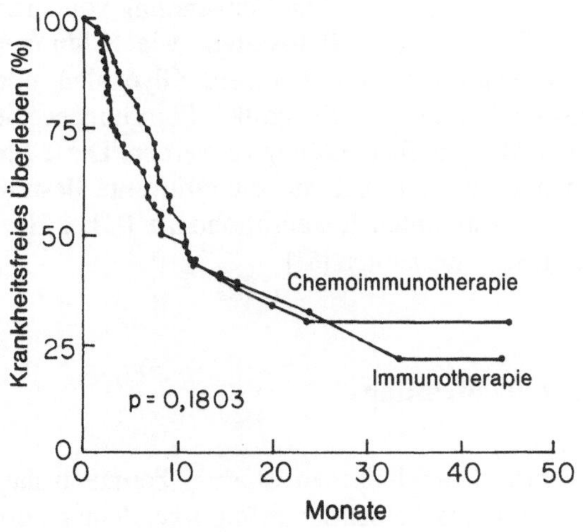

Abb. 11.8. Randomisierte prospektive Studie, in der Chemoimmunotherapie (C. parvum, DTIC und Cyclophosphamid) mit reiner Immunotherapie (C. parvum) bei 136 Patienten mit resezierten Melanommetastasen verglichen wurde (durchgeführt von der Southeastern Cancer Study Group). Es ergeben sich keine Unterschiede zwischen den Behandlungsgruppen [10]

Geschlecht gegliederten Untergruppen gleich. Ein ähnlicher Vergleich zwischen DTIC plus BCG und BCG alleine zeigte keine verbesserte Überlebensrate bei DTIC (s. Abb. 11.7) [158]. Solange noch keine neuen Präparate, die bei Melanompatienten im fortgeschrittenen Stadium wirksam sind, zur Verfügung stehen, bringt es wenig oder gar keine Vorteile, bei High-risk-Melanompatienten eine adjuvante Chemotherapie mit DTIC-Monotherapie oder DTIC in Verbindung mit anderen Chemotherapeutika anzuwenden.

Heutige und zukünftige Möglichkeiten

Rückblickend betrachtet ist der Hauptgrund, warum DTIC und andere Zytostatika adjuvant keinen Erfolg zeigten, daß sie bei Melanompatienten im fortgeschrittenen Stadium relativ unwirksam sind. Auf zellulärer Ebene ist die Ursache für die mangelnde adjuvante Wirkung ein hoher Anteil von Mikrometastasen mit Zellklonen, die eine natürliche Resistenz gegen Zytostatika aufweisen. Bemerkenswert ist, daß es für das Melanom ebenso wie für Lungenkarzinome und einige andere Tumoren charakteristisch ist, daß eine Zytostatikaresistenz erworben wird, noch bevor sich umfangreiche Metastasen entwickelt haben und bevor hypoxische, schlecht vaskularisierte Zellpopulationen vorliegen. Es ist nicht bekannt, ob die Zytostatikaresistenz ein Merkmal aller Melanome beim Menschen (auch des Primärtumors) ist, ob die Melanommetastasen zytostatikaresistente Tumorklone darstellen oder ob die Konzentration von DTIC im Tumorgewebe unter der therapeutischen Wirksamkeit liegt. Ungeachtet der genauen zellulären Ursache für eine Resistenz gegen Zytostatika, sollte High-risk-Melanompatienten die eingreifende adjuvante Zytostase mit DTIC erspart bleiben, bis wirksamere Präparate oder Kombinationen zur Verfügung stehen. Wie in Kap. 14 betont wird, wurden viele andere Zytostatika an Patienten mit fortgeschrittener Erkrankung untersucht, leider aber gibt es derzeit noch keine neuen, erfolgversprechenden Mittel.

Adjuvante Strahlentherapie

Grundprinzip

Das maligne Melanom kann nicht länger als strahlenresistent bezeichnet werden, denn höhere Dosen, in größeren Abständen fraktioniert gegeben, führen zu einer sehr guten Palliation bei Melanommetastasen der Haut, der Weichteile und der Lymphknoten (s. Kap. 15). Eine Bestrahlung kann auch bei Knochen- und Hirnmetastasen eine effektive Palliation bewirken.

Vorliegende Ergebnisse

Bisher wurde erst eine Studie über adjuvante Bestrahlung publiziert, und diese brachte negative Ergebnisse. Creagan et al. randomisierten Patienten mit Lymphknotenmetastasen, bei denen eine Lymphknotendissektion durchgeführt worden war, zu regionaler Bestrahlung der Lymphknotenmetastasen bzw. zu keiner weiteren Behandlung [37]. Bei den Patienten wurde keine begleitende Immunotherapie oder Chemotherapie durchgeführt. Es zeigte sich, daß bei den bestrahlten Patienten, verglichen mit den Patienten der Kontrollgruppe, keine Verbesserung in den Überlebensraten und in der regionären Tumorkontrolle zu verzeichnen war. Rückblickend betrachtet ist dies nicht überraschend, da das Rezidivrisiko nach Lymphknotendissektion in jedem Fall gering ist.

Obwohl keine randomisierten klinischen Studien publiziert sind, wird eine adjuvante Bestrahlung nach der Resektion von Hirnmetastasen oft durchgeführt.

Heutige und zukünftige Möglichkeiten

Zur Klärung des Nutzens von adjuvanter Strahlentherapie bei High-risk-Patienten und nach Resektion von Weichteil-, In-Transit- und Hirnmetastasen bedarf es weiterer klinischer Studien. Einige werden z. Z. durchgeführt. Die Verwendung von strahlensensibilisierenden Präparaten wie Chinonen, elektronenaffinen Verbindungen, Glyoxalen oder Pyruvaten verspricht, ein großes Forschungsgebiet bei der Melanombehandlung zu werden. Diese Methoden kann man auch auf die adjuvante Bestrahlung an bestimmten Lokalisationen, z. B. bei Hirnmetastasen, ausdehnen [61].

Zusammenfassung

In zahlreichen klinischen Studien konnte bislang noch kein entscheidender Erfolg irgendeiner Form von adjuvanter Therapie bewiesen werden. I. allg. sollte der Einsatz der adjuvanten Immuno-, Chemo- oder Strahlentherapie auf klinische Studien beschränkt bleiben, um den Nutzen und die Toxizität beurteilen zu können. Es gibt einige ermutigende Ergebnisse mit verschiedenen neuen Formen der Immunotherapie. Bis heute blieb die adjuvante Chemotherapie völlig ohne Erfolg. Weitere Studien sind erforderlich, um zu beurteilen, welchen Erfolg die adjuvante Strahlentherapie bei ausgewählten Patienten mit kutanen, subkutanen und zerebralen Metastasen bringen kann.

Ein wichtiger Aspekt der adjuvanten Therapie ist - wie bei jeder Behandlung -, welche Komplikationen in Relation zum voraussichtlichen Nutzen in Kauf genommen werden müssen. Zum Beispiel waren in der WHO-Studie zur adjuvanten Chemotherapie die Nebenwirkungen der regelmäßigen DTIC-Behandlung so schwerwiegend, daß viele Patienten nach ein- oder zweimaliger Behandlung eine Weiterführung ablehnten. Die Aussicht auf eine Behandlung mit DTIC (in 5-Tagezyklen einen Monat hindurch) rief bei vielen Patienten eine so schwere Depression hervor, daß Arbeit, Sexualleben, Ehe und Freizeit erheblich beeinträchtigt waren. Die meisten Patienten, die sichtbare Krankheitserscheinungen aufweisen, nehmen die Behandlung eher in Kauf, im Falle einer nur geringen möglichen Verbesserung der Prognose ist die Zurückhaltung jedoch groß. Abgesehen von Tumoren mit sehr schlechter Prognose muß der mögliche Nutzen daher erheblich sein, bevor eine adjuvante Behandlung routinemäßig angewendet werden kann.

Literatur

1. Abo T, Balch CM (1982) Characterization of HNK-1^{+} (Leu-7) human lymphocytes: III. Interferon effects on spontaneous cytotoxicity and phenotypic expression of lymphocyte subpopulations delineated by the monoclonal HNK-1 antibody. Cell Immunol 73: 376
2. Ariyan S, Kirkwood JM, Mitchell MS, Nordlund JJ, Lerner AB, Papac RJ (1982) Intralymphatic and regional surgical adjuvant immunotherapy in high-risk melanoma of the extremities. Surgery 92: 459
3. Asherson GL, Zembala M, Thomas WR, Perera MACC (1980) Suppressor cells and the handling of antigen. Immunol Rev 50: 3
4. Aune TM, Peirce CW (1983) Inhibition of interferon or soluble immune response suppressor (SIRS) mediated suppression by levamisole. Int J Immunopharmacol 5: 91
5. Austin FC, Boone CW (1979) Virus augmentation of the antigenicity of tumor cell extracts. Adv Cancer Res 30: 301
6. Bach JF (1980) The use of regulatory biological products of manipulate immune responses. In: Fougereau M, Dausset J (eds) Progress in Immunology, Vol IV. Academic Press, London, p 1171
7. Balch CM, Durant JR, Bartolucci AA, the Southeastern Cancer Study Group (1983) The impact of surgical quality control in multi-institutional group trials involving adjuvant cancer treatments. Ann Surg 198: 164
8. Balch CM, Maddox WA (1978) The logic of adjunctive therapy in surgical patients with resectable cancer. South Med J 71: 951
9. Balch CM, Murad TM, Soong S-j, Ingalls AL, Richards PC, Maddox WA (1979) Tumor thickness as a guide to surgical management of clinical stage I melanoma patients. Cancer 43: 883
10. Balch CM, Murray D, Presant C, Bartolucci AA, the Southeastern Cancer Study Group (1984) Ineffectiveness of adjuvant chemotherapy using DTIC and cyclophosphamide in patients with resectable metastatic melanoma. Surgery 95: 454
11. Balch CM, Smalley RV, Bartolucci AA, Burns D, Presant CA, Durant JR, the Southeastern Cancer Study Group (1982) A randomized prospective clinical trial of adjuvant C. parvum immunotherapy in 260 patients with clinically localized melanoma (stage I): Prognostic factors analysis and preliminary results of immunotherapy. Cancer 49: 1079
12. Balch CM, Soong S-j, Milton GW, Shaw HM, McGovern VJ, Murad TM, McCarthy WH, Maddox WA (1982) A comparison of prognostic factors and surgical results in 1,786 patients with localized (stage I) melanoma treated in Alabama, USA and New South Wales, Australia. Ann Surg 196: 677
13. Balch CM, Soong S-j, Murad JM, Ingalls AL, Maddox WA (1981) A multifactorial analysis of melanoma. III. Prognostic factors in melanoma patients with lymph node metastases (stage II). Ann Surg 193: 377
14. Balch CM, Tilden AB (1981) Indomethacin, prostaglandin, and immune regulation in melanoma. In: Reisfeld RA, Ferrone S (eds) Melanoma Antigens and Antibodies. Plenum, New York, p 23
15. Banzet P, Jacquillat C, Civatte J, Puissant A, Maral J, Chastang C, Israel L, Belaich S, Jourdain J-C, Weil M, Auclerc G (1978) Adjuvant chemotherapy in the management of primary malignant melanoma. Cancer 41: 1240
16. Bast RC Jr, Reinherz EL, Maver C, Lavin P, Schlossman SF (1983) Contrasting effects of cyclophosphamide and prednisolone on the phenotype of human peripheral blood leukocytes. Clin Immunol Immunopathol 28: 101
17. Bast RC Jr, Zbar B, Borsos T, Rapp HJ (1974) BCG and cancer. N Engl J Med 290: 1413
18. Belardelli F, Gresser I, Maury C, Duvillard P, Prade M, Maunoury MT (1983) Antitumor effects of interferon in mice injected with interferon-sensitive and interferon-resistant friend leukemia cells: III. Inhibition of growth and necrosis of tumors implanted subcutaneously. Int J Cancer 31: 649
19. Bindon C, Czerniecki M, Ruell P, Edwards A, McCarthy WH, Harris R, Hersey P (1983) Clearance rates and systemic effects of intravenously administered interleukin 2 (IL-2) containing preparations in human subjects. Br J Cancer 47: 123

20. Blomgren H (1981) Bestatin, a new immunomodulator augments the release of mitogenic factors from PHA-stimulated human lymphocytes. Biomedicine 34: 188
21. Blume MR, Rosenbaum EH, Cohen RJ, Gershow J, Glassberg AB, Shepley E (1981) Adjuvant immunotherapy of high risk stage I melanoma with transfer factor. Cancer 47: 882
22. Bluming AZ (1975) Current status of clinical immunotherapy. Cancer Chemotherapy Report 59: 901
23. Bodurtha AJ, Chee DO, Laucius JF, Mastrangelo MJ, Prehn RT (1975) Clinical and immunological significance of human melanoma cytotoxic antibody. Cancer Res 35: 189
24. Broder S, Megson M (1981) Interrelationships between immunoregulatory cells, neoplastic diseases and immunodeficiency states. In: Saunders JP, Daniels JC, Serrou B, Rosenfeld C, Denney CB (eds) Fundamental Mechanisms in Human Cancer Immunology. Elsevier/North-Holland, New York, p 193
25. Brown JP, Nishiyama K, Hellstrom I, Hellstrom KE (1981) Structural characterization of human melanoma-associated antigen p97 using monoclonal antibodies. J Immunol 127: 539
26. Bruckner HW, Mokyr MB, Mitchell MS (1974) Effect of imidazole-4-carboxamide, 5-(3,3-dimethyl-1-triazeno) on immunity in patients with malignant melanoma. Cancer Res 34: 181
27. Bukowski RM, Deodhar S, Hewlett JS, Greenstreet R (1983) Randomized controlled trial of transfer factor in stage II malignant melanoma. Cancer 51: 269
28. Burk MW, Saxton RE, Mann BD, Morton DL (1983) Definition of human melanoma-associated cell surface antigens by hybridoma monoclonal antibodies. Surgery 94: 84
29. Camacho ES, Pinsky CM, Braun DW Jr, Golbey RB, Fortner JG, Wanebo HJ, Oettgen HF (1981) DNCB reactivity and prognosis in 419 patients with malignant melanoma. Cancer 47: 2446
30. Carrel S, Mach JP, Accolla RS (1981) Human melanoma-associated antigen(s) detected by monoclonal antibodies. Br J Cancer 43: 561
31. Cassel WA, Murray DR, Phillips HS (1983) A phase II study on the postsurgical management of stage II malignant melanoma with a Newcastle disease virus oncolysate. Cancer 52: 856
32. Cassel WA, Murray DR, Torbin AH, Olkowski ZL, Moore ME (1977) Viral oncolysate in the management of malignant melanoma. I. Prepration of the oncolysate and measurement of immunologic responses. Cancer 40: 672
33. Chouaib S, Fradelizi D (1982) The mechanism of inhibition of human IL 2 production. J Immunol 129: 2463
34. Coates AS, Klopp RG, Zarling JM, Borden EC, Crowley JJ, Carbone PP (1979) Immunologic function during adjuvant BCG immunotherapy for malignant melanoma: Induction of anergy. Cancer Immunol Immunotherapy 7: 175
35. Cochran AJ, Buyse ME, Lejeune FJ, Macher E, Revuz J, Rumke P (1981) Adjuvant reactivity predicts survival in patients with „high risk" primary malignant melanoma treated with systemic BCG. Int J Cancer 28: 543
36. Costanzi JJ (1983) The chemotherapy of human malignant melanoma. In: Costanzi JJ (ed) Malignant Melanoma 1. Nijhoff, The Hague, p 259
37. Creagan ET, Cupps RE, Ivins JC, Pritchard DJ, Sim FH, Soule EH, O'Fallon JR (1978) Adjuvant radiation therapy for regional nodal metastases from malignant melanoma: A randomized, prospective study. Cancer 42: 2206
38. Creasey AA, Bartholomew JC, Merigan JC (1980) Role of G_0-G_1-arrest in the inhibition of tumor cell growth by interferon. Proc Natl Acad Sci USA 77: 1471
39. Cunningham TJ, Schoenfeld D, Nathanson L, Wolter J, Patterson WB, Borden E (1979) A controlled ECOG study of adjuvant therapy in patients with stage I and II malignant melanoma. In: Salamon SS, Jones SE (eds) Adjuvant Therapy of Cancer II. Grune & Stratton, New York, p 507
40. Czarnetzki BM, Macher E, Behrendt H, Lejeune F (1982) Current status of melanoma chemotherapy and immunotherapy. Recent Results Cancer Res 80: 264
41. Dausset J, Contu L (1980) The MHC and immune response in man. In: Fougereau M, Dausset J (eds) Progress in immunology IV. Academic Press, London, p 513
42. deGast GC, The TH, Schraffordt Koops H, Huiges HA, Oldhoff J, Nieweg HO (1975) Humoral and cell-mediated immune response in patients with malignant melanoma. I. In vitro lymphocyte reactivity to PHA and antigens following immunization. Cancer 36: 1289
43. Dent PB, McCulloch PB, Liao SK, Stone BR, Singal DP (1982) Heterogeneity of melanoma-associated antigens detected by sera from patients receiving adjuvant allogeneic tumor vaccine immunotherapy. Clin Immunol Immunopathol 23: 379
44. Dippold WG, Lloyd KO, Li LTC, Ikeda H, Oettgen HF, Old LJ (1980) Cell surface antigens of human malignant melanoma: Definition of six antigenic systems with mouse monoclonal antibodies. Proc Natl Acad Sci USA 77: 6114
45. Droller MJ, Gomolka D (1982) Inhibition of tumor growth in association with modification of *in vivo* immune response by indomethacin and polyinosinic: polycytidylic acid. Cancer Res 42: 5038
46. Eilber FR, Morton DL, Holmes EC, Sparks FC, Ramming KP (1976) Adjuvant immunotherapy with BCG in treatment of regional lymph node metastases from malignant melanoma. N Engl J Med 294: 237
47. Eilber FR, Nizze JA, Morton DL (1975) Sequential evaluation of general immune competence in cancer patients: Correlation with clinical course. Cancer 35: 660
48. Eilber FR, Townsend CM Jr, Morton DL (1976) Results of BCG adjuvant immunotherapy for melanoma of the head and neck. Am J Surg 132: 476
49. Fisher MS, Kripke ML (1982) Suppressor T lymphocytes control the development of primary skin cancers in ultraviolet-irradiated mice. Science 216: 1133
50. Fisher RI, Terry WD, Hodes RJ, Rosenberg SA, Makuch R, Gordon HG, Fisher SG (1981) Adjuvant immunotherapy or chemotherapy for malignant melanoma. Surg Clin North Am 61: 1267
51. Fleischmann WR, Newton RC, Fleischmann CM, Brysk MM (1982) Discrimination between non-malignant and malignant cells by combined IFN-gamma and IFN-alpha/beta. Third Annual International Congress of Interferon Research, Miami, Florida, November 1-3
52. Frost P, Prete P, Kerbel R (1982) Abrogation of the in vitro generation of the cytotoxic T-cell responses to a murine tumour: The role of suppressor cells. Int J Cancer 30: 211

53. Garovoy MR, Reddish MA, Rocklin RE (1983) Histamine induced suppressor factor inhibition of helper T cell generation and function. J Immunol 130: 357
54. Garrigues HJ, Tilgen W, Hellstrom I, Franke W, Hellstrom KE (1982) Detection of a human melanoma-associated antigen p97, in histological sections of primary human melanomas. Int J Cancer 29: 511
55. Goeddel DV, Leung DW, Dull TJ, Gross M, Lawn RM, McCandliss R, Seeburg PH, Ullrich A, Yelverlon E, Gray PW (1981) The structure of eight distinct cloned human leukocyte interferon cDNAs. Nature 290: 20
56. Goldstein AL, Chirigos MA (1981) Lymphokines and thymic hormones: Their potential utilization in cancer therapeutics. Prog Cancer Res Therapy, p 201
57. Golub SH, Dorey F, Hara D, Morton DL, Burk MW (1982) Systemic administration of human leukocyte interferon to melanoma patients. I. Effects on natural killer function and cell populations. J Natl Cancer Inst 68: 703
58. Golub SH, Forsythe AB, Morton DL (1977) Sequential examination of lymphocyte proliferative capacity in patients with malignant melanoma receiving BCG immunotherapy. Int J Cancer 19: 18
59. Golub SH, O'Connell TX, Morton DL (1974) Correlation of in vivo and in vitro assays of immunocompetence in cancer patients. Cancer Res 34: 1833
60. Gonzalez RL, Wong P, Spitler LE (1980) Adjuvant immunotherapy with transfer factor in patients with melanoma metastatic to lung. Cancer 45: 57
61. Gray AJ, Dische S, Adams GE, Flockhart IR, Foster JL (1976) Clinical testing of the radiosensitiser Ro-07-0582. I. Dose tolerance, serum and tumour concentrations. Clin Radiol 27: 151
62. Greene MI, Dorf ME, Peirres M, Beneacerraf B (1977) Reduction of syngeneic tumor growth by an anti I.J. alloantiserum. Proc Natl Acad Sci USA 74: 5118
63. Grimm EA, Mazumder A, Zhang HZ, Rosenberg SA (1982) Lymphokine-activated killer cell phenomenon: Lysis of natural killer resistant fresh solid tumor cells by interleukin 2-activated autologous human peripheral blood lymphocytes. J Exp Med 155: 1823
64. Gutterman JU, Fine S, Quesada J, Horning SJ, Levine JF, Alexanian R, Bernhardt L, Kramer M, Spiegel H, Colburn W, Trown P, Merigan T, Dziewanowski Z (1982) Recombinant leukocyte A interferon: Pharmacokinetics, single-dose tolerance, and biologic effects in cancer patients. Ann Intern Med 96: 549
65. Gutterman JU, McBride C, Freireich EJ, Mavligit G, Frei E III, Hersh EM (1973) Active immunotherapy with BCG for recurrent malignant melanoma. Lancet I, p 1208
66. Gutterman JU, Richman SP, McBride CM, Burgess MA, Bartold SL, Kennedy A, Gehan EA, Mavligit G, Hersh EM (1979) Immunotherapy for recurrent malignant melanoma: Efficacy of BCG in prolonging the postoperative disease-free interval and survival. Recent Results Cancer Res 68: 359
67. Hedley DW, McElwain TJ, Currie GA (1978) Specific active immunotherapy does not prolong survival in surgically treated patients with stage II B malignant melanoma and may promote early recurrence. Br J Cancer 37: 491
68. Hefeneider SH, Conlon PJ, Henney CS, Gillis S (1983) In vivo interleukin 2 administration augments the generation of alloreactive cytolytic T lymphocytes and resident natural killer cells. J Immunol 130: 222
69. Hellström I, Hellström KE, Brown JP, Woodbury RF (1981) Antigens of human tumors particularly melanomas as studied with the monoclonal antibody technique. In: Hammerling GJ, Hammerling U, Kearney JF (eds) Research Monographs in Immunology, Vol 3. Elsevier/North-Holland, Biomedical Press, New York, p 191
70. Hellström KE, Nelson K, Cory J, Forstrom JW, Hellström I (1982) A tumor specific suppressor factor produced by a murine T cell hybridoma. In: Mitchell MS, Oettgen HF (eds) Hybridomas in Cancer Diagnosis and Treatment. Raven Press, New York, p 47
71. Herlyn M, Clark WH Jr, Mastrangelo MJ, DuPont G IV, Elder DE, LaRossa D, Hamilton R, Bondi E, Tuthill R, Steplewski Z, Koprowski H (1980) Specific immunoreactivity of hybridoma-secreted monoclonal anti-melanoma antibodies to cultured cells and freshly derived human cells. Cancer Res 40: 3602
72. Hersey P, Bindon C, Czerniecki M, Spurling A, Wass J, McCarthy WH (1983) Inhibition of interleukin 2 production by factors released from tumor cells. J Immunol 131: 2837
73. Hersey P, Bindon C, Edwards A, Murray E, Phillips G, McCarthy WH (1982) Induction of cytotoxic activity in human lymphocytes against autologous and allogeneic melanoma cells in vitro by culture with interleukin 2. Int J Cancer 28: 695
74. Hersey P, Bradley M, Hasic E, Haran G, Edwards A, McCarthy WH (1983) Immunological effects of solarium exposure. Lancet 1: 545
75. Hersey P, Edwards AE, Edwards J, Adams E, Nelson DS, Milton GW (1975) Specificity of cell mediated cytotoxicity against human melanoma lines. Evidence for non-specific killing by activated T-cells. Int J Cancer 16: 173
76. Hersey P, Edwards A, McCarthy WH (1980) Tumour-related changes in natural killer cell activity in melanoma patients: Infuence of stage of disease, tumour thickness and age of patients. Int J Cancer 25: 187
77. Hersey P, Edwards A, McCarthy WH, Milton GW (1982) Tumor related changes and prognostic significance of natural killer cell activity in melanoma patients. In: Herberman RB (ed) NK Cells and Other Natural Effector Cells. Academic Press, New York, p 1167
78. Hersey P, Edwards AE, Murray E, McCarthy WH, Milton GW (1978) Sequential studies of melanoma leukocyte-dependent antibody activity in melanoma patients. Eur J Cancer 14: 629
79. Hersey P, Edwards A, Murray E, McCarthy WH, Milton GW (1983) Prognostic significance of leukocyte dependent antibody activity in melanoma patients. J Natl Cancer Inst 71: 45
80. Hersey P, Grace J, Murray E, Palmer A, McCarthy WH (1983) Expression of Thy-1 antigen on human melanoma cells. Int J Cancer 32: 21
81. Hersey P, Haran G, Hasic E, Edwards A (1983) Alteration of T cell subsets and induction of suppressor T cell activity in normal subjects after exposure to sunlight. J Immunol 131: 171
82. Hersey P, Ho K, Werkmeister J, Abele U (1981) Inhibition of suppressor T cells in pokeweed mitogen-stimulated cultures of T and B cells by levamisole in vitro and in vivo. Clin Exp Immunol 46: 340
83. Hersey P, Honeyman M, Edwards A, Adams E, McCarthy WH (1976) Antigens on melanoma cells detected by

leukocyte dependent antibody assays of human melanoma antisera. Int J Cancer 18: 564
84. Hersey P, McCarthy WH (1982) The nature and significance of melanoma antigens recognized by human subjects. In: Reisfeld RA, Ferrone S (eds) Melanoma Antigens and Antibodies. Plenum, New York, p 211
85. Hilal EY, Pinsky CM, Hirshaut Y, Wanebo HJ, Hansen JA, Braun DW Jr, Fortner JG, Oettgen HF (1981) Surgical adjuvant therapy of malignant melanoma with *Corynebacterium parvum*. Cancer 48: 245
86. Hill GJ II, Moss SE, Golomb FM, Grage TB, Fletcher WS, Minton JP, Krementz ET (1981) DTIC and combination therapy for melanoma: III. DTIC (NSC 45388) Surgical Adjuvant Study COG Protocol 7040. Cancer 47: 2556
87. Hollinshead A, Arlen M, Yonemoto R, Cohen M, Tanner K, Kundin WD, Scherrer J (1982) Pilot studies using melanoma tumor-associated antigens (TAA) in specific-active immunochemotherapy of malignant melanoma. Cancer 49: 1387
88. Holtermann OA, Karakousis CP, Berger J, Constantine RI (1980) Adjuvant therapy with DTIC and Estracyt or BCG in malignant melanoma. Proc Am Soc Clin Oncol 21: 400
89. Houghton AN, Eisinger M, Albino AP, Cairncross JG, Old LJ (1982) Surface antigens of melanocytes and melanomas: Markers of melanocyte differentiation and melanoma subsets. J Exp Med 156: 1755
90. Ikeda S, Ishihara K (1983) Randomized controlled study of immunochemotherapy with bestatin, a new small molecular weight immunomodulator and chemotherapy as adjuvant to surgery for stage IB and II malignant melanoma. Presented at 13th International Congress of Chemotherapy
91. Ikonopisov RL, Lewis MG, Hunter-Craig ID, Bodenham DC, Phillips TM, Cooling CI, Proctor J, Fairley GH, Alexander P (1970) Autoimmunization with irradiated tumour cells in human malignant melanoma. Br Med J 2: 752
92. Imai K, Natali PG, Kay NE, Wilson BS, Ferrone S (1982) Tissue distribution and molecular profile of a differentiation antigen detected by a monoclonal antibody (345-134S) produced against human melanoma cells. Cancer Immunol Immunotherapy 12: 159
93. Irie RF, Giuliano AE, Morton DL (1979) Oncofoetal antigen: A tumor-associated fetal antigen immunogenic in man. J Natl Cancer Inst 63: 367
94. Israel L (1975) Report on 414 cases of human tumors treated with corynebacteria. In: Halpern N (ed) *Corynebacterium parvum:* Applications in Experimental and Clinical Oncology. Plenum, New York, p 389
95. Jones PC, Sze LL, Liu PY, Morton DL, Irie RF (1981) Prolonged survival for melanoma patients with elevated IgM antibody to oncofetal antigen. J Natl Cancer Inst 66: 249
96. Kaiser LR, Burk MW, Morton DL (1981) Adjuvant therapy for malignant melanoma. Surg Clin North Am 61: 1249
97. Knost JA, Reynolds V, Greco FA, Oldham RK (1982) Adjuvant chemoimmunotherapy. Stage I/II malignant melanoma. J Surg Oncol 19: 165
98. Lamoureux G, Turcotte R, Portelance V (eds) (1976) BCG in Cancer Immunotherapy. Grune & Stratton, New York
99. Larson SM, Brown JP, Wright PW, Carrasquillo JA, Hellström I, Hellström KE (1983) Imaging of melanoma with I-131-labeled monoclonal antibodies. J Nucl Med 24: 123
100. Larson SM, Carrasquillo JA, Krohn KA, Brown JP, McGuffin RW, Ferens JM, Graham MM, Hill LD, Beaumier PL, Hellström KE, Hellström I (1983) Localization of ^{131}I-labeled p97-specific FAB fragments in human melanoma as a basis for radiotherapy. J Clin Invest 72: 2101
101. Larson SM, Carrasquillo JA, Krohn KA, McGuffin RW, Williams DL, Hellström I, Hellström KE, Lyster D (1983) Diagnostic imaging of malignant melanoma with radiolabeled antitumor antibodies. JAMA 249: 811
102. Lawrence BV, Lipton A, Harvey H, Gottlieb R, Kukrika M, Dixon R, Graham W, Miller S, Heckard R, White D, the Central Pennsylvania Oncology Group (1979) *Corynebacterium parvum* vs. BCG as adjuvant immunotherapy for stages I and II malignant melanoma. Proceedings 2nd International Conference on the Adjuvant Therapy of Cancer. Tucson, Arizona
103. Lawrence HS (1955) The transfer in humans of delayed skin sensitivity to streptococcal M substance and to tuberculin with disrupted leukocytes. J Clin Invest 34: 219
104. Levy R, Miller RA (1983) Tumor therapy with monoclonal antibodies. Fed Proc 42: 2650
105. Lewis MG, Ikonopisov RL, Nairn RC, Phillips TM, Fairley GH, Bodenham DC, Alexander P (1969) Tumour-specific antibodies in human malignant melanoma and their relationships to the extent of the disease. Br Med J 3: 547
106. Lia SK, Clarke BJ, Khosravi M, Kwong PC, Brickenden A, Dent PB (1982) Human melanoma-specific oncofetal antigen defined by a mouse monoclonal antibody. Int J Cancer 30: 573
107. Lindemann J (1974) Viruses as immunological adjuvants in cancer. Biochim Biophys Acta 355: 49
108. Lindemann J, Klein PA (1967) Viral oncoloysis: Increased immunogenicity of host cell antigen associated with influenza virus. J Exp Med 126: 93
109. Lipton A, Harvey HA, Lawrence B, Gottlieb R, Kukrika M, Dixon R, Graham W, Miller S, Heckard R, Schelzel D, White DS (1983) *Corynebacterium parvum* versus BCG adjuvant immunotherapy in human malignant melanoma. Cancer 51: 57
110. Livingston PO, Takeyama H, Pollack MS, Houghton AN, Albino A, Pinsky CM, Oettgen HF, Old LJ (1983) Serological responses of melanoma patients to vaccines derived from allogeneic cultured melanoma cells. Int J Cancer 31: 567
111. Livingston PO, Watanabe T, Shiku H, Houghton AN, Albino A, Takahashi T, Resnick LA, Michitsch R, Pinsky CM, Oettgen HF, Old LJ (1982) Serological response of melanoma patients receiving melanoma cell vaccines. I. Autologous cultured melanoma cells. Int J Cancer 30: 413
112. Mastrangelo MJH, Berd D (1982) Current status of biological responses modifier therapy of human cancer. Thirteenth International Cancer Congress Proceedings, No 40
113. Miller JFAP, Morahan G, Walker ID (1983) T cell antigen receptors: Fact and artefact. Immunology Today 4: 141
114. Milton GW, Shaw HM, McCarthy WH, Pearson L, Balch CM, Soong S-j (1982) Prophylactic lymph node dissection in clinical stage I cutaneous malignant mela-

noma: Results of surgical treatment in 1,319 patients. Br J Surg 69: 108

115. Misset JL, Delgado M, De Vassal F, Mathe G, Serrou B, Jeanne C, Guerrin J, Plagne R, Schneider M, Le Mevel B, Metz R, Morice V (1981) Immunotherapy or chemoimmunotherapy as adjuvant treatment for malignant melanoma: A G.I.F. trial. In: Salmon SE, Jones SE (eds) Adjuvant Therapy of Cancer III. Grune & Stratton, New York, p 225
116. Murray DR, Cassel WA, Torbin AH, Olkowski ZL, Moore ME (1977) Viral oncolysate in the management of malignant melanoma. II. Clinical Studies. Cancer 40: 680
117. Naor D (1979) Suppressor cells: Permitters and promoters of malignancy. Adv Cancer Res 29: 45
118. Natali PG, Cavaliere R, Bigotti A, Nicotra MR, Russo C, Ng AK, Giacomini P, Ferrone S (1983) Antigenic heterogeneity of surgically removed primary and autologous metastatic human melanoma lesions. J Immunol 130: 1462
119. Nathanson L, Wolter J, Horton J, Colsky J, Shnider BI, Schilling A (1971) Characteristics of prognosis and response to an imidazole carboxamide in malignant melanoma. Clin Pharmacol Ther 12: 955
120. North RJ, Dye ES, Mills CD (1982) T cell-mediated negative regulation of concomitant antitumour immunity as an obstacle to adoptive immunotherapy of established tumors. In: Fefer A, Goldstein A (eds) The Potential Role of T Cells in Cancer Therapy. Raven Press, New York, p 65
121. Oldham RK (1983) Monoclonal antibodies in cancer therapy. J Clin Oncol 1: 582
122. Ortaldo JR, Mantovani A, Hobbs D, Rubinstein M, Pestka S, Herberman RB (1983) Effects of several species of human leukocyte interferon on cytotoxic activity of NK cells and monocytes. Int J Cancer 31: 285
123. Osband ME, Shen YJ, Shlesinger M, Brown A, Hamilton D, Cohen E, Lavin P, McCaffrey R (1981) Successful tumour immunotherapy with cimetidine in mice. Lancet 1: 636
124. Paterson AHG, Williams D, Jerry LM, McPherson TA (1982) Reduced incidence of loco-regional recurrences in melanoma using BCG immunotherapy after surgery. Proc Am Soc Clin Oncol 1: 170
125. Pinsky CM, Hirshaut Y, Wanebo HJ (1976) Randomized trial of bacillus Calmette-Guerin (percutaneous administration) as surgical adjuvant immunotherapy for patients with stage II melanoma. Ann NY Acad Sci 277: 182
126. Pinsky CM, Oettgen HF (1981) Surgical adjuvant therapy for malignant melanoma. Surg Clin North Am 61: 1259
127. Pross HF, Baines MG (1976) Spontaneous human lymphocyte-mediated cytotoxicity against tumour target cells. I. The effect of malignant disease. Int J Cancer 18: 593
128. Quagliana J, Tranum B, Neidhardt J, Gagliano R (1980) Adjuvant chemotherapy with BCNU, Hydrea and DTIC (BHD) with or without immunotherapy (BCG) in high risk melanoma patients: A SWOG study. Proc Am Assoc Cancer REs 21: 399
129. Quirt IC et al. (1983) Randomized controlled trial of adjuvant chemoimmunotherapy with DTIC and BCG after complete excision of primary melanoma with a poor prognosis or melanoma metastases. Can Med Assoc J 128: 929
130. Reisfeld RA, Ferrone S (1982) Melanoma Antigens and Antibodies. Plenum, New York
131. Roses DG, Campion JF, Harris MN, Gumport SL (1979) Malignant melanoma: Delayed hypersensitivity skin testing. Arch Surg 114: 35
132. Roth JA, Grimm EA, Gupta RK, Ames R (1982) Immunoregulatory factors derived from human tumors. J Immunol 128: 1955
133. Russell PS, Chase CM, Burton RC (1983) Studies of allogeneic tumor transplants: Induced rejection of advanced tumors by immune alterations of recipients. J Immunol 130: 951
134. Saal JG, Riethmüller G, Rieber EP, Hadam M, Ehinger H, Schneider W (1977) Regional BCG-therapy of malignant melanoma: In vitro monitoring of spontaneous cytolytic activity of circulating lymphocytes. Cancer Immunol Immunotherapy 3: 27
135. Salaman MR (1982) The state of transfer factor. Immunol Today 3: 4
136. Schabel FM Jr (1975) Concepts for systemic treatment of micrometastases. Cancer 35: 15
137. Schabel FM Jr (1977) Rationale for adjuvant chemotherapy. Cancer 39: 2875
138. Seigler HF, Cox E, Mutzner F, Shepherd L, Nicholson S, Shingleton WW (1979) Specific active immunotherapy for melanoma. Ann Surg 190: 366
139. Shaw HM, McGovern VJ, Milton GW, Farago GA, McCarthy WH (1982) The female superiority in survival in clinical stage II cutaneous malignant melanoma. Cancer 49: 1941
140. Shiku H, Takahashi T, Oettgen HF, Old LJ (1976) Cell surface antigens of human malignant melanoma. II. Serological typing with immune adherence assays and definition of two new surface antigens. J Exp Med 144: 873
141. Silberberg-Sinakin I, Gigli I, Baer RL, Thorbecke GJ (1980) Langerhans cells: Role in contact hypersensitivity and relationship to lymphoid dendritic cells and to macrophages. Immunol Rev 53: 203
142. Silberman AW, Morton DL (1983) Adjuvant therapy following surgery for primary malignant melanoma. In: Costanzi JJ (ed) Malignant Melanoma 1. Nijhoff, The Hague, p 207
143. Sober AJ, Fitzpatrick TB, Cosimi AB, Wood WC (1983) Adjuvant therapy for melanoma. Surgery 93: 726
144. Spitler LE (1980) BCG, levamisole and transfer factor in the treatment of cancer. Prog Exp Tumor Res 25: 178
145. Spitler LE, Sagebiel R (1980) A randomized trial of levamisole versus placebo as adjuvant therapy in malignant melanoma. N Engl J Med 303: 1143
146. Stuhlmiller GM, Sullivan DC, Vervaert CE, Croker BP, Harris CC, Seigler HF (1981) In vivo tumor localization using tumor-specific monkey xenoantibody, alloantibody and murine monoclonal antibody. Ann Surg 194: 592
147. Sutherland CM, Leong SPL, Cooperband SR, Deckers PJ, Horning MO, Krementz ET (1982) In vivo delayed hypersensitivity reactions to partially purified human melanoma antigens. J Surg Oncol 20: 221
148. Takasugi M, Ramseyer A, Takasugi J (1977) Decline of natural nonselective cell-mediated cytotoxicity in patients with tumor progression. Cancer Res 37: 413
149. Taniguchi T, Matsui H, Fujita T, Takaoka C, Kashima N, Yoshimoto R, Hamuro J (1983) Structure and expression of a cloned cDNA for human interleukin-2. Nature 302: 305

150. Thatcher N, Palmer MK, Gasiunas N, Crowther D (1976) Lymphocyte function and response to chemoimmunotherapy in patients with metastatic melanoma. Br J Cancer 36: 751
151. Thatcher N, Swindell R, Crowther D (1979) Effects of corynebacterium parvum and BCG therapy on immune parameters in patients with disseminated melanoma: A sequential study over 28 days. II. Changes in non-specific (NK, K and T cell) lymphocytoxicity and delayed hypersensitivity skin reactions. Clin Exp Immunol 35: 171
152. Thornes RD, Lynch G, Sheehan MV (1982) Cimetidine and conmarin therapy of melanoma. Lancet 2: 328
153. Tilden AB, Abo T, Balch CM (1983) Suppressor cell function of human granular lymphocytes identified by the HNK-1 (Leu-7) monoclonal antibody. J Immunol 130: 1171
154. Tilden AB, Balch CM (1981) Indomethacin enhancement of immunocompetence in melanoma patients. Surgery 90: 77
155. Tilden AB, Balch CM (1982) A comparison of PGE_2 effects on human suppressor cell function and on interleukin 2 function. J Immunol 129: 2469
156. Tilden AB, Balch CM (1982) Immune modulatory effects of indomethacin in melanoma patients are not related to prostaglandin E_2-mediated suppression. Surgery 92: 528
157. Trowsdale J, Lee J, McMichael A (1983) HLA-DR bouillabaisse. Immunol Today 4: 31
158. Veronesi U, Adamus J, Aubert C, Bajetta E, Beretta G, Bonadonna G, Bufalino R, Cascinelli N, Cocconi G, Durand J, De Marsillac J, Ikonopisov RL, Kiss B, Lejeune F, MacKie R, Madej G, Mulder H, Mechl Z, Milton GW, Morabito A, Peter H, Priario J, Paul E, Rumke P, Sertoli R, Tomin R (1982) A randomized trial of adjuvant chemotherapy and immunotherapy in cutaneous melanoma. N Engl J Med 307: 913
159. Wagner H, Hardt C, Heeg K, Pfizenmaier K, Solbach W, Bartlett R, Stockinger H, Rollinghoff M (1980) T-T cell interactions during cytotoxic T lymphocyte (CTL) responses: T cell derived helper factor (interleukin 2) as a probe to analyze CTL responsiveness and thymic maturation of CTL progenitors. Immunological Rev 51: 215
160. Wallack MK (1981) Specific immunotherapy with vaccinia oncolysates. Cancer Immunol Immunotherapy 12: 1
161. Wallack MK (1982) Specific tumor immunity produced by the injection of vaccinia viral oncolysates. J Surg Res 33: 11
162. Welk PK, Apperson S, Hamilton E, Stepping N (1982) Biological properties of genetic hybrids of bacteria-derived human leukocyte interferons. J Cell Biochem, Suppl 6
163. Welte K, Wang CY, Mertelsmann R, Venuta S, Feldmann SP, Moore MAS (1982) Purification of human interleukin 2 to apparent homogeneity and its molecular heterogeneity. J Exp Med 156: 454
164. Werkmeister J, McCarthy WH, Hersey P (1981) Suppressor cell activity in melanoma patients. I. Relation to tumor growth and immunoglobulin levels in vivo. Int J Cancer 28: 1
165. Werkmeister J, Zaunders J, McCarthy WH, Hersey P (1980) Characterization of an inhibitor of cell division released in tumour cell cultures. Clin Exp Immunol 41: 487
166. Winchester RJ, Wang CY, Gibofsky A, Kunkel HG, Lloyd KO, Old LJ (1978) Expression of Ia-like antigens on cultured human malignant melanoma cell lines. Proc Natl Acad Sci USA 75: 6235
167. Wood WC, Cosimi AB, Carey RW, Kaufman SD (1978) Randomized trial of adjuvant therapy for „high risk“ primary malignant melanoma. Surgery 83: 677
168. Woodward JG, Fernandez PA, Daynes RA (1979) Cell-mediated immune response to syngeneic UV-induced tumors. III. Requirement for an IA^+ macrophage in the *in vitro* differentiation of cytotoxic T lymphocytes. J Immunol 122: 1196
169. Zembala M, Mytar B, Popiela T, Asherson GL (1977) Depressed *in vitro* peripheral blood lymphocyte response to mitogens in cancer patients: The role of suppressor cells. Int J Cancer 19: 605

Teil III
Fernmetastasen

12 Diagnose von Fernmetastasen beim malignen Melanom

C. M. BALCH und G. W. MILTON

Die Fernmetastasierung des malignen Melanoms kann unterschiedlicher als bei anderen malignen Tumoren des Menschen verlaufen. Der Arzt, der Melanompatienten betreut, muß daher Metastasierungsmuster und Methoden zur Metastasensuche kennen. Dieses Wissen sollte bei der Auswahl der Untersuchungsverfahren unter Berücksichtigung der Kosten-Nutzen-Relation einfließen. Dieses Kapitel zur Diagnose und das Kap. 13 zur Behandlung der Fernmetastasen basieren auf der klinischen Erfahrung der Autoren an der University of Alabama in Birmingham (UAB) und an der Sydney Melanoma Unit (SMU). Beide Kapitel enthalten auch eine Übersicht über die Literatur zu Fragen des fernmetastasierten Melanoms.

Klinische Metastasensuche

Der Kliniker muß sich vor Beginn der Therapie über das Vorhandensein und das Ausmaß von Fernmetastasen Klarheit verschaffen. Bei fehlenden Beschwerden oder Hinweisen auf Fernmetastasen sollte nur ein Minimum an klinisch-chemischen und radiologischen Untersuchungen durchgeführt werden, da ihre Kosten den Patienten und seine Familie weiter belasten und ihre Aussagekraft häufig nur gering ist. Statt einer Reihe teurer Untersuchungen sollte zunächst ein Screening durchgeführt werden und dann, abhängig vom Vorliegen lokalisierter Beschwerden und Symptome, eine gezielte Fernmetastasensuche einsetzen. Ein derartiges Vorgehen mit klinischen Algorithmen wurde beschrieben [9, 17]. In Tabelle 12.1 sind Richtlinien zum Vorgehen bei verschiedenen Lokalisationen aufgeführt.

Die Behandlungsziele, Heilung oder Palliation, sind wichtige Faktoren, die den Umfang der Fernmetastasensuche bestimmen. Im allgemeinen sollten klinisch-chemische Untersuchungen nur zum Screening durchgeführt werden, es sei denn, ein positives Testergebnis würde den Behandlungsplan ändern. Andere Faktoren, wie Kosten und

Tabelle 12.1. Untersuchungsmethoden bei Fernmetastasen (*AP* alkalische Phosphatase, *LDH* Laktatdehydrogenase)

Lokalisation	Symptome	Primäre Untersuchungsmethode	Sicherung der Diagnose (falls notwendig)
Lunge	Meist keine (gelegentlich Dyspnoe, Husten oder Hämoptysis)	Thoraxaufnahme	Tomogramme oder CT
Leber	Gewichtverlust, Anorexie, Oberbauchschmerz	Erhöhung der AP und der LDH, tastbarer Lebertumor oder Aszites	Ultraschall der Leber; CT des Abdomens (oder Leberszintigraphie, falls CT nicht verfügbar)
Haut, Subkutis	Neu auftretende Tumorknoten	Körperliche Untersuchung	Biopsie
GI-Trakt	Hämatemesis, Meläna, Ileus, Bauchschmerzen	Körperliche Untersuchung, Blut im Stuhl	Untersuchungen mit Röntgenkontrastmittel, Endoskopie
Hirn	Kopfschmerz, Parästhesien, motorische Schwäche	Anamnese und körperliche Untersuchung	Kraniales CT (oder Hirnszintigramm, falls CT nicht verfügbar)
Knochen	Lokalisierter Schmerz	Erhöhung der AP	Knochenszintigramm, Röntgenaufnahme
Niere, Harnblase	Hämaturie	Harnsediment	i. v.-Pyelogramm, Zystoskopie

Verfügbarkeit, sind ebenfalls zu berücksichtigen. Die Kenntnis prognostischer Kriterien und des natürlichen Verlaufs führt letztlich zur Entscheidung, ob die Möglichkeit, Fernmetastasen zu entdecken, eine mehr oder weniger aufwendige Fernmetastasensuche rechtfertigt. Die gleichen Grundsätze sind auch postoperativ ausschlaggebend, d.h. zur Beurteilung, wie lange ein Patient nachbeobachtet werden muß, wie häufig Nachuntersuchungen notwendig sind und welche Screeninguntersuchungen verwendet werden sollten.

Anamnese und körperliche Untersuchung

Vollständige Anamnese und körperliche Untersuchung sind der wichtigste Teil zu Beginn der Fernmetastasensuche. Das Leitsymptom der Fernmetastasierung sind verschiedene Symptome, die an Stärke oder Häufigkeit zunehmen. Eine sorgfältige Anamnese und körperliche Untersuchung sind zur Fernmetastasensuche fast so sensitiv, spezifisch und ökonomisch wie eine Biopsie. Einzelheiten über Symptome und Beschwerden durch Fernmetastasen verschiedener Lokalisationen werden in diesem Kapitel weiter unten beschrieben.

Klinisch-chemische Untersuchungen

Generell sind die Leberfunktionsproben, einschl. der Laktatdehydrogenase (LDH), wichtige Untersuchungen bei der Metastasensuche. Eine isolierte Erhöhung der alkalischen Phosphatase (AP) oder der LDH im Serum lassen Metastasen vermuten [1, 17, 21, 40, 181].

Radiologische Untersuchungen

Die Röntgenuntersuchung des Thorax sollte routinemäßig bei der Metastasensuche durchgeführt werden. Lungentomogramme oder Computertomogramme des Thorax sind wertvoll zur näheren Beurteilung bei Verdacht auf Lungen-, Pleura- oder mediastinale Metastasen. Bei Patienten, bei denen aufgrund der körperlichen Untersuchung oder wegen abnormer Leberwerte intraabdominelle Metastasen vermutet werden, sollte nach Möglichkeit ein CT oder eine Ultraschalluntersuchung des Abdomens durchgeführt werden [7, 14, 56, 188, 189]. Die Vor- und Nachteile dieser Verfahren werden unter dem Abschn. Leber, Gallenwege und Milz diskutiert. Röntgenuntersuchungen des Gastrointestinaltrakts nach Kontrastmittelgabe sind indiziert, sofern Anzeichen für Metastasen in dieser Region vorliegen. Zur allgemeinen Fernmetastasensuche sollten diese Verfahren jedoch nicht eingesetzt werden. In ähnlicher Weise sollten Röntgenaufnahmen des Skeletts nur bei Symptomen oder bei Verdacht auf Metastasen aufgrund eines positiven Szintigramms angefertigt werden. Übersichtsaufnahmen des Skelettsystems sind zur routinemäßigen Metastasensuche nicht indiziert.

Von manchen Ärzten wird zur Aufdeckung von retroperitonealen Lymphknotenmetastasen eine Lymphangiographie durchgeführt. Diese Technik, die allerdings mit einer gewissen Komplikationsrate verbunden ist, gibt nur über eine lokal begrenzte Lymphknotenregion Auskunft und ist nicht besonders spezifisch. Die Lymphangiographie trägt daher - wenn überhaupt - sehr wenig zur Metastasensuche bei.

Verschiedene ausgezeichnete Übersichtsarbeiten zur radiologischen Diagnostik von Fernmetastasen liegen vor [6, 39].

Szintigraphie

Zur Fernmetastasensuche werden häufig Skelett-, Gehirn- und Leberszintigramme herangezogen [3]. Dennoch haben mittlerweile zahlreiche Studien gezeigt, daß diese Szintigramme für die routinemäßige Suche nach okkulten Metastasen nicht indiziert sind, da positive Befunde in weniger als 1% erzielt werden [2, 18, 19, 36, 40, 45, 47, 54]. Die Beobachtungen von Evans et al. sind typisch [18]: Diese Autoren fanden bei 230 Melanompatienten im Stadium I keine richtig-positiven Hirn- oder Leberszintigramme. Es ergaben sich jedoch 2 falsch-positive Szintigramme der Leber und 2 des Gehirns. Eine Kraniotomie, 2 Angiographien und zahlreiche weitere Szintigramme wurden durchgeführt, um festzustellen, daß diese Szintigramme tatsächlich falschpositiv waren. Die Kosten der 322 Szintigramme für das Screening betrugen 23964 US$ (im Jahre 1980), die Kosten für die Nachuntersuchungen und für unnötige chirurgische Eingriffe waren noch erheblich höher.

Szintigramme können bei lokalisierten, vom Skelett, vom Gehirn oder von der Leber ausgehenden Beschwerden und Symptomen indiziert sein. Ein Skelettszintigramm ist die empfindlichste Untersuchungsmethode für Knochenmetastasen. Trotzdem sind eine sorgfältige Anamnese und gezielte Röntgenaufnahmen notwendig, um sicherzugehen, daß die speichernden Gebiete nicht auf ein altes Trauma oder Entzündungen zurückzuführen sind [40, 191]. Gehirnszintigramme weisen eine geringere diagnostische Sensitivität als kraniale Computertomogramme auf [9, 104]; beide Untersuchungen können dennoch bei Kopfschmerzen oder neurologischen Störungen indiziert sein. Leberszintigramme zeigen relativ häufig falsch- negative und falsch-positive Ergebnisse, sind jedoch im Falle multipler Füllungsdefekte diagnostisch wertvoll [14, 19, 40, 184, 188, 189].

Einige Autoren vertreten den Einsatz der Galliumszintigraphie [67] zur Metastasensuche, besonders für Lymphknotenmetastasen [27, 37]. Obwohl hiermit Lymphknotenmetastasen gefunden werden können, ist dieses Verfahren weder ausreichend sensitiv noch genügend spezifisch für das Screening von Patienten mit möglichen okkulten Lymphknotenmetastasen [44, 47]. Eine körperliche Untersuchung und eine Röntgenaufnahme des Thorax sind im Vergleich dazu effizienter, sensitiver und ökonomischer als ein Galliumszintigramm [67], um Lymphknotenmetastasen an den meisten Lokalisationen nachzuweisen. Eine neuere Studie über Galliumtomoszintigramme ergab sehr ermutigende, hoch spezifische Ergebnisse bei der Suche nach klinisch okkulten Metastasen [30]; diese Resultate wurden jedoch noch nicht bestätigt.

Histopathologie

Die Diagnose von Metastasen wird definitiv durch eine Biopsie gesichert. Eine Exzisions- oder Nadelbiopsie (z.B. mit einer Tru-cut-Nadel) ist relativ leicht durchzuführen, wenn die vermutete Metastase oberflächlich gelegen ist; die Komplikationsrate ist gering. Tiefere Läsionen können auch mit einer Feinnadelbiopsie [22] erreicht werden. In vielen Situationen jedoch reicht die klinische Diagnose - gestützt auf radiologische Untersuchungen - aus, besonders, wenn die Läsion auf Voraufnahmen nicht zu sehen war.

Auch durch die zytologische Untersuchung von Urin, Sputum, Liquor, Aszites oder Pleuraerguß kann ein metastasiertes Melanom diagnostiziert werden, falls Symptome auf diese Lokalisationen hinweisen (Abb. 12.1) [24, 58, 59, 138]. Ausnahmsweise kann eine explorative Laparotomie zur Inspektion der Leber und der Bauchorgane indiziert sein, um eine okkulte Metastasierung auszuschließen, bevor ausgedehnte chirurgische Eingriffe wegen lokal fortgeschrittenem Tumorwachstum oder Melanommetastasen an anderer Stelle durchgeführt werden.

Andere Untersuchungen

Zur Zeit werden neue Untersuchungsmethoden zur Erkennung von Fernmetastasen erprobt. Im allgemeinen ist jedoch ihre diagnostische Aussagekraft nicht größer, die Kosten dagegen liegen höher als bei z.Z. gebräuchlichen Screeninguntersuchungen. In Zukunft können sie zur Überwachung der Wirkungen systemischer Therapieformen oder zur Früherkennung okkulter Fernmetastasen Bedeutung erlangen, wenn wirksamere systemische Therapieformen zur Verfügung stehen. Hierzu gehört die Untersuchung des Serums auf γ-Glutamyltranspeptidase [39] oder die chromatographische Bestimmung von Melanogenen im Urin [8]. Eine besonders vielversprechende Technik ist die Verwendung radiomarkierter monoklonaler Antikörper, die gegen melanomassoziierte Antigene gerichtet sind. Diese Technik wurde bereits zur Metastasensuche am Menschen erprobt (Abb. 12.2) [31, 53].

Örtliche und zeitliche Metastasierungsmuster

Das maligne Melanom kann in praktisch jedes Organ oder Gewebe metastasieren [5, 12, 16, 36, 41]. Dennoch gibt es beim malignen Melanom bestimmte Metastasierungsmuster, die dem Kliniker helfen, seinen Blick auf die wahrscheinlichsten Organe mit Metastasen zu richten.

Wie in Tabelle 12.2 aufgeführt, sind die häufigsten ersten Fernmetastasenstationen die Haut, die Subkutis und die Lunge. Leber-, Knochen- und Gehirnmetastasen werden seltener, aber ebenfalls häufig diagnostiziert. Die Verteilung der Fernmetastasen ist bei obduzierten Melanompatienten geringfügig anders (Tabelle 12.2). Bei der Autopsie häufige Metastasen, wie solche in Pankreas, Schilddrüse und Nebenniere, sind vor dem Tode meist klinisch stumm. Lungen- oder Hirnmetastasen sind die beiden häufigsten Todesursachen (Tabelle 12.3).

Bei Patienten im klinischen Stadium I, die später Metastasen entwickelten, werden nach einem medianen Intervall von 1,3 Jahren Lymphknotenmetastasen diagnostiziert (Abb. 12.3) [4]. Das tumorfreie Intervall zwischen Erstbehandlung und Diagnose der Fernmetastasierung betrug bei Patienten

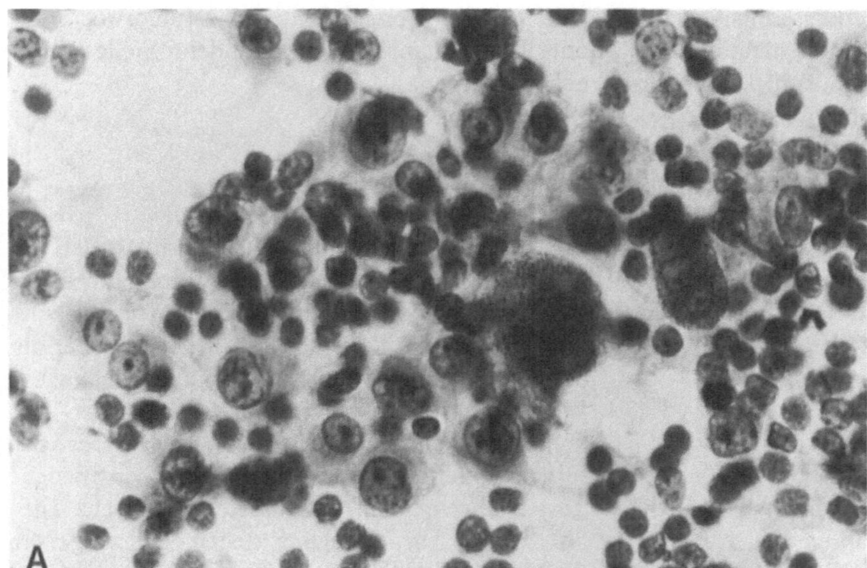

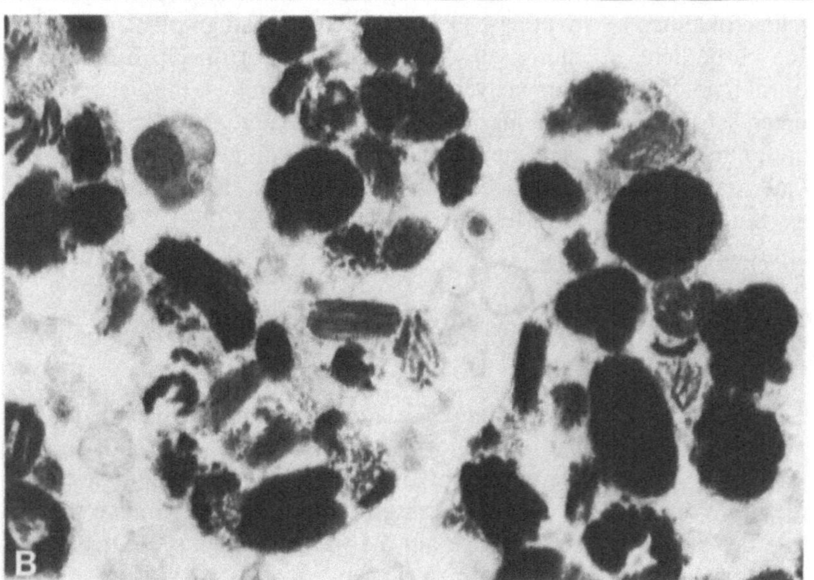

Abb. 12.1 A, B. Zytologie eines Pleuraergusses, der Melanomzellen enthält. **A** Lichtmikroskopischer Aspekt; **B** Elektronenmikroskopische Aufnahme, die die Diagnose durch den Nachweis von Melanosomen im Zytoplasma bestätigt (Die Abbildungen verdanken wir James Wilkerson M. D., Department of Pathology, UAB.)

Tabelle 12.2. Häufige Lokalisationen von Fernmetastasen beim malignen Melanom

Lokalisation	Klinische Statistiken[a] [%]	Obduktionsstatistiken[a] [%]
Haut, Subkutis, Lymphknoten	42-59	50-75
Lunge	18-36	70-87
Leber	14-20	54-77
Hirn	12-20	36-54
Knochen	11-17	23-49
Darm	1- 7	26-58
Herz	<1	40-45
Pankreas	<1	38-53
Nebennieren	<1	36-54
Niere	<1	35-48
Schilddrüse	<1	25-39

[a] Siehe [1, 5, 10, 12, 13, 16, 20, 21, 36, 41, 45, 50]

Tabelle 12.3. Todesursache bei 216 obduzierten Patienten mit Melanommetastasen

Todesursache	Häufigkeit	
	Patel [41] (216 Patienten) [%]	Budman [10] (139 Patienten) [%]
Respiratorische Insuffizienz	39	16
Hirn- oder Rückenmarkskomplikationen	20	32
Herzversagen	10	9
Leberversagen	7	7
Infektion	7	10
Nierenversagen	2	1
Obstruktionsileus	-	8
Verblutung	-	7
Andere	15	10

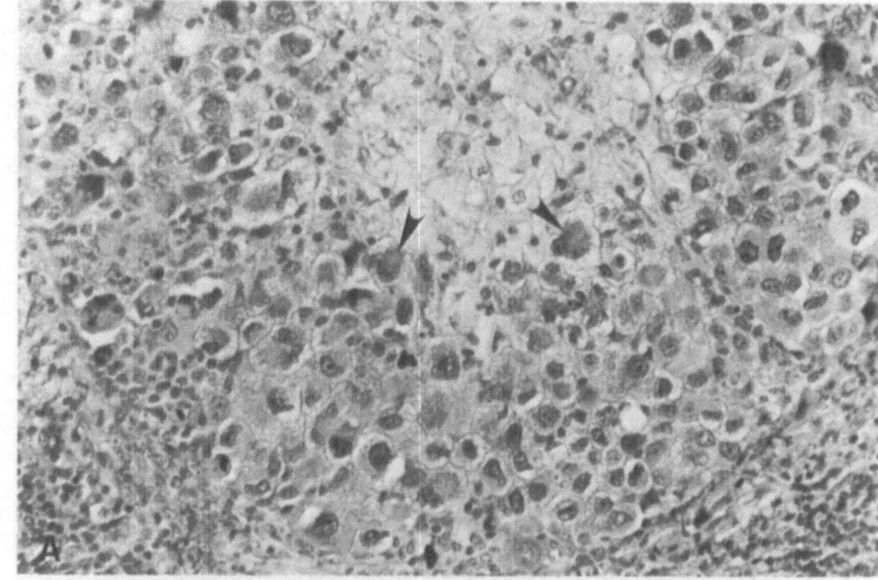

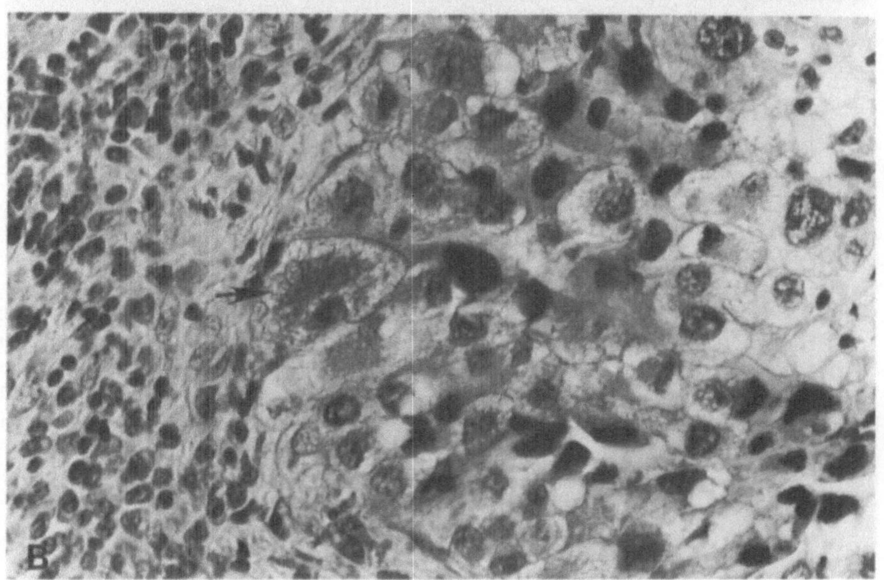

Abb. 12.2 A, B. Einsatz monoklonaler Antikörper zur Diagnose des malignen Melanoms. Bei dieser 31jährigen Frau wurde eine Lymphknotenmetastase aus der linken Axilla bei unbekanntem Primärtumor entfernt. Aufgrund der Lichtmikroskopie kann es sich um ein Melanom oder um ein Karzinom handeln. **A** Die immunhistochemische Färbung mit einem spezifischen monoklonalen Anti-Melanomantikörper (S100) zeigt Melanomantigene im Zytoplasma (Pfeile). **B** Starke Vergrößerung; hier sieht man die dunkle Anfärbung des Zytoplasma *(Pfeil)* (Die Abbildungen verdanken wir James Wilkerson M. D., Department of Pathology, UAB.)

im klinischen Stadium I median 34 Monate, bei Patienten mit Lymphknotenmetastasen (klinisches Stadium II) jedoch nur 11 Monate (Abb. 12.4) [5]. Die Zeitspanne bis zur Fernmetastasierung korreliert auch mit der Tumordicke [38]. Üblicherweise ist das Metastasierungspotential um so größer, je dicker der Tumor ist, und um so früher entstehen Metastasen. Wenn dünne Läsionen metastasieren, werden die Fernmetastasen oft nicht vor Ablauf vieler Jahre nach der Diagnose manifest (Abb. 12.5). Das erscheinungsfreie Intervall zwischen der Primärtherapie und der Entstehung von Fernmetastasen kann zwischen 15 und 20 Jahren betragen, aber die große Mehrzahl der Fernmetastasen entsteht innerhalb von 3-5 Jahren. Diese Beobachtungen unterstreichen die Notwendigkeit der langfristigen Nachbeobachtung, um ein genaues Bild der Fernmetastasierung zu erhalten. Da viele Tumorremanifestationen der Behandlung zugänglich sind, ist es wichtig, daß die Nachbeobachtung während der ersten 3-5 Jahre besonders intensiv durchgeführt wird. Die Häufigkeit notwendiger Nachuntersuchungen kann von Patient zu Patient je nach Metastasierungsrisiko verschieden sein. An der UAB werden die Patienten während der ersten 2 Jahre alle 2-4 Monate nachuntersucht, dann halbjährlich bis zum 5. Jahr und anschließend weiterhin unbegrenzt mindestens einmal jährlich.

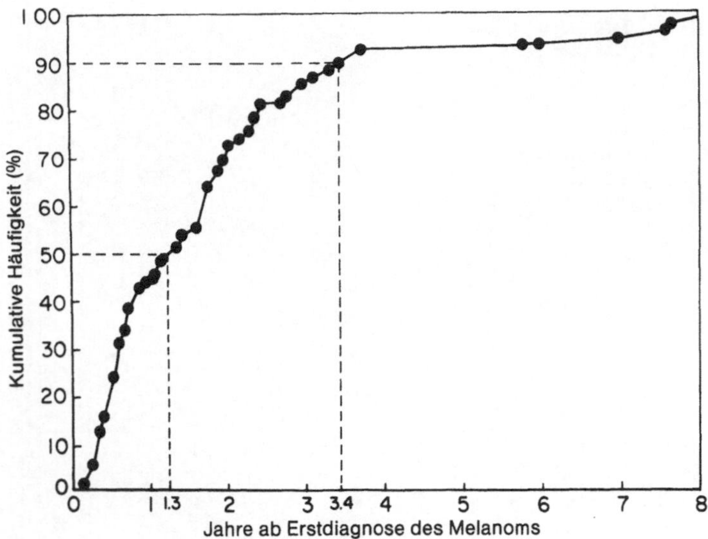

Abb. 12.3. Kumulative Inzidenz von Lymphknotenmetastasen bei Patienten, bei denen das primäre Melanom lediglich weit exzidiert wurde. Die *gestrichelten Linien* zeigen, daß 50% dieser Patienten 1,3 Jahre nach der Erstdiagnose Lymphknotenmetastasen aufwiesen und 90% nach 3,4 Jahren [4]

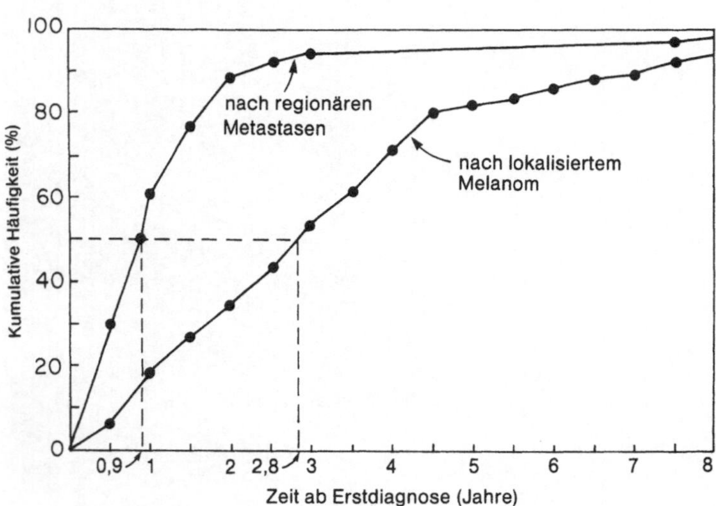

Abb. 12.4. Kumulative Inzidenz von Fernmetastasen, aufgeteilt nach dem initialen Tumorstadium (lokalisiertes Melanom oder regionäre Metastasen). Die *gestrichelte Linie* zeigt, daß 50% aller Patienten, die schließlich Fernmetastasen entwickelten, diese bereits 10,8 Monate nach Diagnose der regionären Metastasen und 33,6 Monate nach der Diagnosestellung des primären Melanoms besaßen [5]

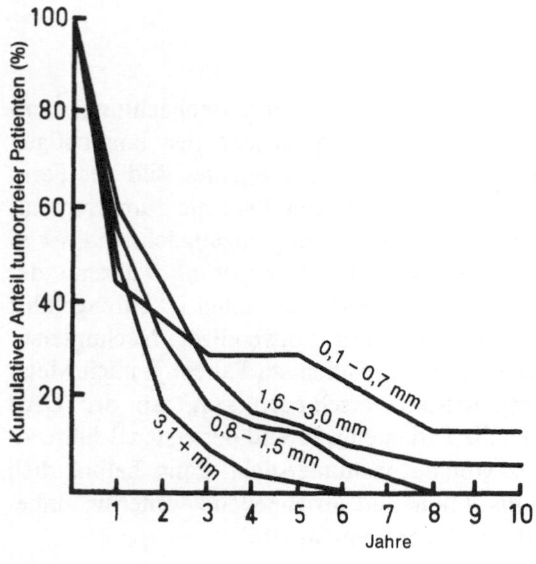

Abb. 12.5. Kumulative Darstellung des zeitlichen Verlaufs bei 326 Patienten der SMU, bei denen Tumorremanifestationen auftraten. Bei Melanomen größerer Tumordicke trat Tumor früher auf als bei Patienten mit dünnen Melanomen. Bei mehr als 3 mm Tumordicke wurden alle Tumorremanifestationen innerhalb von 6 Jahren beobachtet, bei Melanomen geringster Dicke wurden lokoregionale Rezidive oder Fernmetastasen jedoch noch nach 10 Jahren manifest [38]

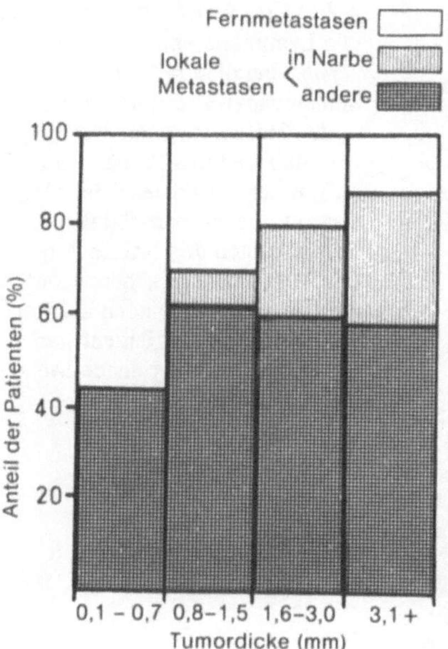

Abb. 12.6. Tumorremanifestationen nach Melanomen des Stadiums I bei 326 Patienten der SMU. Lokalisation des ersten Wiederauftretens von Tumor, aufgeteilt nach Tumordicke des erstbehandelten Melanoms. Hierbei wurde zwischen Fernmetastasen und lokoregionären Rezidiven unterschieden. Die letztere Gruppe wurde unterteilt in Narbenrezidive und andere regionäre Rezidive (In-Transit-Metastasen und regionäre Lymphknotenmetastasen). Bei Melanomen mit einer Tumordicke von mehr als 3 mm wurde die erste Tumorremanifestation fast immer in der Operationsnarbe oder regionär beobachtet. Bei den dünnen Melanomen wurde als erste Remanifestation nie ein Narbenrezidiv gesehen, bei diesen wenigen Fällen traten in fast gleicher Häufigkeit regionäre Metastasen oder Fernmetastasen auf [38]

Die Lokalisation der ersten Tumorremanifestation wird auch durch die Tumordicke beeinflußt [38]. Bei dünnen Melanomen beobachtet man in über 50% eine Fernmetastasierung (z.B. in Lunge, Leber oder Gehirn). Andererseits wird bei einem dicken Melanom in über 80% der Patienten zunächst ein Lokalrezidiv oder eine regionäre Tumormetastase festgestellt (Abb. 12.6).

Schließlich besitzen Melanommetastasen ungewöhnliche Wachstumseigenschaften, da sie in umschriebenen Absiedlungen proliferieren, mit einer klaren Grenze zwischen dem Tumorrand und dem normalen Gewebe. Diese Tatsache ist für den Chirurgen von Bedeutung, da auch große Tumorabsiedlungen enukleiert werden können, wenn sie nicht mit benachbarten Strukturen verwachsen sind. Eine Ausnahme hiervon macht ein in einer Operationsnarbe rezidiviertes Melanom, das unlösbar mit umgebenden Strukturen verwachsen sein kann.

Fernmetastasen

Haut, Subkutis und Fernlymphknoten

Die häufigsten Fernmetastasen sind solche in Haut und Subkutis. Sie sind oft das erste Zeichen hämatogener Streuung [5, 20, 21, 50]. Derartige Metastasen der Haut und der Subkutis sind i.allg. zwischen 0,5 und 2 cm groß und bei der körperlichen Untersuchung ohne weiteres zu finden. Bisweilen lassen sich Hautmetastasen klinisch nur schwer von einem 2. primären Melanom abgrenzen. Die Metastasen können solitär oder multipel und an allen Stellen des Körpers auftreten. Sie sind i.allg. derb, rund und pigmentiert, obwohl die Pigmentation auf den ersten Blick nicht sichtbar sein muß, wenn die Metastase tief im subkutanen Fettgewebe sitzt. Beim Tasten des ersten subkutanen Knötchens kann es so aussehen, als ob es sich um eine solitäre Metastase handelt. Häufig wird man jedoch innerhalb kurzer Zeit verschiedene andere Knötchen entdecken. Manche Patienten verbleiben trotz einer Vielzahl subkutaner Metastasen in einem erstaunlich guten Allgemeinzustand. Diffuse kutane oder subkutane Metastasierung kann mit Herzmetastasen einhergehen [12].

Metastasen in Fernlymphknoten können an jeder Lokalisation auftreten. Oberflächlichere Lymphknotenmetastasen lassen sich ohne Schwierigkeiten bei einer körperlichen Untersuchung diagnostizieren. Intrathorakale Lymphknotenmetastasen werden i.allg. auf einer Thoraxaufnahme entdeckt, Computertomogramme oder Tomogramme der Lunge werden zur Bestätigung herangezogen; abdominelle Lymphknotenmetastasen werden i.allg. durch Computertomogramme oder Sonographie diagnostiziert [7, 14, 75]. Metastasen in Retroperitoneum, Becken oder Mediastinum können sehr große Ausmaße annehmen und Beschwerden durch Invasion oder Verdrängung von Nachbarorganen verursachen (Abb. 12.7) [14, 66, 72].

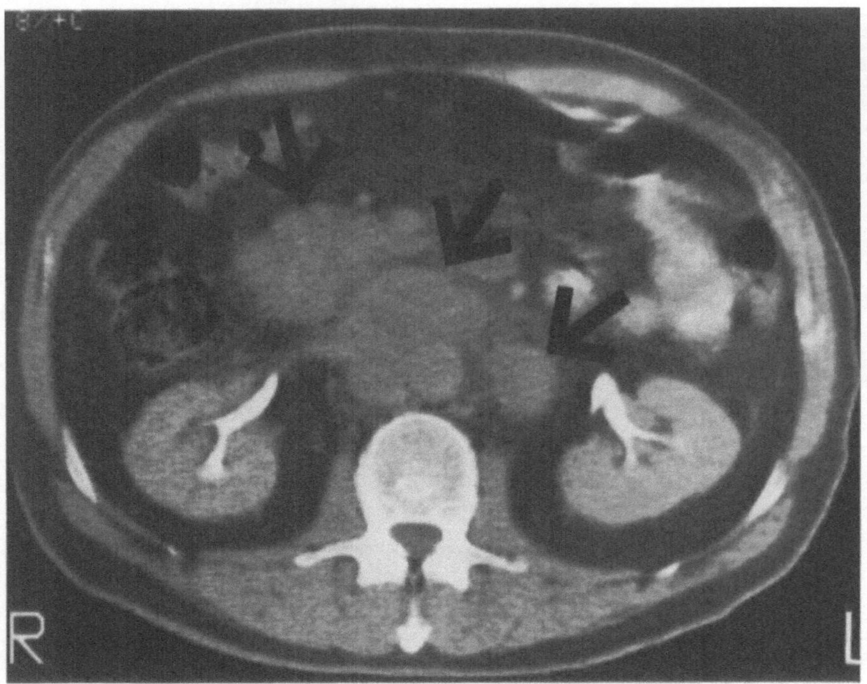

Abb. 12.7. Ausgedehnte paraaortale Lymphknotenmetastasierung *(Pfeile)*. Bei diesem 57jährigen Patienten waren zuerst Metastasen in den Halslymphknoten von einem unbekannten Primärtumor aufgetreten. Er zeigte später Metastasen in Leber, paraaortalen Lymphknoten und linkem Auge. Die Metastasen sprachen weder auf Chemotherapie noch auf Radiotherapie an, der Patient starb 18 Monate nach der ersten Metastasendiagnose

Lunge, Pleura und Mediastinum

An 2. Stelle in bezug auf die Häufigkeit der ersten Fernmetastasen stehen solche von Lunge und Pleura. Praktisch alle Patienten mit einem disseminierten malignen Melanom weisen vor dem Tode thorakale Metastasen auf. Nach solchen Veränderungen wird präoperativ und während der Nachbeobachtung mit Thoraxübersichtsaufnahmen gesucht. Hierbei entdeckte verdächtige intrathorakale Läsionen werden weiter druch Tomogramme, Computertomogramme oder Bronchoskopie abgeklärt.

Zum Screening sind Standardaufnahmen des Thorax (a.p. im Stehen und seitlich) ausreichend sensitiv und ökonomisch, so daß sie bei allen Melanompatienten gemacht werden sollten. Die Ausbeute ist bei den teureren Lungentomogrammen zu niedrig, und die Kosten sind zu hoch, um diese Untersuchungen zu rechtfertigen, wenn die Standardaufnahmen normal sind [36, 71, 75]. Darüber hinaus kann die Rate falsch positiver Ergebnisse bei Computertomogrammen und Tomogrammen bis zu 15% betragen. Auch bei Patienten mit Fernmetastasen (Stadium III) sind diese nicht indiziert, außer sie würden das therapeutische Vorgehen ändern.

Eine Abklärung verdächtiger Läsionen muß erfolgen, wenn auf der Standardröntgenaufnahme eine oder mehrere Läsionen zu sehen sind; i. allg. werden Lungenmetastasen eines malignen Melanoms so entdeckt [5, 21, 69, 74, 88, 90, 94]. Webb [94] und Chen [69] haben die Häufigkeit und die Formen thorakaler Metastasen in den Standardröntgenaufnahmen des Thorax beschrieben (Tabelle 12.4). Die meisten Patienten wiesen multiple Lungenherde auf, nur 22% waren solitär. Die Metastasen enthielten keine Kalkablagerungen, lediglich bei einem Patienten der UAB sind Kalkablagerun-

Tabelle 12.4. Verteilung von durch Thoraxröntgen nachgewiesenen intrathorakalen Metastasen bei Melanompatienten

Metastasenlokalisation und -typ	Vorkommen	
	Webb [94] (63 Patienten) [%]	Chen [69] (130 Patienten) [%]
Lungenmetastasen	91	78
Solitär	22	26
Multipel	66	72
Miliar	13	2
Lymphangiose	8	-
Hiläre oder mediastinale Lymphknoten	44	23
Pleuraerguß	16	15
Atelektase und Bronchusobstruktion	13	-
Osteolytische Knochenmetastasen	10	11
Kardiomegalie	6	-

gen in einer Lungenmetastase dokumentiert. Vergrößerte Lymphknoten am Lungenhilus und im Mediastinum finden sich bei Lungenmetastasen häufig. Bei Patienten mit Metastasen in den Hiluslymphknoten oder Lymphangiosis carcinomatosa schreitet das Tumorleiden besonders rasch voran; die mittlere Überlebenszeit beträgt ungefähr 1 Monat.

Schichtaufnahmen der Lungen oder Computertomogramme des Thorax tragen zur Abklärung verdächtiger intrathorakaler Herde und zur genauen Lokalisation der auf den Standardröntgenaufnahmen gesehenen Metastasen bei. Tomogramme und Computertomogramme besitzen Vor- und Nachteile bei der Abklärung intrathorakaler Metastasen beim malignen Melanom [68, 75, 76, 80, 83, 84, 86]. Im allgemeinen können auf Tomogrammen Läsionen von 6 mm Durchmesser und auf Computertomogrammen Läsionen ab 3 mm Durchmesser erkannt werden, aber die verbesserte Sensitivität wird durch eine verminderte Spezifität wieder aufgehoben. Welches Verfahren vom Kliniker angewandt wird, hängt von den örtlichen Möglichkeiten, von den Kosten und von der Erfahrung des betreffenden Radiologen ab. Es spielt auch eine Rolle, ob es für die individuelle Behandlungsstrategie einen Unterschied macht, wenn auch nur 3 mm große Metastasen gefunden werden.

Anfänglich verlaufen Lungenmetastasen beim malignen Melanom asymptomatisch. Früher oder später führen sie jedoch zu chronischem Husten, Hämoptyse, Kurzatmigkeit oder Thoraxschmerzen. Ein trockender quälender Reizhusten kann in Hämoptysen übergehen und zum Aushusten von Melaninbröckchen und Tumorgewebe führen [57]. Diese Symptome werden meist durch kleine submuköse bronchiale Absiedlungen verursacht, die sich später vergrößern und ulzerieren. Sie können auch auf eine große solitäre extrabronchiale Metastase zurückgehen, die einen großen Bronchus zuerst komprimiert und dann in ihn einbricht. Eine Dyspnoe ist häufig verursacht durch einen hämorrhagischen Pleuraerguß oder - seltener - durch einen Pneumothorax. Thoraxschmerzen sind i. allg. durch einen Tumoreinbruch in die Pleura oder in die Thoraxwand bedingt [73, 97].

Eine Bronchoskopie mit Biopsie kann bei unklarer Diagnose der Lungenveränderung erwogen werden, z. B. zur Differenzierung zwischen Metastase, Pilzerkrankung, benigem Tumor oder Lungenkarzinom, besonders wenn die Symptome für einen Befall der Bronchien sprechen (z. B. bei einem produktiven Husten, einem zentralen Tumor oder einer kavernösen Läsion). Eine Biopsie ist indiziert bei tastbaren Skalenuslymphknoten, eine Mediastinoskopie, wenn die mediastinalen Lymphknoten, die instrumentell erreichbar sind, auf Thoraxaufnahmen, Schichtaufnahmen oder Computertomogrammen sichtbar vergrößert sind. Eine Thorakozentese oder eine Pleurabiopsie kann zur Abklärung von Ergüssen beitragen. Eine CT-gesteuerte Nadelbiopsie eines Lungenherdes kann unter manchen Umständen nützlich sein, um eine histologische Diagnose zu erzielen. Bleiben Zweifel an der Diagnose, kann eine Thorakotomie notwendig sein.

Gehirn und Rückenmark

Nach dem Lungen- und dem Mammakarzinom ist das Melanom der dritthäufigste Tumor, der in das Gehirn metastasiert [99, 136]. Das Gehirn ist in verschiedenen klinischen Studien bei 12-20% der Patienten das erste Organ mit Fernmetastasen; häufig besteht gleichzeitig eine ausgedehnte viszerale Metastasierung [1, 5, 12, 16, 98, 110, 115, 128]. Bei der Obduktion wurden bei 36-54% der Patienten Hirnmetastasen festgestellt [1, 10, 13, 16, 41]. Beide Hemisphären sind i. allg. in gleicher Weise befallen, meist das Großhirn, hier der Frontallappen, seltener das Kleinhirn, Hirnstamm und Rückenmark (Abb. 12.8). Metastasen in der hinteren Schädelgrube führen in 33% der Fälle zu einem Hydrozephalus. Bei nur ungefähr 25-48% der Patienten finden sich solitäre Hirnmetastasen [12, 105, 115, 128, 130].

Eine ungewöhnliche Eigenschaft von Hirnmetastasen des Melanoms ist ihre Blutungsneigung, die viel häufiger als bei anderen Tumormetastasen auftritt. 33-50% der zerebralen Melanommetastasen sind eingeblutet [103, 109, 114, 120]. Ginaldi et al. [115] fanden mittels CT bei den meisten der 93 untersuchten Patienten eine Blutung. Dabei stieg mit der Metastasengröße auch der Anteil der hämorrhagischen Komponente.

Bei asymptomatischen Patienten können durch Hirnszintigramme wahrscheinlich in keinem Krankheitsstadium okkulte Metastasen nachgewiesen werden. Dies wurde in 5 verschiedenen Studien an 504 Patienten in den Stadien I und II gezeigt: Hier ergab sich keine einzige richtig-positive Hirnszintigraphie, jedoch 11 (2%) falsch-positive Hirnszintigramme [2, 18, 19, 45, 54]. Bei Patienten mit Melanomen im Stadium III wurden nur bei 11-16% der untersuchten Patienten Hirnmetastasen entdeckt, aber alle Patienten mit positiven Szintigrammen wiesen vorher Symptome auf [40, 45, 115, 123].

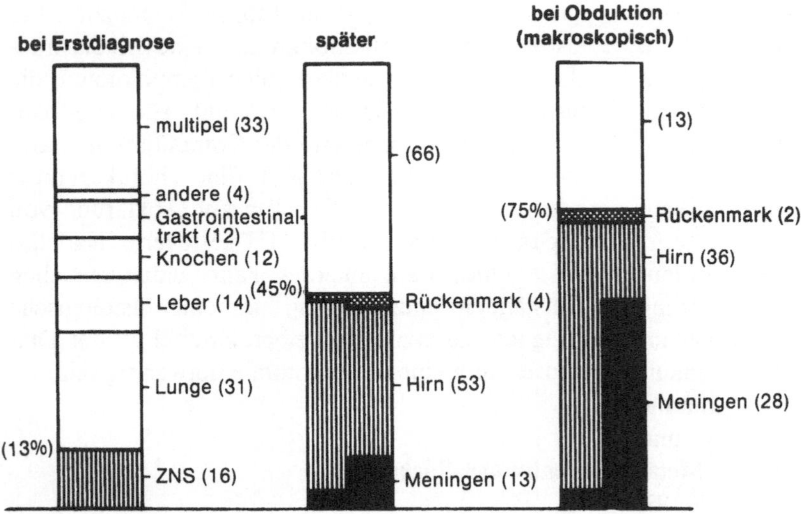

Abb. 12.8. Häufigkeit von Metastasen im ZNS bei Patienten mit fortgeschrittenem Melanom. Die Graphik berücksichtigt 122 Patienten und 53 Autopsien. Das ZNS war bei 13% der Patienten der erste Metastasierungsort, bei 45% traten hier im weiteren klinischen Verlauf Metastasen auf, bei 75% waren ZNS-Metastasen bei der Autopsie vorhanden. Die Überlappungen erklären sich durch Patienten mit mehr als einer Lokalisation der ZNS-Metastasen [98]

In Tabelle 12.5 ist die Symptomatik bei Hirnmetastasen zusammengestellt. Kopfschmerzen und Bewußtseinsstörungen sind die häufigsten Beschwerden bei den meisten Patienten [12, 45, 103, 107, 128, 129]. Durch Gehirnmetastasen verursachte Kopfschmerzen beginnen typischerweise als leichte, morgendliche Kopfschmerzen. Mit fortschreitender Erkrankung und Anstieg des interkraniellen Drukkes dauert der Kopfschmerz länger, auch tagsüber an und wird heftiger. Der Kopfschmerz ist in der Regel diffus, obwohl er auch etwas stärker frontal und okzipital ausgeprägt sein kann und oft mit Sehstörungen einhergeht. Krampfanfälle sind bei Patienten mit Melanommetastasen - verglichen mit anderen Tumormetastasen - häufiger, treten jedoch bei nur etwa 25% der Patienten auf, üblicherweise später im Krankheitsverlauf [103, 107, 129].

Tabelle 12.5. Relative Häufigkeit der Symptome bei Hirnmetastasen. (Modifiziert nach Pennington [128])

Beschwerden		Symptome	
Kopfschmerz	+ + + +	Pyramidenbahnzeichen (Parese, Spastik, Babinski)	+ + +
Ausfall höherer geistiger Funktionen (Gedächtnisverlust, Demenz, Persönlichkeitsveränderungen)	+ +		
Übelkeit und Erbrechen	+ +	Hirnnervenlähmungen Papillenödem	+ + + +
Sehstörungen	+ +		
Lähmungen	+ +		
Krampfanfälle	+ +	Temporallappensymptome (z. B. Grimassieren), Psychomotorische Anfälle	+
Sensibilitätsverlust	+	Extrapyramidale und zerebrale Symptome	+

Der häufigste Befund bei Hirnmetastasen ist ein fokaler neurologischer Ausfall [98, 103, 107, 128]. Das Auftreten eines Papillenödems kann diagnostisch hinweisend sein, sein Fehlen hat jedoch keine diagnostische Bedeutung. Bei einzelnen Patienten tritt als erstes Zeichen ein Diabetes insipidus durch den Befall der Meningen, des Hypothalamus oder der Hypophyse auf. Dieses Zeichen ist auch bei Patienten mit subarachnoidaler oder intrazerebraler Blutung häufig [103, 109, 115, 119, 120, 126, 127, 134, 140]. Eine Massenblutung ist bei Melanommetastasen eine viel häufigere Komplikation als bei Hirnmetastasen anderer Primärtumoren.

Eine Übersicht über die radiologische Diagnose von Melanommetastasen im ZNS geben mehrere Publikationen [109, 115, 167]. Die beste Einzeluntersuchung zur Diagnose intrazerebraler Metastasen ist ein CT nach Kontrastmittelgabe (Abb. 12.9) [101, 104, 106, 109, 115, 121, 129, 135]. Die Sensitivität und Spezifität des CT machen in den meisten Fällen ein Hirnszintigramm oder ein EEG überflüssig, es sei denn, fragliche Befunde erfordern diese ergänzenden Untersuchungen. Ein Karotisangiogramm kann indiziert sein, um mögliche Gefäßanomalien auszuschließen. Die Kern-

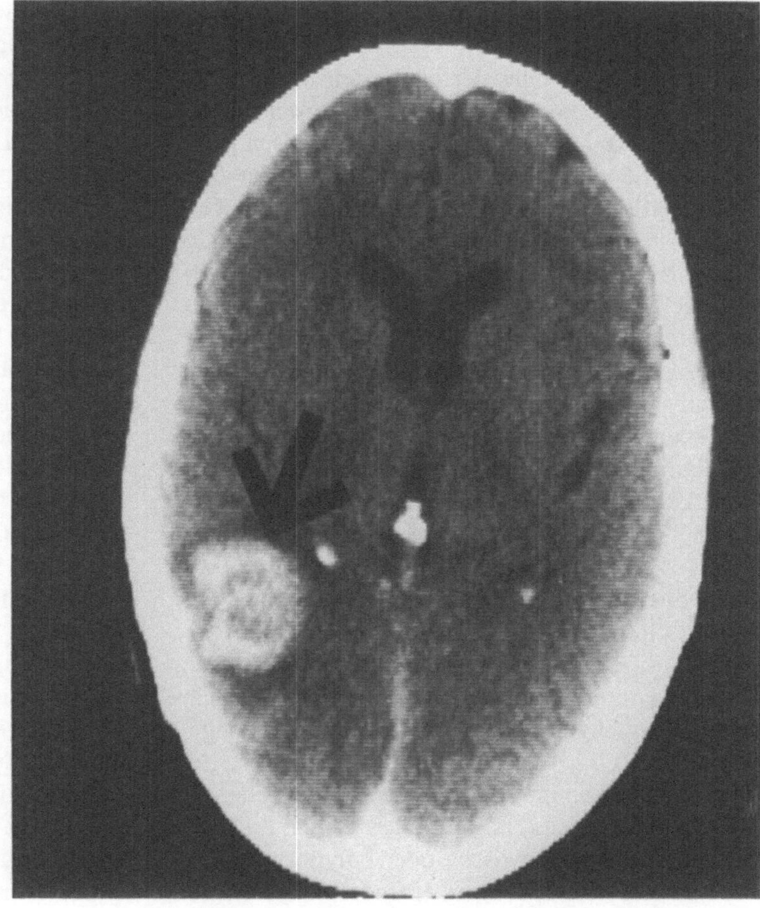

Abb. 12.9. CT einer Melanommetastase in der rechten Großhirnhemisphäre (parietookzipital). Man sieht eine sehr große hyperdense Läsion nach geringer Kontrastmittelgabe. Die hohe Strahlendichte gibt einen möglichen Hinweis auf eine stattgehabte Blutung in die Melanommetastase. Dies wurde intraoperativ bestätigt; die Läsion wurde bei diesem 54jährigen Patienten, der an schweren rechtsseitigen Kopfschmerzen litt, operativ entfernt. Der Patient starb 2 Monate später am disseminierten Melanom

spintomographie (NMR) wird in Zukunft häufiger eingesetzt werden. Röntgenaufnahmen des Schädels sind nur notwendig zur Darstellung von Knochenmetastasen als mögliche Ursache der Beschwerden. Eine Lumbalpunktion zur Diagnose des Befalls der Meningen ist in der Regel nicht erforderlich und kann - bei Anhalt für einen erhöhten intrakraniellen Druck - sogar gefährlich sein. Andererseits kann eine zytologische Liquoruntersuchung für die Differentialdiagnose hilfreich sein, besonders wenn das CT nicht eindeutig ausfällt. Unter Umständen kann auch eine stereotaktisch gezielte Biopsie durchgeführt werden, sofern die histologische Diagnose zur Therapieplanung bedeutungsvoll ist.

Metastasen in den harten und weichen Hirnhäuten werden klinisch bei 3-13% der Patienten diagnostiziert; aus Obduktionsstatistiken liegen höhere Werte vor [13, 41, 98, 105, 130]. In einer diesbezüglichen Studie war das häufigste Erstsymptom der Kopfschmerz (bei 76% der Patienten), danach Bewußtseinsstörungen (46%) und Zeichen der meningealen Reizung, z.B. Nackensteife und Schmerzen beim Heben des gestreckten Beins (bei 45% der Patienten) [98]. Die Diagnose kann durch Liquorzytologie gesichert werden [138]. Die CT-Diagnose ist problematisch, es sei denn, daß gleichzeitig Hirnmetastasen vorliegen.

Eine Metastasierung in den Rückenmarkkanal ist ein schwerwiegendes, aber zum Glück seltenes Ereignis. Wenn die Metastasen an einer oder mehreren Stellen neben dem Rückenmark, im Rückenmark selbst oder an den Nervenwurzeln liegen, kann eine Paraplegie resultieren. Der häufigste Sitz der Metastasen ist extradural. Seltener kann die Metastasierung in das Rückenmark selbst oder in die Hirnhäute der Nervenwurzeln erfolgen. Klinisch können der Paraplegie Rückenschmerzen oder radikuläre Nervenschmerzen mit Schwäche oder Sensibilitätsstörungen in einem Bein oder Harninkontinenz vorausgehen [129]. Eine vollständige und bleibende Lähmung kann sich dann innerhalb von 24 h ausbilden.

Gastrointestinaltrakt

Das Melanom ist eines der häufigsten Malignome, die in den Gastrointestinaltrakt metastasieren. Die Verteilung der Lokalisation dieser Metastasen ist in Tabelle 12.6 dargestellt. Obwohl Metastasen hier nicht häufig klinisch erkannt werden, ist der Gastrointestinaltrakt in Obduktionsstatistiken ein häufiger Sitz von Metastasen. Dieser Widerspruch erklärt sich dadurch, daß in der Regel keine oder nur unbestimmte Symptome vorliegen und daß die Metastasen im Gastrointestinaltrakt relativ spät im Verlauf der Erkrankung auftreten. Die meisten klinischen Studien über das maligne Melanom im Stadium III berücksichtigen den Gastrointestinaltrakt als Sitz von Metastasen nicht, obwohl 2 Arbeitsgruppen [1, 12] diese Metastasen bei 8,5 bzw. 20% ihrer Patienten diagnostizierten. In Sektionsstatistiken war der Dünndarm die häufigste Lokalisation der Metastasen (bei 26-58% aller Patienten), dagegen waren Metastasen im Magen (7-26%) und im Kolon (14-28%) seltener, Metastasen im Ösophagus (3-9%) und im Anus (1%) ungewöhnlich [10, 12, 16, 35, 41, 165].

Metastasen im Gastrointestinaltrakt treten gewöhnlich gleichzeitig an multiplen Stellen auf. Die Läsionen sind exophytische oder polypöse submuköse Knoten, die nabelartig eingedellt oder zentral ulzeriert sein können [145, 149, 154, 161, 162, 164, 170, 173]. Seltener sieht man flache, ulzerierte Läsionen, die i.allg. im Magen vorkommen und Magenulzera ähneln, oder solitäre, infiltrierend wachsende Läsionen, die am häufigsten im Dünndarm lokalisiert sind und eine günstigere Prognose besitzen. Bei etwa der Hälfte der Patienten sind die Metastasen pigmentiert, ansonsten sind sie fleischfarben und amelanotisch.

Tabelle 12.6. Häufigkeit von Metastasen im Gastrointestinaltrakt

	Klinische Studie M.D. Anderson Hospital, Goldstein [154] (67 Patienten) [%]	Autopsiestudien Memorial Hospital, Das Gupta [149] (100 Patienten) [%]	M.D. Anderson Hospital, Einhorn [16] (96 Patienten) [%]	Roswell Park, Patel [41] (216 Patienten) [%]
Ösophagus	7	4	3	9
Magen	24	26	7	23
Duodenum	19	12	-	-
Jejunum und Ileum	48	58	26	36
Kolon und Rektum	5	27	14	28
Gallenblase oder Gallenwege	3	15	4	9
Mesenterium und Omentum	18	-	-	-

Metastasen im Gastrointestinaltrakt lassen sich durch radiologische Untersuchungen schwer finden, daher ist deren routinemäßige Anwendung für Screeningzwecke nicht indiziert. Der Arzt sollte jedoch den Patienten sorgfältig nach Symptomen befragen, die auf gastrointestinale Metastasen zurückgeführt werden könnten; bei anämischen Patienten oder bei Patienten mit Änderungen der Stuhlgewohnheiten sollte man den Stuhl auf Blut untersuchen. Große Metastasen können manchmal bei der Untersuchung des Abdomens getastet oder bei der Sigmoidoskopie gesehen werden.

Ein frühzeitiger Befall des Gastrointestinaltrakts verursacht normalerweise unbestimmte, geringfügige Symptome. Daher muß man intestinale Metastasen bei anhaltenden, unspezifischen Beschwerden wie Oberbauchbeschwerden, Übelkeit, Appetitlosigkeit oder bei Gewichtsverlust, der bei vielen Patienten vorkommt, vermuten. Nur gelegentlich treten verschiedene akute und lebensgefährliche Symptome auf. Die häufigsten klinischen Manifestationen sind die Folge von 1) chronischem Blutverlust mit Anämie, Appetitlosigkeit und Gewichtsverlust, 2) mechanischer Obstruktion des Dünndarms mit Bauchschmerzen, Übelkeit und Erbrechen (Abb. 12.10) oder 3) akuter Blutung mit Hämatemesis oder Meläna [16, 36, 142, 147-149, 151, 152, 154-156, 158-160, 164, 169, 171]. Seltene klinische Manifestationen sind eine Darmperforation [145, 151, 155, 158], Symptome eines peptischen Ulkus [145, 149, 153], Malabsorption [144] und kaum behandelbare Diarrhoe [154]. Befall des Ösophagus kann eine Dysphagie verursachen [154]. Gelegentlich kann eine Blutung aus einer subperitonealen Metastase ein Hämatoperitoneum zur Folge haben.

Die Darminvagination ist häufig Ursache einer Darmobstruktion und anderer abdomineller Beschwerden. In der Literatur wurde über zahlreiche Fälle berichtet [149, 154, 155, 157-160, 163, 171]. Der Verlauf der Erkrankung ist gewöhnlich chronisch oder subakut und durch einen schleichenden Beginn gekennzeichnet. Bauchkrämpfe, Übelkeit ohne Erbrechen und Auftreibung des Abdomens (diagnostische Trias) waren in einer Studie die am regelmäßigsten beobachteten Symptome [157]. Häufig fehlen bei diesen Patienten die typischen Symptome, wie ein tastbarer Abdominaltumor, Blut im Stuhl und Abwehrspannung der Bauchdecken. Diese Symptome können möglicher-

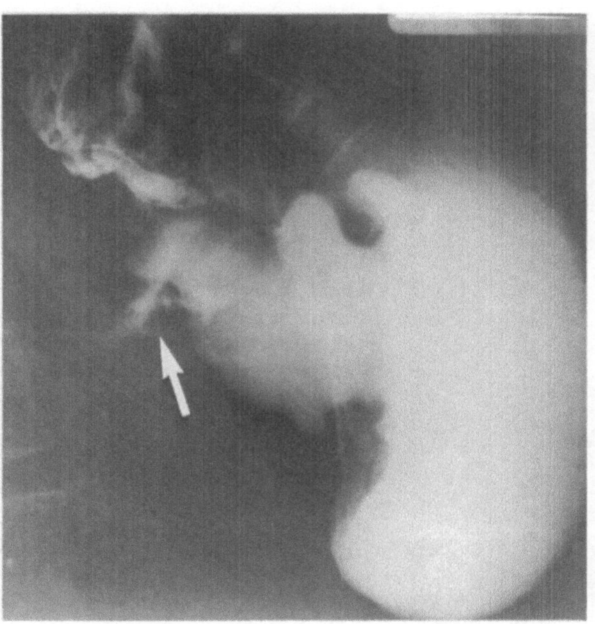

Abb. 12.10. Melanommetastase im Duodenum. Die ersten Symptome waren bei diesem Patienten eine Anämie und unbestimmte epigastrische Schmerzen. Später wurde ein „Ulkus“ im Duodenum nachgewiesen. Daraus entwickelte sich ein kompletter Verschluß des oberen Duodenums. Bei der Laparotomie wurde die Diagnose eines metastasierten Melanoms gestellt. Eine palliative Gastroenterostomie wurde durchgeführt

weise verschleiert sein, wenn der Patient gleichzeitig unter einer gastrointestinalen Toxizität von Chemotherapeutika leidet. Ein CT kann manchmal zur Stellung der Diagnose beitragen (Abb. 12.11).

Die Diagnose gastrointestinaler Metastasen wird üblicherweise durch eine Röntgenkontrastuntersuchung, neuerdings auch durch Endoskopie gestellt. In verschiedenen Übersichten ist die Radiologie des in den Gastrointestinaltrakt metastasierten malignen Melanoms beschrieben [143, 154, 161, 162, 164, 170]. Bei allen Patienten, bei denen eine Kontrastdarstellung des oberen Gastrointestinaltrakts wegen abdomineller Beschwerden durchgeführt wird, sollte röntgenologisch auch die Dünndarmpassage kontrolliert werden, da Metastasen am wahrscheinlichsten hier lokalisiert sind. Wenn die Dünndarmpassage normal ist, aber der starke klinische Verdacht auf das Vorliegen von Metastasen besteht, kann eine radiologische Dünndarmuntersuchung mittels Enteroklysma durchgeführt werden [168].

Der radiologische Befund der Dünndarmmetastasen beim malignen Melanom ist sehr unterschiedlich [154]. Im allgemeinen sieht man multiple Knötchen in der Darmwand, manche Patienten weisen auch große, ulzerierte Tumoren auf [154, 161, 170, 173]. Vorzugsweise sitzen die Tumoren antimesenterial. Im Magen und im Duodenum liegen die Metastasen meist intramural, fast die Hälfte ist jedoch zentral ulzeriert oder besitzt eine nabelartige Eindellung. Bei der Röntgenkontrastdarstellung können diese Läsionen ein „ochsenaugen-“ oder ein „schießscheibenähnliches“ Aussehen annehmen, wenn das Kontrastmittel die Ulzeration ausfüllt (Abb. 12.12) [161, 164, 166, 169]. Metastasen im Kolon sind meist multiple, submuköse Knötchen, die in der Regel symptomlos bleiben [149, 154, 167]. Metastasen im Ösophagus sind selten, diese Patienten weisen häufig große polypoide Tumormassen auf, die sich durch Schluckbeschwerden manifestieren können [146, 149, 154, 172].

Leber, Gallenwege und Milz

Verschiedenen Studien zufolge treten Lebermetastasen bei Patienten mit metastasiertem malignem Melanom bei 14-20% auf; sie sind aber bei der Mehrzahl der Patienten zum Zeitpunkt der Autopsie vorhanden [1, 5, 12, 16, 179]. Ungewöhnlich sind solitäre Lebermetastasen beim malignen Melanom der Haut, klinisch sieht man meist disseminierte Lebermetastasen. Der Grund dafür ist, daß es keine zuverlässigen und genauen Untersuchungsverfahren zur Aufdeckung von Lebermetastasen in einem frühen Stadium gibt. Daher ist es in der Regel nicht lohnenswert, zur Metastasensuche andere Untersuchungsverfahren außer der Bestimmung von Leberwerten im Serum anzuwenden, es sei denn, Symptome oder Beschwerden weisen auf Lebermetastasen hin. Lebermetastasen stellen sich röntgenologisch meist erst dar, wenn sie relativ groß (über 3 cm) und multipel sind [188]. Die Prognose dieser Patienten ist schlecht (die mediane Überlebenszeit beträgt zwischen 2 und 4 Monaten), und die Behandlungsmöglichkeiten sind so schlecht, daß routinemäßige Leberszintigramme meist nicht notwendig sind. Trotzdem kann bei einem Patienten, bei dem die Therapie von Metastasen an anderen Lokalisationen geplant ist, die radiologische Untersuchung der Leber zur Beurteilung des Allgemeinzustands des Patienten gerechtfertigt sein.

Die Suche nach Metastasen sollte sich bei der Leber auf Anamnese, körperliche Untersuchung und Bestimmung von Leberwerten im Serum beschränken. Die Zuverlässigkeit ist ausreichend und

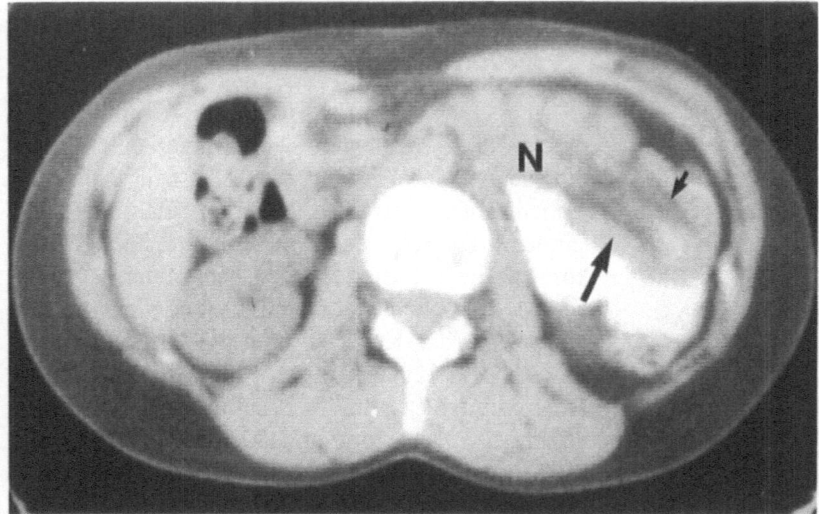

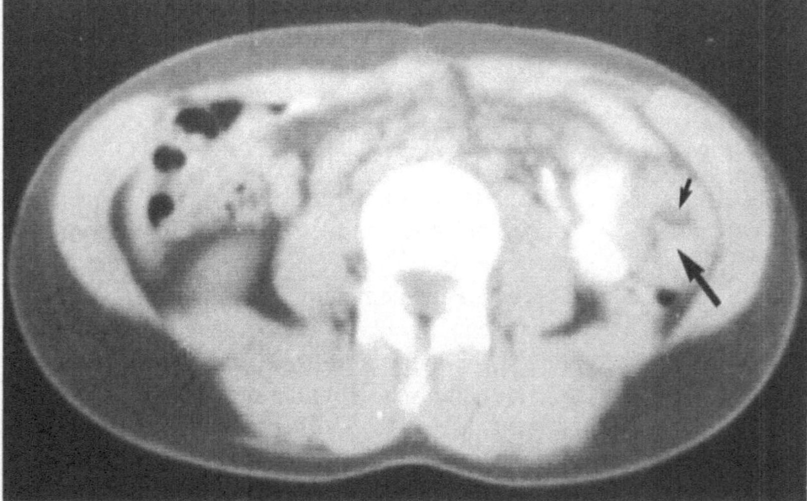

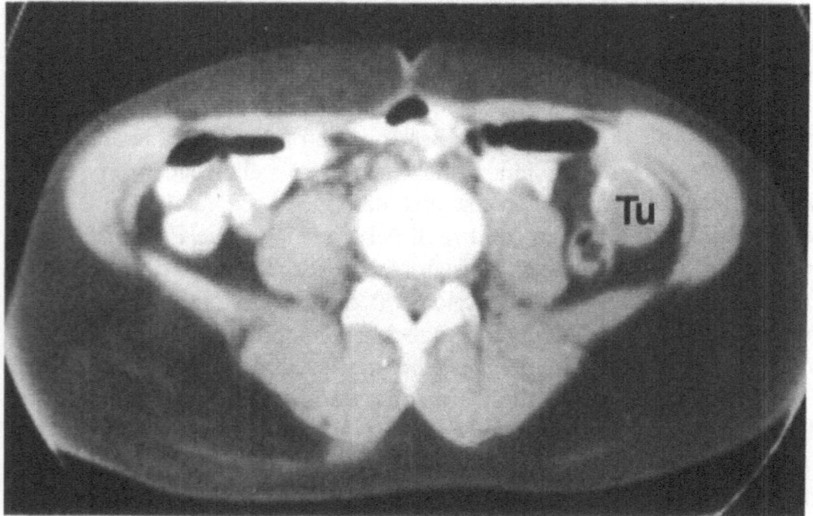

Abb. 12.11. Enteroenterale Invagination bei Melanommetastase. Längsschnitt durch die Invagination *(oben).* Geringe Mengen von Kontrastmittel umscheiden die Einstülpung *(kleiner oberer Pfeil).* Der *große Pfeil* deutet auf das Intussuszipiens. Vergrößerung der mesenterialen Lymphknoten *(N).* Auf einer kaudaleren Schnittebene sieht man das Intussuszeptum im Querschnitt *(Mitte).* Hier ist das exzentrische Lumen des Intussuszeptum *(kleiner Pfeil)* und das mesenteriale Fett *(großer Pfeil)* auf einer Seite zu beachten. Eine weitere Schnittebene 2 cm kaudal davon *(unten).* Die Hauptmasse des Tumors *(Tu)* ist hier im Intussuszipiens zu sehen [Mauro MA, Koehler RE (1983) Alimentary tract. In: Lee JKT, Sagel SS, Stanley RJ (eds) Computed body tomography. Raven, New York, p 307]

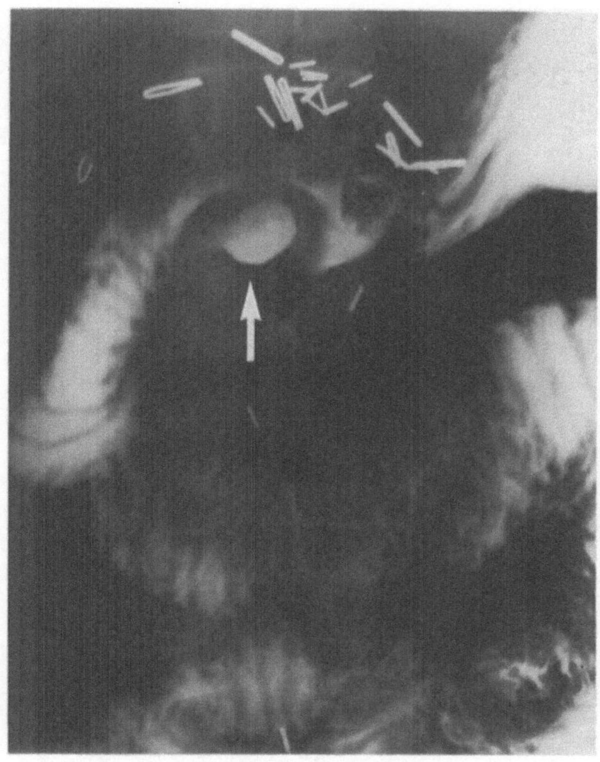

Abb. 12.12. Melanommetastase im Duodenum mit charakteristischem „ochsenaugenähnlichen" Aspekt bei Kontrastmitteldarstellung. Bei dieser 22jährigen Patientin waren zuvor multiple kleine intestinale Metastasen und retroperitoneale Lymphknotenmetastasen entfernt worden. Später traten Oberbauchschmerzen auf, die Kontrastmitteldarstellung zeigte eine exulzerierte Melanommetastase am distalen Teil des Bulbus duodeni *(Pfeile)*

die Kosten-Nutzen-Relation im Vergleich zu allen anderen Verfahren am günstigsten. Verschiedene neuere Untersuchungen belegen, daß Leberszintigramme, Ultraschall und CT für die Suche nach okkulten Lebermetastasen bei Melanompatienten [2, 18, 19, 36, 45, 47, 54] nutzlos sind. Diese Untersuchungen sind daher zur Metastasensuche im Stadium I oder II weder gerechtfertigt noch ökonomisch.

Die Konstellation pathologischer Leberwerte, die auf Lebermetastasen hindeutet, ist eine erhöhte LDH oder alkalische Phosphatase (AP) bei gleichzeitig normaler oder nur gering erhöhter Serum-Glutamat-Oxalacetat-Transaminase (SGOT) oder Bilirubin [16, 21, 40, 181]. Die LDH ist klinisch ein sinnvoller Test, ihre Erhöhung weist spezifisch auf Melanommetastasen hin. Finck et al. [21] machten darauf aufmerksam, daß bei 74% der Melanompatienten als erstes die Erhöhung der LDH auffällt, bei weiteren 18% war auch gleichzeitig die AP erhöht. Bei lediglich 8% der Patienten trat eine Erhöhung der AP oder der SGOT vor einer Erhöhung der LDH auf. Die LDH besitzt als Indikator für Lebermetastasen eine Sensitivität und Spezifität von 95 bzw. 83% im Stadium II und von 87 bzw. 57% im Stadium III bei Patienten, bei denen durch Autopsie Lebermetastasen bestätigt wurden. Die Autoren betonen, daß ein hämolysiertes Blutserum hohe LDH-Werte vortäuschen kann, daher werden keine radiologischen Untersuchungen veranlaßt, bevor die LDH nicht bei mindestens 2 aufeinanderfolgenden Bestimmungen erhöht war oder wenn die LDH bei der ersten Untersuchung auf das Doppelte oder mehr erhöht und das Serum nicht makroskopisch hämolysiert ist [21]. Eine Erhöhung des Bilirubinspiegels aufgrund von Lebermetastasen ist selten und weist meist auf eine fortgeschrittene Tumorerkrankung hin.

Bei frühen Stadien von Lebermetastasierung sind Beschwerden und Symptome ungewöhnlich. Bei den Patienten kann Appetitlosigkeit und Gewichtsverlust auftreten, wenige Wochen später allgemeine Müdigkeit und Schwächegefühl. Die Appetitlosigkeit kann einem klinischen Tastbefund einen Monat oder länger vorausgehen. Auf der anderen Seite können Lebermetastasen gut tastbar sein, auch wenn sich der Patient völlig wohl fühlt. Das Wachstum der Metastasen in der Leber kann mit einer sehr belastenden Übelkeit und Erbrechen verbunden sein. Der Patient kann über ein „Ziehen" oder ein „Völlegefühl" im Oberbauch klagen. Ein klinisch manifester Ikterus bei Lebermetastasen ist selten, bevor die Erkrankung nicht weit fortgeschritten ist. Sehr vereinzelt kann ein heftiger plötzlicher Schmerz im rechten Oberbauch auch infolge einer Einblutung in eine nekrotische Lebermetastase auftreten. Fieber durch nekrotischen Zerfall von Lebergewebe ist nicht selten. Bei der körperlichen Untersuchung sind Knoten am Vorderrand und an der Unterseite der Leber oder eine diffuse Vergrößerung der Leber tastbar. Mehr als die Hälfte der Patienten mit Lebermetastasen entwickelt jedoch keine Hepatomegalie [1].

Bei Verdacht auf Lebermetastasen können zur Bestätigung folgende radiologische Untersuchungen in Betracht gezogen werden: 1) Leberszintigramm, 2) Ultraschall, 3) CT, 4) Angiographie [176]. Welches Verfahren angewendet wird, hängt von der örtlichen Verfügbarkeit, den Kosten, den Erfahrungen des Radiologen und der vorhandenen Gerätegeneration (besonders bei Computertomographen und Ultraschallgeräten) ab. Bei den mei-

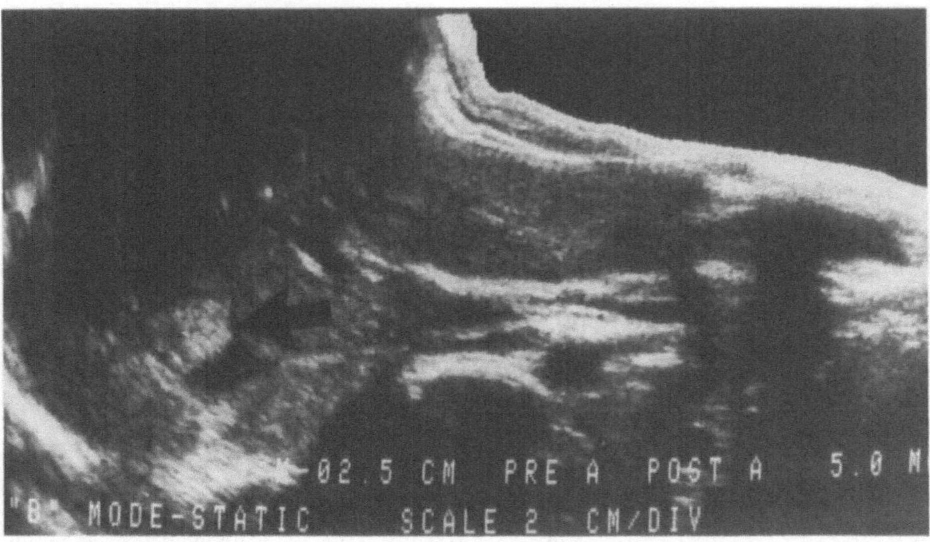

Abb. 12.13. Sonogramm der Leber. Auf dieser parasagittalen Aufnahme sieht man eine echoreiche Metastase im rechten Leberlappen *(Pfeil)*. An der UAB und der SMU ist zur Nachbeobachtung von Patienten mit bekannten Lebermetastasen die Sonographie die Methode der Wahl

sten vergleichenden Untersuchungen ergab sich, daß das abdominelle CT etwas genauer und zuverlässiger als der Ultraschall und das Leberszintigramm bei der Beurteilung von Lebertumoren ist [14, 174, 184, 188, 189]. Ein CT ist jedoch teurer und allgemein seltener verfügbar als die anderen Untersuchungen. Ein kombinierter Einsatz der Untersuchungsverfahren erhöht die Treffsicherheit gegenüber dem Einzelverfahren nicht; Läsionen mit Durchmessern von 3 cm und mehr konnten mit allen Verfahren erkannt werden, kleinere Metastasen wurden meist übersehen [188]. Eine Ultraschalluntersuchung ist billiger und weist praktisch die gleiche Treffsicherheit auf wie das CT, wenn sie technisch einwandfrei durchgeführt wird. Darmgase und Luft beeinträchtigen das Ergebnis der Ultraschalluntersuchung jedoch erheblich. Der Vorteil des CT und des Ultraschalls ist die Möglichkeit, das gesamte Abdomen und das Becken abzuklären (mit dem Leberszintigramm können nur Leber und Milz beurteilt werden), solide Tumoren von zystischen Tumoren abzugrenzen und ihre räumliche Lokalisation in der Leber zu bestimmen. An der UAB und der SMU werden verdächtige Lebertumoren in der Regel zunächst sonographisch untersucht (weil leichter verfügbar und billiger als das CT), dem CT ist die Beurteilung verdächtiger Ultraschallbefunde vorbehalten (Abb. 12.13).

Die Kernspintomographie (NMR) beruht auf den paramagnetischen Eigenschaften der Gewebe; sie beginnt in der Tumordiagnostik und beim Staging eine Rolle zu spielen. Dieses Verfahren liefert Bilder ähnlich dem CT, jedoch ohne Strahlenbelastung [43]. Die Abbildung der Relaxationszeiten in verschiedenen Geweben erweist sich als nützliche Ergänzung der Tumordiagnostik; viele maligne Tumoren weisen eine deutlich längere Relaxationszeit auf als die entsprechenden benignen Gewebe [15, 43, 49]. Die klinische Erfahrung auf diesem Gebiet ist z. Z. noch sehr begrenzt, die NMR-Bilder sind jedoch bereits von so guter Qualität, daß damit Tumoren gesehen werden können, die sich im CT nicht abbilden lassen. Wichtige Studien sind im Gange, die die Effizienz des NMR mit dem CT und dem Ultraschall vergleichen.

Die Rolle der Angiographie zur Diagnose vermuteter abdominaler und retroperitonealer Metastasen bleibt auf die wenigen Fälle beschränkt, bei denen die Differentialdiagnose durch nichtinvasive Verfahren nicht zu stellen ist, aber für die Behandlungsplanung wichtig wäre. Auch bei der Planung von Leberresektionen ist eine Angiographie erforderlich.

Eine Bestätigung der Diagnose von Lebermetastasen durch Biopsie ist meist nicht erforderlich. In den wenigen Fällen, in denen eine histologische Sicherung für die Therapieplanung notwendig ist, wird eine Nadelbiopsie perkutan, laparoskopisch oder während einer Laparotomie durchgeführt.

Fernmetastasen in der Gallenblase oder in den Gallenwegen sind bei 4-20% der obduzierten Melanompatienten nachweisbar [12, 16, 35]. Die Metastasen befallen die Serosa oder bilden einen polypoiden Tumor in der Gallenblase, ausgehend von der Mukosa. Selten verursachen diese Metastasen Beschwerden wie bei Cholezystitis, sie können dann im Cholezystogramm als Füllungsdefekte nachgewiesen werden [154, 175, 177, 182, 185, 186, 187, 190]. Manche Patienten waren ikterisch, eine extrahepatische Gallenwegobstruktion durch Gallenwegmetastasen konnte im perkutanen transhepatischen Cholangiogramm dargestellt und operativ bestätigt werden [177, 178, 183]. Die meisten Patienten wiesen auch an anderen Lokalisationen Melanommetastasen auf, insbesondere in Leber und Lunge.

Das maligne Melanom ist einer der wenigen Tumoren, die in die Milz metastasieren [1, 12, 36]. Selten entwickelt sich eine Splenomegalie, häufiger diagnostiziert man die Metastasen als Nebenbefund beim Leber-Milz-Szintigramm, beim abdominellen CT oder bei Laparotomie. Die meisten Patienten mit Milzmetastasen (bis zu 88%) haben gleichzeitig Leber- oder Pankreasmetastasen. Selten kommt es zu einer stärkeren Blutung durch eine rupturierte Milzmetastase.

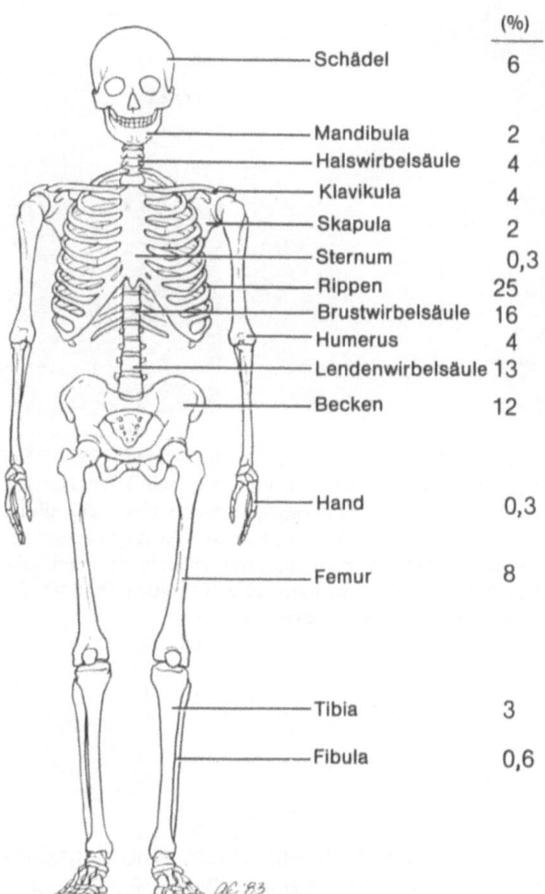

Abb. 12.14. Verteilung von 317 Knochenmetastasen bei 166 Patienten aus 2 Studien [192, 200]. Am häufigsten waren die Wirbelsäule (33% der Patienten) und die Rippen (25%) befallen

Knochen

Knochenmetastasen werden in den meisten klinischen Studien selten (11-17%), in Autopsiestudien jedoch häufiger beobachtet (s. Tabelle 12.2) [1, 12, 192, 200]. Sie treten in der Regel erst bei Patienten mit disseminierten Metastasen auf, gelegentlich ist das Skelett jedoch auch das von Metastasen zuerst befallene Organ [192, 200]. Die Überlebenszeit dieser Patienten ist kurz; da jedoch in den meisten Fällen eine gute Palliation erreicht werden kann, ist es lohnend, die Diagnose zu stellen. Bei asymptomatischen Patienten, besonders im Stadium I oder II, ist die Ausbeute an okkulten Knochenmetastasen im Knochenszintigramm zu gering, um das Szintigramm als Suchmethode zu rechtfertigen [2, 19, 40, 45, 54, 191].

Knochenmetastasen des malignen Melanoms liegen im Markraum und wachsen destruktiv. Auf dem Röntgenbild sind sie i.allg. osteolytisch und induzieren - wenn überhaupt - nur wenig Knochenneubildung. In der Literatur finden sich Beschreibungen einiger Metastasierungsmuster der Knochenmetastasen [192, 197, 199, 200]. Die Verteilung der Knochenmetastasen in 2 großen Serien ist in Abb. 12.14 dargestellt. 80% der Knochenmetastasen liegen im Achsenskelett, am häufigsten in der Wirbelsäule [12, 192, 200]. Durch die Destruktion von Wirbelkörpern können Kompressionsfrakturen entstehen, die zu Nervenwurzelschmerzen, Parästhesien, Parese der Füße oder Harnverhaltung führen können. Nur etwa 10% der osteolytischen Knochenmetastasen treten in gewichtsbelasteten Knochen auf, wo pathologische Frakturen entstehen können [12, 200]. Gelegentlich kann eine Metastase unter einem Gelenkknorpel einen Gelenkerguß hervorrufen, oder solitär in einer Zehe oder einem Finger auftreten (Abb. 12.15) [35, 192, 193, 198].

Am häufigsten führen Symptome zur Diagnose der Knochenmetastasen, nur gelegentlich werden diese auch als Zufallsbefund auf Röntgenbildern entdeckt (z. B. Rippenmetastasen auf einer

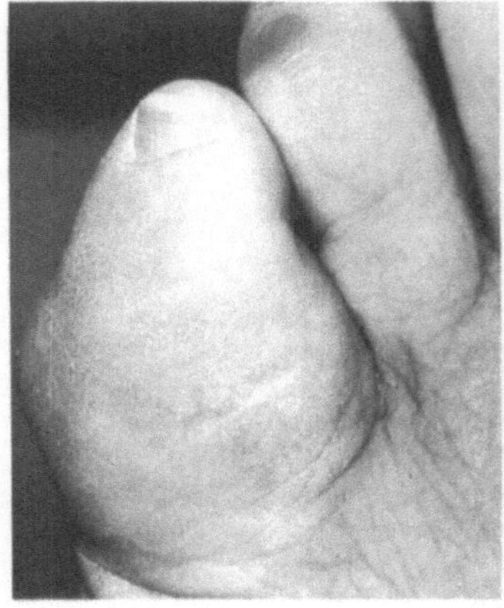
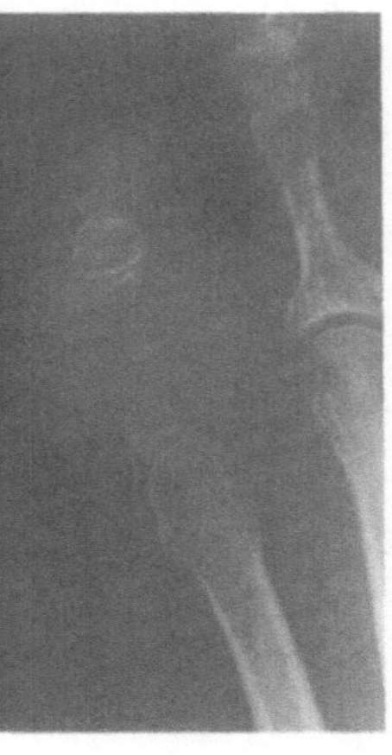

Abb. 12.15. Melanommetastase an der kleinen Zehe. Bei dieser 74jährigen Patientin war anamnestisch 3 Wochen vor der Aufnahme nach einem Bagatelltrauma eine Schwellung in der linken kleinen Zehe aufgetreten und nicht zurückgegangen. Drei Jahre zuvor war am anderen Bein ein 7 mm dickes Melanom exzidiert worden. Die Röntgenaufnahme der Zehe zeigte eine Melanommetastase

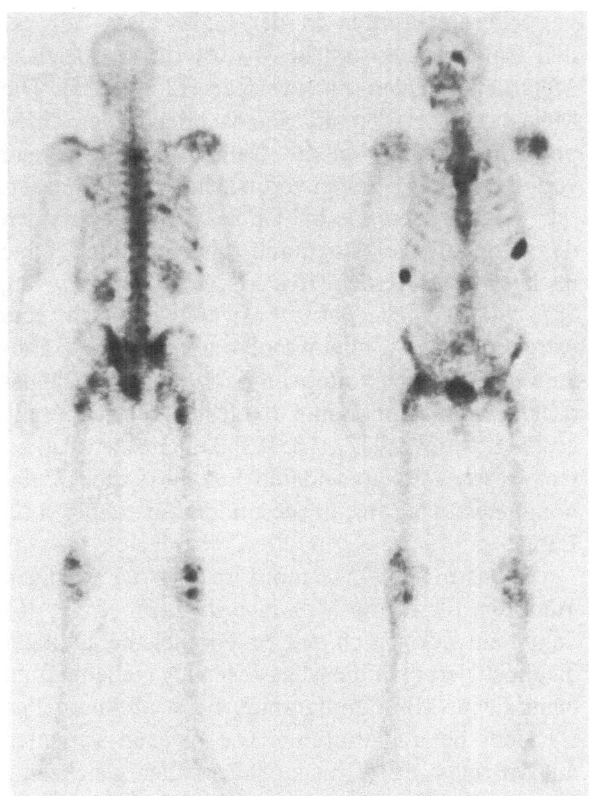

Abb. 12.16. Knochenszintigramm mit multiplen Skelettmetastasen. Bei diesem 37jährigen Patienten war ein 4,5 mm dickes Melanom am Rücken entfernt worden. Später traten multiple Metastasen in Knochen und Subkutis auf. Das Szintigramm zeigt multiple Metastasen in den Rippen, im Femur, in der Mandibula, im Sternum und in der linken Augenhöhle mit Exophthalmus. Die linke Augenhöhle und eine spontane rechtsseitige Rippenfraktur wurden bestrahlt

Thoraxaufnahme) oder auf einem Knochenszintigramm, das aufgrund erhöhter alkalischer Phosphatase bei fehlenden Lebermetastasen durchgeführt wird. Die Schmerzen bei Knochenmetastasen treten zunächst typischerweise nachts auf, sie nehmen schließlich an Dauer und Heftigkeit zu und werden lokalisierbar. Der Schmerzcharakter ist bohrend, die Intensität kann sehr stark sein.

Die Darstellung der Knochenmetastasen erfolgt im Röntgenbild oder im Szintigramm. Das Knochenszintigramm hat sich als initiales Untersuchungsverfahren gegenüber Röntgenübersichtsaufnahmen klar durchsetzen können (Abb. 12.16). Die erstaunliche Sensitivität der Szintigramme, die nach Literaturangaben um 50–80% höher liegt als bei Röntgenaufnahmen, ermöglicht die Entdeckung der Knochenmetastasen viel früher als mit konventionellen Röntgenaufnahmen [191, 192, 196]. Die Aktivitätsanreicherungen im Szintigramm sind jedoch unspezifisch und müssen röntgenologisch und anamnestisch (Frakturen, Trauma, Arthritis usw.) überprüft werden, um benigne Veränderungen abzugrenzen. Vor Beginn einer spezifischen Therapie der Metastasen kann eine Biopsie zur Klärung der Diagnose erforderlich sein.

Knochenmetastasen können das Knochenmark befallen und es im Bereich der Wirbelsäule oder des Sternum manchmal diffus durchsetzen [12, 16]. In einer Untersuchung fanden sich Melanommetastasen bei 9% der Patienten im Stadium III im Knochenmarkpunktat [16], in einer anderen Studie bei 2 von 14 Patienten im Stadium III [2].

Nieren und Harnwege

Bei der Obduktion finden sich hier häufig Metastasen, die klinisch jedoch nur selten Beschwerden verursachen. In der Regel treten sie als terminale Manifestationen der Erkrankung auf. Solitäre oder symptomatische Metastasen, die einer Therapie zugänglich sind, treten dennoch gelegentlich auf.

Die Nieren weisen in 35–48% der obduzierten Patienten Melanommetastasen auf, die Harnblase in 13-18%, die Ureteren und Prostata in nur 2-5% [10, 12, 16, 35, 41, 202].

Nierenmetastasen kommen in der Regel als multiple kleine (3-10 mm große) Knötchen in der Nierenrinde vor, die meist asymptomatisch sind, aber auch eine Hämaturie oder Melanurie verursachen können. Selten werden sie so groß, daß sie röntgenologisch erkennbar sind. Große Nierenmetastasen können Rückenschmerzen hervorrufen. Metastasen in Nierenbecken und Ureter liegen subepithelial und können röntgenologisch unklare Bilder, unter Umständen einen oder mehrere Füllungsdefekte verursachen [209, 211, 212, 213]. Wenn sie groß genug sind, können sie eine Obstruktion mit Hydronephrose oder Blutung zur Folge haben [211, 213]. Bei Metastasen in der Harnblase handelt es sich meist um multiple subepitheliale gestielte oder sessile Läsionen, selten kommen solitäre Harnblasenmetastasen vor [204, 205, 207, 208, 209, 214, 216, 217, 218]. Diese Metastasen rufen eher Symptome hervor als Metastasen an anderen Lokalisationen der Harnwege. Die Patienten leiden in der Regel an Hämaturie, Dysurie oder Pollakisurie. Prostata- und Harnröhrenmetastasen können ebenfalls Hämaturie, Dysurie oder Harnverhalten verursachen [202, 206, 210].

Zur Metastasensuche in diesen Organen ist neben der körperlichen Untersuchung besonders bei Patienten im Stadium III eine Analyse des Harnsediments angezeigt. Das häufigste Symptom, das eine Untersuchung des Harntrakts veranlaßt, ist die Makro- oder Mikrohämaturie [1, 12, 205, 217]. Ein abdominell oder rektal tastbarer Tumor, Symptome einer Harnweginfektion, Melanurie, Melanospermie und Azotämie können ebenfalls auftreten [202, 209, 215, 217]. Bei den meisten Patienten lassen sich die Metastasen mittels intravenösem Pyelogramm, Zystogramm, Zystoskopie oder anderer bildgebender Verfahren (wie CT oder Ultraschall) nachweisen. Gelegentlich zeigt die zytologische Untersuchung des Urins Melanomzellen [205, 219].

Andere Lokalisationen

Herz und Perikard

Bei etwa der Hälfte der obduzierten Melanompatienten sind Melanommetastasen im Myokard oder Perikard vorhanden [12, 16, 41]. Von allen Malignomen weist das maligne Melanom die größte Häufigkeit an Herzmetastasen auf [220, 223]. Bei manchen Patienten mit disseminiertem Melanom werden Myokard- oder Perikardmetastasen klinisch manifest, bis jetzt wurde jedoch noch kein klinisch symptomatischer Fall beobachtet, bei dem isolierte Herzmetastasen vorgelegen hätten [221, 223, 224, 225, 226, 227]. Herzmetastasen betreffen in der Regel das Myokard, die Funktion des Herzmuskels wird jedoch meist nicht so beeinträchtigt, daß Symptome auftreten. Metastasen in das Perikard oder Endokard (einschl. der Herzklappen) treten seltener auf, verursachen aber mit höherer Wahrscheinlichkeit klinische Symptome [221].

Sechs Kriterien deuten bei einem Melanompatienten, bei dem keine Vorerkrankung des Herzens vorliegt, auf das Vorhandensein von Herzmetastasen hin: 1) akute Perikarditis, 2) Herzbeuteltamponade oder Einflußstauung, 3) rasche Vergrößerung des Herzschattens auf dem Thoraxröntgenbild, 4) Auftreten einer ektopen Tachykardie, 5) Auftreten eines AV-Blocks Grad II oder III und 6) einsetzende deutliche Herzinsuffizienz [223]. Reproduzierbare elektrographische Kriterien zur Diagnose der Herzmetastasen gibt es nicht [220]. Ein Echokardiogramm oder ein CT des Herzens mit Kontrastmittelgabe tragen wahrscheinlich zur Aufdeckung von Perikardmetastasen bei, hier kommt eine palliative Behandlung in Betracht. Eine Perikardozentese ist bei Patienten mit nachweisbarem Perikarderguß im Echokardiogramm nützlich. Eine Herzkatheteruntersuchung kann bei einigen Fällen notwendig werden, wenn es darum geht, die Ursache einer Herzerkrankung abzuklären, besonders wenn an anderer Stelle keine Metastasen vorliegen und eine andere behandelbare Ursache der Herzerkrankung vermutet wird.

Pankreas

In Obduktionsstatistiken ist das Pankreas eine weitere häufige Lokalisation für Melanommetastasen, in 38-53% werden hier Metastasen gefunden [12, 16, 36, 41]. In der Regel durchsetzen multiple kleine Metastasen das gesamte Organ, sie verdrängen oder obstruieren die Hauptausführungsgänge nur selten. Die Diagnose kann als Zufallsbefund im CT oder im Ultraschall gestellt werden, Symptome sind selten (Abb. 12.17). Die häufigsten Symptome sind die eines Bauchtumors, oft mit Obstruktion des Darms (Duodenum) oder der Gallenwege. Große Pankreasmetastasen können sehr heftige Rückenschmerzen verursachen.

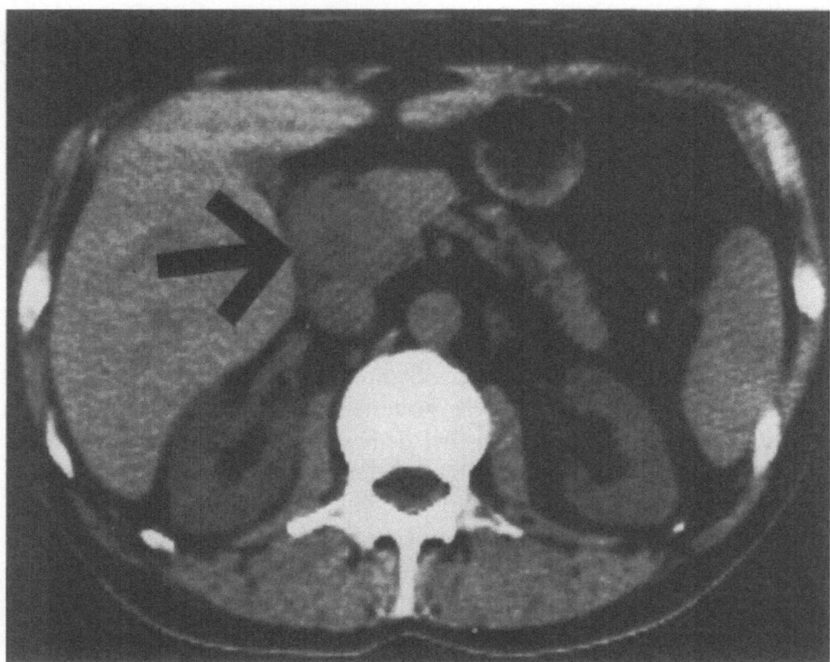

Abb. 12.17. Pankreasmetastase *(Pfeil)* bei einem Patienten mit unbestimmten Oberbauchschmerzen. Mit Hilfe einer CT-gesteuerten Nadelbiopsie wurde die Diagnose einer Melanommetastase bestätigt

Peritoneum und Mesenterium

Peritoneal- und Mesenterialmetastasen können bei Patienten mit disseminierten abdominellen Metastasen auftreten, fast immer bestehen gleichzeitig Darm- oder Lebermetastasen, bei der Obduktion sind sie ein häufiger Befund [16, 41, 170, 251]. Auftretende Symptome sind durch malignen Aszites oder große Tumormassen mit Kompression des Darms bedingt. Große Läsionen können im CT oder im Ultraschall diagnostiziert werden oder sind ein Zufallsbefund bei der Laparotomie oder bei einer abdominellen Angiographie [7, 33, 154].

Endokrine Organe

Besonders häufig sind die Nebennieren befallen (36-54% der Autopsiefälle) [12, 16, 36, 41, 202, 228]. Gelegentlich findet man im CT oder im Ultraschall Metastasen in der Nebenniere. Fast immer sind die Metastasen bilateral. In den seltenen Fällen, in denen Symptome auftreten, sind diese nur vage. Bei einem Patienten konnte eine 24 Monate anhaltende Palliation durch die Exzision einer solitären Nebennierenmetastase erzielt werden [12]. Bei wenigen Patienten wurde als Todesursache eine Nebenniereninsuffizienz berichtet [10]. Dennoch ist dies wahrscheinlich häufiger, als klinisch vermutet wird, da die Symptome klinisch auf die Tumordissemination zurückgeführt werden [229].

Die Schilddrüse ist bei obduzierten Patienten in 25-39% befallen; selten tritt jedoch eine Schilddrüsendysfunktion auf [12, 16, 36, 41]. In der Regel sind beide Lappen diffus betroffen. Gelegentlich weisen Patienten einen asymptomatischen Knoten am Hals auf, selten handelt es sich jedoch um eine solitäre Metastase. Der Befall der Nebenschilddrüse ist sehr selten. Bei der Obduktion werden nur in 2-4% Metastasen gefunden.

Auch Metastasen in die Hypophyse können auftreten. Dieses Ereignis wird jedoch auch in Sektionsstudien selten beobachtet (in weniger als 5% der Fälle). Zwei Fälle von Diabetes insipidus aufgrund von Melanommetastasen sind klinisch gesichert [1, 12].

Brust

Unter den Metastasen in der Brust gehören Absiedlungen eines Melanoms zu den häufigsten [35, 37, 230-235]. In verschiedenen Sektionsstatistiken wurde eine Häufigkeit von 2-6% beobachtet [12, 16, 36]. Klinisch kann man solche Metastasen gelegentlich durch Palpation diagnostizieren. Alle Patientinnen weisen mammographisch Veränderungen auf, das radiologische Bild ähnelt aber eher einer gutartigen Mastopathie [232]. Nicht selten bestehen gleichzeitig kutane oder subkutane Metastasen an anderen Lokalisationen.

Ovar, Uterus und Vagina

Ovarialmetastasen werden klinisch nur selten entdeckt, sie können aber als Abdominaltumor tastbar sein [12]. Bei obduzierten Patienten werden sie häufiger nachgewiesen (in 7-16%) [12, 16, 36, 41]. Uterus- und Vaginalmetastasen werden nur bei 2-7% der obduzierten Fälle gesehen, verursachen aber in der Regel keine Beschwerden. Es liegt ein Bericht über eine Patientin mit einer vaginalen Blutung aufgrund einer großen Uterusmetastase vor [252].

Hoden und Penis

Klinisch treten Hoden- und Penismetastasen selten auf, werden jedoch bei 5-7% der obduzierten Patienten entdeckt [16, 36, 236]. In einer Untersuchung war das maligne Melanom die häufigste Ursache von Hodenmetastasen; diese lagen bei 9 von 22 Fällen vor [237]. Klinisch weisen die Patienten meist eine Vergrößerung des Hodens auf. Bei einem obduzierten Patienten befiel eine Melanommetastase das Corpus cavernosum penis [238].

Mundhöhle, Pharynx und Larynx

Metastasen in diesen Gebieten verursachen Beschwerden, die leicht als interkurrente Erkrankung gedeutet werden können. Zahnschmerzen und Zahnwurzelabszesse erwiesen sich klinisch als Knochenmetastasen im Ober- oder Unterkiefer. Melanommetastasen, die Zunge, Tonsillen oder Pharynx befallen, können einen entzündlichen Prozeß des Pharynx oder Halsschmerzen vortäuschen, Metastasen im Larynx Heiserkeit hervorrufen [239-250]. Der Arzt oder der Zahnarzt, der einen Melanompatienten mit derartigen Beschwerden untersucht, sollte an die Möglichkeit von Melanommetastasen denken.

Andere Lokalisationen

Melanommetastasen wurden in den Augen und periorbital gefunden, ebenso in Skelettmuskel, Thymus, Bronchien und Parotis [12, 16, 57, 66, 194, 242, 244, 253, 254, 256].

Melanose

Eine seltene Komplikation des fortgeschrittenen Melanoms ist die Melanose. Sie ist durch generalisierte diffuse Pigmentablagerungen charakterisiert. Die ganze Haut wird dunkelgrau oder schiefergrau, gleichzeitig tritt eine Melanurie auf [258-262]. Bis jetzt wurden nur etwa 20 Fälle beschrieben. Bei allen Patienten bestand eine ausgedehnte Metastasierung, die Melanose trat terminal auf. Über die Ursache der Hautverfärbung gibt es verschiedene Ansichten, wahrscheinlich geht sie eher auf eine Ablagerung von Melaninpigment als auf metastasierte Tumorzellen in der Haut zurück. Ein Charakteristikum, das wir an der SMU häufig bei der Melanose beobachteten, ist, daß die Patienten trotz einer erheblich vergrößerten Leber und der Dunkelfärbung der Haut in überraschend gutem Allgemeinzustand verbleiben.

Melanommetastasen bei unbekanntem Primärtumor

Gelegentlich weist ein Patient Lymphknoten- oder Fernmetastasen auf, man findet jedoch kein primäres malignes Melanom. Fälle mit solchen okkulten primären malignen Melanomen treten bei 4-12% der Patienten mit einem metastasierten Melanom auf [4, 263-268]. Ungefähr ⅔ der Patienten mit einem okkulten primären Melanom weisen initial eine Lymphknotenmetastase auf (zumeist in der Axilla), ⅓ Fernmetastasen (meist in Haut, subkutanem Gewebe, Lungen oder Hirn).

Ungefähr 10-20% der Patienten geben an, im Zuflußgebiet der Lymphknotenmetastase ein Pigmentmal gehabt zu haben. Im typischen Fall wurde dieses 1-3 Jahre vorher bemerkt, als es sich vergrößerte, juckte, blutete oder geringfügig verletzt wurde: Es blieb eine unpigmentierte Narbe zurück. Bei ungefähr ⅓ der Patienten war das Pigmentmal in dem Zustromgebiet in irgendeiner Form vorbehandelt worden, z. B. durch Diathermie oder Curettage; hier handelte es sich vermutlich um das primäre Melanom. Bei der Mehrheit der Patienten ist jedoch anamnestisch kein malignes Melanom der Haut bekannt.

Zuerst wird man bei einem derartigen Patienten die Haut sorgfältig nach einem möglichen Primärtumor absuchen und etwaige verdächtige Läsionen exzidieren, besonders pigmentierte Läsionen. Die genaue Kenntnis der anatomischen Begrenzung des Zuflußgebietes der befallenen Lymphknoten erlaubt eine gezielte Suche in diesem Bereich. Mit einer Wood-UV-Lampe kann man manchmal Depigmentierungen oder einen Halonävus nachweisen. Als nächster Schritt wird man nach klinischen Hinweisen für viszerale oder disseminierte Metastasen suchen. Dazu gehören eine sorgfältige körperliche Untersuchung einschl. Spiegelung des Augenhintergundes, Röntgenaufnahmen des Thorax, Leberfunktionsproben und anderer Untersuchungen, je nach klinischem Bild und Symptomatik.

In allen Untersuchungen, bei denen Patientengruppen mit bekanntem und okkultem primärem Melanom miteinander verglichen wurden, zeigten sich keine prognostischen Unterschiede, vorausgesetzt, die Patienten glichen sich hinsichtlich prognostischer Kriterien (Abb. 12.18). Daher sollte die Behandlung bei einem okkulten primären Melanom genauso wie in einem ähnlichen Stadium mit bekanntem Primärtumor sein.

Üblicherweise werden 2 Erklärungen für maligne Melanome ohne nachweisbaren Primärtumor herangezogen: 1) Das Melanom ist de novo in einem Lymphknoten oder viszeral entstanden; 2) die Metastase geht auf einen spontan regressierten Primärtumor zurück. Viele Indizien sprechen für die 2. Hypothese, denn die Rückbildung eines Primärtumors durch spontane Regression und die spätere Entdeckung von Melanommetastasen ist mit den vorliegenden Ergebnissen am besten vereinbar. Möglicherweise ist die Immunantwort auf die Melanomantigene, die auch die Zerstörung des primären Melanoms verursachte, für die bei manchen Patienten beobachtete lange Überlebenszeit verantwortlich.

Bei diesen Patienten wird, falls möglich, ein aggressives chirurgisches Vorgehen zur Heilung und Palliation empfohlen (s. Kap. 7 und 13). Patienten mit regionären Metastasen, die nur eine Lymphknotenmetastase aufwiesen, hatten nach der regionären Lymphknotendissektion eine signifikant bessere Fünfjahresüberlebensrate als Patienten mit mehr als einer Lymphknotenmetastase [4]. Patienten mit Haut- und subkutanen Metastasen wiesen im Vergleich zu Patienten mit anderen Lokalisationen der Fernmetastasen eine bessere Prognose auf, die Zweijahresüberlebensrate betrug in einer Studie bis zu 37% [266].

Literatur

Allgemeine Diagnose und Behandlung

1. Amer MH, Al-Sarraf M, Vaitkevicius VK (1979) Clinical presentation, natural history and prognostic factors in advanced malignant melanoma. Surg Gynecol Obstet 149: 687
2. Aranha GV, Simmons RL, Gunnarsson A, Grage TB, McKhann CF (1979) The value of preoperative screening procedures in stage I and II malignant melanoma. J Surg Oncol 11: 1

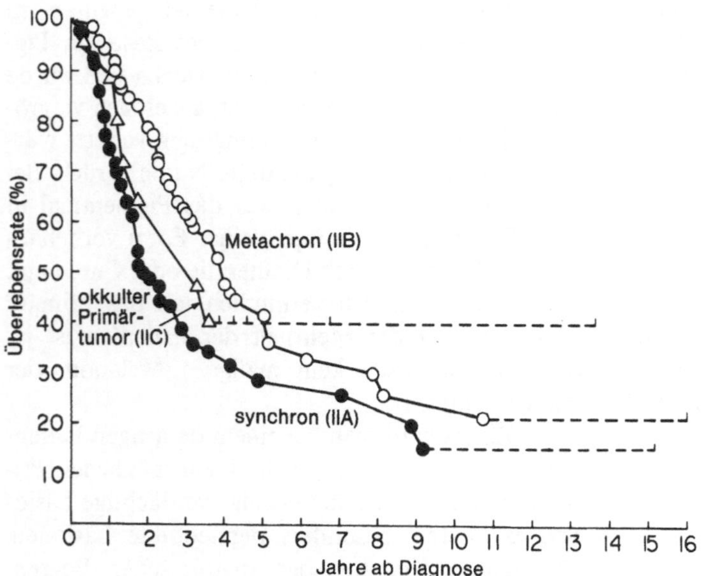

Abb. 12.18. Überlebenskurven für Substadien bei lymphogener Metastasierung, gerechnet vom Zeitpunkt der Erstdiagnose. Die Patienten mit unbekanntem Primärtumor und Melanommetastasen in regionären Lymphknoten (Stadium IIC) wiesen die gleiche Überlebensrate auf wie Patienten mit synchronen Lymphknotenmetastasen (Stadium IIA) oder Patienten mit metachronen Metastasen (Stadium IIB) [4]

3. Balch CM, Karakousis C, Mettlin C, Natarajan N, Donegan WL, Smart CR, Murphy GR (1984) Management of cutaneous melanoma in the United States: Results of the American College of Surgeons' melanoma survey. Surg Gynecol Obstet 158: 311
4. Balch CM, Soong S-j, Murad TM, Ingalls AL, Maddox WA (1981) A multifactorial analysis of melanoma III: Prognostic factors in melanoma patients with lymph node metastases (stage II). Ann Surg 193: 377
5. Balch CM, Soong S-j, Murad TM, Smith JW, Maddox WA, Durant JR (1983) A multifactorial analysis of melanoma IV. Prognostic factors in 200 melanoma patients with distant metastases (stage III). J Clin Oncol 1: 126
6. Bassett LW, Steckel RJ (1977) Imaging techniques in the detection of metastatic disease. Semin Oncol 4: 39
7. Bernardino ME, Goldstein HM (1978) Gray scale ultrasonography in the evaluation of metastatic melanoma. Cancer 42: 2529
8. Blois MS, Banda PW (1976) Detection of occult metastatic melanoma by urine chromatography. Cancer Res 36: 3317
9. Bragg DG (1980) Medical imaging problems in the patient with advanced cancer. JAMA 244: 597
10. Budman DR, Camacho E, Wittes RE (1978) The current causes of death in patients with malignant melanoma. Eur J Cancer 14: 327
11. Cox KR, Hare WSC, Bruce PT (1966) Lymphography in melanoma: Correlation of radiology with pathology. Cancer 19: 637
12. Das Gupta T, Brasfield R (1964) Metastatic melanoma: A clinicopathological study. Cancer 17: 1323
13. de la Monte SM, Moore GW, Hutchins GM (1983) Patterned distribution of metastases from malignant melanoma in humans. Cancer Res 43: 3427
14. Doiron MJ, Bernardino ME (1981) A comparison of noninvasive imaging modalities in the melanoma patient. Cancer 47: 2581
15. Doyle FH, Pennock JM, Banks LM, McDonnell MJ, Bydder GM, Steiner RE, Young IR, Clarke GJ, Pasmore T, Gilderdale DJ (1982) Nuclear magnetic resonance imaging of the liver: Initial experience. Am J Roentgenol 138: 193
16. Einhorn LH, Burgess MA, Vallejos C, Bodey GP Sr, Gutterman J, Mavligit G, Hersh EM, Luce JK, Frei E III, Freireich EJ, Gottlieb JA (1974) Prognostic correlations and response to treatment in advanced metastatic malignant melanoma. Cancer Res 34: 1995
17. Eiseman B, Robinson WA, Steele G Jr (1982) Follow-up of the Cancer Patient. Georg Thieme Verlag, Thieme-Stratton, New York
18. Evans RA, Bland KI, McMurtrey MJ, Ballantyne AJ (1980) Radionuclide scans not indicated for clinical stage I melanoma. Surg Gynecol Obstet 150: 532
19. Felix EL, Sindelar WF, Bagley DH, Johnston GS, Ketcham AS (1975) The use of bone and brain scans as screening procedures in patients with malignant lesions. Surg Gynecol Obstet 141: 867
20. Feun LG, Gutterman J, Burgess MA, Hersh EM, Mavligit G, McBride CM, Benjamin RS, Richman SP, Murphy WK, Bodey GP, Brown BW, Mountain CF, Leavens ME, Freireich EJ (1982) The natural history of resectable metastatic melanoma (stage IVA melanoma). Cancer 50: 1656
21. Finck SJ, Giuliano AE, Morton DL (1983) LDH and melanoma. Cancer 51: 840
22. Friedman M, Forgione H, Shanbhag V (1980) Needle aspiration of metastatic melanoma. Acta Cytol 24: 7
23. Habermalz HJ, Fisher JJ (1976) Radiation therapy of malignant melanoma: Experience with high individual treatment doses. Cancer 38: 2258
24. Hajdu SL, Savino A (1973) Cytologic diagnosis of malignant melanoma. Acta Cytol 17: 320
25. Hilaris BS, Raben M, Calabrese AS, Phillips RF, Henschke UK (1963) Value of radiation therapy for distant metastases from malignant melanoma. Cancer 16: 765
26. Huffman TA, Sterin WK (1973) Ten-year survival with multiple metastatic malignant melanoma: Primary site unknown. Arch Surg 106: 234
27. Jackson FI, McPherson TA, Lentle BC (1977) Gallium-67 scintigraphy in multisystem malignant melanoma. Radiology 122: 163
28. Karakousis CP (1983) Surgical treatment of recurrent malignant melanoma. Contemp Surg 22: 75
29. Karakousis CP, Temple DF, Moore R, Ambrus JL (1983) Prognostic parameters in recurrent malignant melanoma. Cancer 52: 575
30. Kirkwood JM, Myers JE, Vlock DR, Neumann R, Ariyan S, Gottschalk A, Hoffer P (1983) Tomographic gallium-67 citrate scanning: Useful new surveillance for metastatic melanoma. Ann Surg 198: 102
31. Larson SM, Brown JP, Wright PW, Carrasquillo JA, Hellstrom I, Hellstrom KE (1983) Imaging of melanoma with I-131-labeled monoclonal antibodies. J Nucl Med 24: 123
32. Lawson DH, Nixon DW, Back ML, Tindall GT, Barnes DA, Faraj BA, Ali FM, Camp VM, Richmond A (1983) Evaluation of transsphenoidal hypophysectomy in the management of patients with advanced malignant melanoma. Cancer 51: 1541
33. Levitt RG, Koehler RE, Sagel SS, Lee JKT (1982) Metastatic disease of the mesentery and omentum. Radiol Clin North Am 20: 501
34. Libshitz HI (1982) Symposium on metastatic disease. Radiol Clin North Am 20: 417
35. Meyer JE (1978) Radiographic evaluation of metastatic melanoma. Cancer 42: 127
36. Meyer JE, Stolbach L (1978) Pretreatment radiographic evaluation of patients with malignant melanoma. Cancer 42: 125
37. Milder MS, Frankel RS, Bulkley GB, Ketcham AS, Johnston GS (1973) Gallium-67 scintigraphy in malignant melanoma. Cancer 32: 1350
38. Milton GW, Shaw HM, Farago GA, McCarthy WH (1980) Tumour thickness and the site and time of first recurrence in cutaneous malignant melanoma (stage I). Br J Surg 67: 543
39. Murray JL, Lerner MP, Nordquist RE (1982) Elevated γ-glutamyl transpeptidase levels in malignant melanoma. Cancer 49: 1439
40. Muss HB, Richards F II, Barnes PL, Willard VV, Cowan RJ (1979) Radionuclide scanning in patients with advanced malignant melanoma. Clin Nucl Med 4: 516
41. Patel JK, Didolkar MS, Pickren JW, Moore RH (1978) Metastatic pattern of malignant melanoma: A study of 216 autopsy cases. Am J Surg 135: 807
42. Presant CA, Bartolucci AA, Smalley RV, Vogler WR, the Southeastern Cancer Study Group (1979) Cyclophosphamide plus 5-(3,3-dimethyl-1-triazeno)-imidazole-4-carboxamide (DTIC) with or without corynebacterium

parvum in metastatic malignant melanoma. Cancer 44: 899

43. Pykett IL, Newhouse JH, Buonanno FS, Brady TJ, Goldman MR, Kistler JP, Pohost GM (1982) Principles of nuclear magnetic resonance imaging. Radiology 143: 157
44. Romolo JL, Fisher SG (1979) Gallium^{67} scanning compared with physical examination in the preoperative staging of malignant melanoma. Cancer 44: 468
45. Roth JA, Eilber FR, Bennett LR, Morton DL (1975) Radionuclide photoscanning: Usefulness in preoperative evaluation of melanoma patients. Arch Surg 110: 1211
46. Sacre R, Lejeune FJ (1982) Pattern of metastases distribution in 173 stage I or II melanoma patients. Anticancer Res 2: 47
47. Seigler HF, Fetter BF (1977) Current management of melanoma. Ann Surg 186: 1
48. Seigler HF, Lucas VS Jr, Pickett NJ, Huang AT (1980) DTIC, CCNU, bleomycin and vincristine (BOLD) in metastatic melanoma. Cancer 46: 2346
49. Smith FW (1983) Two years' clinical experience with NMR imaging. Applied Radiol 12: 29
50. Stehlin JS Jr, Hills WJ, Rufino C (1967) Disseminated melanoma: Biologic behavior and treatment. Arch Surg 94: 495
51. Storm FK, Kaiser LR, Goodnight JE, Harrison WH, Elliott RS, Gomes AS, Morton DL (1982) Thermochemotherapy for melanoma metastases in liver. Cancer 49: 1243
52. Strauss A, Dritschilo A, Nathanson L, Piro AJ (1981) Radiation therapy of malignant melanomas: An evaluation of clinically used fractionation schemes. Cancer 47: 1262
53. Stuhlmiller GM, Sullivan DC, Vervaert CE, Croker BP, Harris CC, Seigler HF (1981) In vivo tumor localization using tumor-specific monkey xenoantibody, alloantibody, and murine monoclonal xenoantibody. Ann Surg 194: 592
54. Thomas JH, Panoussopoulous D, Liesmann GE, Jewell WR, Preston DF (1979) Scintiscans in the evaluation of patients with malignant melanomas. Surg Gynecol Obstet 149: 574
55. Turnbull A, Shah J, Fortner J (1973) Recurrent melanoma of an extremity treated by major amputation. Arch Surg 106: 496
56. Whalen JP (1979) Radiology of the abdomen: Impact of new imaging methods. Am J Roentgenol 133: 587
57. Wheelock MC, Frable WJ, Urnes PD (1962) Bizarre metastases from malignant neoplasms. Am J Clin Pathol 37: 475
58. Yamada T, Itou U, Watanabe Y, Ohashi S (1972) Cytologic diagnosis of malignant melanoma. Acta Cytol 16: 70
59. Zornoza J (1982) Needle biopsy of metastases. Radiol Clin North Am 20: 569

Haut- und subkutane Metastasen

60. Cox KR (1974) Regional cutaneous metastases in melanoma of the limb. Surg Gynecol Obstet 139: 385
61. Kim JH, Hahn EW, Ahmed SA (1982) Combination hyperthermia and radiation therapy for malignant melanoma. Cancer 50: 478
62. Luk KH, Francis ME, Perez CA, Johnson RJ (1983) Radiation therapy and hyperthermia in the treatment of superficial lesions. Preliminary analysis: Treatment efficacy and reactions of skin tissues subcutaneous. Am J Clin Oncol 6: 399
63. Overgaard J (1981) Fractionated radiation and hyperthermia: Experimental and clinical studies. Cancer 48: 1116

Lunge, Pleura und Mediastinum

64. Anderson CB, Philpott GW, Ferguson TB (1974) The treatment of malignant pleural effusions. Cancer 33: 916
65. Andrews AH Jr, Caldarelli DD (1981) Carbon dioxide laser treatment of metastatic melanoma of the trachea and bronchi. Ann Otol Rhinol Laryngol 90: 310
66. Braman SS, Whitcomb ME (1975) Endobronchial metastasis. Arch Intern Med 135: 543
67. Cahan WG (1973) Excision of melanoma metastases to lung: Problems in diagnosis and management. Ann Surg 178: 703
68. Chang AE, Schaner EG, Conkle DM, Flye MW, Doppman JL, Rosenberg SA (1979) Evaluation of computed tomography in the detection of pulmonary metastases: A prospective study. Cancer 43: 913
69. Chen JTT, Dahmash NS, Ravin CE, Heaston DK, Putman CE, Seigler HF, Reed JC (1981) Metastatic melanoma to the thorax: Report of 130 patients. Am J Roentgenol 137: 293
70. Cline RE, Young WG Jr (1970) Long term results following surgical treatment of metastatic pulmonary tumors. Am Surg 36: 61
71. Curtis A McB, Ravin CE, Deering TF, Putman CE, McLoud TC, Greenspan RH (1982) The efficacy of full-lung tomography in the detection of early metastatic disease from melanoma. Diagn Radiol 144: 27
72. Feldman L, Kricun ME (1979) Malignant melanoma presenting as a mediastinal mass. JAMA 241: 396
73. Gibbons JA, Devig PM (1978) Massive hemothorax due to metastatic malignant melanoma. Chest 73: 123
74. Gromet MA, Ominsky SH, Epstein WL, Blois MS (1979) The thorax as the initial site for systemic relapse in malignant melanoma: A prospective survey of 324 patients. Cancer 44: 776
75. Heaston DK, Putman CE (1982) Radiographic manifestations of thoracic malignant melanoma. In: Seigler HF (ed) Clinical Management of Melanoma. Nijhoff, The Hague, p 62
76. Libshitz HI, North LB (1982) Pulmonary metastases. Radiol Clin North Am 20: 437
77. McCormack PM, Bains MS, Beattie EJ Jr, Martini N (1978) Pulmonary resection in metastatic carcinoma. Chest 73: 163
78. McCormack PM, Martini N (1979) The changing role of surgery for pulmonary metastases. Ann Thorac Surg 28: 139
79. Mathisen DJ, Flye MW, Peabody J (1979) The role of thoracotomy in the management of pulmonary metastases from malignant melanoma. Ann Thorac Surg 27: 295
80. Mintzer RA, Malave SR, Neiman HL, Michaelis LL, Vanecko RM, Sanders JH (1979) Computed vs conventional tomography in evaluation of primary and secondary pulmonary neoplasms. Radiology 132: 653
81. Morrow CE, Vassilopoulos PP, Grage TB (1980) Surgical resection for metastatic neoplasms of the lung: Experi-

ence at the University of Minnesota Hospitals. Cancer 45: 2981
82. Morton DL, Joseph WL, Ketcham AS, Geelhoed GW, Adkins PC (1973) Surgical resection and adjunctive immunotherapy for selected patients with multiple pulmonary metastases. Ann Surg 178: 360
83. Muhm JR, Brown LR, Crowe JK (1977) Use of computed tomography in the detection of pulmonary nodules. Mayo Clin Proc 52: 345
84. Neifeld JP, Michaelis LL, Doppman JL (1977) Suspected pulmonary metastases: Correlation of chest x-ray, whole lung tomograms, and operative findings. Cancer 39: 383
85. Reed RJ III, Kent EM (1964) Solitary pulmonary melanomas. Two case reports. J Thorac Cardiovasc Surg 48: 226
86. Schaner EG, Chang AE, Doppman JL, Conkle DM, Flye MW, Rosenberg SA (1978) Comparison of computed and conventional whole lung tomography in detecting pulmonary nodules: A prospective radiologic-pathologic study. Am J Roentgenol 131: 51
87. Sethi SM, Saxton GD (1974) Osteoarthropathy associated with solitary pulmonary metastasis from melanoma. Can J Surg 17: 221
88. Simeone JF, Putman CE, Greenspan RH (1977) Detection of metastatic malignant melanoma by chest roentgenography. Cancer 39: 1993
89. Sonoda T, Krauss S (1975) Hypertrophic osteoarthropathy associated with pulmonary metastasis of malignant melanoma. J Tenn Med Assoc 68: 716
90. Sutton FD Jr, Vestal RE, Creagh CE (1974) Varied presentations of metastatic pulmonary melanoma. Chest 65: 415
91. Turney S, Haight C (1971) Pulmonary resection for metastatic neoplasms. J Thorac Cardiovasc Surg 61: 784
92. Vidne BA, Richter S, Levy MJ (1976) Surgical treatment of solitary pulmonary metastasis. Cancer 38: 2561
93. Webb WR (1979) Hilar and mediastinal lymph node metastases in malignant melanoma. Am J Roentgenol 133: 805
94. Webb WR, Gamsu G (1977) Thoracic metastasis in malignant melanoma: A radiographic survey of 65 patients. Chest 71: 176
95. Wilkins EW Jr, Head JM, Burke JF (1978) Pulmonary resection for metastatic neoplasms in the lung: Experience at the Massachusetts General Hospital. Am J Surg 135: 480
96. Wilson KS, Naidoo A (1979) Hypertrophic osteoarthropathy. Mayo Clin Proc 54: 208
97. Yeung KY, Bonnet JD (1977) Spontaneous pneumothorax with metastatic malignant melanoma. Chest 71: 435

Gehirn und Rückenmark (ZNS)

98. Amer MH, Al-Sarraf M, Baker LH, Vaitkevicius VK (1978) Malignant melanoma and central nervous system metastases: Incidence, diagnosis, treatment and survival. Cancer 42: 660
99. Aronson SM, Garcia JH, Aronson BE (1964) Metastatic neoplasms of the brain: Their frequency in relation to age. Cancer 17: 558
100. Atkinson L (1978) Melanoma of the central nervous system. Aust NZ J Surg 48: 14
101. Bardfeld PA, Passalaqua AM, Braunstein P, Raghavendra BN, Leeds NE, Kricheff II (1977) A comparison of radionuclide scanning and computed tomography in metastatic lesions of the brain. J Comput Assist Tomogr 1: 315
102. Bauman ML, Price TR (1972) Intracranial metastatic malignant melanoma: Long-term survival following subtotal resection. South Med J 65: 344
103. Bremer AM, West CR, Didolkar MS (1978) An evaluation of the surgical management of melanoma of the brain. J Surg Oncol 10: 211
104. Buell U, Niendorf HP, Kazner E, Lanksch W, Wilske J, Steinhoff H, Gahr H (1978) Computerized transaxial tomography and cerebral serial scintigraphy in intracranial tumors - rates of detection and tumor-type identification: Concise communication. J Nucl Med 19: 476
105. Bullard DE, Cox EB, Seigler HF (1981) Central nervous system metastases in malignant melanoma. Neurosurgery 8: 26
106. Butler AR, Kricheff II (1978) Non-contrast CT scanning: Limited value in suspected brain tumor. Radiology 126: 689
107. Carella RJ, Gelber R, Hendrickson F, Berry HC, Cooper JS (1980) Value of radiation therapy in the management of patients with cerebral metastases from malignant melanoma: Radiation Therapy Oncology Group brain metastases study I and II. Cancer 45: 679
108. Cooper JS, Carella R (1980) Radiotherapy of intracerebral metastatic malignant melanoma. Radiology 134: 735
109. Enzmann DR, Kramer R, Norman D, Pollock J (1978) Malignant melanoma metastatic to the central nervous system. Radiology 127: 177
110. Fell DA, Leavens ME, McBride CM (1980) Surgical versus nonsurgical management of metastatic melanoma of the brain. Neurosurgery 7: 238
111. Fletcher JW, George EA, Henry RE, Donati RM (1975) Brain scans, dexamethasone therapy, and brain tumors. JAMA 232: 1261
112. Galicich JH, Sundaresan N, Arbit E, Passe S (1980) Surgical treatment of single brain metastasis: Factors associated with survival. Cancer 45: 381
113. Gelber RD, Larson M, Borgelt BB, Kramer S (1981) Equivalence of radiation schedules for the palliative treatment of brain metastases in patients with favorable prognosis. Cancer 48: 1749
114. Gildersleeve N Jr, Koo AH, McDonald CJ (1977) Metastatic tumor presenting as intracerebral hemorrhage: Report of 6 cases examined by computed tomography. Radiology 124: 109
115. Ginaldi S, Wallace S, Shalen P, Luna M, Handel S (1981) Cranial computed tomography of malignant melanoma. Am J Roentgenol 136: 145
116. Gottlieb JA, Frei E III, Luce JK (1972) An evaluation of the management of patients with cerebral metastases from malignant melanoma. Cancer 29: 701
117. Greenberg HS, Kim J, Posner JB (1980) Epidural spinal cord compression from metastatic tumor: Results with a new treatment protocol. Ann Neurol 8: 361
118. Hafström L, Jönsson P-E, Strömblad L-G (1980) Intracranial metastases of malignant melanoma treated by surgery. Cancer 46: 2088
119. Hayward RD (1976) Malignant melanoma and the central nervous system: A guide for classification based on the clinical findings. J Neurol Neurosurg Psychiatry 39: 526

120. Hayward RD (1976) Secondary malignant melanoma of the brain. Clin Oncol 2: 227
121. Holtås S, Cronqvist S (1981) Cranial computed tomography of patients with malignant melanoma. Neuroradiology 22: 123
122. Lang EF, Slater J (1964) Metastatic brain tumors: Results of surgical and nonsurgical treatment. Surg Clin North Am 44: 865
123. Lewi HJ, Roberts MM, Donaldson AA, Forrest APM (1980) The use of cerebral computer assisted tomography as a staging investigation of patients with carcinoma of the breast and malignant melanoma. Surg Gynecol Obstet 151: 385
124. McCann WP, Weir BKA, Elvidge AR (1968) Long-term survival after removal of metastatic malignant melanoma of the brain: Report of two cases. J Neurosurg 28: 483
125. McNeel DP, Leavens ME (1968) Long-term survival with recurrent metastatic intracranial melanoma: Case report. J Neursurg 29: 91
126. Madonick MJ, Savitsky N (1951) Subarachnoid hemorrhage in melanoma of the brain. Arch Neurol Psych 65: 628
127. Mandybur TI (1977) Intracranial hemorrhage caused by metastatic tumors. Neurology 27: 650
128. Pennington DG, Milton GW (1975) Cerebral metastasis from melanoma. Aust NZ J Surg 45: 405
129. Posner JB (1977) Management of central nervous system metastases. Semin Oncol 4: 81
130. Posner JB, Chernik NL (1978) Intracranial metastases from systemic cancer. Adv Neurol 19: 579
131. Ransohoff J (1975) Surgical management of metastatic tumors. Semin Oncol 2: 21
132. Reyes V, Horrax G (1950) Metastatic melanoma of the brain: Report of a case with unusually long survival period following surgical removal. Ann Surg 131: 237
133. Ruderman NB, Hall TC (1965) Use of glucocorticoids in the palliative treatment of metastatic brain tumors. Cancer 18: 298
134. Scott M (1975) Spontaneous intracerebral hematoma caused by cerebral neoplasms: Report of eight verified cases. J Neurosurg 42: 338
135. Solis OJ, Davis KR, Adair LB, Roberson GR, Kleinman G (1977) Intracerebral metastatic melanoma: CT evaluation. Comput Tomogr 1: 135
136. Vieth RG, Odom GL (1965) Intracranial metastases and their neurosurgical treatment. J Neurosurg 23: 375
137. Vlock DR, Kirkwood JM, Leutzinger C, Kapp DS, Fischer JJ (1982) High-dose fraction radiation therapy for intracranial metastases of malignant melanoma: A comparison with low-dose fraction therapy. Cancer 49: 2289
138. Wasserstrom WR, Glass JP, Posner JB (1982) Diagnosis and treatment of leptomeningeal metastases from solid tumors: Experience with 90 patients. Cancer 49: 759
139. Winston KR, Walsh JW, Fischer EG (1980) Results of operative treatment of intracranial metastatic tumors. Cancer 45: 2639
140. Wolpert SM, Zimmer A, Schechter MM, Zingesser LH (1967) The neuroradiology of melanomas of the central nervous system. Am J Roentgenol 101: 178
141. Young RF, Post EM, King GA (1980) Treatment of spinal epidural metastases: Randomized prospective comparison of laminectomy and radiotherapy. J Neurosurg 53: 741

Magen-Darm-Trakt

142. Backman H (1969) Metastases of malignant melanoma in the gastrointestinal tract. Geriatrics 24: 112
143. Beckly DE (1974) Alimentary tract metastases from malignant melanoma. Clin Radiol 25: 385
144. Benisch BM, Abramson S, Present DH (1972) Malabsorption and metastatic melanoma. Mt Sinai J Med 39: 474
145. Booth JB (1965) Malignant melanoma of the stomach: Report of a case presenting as an acute perforation and review of the literature. Br J Surg 52: 262
146. Butler ML, Van Heertum RL, Teplick SK (1975) Metastatic malignant melanoma of the esophagus: A case report. Gastroenterology 69: 1334
147. Byrd BF Jr, Morton CE III (1978) Malignant melanoma metastatic to the gastrointestinal tract from an occult primary tumor. South Med J 71: 1306
148. Calderon R, Ceballos J, McGraw JP (1955) Metastatic melanoma of the stomach. Am J Roentgenol 74: 242
149. Das Gupta TK, Brasfield RD (1964) Metastatic melanoma of the gastrointestinal tract. Arch Surg 88: 969
150. Davis GH, Zollinger RW (1960) Metastatic melanoma of the stomach. Am J Surg 99: 94
151. Fraser-Moodie A, Hughes RG, Jones SM, Shorey BA, Snape L (1976) Malignant melanoma metastases to the alimentary tract. Gut 17: 206
152. Giler S, Kott I, Urca I (1979) Malignant melanoma metastatic to the gastrointestinal tract. World J Surg 3: 375
153. Goldman SL, Pollack EW, Wolfman EF Jr (1977) Gastric ulcer: An unusual presentation of malignant melanoma. JAMA 237: 52
154. Goldstein HM, Beydoun MT, Dodd GD (1977) Radiologic spectrum of melanoma metastatic to the gastrointestinal tract. Am J Roentgenol 129: 605
155. Goodman PL, Karakousis CP (1981) Symptomatic gastrointestinal metastases from malignant melanoma. Cancer 48: 1058
156. Harris MN (1964) Massive gastrointestinal hemorrhage due to metastatic malignant melanoma of small intestine. Arch Surg 88: 1049
157. Karakousis C, Holyoke ED, Douglass HO Jr (1974) Intussusception as a complication of malignant neoplasm. Arch Surg 109: 515
158. Klausner JM, Skornick Y, Lelcuk S, Baratz M, Merhav A (1982) Acute complications of metastatic melanoma to the gastrointestinal tract. Br J Surg 69: 195
159. Macbeth WAAG, Gwynne JF, Jamieson MG (1969) Metastatic melanoma in the small bowel. Aust NZ J Surg 38: 309
160. May ARL, Edwards JM (1976) Surgical excision of visceral metastases from malignant melanoma. Clin Oncol 2: 233
161. Meyers MA, McSweeney J (1972) Secondary neoplasms of the bowel. Radiology 105: 1
162. Oddson TA, Rice RP, Seigler HF, Thompson WM, Kelvin FM, Clark WM (1978) The spectrum of small bowel melanoma. Gastrointest Radiol 3: 419
163. Paglia MA, Exelby PE (1968) Recurrent intussusception from metastatic melanoma. NY State J Med, December 1
164. Pomerantz H, Margolin HN (1962) Metastases to the gastrointestinal tract from malignant melanoma. Am J Roentgenol 88: 712
165. Potchen EJ, Khung CL, Yatsuhashi M (1964) X-ray diagnosis of gastric melanoma. N Engl J Med 271: 133

166. Reeder MM, Cavanagh RC (1974) „Bull's-eye" lesions: Solitary or multiple nodules in the gastrointestinal tract with larger central ulceration. JAMA 229: 825
167. Sacks BA, Joffee N, Antonioli DA (1977) Metastatic melanoma presenting clinically as multiple colonic polyps. Am J Roentgenol 129: 511
168. Sanders DE, Ho CS (1976) The small bowel enema: Experience with 150 examinations. Am J Roentgenol 127: 743
169. Shah SM, Smart DF, Texter EC Jr, Morris WD (1977) Metastatic melanoma of the stomach: The endoscopic and roentgenographic findings and review of the literature. South Med J 70: 379
170. Thompson WH (1982) Radiographic manifestations of metastatic melanoma to the gastrointestinal tract, hepatobiliary system, pancreas, spleen and mesentery. In: Seigler HF (ed) Clinical Management of Melanoma. Nijhoff, The Hague, p 133
171. Willbanks OL, Fogelman MJ (1970) Gastrointestinal melanosarcoma. Am J Surg 120: 602
172. Wood CB, Wood RAB (1975) Metastatic malignant melanoma of the esophagus. Dig Dis Sci 20: 786
173. Zornoza J, Goldstein HM (1977) Cavitating metastases of the small intestine. Am J Roentgenol 129: 613

Leber, Galle und Milz

174. Alderson PO, Adams DF, McNeil BJ, Sanders R, Siegelman SS, Finberg H, Hessel SJ, Abrams HL (1983) A prospective comparison of computed tomography, ultrasound and scintigraphy of the liver in patients with colon or breast carcinoma. Radiology 146: 439
175. Balthazar EJ, Javors B (1975) Malignant melanoma of the gallbladder. Am J Gastroenterol 64: 332
176. Bernardino ME, Thomas JL, Barnes PA, Lewis E (1982) Diagnostic approaches to liver and spleen metastases. Radiol Cin North Am 20: 469
177. Bowdler DA, Leach RD (1982) Metastatic intrabiliary melanoma. Clin Oncol 8: 251
178. Daunt N, King DM (1982) Metastatic melanoma in the biliary tree. Br J Radiol 55: 873
179. Felix EL, Bagley DH, Sindelar WF, Johnston GS, Ketcham AS (1976) The value of the liver scan in preoperative screening of patients with malignancies. Cancer 38: 1137
180. Fortner JG, Kallum BO, Kim DK (1977) Surgical management of hepatic vein occlusion by tumor: Budd-Chiari syndrome. Arch Surg 112: 727
181. Garg R, McPherson TA, Lentle B, Jackson F (1979) Usefulness of an elevated serum lactate dehydrogenase value as a marker of hepatic metastases in malignant melanoma. Can Med Assoc J 120: 1114
182. Herrington JL Jr (1965) Metastatic malignant melanoma of the gallbladder masquerading as cholelithiasis. Am J Surg 109: 676
183. MacCarty RL, Stephens DH, Hattery RR, Sheedy PF II (1979) Hepatic imaging by computed tomography: A comparison with ^{99m}Tc-sulfur colloid, ultrasonography, and angiography. Radiol Clin North Am 17: 137
184. McArthur MS, Teergarden DK (1983) Metastatic melanoma presenting as obstructive jaundice with hemobilia. Am J Surg 145: 830
185. McFadden PM, Krementz ET, McKinnon WMP, Pararo LL, Ryan RF (1979) Metastatic melanoma of the gallbladder. Cancer 44: 1802
186. Ostick DG, Haqqani MT (1976) Obstructive cholecystitis due to metastatic melanoma. Postgrad Med J 52: 710
187. Shimkin PM, Soloway MS, Jaffe E (1972) Metastatic melanoma of the gallbladder. Am J Roentgenol 116: 393
188. Smith TJ, Kemeny MM, Sugarbaker PH, Jones AE, Vermess M, Shawker TH, Edwards BK (1982) A prospective study of hepatic imaging in the detection of metastatic disease. Ann Surg 195: 486
189. Snow JH Jr, Goldstein HM, Wallace S (1979) Comparison of scintigraphy, sonography, and computed tomography in the evaluation of hepatic neoplasms. Am J Roentgenol 132: 915
190. Zemlyn S (1966) Metastatic melanoma of the gallbladder. Radiology 87: 744

Knochen

191. Devereux D, Johnston G, Blei L, Head G, Makuch R, Burt M (1980) The role of bone scans in assessing malignant melanoma in patients with stage III disease. Surg Gynecol Obstet 151: 45
192. Fon GT, Wong WS, Gold RH, Kaiser LR (1981) Skeletal metastases of melanoma: Radiographic, scintigraphic, and clinical review. Am J Roentgenol 137: 103
193. Gelberman RH, Stewart WR, Harrelson JM (1978) Hand metastasis from melanoma: A case study. Clin Orthop 136: 264
194. Harrelson JM (1982) Orthopaedic considerations in the treatment of malignant melanoma. In: Seigler HF (ed) Clinical Management of Melanoma. Nijhoff, The Hague, p 435
195. Nussbaum H, Allen B, Kagan AR, Gilbert HA, Rao A, Chan P (1977) Management of bone metastasis - multidisciplinary approach. Semin Oncol 4: 93
196. Pagani JJ, Libshitz HI (1982) Imaging bone metastases. Radiol Clin North Am 20: 545
197. Selby HM, Sherman RS, Pack GT (1956) A roentgen study of bone metastases from melanoma. Radiology 67: 224
198. Shenberger KN, Morgan GJ Jr (1982) Recurrent malignant melanoma presenting as monoarthritis. J Rheumatol 9: 328
199. Steiner GM, MacDonald JS (1972) Metastases to bone from malignant melanoma. Clin Radiol 23: 52
200. Stewart WR, Gelberman RH, Harrelson JM, Seigler HF (1978) Skeletal metastases of melanoma. J Bone Joint Surg 60A: 645
201. Tong D, Gillick L, Hendrickson FR (1982) The palliation of symptomatic osseous metastases: Final results of the study by the Radiation Therapy Oncology Group. Cancer 50: 893

Nieren, Harnröhre und Harnblase

202. Abeshouse BS (1958) Primary and secondary melanoma of the genitourinary tract. South Med J 51: 994
203. Agnew CH (1958) Metastatic malignant melanoma of the kidney simulating a primary neoplasm: A case report. Am J Roentgenol 80: 813
204. Amar AD (1964) Metastatic melanoma of the bladder. J Urol 92: 198

205. Bartone FF (1964) Metastatic melanoma of the bladder. J Urol 91: 151
206. Berry NE, Reese L (1953) Malignant melanoma which had its first clinical manifestations in the prostate gland. J Urol 69: 286
207. Das Gupta T, Grabstald H (1965) Melanoma of the genitourinary tract. J Urol 93: 607
208. deKernion JB, Golub SH, Gupta RK, Silverstein M, Morton DL (1975) Successful transurethral intralesional BCG therapy of a bladder melanoma. Cancer 36: 1662
209. Goldstein HM, Kaminsky S, Wallace S, Johnson DE (1974) Urographic manifestations of metastatic melanoma. Radiology 121: 801
210. Lowsley OS (1951) Melanoma of the urinary tract and prostate gland. South Med J 44: 487
211. McKenzie DJ, Bell R (1968) Melanoma with solitary metastasis to ureter. J Urol 99: 399
212. Nakazono M, Iwata S, Kuribayashi N (1975) Disseminated metastatic ureteral melanoma: A case report. J Urol 114: 624
213. Samellas W, Marks AR (1961) Metastatic melanoma of the urinary tract. J Urol 85: 21
214. Sheehan EE, Greenberg SD, Scott R Jr (1963) Metastatic neoplasms of the bladder. J Urol 90: 281
215. Smith GW, Griffith DP, Pranke DW (1973) Melanospermia: An unusual presentation of malignant melanoma. J Urol 110: 314
216. Su C-T, Prince CL (1962) Melanoma of the bladder. J Urol 87: 365
217. Walsh EJ, Ockuly EA, Ockuly EF, Ockuly JJ (1966) Treatment of metastatic melanoma of the bladder. J Urol 96: 472
218. Weston PAM, Smith BJ (1964) Metastatic melanoma in the bladder and urethra. Br J Surg 51: 78
219. Woodard BH, Ideker RE, Johnston WW (1978) Cytologic detection of malignant melanoma in urine. Acta Cytol 22: 350

Andere Lokalisationen

Herz

220. Berge T, Sievers J (1968) Myocardial metastases: A pathological and electrocardiographic study. Br Heart J 30: 383
221. Bryant J, Vuckovic G (1978) Metastatic tumors of the endocarcium: Report of three cases. Arch Pathol Lab Med 102: 206
222. Cham WC, Freiman AH, Carstens PHB, Chu FCH (1975) Radiation therapy of cardiac and pericardial metastases. Radiology 114: 701
223. Glancy DL, Roberts WC (1968) The heart in malignant melanoma: A study of 70 autopsy cases. Am J Cardiol 21: 555
224. Hanfling SM (1960) Metastatic cancer to the heart: Review of the literature and report of 127 cases. Circulation 22: 474
225. Moragues V (1939) Cardiac metastasis from malignant melanoma: Report of 4 cases. Am Heart J 18: 579
226. Smith LH (1976) Secondary tumors of the heart. Review of Surgery 33: 223
227. Thomas JH, Panoussopoulos DG, Jewell WR, Pierce GE (1977) Tricuspid stenosis secondary to metastatic melanoma. Cancer 39: 1732

Endokrine Organe

228. Twersky J, Levin DC (1975) Metastatic melanoma of the adrenal: An unusual cause of adrenal calcification. Radiology 116: 627
229. Seidenwurm D, Elmer EB, Kaplan LM, Williams EK, Morris DG, Hoffman AR (1984) Metastases to the adrenal glands and the development of Addison's disease. Cancer 54: 552

Brust

230. Charache H (1953) Metastatic tumors in the breast with a report of ten cases. Surgery 33: 385
231. Jochimsen PR, Brown RC (1976) Metastatic melanoma in the breast masquerading as fibroadenoma. JAMA 236: 2779
232. Paulus DD, Libshitz HI (1982) Metastasis to the breast. Radiol Clin North Am 20: 561
233. Pressman PI (1973) Malignant melanoma and the breast. Cancer 31: 784
234. Sandison AT (1959) Metastatic tumours in the breast. Br J Surg 47: 54
235. Silverman EM, Oberman HA (1974) Metastatic neoplasms in the breast. Surg Gynecol Obstet 138: 26

Hoden und Penis

236. Hanash KA, Carney JA, Kelalis PP (1969) Metastatic tumors to testicles: Routes of metastasis. J Urol 102: 465
237. Johnson DE, Jackson L, Ayala AG (1971) Secondary carcinoma of the testis. South Med J 64: 1128
238. Paquin AJ Jr, Roland SI (1956) Secondary carcinoma of the penis: A review of the literature and a report of nine new cases. Cancer 9: 629

Mundhöhle und Kehlkopf

239. Aisenberg MS, Inman CL Sr (1956) Tumors that have metastasized to the jaws. Oral Surg 9: 1210
240. Ashur H, Mizrahi S, Ben-Hur N, Dolberg L (1979) Metastatic malignant melanoma to the palatine tonsils: Report of case. J Oral Surg 37: 110
241. Bluestone LI (1953) Malignant melanoma metastatic to the mandible: Report of a case. Oral Surg 6: 237
242. Chamberlain D (1966) Malignant melanoma, metastatic to the larynx. Arch Otolaryngol 83: 231
243. Craig RM, Glass BJ, Rhyne RR (1982) Malignant melanoma: Metastasis to the tonsil. J Am Dent Assoc 104: 893
244. Fisher GE, Odess JS (1951) Metastatic malignant melanoma of the larynx. AMA Arch Otolaryngol 54: 639
245. Meyer I, Shklar G (1965) Malignant tumors metastatic to mouth and jaws. Oral Surg 20: 350
246. Miller AS, Pullon PA (1971) Metastatic malignant melanoma of the tongue. Arch Dermatol 103: 201
247. Mosby EL, Sugg WE Jr, Hiatt WR (1973) Gingival and pharyngeal metastasis from a malignant melanoma: Report of a case. Oral Surg 36: 6
248. Pliskin ME, Mastrangelo MJ, Brown AM, Custer RP (1976) Metastatic melanoma of the maxilla presenting as a gingival swelling. Oral Surg 41: 101

249. Samit AM, Falk HJ, Ohanian M, Leban SG, Mashberg A (1975) Malignant melanoma metastatic to the mandible. J Oral Surg 36: 816
250. Trodahl JN, Sprague WG (1970) Benign and malignant melanocytic lesions of the oral mucosa: An analysis of 135 cases. Cancer 25: 812

Bauchhöhle und Mesenterium

251. Zboralske FF, Bessolo RJ (1967) Metastatic carcinoma to the mesentery and gut. Radiology 88: 302

Uterus

252. Casey JH, Shapiro RF (1974) Metastatic melanoma presenting as primary uterine neoplasm: A case report. Cancer 33: 729

Auge

253. Fishman ML, Tomaszewski MM, Kuwabara T (1976) Malignant melanoma of the skin metastatic to the eye: Frequency in autopsy series. Arch Ophthalmol 94: 1309
254. Font RL, Naumann G, Zimmerman LE (1967) Primary malignant melanoma of the skin metastatic to the eye and orbit: Report of ten cases and review of the literature. Am J Ophthalmol 63: 738
255. Liddicoat DA, Wolter JR, Wilkinson WC (1959) Retinal metastasis of malignant melanoblastoma: A case report. Am J Ophthalmol 48: 172
256. Riffenburgh RS (1961) Metastatic malignant melanoma to the retina. Arch Ophthalmol 66: 487
257. Sobol S, Druck NS, Wolf M (1980) Palliative orbital decompression for metastatic melanoma to the orbit. Laryngoscope 90: 329

Melanose

258. Gebhart W, Kokoschka EM (1981) Generalized diffuse melanosis secondary to malignant melanoma. In: Ackerman AB (ed) Pathology of Malignant Melanoma. Masson, New York, p 243
259. Goodall P, Spriggs AI, Wells FR (1960) Malignant melanoma with melanosis and melanuria, and with pigmented monocytes and tumour cells in the blood: Autoradiographic demonstration of tyrosinase in malignant cells from peritoneal fluid. Br J Surg 48: 549
260. Konrad K, Wolff K (1974) Pathogenesis of diffuse melanosis secondary to malignant melanoma. Br J Dermatol 91: 635
261. Silberberg I, Kopf AW, Gumport SL (1968) Diffuse melanosis in malignant melanoma: Report of a case and of studies by light and electron microscopy. Arch Dermatol 97: 671
262. Sohn N, Gang H, Gumport SL, Goldstein M, Deppisch LM (1969) Generalized melanosis secondary to malignant melanoma: Report of a case with serum and tissue tyrosinase studies. Cancer 24: 897

Metastasen von unbekannten primären Melanomen

263. Baab GH, McBride CM (1975) Malignant melanoma: The patient with an unknown site of primary origin. Arch Surg 110: 896
264. Chang P, Knapper WH (1982) Metastatic melanoma of unknown primary. Cancer 49: 1106
265. Das Gupta T, Bowden L, Berg JW (1963) Malignant melanoma of unknown primary origin. Surg Gynecol Obstet 117: 341
266. Giuliano AE, Moseley HS, Morton DL (1980) Clinical aspects of unknown primary melanoma. Ann Surg 191: 98
267. Milton GW, Shaw HM, McCarthy WH (1977) Occult primary malignant melanoma: Factors influencing survival. Br J Surg 64: 805
268. Reintgen DS, McCarty KS, Woodard B, Cox E, Seigler HF (1983) Metastatic malignant melanoma with an unknown primary. Surg Gynecol Obstet 156: 335

13 Behandlung des metastasierten Melanoms

C. M. BALCH und G. W. MILTON

Im Durchschnitt hat der Patient beim fernmetastasierten malignen Melanom eine Überlebenszeit von 6 Monaten [5]. Da die Aussicht auf Heilung unrealistisch ist, muß die Wahl der Therapie das Ergebnis einer sorgfäligen Abwägung zwischen Erhaltung der Lebensqualität und Versuch der Lebensverlängerung sein. Obwohl eine Heilung des fernmetastasierten malignen Melanoms nicht möglich ist, können in vielen Fällen wirksame Maßnahmen ergriffen werden, die Beschwerden erleichtern oder beseitigen. Das Ziel dieses Kapitels ist, eine allgemeine Behandlungsphilosophie für diese Patientengruppe zu beschreiben. Details zur systemischen Chemotherapie, Radiotherapie und zur Pflege des sterbenden Patienten sind in den Kap. 14-16 beschrieben. Die relevanten prognostischen Kriterien für den klinischen Verlauf beim metastasierten Melanom sind in Kap. 19 detailliert aufgeführt.

Beurteilung der Situation und Aufklärung des Patienten

Allgemeines Vorgehen

Die Behandlung eines Melanompatienten mit Fernmetastasen richtet sich nach verschiedenen Kriterien, einschl. Lokalisation(en) und Anzahl der Metastasen, Wachstumsgeschwindigkeit, etwaiger Vorbehandlungen, Alter, Allgemeinzustand und Wünschen des Patienten. Beispielsweise kann bei einer langsam wachsenden solitären Metastase ein radikaleres Vorgehen angezeigt sein. Auf der anderen Seite kann eine rein symptomatische Behandlung oder der Verzicht auf jede Therapie bei geschwächten Patienten mit multiplen Metastasen, die auf vorausgegangene Therapieversuche nicht angesprochen haben, angezeigt sein.

Die Anzahl der von Fernmetastasen befallenen Organe ist der wesentlichste prognostische Faktor [5]. Die mediane Überlebenszeit beträgt bei 1 Metastasenorgan 7 Monate, bei 2 Organen 4 Monate und bei 3 oder mehr Organen nur 2 Monate. Die Lokalisation der Metastasierung ist ein weiterer wichtiger Faktor. Relativ günstige Lokalisationen sind (in ungefähr abnehmender Ordnung) Haut, Subkutis, Fernlymphknoten, Lunge und Knochen. Ungünstige Lokalisationen sind Leber und Gehirn [5].

Die geschätzte Wachstumsgeschwindigkeit des Tumors kann ebenfalls bei der Beurteilung der Situation eine wichtige Rolle spielen. Die relative Geschwindigkeit der Metastasierung kann i. allg. nur abgeschätzt werden. Dennoch ist der Patient häufig in der Lage, Auskunft über die Dauer des Bestehens oberflächlich lokalisierter Metastasen zu geben. Bisweilen sind auch die Zeitdauer von Symptomen, vorausgegangene Laboruntersuchungen, Szintigramme oder Röntgenaufnahmen für diese Abschätzung brauchbar. Falls bei dem Patienten eine Behandlung systemischer Metastasen vorhergegangen war (wie Chemotherapie oder ein chirurgischer Eingriff), so ist die Überlebenszeit meist kürzer (zwischen 2 und 4 Monaten). Ältere und geschwächte Patienten tolerieren eingreifende Therapiemaßnahmen i. allg. schlechter als jüngere und von den Metastasen wenig mitgenommene Patienten. Schließlich sollten bei der Wahl zwischen gleichwertigen palliativen Behandlungsmodalitäten auch die Wünsche des Patienten hinsichtlich der Behandlung - nach Aufklärung über Chancen und Risiken - wesentlich mitberücksichtigt werden.

Abgrenzung der Ziele, Risiken und Chancen der Behandlung

Die Abgrenzung der Ziele der Behandlung ist ein besonders wichtiger Gesichtspunkt, der in die allgemeine Beurteilung der Situation und in die Behandlungsplanung einbezogen werden sollte. Ziele einer Behandlung sind 1) Linderung von Symptomen, falls vorhanden, 2) Verlängerung des Lebens, und 3) Staging, um die spätere Behandlung festzulegen. Eine auf die Linderung von Symptomen ausgerichtete Behandlung ist i.allg. lohnend, besonders, wenn der erwartete Erfolg der Linderung größer als die Toxizität und das Behandlungsrisiko ist. Außerdem kann die Wirkung der Behandlung sowohl durch subjektive als auch objektive Beurteilung der durch die Metastasen verursachten Symptome beobachtet werden. Das Nutzen-Risiko-Verhältnis muß bei einem asymptomatischen Patienten mit Metastasen eher noch größer sein. Hier ist es das Ziel der Behandlung, die Überlebenszeit zu verlängern, und es ist wichtig, daß die Behandlung die Lebensqualität des Patienten nicht ersthaft einschränkt. Dies gilt besonders für Melanompatienten, denn in der Regel kann die Erkrankung mit der heute verfügbaren Chemotherapie nicht systemisch beherrscht werden. Jede Behandlung hat ihre eigenen Risiken, und der Arzt, der eine derartige Therapie durchführt, muß ihre möglichen Risiken genau kennen, da sie bei jedem einzelnen Patienten relevant sind.

Aufklärung des Patienten

In der Regel sollte der Patient über seine Situation informiert sein und an der Entscheidung über die Wahl der Behandlungsverfahren beteiligt werden (s. Kap. 16). Die Ungewißheit ist eine der schlimmsten Ursachen der Angst. Wenn dem Patienten seine Situation bewußt gemacht wird, kann er sich besser darin zurechtfinden und erforderliche Entscheidungen treffen. Sicherlich gibt es einige Patienten, die nach einem offenen Gespräch nicht damit zurechtkommen. Dennoch ist ein Gespräch wichtig, da die Einleitung einer Behandlung ohne Begründung problematisch ist. Andernfalls könnte der Patient sein Vertrauen in den Arzt verlieren und würde spätere Behandlungsempfehlungen nicht akzeptieren.

Bei der Aufklärung der Patienten und ihrer Familien ist es wichtig, daß der Arzt Anteil nimmt und die zu erwartenden Behandlungsergebnisse realistisch, aber auch hoffnungsvoll beurteilt. Die Hoffnung ist für den Patienten sehr wichtig, und es kann auch in ernsten Fällen ein realistisches Ziel in der Behandlung geben, selbst wenn es nur darum geht, die Symptome zu lindern. Anders ausgedrückt: Der Arzt sollte die Behandlung des Patienten fortsetzen, auch wenn eine Behandlung des Karzinoms nicht mehr möglich ist. Das Vorgehen beim einzelnen Patienten hängt von seiner Prognose, von seinem Allgemeinzustand und seiner psychischen Belastbarkeit ab. Das Vorgehen muß daher individuell auf den Patienten abgestimmt sein.

Verfügbare Behandlungsmodalitäten

Für Patienten mit Metastasen sind zahlreiche Behandlungsmodalitäten verfügbar. Sie sind mit ihren Indikationen und Risiken in Tabelle 13.1 aufgeführt.

Keine Therapie

Keine Therapie durchzuführen ist eine schwere Entscheidung, besonders bei asymptomatischen Patienten oder bei Patienten in terminalen Stadien oder in hohem Alter. Zwei Situationen müssen berücksichtigt werden: 1) Der asymptomatische Patient mit einer günstig lokalisierten Metastase, z. B. in Lungen oder Knochen (nicht jedoch im Gehirn). Die Entscheidung, diese Läsionen zu beobachten, wenn sie langsam wachsen und keine Beschwerden verursachen, ist gerechtfertigt. In diesem Fall ist die Lebensqualität nicht beeinträchtigt, und die Behandlung kann so lange hinausgeschoben werden, bis eine Progredienz - in Größe oder an Anzahl der Läsionen - eintritt oder bis Beschwerden auftreten. 2) Die zweite mögliche Situation betrifft den Patienten im Endstadium der Erkrankung oder den Patienten in sehr hohem Alter, wenn das Nutzen-Risiko-Verhältnis ungünstig ist. Die Entscheidung, auf eine Behandlung zu verzichten, kann schwierig sein. Es ist oft am besten, wenn sie vom Patienten selbst - unterstützt von nahen Verwandten oder beratenden Ärzten bzw. Pflegern - getroffen wird. Natürlich sollte einem Patienten die Behandlung nicht versagt werden, wenn eine begründete Hoffnung besteht, daß sie erfolgreich verlaufen wird und das Risiko oder die Toxizität gering sind.

Chirurgie

Der chirurgische Eingriff ist eine sehr wirksame palliative Behandlungsmethode bei solitären Metastasen, besonders weil das Melanom häufig in Schüben metastasiert und eine wirksame Chemotherapie derzeit noch nicht verfügbar ist. Die chirurgische Exzision einer Melanommetastase ist wahrscheinlich die beste, am raschesten einsetzende und am längsten anhaltende Palliation. Gelegentlich kann die Palliation 5-10 Jahre lang andauern (Abb. 13.1) [26]. Der chirurgische Eingriff kann daher das Auftreten von Beschwerden verhindern, Beschwerden lindern und das Überleben verlängern.

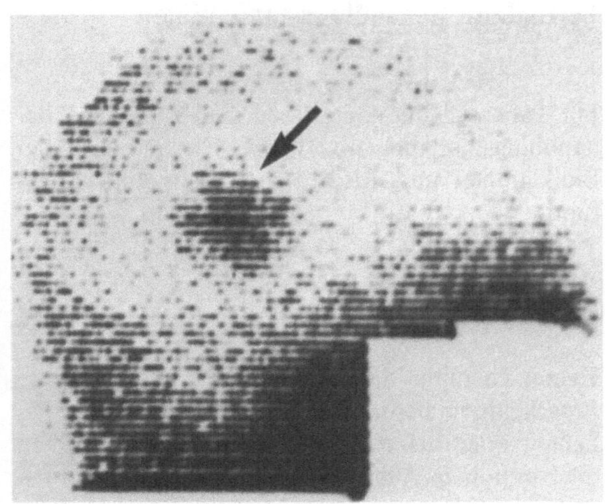

Abb. 13.1. Bemerkenswerter Fall eines Patienten, der nach Exzision multipler Melanommetastasen 10 Jahre überlebte. Die Abbildung zeigt ein Hirnszintigramm eines 57jährigen Mannes aus dem Jahre 1970. 1963 war ein Melanom des Unterarms exzidiert worden. 1970 wurde eine solitäre Hirnmetastase chirurgisch entfernt und das Operationsgebiet postoperativ nachbestrahlt. 1972 wies der Patient eine Dünndarmobstruktion auf, eine große solitäre intestinale Metastase wurde exzidiert. Ende 1972 wurde durch eine linksseitige Thorakotomie eine solitäre Lungenmetastase exzidiert. Dem Patienten ging es dann gut, bis 1977 eine 2. Lungenmetastase durch eine rechtsseitige Thorakotomie entfernt wurde. 1977 trat auch eine chronisch-lymphatische Leukämie auf. Es lagen keine Anhaltspunkte für weitere Melanommetastasen vor, die Leukämie war bis 1979 nicht behandlungsbedürftig. Der Patient starb im Dezember 1980 an Pleura- und Lungenmetastasen. Die Ergebnisse der chirurgischen Exzisionen der sequentiell aufgetretenen solitären Metastasen waren ausgezeichnet. In 10 von 10,5 Jahren, die der Patient mit Melanommetastasen lebte, war er frei von Beschwerden

Tabelle 13.1. Behandlungsmöglichkeiten beim fernmetastasierten malignen Melanom

Behandlungsmöglichkeit	Indikationen	Mögliche Risiken	Anmerkungen
Chirurgie	Oberflächlich lokalisierte Metastasen Hirnmetastasen Symptomatische viszerale Metastasen Lungenmetastasen	Narkose Infektion Blutung	Ideal bei isolierten Metastasen, besonders bei Symptomen und Patienten mit guter Prognose
Bestrahlung	Oberflächlich lokalisierte Metastasen Hirnmetastasen Knochenmetastasen	Schädigung unbeteiligter Organe	Fraktionierung wichtig; oft sehr effektiv
Chemotherapie	Disseminierte Metastasierung Symptomatische Metastasen	Schweres Erbrechen Knochenmarksdepression	Geringe Wirksamkeit der meisten Wirkstoffe; systemische Wirkung
Hyperthermie	Lebermetastasen Große oberflächlich lokalisierte Metastasen	Schädigung unbeteiligter Organe	Noch in Erprobung
Extremitätenperfusion	Lokalrezidive In-Transit-Metastasen Satellitenmetastasen	Muskelnekrosen Hautverbrennungen Thrombose	Meist wirksam; nur beim Melanom der Extremitäten anwendbar; großer operativer Eingriff erforderlich
Kryotherapie, Diathermie	Haut- und subkutane Metastasen	Verzögerte Wundheilung	
Intraläsionale Chemo- oder Immunotherapie	Haut- und subkutane Metastasen	Gewebenekrose, Fieber, allergische Reaktionen, Allgemeininfektionen	Bei manchen Metastasen lokal wirksam
Systemische Immunotherapie	Nichtviszerale Metastasen	Fieber, allergische Reaktionen	Bis jetzt kaum Erfolge; noch in Erprobung

Tabelle 13.2. Mediane Überlebenszeiten bei 103 Melanompatienten nach chirurgischer Resektion von Fernmetastasen am M. D. Anderson Hospital[a]. (Aus [20])

Lokalisation der Metastasen	Anzahl der Patienten[b]	Überlebenszeit ab Auftreten der Metastasen (Monate)	
		Median	Bereich
Subkutis oder Lymphknoten	64	23	3-180
Lunge	26	16	1-132
Gehirn	16	15	1- 84
Gastrointestinaltrakt	9	18	4-192
Knochen	2		1- 61
Hals	1		9

[a] Bei etwa ⅔ der Patienten wurde zusätzlich eine adjuvante Chemotherapie, Immunotherapie oder beides durchgeführt.
[b] Bei manchen Patienten wurden Metastasen an mehreren Lokalisationen exzidiert.

Die guten Erfahrungen mit chirurgischer Resektion von Fernmetastasen bei ausgewählten Patienten am M. D. Anderson Hospital sind in Tabelle 13.2 dargestellt.

Die offenkundige Begrenzung der chirurgischen Therapie liegt darin, daß sie immer eine lokale Behandlung ist und der Patient schließlich an anderswo lokalisierten Metastasen sterben wird. Eine sorgfältige Auswahl der Patienten ist daher wichtig. Manchmal kann eine Beobachtung über mehrere Wochen Aufschluß über die Wachstumsgeschwindigkeit und über weitere multiple Metastasen geben, die möglicherweise während einer Beobachtungszeit auftreten. Eine chirurgische Therapie sollte nur bei wenigen Läsionen und bei Patienten, bei denen die Operation ohne Risiko durchführbar ist, angewendet werden. Als Beispiele seien solitäre oder einzelne Metastasen der inneren Organe, besonders Gehirn- und gelegentlich auch Lungenmetastasen, genannt. Auch gastrointestinale, obstruierende Metastasen und sehr oberflächlich lokalisierte Metastasen in Haut, Subkutis oder Fernlymphknoten eignen sich für einen chirurgischen Eingriff. Lebermetastasen gehen mit einer so kurzen Überlebenszeit einher (2-4 Monate), daß ihre Exzision i. allg. nicht indiziert ist.

Die Entscheidung für eine chirurgische Therapie als Maßnahme der Palliation hängt von der Lokalisation der Metastasen und von der erwarteten Überlebenszeit ab. Hat der Patient aller Wahrscheinlichkeit nach nur noch Wochen zu leben, ist ein größerer chirurgischer Eingriff nicht gerechtfertigt, dagegen sollte bei einer erwarteten längeren Überlebenszeit eine Operation durchaus erwogen werden. Jeder Fall muß individuell nach seinen Chancen betrachtet werden.

Strahlentherapie

Die Bestrahlung spielt bei der Behandlung von Patienten mit fortgeschrittenem Melanom eine wichtige Rolle, wenn die Läsionen an bestimmten Stellen lokalisiert sind. Dieses Therapieverfahren ist in Kap. 15 näher beschrieben, und die Indikationen sind an dieser Stelle nur zusammengefaßt.

Die Bestrahlung kann eine wirksame palliative Behandlung bei Patienten mit Knochen- oder Gehirnmetastasen sein, ebenso bei Läsionen, die in Haut, Subkutis oder Lymphknoten lokalisiert sind. Die Hochvoltbestrahlung wird meistens innerhalb einer Woche die Schmerzen durch Knochenmetastasen lindern. Sollten dann die Schmerzen jedenfalls nicht wesentlich zurückgegangen sein, empfiehlt es sich, nach einer anderen Erklärung für diese Beschwerden zu suchen. Eine kraniale (Ganzhirn-)Bestrahlung und eine Bestrahlung des Rükkenmarks kann bei Metastasen des Zentralnervensystems äußerst wirksam sein, besonders, wenn gleichzeitig Dexamethason gegeben wird (bis zu 16-24 mg/Tag).

Bei oberflächlich lokalisierten Metastasen in der Haut oder in den Weichteilen kann die Bestrahlung eine besonders wirksame Therapie darstellen, wenn mit einem Linearbeschleuniger bestrahlt wird. Eine fraktionierte Bestrahlungsplanung ist jedoch wichtig; z. B. können 6 Gy 2 mal wöchentlich über 3 Wochen gegeben werden. In den meisten Fällen werden durch hochdosierte, niedrigfraktionierte Bestrahlung Metastasen in Haut, Subkutis und Lymphknoten völlig zerstört [23, 52].

Chemotherapie

Es stehen nur wenige Zytostatika zur Behandlung metastasierter Melanome zur Verfügung (s. Kap. 14). Imidazolcarboxymid (DTIC) ist das einzige Zytostatikum mit signifikanter Wirkung beim Melanom. In den meisten Studien betragen die Responseraten nur 15-20%, dazu kommt eine hohe Toxizität (besonders mit lange anhaltendem Erbrechen). Dennoch kann in einzelnen Fällen mit meßbaren Metastasen eine Chemotherapie erwogen werden, besonders bei symptomatischen Patienten. Kommt es nach 2 Chemotherapiezyklen zu keinem entscheidenden Ansprechen, kann man dieses Zytostatikum absetzen oder eine andere Kombination versuchen. Im allgemeinen sprechen nichtviszerale Metastasen besser als viszerale Metastasen auf verschiedene DTIC-Kombinationsschemata an. Häufig wird eine Chemotherapie nur bei den Patienten durchgeführt, deren Läsionen einem chirurgischen Eingriff oder der Strahlentherapie nicht zugänglich sind; nur selten erfolgt eine Chemotherapie bei asymptomatischen Patienten.

Hyperthermie

Die Hyperthermie ist eine noch nicht allgemein etablierte Therapie für große, besonders oberflächlich oder in der Leber lokalisierte Metastasen. Ihre eigene Wirkung ist wahrscheinlich nicht sehr groß. Die Hyperthermie kann jedoch die Wirkung anderer Behandlungsmethoden steigern, z.B. die Strahlentherapie bei oberflächlichen Läsionen [61-63] oder die regionale Chemotherapie bei Lebermetastasen [51]. Die Toxizität auf das umgebende, gesunde Gewebe ist i.allg. sehr niedrig.

Systemische Immunotherapie

Eine unspezifische Immunotherapie mit Präparaten wie BCG oder Corynebacterium parvum ist für die palliative Behandlung des metastasierten Melanoms nicht effektiv [42]. Neuere Präparate wie Interferon und eine aktiv-spezifische Immunotherapie mit Melanom-Vakzinen sind derzeit in Erprobung (s.Kap.11).

Hormontherapie

Versuche zur Hormontherapie - ablativ und additiv - mit Östrogen und Progesteron blieben ohne Erfolg. Gleiches gilt für die Hypophysektomie (s.Kap.14) [32].

Wahl der Behandlungsmodalität

Standardisierte Richtlinien zur Behandlung systemischer Metastasen, die auf alle Fälle zutreffen, existieren nicht. Die allgemeinen Richtlinien und die Reihenfolge der an der UAB und der SMU gebräuchlichen Behandlungsmodalitäten sind in Tabelle 13.3 aufgeführt.

Tabelle 13.3. Richtlinien zur Behandlungsstrategie

Lokalisation der Metastasen	1. Wahl	2. Wahl	3. Wahl
Haut, Subkutis (Stamm, Kopf und Hals)			
Isoliert	Chirurgie	Bestrahlung	Chemotherapie
Multipel	Bestrahlung	Chemotherapie	Chemotherapie
Haut, Subkutis (Extremitäten)			
Isoliert	Chirurgie	Extremitätenperfusion	Bestrahlung oder Chemotherapie
Multipel	Extremitätenperfusion (±Chirurgie)	Bestrahlung	Chemotherapie
Lunge			
Isoliert	Chirurgie	Chemotherapie	Chemotherapie
Multipel	Chemotherapie	Chemotherapie	Chemotherapie
Leber	Chemotherapie	Chemotherapie	Chemotherapie
Knochen	Bestrahlung (±Chirurgie)	Chemotherapie	Chemotherapie
Hirn			
Isoliert	Chirurgie (±Bestrahlung)	Bestrahlung	
Multipel	Bestrahlung	Bestrahlung	
Gastrointestinaltrakt			
Isoliert	Chirurgie	Chemotherapie	Chemotherapie
Multipel	Chemotherapie	Chemotherapie	Chemotherapie

Spezielle Lokalisationen

Haut, Subkutis und Lymphknoten

Bei einzelnen oder solitären Metastasen in Haut, Subkutis oder Lymphknoten ist die chirurgische Exzision die Therapie der Wahl. Sie ist sicher, rasch und effektiv. Die Metastasen sollten exzidiert werden, bevor sie größere Tumorknoten bilden und Beschwerden verursachen, also bevor sie eine umfangreichere Operation erfordern. Die Metastasen sollten lokal im Gesunden mit einem Sicherheitsabstand von 0,5-1 cm exzidiert werden, um das Rezidivrisiko gering zu halten. Weitere nachfolgende Metastasen in diesen Regionen können chirurgisch exzidiert werden, wenn sie nicht multipel oder in rascher Folge auftreten. Im letzteren Fall (multiple oder rezidivierende Läsionen) kann als alternative Möglichkeit eine Strahlentherapie erwogen werden [23, 52]. Auch bei symptomatischen

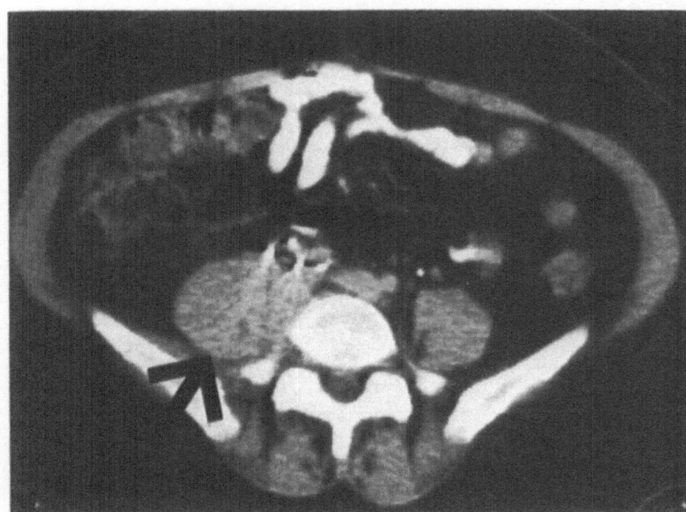

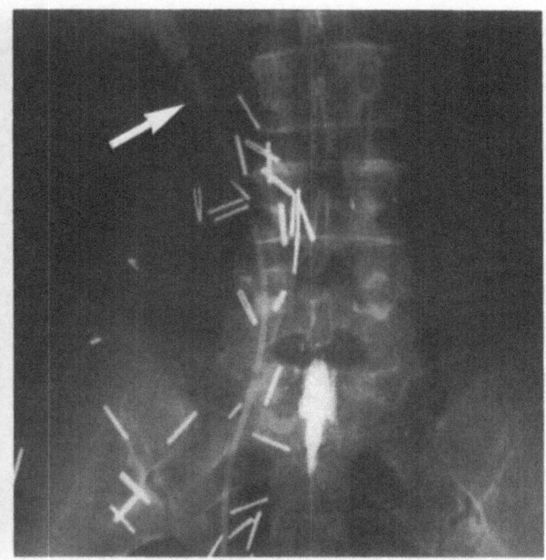

Abb. 13.2. Weichteilmetastasen, die durch Strahlentherapie behandelt wurden. *Links:* Das CT zeigt eine Weichteilmetastase im rechten M. psoas *(Pfeil)*. *Rechts:* Während der Strahlentherapie der Metastasen wurde temporär eine Ureterschiene *(Pfeil)* gelegt

Lymphknoten- oder Weichteilmetastasen an chirurgisch schwer zugänglicher Lokalisation (z. B. Mediastinum, Retroperitoneum oder Becken) kommt eine Strahlentherapie in Betracht (Abb. 13.2). Für Patienten mit disseminierten Metastasen oder mit symptomatischen tief sitzenden Lymphknoten, die mit der Radiotherapie nicht erreicht werden können, kann eine Chemotherapie erwogen werden.

Hervorragende Ergebnisse werden bei der chirurgischen Exzision von Metastasen in Subkutis oder Fernlymphknoten erzielt. Bei vielen Patienten sind mehrere Exzisionen notwendig, aber die mediane Überlebenszeit vom 1. Auftreten dieser Metastasen kann bis zu 23 Monate betragen (meist zwischen 3 und 18 Monaten) [20].

Sehr belastend sind für den Patienten große pilzförmige Hautmetastasen, die rasch zu einer Sekundärinfektion neigen und dann ein übelriechendes, blutiges Sekret absondern. Derartige Metastasen sollten - wenn irgend möglich - exzidiert, bestrahlt oder chemotherapeutisch behandelt werden. Als erste, provisorische Maßnahme kann die Tumormasse manchmal durch die Verwendung eines Puders, der zu gleichen Teilen aus pulverisiertem Kupfersulfat und Zucker besteht, verkleinert werden. Dadurch wird auch die Blutungsneigung der Metastase verringert. Eine im Handel erhältliche wundreinigende Salbe (Debrisan, Johnson & Johnson Inc.) ist in dieser Situation ebenfalls nützlich. Der Geruch des Sekrets kann häufig durch Abwaschen der Oberfläche der Metastase mit milder Seife und Wasser und durch Auftragen einer dicken Schicht Joghurt 2 mal täglich beseitigt werden.

Lunge, Pleura und Mediastinum

Die Lunge ist eine der häufigsten Lokalisationen viszeraler Metastasen. Verglichen mit anderen Fernmetastasen ist die Prognose bei Lungenmetastasen jedoch besser, die mediane Überlebenszeit beträgt 10-11 Monate, gerechnet vom Auftreten der Metastasen [5, 16, 29].

Lungenmetastasen sind gewöhnlich multipel und bilateral. Oft bestehen gleichzeitig hiläre oder mediastinale Lymphknotenmetastasen [12, 67, 69, 75, 93]. Die Wahl der Therapie richtet sich nach Lokalisation und Anzahl der intrathorakalen Metastasen.

Eine chirurgische Exzision kann bei solitären Lungenmetastasen bei asymptomatischen Patienten indiziert sein, falls sich nach einer 3- bis 4 wöchigen Beobachtungszeit keine neuen Herde zeigen und der Tumor relativ langsam wächst (Abb. 13.3). Morton et al. [82] empfahlen die Exzision solitärer Metastasen, wenn die Tumorverdoppelungszeit mehr als 40 Tage beträgt. Schichtaufnahmen der gesamten Lunge oder Computertomogramme sind wichtig, denn häufig besitzt ein Patient, bei dem die Standardröntgenaufnahme des Thorax nur eine solitäre Läsion zeigte, in Wirklichkeit noch weitere

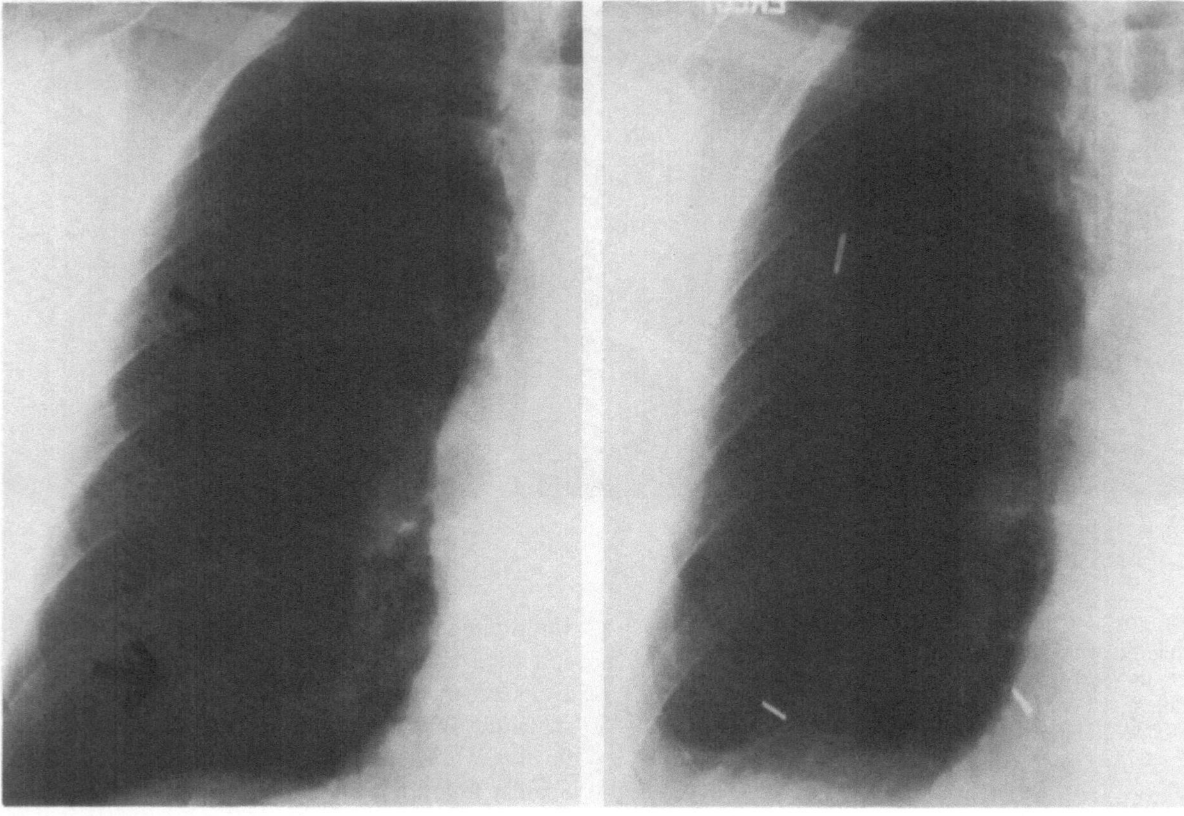

Abb. 13.3. Erfolgreiche palliative Chirurgie bei Lungenmetastasen. Bei diesem 53jährigen Patienten lag eine subkutane Melanommetastase bei unbekanntem Primärtumor vor; 3 Jahre später entwickelte er 3 Lungenmetastasen (2 in der rechten Lunge, 1 in der linken Lunge). Während einer 6wöchigen Beobachtung veränderten sie ihre Größe nicht. Bei dem Patienten wurden über mediane Sternotomie 5 Melanommetastasen in beiden Lungen entfernt. Der Patient ist 2,5 Jahre nach der Operation noch tumorfrei. *Links:* Präoperative Röntgenaufnahme von 2 Lungenmetastasen in der rechten Lunge *(Pfeil). Rechts:* Auf der Röntgenaufnahme 2,5 Jahre nach der Operation findet sich kein Anhaltspunkt für weitere Metastasen

Läsionen in der Lunge oder im Thorax [67, 84, 94]. Die Operation ist risikoarm (1% Mortalität), eine sorgfältige Selektion der Patienten ist jedoch wichtig, da nur wenige Patienten von der Operation profitieren. Die chirurgische Exzision solitärer Lungenmetastasen ist bei ausgewählten Patienten gerechtfertigt, denn hierdurch kann Überleben über lange Zeit erreicht werden [12, 20, 67, 70, 74, 77, 78, 85, 91, 92]. In einigen größeren Serien liegen die medianen Überlebenszeiten zwischen 16 und 24 Monaten, die Fünfjahresüberlebensraten bei 12-21% (Abb. 13.4) [20, 77-79, 81]. Nicht an allen Institutionen konnten derartig gute Ergebnisse erzielt werden [79, 95].

Das Ausmaß der Resektion richtet sich nach der Lokalisation und der Anzahl der Metastasen und der Lungenfunktion. In den meisten Fällen wird eine Keil- oder Segmentresektion genügen, bisweilen ist aber auch eine Lobektomie erforderlich, wenn die Herde größer sind oder zentraler liegen bzw. wenn differentialdiagnostisch eine Abgrenzung von einem primären Lungenkarzinom nicht möglich ist. Eine Pneumonektomie ist selten indiziert. Eine interessante klinische Konstellation, bei der ein palliativer chirurgischer Eingriff in Frage kommt, ist die Kombination von Lungenmetastasen und Osteoarthropathie. Verschiedene Kasuistiken wurden beschrieben, bei denen die Symptome durch eine Resektion der Lungenmetastasen gelindert wurden [87, 89, 96].

Die Exzision solitärer Lungenmetastasen ist ebenfalls gerechtfertigt, wenn sie der Bestätigung dient, daß kein 2. primäres Malignom oder ein gutartiger Prozeß vorliegt. Diese Situation tritt bei bis zu ⅓ der Patienten ein, bei denen die Diagnostik in einer Thorakotomie endet [67, 79].

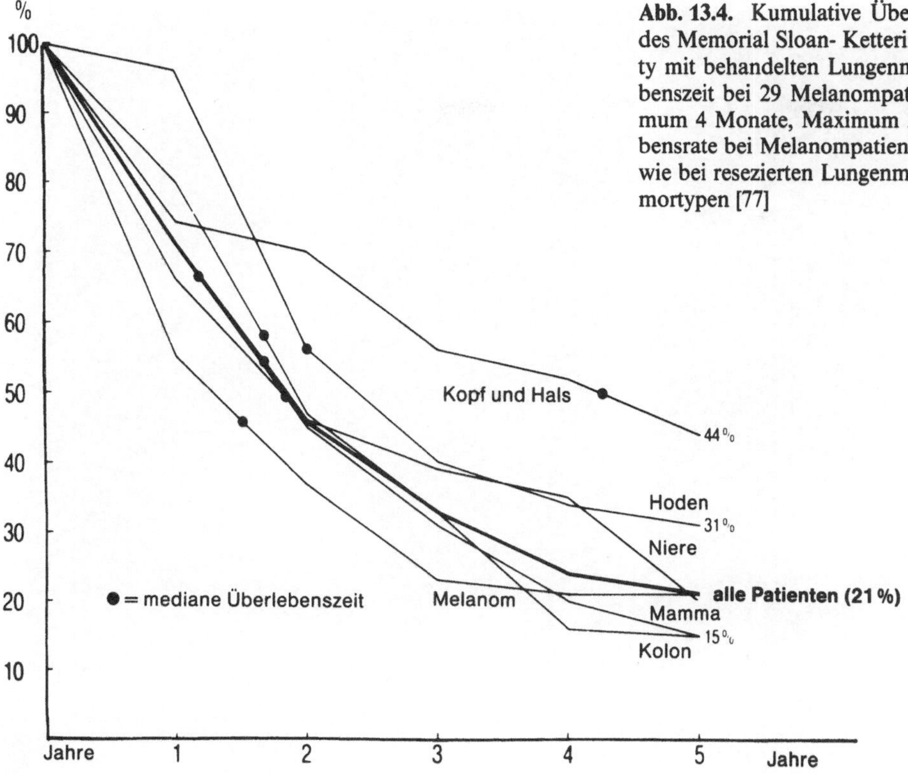

Abb. 13.4. Kumulative Überlebenskurven bei 188 Patienten des Memorial Sloan- Kettering Cancer Center, New York City mit behandelten Lungenmetastasen. Die mediane Überlebenszeit bei 29 Melanompatienten betrug 29 Monate (Minimum 4 Monate, Maximum 28 Jahre). Die Fünfjahresüberlebensrate bei Melanompatienten betrug 21%, der gleiche Wert wie bei resezierten Lungenmetastasen aller histologischer Tumortypen [77]

Patienten, die für einen chirurgischen Eingriff nicht in Frage kommen, wie z. B. Patienten mit multiplen, langsam wachsenden Tumoren, können - solange sie asymptomatisch sind - ohne Therapie beobachtet werden. Wenn die Lungenmetastasen rasch wachsen - besonders, wenn gleichzeitig mehrere innere Organe metastatisch befallen sind oder wenn der Patient Beschwerden aufweist -, kann ein 1. Chemotherapiezyklus begonnen werden. Die Responserate für DTIC ist bei Lungenmetastasen besonders gering, und es gibt keine Anzeichen dafür, daß hiermit eine Lebensverlängerung erreicht werden kann [16, 42]. Seigler [48] beschrieb kürzlich eine kombinierte Chemotherapie mit 4 Zytostatika (BOLD), mit einer Ansprechrate von 40%. Dieses Schema erwies sich bei einigen Patienten der UAB mit Lungenmetastasen als erfolgreich. Ernüchternd ist die Tatsache, daß die Tumorerkrankung trotz guten Ansprechens auf die Chemotherapie bei Lungenmetastasen innerhalb von 3-12 Monaten im Gehirn oder in den Lungen (Abb. 13.5) rezidiviert. In beiden Fällen spricht der Rezidivtumor mit hoher Wahrscheinlichkeit auf einen 2. Behandlungszyklus nicht an.

Metastasen in einem Bronchus, in der Trachea oder im Larynx sind ungewöhnlich. Solche Patienten können initial Hämoptysen, anhaltenden Husten oder eine Atelektase im Röntgenbild aufweisen. Die Diagnose läßt sich durch eine Endoskopie und Biopsie bestätigen. Je nach Größe und Lokalisation der Metastase, Ausmaß der Symptome und Allgemeinzustand des Patienten können diese Läsionen unterschiedlich behandelt werden: 1) bronchoskopisch durch Fulgeration oder Laserkoagulation bei Befall der oberen Trachea [65], 2) durch Strahlentherapie, 3) durch Chemotherapie oder 4) chirurgisch durch Segmentresektion oder Pneumonektomie. Ein Pleuraerguß geht in der Regel mit einer schlechten Prognose einher. Bei Beschwerden wird man ihn abpunktieren, eine Drainage einlegen oder eine chemische Pleurodese durchführen [64]. Ein Hämatothorax ist selten, kann aber durch kontinuierliche Drainage oder durch Thorakotomie und Blutstillung behandelt werden, falls die Blutung persistiert und der Patient für den Eingriff geeignet ist [73].

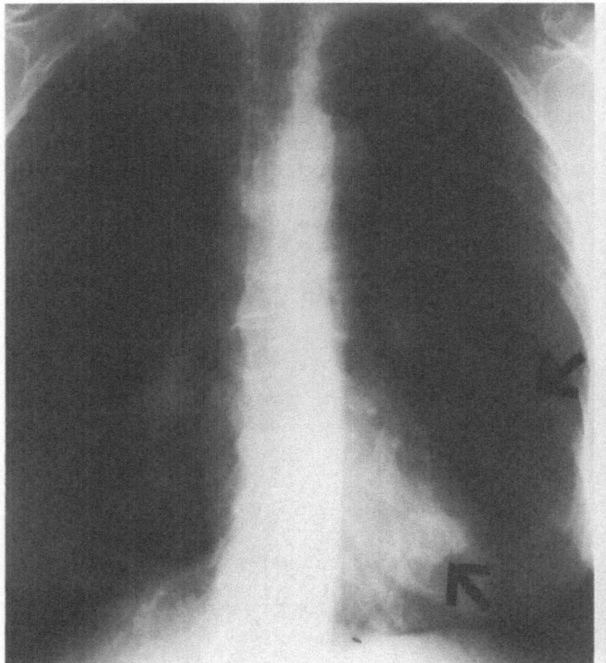
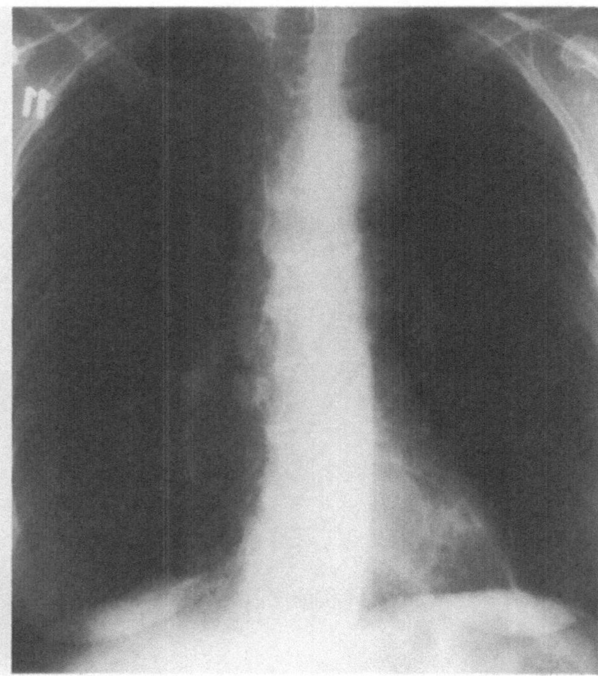

Abb. 13.5. Palliation durch kombinierte Chemotherapie mit DTIC, Bleomycin, Vincristin und CCNU [48]. *Links:* Prätherapeutische Thoraxröntgenaufnahme, die multiple Lungenmetastasen *(Pfeile)* zeigt. *Rechts:* 5 Monate später wies die Patientin immer noch eine komplette Remission in den Lungen auf, hatte jedoch Hirnmetastasen, die auf Bestrahlung nicht ansprachen. Die Patientin starb 1 Monat später im Koma. Im Krankengut der UAB entwickelten über 40% der Patienten, die auf diese Kombinationstherapie ansprachen, im späteren Verlauf der Erkrankung Hirnmetastasen

Leber, Gallenwege und Milz

Patienten mit Lebermetastasen haben eine besonders schlechte Prognose mit einer durchschnittlichen Lebenserwartung von nur 2-4 Monaten [1, 5, 16, 29]. In seltenen Fällen weist ein Patient eine solitäre Lebermetastase auf, die chirurgisch resezierbar ist [180], aber i. allg. dauert die Palliation nur kurz an. Bei den meisten Patienten kann entweder eine systemische oder eine regionale Chemotherapie mit einer DTIC-Kombinationstherapie erwogen werden. Sie wird fortgesetzt, wenn der Patient objektiv anspricht. Andernfalls wird die Behandlung nicht weitergeführt. Bei einzelnen Patienten wurde versuchsweise eine Hyperthermie durchgeführt [51].

Bei symptomatischen Gallenblasenmetastasen sollte eine Cholezystektomie in Betracht gezogen werden, falls die Metastasen nur die Gallenblase betreffen. Diese Patienten sollten internistisch in einem guten Zustand sein und eine Lebenserwartung von mehr als einigen Monaten haben. Eine kurzfristige Linderung der Symptome wird in der Regel erreicht, allerdings starben alle der beobachteten Patienten innerhalb eines Jahres [177, 182, 185-187, 190].

Eine Pankreatoduodenektomie wurde bei Metastasen im distalen Ductus choledochus mit Hämatobilie und Ikterus durchgeführt [184]. Für Patienten mit symptomatischen, isolierten Milzmetastasen kommt eine Splenektomie in Frage. Ein Fall ist beschrieben, bei dem es nach der Splenektomie zu einer zufriedenstellenden langfristigen Palliation kam [12].

Knochen

Die durchschnittliche Lebenserwartung bei Knochenmetastasen beträgt 4-6 Monate, jedoch weniger, wenn darüber hinaus andere Organe befallen sind [5, 192, 200]. Die Therapie muß von folgenden Faktoren abhängig gemacht werden: 1) von der Stärke der Beschwerden, 2) von der Lokalisation und der Größe der Knochenmetastasen und 3) von der Lebenserwartung. Ziel der Behandlung sollte sein, die Tumorschmerzen zu lindern, Bettlägerigkeit zu vermeiden und die Pflegebedürftigkeit zu verringern. Bei fehlenden Beschwerden sollten die Patienten in der Regel ohne größere Therapiemaßnahme nur beobachtet werden, bis Symptome auftreten.

Symptomatische Metastasen betreffen in der Regel Knochen, die nicht mit Gewicht belastet sind, besonders die Wirbelsäule oder die Rippen. In diesen Fällen wird eine Bestrahlung der Herde i. allg. eine bis zu 6 Monate andauernde Besserung bewirken; die Bestrahlungsfelder sollten jedoch auf die schmerzhaften Regionen begrenzt werden (Abb. 13.6). Eine hohe Dosierung in kurzer Zeit wird dem Patienten lange Anfahrtswege oder einen langen Krankenhausaufenthalt ersparen (s. Kap. 15) [52, 201]. Wird im 1. Bestrahlungszyklus keine Schmerzlinderung erzielt, so gelingt dies üblicherweise auch in einem 2. Zyklus nicht. Falls die 1. Bestrahlung ein sehr gutes Ergebnis brachte und das rezidivfreie Intervall mehr als 6 Monate beträgt, können Knochenmetastasen bei Rezidiven erneut bestrahlt werden. Mit der z. Z. zur Verfügung stehenden Chemotherapie kann bei Knochenmetastasen keine Palliation erzielt werden [194].

Symptomatische Metastasen in gewichtsbelasteten Knochen (z. B. im Femur) bedürfen besonderer Überlegungen. Bei einer größeren Metastase und insbesondere, wenn Anhaltspunkte für eine Destruktion der Kortikalis vorliegen, kommen eine prophylaktische Stabilisierung und eine Bestrahlung in Betracht, falls die Lebenserwartung mindestens noch 2 Monate beträgt. Die Stabilisierung wird operativ durch interne Fixierung (z. B. Marknagelung), Gelenkprothese, Füllung mit Methylacrylat oder Fixateur externe bzw. mit einem Gipsverband erzielt [194, 195]. Im allgemeinen wird man postoperativ bestrahlen. Alternativ kann die Läsion auch nur durch Strahlentherapie behandelt werden. Es sollte dann genau beobachtet werden, ob beim Patienten eine pathologische Fraktur auftritt. In diesem Fall ist die Stabilisierung die beste Lösung. Dadurch wird die Lebensqualität am wenigsten beeinträchtigt und Krankenhaus- oder Pflegeheimkosten werden niedrig gehalten. Dies gilt nicht für Patienten, bei denen das Risiko eines chirurgischen Eingriffs zu hoch ist, oder für Patienten mit einer kurzen Lebenserwartung.

Kompressionsfrakturen mit Einklemmung des Rückenmarks erfordern eine rasche Diagnose und Behandlung, um einer Lähmung zuvorzukommen. Dies kann eine Laminektomie zur Dekompression mit nachfolgender postoperativer Bestrahlung oder nur Bestrahlung erforderlich machen, je nach Ausmaß und Allgemeinzustand des Patienten.

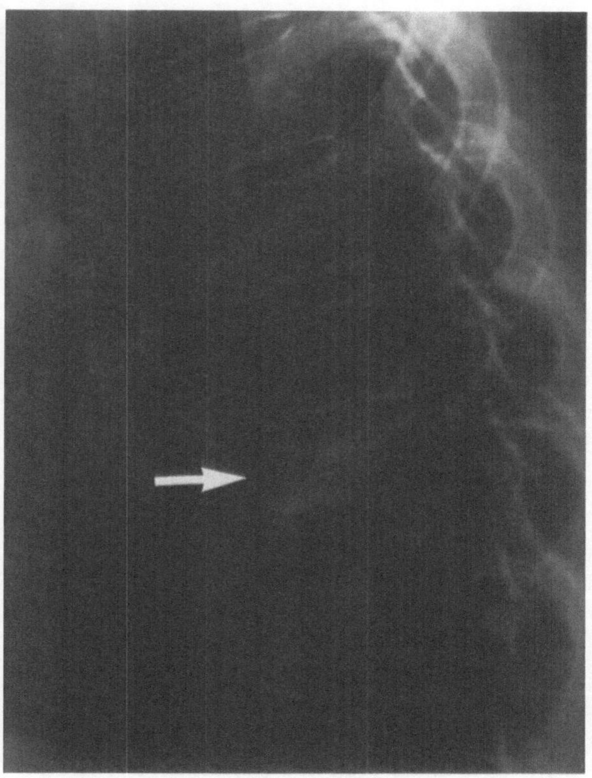

Abb. 13.6. Palliative Bestrahlung bei symptomatischen Knochenmetastasen. Diese 47jährige Patientin hatte ein 3,2 mm dickes ulzeriertes Melanom auf ihrem Rücken. Sie entwickelte später symptomatische Knochenmetastasen mit einer Kompressionsfraktur des 9. Brustwirbelkörpers. Diese Metastase und eine asymptomatische Metastase im Femurkopf wurden palliativ bestrahlt. Die Rückenschmerzen der Patientin gingen völlig zurück. Sie entwickelte später multiple subkutane Metastasen, die auf Chemotherapie ansprachen, und starb später an Hirnmetastasen

Vereinzelt wird ein Patient eine solitäre, aber symptomatische Knochenmetastase aufweisen. Eine Therapie kann chirurgisch durch Exzision oder kleinere Amputation, z. B. Fingeramputation, behandelt werden, besonders wenn ein erster Bestrahlungszyklus keinen Erfolg brachte [20, 193].

Hirn und Rückenmark

Hirnmetastasen gehören zu den häufigsten Todesursachen beim Melanom. In verschiedenen Studien lag der Prozentsatz zwischen 20 und 54%. Die Lebenserwartung bei Hirnmetastasen ist relativ kurz, sie liegt - abhängig vom Umfang der Metastasierung und dem Ansprechen auf die Behandlung - zwischen 2 und 7 Monaten [5, 10, 16, 41, 98, 100, 115].

Initial sind Kortikosteroide der Angelpunkt der Therapie, Dexamethason (bis 16-24mg/Tag) ist am wirksamsten. Dies führt zur Reduktion des perifokalen Ödems und bewirkt bei den meisten Patienten, zumindest vorübergehend, eine Linderung der Symptome [111, 116, 133]. Die Steroiddosen sollten über 2-4 Wochen hinweg verringert und nach der definitiven Behandlung abgesetzt werden, falls sich die Symptome nicht nach dem Absetzen verschlechtern. Ein fehlendes Ansprechen auf Kortikosteroide bei gleichzeitiger rascher neurologischer Verschlechterung ist häufig auf eine Blutung in die Metastase bzw. auf eine intrazerebrale Blutung zurückzuführen. Die Behandlung der Wahl bei multiplen Metastasen ist die Bestrahlung. Bei einer solitären Metastase ist die chirurgische Exzision mit kranialer Bestrahlung die definitive Therapie. Bei Hirnmetastasen eines Melanoms ist Chemotherapie nicht wirksam [16, 98, 107, 116].

Solitäre und chirurgisch zugängliche Metastasen werden chirurgisch angegangen. Die Kraniotomie ist ein relativ sicherer Eingriff (mit einer operativen Mortalität von etwa 5%), der bei den meisten Patienten die Beschwerden lindert und bei nachgewiesenen Metastasen eine weitere neurologische Verschlechterung verhindern kann. Die Kraniotomie sollte auch dann in Betracht gezogen werden, wenn neben symptomatischen Hirnmetastasen auch andere Fernmetastasen bestehen, da bei solchen Patienten die geschätzte Lebenserwartung mehr als 2-3 Monate betragen kann und sich ihr neurologischer Zustand gewöhnlich bessert.

Ein Grund dafür, bei den meisten Patienten die chirurgische Exzision der Bestrahlung vorzuziehen, ist die Blutungsneigung der Metastasen [103, 109, 115, 125]. Sowohl vor als auch während des chirurgischen Eingriffs kann es zu einer Blutung in den Tumor oder in die Umgebung kommen. Daher ist die Lasertechnik mit entsprechenden Spezialsonden oft sicherer und schneller und mit weniger Blutverlust verbunden als Absaugung und Koagulation. Die Tumorstreuung muß minimiert werden, da es zu Metastasen an der Stelle der Schädelinzision bei bis zu 10% der Patienten kommen kann [110]. Postoperativ wird in der Regel eine Bestrahlung des gesamten Hirns durchgeführt. Diese kombinierte Therapie scheint die Überlebensraten - verglichen mit einem alleinigen chirurgischen Eingriff - zu verbessern. Es liegen jedoch nur wenige Daten über die adjuvante Strahlentherapie vor (Abb. 13.7).

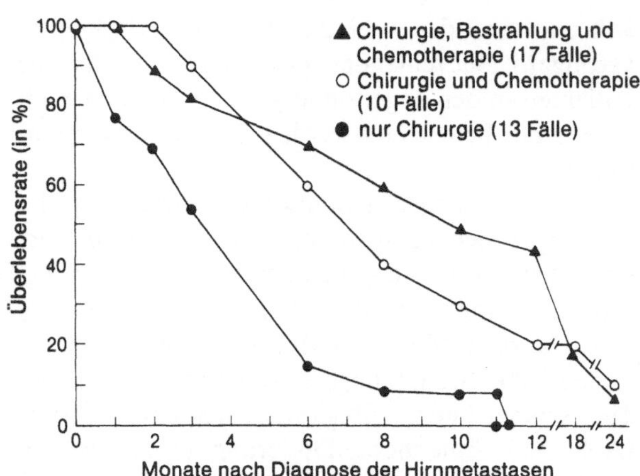

Abb. 13.7. Palliative Chirurgie bei Hirnmetastasen, Überlebenskurven („actuarial method") bei 40 Patienten, bei denen eine chirurgische Exzision der Hirnmetastasen am M. D. Anderson Hospital and Tumor Institute, Houston durchgeführt worden war. Die Patienten, bei denen eine adjuvante Strahlen- oder Chemotherapie durchgeführt worden war, überlebten länger als Patienten, die nur operiert worden waren [110]

Die durchschnittliche Überlebensdauer beträgt in verschiedenen Studien bei operativ behandelten Patienten etwa 6 Monate (Tabelle 13.4); sie differiert zwischen 2 und 20 Monaten [20, 28, 98, 100, 103, 105, 108, 118, 122, 128, 131, 136, 139]. Bei der Mehrzahl der Patienten kam es zu einer zufriedenstellenden neurologischen Besserung. Die Überlebensraten waren abhängig von der Dauer der Remission, dem neurologischen Zustand zum Zeitpunkt des chirurgischen Eingriffs und vom Vorhandensein anderer Fernmetastasen [112]. Obwohl Langzeiterfolge ungewöhnlich sind, überleben einige wenige Patienten die Operation 3-5 Jahre oder länger [12, 102, 103, 105, 118, 124, 125, 132]. Beispiele für langzeitüberlebende Patienten der UAB sind in Abb. 13.1 und Abb. 13.8 dargestellt. Durch keine Studie konnte bisher erwiesen werden, ob bei solitären Metastasen operative Therapie, Strahlentherapie oder kombiniertes Vorgehen bessere Ergebnisse bringt. Mit ausschließlicher Bestrahlung konnte bisher jedoch noch kein Langzeitüberleben erzielt werden. Obwohl die Gesamterfolge und die Lebensqualität wahrscheinlich bei beiden Behandlungsmodalitäten ähnlich gut sind, ist der chirurgische Eingriff bezüglich der Lebensverlängerung effektiver.

Bei multiplen und chirurgisch schwer zugänglichen Metastasen sollte die Radiotherapie in Betracht gezogen werden. Ein Zyklus mit akzele-

Tabelle 13.4. Mediane Überlebenszeit nach chirurgischer Behandlung oder Bestrahlung von Hirnmetastasen beim malignen Melanom[a]

Autor	Anzahl der Patienten	Mediane Überlebenszeit (Monate)	
		Chirurgie (± Bestrahlung)	Nur Bestrahlung
Amer [98]	20	20 (4 Patienten)	4,6
Bremer [103]	19	5,5	
Atkinson [100]	21	5,6	
Hafström [118]	25	6	
Winston [139]	8	2	
Ransohoff [131]	14	12	
Feun [20]	16	15	
Vlock [137]	46	5	3
Gottlieb [116]	41		3
Carella [107]	60		3
Cooper [108]	29		3
Fell [110]	80	5	1,5

[a] Diese Tabelle verdeutlicht das Fehlen vergleichbarer Daten für die chirurgische Exzision (mit oder ohne adjuvante Bestrahlung des Gehirns) gegenüber der reinen Strahlentherapie bei begrenzten Hirnmetastasen. Eine randomisierte klinische Studie zu diesem Problem ist wünschenswert.

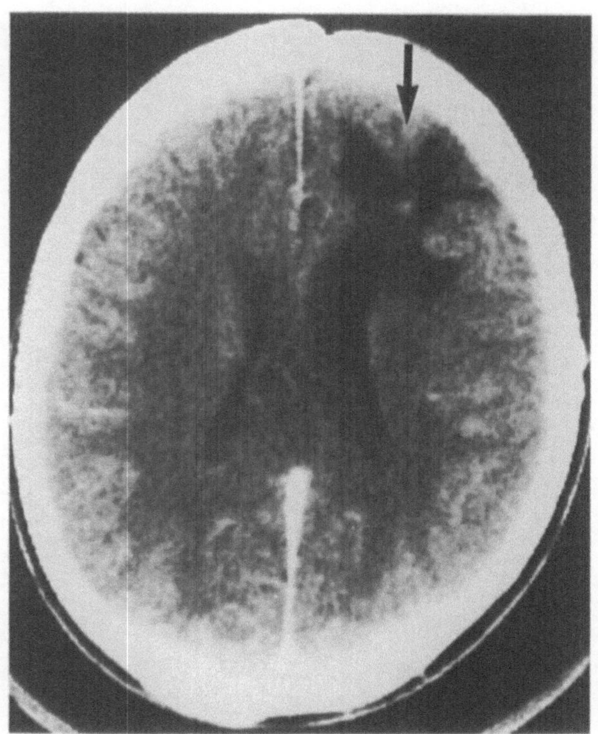

Abb. 13.8. Langzeitpalliation durch Operation von Hirnmetastasen. Bei diesem 25jährigen weißen Patienten war ein Melanom am Bein und dessen regionäre Lymphknotenmetastasen 1975 exzidiert worden. 1976 trat eine motorische Aphasie auf. Ein CT zeigte eine Melanommetastase mit einem umgebenden großen Hämatom im linken Frontallappen. Die Metastase wurde chirurgisch exzidiert, danach eine Nachbestrahlung vorgenommen. Der Patient wurde im Rahmen einer klinischen Studie auch über 6 Monate hindurch chemotherapeutisch mit DTIC und Cyclophosphamid und danach 2 Jahre lang immunotherapeutisch mit Corynebacterium parvum behandelt. Die Abbildung zeigt das letzte CT, das im rechten Frontallappen eine Operationsnarbe erkennen läßt, aber keinen Anhalt für Melanommetastasen bietet. Der Patient blieb erscheinungsfrei und ist 7,5 Jahre nach der chirurgischen Exzision der Hirnmetastase völlig beschwerdefrei

rierter Fraktionierung kann ebenso wirksam sein wie höhere Dosen über einen längeren Zeitraum (s. Kap. 15) [52, 113, 137]. Es besteht ein gewisses Risiko einer Blutung in eine nekrotische Hirnmetastase, besonders bei großen Metastasen (d.h. über 2 cm Durchmesser). Die objektive Ansprechrate beträgt in den meisten Studien nur durchschnittlich 30-40%, aber bei einem höheren Prozentsatz (bis zu 76%) kommt es zu einer Verbesserung oder einer vollständigen Rückbildung der Symptome [16, 25, 98, 107, 108, 116].

Eine chirurgische Entlastung ist bei Rückenmarkläsionen mit Querschittssymptomatik bei bestimmten Patienten indiziert; bei manchen Patienten scheint die Bestrahlung eine wirksame Alternative zu sein [117, 129, 141]. Gleichzeitig sollten Kortikosteroide hochdosiert verabreicht werden. Sehr wichtig ist eine frühe Therapie; die besten Ergebnisse werden sowohl operativ wie strahlentherapeutisch bei Patienten mit geringen neurologischen Symptomen erzielt. Bei kompletter Paraplegie spricht die Therapie nur sehr selten an. Bei symptomatischen Patienten ohne Querschnittssymptomatik kommt auch eine lokale Bestrahlung in Frage [52]. Die Ursache ist meist eine örtliche Infiltration von Knochenmetastasen in das angrenzende Rükkenmark. Die Ergebnisse bei der Behandlung von Metastasen der weichen Hirnhäute durch Strahlentherapie wie durch intrathekale Chemotherapie sind praktisch aussichtslos, auch wenn vereinzelt eine vorübergehende Besserung erkennbar war [98, 138].

Gastrointestinaltrakt

Obwohl im Gastrointestinaltrakt gelegentlich auch solitäre Metastasen auftreten, sind multiple Läsionen in den betroffenen Organen die Regel. Außerdem treten diese Metastasen normalerweise bei Generalisierung des Tumorleidens auf, die durch-

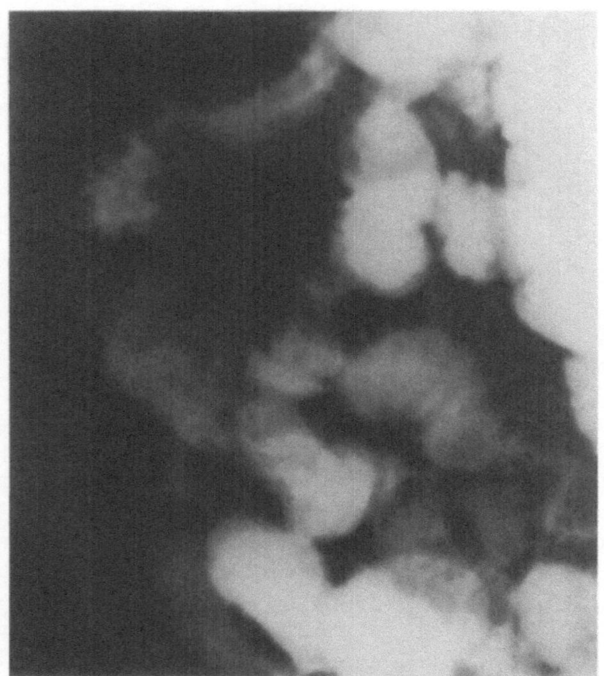

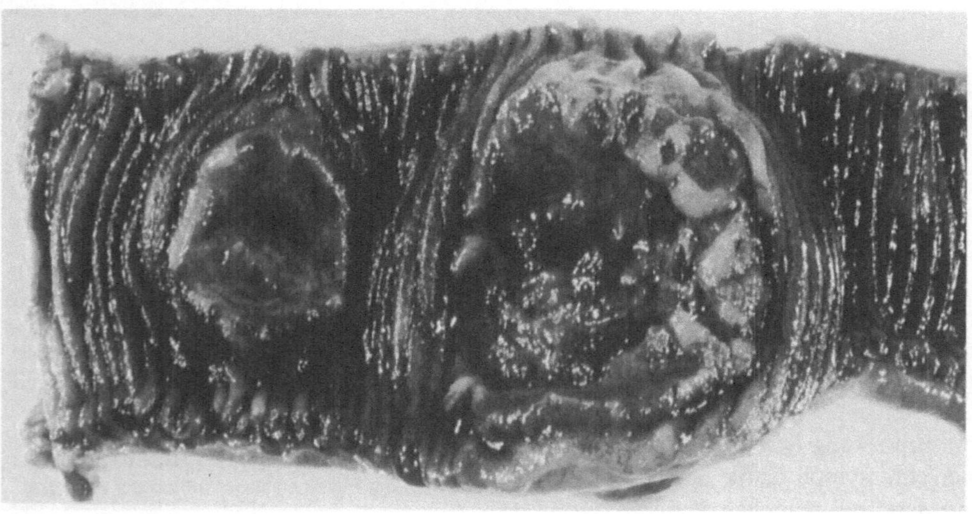

Abb. 13.9. Bei diesem 50jährigen weißen Mann lag ein 3,5 mm dickes ulzeriertes Melanom am Rücken vor. Es wurde eine elektive Lymphknotendissektion durchgeführt und postoperativ 2 Jahre lang im Rahmen einer randomisierten klinischen Studie eine Immunotherapie mit Corynebacterium parvum durchgeführt. 6 Jahre später trat eine Anämie auf. *Oben:* Eine Kontrastmitteldarstellung des oberen Gastrointestinaltrakts und des Dünndarms zeigte eine mögliche Metastase im Ileum *(Pfeile).* Bei Zielaufnahmen fanden sich konstante Mukosadefekte in diesem Gebiet. *Unten:* Das Operationspräparat zeigt eine von 2 großen Darmmetastasen, die komplett reseziert wurden. Bei dem Patienten liegt 12 Monate nach dem chirurgischen Eingriff kein Hinweis auf Tumor vor

schnittliche Überlebenszeit beträgt dann nur 2-4 Monate. Dennoch gibt es Fälle, in denen erfolgreiche und wirksame palliative Behandlungsmöglichkeiten eingesetzt werden können.

Zu den häufigsten Symptomen gastrointestinaler Metastasen gehören chronische Blutungen. Sie können wiederholte Bluttransfusionen erforderlich machen. Bei multiplen gastrointestinalen Metastasen kann therapeutisch eine Zytostase, bei solitären Metastasen eine Exzision in Frage kommen, wenn der Allgemeinzustand des Patienten dies zuläßt und keine anderen viszeralen Metastasen vorliegen (Abb. 13.9).

Eine chirurgische Intervention wird in den meisten Fällen akuter Komplikationen mit Obstruktion, massiver Blutung oder Perforation notwendig sein. Keine anderen Verfahren bieten therapeutische Möglichkeiten; die einzige Alternative ist, den Patienten sterben zu lassen. Die endgültige Entscheidung hängt vom klinischen Gesamtzustand des Patienten ab, aber meistens können die Symptome chirurgisch erfolgreich gelindert werden, und die durchschnittliche Überlebenszeit nach der chirurgischen Exzision der Metastasen beträgt 4-8 Monate [1, 35, 147, 149, 151, 152, 155-160, 171]. Im Falle multipler gastrointestinaler Metastasen sollten

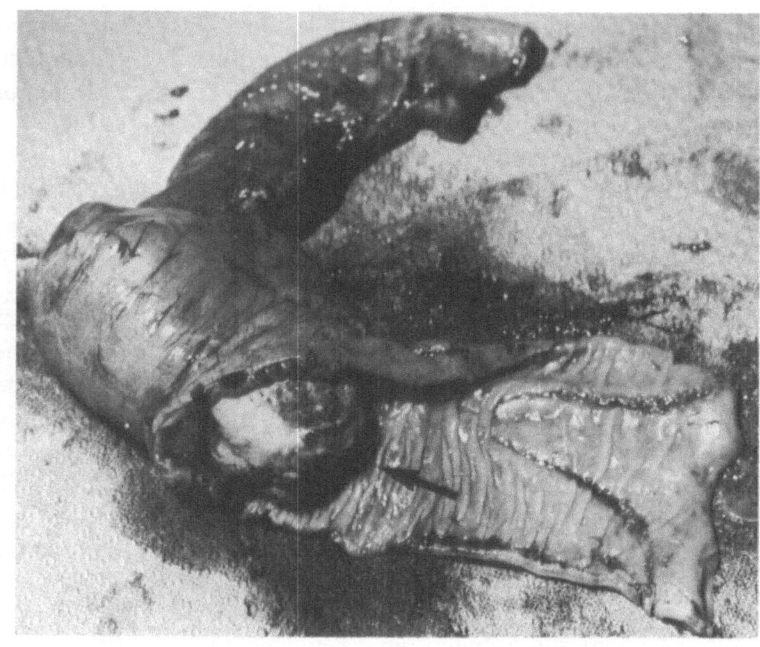

Abb. 13.10. Operationspräparat von einer 24jährigen Frau, die rezidivierende periumbilikale krampfartige Schmerzen hatte und an der SMU behandelt wurde. Sie entwickelte dann eine Auftreibung des Abdomens und erbrach 2 Wochen lang. Man sieht hier eine große Tumorabsiedlung an der Spitze einer Darminvagination. Dies ist eine der 2 häufigsten Komplikationen bei Patienten mit Dünndarmmetastasen. Die andere Komplikation ist Blutung mit Anämie

nur die Läsionen entfernt werden, die unmittelbar Symptome verursachen, es sei denn, es verbleibt nur noch eine relativ geringe, problemlos zu entfernende Anzahl von Metastasen. Selbst größere operative Eingriffe wie eine Ösophagogastrektomie oder eine subtotale Gastrektomie wurden mit Erfolg durchgeführt, aber sie sollten sich nur auf die wenigen Patienten beschränken, bei denen eine längerfristige Besserung zu erwarten ist. Vereinzelt wird eine Überlebenszeit von 2-5 Jahren nach Exzision von gastrointestinalen Metastasen berichtet, bei den meisten dieser Patienten wurden symptomatische solitäre Magen- oder Darmmetastasen palliativ exzidiert [1, 35, 151, 152, 155, 158-160, 171].

Die Ursache für eine Obstruktion sind in der Regel große polypoide Läsionen, die mechanisch das Darmlumen verlegen oder einen Ausgangspunkt für eine Darminvagination bilden (Abb. 13.10) [149, 155, 157, 159, 163, 171]. Derartige submuköse Läsionen werden i. allg. mit einer Darmresektion oder gelegentlich, abhängig von Lokalisation und Anzahl der Läsionen, auch durch eine Enterotomie mit submuköser Exzision entfernt. Ein intestinaler Bypass kann für manche Patienten mit ausgedehnter Metastasierung genügen, bei denen andernfalls eine ausgedehnte oder gefährliche Resektion erforderlich wäre. In einer Obduktionsstatistik stellte die Darmobstruktion bei 8% der Patienten die unmittelbare Todesursache dar [10].

Massive oder rezidivierende gastrointestinale transfusionsbedürftige Blutungen sind ungewöhnlich und werden am ehesten bei Magenmetastasen beobachtet. Die operative Behandlung erfordert in der Regel eine Segmentresektion des Darms oder eine Magenresektion. In manchen Fällen sind auch ausgedehntere Eingriffe notwendig [12, 147, 148, 151, 152, 155, 158]. Transfusionen aufgrund ständiger Blutverluste stellen Arzt und Patient vor die schwierige Frage, wann die Behandlung abgebrochen werden soll.

Nieren und Harnwege

Nur solitäre oder symptomatische Metastasen in Nieren und Harnwegen kommen für eine chirurgische Exzision oder Chemotherapie in Frage. Eine Bestrahlung ist in der Regel nicht sinnvoll, bei manchen Patienten kann hingegen eine Immunotherapie eine Besserung bewirken [208]. Metastasen in Nieren und Harnwege sind in der Regel bis zum Endstadium der Erkrankung asymptomatisch, der Tod tritt in der Regel 1-4 Monate nach der klinischen Diagnose auf. Ein metastasierendes Melanom kann gelegentlich endoskopisch und röntgenologisch wie ein primäres Nieren- oder Harnblasenkarzinom aussehen [203, 209].

Harnblasenmetastasen können - je nach Anzahl, Größe und Lokalisation - durch eine transurethrale Resektion oder partielle Zystektomie behandelt werden [202, 204, 205, 207, 213, 217]. Die Beschwerden werden in der Regel gelindert, aber bei den meisten Patienten beträgt die Überlebenszeit nach der Behandlung nur 3-6 Monate. Selten leben Patienten noch länger als 1 Jahr.

Metastasen in Nieren und Ureter, die bluten oder obstruieren, können bei bestimmten Patienten durch eine Ureteronephrektomie [211, 212] oder durch eine Einlage einer Ureterschiene behandelt werden, falls eine Operation nicht in Frage kommt. Die durchschnittliche Überlebenszeit beträgt meistens nur 4 Monate.

Symptomatische Prostatametastasen kommen selten vor, sie lassen sich aber durch transurethrale Resektion oder suprapubische Prostatektomie behandeln [210, 211]. Eine Obstruktion der Urethra kann bei prognostisch ungünstigen Patienten auch durch eine suprapubische Fistel entlastet werden.

Andere Lokalisationen

Herz und Perikard

Bei fast allen Patienten mit myokardialen und perikardialen Metastasen ist eine Behandlung nicht möglich. Die Überlebenszeit beträgt einige Wochen bis einige Monate. Perikardiale Metastasen mit symptomatischen Ergüssen können entweder durch eine Perikardektomie oder durch eine Bestrahlung behandelt werden [222]. Manche Patienten sprechen vorübergehend auf Chemotherapie an.

Pankreas

Gelegentlich können Patienten mit Pankreasmetastasen Beschwerden durch Obstruktion der Gallenwege oder des Duodenums aufweisen. Umgehungsoperationen oder Bestrahlung können bei ausgewählten Patienten als Therapie der ersten Wahl angesehen werden, in zweiter Linie kommt ein Chemotherapiezyklus in Frage. Bei asymptomatischen Patienten werden alle Therapieversuche jedoch zurückgestellt.

Peritoneum und Mesenterium

Bei Patienten mit Peritoneal- und Mesenterialmetastasen ist die Überlebenszeit nur kurz. Zur Behandlung symptomatischer Patienten (z. B. bei Aszites) kommt Chemotherapie in Frage, asymptomatische Patienten bleiben unbehandelt.

Endokrine Organe

Solitäre Metastasen in endokrinen Organen sollten chirurgisch exzidiert werden, besonders, wenn der Patient Symptome aufweist. Gelegentlich kann eine chirurgische Palliation bei Nebennieren- oder Hypophysenmetastasen sinnvoll sein [12, 207, 228]. Bei einem Patienten hielt die Palliation nach Adrenalektomie wegen einer solitären Metastase 24 Monate lang an [12]. Auch Bestrahlung oder Chemotherapie kommt bei symptomatischen Patienten in Frage, besonders bei multiplen Metastasen.

Brust

Metastasen in der Brust sollten in erster Linie chirurgisch exzidiert werden, als 2. Behandlungsmöglichkeit kommt eine Bestrahlung oder Chemotherapie in Frage. Die meisten Patienten überleben weniger als 6 Monate, einige Patienten jedoch län-

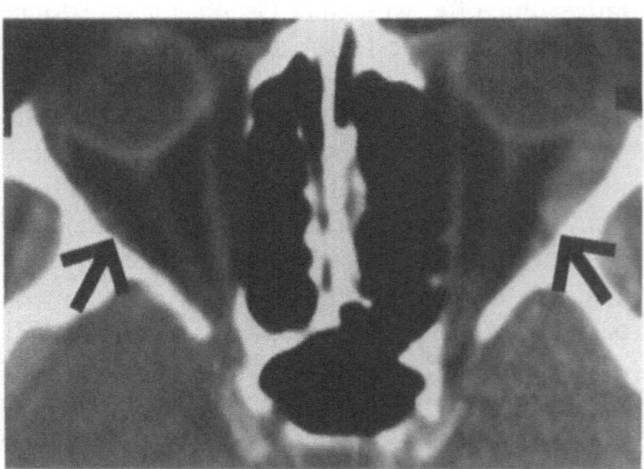

Abb. 13.11. Symptomatische Augenmetastasen. Bei diesem 39jährigen weißen Mann bestand ein 4,5 mm dickes ulzeriertes Melanom am Stamm mit axillären und inguinalen Lymphknotenmetastasen; 3 Jahre später entwickelte der Patient Metastasen in Subkutis, Lungen, Knochen und Orbita. Er hatte Schmerzen, Exophtalmus und ein vermindertes Sehvermögen im linken Auge, das bestrahlt wurde (6 Gy 2 mal wöchentlich über 2 Wochen hinweg). Die Bestrahlung linderte die Schmerzen in den letzten 4 Lebensmonaten. Die Abbildung zeigt eine sagittale CT-Aufnahme der Orbitae. Der *rechte Pfeil* zeigt auf eine Metastase im lateralen M. rectus und im rechten Bulbus. Der *linke Pfeil* zeigt normale anatomische Verhältnisse in der linken Orbita

ger als 1 Jahr [230, 233, 234]. Da derartige Tumoren bei körperlicher Untersuchung, Mammographie und Schnellschnittuntersuchung, wie primäre Mammakarzinome imponieren können, ist es wichtig, vor einer Radikaloperation eine Melanommetastase auszuschließen [231, 235].

Ovarien, Uterus und Vagina

Metastasen in den Ovarien, in Uterus und Vagina können operiert oder bestrahlt werden, falls der Patient Beschwerden hat und noch eine nennenswerte Lebenserwartung besitzt. Es gibt einige Berichte über eine erfolgreiche - jedoch nur vorübergehende - Palliation [12, 231].

Testis und Penis

Eine chirurgische Exzision kann in Betracht kommen, falls die Metastasen im Hoden oder Penis Beschwerden verursachen oder solitär sind [236].

Mundhöhle und Larynx

Bei den wenigen Patienten mit klinisch solitären Metastasen in der Mundhöhle oder im Larynx, kann - besonders bei Beschwerden - eine chirurgische Exzision oder eine Bestrahlung in Betracht kommen [243, 244, 246, 249]. Es wurde über einen Patienten berichtet, der nach Bestrahlung von Larynxmetastasen eines Melanoms der Brustwand 6 Jahre überlebte [242].

Augen

Symptomatische Metastasen in oder hinter dem Bulbus sollten bestrahlt werden, allerdings muß man sich bewußt sein, daß die Sehkraft des betreffenden Auges verringert wird oder ganz verloren geht [Abb. 13.11]. Eine Enukleation sollte erst dann durchgeführt werden, wenn eine Bestrahlung oder Chemotherapie fehlgeschlagen ist. Eine Dekompression der Orbita mit Ausräumung des Tumors kann notwendig werden, wenn das Auge stark komprimiert wird und der Patient noch eine entsprechende Lebenserwartung besitzt [257].

Literatur

Allgemeine Diagnose und Behandung

1. Amer MH, Al-Sarraf M, Vaitkevicius VK (1979) Clinical presentation, natural history and prognostic factors in advanced malignant melanoma. Surg Gynecol Obstet 149: 687
2. Aranha GV, Simmons RL, Gunnarsson A, Grage TB, McKhann CF (1979) The value of preoperative screening procedures in stage I and II malignant melanoma. J Surg Oncol 11: 1
3. Balch CM, Karakousis C, Mettlin C, Natarajan N, Donegan WL, Smart CR, Murphy GR (1984) Management of cutaneous melanoma in the United States: Results of the American College of Surgeon's melanoma survey. Surg Gynecol Obstet 158: 311
4. Balch CM, Soong S-j, Murad TM, Ingalls AL, Maddox WA (1981) A multifactorial analysis of melanoma III: Prognostic factors in melanoma patients with lymph node metastases (stage II). Ann Surg 193: 377
5. Balch CM, Soong S-j, Murad TM, Smith JW, Maddox WA, Durant JR (1983) A multifactorial analysis of melanoma IV. Prognostic factors in 200 melanoma patients with distant metastases (stage III). J Clin Oncol 1: 126
6. Bassett LW, Steckel RJ (1977) Imaging techniques in the detection of metastatic disease. Semin Oncol 4: 39
7. Bernardino ME, Goldstein HM (1978) Gray scale ultrasonography in the evaluation of metastatic melanoma. Cancer 42: 2529
8. Blois MS, Banda PW (1976) Detection of occult metastatic melanoma by chromatography. Cancer Res 36: 3317
9. Bragg DG (1980) Medical imaging problems in the patient with advanced cancer. JAMA 244: 597
10. Budman DR, Camacho E, Wittes RE (1978) The current causes of death in patients with malignant melanoma. Eur J Cancer 14: 327
11. Cox KR, Hare WSC, Bruce PT (1966) Lymphography in melanoma: Correlation of radiology with pathology. Cancer 19: 637
12. Das Gupta T, Brasfield R (1964) Metastatic melanoma: A clinicopathological study. Cancer 17: 1323
13. de la Monte SM, Moore GW, Hutchins GM (1983) Patterned distribution of metastases from malignant melanoma in humans. Cancer Res 43: 3427
14. Doiron MJ, Bernardino ME (1981) A comparison of noninvasive imaging modalities in the melanoma patient. Cancer 47: 2581
15. Doyle FH, Pennock JM, Banks LM, McDonnell MJ, Bydder GM, Steiner RE, Young IR, Clarke GJ, Pasmore T, Gilderdale DJ (1982) Nuclear magnetic resonance imaging of the liver: Initial experience. Am J Roentgenol 138: 193
16. Einhorn LH, Burgess MA, Vallejos C, Bodey GP Sr, Gutterman J, Mavligit G, Hersh EM, Luce JK, Frei E III, Freireich EJ, Gottlieb JA (1974) Prognostic correlations and response to treatment in advanced metastatic malignant melanoma. Cancer Res 34: 1995
17. Eiseman B, Robinson WA, Steele G Jr (1982) Follow-up of the Cancer Patient. Georg Thieme Verlag, Thieme-Stratton, New York
18. Evans RA, Bland KI, McMurtrey MJ, Ballantyne AJ

(1980) Radionuclide scans not indicated for clinical stage I melanoma. Surg Gynecol Obstet 150: 532
19. Felix EL, Sindelar WF, Bagley DH, Johnston GS, Ketcham AS (1975) The use of bone and brain scans as screening procedures in patients with malignant lesions. Surg Gynecol Obstet 141: 867
20. Feun LG, Gutterman J, Burgess MA, Hersh EM, Mavligit G, McBride CM, Benjamin RS, Richman SP, Murphy WK, Bodey GP, Brown BW, Mountain CF, Leavens ME, Freireich EJ (1982) The natural history of resectable metastatic melanoma (stage IVA melanoma). Cancer 50: 1656
21. Finck SJ, Giuliano AE, Morton DL (1983) LDH and melanoma. Cancer 51: 840
22. Friedman M, Forgione H, Shanbhag V (1980) Needle aspiration of metastatic melanoma. Acta Cytol 24: 7
23. Habermalz HJ, Fisher JJ (1976) Radiation therapy of malignant melanoma: Experience with high individual treatment doses. Cancer 38: 2258
24. Hajdu SI, Savino A (1973) Cytologic diagnosis of malignant melanoma. Acta Cytol 17: 320
25. Hiaris BS, Raben M, Calabrese AS, Phillips RF, Henschke UK (1963) Value of radiation therapy for distant metastases from malignant melanoma. Cancer 16: 765
26. Huffman TA, Sterin WK (1973) Ten-year survival with multiple metastatic malignant melanoma: Primary site unknown. Arch Surg 106: 234
27. Jackson FI, McPherson TA, Lentle BC (1977) Gallium-67 scintigraphy in multisystem malignant melanoma. Radiology 122: 163
28. Karakousis CP (1983) Surgical treatment of recurrent malignant melanoma. Contemp Surg 22: 75
29. Karakousis CP, Temple DF, Moore R, Ambrus JL (1983) Prognostic parameters in recurrent malignant melanoma. Cancer 52: 575
30. Kirkwood JM, Myers JE, Vlock DR, Neumann R, Ariyan S, Gottschalk A, Hoffer P (1983) Tomographic gallium-67 citrate scanning: Useful new surveillance for metastatic melanoma. Ann Surg 198: 102
31. Larson SM, Brown JP, Wright PW, Carrasquillo JA, Hellstrom I, Hellstrom KE (1983) Imaging of melanoma with I-131-labeled monoclonal antibodies. J Nucl Med 24: 123
32. Lawson DH, Nixon DW, Black ML, Tindall GT, Barnes DA, Faraj BA, Ali FM, Camp VM, Richmond A (1983) Evaluation of transsphenoidal hypophysectomy in the management of patients with advanced malignant melanoma. Cancer 51: 1541
33. Levitt RG, Koehler RE, Sagel SS, Lee JKT (1982) Metastatic disease of the mesentery and omentum. Radiol Clin North Am 20: 501
34. Libshitz HI (1982) Symposium on metastatic disease. Radiol Clin North Am 20: 417
35. Meyer JE (1978) Radiographic evaluation of metastatic melanoma. Cancer 42: 127
36. Meyer JE, Stolbach L (1978) Pretreatment radiographic evaluation of patients with malignant melanoma. Cancer 42: 125
37. Milder MS, Frankel RS, Bulkley GB, Ketcham AS, Johnston GS (1973) Gallium-67 scintigraphy in malignant melanoma. Cancer 32: 1350
38. Milton GW, Shaw HM, Farago GA, McCarthy WH (1980) Tumour thickness and the site and time of first recurrence in cutaneous malignant melanoma (stage I). Br J Surg 67: 543
39. Murray JL, Lerner MP, Nordquist RE (1982) Elevated γ-glutamyl transpeptidase levels in malignant melanoma. Cancer 49: 1439
40. Muss HB, Richards F II, Barnes PL, Willard VV, Cowan RJ (1979) Radionuclide scanning in patients with advanced malignant melanoma. Clin Nucl Med 4: 516
41. Patel JK, Didolkar MS, Pickren JW, Moore RH (1978) Metastatic pattern of malignant melanoma: A study of 216 autopsy cases. Am J Surg 135: 807
42. Presant CA, Bartolucci AA, Smalley RV, Vogler WR, the Southeastern Cancer Study Group (1979) Cyclophosphamide plus 5-(3,3-dimethyl-1-triazeno)-imidazole-4-carboxamide (DTIC) with or without *Corynebacterium parvum* in metastatic malignant melanoma. Cancer 44: 899
43. Pykett IL, Newhouse JH, Buonanno FS, Brady TJ, Goldman MR, Kistler JP, Pohost GM (1982) Principles of nuclear magnetic resonance imaging. Radiology 143: 157
44. Romolo JL, Fisher SG (1979) Gallium[67] scanning compared with physical examination in the preoperative staging of malignant melanoma. Cancer 44: 468
45. Roth JA, Eilber FR, Bennett LR, Morton DL (1975) Radionuclide photoscanning: Usefulness in preoperative evaluation of melanoma patients. Arch Surg 110: 1211
46. Sacre R, Lejeune FJ (1982) Pattern of metastases distribution in 173 stage I or II melanoma patients. Anticancer Res 2: 47
47. Seigler HF, Fetter BF (1977) Current management of melanoma. Ann Surg 186: 1
48. Seigler HF, Lucas VS Jr, Pickett NJ, Huang AT (1980) DTIC, CCNU, bleomycin and vincristine (BOLD) in metastatic melanoma. Cancer 46: 2346
49. Smith FW (1983) Two years' clinical experience with NMR imaging. Applied Radiol 12: 29
50. Stehlin JS Jr, Hills WJ, Rufino C (1967) Disseminated melanoma: Biologic behavior and treatment. Arch Surg 94: 495
51. Storm FK, Kaiser LR, Goodnight JE, Harrison WH, Elliott RS, Gomes AS, Morton DL (1982) Thermochemotherapy for melanoma metastases in liver. Cancer 49: 1243
52. Strauss A, Dritschilo A, Nathanson L, Piro AJ (1981) Radiation therapy of malignant melanomas: An evaluation of clinically used fractionation schemes. Cancer 47: 1262
53. Stuhlmiller GM, Sullivan DC, Vervaert CE, Croker BP, Harris CC, Seigler HF (1981) In vivo tumor localization using tumor-specific monkey xenoantibody, alloantibody, and murine monoclonal xenoantibody. Ann Surg 194: 592
54. Thomas JH, Panoussopoulous D, Liesmann GE, Jewell WR, Preston DF (1979) Scintiscans in the evaluation of patients with malignant melanomas. Surg Gynecol Obstet 149: 574
55. Turnbull A, Shah J, Fortner J (1973) Recurrent melanoma of an extremity treated by major amputation. Arch Surg 106: 496
56. Whalen JP (1979) Radiology of the abdomen: Impact of new imaging methods. Am J Roentgenol 133: 587
57. Wheelock MC, Frable WJ, Urnes PD (1962) Bizarre metastases from malignant neoplasms. Am J Clin Pathol 37: 475
58. Yamada T, Itou U, Watanabe Y, Ohashi S (1972) Cytologic diagnosis of malignant melanoma. Acta Cytol 16: 70

59. Zornoza J (1982) Needle biopsy of metastases. Radiol Clin North Am 20: 569

Haut- und subkutane Metastasen

60. Cox KR (1974) Regional cutaneous metastases in melanoma of the limb. Surg Gynecol Obstet 139: 385
61. Kim JH, Hahn EW, Ahmed SA (1982) Combination hyperthermia and radiation therapy for malignant melanoma. Cancer 50: 478
62. Luk KH, Francis ME, Perez CA, Johnson RJ (1983) Radiation therapy and hyperthermia in the treatment of superficial lesions: Preliminary analysis: Treatment efficacy and reactions of skin tissues subcutaneous. Am J Clin Oncol 6: 399
63. Overgaard J (1981) Fractionated radiation and hyperthermia: Experimental and clinical studies. Cancer 48: 1116

Lunge, Pleura und Mediastinum

64. Anderson CB, Philpott GW, Ferguson TB (1974) The treatment of malignant pleural effusions. Cancer 33: 916
65. Andrews AH Jr, Caldarelli DD (1981) Carbon dioxide laser treatment of metastatic melanoma of the trachea and bronchi. Ann Otol Rhinol Laryngol 90: 310
66. Braman SS, Whitcomb ME (1975) Endobronchial metastasis. Arch Intern Med 135: 543
67. Cahan WG (1973) Excision of melanoma metastases to lung: Problems in diagnosis and management. Ann Surg 178: 703
68. Chang AE, Schaner EG, Conkle DM, Flye MW, Doppman JL, Rosenberg SA (1979) Evaluation of computed tomography in the detection of pulmonary metastases: A prospective study. Cancer 43: 913
69. Chen JTT, Dahmash NS, Ravin CE, Heaston DK, Putman CE, Seigler HF, Reed JC (1981) Metastatic melanoma to the thorax: Report of 130 patients. Am J Roentgenol 137: 293
70. Cline RE, Young WG Jr (1970) Long term results following surgical treatment of metastatic pulmonary tumors. Am Surg 36: 61
71. Curtis A McB, Ravin CE, Deering TF, Putman CE, McLoud TC, Greenspan RH (1982) The efficacy of full-lung tomography in the detection of early metastatic disease from melanoma. Diagn Radiol 144: 27
72. Feldman L, Kricun ME (1979) Malignant melanoma presenting as a mediastinal mass. JAMA 241: 396
73. Gibbons JA, Devig PM (1978) Massive hemothorax due to metastatic malignant melanoma. Chest 73: 123
74. Gromet MA, Ominsky SH, Epstein WL, Blois MS (1979) The thorax as the initial site for systemic relapse in malignant melanoma: A prospective survey of 324 patients. Cancer 44: 776
75. Heaston DK, Putman CE (1982) Radiographic manifestations of thoracic malignant melanoma. In: Seigler HF (ed) Clinical Management of Melanoma. Nijhoff, The Hague, p 62
76. Libshitz HI, North LB (1982) Pulmonary metastases. Radiol Clin North Am 20: 437
77. McCormack PM, Bains MS, Beattie EJ Jr, Martini N (1978) Pulmonary resection in metastatic carcinoma. Chest 73: 163
78. McCormack PM, Martini N (1979) The changing role of surgery for pulmonary metastases. Ann Thorac Surg 28: 139
79. Mathisen DJ, Flye MW, Peabody J (1979) The role of thoracotomy in the management of pulmonary metastases from malignant melanoma. Ann Thorac Surg 27: 295
80. Mintzer RA, Malave SR, Neiman HL, Michaelis LL, Vanecko RM, Sanders JH (1979) Computed vs conventional tomography in evaluation of primary and secondary pulmonary neoplasms. Radiology 132: 653
81. Morrow CE, Vassilopoulos PP, Grage TB (1980) Surgical resection for metastatic neoplasms of the lung: Experience at the University of Minnesota Hospitals. Cancer 45: 2981
82. Morton DL, Joseph WL, Ketcham AS, Geelhoed GW, Adkins PC (1973) Surgical resection and adjunctive immunotherapy for selected patients with multiple pulmonary metastases. Ann Surg 178: 360
83. Muhm JR, Brown LR, Crowe JK (1977) Use of computed tomography in the detection of pulmonary nodules. Mayo Clin Proc 52: 345
84. Neifeld JP, Michaelis LL, Doppman JL (1977) Suspected pulmonary metastases: Correlation of chest x-ray, whole lung tomograms, and operative findings. Cancer 39: 383
85. Reed RJ III, Kent EM (1964) Solitary pulmonary melanomas: Two case reports. J Thorac Cardiovasc Surg 48: 226
86. Schaner EG, Chang AE, Doppman JL, Conkle DM, Flye MW, Rosenberg SA (1978) Comparison of computed and conventional whole lung tomography in detecting pulmonary nodules: A prospective radiologic-pathologic study. Am J Roentgenol 131: 51
87. Sethi SM, Saxton GD (1974) Osteoarthropathy associated with solitary pulmonary metastasis from melanoma. Can J Surg 17: 221
88. Simeone JF, Putman CE, Greenspan RH (1977) Detection of metastatic malignant melanoma by chest roentgenography. Cancer 39: 1993
89. Sonoda T, Krauss S (1975) Hypertrophic osteoarthropathy associated with pulmonary metastasis of malignant melanoma. J Tenn Med Assoc 68: 716
90. Sutton FD Jr, Vestal RE, Creagh CE (1974) Varied presentations of metastatic pulmonary melanoma. Chest 65: 415
91. Turney S, Haight C (1971) Pulmonary resection for metastatic neoplasms. J Thorac Cardiovasc Surg 61: 784
92. Vidne BA, Richter S, Levy MJ (1976) Surgical treatment of solitary pulmonary metastasis. Cancer 38: 2561
93. Webb WR (1979) Hilar and mediastinal lymph node metastases in malignant melanoma. Am J Roentgenol 133: 805
94. Webb WR, Gamsu G (1977) Thoracic metastasis in malignant melanoma: A radiographic survey of 65 patients. Chest 71: 176
95. Wilkins EW Jr, Head JM, Burke JF (1978) Pulmonary resection for metastatic neoplasms in the lung: Experience at the Massachusetts General Hospital. Am J Surg 135: 480
96. Wilson KS, Naidoo A (1979) Hypertrophic osteoarthropathy. Mayo Clin Proc 54: 208
97. Yeung KY, Bonnet JD (1977) Spontaneous pneumothorax with metastatic malignant melanoma. Chest 71: 435

Gehirn und Rückenmark (ZNS)

98. Amer MH, Al-Sarraf M, Baker LH, Vaitkevicius VK (1978) Malignant melanoma and central nervous system metastases: Incidence, diagnosis, treatment and survival. Cancer 42: 660
99. Aronson SM, Garcia JH, Aronson BE (1964) Metastatic neoplasms of the brain: Their frequency in relation to age. Cancer 17: 558
100. Atkinson L (1978) Melanoma of the central nervous system. Aust NZ J Surg 48: 14
101. Bardfeld PA, Passalaqua AM, Braunstein P, Raghavendra BN, Leeds NE, Kricheff II (1977) A comparison of radionuclide scanning and computed tomography in metastatic lesions of the brain. J Comput Assist Tomogr 1: 315
102. Bauman ML, Price TR (1972) Intracranial metastatic malignant melanoma: Long-term survival following subtotal resection. South Med J 65: 344
103. Bremer AM, West CR, Didolkar MS (1978) An evaluation of the surgical management of melanoma of the brain. J Surg Oncol 10: 211
104. Buell U, Niendorf HP, Kazner E, Lanksch W, Wilske J, Steinhoff H, Gahr H (1978) Computerized transaxial tomography and cerebral serial scintigraphy in intracranial tumors - rates of detection and tumor-type identification: Concise communication. J Nucl Med 19: 476
105. Bullard DE, Cox EB, Seigler HF (1981) Central nervous system metastases in malignant melanoma. Neurosurgery 8: 26
106. Butler AR, Kricheff II (1978) Non-contrast CT scanning: Limited value in suspected brain tumor. Radiology 126: 689
107. Carella RJ, Gelber R, Hendrickson F, Berry HC, Cooper JS (1980) Value of radiation therapy in the management of patients with cerebral metastases from malignant melanoma: Radiation Therapy Oncology Group brain metastases study I and II. Cancer 45: 679
108. Cooper JS, Carella R (1980) Radiotherapy of intracerebral metastatic malignant melanoma. Radiology 134: 735
109. Enzmann DR, Kramer R, Norman D, Pollock J (1978) Malignant melanoma metastatic to the central nervous system. Radiology 127: 177
110. Fell DA, Leavens ME, McBride CM (1980) Surgical versus nonsurgical management of metastatic melanoma of the brain. Neurosurgery 7: 238
111. Fletcher JW, George EA, Henry RE, Donati RM (1975) Brain scans, dexamethasone therapy, and brain tumors. JAMA 232: 1261
112. Galicich JH, Sundaresan N, Arbit E, Passe S (1980) Surgical treatment of single brain metastasis: Factors associated with survival. Cancer 45: 381
113. Gelber RD, Larson M, Borgelt BB, Kramer S (1981) Equivalence of radiation schedules for the palliative treatment of brain metastases in patients with favorable prognosis. Cancer 48: 1749
114. Gildersleeve N Jr, Koo AH, McDonald CJ (1977) Metastatic tumor presenting as intracerebral hemorrhage: Report of 6 cases examined by computed tomography. Radiology 124: 109
115. Ginaldi S, Wallace S, Shalen P, Luna M, Handel S (1981) Cranial computed tomography of malignant melanoma. Am J Roentgenol 136: 145
116. Gottlieb JA, Frei E III, Luce JK (1972) An evaluation of the management of patients with cerebral metastases from malignant melanoma. Cancer 29: 701
117. Greenberg HS, Kim J, Posner JB (1980) Epidural spinal cord compression from metastatic tumor: Results with a new treatment protocol. Ann Neurol 8: 361
118. Hafström L, Jönsson P-E, Strömblad L-G (1980) Intracranial metastases of malignant melanoma treated by surgery. Cancer 46: 2088
119. Hayward RD (1976) Malignant melanoma and the central nervous system: A guide for classification based on the clinical findings. J Neurol Neurosurg Psychiatry 39: 526
120. Hayward RD (1976) Secondary malignant melanoma of the brain. Clin Oncol 2: 227
121. Holtås S, Cronqvist S (1981) Cranial computed tomography of patients with malignant melanoma. Neuroradiology 22: 123
122. Lang EF, Slater J (1964) Metastatic brain tumors: Results of surgical and nonsurgical treatment. Surg Clin North Am 44: 865
123. Lewi HJ, Roberts MM, Donaldson AA, Forrest APM (1980) The use of cerebral computer assisted tomography as a staging investigation of patients with carcinoma of the breast and malignant melanoma. Surg Gynecol Obstet 151: 385
124. McCann WP, Weir BKA, Elvidge AR (1968) Long-term survival after removal of metastatic malignant melanoma of the brain: Report of two cases. J Neurosurg 28: 483
125. McNeel DP, Leavens ME (1968) Long-term survival with recurrent metastatic intracranial melanoma: Case report. J Neurosurg 29: 91
126. Madonick MJ, Savitsky N (1951) Subarachnoid hemorrhage in melanoma of the brain. Arch Neurol Psych 65: 628
127. Mandybur TI (1977) Intracranial hemorrhage caused by metastatic tumors. Neurology 27: 650
128. Pennington DG, Milton GW (1975) Cerebral metastasis from melanoma. Aust NZ J Surg 45: 405
129. Posner JB (1977) Management of central nervous system metastases. Semin Oncol 4: 81
130. Posner JB, Chernik NL (1978) Intracranial metastases from systemic cancer. Adv Neurol 19: 579
131. Ransohoff J (1975) Surgical management of metastatic tumors. Semin Oncol 2: 21
132. Reyes V, Horrax G (1950) Metastatic melanoma of the brain: Report of a casse with unusually long survival period following surgical removal. Ann Surg 131: 237
133. Ruderman NB, Hall TC (1965) Use of glucocorticoids in the palliative treatment of metastastic brain tumors. Cancer 18: 298
134. Scott M (1975) Spontaneous intracerebral hematoma caused by cerebral neoplasms: Report of eight verified cases. J Neurosurg 42: 338
135. Solis OJ, Davis KR, Adair LB, Roberson GR, Kleinman G (1977) Intracerebral metastatic melanoma: CT evaluation. Comput Tomogr 1: 135
136. Vieth RG, Odom GL (1965) Intracranial metastases and their neurosurgical treatment. J Neurosurg 23: 375
137. Vlock DR, Kirkwood JM, Leutzinger C, Kapp DS, Fischer JJ (1982) High-dose fraction radiation therapy for intracranial metastases of malignant melanoma: A comparison with low-dose fraction therapy. Cancer 49: 2289

138. Wasserstrom WR, Glass JP, Posner JB (1982) Diagnosis and treatment of leptomeningeal metastases from solid tumors: Experience with 90 patients. Cancer 49: 759
139. Winston KR, Walsh JW, Fischer EG (1980) Results of operative treatment of intracranial metastatic tumors. Cancer 45: 2639
140. Wolpert SM, Zimmer A, Schechter MM, Zingesser LH (1967) The neuroradiology of melanomas of the central nervous system. Am J Roentgenol 101: 178
141. Young RF, Post EM, King GA (1980) Treatment of spinal epidural metastases: Randomized prospective comparison of laminectomy and radiotherapy. J Neurosurg 53: 741

Magen-Darm-Trakt

142. Backman H (1969) Metastases of malignant melanoma in the gastrointestinal tract. Geriatrics 24: 112
143. Beckly DE (1974) Alimentary tract metastases from malignant melanoma. Clin Radiol 25: 385
144. Benisch BM, Abramson S, Present DH (1972) Malabsorption and metastatic melanoma. Mt Sinai J Med 39: 474
145. Booth JB (1965) Malignant melanoma of the stomach: Report of a case presenting as an acute perforation and review of the literature. Br J Surg 52: 262
146. Butler ML, Van Heertum R, Teplick SK (1975) Metastatic malignant melanoma of the esophagus: A case report. Gastroenterology 69: 1334
147. Byrd BF Jr, Morton CE III (1978) Malignant melanoma metastatic to the gastrointestinal tract from an occult primary tumor. South Med J 71: 1306
148. Calderon R, Ceballos J, McGraw JP (1955) Metastatic melanoma of the stomach. Am J Roentgenol 74: 242
149. Das Gupta TK, Brasfield RD (1964) Metastatic melanoma of the gastrointestinal tract. Arch Surg 88: 969
150. Davis GH, Zollinger RW (1960) Metastatic melanoma of the stomach. Am J Surg 99: 94
151. Fraser-Moodie A, Hughes RG, Jones SM, Shorey BA, Snape L (1976) Malignant melanoma metastases to the alimentary tract. Gut 17: 206
152. Giler S, Kott I, Urca I (1979) Malignant melanoma metastatic to the gastrointestinal tract. World J Surg 3: 375
153. Goldman SL, Pollak EW, Wolfman EF Jr (1977) Gastric ulcer: An unusual presentation of malignant melanoma. JAMA 237: 52
154. Goldstein HM, Beydoun MT, Dodd GD (1977) Radiologic spectrum of melanoma metastatic to the gastrointestinal tract. Am J Roentgenol 129: 605
155. Goodman PL, Karakousis CP (1981) Symptomatic gastrointestinal metastases from malignant melanoma. Cancer 48: 1058
156. Harris MN (1964) Massive gastrointestinal hemorrhage due to metastatic malignant melanoma of small intestine. Arch Surg 88: 1049
157. Karakousis C, Holyoke ED, Douglass HO Jr (1974) Intussusception as a complication of malignant neoplasm. Arch Surg 109: 515
158. Klausner JM, Skornick Y, Lelcuk S, Baratz M, Merhav A (1982) Acute complications of metastatic melanoma to the gastrointestinal tract. Br J Surg 69: 195
159. Macbeth WAAG, Gwynne JF, Jamieson MG (1969) Metastatic melanoma in the small bowel. Aust NZ J Surg 38: 309
160. May ARL, Edwards JM (1976) Surgical excision of visceral metastases from malignant melanoma. Clin Oncol 2: 233
161. Meyers MA, McSweeney J (1972) Secondary neoplasms of the bowel. Radiology 105: 1
162. Oddson TA, Rice RP, Seigler HF, Thompson WM, Kelvin FM, Clark WM (1978) The spectrum of small bowel melanoma. Gastrointest Radiol 3: 419
163. Paglia MA, Exelby PE (1968) Recurrent intussusception from metastatic melanoma. NY State J Med, December 1
164. Pomerantz H, Margolin HN (1962) Metastases to the gastrointestinal tract from malignant melanoma. Am J Roentgenol 88: 712
165. Potchen EJ, Khung CL, Yatsuhashi M (1964) X-ray diagnosis of gastric melanoma. N Engl J Med 271: 133
166. Reeder MM, Cavanagh RC (1974) „Bull's-eye" lesions: Solitary or multiple nodules in the gastrointestinal tract with larger central ulceration. JAMA 229: 825
167. Sacks BA, Joffee N, Antonioli DA (1977) Metastatic melanoma presenting clincally as multiple colonic polyps. Am J Roentgenol 129: 511
168. Sanders DE, Ho CS (1976) The small bowel enema: Experience with 150 examinations. Am J Roentgenol 127: 743
169. Shah SM, Smart DF, Texter EC Jr, Morris WD (1977) Metastatic melanoma of the stomach: The endoscopic and roentgenographic findings and review of the literature. South Med J 70: 379
170. Thompson WH (1982) Radiographic manifestations of metastatic melanoma to the gastrointestinal tract, hepatobiliary system, pancreas, spleen and mesentery. In: Seigler HF (ed) Clinical Management of Melanoma. Nijhoff, The Hague, p 133
171. Willbanks OL, Fogelman MJ (1970) Gastrointestinal melanosarcoma. Am J Surg 120: 602
172. Wood CB, Wood RAB (1975) Metastatic malignant melanoma of the esophagus. Dig Dis Sci 20: 786
173. Zornoza J, Goldstein HM (1977) Cavitating metastases of the small intestine. Am J Roentgenol 129: 613

Leber, Galle und Milz

174. Alderson PO, Adams DF, McNeil BJ, Sanders R, Siegelman SS, Finberg H, Hessel SJ, Abrams HL (1983) A prospective comparison of computed tomography, ultrasound and scintigraphy of the liver in patients with colon or breast carcinoma. Radiology 146: 439
175. Balthazar EJ, Javors B (1975) Malignant melanoma of the gallbladder. Am J Gastroenterol 64: 332
176. Bernardino ME, Thomas JL, Barnes PA, Lewis E (1982) Diagnostic approaches to liver and spleen metastases. Radiol Clin North Am 20: 469
177. Bowdler DA, Leach RD (1982) Metastatic intrabiliary melanoma. Clin Oncol 8: 251
178. Daunt N, King DM (1982) Metastatic melanoma in the biliary tree. Br J Radiol 55: 873
179. Felix EL, Bagley DH, Sindelar WF, Johnston GS, Ketcham AS (1976) The value of the liver scan in preoperative screening of patients with malignancies. Cancer 38: 1137
180. Fortner JG, Kallum BO, Kim DK (1977) Surgical management of hepatic vein occlusion by tumor: Budd-Chiari syndrome. Arch Surg 112: 727

181. Garg R, McPherson TA, Lentle B, Jackson F (1979) Usefulness of an elevated serum lactate dehydrogenase value as a marker of hepatic metastases in malignant melanoma. Can Med Assoc J 120: 1114
182. Herrington JL Jr (1965) Metastatic malignant melanoma of the gallbladder masquerading as cholelithiasis. Am J Surg 109: 676
183. MacCarty RL, Stephens DH, Hattery RR, Sheedy PF II (1979) Hepatic imaging by computed tomography: A comparison with ^{99m}Tc-sulfur colloid, ultrasonography, and angiography. Radiol Clin North Am 17: 137
184. McArthur MS, Teergarden DK (1983) Metastatic melanoma presenting as obstructive jaundice with hemobilia. Am J Surg 145: 830
185. McFadden PM, Krementz ET, McKinnon WMP, Pararo LL, Ryan RF (1979) Metastatic melanoma of the gallbladder. Cancer 44: 1802
186. Ostick DG, Haqqani MT (1976) Obstructive cholecystitis due to metastatic melanoma. Postgrad Med J 52: 710
187. Shimkin PM, Soloway MS, Jaffe E (1972) Metastatic melanoma of the gallbladder. Am J Roentgenol 116: 393
188. Smith TJ, Kemeny MM, Sugarbaker PH, Jones AE, Vermess M, Shawker TH, Edwards BK (1982) A prospective study of hepatic imaging in the detection of metastatic disease. Ann Surg 195: 486
189. Snow JH Jr, Goldstein HM, Wallace S (1979) Comparison of scintigraphy, sonography, and computed tomography in the evaluation of hepatic neoplasms. Am J Roentgenol 132: 915
190. Zemlyn S (1966) Metastatic melanoma of the gallbladder. Radiology 87: 744

Knochen

191. Devereux D, Johnston G, Blei L, Head G, Makuch R, Burt M (1980) The role of bone scans in assessing malignant melanoma in patients with stage III disease. Surg Gynecol Obstet 151: 45
192. Fon GT, Wong WS, Gold RH, Kaiser LR (1981) Skeletal metastases of melanoma: Radiographic, scintigraphic, and clinical review. Am J Roentgenol 137: 103
193. Gelberman RH, Stewart WR, Harrelson JM (1978) Hand metastasis from melanoma: A case study. Clin Orthop 136: 264
194. Harrelson JM (1982) Orthopaedic considerations in the treatment of malignant melanoma. In: Seigler HF (ed) Clinical Management of Melanoma. Nijhoff, The Hague, p 435
195. Nussbaum H, Allen B, Kagan AR, Gilbert HA, Rao A, Chan P (1977) Management of bone metastasis - multidisciplinary approach. Semin Oncol 4: 93
196. Pagani JJ, Libshitz HI (1982) Imaging bone metastases. Radiol Clin North Am 20: 545
197. Selby HM, Sherman RS, Pack GT (1956) A roentgen study of bone metastases from melanoma. Radiology 67: 224
198. Shenberger KN, Morgan GJ Jr (1982) Recurrent malignant melanoma presenting as monoarthritis. J Rheumatol 9: 328
199. Steiner GM, MacDonald JS (1972) Metastases to bone from malignant melanoma. Clin Radiol 23: 52
200. Stewart WR, Gelberman RH, Harrelson JM, Seigler HF (1978) Skeletal metastases of melanoma. J Bone Joint Surg 60A: 645
201. Tong D, Gillick L, Hendrickson FR (1982) The palliation of symptomatic osseous metastases: Final results of the study by the Radiation Therapy Oncology Group. Cancer 50: 893

Nieren, Harnröhre und Harnblase

202. Abeshouse BS (1958) Primary and secondary melanoma of the genitourinary tract. South Med J 51: 994
203. Agnew CH (1958) Metastatic malignant melanoma of the kidney simulating a primary neoplasm: A case report. Am J Roentgenol 80: 813
204. Amar AD (1964) Metastatic melanoma of the bladder. J Urol 92: 198
205. Bartone FF (1964) Metastatic melanoma of the bladder. J Urol 91: 151
206. Berry NE, Reese L (1953) Malignant melanoma which had its first clinical manifestations in the prostate gland. J Urol 69: 286
207. Das Gupta T, Grabstald H (1965) Melanoma of the genitourinary tract. J Urol 93: 607
208. deKernion JB, Golub SH, Gupta RK, Silverstein M, Morton DL (1975) Successful transurethral intralesional BCG therapy of a bladder melanoma. Cancer 36: 1662
209. Goldstein HM, Kaminsky S, Wallace S, Johnson DE (1974) Urographic manifestations of metastatic melanoma. Radiology 121: 801
210. Lowsley OS (1951) Melanoma of the urinary tract and prostate gland. South Med J 44: 487
211. McKenzie DJ, Bell R (1968) Melanoma with solitary metastatis to ureter. J Urol 99: 399
212. Nakazono M, Iwata S, Kuribayashi N (1975) Disseminated metastatic ureteral melanoma: A case report. J Urol 114: 624
213. Samellas W, Marks AR (1961) Metastatic melanoma of the urinary tract. J Urol 85: 21
214. Sheehan EE, Greenberg SD, Scott R Jr (1963) Metastatic neoplasms of the bladder. J Urol 90: 281
215. Smith GW, Griffith DP, Pranke DW (1973) Melanospermia: An unusual presentation of malignant melanoma. J Urol 110: 314
216. Su C-T, Prince CL (1962) Melanoma of the bladder. J Urol 87: 365
217. Walsh EJ, Ockuly EA, Ockuly EF, Ockuly JJ (1966) Treatment of metastatic melanoma of the bladder. J Urol 96: 472
218. Weston PAM, Smith BJ (1964) Metastatic melanoma in the bladder and urethra. Br J Surg 51: 78
219. Woodard BH, Ideker RE, Johnston WW (1978) Cytologic detection of malignant melanoma in urine. Acta Cytol 22: 350

Andere Lokalisationen

Herz

220. Berge T, Sievers J (1968) Myocardial metastases: A pathological and electrocardiographic study. Br Heart J 30: 383
221. Bryant J, Vuckovic G (1978) Metastatic tumors of the endocardium: Report of three cases. Arch Pathol Lab Med 102: 206

222. Cham WC, Freiman AH, Carstens PHB, Chu FCH (1975) Radiation therapy of cardiac and pericardial metastases. Radiology 114: 701
223. Glancy DL, Roberts WC (1968) The heart in malignant melanoma: A study of 70 autopsy cases. Am J Cardiol 21: 555
224. Hanfling SM (1960) Metastatic cancer to the heart: Review of the literature and report of 127 cases. Circulation 22: 474
225. Moragues V (1939) Cardiac metastasis from malignant melanoma: Report of 4 cases. Am Heart J 18: 579
226. Smith LH (1976) Secondary tumors of the heart. Review of Surgery 33: 223
227. Thomas JH, Panoussopoulos DG, Jewell WR, Pierce GE (1977) Tricuspid stenosis secondary to metastatic melanoma. Cancer 39: 1732

Endokrine Organe

228. Twersky J, Levin DC (1975) Metastatic melanoma of the adrenal: An unusual cause of adrenal calcification. Radiology 116: 627
229. Seidenwurm D, Elmer EB, Kaplan LM, Williams EK, Morris DG, Hoffman AR (1984) Metastases to the adrenal glands and the development of Addison's disease. Cancer 54: 552

Brust

230. Charache H (1953) Metastatic tumors in the breast with a report of ten cases. Surgery 33: 385
231. Jochimsen PR, Brown RC (1976) Metastatic melanoma in the breast masquerading as fibroadenoma. JAMA 236: 2779
232. Paulus DD, Libshitz HI (1982) Metastases to the breast. Radiol Clin North Am 20: 561
233. Pressman PI (1973) Malignant melanoma and the breast. Cancer 31: 784
234. Sandison AT (1959) Metastatic tumours in the breast. Br J Surg 47: 54
235. Silverman EM, Oberman HA (1974) Metastatic neoplasms in the breast. Surg Gynecol Obstet 138: 26

Hoden und Penis

236. Hanash KA, Carney JA, Kelalis PP (1969) Metastatic tumors to testicles: Routes of metastasis. J Urol 102: 465
237. Johnson DE, Jackson L, Ayala AG (1971) Secondary carcinoma of the testis. South Med J 64: 1128
238. Paquin AJ Jr, Roland SI (1956) Secondary carcinoma of the penis: A review of the literature and a report of nine new cases. Cancer 9: 629

Mundhöhle und Kehlkopf

239. Aisenberg MS, Inman CL Sr (1956) Tumors that have metastasized to the jaws. Oral Surg 9: 1210
240. Ashur H, Mizrahi S, Ben-Hur N, Dolberg L (1979) Metastatic malignant melanoma to the palatine tonsils: Report of case. J Oral Surg 37: 110
241. Bluestone LI (1953) Malignant melanoma metastatic to the mandible: Report of a case. Oral Surg 6: 237
242. Chamberlain D (1966) Malignant melanoma, metastatic to the larynx. Arch Otolaryngol 83: 231
243. Craig RM, Glass BJ, Rhyne RR (1982) Malignant melanoma: Metastasis to the tonsil. J Am Dent Assoc 104: 893
244. Fisher GE, Odess JS (1951) Metastatic malignant melanoma of the larynx. AMA Arch Otolaryngol 54: 639
245. Meyer I, Shklar G (1965) Malignant tumors metastatic to mouth and jaws. Oral Surg 20: 350
246. Miller AS, Pullon PA (1971) Metastatic malignant melanoma of the tongue. Arch Dermatol 103: 201
247. Mosby EL, Sugg WE Jr, Hiatt WR (1973) Gingival and pharyngeal metastasis from a malignant melanoma: Report of a case. Oral Surg 36: 6
248. Pliskin ME, Mastrangelo MJ, Brown AM, Custer RP (1976) Metastatic melanoma of the maxilla presenting as a gingival swelling. Oral Surg 41: 101
249. Samit AM, Falk HJ, Ohanian M, Leban SG, Mashberg A (1975) Malignant melanoma metastatic to the mandible. J Oral Surg 36: 816
250. Trodahl JN, Sprague WG (1970) Benign and malignant melanocytic lesions of the oral mucosa: An analysis of 135 cases. Cancer 25: 812

Bauchhöhle und Mesenterium

251. Zboralske FF, Bessolo RJ (1967) Metastatic carcinoma to the mesentery and gut. Radiology 88: 302

Uterus

252. Casey JH, Shapiro RF (1974) Metastatic melanoma presenting as primary uterine neoplasm: A case report. Cancer 33: 729

Auge

253. Fishman ML, Tomaszewski MM, Kuwabara T (1976) Malignant melanoma of the skin metastatic to the eye: Frequency in autopsy series. Arch Ophthalmol 94: 1309
254. Font RL, Naumann G, Zimmerman LE (1967) Primary malignant melanoma of the skin metastatic to the eye and orbit: Report of ten cases and review of the literature. Am J Ophthalmol 63: 738
255. Liddicoat DA, Wolter JR, Wilkinson WC (1959) Retinal metastasis of malignant melanoblastoma: A case report. Am J Ophthalmol 48: 172
256. Riffenburgh RS (1961) Metastatic malignant melanoma to the retina. Arch Ophthalmol 66: 487
257. Sobol S, Druck NS, Wolf M (1980) Palliative orbital decompression for metastatic melanoma to the orbit. Laryngoscope 90: 329

14 Chemotherapie beim metastasierten malignen Melanom

A. S. Coates und J. R. Durant

Die Chemotherapie trägt zur Behandlung des metastasierten Melanoms nach wie vor nur am Rande bei. Es gibt wenige Hinweise für einen Einfluß auf die Überlebenszeit. Ein objektives Ansprechen auf die Chemotherapie ist selten und gewöhnlich nur von kurzer Dauer. Bei der Entwicklung einer erfolgreichen Chemotherapie bei anderen Tumortypen wurden zunächst wirksame Monotherapeutika ermittelt und dann in Kombinationen verabreicht. Diese Strategie wurde beim Melanom ebenfalls verfolgt, führte aber weder bei der Suche nach Monotherapeutika noch bei der nach Kombinationen zum Erfolg. Nur wenige wirksame Monotherapeutika wurden entdeckt, und bis jetzt liegen keine sicheren Anhaltspunkte dafür vor, daß mit einer Kombination bessere Ergebnisse als mit Monotherapeutika erzielt werden können. Klinische Studien zur Entdeckung neuer wirksamer Verbindungen müssen daher weiter durchgeführt werden.

Viele Kliniker - die Verfasser dieses Artikels eingeschlossen - sind der Meinung, daß die mit herkömmlichen Verbindungen erzielten nicht zufriedenstellenden Ergebnisse eine klinische Studie mit experimentellen Verbindungen an nicht vorbehandelten Patienten rechtfertigen. Außerhalb klinischer Studien spielt die Chemotherapie bei der Behandlung des metastasierten Melanoms eine untergeordnete Rolle. Bei der Entscheidung für jede Art von Chemotherapie müssen der erwartete Nutzen und die Nebenwirkungen genau abgewogen werden. Im allgemeinen sollte man bei Patienten ohne Beschwerden keine Chemotherapie durchführen; bei Beschwerden kann der Versuch einer Behandlung gemacht werden. Sollte ein Chemotherapieschema fehlschlagen, ist der Versuch mit einem zweiten zweifelhaft.

In diesem Kapitel soll das heutige Wissen über herkömmliche und neuere Verbindungen beim metastasierten Melanom diskutiert werden. Ferner sollen sinnvolle Richtlinien für den Einsatz der Chemotherapie außerhalb klinischer Studien vorgeschlagen und Strategien diskutiert werden, die zu einer besseren Behandlung des malignen Melanoms führen könnten. Die Grundsätze für Konzeption und Auswertung klinischer Studien zur Ermittlung der Wirksamkeit eines Wirkstoffes oder einer Kombination sind ausreichend beschrieben [50, 51], werden aber nicht in allen Arbeiten berücksichtigt. Bei Bewertung der angegebenen Responseraten in jeder Studie ist es wichtig, den Einfluß prognostischer Faktoren und den Umfang der Studie in Betracht zu ziehen [8, 50]. Die scheinbare Überlegenheit eines Therapieschemas sollte vorerst zurückhaltend betrachtet werden, solange sie nicht in einer prospektiven randomisierten Studie bestätigt wurde, bei der das neue Schema mit herkömmlichen Chemotherapeutika oder einer Kombination solcher verglichen wurde. Außerdem dürfen Responseraten nicht als das einzige Kriterium für das Ergebnis einer Studie gewertet werden. Auch die Wirkung der Therapie auf die Überlebenszeit sollte berücksichtigt werden, ebenso die Nebenwirkungen, negativen Begleiterscheinungen und Kosten gegen den Nutzen der Therapie abgewogen werden [15, 16]. Da das Überleben von der Ausgangsprognose der Patienten einer Studie abhängig ist [65], ist ein Vergleich der Überlebensraten unkontrollierter Phase-II-Studien wenig sinnvoll. Die Wirkung einer bestimmten Chemotherapie auf die Überlebenszeit kann am besten durch prospektive kontrollierte Studien beurteilt werden.

Gebräuchliche Monotherapeutika

Dacarbazin

Dacarbazin (5-[3,3-dimethyltriazeno]-imidazol-4-carboxamid: DTIC; NSC-45388) ist zweifellos am ehesten die Standardchemotherapie beim metastasierten Melanom. Es wird in verschiedenen Kombinationen und Dosierungen angewendet, von 10 Tage lang tgl. 2 mg/kg KG alle 4 Wochen [9] bis zu 850 mg/m^2 oder 1450 mg/m^2 als Einzelinfusion alle 4-6 Wochen [26, 67]. Die Kriterien für ein Ansprechen ähneln bei den meisten Studien den Kriterien der Arbeitsgruppe der WHO [57], obwohl manche Studien bei der Berechnung der Responseraten Patienten ausschließen, bei denen nicht mindestens 2 Therapiezyklen durchgeführt wurden, wodurch die Responserate ansteigt. Die gebräuchlichste Dosierung ist alle 4 Wochen 5 Tage lang tgl. 250 mg/m^2 (150 mg/m^2-400 mg/m^2) [19, 23, 39]. Gesamtresponseraten (Voll- und Teilremission) von 14-25% wurden in mehreren Übersichtsarbeiten zusammengestellt [20, 34, 54], Ergebnisse multizentrischer Studien liegen eher beim unteren Wert [13, 23]. Vollremissionen sind sehr selten [20, 34].

Die häufigsten Nebenwirkungen von Dacarbazin sind Übelkeit und Erbrechen, am schlimmsten am 1. Tag jedes Zyklus. Ein lokaler Schmerz an der Injektionsstelle ist üblich und kann verstärkt auftreten, wenn der Wirkstoff durch Lichteinwirkung geschädigt ist. Dacarbazin sollte daher vor und während der Applikation vor Licht geschützt werden. Hämatologische Nebenwirkungen limitieren die Dosis, die niedrigsten Granulozyten- und Thrombozytenwerte treten am 10. und 14. Tag auf, in der Regel kommt es jedoch zu einer raschen Erholung, und eine wiederholte Gabe wirkt nicht kumulierend. Dies ist ein großer Vorteil gegenüber den Nitrosoharnstoffen, die eine zunehmende, irreversible Knochenmarkdepression verursachen können. Wie viele kanzerologische Chemotherapeutika ist Dacarbazin ein wirksames Karzinogen.

Ein Derivat des Dacarbazins, TIC Mustard, war - obwohl in Tiermodellen wirksamer - beim Menschen in einer prospektiven Studie beim malignen Melanom signifikant weniger wirksam als Dacarbazin [21].

Verschiedene Faktoren haben einen Einfluß auf die Responserate und die Überlebenszeit bei Chemotherapie [65]. Frauen sprechen eher an als Männer. Metastasen in Subkutis und Lymphknoten sind sensibler als Hirn-, Leber- oder Knochenmetastasen, Lungenmetastasen liegen zwischen diesen beiden Extremen [19, 23, 34, 65]. Der Allgemeinzustand des Patienten ist ein wichtiger prognostischer Faktor für die Responserate [19, 23] und das Überleben [65]. Wurde schon früher eine Chemotherapie durchgeführt, verringert sich die Wahrscheinlichkeit einer Remission auf weniger als 10% und ist damit so niedrig, daß sich die Rate schwer von zufälligen Schwankungen abgrenzen läßt [48, 58]. Diese Faktoren müssen bei einem Vergleich verschiedener Therapieschemata, die nicht in der gleichen randomisierten Studie getestet wurden, berücksichtigt werden. Dadurch können sich Unterschiede in der Responserate ergeben, die mindestens ebenso groß sind wie der vermutete Unterschied der verschiedenen Therapien.

Die Wirkung eines objektiven Ansprechens der Chemotherapie auf das Überleben bleibt ungewiß. Obwohl es richtig ist, daß Responder länger überleben als Non-Responder [13, 23], kann die Wirkung auch lediglich auf eine von vornherein bessere Prognose der Patientengruppe zurückzuführen sein.

Wie oben erwähnt, bringen die Verfasser solche Patienten, wenn immer möglich, in klinische Studien mit neuen Chemotherapeutika ein. Wenn jedoch eine herkömmliche Chemotherapie erforderlich ist, z. B. bei einem symptomatischen Patienten, bei dem aus medizinischen, psychologischen oder örtlichen Gründen die neue Therapie nicht in Frage kommt, oder wenn der Patient diese ablehnt, so kann Dacarbazin als Monotherapeutikum verwendet werden. Die Applikation erfolgt in einer 30minütigen Infusion von 750 mg/m^2 alle 3 Wochen, falls tolerabel, auch in einer höheren Dosis oder als intravenöser Bolus von 250 mg/m^2 5mal tgl. alle 4 Wochen. Die Wahl zwischen beiden Applikationsarten ist von zweitrangiger Bedeutung und bleibt der persönlichen Entscheidung überlassen.

Nitrosoharnstoffe

Carmustin (1,3-bis-[2-chloroäthyl]-1-nitrosourea: BCNU; NSC-40962), Semustin (1-[2-chloroäthyl]-3-[4-methylcyclohexyl]-1-nitrosourea: Methyl-CCNU; NSC-9544) und Lomustin (1-[2-chloroäthyl]-3-cyclohexyl-1-nitrosourea: CCNU; NSC-79037) sind die am besten erforschten Verbindungen dieser Gruppe. Obwohl die berichteten Responseraten für Carmustin und Semustin etwas höher liegen als für Lomustin [11, 31, 53, 68, 86], ist Lomustin das gebräuchlichste dieser 3 Präparate, da es handelsüblich erhältlich ist und bequem oral verabreicht werden kann. Lomustin kann bei Patienten, bei denen eine intravenöse Therapie nicht in Frage kommt, dem Dacarbazin vorgezogen werden, bei seiner Anwendung ist jedoch eine strenge Überwachung erforderlich. Üblicherweise beträgt die Dosierung oral 100 mg/m^2 alle 6-8 Wochen. In der Regel treten nur leichte Nebenwirkungen auf, Übelkeit und Erbrechen lassen sich durch orale Antiemetika behandeln. Eine schwere, langanhaltende und kumulierende Knochenmarkdepression ist möglich. Es ist nicht ungefährlich, bei einem Patienten, der sich von einer ernsten, durch Nitrosoharnstoffe verursachten Knochenmarkdepression erholt hat, die Therapie mit derselben Dosierung fortzusetzen, da die Stammzelltoxizität zu einer noch gefährlicheren Krise beim nächsten Zyklus führen kann. Bei solchen Patienten ist kein knochenmarksupprimierendes Präparat ungefährlich. Zu den selten auftretenden Nebenwirkungen zählen Lungenfibrose und Nierenversagen.

Ein neueres Präparat aus der Gruppe der Nitrosoharnstoffe, das beim malignen Melanom erprobt wird, ist Chlorozotozin [73, 81], aber es gibt keinen Hinweis für entscheidende Vorteile gegenüber anderen Nitrosoharnstoffen.

Offensichtlich besteht nur ein geringer Unterschied zwischen Semustin und Dacarbazin als Monotherapeutikum bei vorher unbehandelten Patienten [23], aber die Responseraten beider Chemotherapeutika nach einem Fehlschlag des anderen sind sehr niedrig.

Andere Monotherapeutika

Alkylanzien in herkömmlicher Dosierung bewirken nur bescheidene Responseraten [72], aber McElwain et al. [55] berichteten über eine Responserate von 70% bei hoher Dosierung von Melphalan. Eine derartige Behandlung macht eine intensive Pflege erforderlich, eventuell auch eine autologe Knochenmarktransplantation. Da keine langfristigen Remissionen erzielt wurden, bleibt dieses Verfahren der Forschung vorbehalten und eignet sich nicht zum Routineeinsatz.

Die Vinca-Alkaloide Vincristin, Vinblastin und Vindesin induzieren allesamt Remissionen [71, 72, 78], aber diese betreffen - ebenso wie bei anderen Chemotherapeutika - häufiger Metastasen in Subkutis und Lymphknoten als viszerale Metastasen. Mit Antimetaboliten wurden keine überzeugenden Responseraten erzielt, selbst nicht mit Methotrexat in hoher Dosierung [36, 44]. Auf Mitolactol (Dibromodulcitol: DBD) sprachen in einer Studie von Bellet et al. [7] 5 von 25 Patienten, in einer australischen Studie 4 von 47 Patienten an [18], aber andere Studien verliefen negativ [42, 56]. Da jedoch alle beobachteten Mitolactol-Responder bereits vorher chemotherapiert worden waren und nur wenige Nebenwirkungen festgestellt wurden, kommt Mitolactol als Chemotherapeutikum zweiter Wahl in Frage. Die dem Mitolactol verwandte Substanz Dianhydrogalactitol scheint unwirksam zu sein [2, 80].

Polychemotherapie

Die meisten Kombinationen der oben genannten Chemotherapeutika sowie anderer herkömmlicher Verbindungen wurden erprobt. Vor einer Diskussion der Ergebnisse muß betont werden, daß keine prospektive kontrollierte Studie eine Überlegenheit der Polychemotherapie gegenüber denselben einzeln applizierten Chemotherapeutika zeigte.

Zu den wichtigen Studien, in denen eine solche Überlegenheit nicht nachgewiesen werden konnte, gehört jene der Eastern Cooperative Oncology Group (ECOG), bei der die Wirksamkeit von Semustin mit Dacarbazin und mit einer Kombination von Semustin und Dacarbazin verglichen wurde [23]. Die Responserate für Semustin betrug 15%, für Dacarbazin 14% und für die Kombination 14%. Die Dauer der Remission war in allen Gruppen gleich lang. In der Gruppe Kombinationsbehandlung war die Toxizität größer, und alle 3 therapiebedingten Todesfälle traten in dieser Gruppe auf [23]. Eine frühere Studie der ECOG zeigt keinen Vorteil der Kombination von Carmustin und Dacarbazin gegenüber Dacarbazin allein [22].

Die Annahme eines möglichen Vorteils einer Polychemotherapie ist am ehesten mit der von Constanzi et al. publizierten Studie der Southwest Oncology Group zu begründen [25]. Diese Autoren hatten in einer früheren Studie eine Responserate von 30% für die Kombination von Carmustin, Hydroxyurea und Dacarbazin (BHD) gezeigt. In einer prospektiven Studie verglichen sie BHD mit BHD plus BCG-(Bacillus Calmette-Guérin-) Immunotherapie sowie mit einer Kombination von Dacarbazin plus BCG. Die Responserate für BHD betrug 31%, für BHD plus BCG 27% und für Dacarbazin plus BCG 18%. Die Überlebensraten der Therapiearme waren nicht signifikant verschieden [25]. Wenn man annimmt, daß BCG keine nachteilige Wirkung hat, unterstützt die Studie einen Vorteil von BHD gegenüber Dacarbazin. Diese Annahme kann jedoch nicht als gesichert gelten [14, 17, 47]. Leider war in dieser Studie kein Therapiearm mit lediglich Dacarbazin vorgesehen.

Eine Studie der Central Oncology Group zeigte keinerlei Unterschiede in den Responseraten zwischen BHD und lediglich Dacarbazin oder mit 2 anderen Kombinationen [13]. Diese widersprüchlichen Ergebnisse spiegeln möglicherweise unterschiedliche Dosierungen wider, aber eine spätere Studie der Central Oncology Group fand keine verbesserten Responseraten für ähnliche Kombinationen bei einer Erhöhung der Dosierung bis zur Toxizität [41]. Dennoch bleibt BHD eine der beliebtesten Kombinationen für die Behandlung des metastasierten Melanoms.

Man muß daran erinnern, daß diese Studien möglicherweise auch keine Unterschiede zugunsten der Polychemotherapie aufgedeckt hätten, selbst wenn de facto ein derartiger Unterschied bestanden hätte. In der aussagekräftigsten Studie [23] bestand nur eine 90%ige Wahrscheinlichkeit, einen Unterschied von 20-37% in den Responseraten, also sicherlich einen für Verfechter der Chemotherapie durchaus akzeptablen Unterschied, aufzudecken. Eine Studie, die das herkömmliche BHD-Schema mit denselben, sequentiell gegebenen Chemotherapeutika verglich, um die Zellkinetik auszunutzen, zeigte keine Überlegenheit der sequentiellen Applikation [24].

Eine andere, zunehmend beliebtere Kombination ist Bleomycin, Vincristin, Lomustin und Dacarbazin (BOLD), bei der Responseraten zwischen 39 und 48% berichtet wurden [3, 75]. Weitere Kombinationen, die in recht umfassenden Studien günstige Responseraten erzielt haben, sind unter anderem Cyclophosphamid plus Vincristin mit und ohne Procarbazin [12] und verschiedene andere Kombinationen von Dacarbacin, Bleomycin, Nitrosoharnstoffen und Vincristin [1, 13, 32, 35, 41], obwohl eine Studiengruppe berichtete, daß bei weiterer Beobachtung die anfänglich hohen Responseraten nicht bestätigt werden konnten [7]. Diese Mitteilung ist anerkennenswert, da in der Literatur durch die beliebte Publikation „vielversprechender" Ergebnisse von Therapieschemata, die sich bei längerer Beobachtung doch nicht bestätigen lassen, zu oft ein falsches Bild entsteht.

Neuere Verbindungen

Cisplatin

Cisplatin gilt als wirksames Monotherapeutikum [4, 40]. Darauf gründen sich Studien über Kombinationen mit Cisplatin; insbesondere wurde die Kombination mit Vinblastin, Bleomycin und Cisplatin (VBD) untersucht, die bei anderen Malignomen wirksam ist. Nathanson et al. [60] berichteten über 16 Responder bei 34 auswertbaren Patienten, was einer Responserate von 47% entspricht; darunter fanden sich Vollremissionen viszeraler Metastasen. Bajetta et al. [5] beobachteten jedoch bei 29 Patienten nur 8 Responder, also eine Responserate von 28% ohne Remissionen bei viszeralen Metastasen. Obwohl die Autoren ihre Ergebnisse zu Recht so interpretieren, daß sich eine Überlegenheit von VBD gegenüber anderen Kombinationen nicht nachweisen läßt, ist der Unterschied zwischen ihrer Gesamtresponserate und der von Nathanson et al. nur grenzwertig signifikant ($p = 0{,}09$; exakter Test nach Fisher). Die Kombination von Cisplatin mit Dacarbazin mit oder ohne andere Chemotherapeutika bringt gegenüber einer Monotherapie offensichtlich kaum Vorteile [38, 45]. Die Kombination von Cisplatin mit dem Alkylans Ifosfamid, die nach einer Mitteilung mit 8 Respondern bei 15 Fällen [74] günstig beurteilt wurde, erzielte in 14 späteren Fällen keinerlei Responder [6, 10].

Verbindungen, die in der Melaninsynthese angreifen

Die Biosynthese des Melanins ermöglicht theoretisch mehrere Ansatzpunkte für eine rationale Chemotherapie [63, 84], da die meisten anderen melaninproduzierenden Zellen keine vitale Funktion besitzen. Der Albinismus wäre ein geringer Preis für die Heilung des metastasierten Melanoms, vorausgesetzt, es gibt keine unvorhergesehenen zentralnervösen Komplikationen. Melanin ist ein Heteropolymer, das ausgehend von Tyrosin über mehrere Zwischenprodukte, wie Dihydroxiphenylalanin (DOPA) und verschiedene toxische Chinone, gebildet wird. Die Synthese wird an verschiedenen Punkten durch das Enzym Tyrosinase gesteuert [63] und durch das Hormon Melanotropin (MSH) stimuliert. Die Stimulation der Melaninsynthese durch eine Kombination von MSH und Tyrosin ist schwach zytotoxisch, und Levodopa und Dopamin, die im Tumorgewebe des Melanoms selektiv gespeichert werden, inhibieren im B-16-Modell auch das Wachstum der Melanomzellen. Die klinische Anwendung dieses Ansatzes befindet sich noch in einem frühen Stadium, aber Wick [85] berichtet nach Dopamininfusion über eine Hemmung der DNS-Synthese bei Biopsiematerial von malignen Melanomen des Menschen. Substituierte Phenole wie 4-Hydroxyanisol wurden als falsche Vorläufer verwendet, die von der Tyrosinase in toxische Metaboliten umgewandelt werden [59]. Thiouracil kann bei der Melaninsynthese ebenfalls eingebaut werden und könnte auf diese Weise als Träger für radioaktive und andere zytotoxische Agenzien fungieren [30].

Andere Verbindungen

Alle anderen neuen Chemotherapeutika wurden ohne Erfolg getestet, einschließlich Diglycoaldehyd [82], Amsacrin [27, 43], Piperazindion [64, 66], Etoposid [2], Teniposid [19] und Maytansin [19].

Hormontherapie

Es gibt verschiedene Anhaltspunkte dafür, daß das maligne Melanom hormonell beeinflußt werden kann. Die Pigmentierung des Menschen ist in der Pubertät und während der Schwangerschaft vermehrt; Frauen mit Melanomen haben eine bessere Prognose als Männer [33, 69, 76, 77], und kasuistische Berichte beschreiben die Remission oder Exazerbation von Melanommetastasen während der Schwangerschaft. Verschiedene Autoren beschrieben Östrogenrezeptoren bei Melanomzellen [61], obwohl dieser Befund möglicherweise ein Artefakt ist, das auf der enzymatischen Freisetzung des Isotops von dem markierten Liganden durch Tyrosinase beruht.

Es wurde berichtet, daß Diäthylstilböstrol bei 2 von 35 Patienten mit metastasiertem malignem Melanom wirksam war [37]. Das nichtsteroide Antiöstrogen Tamoxifen ist nach verschiedenen Berichten ebenfalls wirksam; in einer Studie wurden bei 26 Fällen 4 Responder beobachtet, in einer anderen 3 bei 17 Patienten [46, 62]. Diese Studien lösten großes Interesse aus, besonders wegen der geringen, mit einer Tamixofentherapie verbundenen Nebenwirkungen, aber die meisten späteren Studien zeigten sehr niedrige Responseraten [29, 49, 52, 70, 79, 83], selbst bei so hohen Dosen wie 100 mg/m^2 [28]. Die gesamte Responserate bei diesen erfolglosen Studien betrug 2 von 146. Hormontherapie kann daher einen nützlichen Plazeboeffekt haben, zur Therapie trägt sie jedoch nur sehr wenig bei.

Zusammenfassung

Die Chemotherapie des metastasierten Melanoms bleibt eine Herausforderung sowohl für den Forscher, der an der Verbesserung der Therapieschemata arbeitet, als auch für den Kliniker. Weitere Fortschritte werden nur durch neue wirksame Chemotherapeutika möglich sein. Diese können sich aus der empirischen Untersuchung neuer Verbindungen ergeben, die bisherigen Ergebnisse dieses Ansatzes waren allerdings wenig eindrucksvoll. Eine zielgerichtete Ausnutzung biochemischer Unterschiede zwischen Melanomzellen und normalen nichtpigmentierten Zellen läßt vielleicht mehr hoffen.

Literatur

1. Abele R, Bernheim J, Cumps E, Buyse M, Kenis Y (1981) Re-evaluation of the combination of CCNU, vincristine and bleomycin in the treatment of malignant disseminated melanoma. Cancer Treat Rep 65: 505
2. Ahmann DL, Bisel HF, Edmonson JH, Hahn RG, O'Connell MJ, Frytak S (1976) Phase II study of VP-16-213 versus dianhydrogalactitol in patients with metastatic malignant melanoma. Cancer Treat Rep 60: 1681
3. Ahn SS, Morton DL (1982) Preliminary results of BOLD for disseminated melanoma: Proc Am Soc Clin Oncol 1: 179
4. Al-Sarraf M, Fletcher W, Oishi N, Pugh R, Hewlett JS, Balducci L, McCracken J, Padilla F (1982) Cisplatin hydration with and without mannitol diuresis in refractory disseminated malignant melanoma: A Southwest Oncology Group study. Cancer Treat Rep 66: 31
5. Bajetta E, Rovej R, Buzzoni R, Vaglini M, Bonadonna G (1982) Treatment of advanced malignant melanoma with vinblastine, bleomycin and cisplatin. Cancer Treat Rep 66: 1299
6. Balda BR, Jehn U, Klövekorn W, Wohlrab A (1981) Kombinationschemotherapie maligner Melanome mit Cis-diamino-dichloro-platin (II) und Ifosfamid. Klin Wochenschr 59: 781
7. Bellet RE, Catalano RB, Mastrangelo MJ, Berd D (1978) Positive phase II trial of dibromodulcitol in patients with metastatic melanoma refractory to DTIC and a nitrosourea. Cancer Treat Rep 62: 2095
8. Bellet RE, Mastrangelo MJ, Berd D, Lustbader E (1979) Chemotherapy of metastatic malignant melanoma. In: Clark WH Jr, Goldman LI, Mastrangelo MJ (eds) Human Malignant Melanoma. Grune & Stratton, New York, p 325
9. Bellet RE, Mastrangelo MJ, Laucius JF, Bodurtha AJ (1976) Randomized prospective trial of DTIC (NSC-45388) alone versus BCNU (NSC-409962) plus vincristine (NSC-67574) in the treatment of metastatic malignant melanoma. Cancer Treat Rep 60: 595
10. Berdel WE, Fink U, Emmerich B, Maubach PA, Busch U, Remy W, Rastetter J (1982) Chemotherapie maligner Melanoma mit Cis-diaminodichloroplatinum und Ifosfamid. Dtsch Med Wochenschr 107: 26
11. Broder LE, Hansen HH (1973) 1-(2-chloroethyl)-3-cyclohexyl-1-nitrosourea (CCNU, NSC-79037): A comparison of drug administration at four-week and six-week intervals. Eur J Cancer 9: 147
12. Bryne MJ (1976) Cyclophosphamide, vincristine and procarbazine in the treatment of malignant melanoma. Cancer 38: 1922

13. Carter RD, Krementz ET, Hill GJ II, Metter GE, Fletcher WS, Golomb FM, Grage TB, Minton JP, Sparks FC (1976) DTIC (NSC-45388) and combination therapy for melanoma. I. Studies with DTIC, BCNU (NSC-409962), CCNU (NSC-79037), vincristine (NSC-67574), and hydroxyurea (NSC-32065). Cancer Treat Rep 60: 601
14. Coates AS (1977) BCG immunotherapy. Med J Aust 2: 143
15. Coates AS, Abraham S, Kaye SB (1983) On the receiving end: Patient perception on the side effects of cancer chemotherapy. Eur J Cancer Clin Oncol 19: 202
16. Coates AS, Fisher DC, McNeil DR (1983) On the receiving end. II. Linear analogue self assessment (LASA) in the evaluation of quality of life in cancer patients receiving therapy. Eur J Cancer Clin Oncol 19: 1633
17. Coates AS, Klopp RG, Zarling JM, Borden EC, Crowley JJ, Carbone PP (1979) Immunologic function during adjuvant BCG immunotherapy for malignant melanoma: Induction of anergy. Cancer Immunology and Immunotherapy 7: 175
18. Coates AS, McCarthy WH, Milton GW (1981) Dibromodulcitol (DBD) chemotherapy of malignant melanoma - a phase II study. Proceedings of the Clinical Oncologic Society of Australia
19. Comis RL (1982) Systemic therapy of malignant melanoma. Current Concepts in Oncology 4: 18
20. Comis RL, Carter SK (1974) Integration of chemotherapy into combined modality therapy of solid tumors. IV. Malignant melanoma. Cancer Treat Rep 1: 285
21. Costanza ME, Nathanson L, Costello WG, Wolter J, Brunk F, Colsky J, Hall T, Oberfield RA, Regelson W (1976) Results of a randomized study comparing DTIC with TIC mustard in malignant melanoma. Cancer 37: 1654
22. Costanza ME, Nathanson L, Lenhard R, Wolter J, Colsky J, Oberfield RA, Schilling A (1972) Therapy of malignant melanoma with an imidazole carboxamide and Bis-Chloroethyl Nitrosourea. Cancer 30: 1457
23. Costanza ME, Nathanson L, Schoenfeld D, Wolter J, Colsky J, Regelson W, Cunningham T, Sedransk N (1977) Results with methyl-CCNU and DTIC in metastatic melanoma. Cancer 40: 1010
24. Costanzi J, Fabian C, Wilson H, Dixon D (1981) Sequential combination chemotherapy for disseminated melanoma: A Southwest Oncology Group study. Cancer Treat Rep 65: 732
25. Costanzi JJ, Vaitkevicius VK, Quagliana JM, Hoogstraten B, Coltman CA Jr, Delaney FC (1975) Combination chemotherapy for disseminated malignant melanoma. Cancer 35: 342
26. Cowan DH, Bergsagel DE (1971) Intermittent treatment of metastatic malignant melanoma with high-dose 5-(3,3-dimethyl-1-triazeno)imidazole-4-carboxamide (NSC-45388). Cancer Chemother Rep 55: 175
27. Creagan ET, Ahmann DL, Ingle JN, Purvis JD, Green SJ (1981) Phase II evaluation of PALA and AMSA for patients with disseminated malignant melanoma. Cancer Treat Rep 65: 169
28. Creagan ET, Ingle JN, Ahmann DL, Green SJ (1982) Phase II study of high-dose tamoxifen (NSC-180973) in patients with disseminated malignant melanoma. Cancer 49: 1353
29. Creagan ET, Ingle JN, Green SJ, Ahmann DL, Jiang NS (1980) Phase II study of tamoxifen in patients with disseminated malignant melanoma. Cancer Treat Rep 64: 199
30. Dencker L, Larsson B, Olander K, Ullberg S (1982) A new melanoma seeker for possible clinical use: Selective accumulation of radiolabelled thiouracil. Br J Cancer 45: 95
31. DeVita VT, Carbone PP, Owens AH Jr, Gold GL, Krant MJ, Edmonson J (1965) Clinical trials with 1,3-bis (2-chloro-ethyl)-1-nitrosourea, NSC-409962. Cancer Res 25: 1876
32. DeWasch G, Bernheim J, Michel J, Lejeune F, Kenis Y (1976) Combination chemotherapy with three marginally effective agents, CCNU, vincristine and bleomycin, in the treatment of stage III melanoma. Cancer Treat Rep 60: 1273
33. Drzewiecki KT, Andersen PK (1982) Survival with malignant melanoma. A regression analysis of prognostic factors. Cancer 49: 2414
34. Einhorn LH, Burgess MA, Vallejos C, Bodey GP Sr, Gutterman J, Mavligit G, Hersh EM, Luce JK, Frei E III, Freireich EJ, Gottlieb JA (1974) Prognostic correlations and response to treatment in advanced metastatic malignant melanoma. Cancer Res 34: 1995
35. Everall JD, Dowd PM (1979) Use of combination chemotherapy with CCNU, bleomycin and vincristine in the treatment of metastatic melanoma in patients resistant to DTIC therapy. Cancer Treat Rep 63: 151
36. Fisher RI, Chabner BA, Myers CE (1979) Phase II study of high dose methotrexate in patients with advanced malignant melanoma. Cancer Treat Rep 63: 147
37. Fisher RI, Young RC, Lippmann ME (1978) Diethylstilbestrol therapy of surgically non-resected malignant melanoma. Proc Am Assoc Cancer Res 19: 339
38. Friedman MA, Kaufman DA, Williams JE, Resser KJ, Rosenbaum EH, Cohen RJ, Glassberg AB, Blume MR, Gershow J, Chan EYC (1979) Combined DTIC and cis-dichloro-diammineplatinum(II) therapy for patients with disseminated melanoma: A Northern California Oncology Group study. Cancer Treat Rep 63: 493
39. Golomb FM (1972) Chemotherapy of Melanoma. In: McCarthy WH (ed) Melanoma and Skin Cancer. Blight, Sydney, p 497
40. Goodnight JE Jr, Moseley HS, Eilber FR, Sarna G, Morton DL (1979) Cis-dichloro-diammineplatinum II alone and combined with DTIC for treatment of disseminated malignant melanoma. Cancer Treat Rep 63: 2005
41. Hill GJ II, Metter GE, Krementz ET, Fletcher WS, Golomb FM, Ramirez G, Grage TB, Moss SE (1979) DTIC and combination therapy for melanoma. II. Escalating schedules of DTIC with BCNU, CCNU and vincristine. Cancer Treat Rep 63: 1989
42. Hopkins J, Richards F II, Case D, Pope E, Spurr C, White D, Jackson D, Stuart J, Muss H, Cooper MR (1982) A phase II study of dibromodulcitol (DBD) in stage IV melanoma. Proc Am Soc Clin Oncol 1: 179
43. Houghton AN, Camacho F, Wittes R, Young CW (1981) Phase II study of AMSA in patients with metastatic malignant melanoma. Cancer Treat Rep 65: 170
44. Karakousis CP, Carlson M (1979) High-dose methotrexate in malignant melanoma. Cancer Treat Rep 63: 1405
45. Karakousis CP, Getaz EP, Bjornsson S, Henderson ES, Irequi M, Martinez L, Ospina J, Cavins J, Preisler H, Holyoke E, Holtermann O (1979) Cis-dichlorodiammineplatinum(II) and DTIC in malignant melanoma. Cancer Treat Rep 63: 2009
46. Karakousis CP, Lopez RE, Bhakoo HS, Rosen F, Moore R, Carlson M (1980) Estrogen and progesterone receptors and tamoxifen in malignant melanoma. Cancer Treat Rep 64: 819

47. Lamoureux G, Poisson R, Desrosiers M (1976) An antagonistic side-effect of BCG immunotherapy: Induction of immunological anergy. In: Lamoureux G, Turcotte R, Portelance V (eds) BCG in Cancer Immunotherapy. Grune & Stratton, New York, p 167
48. Lavin PT, Flowerdew G (1980) Studies in variation associated with the measurement of solid tumors. Cancer 46: 1286
49. Leake RE, Laing L, Calman KC, Macbeth FR (1980) Estrogen receptors and anti-estrogen therapy in selected human solid tumors. Cancer Treat Rep 64: 797
50. Lee YJ, Catane R, Rozencweig M, Bono VH Jr, Muggia FM, Simon R, Staquet MJ (1979) Analysis and interpretation of response rates for anticancer drugs. Cancer Treat Rep 63: 1713
51. Lee YJ, Staquet MJ, Simon R, Catane R, Muggia F (1979) Two-stage plans for patient accrual in phase II cancer clinical trials. Cancer Treat Rep 63: 1732
52. Leichman CG, Samson MK, Baker LH (1982) Phase II trial of tamoxifen in malignant melanoma. Cancer Treat Rep 66: 1447
53. Lessner HE (1968) BCNU (1,3,bis[B-chloroethyl]-1-nitrosourea): Effects on advanced Hodgkin's disease and other neoplasia. Cancer 22: 451
54. Luce JK (1975) Chemotherapy of melanoma. Semin Oncol 2: 179
55. McElwain TJ, Hedley DW, Burton G, Clink HM, Gordon MY, Jarman M, Juttnen CA, Millar JL, Milsted RA, Prentice G, Smith IE, Spence D, Woods M (1979) Marrow autotransplantation accelerates haematological recovery in patients with malignant melanoma treated with high-dose Melphalan. Br J Cancer 40: 72
56. Medina W, Kirkwood JM (1982) Phase II trial of mitolactol in patients with metastatic melanoma. Cancer Treat Rep 66: 195
57. Miller AB, Hoogstraten B, Staquet M, Winkler A (1981) Reporting results of cancer treatment. Cancer 47: 207
58. Moertel CG, Hanley JA (1976) The effects of measuring error on the results of therapeutic trials in advanced cancer. Cancer 38: 388
59. Morgan BDG, O'Neill T, Dewey DL, Galpine AR, Riley PA (1981) Treatment of malignant melanoma by intravascular 4-hydroxyanisole. Clin Oncol 7: 227
60. Nathanson L, Kaufman SD, Carey RW (1981) Vinblastine, infusion, bleomycin, and cis-dichlorodiammineplatinum chemotherapy in metastatic melanoma. Cancer 48: 1290
61. Neifeld JP, Lippman ME (1980) Steroid hormone receptors and melanoma. J Invest Dermatol 74: 379
62. Nesbit RA, Woods RL, Tattersall MHN, Fox RM, Forbes JF, MacKay IR, Goodyear M (1979) Tamoxifen in malignant melanoma. N Engl J Med 301: 1241
63. Pawelek J, Korner A, Bergstrom A, Bologna J (1980) New regulators of melanin biosynthesis and the autodestruction of melanoma cells. Nature 286: 617
64. Presant CA, Bartolucci AA, Balch CM, Troner M, the Southeastern Cancer Study Group (1982) A randomized comparison of cyclophosphamide, DTIC with or without piperazinedione in metastatic malignant melanoma. Cancer 49: 1355
65. Presant CA, Bartolucci AA, the Southeastern Cancer Study Group (1982) Prognostic factors in metastatic malignant melanoma: The Southeastern Cancer Study Group experience. Cancer 49: 2192
66. Presant CA, Bartolucci AA, Ungaro P, Oldham R (1979) Phase II trial of piperazinedione in malignant melanoma: A report by the Southeastern Cancer Study Group. Cancer Treat Rep 63: 1367
67. Pritchard KI, Quirt IC, Cowan DH, Osoba D, Kutas GJ (1980) DTIC therapy in metastatic malignant melanoma: A simplified dose schedule. Cancer Treat Rep 64: 1123
68. Ramirez G, Wilson W, Grage T, Hill G (1972) Phase II evaluation of 1,3-bis(2-chloro-ethyl)-1-nitrosourea (BCNU: NSC-409962) in patients with solid tumors. Cancer Chemother Rep 56: 787
69. Rampen F (1980) Malignant melanoma: Sex differences in survival after evidence of distant metastasis. Br J Cancer 42: 52
70. Reimer RR, Costanzi J, Fabian C (1982) Southwest Oncology Group experience with tamoxifen in metastatic melanoma. Cancer Treat Rep 66: 1680
71. Retsas S, Peat I, Ashford R, Coe M, Maher J, Drury A, Hanham IWF, Phillips RH, Newton KA, Westbury G (1980) Updated results of vindesine as a single agent in the therapy of advanced malignant melanoma. Cancer Treat Rev (Suppl) 7: 87
72. Rumke P (1979) Malignant melanoma. In: Pinedo HM (ed) Cancer Chemotherapy 1979. Excerpta Medica, Amsterdam-Oxford, p 412
73. Samson MK, Baker LH, Cummings G, Talley RW, McDonald B, Bhathena DB (1982) Clinical trial of chlorozotocin, DTIC, and dactinomycin in metastatic malignant melanoma. Cancer Treat Rep 66: 371
74. Schmidt CG, Becher R (1979) Kombinierte Chemotherapie des metastasierenden Melanoblastoms mit Ifosfamid und cis-diamino-dichloro-platin(II). Dtsch Med Wochenschr 104: 872
75. Seigler HF, Lucas VS Jr, Pickett NJ, Huang AT (1980) DTIC, CCNU, bleomycin and vincristine (BOLD) in metastatic melanoma. Cancer 46: 2346
76. Shaw HM, McGovern VJ, Milton GW, Farago GA, McCarthy WH (1980) Malignant melanoma: Influence of site of lesion and age of patient in the female superiority in survival. Cancer 46: 2731
77. Shaw HM, McGovern VJ, Milton GW, Farago GA, McCarthy WH (1982) The female superiority in survival in clinical stage II cutaneous malignant melanoma. Cancer 49: 1941
78. Smith IE, Hedley DW, Powles TJ, McElwain TJ (1978) Vindesine: A phase II study in the treatment of breast carcinoma, malignant melanoma, and other tumors. Cancer Treat Rep 62: 1427
79. Telhaug R, Klepp O, Bormer O (1982) Phase II study of tamoxifen in patients with metastatic malignant melanoma. Cancer Treat Rep 66: 1437
80. Thigpen JT, Al-Sarraf M, Hewlett JS (1979) Phase II trial of dianhydrogalactitol in metastatic malignant melanoma. A Southwest Oncology Group study. Cancer Treat Rep 63: 525
81. Van Amburg AL III, Presant CA, Burns D (1982) Phase II study of chlorozotocin in malignant melanoma: A Southeastern Cancer Study Group report. Cancer Treat Rep 66: 1431
82. Vosika GJ, Briscoe K, Carey RW, O'Donnell JF, Perry MC, Budman D, Richards F III, Coleman M (1981) Phase II study of diglycoaldehyde in malignant melanomas and soft tissue sarcomas. Cancer Treat Rep 65: 823
83. Wagstaff J, Thatcher N, Rankin E, Crowther D (1982) Tamoxifen in the treatment of metastatic malignant melanoma. Cancer Treat Rep 66: 1771

84. Wick MM (1980) An experimental approach to the chemotherapy of melanoma. J Invest Dermatol 74: 63
85. Wick MM (1980) Inhibitory effect of dopamine on human malignant melanoma. Proc Am Soc Clin Oncol 21: 328
86. Young RC, Canellos GP, Chabner BA, Schein PS, Brereton HD, DeVita VT (1974) Treatment of malignant melanoma with methyl CCNU. Clin Pharmacol Ther 15: 617

15 Strahlentherapie beim metastasierten Melanom

D.J. Brascho

Das maligne Melanom hat seit langem den Ruf, zu den strahlenresistenten Tumoren zu gehören. Häufig zitiert wird in diesem Zusammenhang eine Übersicht über 400 Patienten mit malignem Melanom, die am Memorial Sloan Kettering Hospital in New York zwischen 1917 und 1935 behandelt wurden [1]. In dieser Serie wurde eine Bestrahlung nur durchgeführt, wenn die Erkrankung weit fortgeschritten war oder wenn operativ nur ein sehr verstümmelnder Eingriff möglich war. Aus der Studie gehen keine Einzelheiten über die Art der Bestrahlung oder über die Dosierung hervor. Nur in 2,5% der Fälle lag ein Anhaltspunkt für eine Wirkung der Bestrahlung vor, und die Behandlung führte fast nie zu einer Palliation. Die Autoren folgerten, daß das Melanom weitaus strahlenresistenter als die meisten anderen Tumoren ist und daß daher die Strahlentherapie für diese Erkrankung nicht geeignet sei.

Von 1935 bis 1950 befürworteten verschiedene Autoren - überwiegend aus europäischen Strahlentherapiezentren - die Melanombehandlung durch Strahlentherapie [15, 33, 35]. Dickson stellte als einer der ersten Autoren die in den 50er Jahren vorherrschende Meinung, daß alle Melanome strahlenresistent sind, in Frage [13]. In einer Gemeinschaftsstudie des John Hopkins Hospital und des Toronto General Hospital berichtete Dickson über die Behandlungsergebnisse bei weiter chirurgischer Exzision des Primärtumors und der regionären Lymphknoten mit zusätzlicher postoperativer Strahlentherapie der nach der histologischen Untersuchung metastatisch befallenen Gebiete. Die Bestrahlung erfolgte durchweg hochdosiert. Hier handelte es sich zwar um keine kontrollierte randomisierte Studie, aber die Überlebensergebnisse ließen vermuten, daß die postoperative Bestrahlung einigen Gewinn brachte. Diese Arbeit gab den Anstoß für ein vermehrtes Interesse an der adjuvanten Strahlentherapie bei Melanompatienten.

1963 berichteten Hilaris et al. über eine effektive Palliation durch Strahlentherapie bei bestimmten Patienten mit Fernmetastasen [21]. In ihrer Studie erzielten sie eine meßbare Tumorreduktion bei 57% der Patienten mit Knochen-, Hirn- und viszeralen Metastasen. Bei einem besonders interessanten Fall wurde eine interstitielle Bestrahlung einer ulzerierten Weichteilmetastase am Unterschenkel durchgeführt. Mit dieser hochdosierten Therapie wurde eine Vollremission erzielt; der Patient blieb 6 Jahre nach der Implantation und 10 Jahre nach Erstdiagnose erscheinungsfrei. Dieses Beispiel bewies, daß mit hochdosierter Bestrahlung eine hervorragende Regression von Weichteilmetastasen erzielt werden kann.

Rückblickend betrachtet wurde u.a. das Melanom deshalb so häufig als strahlenresistent angesehen, weil anfänglich die besonderen biologischen Eigenschaften des Melanoms nicht erkannt wurden und eine optimale Dosierung für dieses Malignom nicht durchgehend angewandt wurde.

Strahlenbiologie und Melanom

Hellriegel behandelte sowohl das primäre wie auch das metastasierte Melanom mit einer hochdosierten Strahlentherapie und kam 1963 zu dem Schluß, daß das Melanom zwar radiotherapeutisch erfolgreich zu behandeln sei, daß aber eine „hohe" Dosierung für den Erfolg notwendig sei [20]. Hellriegel war wohl der erste Kliniker, der das heute übliche Konzept hochdosierter Einzeldosen bei der Strahlentherapie des metastasierten Melanoms befürwortete.

Erst in den frühen 70er Jahren legten In-vitro- [3, 12] und In-vivo- [22] Studien nahe, daß die beobachtete „Strahlenresistenz" des Melanoms das Ergebnis einer ungewöhnlich „breiten Schulter" in der Dosiseffektkurve war (Abb. 15.1). Diese Beobachtungen unterstützten die Auffassung, daß eine optimale Strahlenbehandlung gering fraktioniert, aber hochdosiert sein sollte. Habermalz und Fischer verwendeten 1976 als erste Einzeldosen von 6 Gy oder mehr, 1- oder 2mal wöchentlich bei Hautmetastasen. Bei 29 von 33 behandelten Läsionen trat eine teilweise oder völlige Regression auf

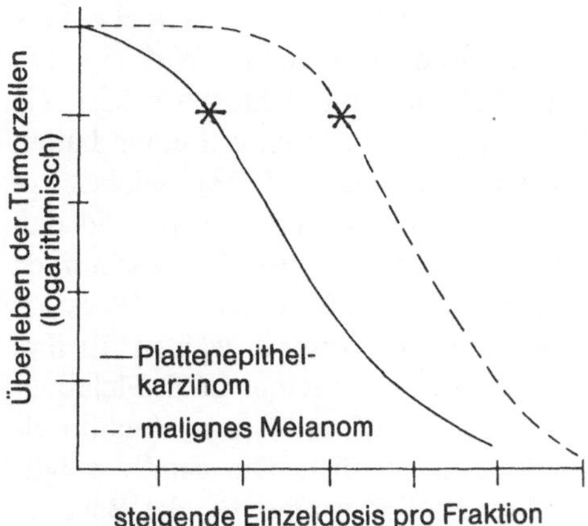

Abb. 15.1. Dosiseffektkurven in semilogarithmischer Darstellung. Überleben von Zellen als Ausdruck der Fähigkeit zur Reparation subletaler Schäden. Hypothetischer Vergleich von Plattenepithelkarzinom (——) und malignem Melanom (---). Die *Sterne* zeigen die Bestrahlungsdosis pro Fraktion an, die notwendig ist, um ein Ansprechen zu erzielen (Isoeffekt)

[17]. 1978 zeigte Hornsey, daß Einzeldosen von 4-8 Gy signifikant wirksamer als 2-3 Gy waren [23]. Hornsey vermutete, daß die hohe, für ein Ansprechen beim Melanom notwendige Einzeldosis die ausgeprägte Fähigkeit der Melanomzellen, subletale Schädigungen durch Reparationsmechanismen auszugleichen, anzeigt; weiter wurde von Hornsey angenommen, daß die hohe Dosierung durch die Hypoxie erfordert wird.

Dosierungsempfehlungen und Strahlenarten

Overgaard verglich unterschiedlich fraktionierte Dosen und Gesamtdosen bei Patienten mit Haut- und Lymphknotenmetastasen eines malignen Melanoms [28]. Overgaard fand, daß eine gesteigerte Bestrahlungsdosis pro Behandlung zu einer höheren Responserate führte, diese aber nicht mit der Gesamtdosis korrelierte. Die Tumorreduktion war mit Einzeldosen von mehr als 8 Gy signifikant besser als mit Einzeldosen von weniger als 4 Gy. Overgaard bezog sich auch auf die „breite Schulter" in der Dosiseffektkurve bestrahlter Melanomzellen in vitro und empfahl eine Dosierung von 9 Gy, 3 mal täglich 8 Tage lang [28]. Dieses Behandlungsschema reichte als Tumorkontrolldosis für Tumoren bis zu einer Größe von 9 × 10 cm völlig aus, obwohl die Gesamtdosis relativ niedrig war.

Eine weitere Studie, in der ebenfalls höhere Einzeldosen befürwortet wurden, stammt von Strauss et al. [32]. Hier handelte es sich um einen retrospektiven Überblick über 8 Jahre, in denen die Einzeldosen vom zunächst üblichen Maß beträchtlich gesteigert wurden. Es wurde beobachtet, daß die Einzeldosis der wichtigste Faktor für das Ansprechen auf die Behandlung war. Die Metastasen waren in Gehirn, Rückenmark, Weichteilen und Knochen lokalisiert. Hohe Einzeldosen von 4-7 Gy schienen wirksamer als andere Fraktionierungen, um eine gute allgemeine Palliation bei bestimmten Beschwerden zu erreichen. Einzeldosen von 6-8 Gy bewirkten die besten Gesamtresponseraten (80%).

Doss et al. erörterten ebenfalls die Responseraten der Strahlentherapie beim metastasierten Melanom unter besonderer Berücksichtigung verschiedener Fraktionierungs- und Dosierungsschemata [14]. Behandelt wurden vorwiegend Knochen- und Hirnmetastasen. Die gesamte Vollremissionsrate betrug 37%. Bei Bestrahlung mit mehr als 4 Gy pro Fraktion wurde eine Responserate von 67% erzielt. Die Behandlung primärer Weichteilrezidive ergab für Patienten mit kleinen Läsionen die besten Ergebnisse. Trotz hoher Dosen pro Fraktion gab es gegenüber üblichen Zyklen keine signifikanten Unterschiede in den Nebenwirkungen.

Harwood u. Cummings [18] berichten über Behandlungsergebnisse bei 54 Patienten, die sie in 3 klinische Erkrankungsgruppen einteilten: 1) nur histologisch nachweisbarer Residualtumor nach Operation, 2) makroskopischer Residualtumor und 3) Melanomrezidiv. Es wurden auch selektierte Patienten mit hohem Risiko nach der Resektion regionärer Lymphknotenmetastasen behandelt. Eine fraktionierte Bestrahlung wurde am Tag 0, 7 und 21 mit täglichen Einzeldosen von 8 Gy durchgeführt. Dieses Schema erwies sich für die Behandlung großer Gewebevolumina, wie Axilla, Fossa supraclavicularis, inguinal-iliakale Regionen und Hals als geeignet. Die Autoren warnten jedoch vor einer derartigen Behandlung bei Metastasen in Gehirn, Lungen oder Leber, wo eine solche Strahlendosis von normalem Gewebe nicht mehr toleriert werden kann. Obwohl das Krankheitsgeschehen zwar lokal durch Bestrahlung gebessert werden könnte, traten bei diesen Patienten an anderen Lokalisationen häufig Fernmetastasen auf, was die Notwendigkeit einer wirksameren systemischen Therapie für das Melanom unterstreicht. Nach Erfahrung von Harwood und Cummings war die Responserate bei diesem Schema mit hohen Einzeldosen wesentlich besser als bei herkömmlicher fraktionierter Radiotherapie.

Kombinationstherapie

Die besondere Eigenschaft des Melanoms bezüglich der Sensitivität auf hohe Strahleneinzeldosen führte zu einem Interesse an kombinierten Modalitäten, um hiermit irreversible Stahlenschäden der Tumorzellen häufiger zu erreichen. Es wurde postuliert, daß hohe Einzeldosen den Reparationsmechanismus, durch den subletale Strahlenschäden in der Melanomzelle ausgeglichen werden können, ausschalten [23, 28]. Es gibt z. B. radiobiologische Anhaltspunkte dafür, daß die Superoxyddismutase, die in hohen Konzentrationen in Melaningranula vorkommt, wirkungsvoll die nach Einwirkung ionisierender Strahlen auftretenden freien Radikale beseitigt und neutralisiert [26, 27]. Ist ein derartiges Enzym in Melanomzellen vorhanden, so sind hohe Einzeldosen erforderlich, um dem Verlust freier Radikale durch den Reparationsmechanismus des Enzyms entgegenzuwirken. Außerdem sprechen große, primäre oder sekundäre Tumoren möglicherweise aufgrund hypoxischer und resistenter Kompartimente innerhalb des Tumors auf eine hohe Gesamtdosis oder auf eine Therapie mit hohen Einzeldosen nicht an.

Aufgrund dieser biologischen Eigenschaften verstärkte sich das Interesse an adjuvanten Methoden und neuen Behandlungsmodalitäten, um die Einflüsse auf die Wirkung der Bestrahlung auszuschalten. Zu den neuen, die Reparationsmechanismen für Strahlenschäden niedrig haltenden Verfahren zählen nicht ionisierende Strahlenarten, wie Neutronenbestrahlung, hyperbarer Sauerstoff [31], pharmakologische Radiosensitizer [30], BCG (Bacillus Calmette-Guèrin) oder Hyperthermie in Kombination mit konventioneller Bestrahlung.

Eine der ersten Studien stammt von Thomson et al. [34], die die relative biologische Wirksamkeit schneller Neutronenstrahlen im Vergleich zu Kobalt 60 bei einem In-vitro-System menschlicher Melanomzellen untersuchten. Diese Studie bestätigte nicht, daß die Bestrahlung mit schnellen Neutronen als solche eine entscheidende therapeutische Wirkung auf das Melanom hat. Das unterschiedliche Ansprechen der Melanomzellen auf die Bestrahlung mit schnellen Neutronen gegenüber herkömmlicher Röntgenstrahlung war ähnlich wie das Ansprechen verschiedener in vitro und in vivo untersuchter Zellsysteme normaler Zellen und Tumorzellen. Die In-vitro-Ergebnisse der zitierten Untersuchung unterstützten die Ergebnisse anderer Studien, denen zufolge dem Melanom die früher angenommene Strahlenresistenz nicht zukommt.

Damsker et al. [10] untersuchten ebenfalls in vitro die radiosensibilisierende Wirkung des 7-Hydroxy-Metaboliten von Chlorpromazin (7-OHCPZ). Vorausgegangene In-vitro-Studien hatten gezeigt, daß Chlorpromazin (CPZ) selektiv in melaninreichem Gewebe abgelagert wird und daß CPZ ein wirksamer Radiosensitizer bei bestimmten Melanomzellinien ist. Der Mechanismus dieses Effektes ist unbekannt. Die Autoren wählen für ihre Untersuchung diesen besonderen CPZ Metaboliten, da er eine größere Affinität zum Melanin als die Mutterverbindung besitzt. Die Studie zeigte, daß 7-OHCPZ als Radiosensitizer bei der Behandlung transplantierter Melanome bei Tieren wirksamer als CPZ war. Es wird versucht, durch weitere strukturelle Modifizierung des CPZ eine molekulare Substitution zu erreichen, die eine optimale Radiosensibilisierung bewirken könnte. Untersuchungen der Abteilung für Strahlentherapie der University of Alabama in Birmingham (UAB) zeigen, daß ein anderer Wirkungsmechanismus des CPZ durch seine intrazelluläre Calmodulin-Bindungsaktivität vermittelt werden kann (Lawson, persönliche Mitteilung). Derzeit werden Strukturanaloge untersucht, um dieses Phänomen weiter zu charakterisieren. Dadurch kann die Grundlage für spätere klinische Studien geschaffen werden, die die Radiosensibilisierung durch diese Verbindungen in vivo untersuchen.

Eine neue Kombinationsbehandlung mit beachtlichem klinischen Erfolg ist die Hyperthermie gemeinsam mit Strahlentherapie bei Weichteilmetastasen des Melanoms. Kim et al. initiierten 1975 eine klinische Studie zur Untersuchung der Wirkung der Hyperthermie allein oder in Kombination mit Strahlentherapie [24, 25]. Melanompatienten wurden in die Studie aufgenommen, wenn bei ihnen mehrfach Metastasen aufgetreten waren; die meisten Metastasen lagen subkutan und in regionären Lymphknoten. Unmittelbar vor der Strahlentherapie wurden die Läsionen 30 min lang mit Hochfrequenzstrahlung auf 42–43,5 °C überwärmt. Die meisten Patienten wurden mit Elektronenstrahlen nach verschiedenen Zeit-Dosis-Fraktionierungen in der Regel 1- bis 2 mal wöchentlich bestrahlt.

Bei der Kombination von Hyperthermie und Strahlentherapie betrug die Vollremissionsrate für alle Patienten 70%. Damit war sie signifikant besser als die Responserate bei reiner Strahlentherapie (46%). Bei Tumoren mit weniger als 10 ml Tumorvolumen wurde durch hohe Strahleneinzeldosen allein eine Tumorkontrolle in 80% erzielt. Läsionen mit einem Volumen von mehr als 10 ml waren jedoch bei alleiniger Strahlentherapie nur in 30% der Fälle zu kontrollieren. Bei allen Tumoren - unabhängig von ihrem Volumen - wurde aber durch eine Kombination von Überwärmung und Bestrahlung eine lokale Tumorkontrolle von 80% erreicht. Die besten Ergebnisse wurden erzielt, wenn die Hyperthermie mit einer Bestrahlung in Einzeldosen von 5,5-6,6 Gy kombiniert wurde. Die Geschwindigkeit der Tumorregression war in der Regel bei kombinierter Therapie rascher als bei ausschließlich bestrahlten Tumoren. Eine wichtige Beobachtung war, daß kutane und subkutane Schädigungen bei der kombinierten Behandlung im Vergleich zu einer alleinigen Bestrahlung nicht unverhältnismäßig größer waren. Dies wurde teilweise auf die örtlichen Temperaturunterschiede bei der Erwärmung mit Hochfrequenzstrahlung zurückgeführt. Diese Studien unterstrichen noch einmal die Wichtigkeit hoher Dosen pro Fraktion, um beim Melanom angemessene Responseraten zu erzielen. Zusätzlich dokumentierte diese Untersuchung die Bedeutung des Tumorvolumens beim Ansprechen auf die Therapie. Obwohl weitere Studien über die technische Anwendung der Hyperthermie bei verschiedenen Lokalisationen erforderlich sind, beweist diese Studie, daß eine zusätzliche Hyperthermie die Wirkung der Bestrahlung bei der Behandlung von Melanommetastasen erhöhen kann.

Die Kombination von Bestrahlung und BCG-Applikation bei der Behandlung von Hautmetastasen wurde von Plesnicar u. Rudolf [29] untersucht. Beide Therapieprinzipien wurden in reduzierten Dosen angewandt, um Nebenwirkungen möglichst gering zu halten. Das Ziel dieser Kombination war, die BCG-vermittelte Hautreaktion durch die perkutane Bestrahlung zu intensivieren. Den klinischen Versuchen gingen Laboruntersuchungen voraus, denen zufolge nach kombinierter Behandlung mit BCG und Bestrahlung eine konstantere Hemmung des Tumorwachstums erzielbar ist. In dieser vorläufigen Untersuchung wurde erstmalig berichtet, daß bei Hautmetastasen intraläsionale BCG-Injektionen in Verbindung mit Bestrahlung wirksam sein können. Bisher liegen jedoch noch keine Überlebensdaten vor.

Derzeit gibt es keine überzeugenden Hinweise dafür, daß herkömmliche Chemotherapeutika den Bestrahlungseffekt beim Melanom entscheidend steigern. Entsprechende Versuche mit adjuvanter Chemotherapie erbrachten unbefriedigende Ergebnisse [6]. Es bestehen zwar mögliche theoretische Vorteile der Kombination der Strahlentherapie mit Zytostatika wie Adriamycin oder Cisplatin, aber wahrscheinlich limitiert sich eine derartige Kombination durch die Wirkungen auf normales Gewebe.

Strahlentherapie spezieller Lokalisationen

In diesem Abschnitt werden spezielle Empfehlungen für die Bestrahlung von Metastasen verschiedener Lokalisationen gegeben. Bezüglich einer allgemeinen Übersicht über Diagnose und Therapie der Melanommetastasen sei auf die Kap. 12 und 13 verwiesen. In Tabelle 15.1 sind die Dosisempfehlungen bei der Strahlentherapie von Metastasen verschiedener Lokalisationen zusammenfassend aufgelistet.

Haut, Subkutis und Lymphknoten

Die Strahlentherapie kann für eine Palliation der Metastasen in diesen Lokalisationen recht wirksam sein. In der Regel werden multiple oder konfluierte Metastasen der Haut bzw. der Subkutis, die chirurgisch nicht exzidierbar sind, oder chirurgisch nicht zugängliche Lymphknotenmetastasen bestrahlt (s. Kap. 13). Ferner kommt eine Strahlentherapie bei bestimmten Patienten nach der Exzision multipler oder rezidivierter Metastasen in Frage, es besteht jedoch ein großes Risiko weiterer Rezidive (z. B. rezidivierende In-Transit-Metastasen am Stamm).

Im allgemeinen ist eine in hohen Einzeldosen fraktionierte Strahlentherapie indiziert. Eine Dosis von 6 Gy 2 mal in der Woche bis zu einer Gesamtdosis von 36-42 Gy wird gut vertragen (Abb. 15.2). Man kann auch 8 Gy am Tag 0, 7 und 21 geben. Dies wird auch bei der Bestrahlung großer Gewebevolumina vertragen und führt zu einer lang anhaltenden Palliation. Eine raschere Palliation wird erzielt, wenn 8 Gy am Tag 0 und an den beiden folgenden Tagen jeweils 4 Gy gegeben werden. Die Wahl der Strahlenart wird von der Tiefe und der Dicke des Tumors abhängen. Die meisten dieser Metastasen liegen nicht tiefer als 4 cm unter der Hautoberfläche und lassen sich mit Elektronenstrahlen angemessen behandeln. Bei tieferen Tumoren sind tiefer eindringende Strahlen notwendig, z. B. Photonen aus einer Kobaltkanone oder einem Linearbeschleuniger. Bei Tumoren mit großem Volumen (d. h. größer als 10 ml) sollte zusätzlich zur Bestrahlung eine Hyperthermie in Betracht gezogen werden. Der Tumor kann wöchentlich an 2 Tagen abwechselnd überwärmt und bestrahlt werden.

Tabelle 15.1. Empfehlungen zur Strahlentherapie beim malignen Melanom

Klinische Situation	Zeit-Dosis-Schema	Gesamtdosis
Haut- und Weichteilmetastasen		
Postoperativ, hohes Risiko	6 Gy 2mal wöchentlich	36-42 Gy in 21-28 Tagen
Rezidivtumor oder Metastasen	6 Gy 2mal wöchentlich	36-42 Gy in 21-28 Tagen
Alternativ		
Rasche Palliation	8 Gy, 4 Gy, 4 Gy an 3 aufeinanderfolgenden Tagen	16 Gy in 3 Tagen
Längerfristige Palliation	8 Gy am Tag 0, 7, 21	24 Gy in 21 Tagen
Hirnmetastasen (Gabe adjuvanter Kortikosteroide vor und während der Bestrahlung erforderlich)		
Längerfristige Palliation	3 Gy täglich in 10 Fraktionen, danach 18-24 Gy in 6 Gy Fraktionen 2mal wöchentlich	48-54 Gy in 23-28 Tagen
Rasche Palliation	4 Gy täglich in 5 Fraktionen	20 Gy in 5-7 Tagen
Knochenmetastasen	Wie bei Haut- und Weichteilmetastasen	Wie bei Haut- und Weichteilmetastasen
Lymphknoten- und viszerale Metastasen intraabdominal und im Becken		
Kleine Tumormasse	5-6 Gy 2mal wöchentlich	20-40 Gy in 14-28 Tagen
Große Tumormasse	2-4 Gy täglich	30-40 Gy in 21-28 Tagen
Metastasen an Kopf und Hals (Postoperativ oder Rezidivtumor)	4,5 Gy täglich in 10 Fraktionen	45 Gy in 14 Tagen
Kompression des Rückenmarks, Obstruktion der Luftwege	5- bis 6-Gy-Fraktionen 2mal wöchentlich	24-36 Gy in 14-21 Tagen

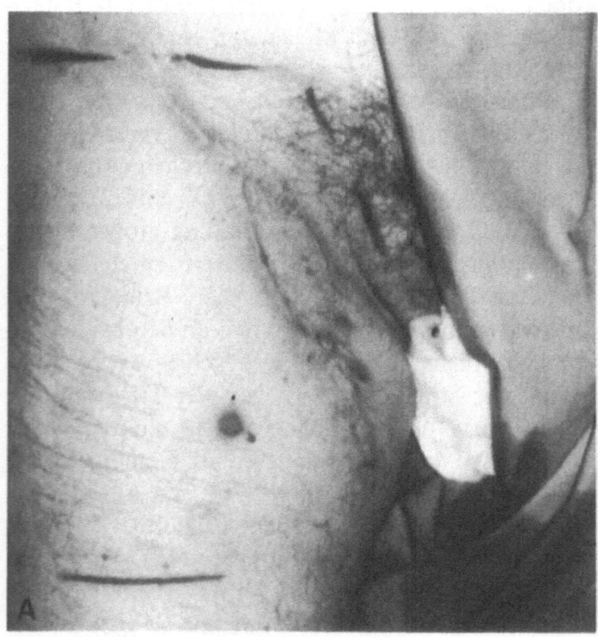

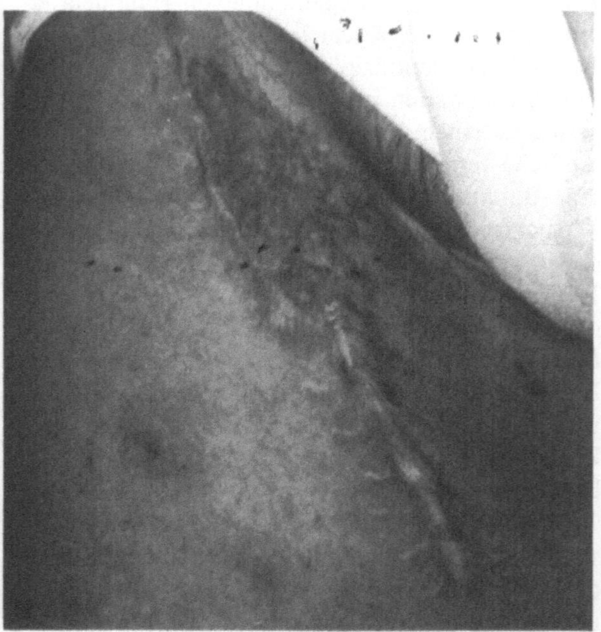

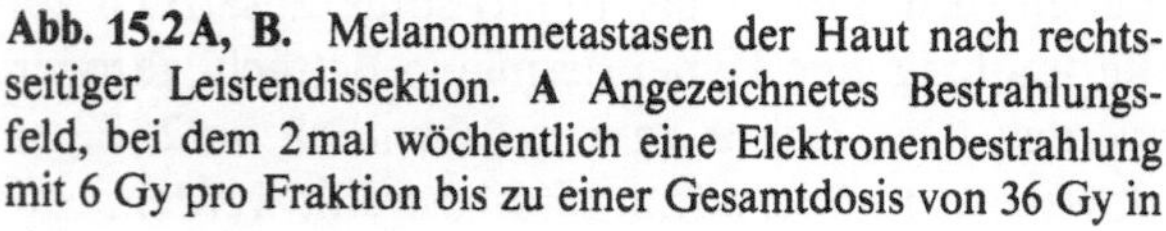

Abb. 15.2 A, B. Melanommetastasen der Haut nach rechtsseitiger Leistendissektion. **A** Angezeichnetes Bestrahlungsfeld, bei dem 2mal wöchentlich eine Elektronenbestrahlung mit 6 Gy pro Fraktion bis zu einer Gesamtdosis von 36 Gy in 19 Tagen durchgeführt wurde. **B** Sechs Monate später: Die Hautmetastasen sind abgeflacht, kleiner und schwächer pigmentiert. Keine neuen Herde sind entstanden

Strahlentherapie kommt empirisch auch als adjuvante postoperative Bestrahlung bei selektierten Patienten in Frage, bei denen große oder multiple Lymphknotenmetastasen reseziert wurden oder deren Tumor sich weit in die Umgebung ausbreitete und nur knapp im Gesunden oder inkomplett exzidiert werden konnte. Eine weitere mögliche Indikation für eine postoperative Bestrahlung der Gegend des Primärtumors könnte das Zurückbleiben von histologischem oder makroskopischem Residualtumor nach chirurgischem Eingriff sein.

Eine randomisierte prospektive Studie über adjuvante Strahlentherapie nach der chirurgischen Exzision regionärer Lymphknotenmetastasen wurde von Creagan et al. an der Mayo Clinic durchgeführt [8]. Die Autoren verglichen die Ergebnisse der adjuvanten Strahlentherapie der regionären Lymphknoten nach einer Lymphknotendissektion mit ausschließlicher Lymphknotendissektion. Die Patienten wurden mit Hochvoltbestrahlung behandelt, dabei wurden 50 Gy in 28 Behandlungstagen gegeben. Den Ergebnissen zufolge zeigte die adjuvante Bestrahlung weder auf die Gesamtüberlebensrate noch auf das krankheitsfreie Überleben (Heilungsrate) einen signifikanten Einfluß [8]. Allerdings waren damals die für Weichteilmetastasen jetzt empfohlenen hohen Einzeldosen noch nicht üblich.

Zentralnervensystem (ZNS)

Metastasen im ZNS sind eine häufige Todesursache beim Melanom; allein hieraus ergibt sich die Notwendigkeit einer wirksamen Therapie [4]. Die therapeutischen Ziele sind Palliation von quälenden Beschwerden und Lebensverlängerung. In der neueren Literatur wurden verschiedene Zeit-Dosis-Schemata untersucht, um die Wirksamkeit der konventionellen Bestrahlung oder intensiverer Bestrahlungsmethoden bei Patienten mit Melanommetastasen im ZNS zu bestimmen [2, 7, 16]. Die Responseraten lagen zwischen 37 und 100%, durchschnittlich bei 68%. Die mittlere Responsedauer betrug 2-5 Monate, im Durchschnitt 3,5 Monate. Die mittlere Überlebenszeit nach Bestrahlung variierte zwischen 2 und 7,6 Monaten und lag im Durchschnitt bei 3,8 Monaten.

Carella et al. (1980) berichteten über Ergebnisse bei 60 Patienten mit ZNS-Metastasen, die nach 2 Protokollen der Radiation Therapy Oncology Group behandelt wurden [5]. Verschiedene Bestrahlungsprotokolle wurden untersucht, aber da die einzelnen Gruppen nur wenige Patienten umfaßten, ließen sich keine endgültigen Schlußfolgerungen über die optimale Gesamtdosis und die anzuwendende Fraktionierung ziehen. Die Ergebnisse zeigten jedoch einen deutlichen Nutzen der Strahlentherapie sowohl hinsichtlich der Linderung der Symptome als auch bezüglich einer neurologischen Besserung. Bei 76% wurde eine Besserung beobachtet, bei 31% gingen die Beschwerden ganz zurück. Die folgenden 4 häufigsten Beschwerden gingen völlig oder teilweise zurück: Kopfschmerzen (bei 73%), motorische Funktionsstörungen (bei 61%), kognitive Störungen (bei 62%) und Krämpfe (bei 83%). Eine Besserung von neurologischen Funktionsstörungen erreichten 41% der Patienten. Die mediane Überlebenszeit betrug nur 10-14 Wochen; 57% der Patienten starben an den Metastasen im Zentralnervensystem. Die Autoren folgerten, daß eine Verbesserung neurologischer Beschwerden und Funktionen bei der Mehrzahl (70-90%) der Patienten durch Strahlentherapie möglich ist. Diese Ergebnisse sind mit den Resultaten bei ZNS-Metastasen anderer Tumoren vergleichbar. Dies zeigt, daß Melanommetastasen im Vergleich zu anderen Metastasen im ZNS an sich nicht erhöht strahlenresistent sind.

Auch Vlock et al. (1982) untersuchten die Wirkung einer Fraktionierung in hohe Einzeldosen auf Hirnmetastasen [36]. Die beiden analysierten Patientenkollektive waren ähnlich zusammengesetzt und wurden mit einer Hochvoltstrahlung bestrahlt. Gleichzeitig mit der Ganzhirnbestrahlung wurden Kortikosteroide gegeben. Die Autoren folgerten, daß durch eine Bestrahlung mit hohen Einzeldosen eine ähnlich effektive Palliation wie mit niedrigen Dosen erzielt werden kann. Unterschiede in der subjektiven Besserung, im Grade der Response oder in den Überlebenskurven zwischen den Gruppen mit hohen und niedrigen Einzeldosen wurden nicht beobachtet. Die mediane Überlebenszeit betrug 3 Monate in der Gruppe mit hohen und 2,5 Monate in der Gruppe mit niedrigen Einzeldosen. Die Patienten, die mit hohen Einzeldosen bestrahlt wurden, hatten erheblich häufiger Nebenwirkungen, insbesondere Kopfschmerzen. In keinem Fall zwangen jedoch die Nebenwirkungen zum Absetzen der Therapie. Die Autoren folgerten, daß die Fraktionierung in hohe Einzeldosen wegen der problemlosen Anwendung eine praktikable Methode sei, auch wenn signifikante Unterschiede im Endergebnis nicht nachweisbar sind.

An der UAB wird bei Hirnmetastasen zur Langzeitpalliation am häufigsten eine tägliche Dosierung von 3 Gy in 10 Fraktionen angewandt, danach als Booster 18-24 Gy in 6-Gy-Fraktionen 2mal wöchentlich (s. Tabelle 15.1). Eine kurzzeitige Palliation läßt sich mit 20 Gy innerhalb von 5-7 Tagen erzielen. Steroide werden hochdosiert vor und während jeder Bestrahlung gegeben, um eine Zunahme des Hirnödems zu verhindern. Gewöhlich wird Dexamethason (Solu-Dacortin) in einer Dosierung von 16-24 mg/Tag verwendet.

Bei Patienten mit solitären Hirnmetastasen sind Wirkung und Risiken der Strahlentherapie im Vergleich zur chirurgischen Exzision oder zu einer kombinierten Behandlung noch nicht definitiv bekannt. Im allgemeinen jedoch wird in diesen Fällen eine chirurgische Exzision, gefolgt von Bestrahlung des gesamten Gehirns, empfohlen (s. Kap. 13).

Von Interesse ist auch die elektive (prophylaktische) Bestrahlung des Gehirns bei Patienten mit Metastasen an anderen Lokalisationen, die nach systemischer Chemotherapie eine Remission zeigen. Pilotstudien ergaben, daß bis zu 45% der Patienten, die auf intensive Polychemotherapie ansprechen, ein intrazerebrales Tumorrezidiv entwickeln. Prospektive klinische Untersuchungen zu diesem Thema werden z. Zt. von der Southeastern Cancer Study Group durchgeführt.

Nicht selten metastasiert ein Melanom in das Rückenmark und verursacht neurologische Störungen. Einem Funktionsausfall gehen gewöhnlich Schmerzen voraus. Wesentlich ist die frühe Diagnose, denn i. allg. ist der Verlust von Rückenmark- oder Nervenfunktionen nicht reversibel. Das Tumorwachstum kann mit einer Strahlendosis von 5-6 Gy 2mal in der Woche bis zu einer Gesamtdosis von 24-36 Gy zum Stillstand gebracht werden. In der Regel ist ein Myelogramm zur Lokalisation der Höhe der Kompression erforderlich, und das Strahlenfeld sollte auf die erkrankte Region und die angrenzenden 3 cm begrenzt werden. Die Dosierung sollte nicht mehr als 42 Gy betragen, da sonst eine Schädigung des Rückenmarks eintreten kann.

Knochen

Metastasen in den Extremitäten lassen sich unschwer mit einander gegenüberliegenden Bestrahlungsfeldern in Hochvoltbestrahlung bei hohen Einzeldosen behandeln. 6 Gy 2mal wöchentlich bis zu einer Gesamtdosierung von 36-42 Gy können durchaus von normalem Gewebe toleriert werden. Bei mindestens 80% der auf diese Weise behandelten Patienten wird eine Palliation ihrer Schmerzen erzielt. Diese Responserate ist ähnlich hoch wie bei anderen Knochenmetastasen.

Bei Knochenmetastasen in der Wirbelsäule ist normalerweise eine langsamere Behandlung erforderlich, es sei denn, die intraabdominellen Organe können ausgespart werden. Bei großen gegenüberliegenden Bestrahlungsfeldern liegt ein großer Teil des Dünndarms im Strahlenbereich, und hohe Einzeldosen werden schlecht toleriert. Gewöhnlich werden daher palliative herkömmliche Fraktionen von täglich 2-4 Gy mit Gesamtdosen innerhalb der Verträglichkeit normalen Gewebes gegeben. Dosen über 40 Gy sollten auf das Intestinum vermieden werden. Wenn die Nieren im Bestrahlungsfeld liegen, beträgt die maximale tolerierbare Dosis etwa 20 Gy.

Abdomen und Becken

Melanommetastasen können im Abdomen und Becken in Form retroperitonealer und intestinaler Metastasen sowie als Leber-, Milz- oder Pankreasmetastasen auftreten. Gewöhnlich wird erst bei Beschwerden bestrahlt. Falls für die Metastasen nur kleine Bestrahlungsfelder notwendig sind, können Dosen von 5-6 Gy 2mal pro Woche bis zu einer Gesamtdosis von 20-40 Gy ohne stärkere Nebenwirkungen gegeben werden. Wenn größere Bestrahlungsfelder notwendig sind, so können in der Regel lediglich konventionelle palliative Fraktionen von nicht mehr als 2-4 Gy pro Tag bis zu einer Gesamtdosis von 35-40 Gy toleriert werden. Bisher liegen keine konkreten Ergebnisse über die Anwendung zusätzlicher Hyperthermie bei derartigen Metastasen vor. Melanommetastasen der Leber sind für palliative Bestrahlung nicht geeignet, die maximal tolerable Dosis für das Leberparenchym liegt bei herkömmlicher Fraktionierung bei etwa 30 Gy. Hohe Tagesdosen werden nicht gut toleriert, und eine angemessene Bestrahlungsdosis hätte Leberfunktionsausfälle zur Folge. In der Regel geht mehr funktionsfähiges Gewebe zugrunde, als durch den Tumor selbst zerstört wird.

Lunge und Mediastinum

Lungenmetastasen eines Melanoms lassen sich durch Bestrahlung nicht behandeln, da die zur Beherrschung der Erkrankung erforderliche Dosis eine Strahlenfibrose mit Funktionsausfall zur Folge hätte. Metastasen im Mediastinum, die Schmerzen oder Obstruktion der Luftwege verursachen, können jedoch palliativ mit Fraktionen von 5-6 Gy 2mal pro Woche bis zu einer Gesamtdosis von 24-36 Gy in 14-21 Tagen behandelt werden.

Strahlentherapie des primären Melanoms der Haut

Die chirurgische Exzision ist der entscheidende Punkt der Behandlung des primären Melanoms der Haut. Es gibt jedoch bestimmte Patienten, bei denen aufgrund der Lokalisation, der Ausdehnung des Tumors oder des Operationsrisikos eine ausreichende bzw. gefahrlose Resektion nicht gewährleistet ist. In diesen Fällen steht eine Strahlentherapie als Alternative entweder für den Resttumor nach enger Exzision oder als primäre Maßnahme bei einem nichtresezierbaren Melanom zur Wahl. Häufiger kommt dies bei Melanomen im Kopf- und Halsbereich vor.

Creagan et al. [9] publizierten eine retrospektive Studie über 31 an der Mayo Clinic strahlentherapeutisch behandelte Patienten mit Melanomen an Kopf und Hals. Behandelt wurden der Primärtumor oder Rezidive und benachbarte Lymphknoten; die Gesamtdosis betrug 50-60 Gy. Die Tagesdosis lag bei 2 Gy, die Gesamtdosis wurde jedoch auf 2 Zyklen verteilt mit einer kurzen Pause gegeben. Die Fünfjahresüberlebensrate betrug 28%, ein Vergleich dieser Ergebnisse mit einem rein chirurgischen Vorgehen läßt sich jedoch nicht ziehen. Die Autoren konnten keinen Erfolg der Bestrahlung bei kleinen Melanomresiduen nachweisen, darüber hinaus bestand kein Unterschied der Überlebensraten bei Patienten mit makroskopischem Residualtumor und Patienten ohne klinischen Anhalt für Erkrankung zu Beginn der Strahlentherapie. Ein möglicher Grund für den mangelnden Nutzen der Therapie kann in den niedrigen Einzeldosen gesehen werden.

In einer nichtrandomisierten Studie zur Bestrahlung von Harwood et al. [19] wurde ein Protokoll mit hohen Einzeldosen nach der lokalen Exzision von Melanomrezidiven oder primären Melanomen an Kopf und Hals angewandt. Bei dieser Kombination von chirurgischem Eingriff und Bestrahlung wurden sowohl eine gute lokale Tumorkontrollrate als auch günstige kosmetische Ergebnisse erzielt. Bei Patienten, die nach einer unradikalen chirurgischen Exzision bei lokalen oder regionären Rezidiven bestrahlt wurden, betrug die lokale Tumorkontrollrate bei Einzeldosen von mehr als 4 Gy 70%, bei Einzeldosen von weniger als 4 Gy aber nur 25%. Bei Patienten, die innerhalb von 3 Monaten nach einer unradikalen Operation entweder bei makroskopisch erkennbaren oder möglichen mikroskopischen Tumorresten bestrahlt wurden, erreichte man mit hohen Einzeldosen bei 15 von 17 Patienten (88%) eine lokale Kontrolle. Die Autoren empfahlen, bei Patienten mit Melanomen an Kopf und Hals, bei denen eine weite Exzision gefährlich und stark entstellend wäre, nach einer lokalen Exzision eine Bestrahlung mit hohen Einzeldosen zu erwägen.

In einigen europäischen Zentren wird die Radiotherapie als die Behandlung der Wahl bei der Lentigo maligna (LM) und dem Lentigo maligna-Melanom (LMM) angesehen. Dancuart et al. [11] berichteten die Ergebnisse am Princess Margaret Hospital mit herkömmlicher Orthovoltbestrahlung als primäre Behandlung bei LM und LMM. Die Gesamtdosen lagen zwischen 35 Gy in 5 Fraktionen und 45-50 Gy in 10-15 Fraktionen. Bei nur einem von 8 Lentigo maligna-Patienten trat nach Bestrahlung ein Rezidiv auf, und dieses Rezidiv ließ sich durch zusätzliche Radiotherapie beherrschen. Von 15 Fällen mit LMM waren 14 zwischen 2 Monaten und 6 Jahren nach Beginn der Radiotherapie unter Kontrolle, ein Rezidiv konnte durch lokale Exzision entfernt werden. Die Autoren empfehlen eine herkömmliche Orthovoltbestrahlung mit 45-50 Gy in 10-15 Fraktionen und stellten fest, daß es bis zu 24 Monate dauern kann, bis sich diese Läsionen nach Bestrahlung vollständig zurückbilden. Da die Läsionen oft ausgedehnt sind und bei älteren Patienten auftreten, kann eine Bestrahlung als Alternative zu einem chirurgischen Eingriff in Frage kommen, da sie gut verträglich ist, ausgezeichnete kosmetische Ergebnisse erzielt und ambulant durchführbar ist. Man kann annehmen, daß ähnliche Ergebnisse auch mit Elektronenbestrahlung erzielt werden können.

Ergebnisse der Abteilung für Strahlentherapie an der Universität von Alabama

Während der letzten 8 Jahre wurden an der Abteilung für Strahlentherapie der UAB 25 Patienten mit metastasiertem Melanom behandelt (Tabelle 15.2). Dabei wurden 27 Lokalisationen bestrahlt, am häufigsten Weichteilmetastasen: 9 Patienten mit nicht-

Tabelle 15.2. Ergebnisse der Bestrahlung des malignen Melanoms an der University of Alabama in Birmingham 1975-1983 (25 Fälle, 27 bestrahlte Lokalisationen)

	Anzahl der bestrahlten Lokalisationen	Auswertbar	Vollremission	Teilremission	Kein Ansprechen
Weichteile	9	9	-	7[a]	2
Hirn	10	9	2	6[b]	1
Knochen	5	3	1	2[c]	-
Prophylaktische Bestrahlung (Weichteile)	3	2	2	-	-
Gesamt	27	23	5	15	3

[a] Mehr als 50%ige Tumorreduktion. [b] Partielle neurologische Besserung.
[c] Partielle oder vorübergehende (länger als 3monatige) Schmerzlinderung.

resezierbaren Weichteilmetastasen wurden palliativ behandelt, bei 3 Patienten wurde eine prophylaktische Bestrahlung durchgeführt, um nach einem chirurgischen Eingriff weitere Rezidive zu vermeiden; 10 Patienten wurden zur Palliation bei Metastasen des ZNS überwiesen; prophylaktische Bestrahlungen des Gehirns wurden nicht durchgeführt; 5 Patienten wurden wegen Knochenmetastasen behandelt.

Bei den meisten Patienten wurde ein partielles oder temporäres Ansprechen auf die Bestrahlung erzielt. In einigen Fällen war aufgrund der raschen klinischen Progression der Erkrankung die örtliche Bestrahlungswirkung schwer zu beurteilen.

Von den 10 wegen Metastasen im ZNS behandelten Patienten kam es bei 6 Patienten zu einem teilweisen Ansprechen. Ein Patient zeigte keine Wirkung, ein weiterer Patient konnte nicht nachuntersucht werden, da er aus der Nachbeobachtung verloren wurde. Bei einem Patienten wurde eine große Hirnmetastase reseziert, danach wurde eine Ganzhirnbestrahlung durchgeführt. Dieser Patient entwickelte später eine chronische lymphatische Leukämie und starb daran 10 Jahre später ohne Anhalt für ein metastasiertes Melanom.

Von den 5 wegen Knochenmetastasen behandelten Patienten sprachen 2 teilweise an, ein Patient mit Femurmetastasen lebt 5 Monate nach der Bestrahlung ohne klinische oder röntgenologische Zeichen der Erkrankung. Bei 2 weiteren Patienten liegt keine Nachbeobachtung vor. Bei den Weichteilmetastasen hatten 7 von 9 Patienten eine partielle Response, 2 Patienten sprachen auf die Therapie nicht an. Bei der Behandlung dieser Patienten wurde kein festes Zeit-Dosis-Schema eingehalten, daher können die Techniken nicht verglichen werden. Die meisten Weichteilmetastasen wurden mit Elektronen behandelt.

Insgesamt wurden 23 beurteilbare Lokalisationen bestrahlt, davon sprachen 20 auf die Behandlung an, 3 dagegen nicht. In einigen Fällen war das Ansprechen des Tumors zwar nur vorübergehend, die Ergebnisse zeigen aber doch, daß die Strahlentherapie bei der Palliation von Melanommetastasen eine wichtige Rolle spielen kann. In dieser Studie lagen nicht genügend Fälle vor, um den Wert einer prophylaktischen Bestrahlung bei der Behandlung des Melanoms zu beurteilen.

Zusammenfassung

Es lassen sich folgende Schlußfolgerungen ziehen:

1) Es gibt in vitro und in vivo Anhaltspunkte dafür, daß das Melanom am besten auf hohe Einzeldosen anspricht und daß das Ansprechen nicht von der Gesamtdosis, sondern vom Tumorvolumen abhängig ist.

2) Radiotherapie mit hochdosierten Einzelfraktionen bewirkt eine hohe Responserate und eine bemerkenswerte Langzeitkontrolle bei nichtresezierbaren Melanomen und bei Melanomen, die nach einem chirurgischen Eingriff rezidivieren.

3) Bei symptomatischen Melanommetastasen kann die Strahlentherapie zu einer Palliation führen.

4) Bei Melanomen der Haut von Kopf und Hals sollte eine eingeschränkte lokale Exzision mit einer nachfolgenden hochdosierten Strahlentherapie in Betracht gezogen werden, wenn eine weite Exzision gefährlich oder sehr entstellend wäre.

5) Weitere Studien zur Untersuchung von Kombinationen der Bestrahlung mit Strahlenmodulatoren oder Hyperthermie sind angezeigt, um die Responseraten bei Melanommetastasen zu steigern.

Literatur

1. Adair FE (1936) Treatment of melanoma: Report of four hundred cases. Surg Gynecol Obstet 62: 406
2. Amer MH, Al-Sarraf M, Baker LH, Vaitkevicius VK (1978) Malignant melanoma and central nervous system metastases: Incidence, diagnosis, treatment and survival. Cancer 42: 660
3. Barranco SC, Romsdahl MM, Humphrey RM (1971) The radiation response of human malignant melanoma cells grown *in vitro*. Cancer Res 31: 830
4. Bullard DE, Cox EB, Seigler HF (1981) Central nervous system metastases in malignant melanoma. Neurosurgery 8: 26
5. Carella RJ, Gelber R, Hendrickson F, Berry HC, Cooper JS (1980) Value of radiation therapy in the management of patients with cerebral metastases from malignant melanoma. Radiation Therapy Oncology Group brain metastasis study I and II. Cancer 45: 679
6. Cohen SM, Greenspan EM, Ratner LH, Weiner MJ (1977) Combination chemotherapy of malignant melanoma with imidazole carboxamide, BCNU and vincristine. Cancer 39: 41
7. Cooper JS, Carella R (1980) Radiotherapy of intracerebral metastatic malignant melanoma. Radiology 134: 735
8. Creagan ET, Cupps RE, Ivins JC, Pritchard DJ, Sim FH, Soule EH, O'Fallon JR (1978) Adjuvant radiation therapy for regional nodal metastases from malignant melanoma: A randomized, prospective study. Cancer 42: 2206
9. Creagan ET, Woods JE, Cupps RE, O'Fallon JR (1979) Radiation therapy for malignant melanoma of the head and neck. Am J Surg 138: 604
10. Damsker JI, Macklis R, Brady LW (1978) Radiosensitization of malignant melanoma. I. The effect of 7-hydroxychlorpromazine on the *in vivo* radiation response of Fortner's melanoma. Int J Radiat Oncol Biol Phys 4: 821
11. Dancuart F, Harwood AR, Fitzpatrick PJ (1980) The radiotherapy of lentigo maligna and lentigo maligna melanoma of the head and neck. Cancer 45: 2279
12. Dewey DL (1971) Letter: The radiosensitivity of melanoma cells in culture. Br J Radiol 44: 816
13. Dickson RJ (1958) Malignant melanoma: A combined surgical and radiotherapeutic approach. Am J Roentgenol 79: 1063
14. Doss LL, Memula N (1982) The radioresponsiveness of melanoma. Int J Radiat Oncol Biol Phys 8: 1131
15. Ellis F (1939) The radiosensitivity of malignant melanomata. Br J Radiol 12: 327
16. Gottlieb JA, Frei E III, Luce JK (1972) An evaluation of the management of patients with cerebral metastases from malignant melanoma. Cancer 29: 701
17. Habermalz HJ, Fischer JJ (1976) Radiation therapy of malignant melanoma: Experience with high individual treatment doses. Cancer 38: 2258
18. Harwood AR, Cummings BJ (1981) Radiotherapy for malignant melanoma: A re-appraisal. Cancer Treat Rev 8: 271
19. Harwood AR, Dancuart F, Fitzpatrick PJ, Brown T (1981) Radiotherapy in nonlentiginous melanoma of the head and neck. Cancer 48: 2599
20. Hellriegel W (1963) Radiation therapy of primary and metastatic melanoma. Ann NY Acad Sci 100: 131
21. Hilaris BS, Raben M, Calabrese AS, Phillips RF, Henschke UK (1963) Value of radiation therapy for distant metastases from malignant melanoma. Cancer 16: 765
22. Hornsey S (1972) The radiation response of human malignant melanoma cells *in vitro* and *in vivo*. Cancer Res 32: 650
23. Hornsey S (1978) The relationship between total dose, number of fractions and fraction size in the response of malignant melanoma in patients. Br J Radiol 51: 905
24. Kim JH, Hahn EW, Ahmed SA (1982) Combination hyperthermia and radiation therapy for malignant melanoma. Cancer 50: 478
25. Kim JH, Hahn EW, Tokita N (1978) Combination hyperthermia and radiation therapy for cutaneous malignant melanoma. Cancer 41: 2143
26. McCord JM, Fridovich I (1978) The biology and pathology of oxygen radicals. Ann Intern Med 89: 122
27. Oberley LW, Buettner GR (1979) Role of superoxide dismutase in cancer: A review. Cancer Res 39: 1141
28. Overgaard J (1980) Radiation treatment of malignant melanoma. Int J Radiat Oncol Biol Phys 6: 41
29. Plesnicar S, Rudolf Z (1982) Combined BCG and irradiation treatment of skin metastases originating from malignant melanoma. Cancer 50: 1100
30. Rofstad EK, Brustad T (1978) The radiosensitizing effect of metronidazole and misonidazole (Ro-07-0582) on a human malignant melanoma grown in the athymic mutant nude mouse. Br J Radiol 51: 381
31. Sealy R, Hockley J, Shepstone B (1974) The treatment of malignant melanoma with cobalt and hyperbaric oxygen. Clin Radiol 25: 211
32. Strauss A, Dritschilo A, Nathanson L, Piro AJ (1981) Radiation therapy of malignant melanomas: An evaluation of clinically used fractionation schemes. Cancer 47: 1262
33. Sylven B (1949) Malignant melanoma of the skin: Report of 341 cases treated during the years 1929-1943. Acta Radiol (Diagn) (Stockh) 32: 33
34. Thomson LF, Smith AR, Humphrey RM (1975) The response of a human malignant melanoma cell line to high LET radiation. Radiology 117: 155
35. Tod MC (1946) Radiological treatment of malignant melanoma. Br J Radiol 19: 223
36. Vlock DR, Kirkwood JM, Leutzinger C, Kapp DS, Fischer JJ (1982) High-dose fraction radiation therapy for intracranial metastases of malignant melanoma: A comparison with low-dose fraction therapy. Cancer 49: 2289

16 Betreuung des sterbenden Patienten

G. W. Milton

Die Behandlung und Betreuung eines sterbenden Melanompatienten und die seelische Unterstützung, die er und seine Familie brauchen, sind in vielen Punkten gleich wie bei einem anderen sterbenden Menschen. Einige Umstände sind beim Melanom jedoch besonders problematisch, können das Sterben hinauszögern und es für den Patienten und seine Familie noch qualvoller machen.

Das Stigma des Melanoms

In vielen Ländern wird mit dem Wort „Melanom" der Tod assoziiert, das Melanom symbolisiert so etwas wie einen tödlichen schwarzen Fleck. Tatsächlich verleiht die schwarze Farbe dem Primärtumor und einigen Metastasen ein besonders beängstigendes Aussehen. Der Primärtumor und viele der Metastasen sind vorwiegend an der Körperoberfläche lokalisiert, so daß der Patient sie sehen oder tasten kann. Bevor ein Melanom zum Tode führt, kann der Patient Monate, manchmal auch länger, bei guter Gesundheit leben und auf Heilung hoffen, bis das Auftreten weiterer Metastasen ihm die Zuversicht zerstört. Der Patient und seine Angehörigen schwanken zwischen Hoffnung und Verzweiflung. Die meisten Patienten, die an einem Melanom sterben, sind in der Mitte ihres Lebens, im Durchschnitt etwa 45 Jahre alt. Sie fühlen, daß ein Großteil ihres Lebens und ihrer Verantwortung noch vor ihnen liegt. Das Sterben kann sehr langwierig sein, denn in der Regel geht die Erkrankung nicht mit ernsten Sekundärinfektionen oder schwerwiegender Beeinträchtigung vitaler Funktionen einher. Hirnmetastasen sowie - in einem geringeren Ausmaß - Lungen- und Lebermetastasen führen oft relativ schnell (d.h. innerhalb von Monaten) zum Tod, aber der Patient und seine Angehörigen erkennen häufig die Hoffnungslosigkeit der Situation, lange bevor innere Metastasen Symptome verursachen.

Einstellungen und Umstellungen angesichts des Todes

Die Menschen in der westlichen Welt neigen im allgemeinen dazu, den Gedanken an den Tod zu verdrängen, es sei denn, sie beschäftigen sich damit im Fernsehen - zur Entspannung. Noch vor etwa 100 Jahren wurde jeder Mensch in gewissen Abständen mit Todesfällen in seinem Umkreis konfrontiert; dies ist heute nicht mehr der Fall. Dazu kommen die Schwierigkeiten vieler Leute, über den Tod und das Sterben miteinander zu reden.

Ein Mensch wird sich entweder ganz plötzlich oder allmählich bewußt, daß er das Opfer einer unheilbaren Krankheit ist. Kommt diese Erkenntnis langsam, kann sich der Patient durch äußere Veränderungen, manchmal über mehrere Monate hinweg, auf sein Schicksal einstellen. Dem Patienten wird ein Melanom entfernt, ihm wird versichert, daß sein Arzt es „ganz herausgeschnitten hat", es geht ihm einige Monate lang gut, bevor ein vergrößerter Lymphknoten entfernt wird. Wieder ist der Patient beruhigt. In der Folge entwickelt er möglicherweise noch mehr Knoten, und er erkennt, daß sein Zustand sehr ernst ist. Ein Patient kann auch bei voller Gesundheit sein, und bei einer Konsultation seines Hausarztes wird überraschend ein unheilbares Melanom festgestellt. In diesem Fall braucht der Patient Zeit, bis er sich an die Realität seiner Situation gewöhnt hat.

Von den Frühstadien des Melanoms bis zum tödlichen Ausgang durchläuft der Patient verschiedene psychische Stadien, entweder nacheinander oder gleichzeitig. Diese Gemütszustände wurden an anderer Stelle eingehend von Kübler-Ross und Cecily Saunders beschrieben und - allerdings weniger ausführlich - auch vom Verfasser dieses Beitrags dargestellt. Eine genaue Kenntnis dieser Gemütszustände eines Melanompatienten ist für seine Behandlung wichtig, daher scheint eine kurze Zusammenfassung gerechtfertigt.

Nicht wahrhaben zu wollen, daß ein solches Unglück die eigene Person treffen kann, führt zu Äußerungen wie: „Ich kann nicht glauben, daß mir so etwas passiert“ oder „Ich werde aufwachen, und alles wird sich als böser Traum herausstellen.“ Aber nach der Sicherung der Diagnose des Primärtumors, und besonders nach der ersten definitiven Behandlung kann der Patient nicht länger leugnen und verdrängen, daß er Krebs hat, selbst wenn es zu diesem Zeitpunkt so aussieht, als sei er geheilt. Das Wissen, daß er an Krebs leidet und deshalb operiert wurde, ruft bei dem Patienten häufig in den ersten Wochen nach dem chirurgischen Eingriff eine mittelschwere bis schwere Depression hervor, die sich aber in der Regel auch ohne Behandlung wieder legt. Tritt eine Remanifestation auf, sind die Hoffnungen zerschlagen, und in dieser Zeit - wenn nicht schon früher - wird der Patient die Frage stellen: „Warum gerade ich?“ oder „Womit habe ich das verdient?“ Tritt eine Remanifestation nach der anderen auf - häufig werden sie vom Patienten zuerst bemerkt -, schwinden alle Hoffnungen. In verschiedenen Abstufungen empfindet der Patient nun Ärger, Wut, Bitterkeit, Neid und Angst. Diese Emotionen - mit Ausnahme der Angst - entstehen, weil der Patient sich ungerecht behandelt fühlt und glaubt, daß sich unbekannte und gefährliche Mächte, gegen die er hilflos ist, gegen ihn verschworen haben. Der Neid hat eine besondere Bedeutung. Er ist normalerweise nicht gegen Außenstehende gerichtet, sondern gegen die engsten Verwandten, denn diese werden weiterleben, unabhängig vom Schicksal des Patienten und ungeachtet dessen, wie nahe ihnen sein Tod geht. Die Erinnerung an Freunde und Bekannte, die nach dem Tod eines Familienmitglieds glückliche, beständige Ehen eingegangen sind, tragen wenig zur Beruhigung des Patienten bei. Der Neid kann zu bösartigen und bewußt verletzenden Bemerkungen gegenüber dem Ehepartner führen, der sich dann, bereits erschöpft und verwirrt, noch schuldig fühlt.

Einige der Befürchtungen, die ein Melanompatient hegt, werden durch die äußere Form dieser Erkrankung noch verschlimmert. Jeder tastbare Knoten ist ein weiteres sichtbares Zeichen eines bösartigen Vorgangs, der unaufhaltsam zu physischem Verfall und zur Zerstörung führt. Einige Patienten bekommen Angst, und zwar besonders starke Männer - stark im physischen als auch im psychischen Sinne. Diese Männer verbergen ihre Angst hinter einer leichtherzigen Unbekümmertheit, die sie einige Monate lang durchhalten können. Wenn diese „Maske“ fällt, wendet sich der Patient verbittert vom Leben ab. Seine Gesten und Antworten spiegeln völlige Gleichgültigkeit wider, und er stirbt nach kurzer Zeit.

Das Sterben von Patienten mit malignen Tumoren ist häufig unwürdig, schmerzvoll und langwierig. Die Angst und die Ungewißheit vor dem Tod sind fast immer gegenwärtig. Manche Leute haben einen tiefen religiösen Glauben und ihr Vertrauen darauf hält sie vollkommen aufrecht.

Die Angst vor Schmerzen sitzt oft tief verborgen. Nach wie vor ist die Meinung weit verbreitet, daß Krebs einen schmerzhaften Tod verursacht. Es gibt aber auch die Angst, seine eigene Angst zu zeigen: die Angst, in seiner letzten Stunde als Feigling zu erscheinen. Sie kann durch Verwandte verstärkt werden, die die stoische Haltung des Patienten loben, und dazu führen, daß der Patient, um die Familie nicht zu enttäuschen, lieber nicht von seinen Ängsten spricht. Am Ende empfinden die Patienten Angst und Traurigkeit beim Gedanken, die Freunde, die Familie und ein angenehmes Leben zu verlassen. Dies ist ein sehr großer Unterschied zum Tod bei älteren Menschen, denen das Sterben aufgrund ihrer Schwäche und ihrer Erinnerung an bereits verstorbene alte Freunde nicht so schwerfällt.

Selbstmitleid und Einsamkeit kommen auf, je näher der Patient seinem Grabe ist, der Mensch wird einsam wie nie zuvor. Diese Einsamkeit, die oft von Selbstmitleid begleitet ist, kann am schlimmsten sein, wenn der Patient nächtelang in einem geräuschlosen Haus oder auf einer Station im Krankenhaus mit seinen Gedanken allein wach liegt. Diese Einsamkeit, die in der Literatur sehr gut beschrieben wurde, soll betont werden, denn viele andere Gefühle leiten sich von ihr ab. Eine gute Betreuung kann zwar nicht verhindern, daß sich der Patient isoliert fühlt, aber sie kann dem Patienten dennoch sehr helfen; dagegen werden der Patient und seine Familie bei einer schlechten Betreuung ihr Schicksal noch schwerer ertragen können.

Betreuung ist Teamarbeit

Die Betreuung eines am Melanom sterbenden Patienten beginnt am ersten Tag der Diagnosestellung, auch wenn zu diesem Zeitpunkt alles dafür sprechen sollte, daß das Melanom nicht tödlich für ihn sein wird. Der Grund für dieses Vorgehen ist, daß das Einvernehmen und die Vertrauensbasis zwischen dem Patienten und seiner Familie einerseits und dem zum betreuenden Team gehörenden Arzt andererseits bereits besteht, falls die Erkrankung rezidiviert und letal ausgeht. Eine enge Beziehung zu Patienten und Angehörigen erst kurz vor dem Tode aufzubauen, ist für Ärzte und Pflegepersonal nicht einfach.

Die Betreuung des Melanompatienten - ob mit tödlichem Ausgang oder nicht - obliegt einem Team, und es ist notwendig, kurz die Merkmale eines guten Teams zu erwähnen. Zunächst: Die Mitglieder eines Teams kennen sich, verstehen sich und vertrauen einander, jeder einzelne weiß in etwa, was der andere zu dem Patienten und zu seiner Familie sagen wird und welche Worte er wählen wird. Dies ist deshalb wichtig, weil ein Krebspatient Worte, Sätze und sogar Gesichtsausdrücke der Fachleute analysiert, um sie zu deuten. Sollten Patienten die Aussagen verschiedener Mitglieder des Teams falsch verstehen oder durch sie verwirrt werden, wird sich ihr Gefühl der Isolation dadurch verstärken. In geringerem Ausmaß gilt das auch für die Angehörigen.

Die Entscheidungen über die Behandlung trifft der Patient letztendlich selbst, nachdem er die Empfehlungen des medizinischen Teams zur Kenntnis genommen und sich mit seiner Familie und Freunden beraten hat. Fast immer ist der Arzt (Spezialist oder Hausarzt) für die Entscheidung ausschlaggebend. Manchmal hängt die Entscheidung auch am meisten vom Rat einer Krankenschwester, eines Pfarrers, vom Ehegatten oder vom Patienten selbst ab. Bei dieser wichtigen Entscheidung kommt es bei einem guten Team nicht zu einem Konkurrenzkampf, sondern gegenseitiges Verständnis und Einvernehmen sind ausschlaggebend. Ein offener, ernsthafter und mitfühlender Ton beim Gespräch ist wichtig, andernfalls könnte das Vertrauen des Patienten in das Team geschwächt werden und seine Isolation und Frustration zunehmen. Natürlich sind die Mitglieder des Teams auch nur Menschen mit unterschiedlichen Voraussetzungen hinsichtlich Bildung, Erziehung und persönlichen Erfahrungen. Alle Mitglieder des Teams sollen sich menschlich verhalten und unterschiedliche Bildung, Erziehung und persönliche Voraussetzungen mitbringen. Aufgrund dessen werden sie häufig emotional verschieden reagieren und unterschiedliche Meinungen über Philosophie, Einstellung zum und Haltung beim Sterben sowie über verfügbare Behandlungsmöglichkeiten haben. Sicherlich werden einige Mitglieder des Teams über ein spezielleres Fachwissen als andere verfügen, aber auch der erfahrenste Arzt kann sich irren.

Ein Patient mit einem offensichtlich unheilbaren Melanom muß nicht unbedingt an der Erkrankung sterben, wenn er gegen ärztlichen Rat handelt. Damit ist ein Patient, der sich weigert, sich einer Behandlung, wie z.B. einer Amputation, zu unterziehen, völlig im Recht, und die weiteren Geschehnisse bestärken ihn möglicherweise in seiner Entscheidung. Der Arzt verliert nicht sein Gesicht, wenn er es gelten läßt, daß ein Patient seinen Rat nicht annimmt. Sollte sich die Entscheidung des Patienten als falsch herausstellen, wird er zukünftig die ärztlichen Empfehlungen eher berücksichtigen. Der Arzt kann dem Patienten nur raten, was er für richtig hält. Andererseits wird man das Wissen des Arztes in Frage stellen, wenn dieser durch offensichtliche Entschlußlosigkeit seine Meinung häufig ändert. Der Patient braucht vom ganzen Team Unterstützung, besonders aber vom Arzt.

In das Team sollte auch der Patient selbst einbezogen sein. Er sollte wissen, daß er selber aktiv an seiner Behandlung beteiligt ist. Familienangehörige - die Kinder eingeschlossen - sind wichtige Mitglieder in diesem Team. Der gesunde Ehepartner hat möglicherweise Schuldgefühle und will daher dem Patienten auf kindische oder erdrückende Art helfen. Der Partner wird ziemlich überfordert, denn er muß mit den täglichen häuslichen Verpflichtungen zurechtkommen und dazu noch mit seinen Ängsten fertigwerden, während der Patient sich tagsüber ausruhen kann. Wenn andere Familienmitglieder nicht dafür sorgen, daß der Ehepartner Ruhepausen hat, können Schlafdefizit, ständige Aktivität, Abwehr von Neidgefühlen und Betreuung der Kinder zu einem Zusammenbruch führen. Dies gilt besonders, wenn der Patient an dem Melanom stirbt, denn die Krankheit kann sich in der Endphase lange hinziehen, bevor es zur Hospitalisation kommt.

Bei Kindern wird sehr häufig der Fehler begangen, deren Aktivität und Fähigkeiten zu unterschätzen. Selbst sehr kleine Kinder wollen als Mitglieder des Teams angesehen werden. Sie können dem sterbenden Patienten helfen, denn sie vermitteln dem Kranken das Gefühl, in ihnen weiterzuleben, und sie lenken den Sterbenden davon ab, nur an sich zu denken. Kinder sagen sehr selten etwas Falsches. Selbst wenn sie es tun, wird der Patient selten deshalb verletzt sein. Man sollte Kindern erlauben zu sagen, was sie denken, der Umgang mit dem Patienten sollte ihnen im allgemeinen nicht verboten werden. Man trifft immer wieder Erwachsene, die es heute noch bedauern, daß es ihnen als Kind untersagt wurde, offen mit einem sterbenden Verwandten zu sprechen, den sie sehr gern hatten. Dies läßt sich aus solchen Äußerungen erkennen: „Ich wünschte, ich hätte mich mit meinem Vater wirklich aussprechen können, bevor er starb." Es gibt jedoch auch Situationen, in denen eine Konfrontation des Kindes mit schwer verunstalteten oder physisch veränderten Sterbenden negative Auswirkungen auf die Psyche des Kindes haben kann.

Wie viele Mediziner zu dem Team gehören sollten, hängt vom Stadium der Erkrankung ab. Das medizinische Personal vermittelt die meiste Hoffnung, es stellt aber auch die größte Bedrohung für den Patienten dar, da es viele Entscheidungen scheinbar alleine trifft. Der Hausarzt ist häufig ein alter Freund, der den Patienten schon jahrelang kennt, und vielfach wird er um Rat gefragt, selbst wenn er über technische Probleme weniger gut informiert ist. Daher ist es wichtig, daß der Hausarzt von Spezialisten auf dem laufenden gehalten wird, besonders in mündlicher Form. Bei einem Telefongespräch kann der Hausarzt dann Vorschläge in bezug auf den Patienten und seine Familie machen. Der Spezialist, der vom Patienten häufig als die letzte Hoffnung angesehen wird, ist in einer schwierigen Rolle, besonders wenn er weiß, daß für ein längeres Überleben wenig Hoffnung besteht. Er muß das Vertrauen der anderen Mitglieder des Teams gewinnen, was er durch Offenheit erreichen kann. Seine Erklärungen müssen verständlich sein, und falls andere Mitglieder des Teams seine Äußerungen kritisieren oder in Frage stellen, darf er ihnen dies nicht verübeln. Er sollte der erste sein, der andere um Hilfe bittet, falls er zu dem Patienten keinen Kontakt bekommt, er wird sich oft auf die Schwestern verlassen, die ihn über das Verhalten und die Ängste des Patienten unterrichten. Das Pflegepersonal ist durch seine Sonderstellung für das Team sehr wichtig. Meist handelt es sich um Frauen, und so wird das Gefühl vermittelt, es mit einfühlsamen und hilfreichen Personen zu tun zu haben. Krankenschwestern wirken nicht in der gleichen Weise wie Ärzte als Bedrohung für den Patienten, und oft können sie dem Patienten viel mehr Zeit widmen. Häufig bemüht sich ein Spezialist, einem Patienten etwas so gut wie möglich zu erklären, muß aber am nächsten Tag von der Schwester erfahren, daß der Patient es nicht verstanden hat. Dafür gibt es mindestens 2 Ursachen. Möglicherweise hat der Arzt doch nicht gut erklärt, weil er unbewußt Fachausdrücke verwendet hat; oder aber der Patient war aufgrund seines psychischen Zustandes nicht fähig, die Erklärung aufzunehmen oder kämpfte mit der Verdrängung seiner Last.

Bei der Betreuung des Sterbenden können verschiedene Fachleute sehr hilfreich mitwirken. Psychiatrischer Rat kann in manchen Fällen wertvoll sein. Es gibt Situationen, in denen beispielsweise Psychopharmaka helfen können, aber sie sollten nicht als Ersatz für Unterstützung, Gespräche und Problemlösungen gegeben werden. Andererseits ist manchmal - wenn ein Patient oder ein Angehöriger sehr große Angst hat - eine zeitweilige Behandlung mit Tranquilizern (z. B. einem Benzodiazepin) erforderlich, um diese Angst auf ein erträgliches Maß zu reduzieren. Die Frage, ob Antidepressiva verwendet werden sollten, ist schwieriger. Derartige Pharmaka sollten nicht gegeben werden, um die angemessene Trauer und das Gefühl des Verlustes bei dem Patienten und den Angehörigen im Angesicht des Todes zu behandeln. Antidepressiva sollten nur bei einer Depression mit begleitenden Verhaltensänderungen verwendet werden, wie sie bei der endogenen Depression vorkommen, besonders bei anhaltender Schlaflosigkeit, täglichen Stimmungsschwankungen, Antriebsschwäche, Appetit- und Libidoverlust sowie bei geistiger und körperlicher Verlangsamung. Eine derartige depressive Erkrankung ist nicht ungewöhnlich, sie kann bei dafür prädisponierten Patienten nach Streß auftreten und wird daher bei einigen Patienten und Verwandten unweigerlich vorkommen. Besonders bei Personen, deren Anamnese bereits Depressionen aufweist oder in deren Familien eine Depression vorgekommen ist, sollte diesbezüglich sorgfältig untersucht werden. Eine unbehandelte Depression bereitet große Schwierigkeiten, im Alltag zurechtzukommen und ist eine noch erheblich stärkere Belastung für jeden, der mit dem Endstadium einer Erkrankung oder mit einem Sterbefall konfrontiert ist.

Außerhalb des medizinischen Sektors helfen Geistliche den Betroffenen, indem sie beruhigen, moralische Unterstützung geben, Güte und Anteilnahme zeigen. Manchmal kennt ein Pfarrer einen Patienten oder seine Familie schon jahrelang, in guten und in schlechten Zeiten; seine Erfahrung wird ihm helfen, der Familie beizustehen. Wichtig ist es - falls dies gelingt -, daß sich der Pfarrer als Mitglied des Teams und nicht als Außenseiter fühlt.

Aufklärung des Patienten

Grundsätze

Es hat sich bewährt, wenn bei allen längeren Gesprächen außer dem Patienten auch dessen nächster Verwandter oder ein enger Freund anwesend ist, damit der Patient nicht das Gefühl hat, daß ihm etwas anderes gesagt wird als seiner Familie. Aus einem gesonderten Gespräch zwischen Arzt und Angehörigen wird der Patient nur folgern, daß die Wahrheit so schlimm ist, daß er davor abgeschirmt werden muß. So wird ein Keil zwischen Patient und die Personen getrieben, die dieser am meisten als Beistand braucht, und die Isolation des Patienten nimmt zu. Besteht ein Grund zur Annahme, daß der Patient und seine Angehörigen den Ernst der Lage völlig unterschätzen, so sollte man ihnen mindestens eine Woche lang Zeit lassen, um die Wahrheit von sich aus zu erkennen. Ohne Schwierigkeit läßt sich beim ersten Gespräch andeuten, daß der Zustand sehr ernst ist und daß zur näheren Beurteilung noch einige Untersuchungen erforderlich sind. Beim zweiten Gespräch dann, in Anwesenheit des Ehepartners, kann man den wahren Sachverhalt erörtern.

Ian Aird schrieb einmal: „Die Wahrheit zu sagen, ist eine schwierige Aufgabe", und das trifft wirklich zu. Man muß ganz behutsam mit dem Ansehen, dem Vertrauen und mit der Autorität des Arztes, besonders des Spezialisten, umgehen, und die Wahrheit sollte dem Patienten nur bis zu einer bestimmten Grenze gesagt werden. Beispielsweise ist es nicht sinnvoll, einem Patienten mit Lebermetastasen, der bereits den Appetit verliert, zu sagen, wie sehr er letztendlich leiden wird.

Allgemeine Richtlinien

1. Es ist wichtig, dem Patienten konzentriert und mit Interesse zuzuhören und Unterbrechungen zu vermeiden. Es handelt sich um einen sehr entscheidenden Augenblick im Leben des Patienten, und er verdient hier die volle Aufmerksamkeit des Arztes. Dieser muß auch darauf achten, nicht bevormundend oder herablassend zu wirken.

2. Es ist klug, keine genauen Statistiken zu zitieren, es sei denn, der Patient verlangt sie. Wenn ein Patient eine 30%ige Chance hat, noch 5 Jahre zu leben, muß der Arzt ihm erklären, daß Statistiken sich auf Schätzungen von Patientenkollektiven beziehen, nicht aber auf einzelne Patienten. Deshalb läßt sich nicht vorhersagen, ob der Patient zu den 30% der Überlebenden gehören wird oder zu den 70% der Nichtüberlebenden.

3. Man sollte den Patienten darüber unterrichten, daß die Ärzte mit einem Team zusammenarbeiten, und daß der Patient Fragen über das Team stellen kann.

4. Es ist nützlich, dem Patienten nach dem ersten Gespräch eine gedruckte Broschüre zu überreichen, damit er diese in Ruhe lesen, mit seiner Familie darüber sprechen und möglicherweise noch weitere Fragen an den Arzt stellen kann.

5. Dem Patienten und seiner Familie sollte gesagt werden, daß - solange der Patient das möchte - er in jedem Stadium der Erkrankung durch das Team betreut wird, wobei dies besser nur angedeutet als gesagt werden sollte. Die persönlichen Beziehungen, die sich zwischen dem Patienten und den Mitgliedern des Teams entwickeln, erleichtern die Betreuung bei Fortschreiten der Krankheit. Hat die Erkrankung ein bestimmtes Stadium erreicht, besonders wenn endgültig feststeht, daß sie unheilbar ist, müssen alle Ärzte im Team weiterhin Interesse für vom Patienten angegebene Symptome und Beschwerden zeigen. Nichts ist für einen todkranken Patienten so entmutigend, wie zu glauben, daß die ihn pflegenden Personen das Interesse an ihm verloren haben, nur weil seiner Meinung nach „nichts mehr getan werden kann". Selbst wenn der Arzt den malignen Tumor nicht mehr behandeln kann, so kann er dem Patienten doch viele sinnvolle und wichtige Behandlungen anbieten, um die Beschwerden - besonders die Schmerzen - zu lindern.

6. Der Schlaf, der stets sehr wichtig ist, ist für den Patienten und den Ehepartner unentbehrlich, und es spielt keine Rolle, welche Dosis von Medikamenten erforderlich ist, um ihn herbeizuführen.

7. Die Mitglieder des Teams müssen darauf achten, den Patienten nicht zu bemitleiden. Der Patient selbst ist immer nahe daran Selbstmitleid zu haben, er fühlt sich noch schlechter, wenn in seiner Umgebung alle sagen: „Du tust mir leid."

8. Die Lebensqualität eines Patienten, der sich einer Chemotherapie gegen einen malignen Tumor unterzieht, läßt sich schwer beurteilen, sie hängt vom Patienten und von den gegebenen Zytostatika ab. Im allgemeinen rufen Zytostatika Depressionen hervor, und viele Patienten weigern sich, die adjuvante Therapie wegen der Nebenwirkungen fortzusetzen. Manchmal wird der Patient das starke Ausmaß der Depression nicht zugeben wollen, während Familienmitglieder auf die starke Beeinträchtigung der Lebensqualität des Patienten hinweisen. Daher ist eine zu eingreifende Behandlung in der Regel nicht gerechtfertigt. Der Patient sollte immer wissen, daß er das Recht hat, die Chemotherapie in jedem Stadium abzulehnen.

9. Erschöpfung und Mattigkeit sind meist die deutlichsten Zeichen eines fortschreitenden Malignoms. Die Familie darf nicht versuchen, den Patienten zu Aktivitäten zu zwingen, zu denen er nicht imstande ist. Es ist sehr deprimierend, etwas aufgrund von Erschöpfung nicht zu schaffen.

Fragen und Aussagen des Patienten oder seiner Angehörigen und mögliche Antworten

Frage: „Wie lange habe ich noch zu leben?"

Antwort: Es wäre unklug, diese Frage direkt, mit einer genauen Zeitangabe zu beantworten, denn der Patient sieht den Zeitpunkt als Tag seiner Exekution an; er sieht ihn näherkommen, und dies nimmt ihm die innere Ruhe. Außerdem sind Schätzungen oft nicht genau. Der Patient kann fast bis zum Ende in einem guten Gesundheitszustand sein, oder sein Zustand ist einen Monat oder länger wirklich unerträglich. Besteht der Patient auf einer Vorhersage, dann ist es ratsam, ihm Hoffnungen zu machen, auch wenn die Wahrheit anders aussieht.

Aussage: „Bitte erzählen Sie nicht meiner Frau, daß ich unheilbar krank bin." Oder: „Erzählen Sie meinem Vater nicht die Wahrheit über seine Krankheit."

Antwort: 1) Auf Dauer kann der Patient nicht getäuscht werden, denn durch das Verhalten all seiner Verwandten und Freunde wird ihm die Wahrheit nicht verborgen bleiben. Der Patient beobachtet seine Umgebung sehr genau, auch die Verwandten. In beiden Fällen verstärkt eine Täuschung für alle Beteiligten die Ängste, denn wenn ein Patient oder Angehörige merken, daß sie bewußt getäuscht werden, verlieren sie das Vertrauen zu den anderen Mitgliedern des Teams. 2) Wenn der Patient von seiner Krankheit nichts weiß, wird ihm ein Großteil der empfohlenen Behandlungsmaßnahmen unnötig oder abwegig vorkommen, und es wird schwieriger, ihn zur Mitarbeit zu bewegen.

Frage: „Wie werde ich sterben?"

Antwort: Wie ein Patient sterben wird, läßt sich schwer vorhersagen, denn die Krankheit kann sich auf verschiedene Weise ausbreiten. Viele Patienten klagen über Schmerzen, aber in der Regel verursacht ein Melanom keine besonders starken Schmerzen, außerdem gibt es viele Möglichkeiten, die Schmerzen zu lindern. Auf alle Fälle sollten sämtliche auftretenden Beschwerden behandelt werden, der Patient sollte, solange er es wünscht, betreut werden.

Frage: „Werde ich starke Schmerzen haben?"

Antwort: Hier empfiehlt sich eine ähnliche Antwort wie auf die letzte Frage.

Frage: „Ist diese Krankheit ansteckend?" Oder: „Werden meine Kinder dieselbe Krankheit bekommen?"

Antwort: Das Melanom selbst ist nicht ansteckend, aber das Risiko, daß Blutsverwandte eines Melanompatienten dieselbe Erkrankung entwickeln ist - obwohl immer noch sehr gering - doch mit Sicherheit größer als bei einem anderen Personenkreis. Die Angehörigen des Patienten können allerdings genau unterrichtet werden, worauf sie achten müssen, sollte sich dann tatsächlich ein Melanom entwickeln, so kann es frühzeitig behandelt werden, solange eine Behandlung noch sehr wirksam ist.

Frage: „Wohin breitet sich das Melanom aus, und wie geschieht das?"

Antwort: Dies ist eine schwierige Frage, da man den Mechanismus der Ausbreitung nur teilweise kennt. Bei keinem Patienten läßt sich die Lokalisation der Metastasen mit Sicherheit vorhersagen, es hat wenig Sinn, alle Möglichkeiten zu erörtern, da so nur unnötige Ängste entstehen. Die Antwort „Wenn Sie später mehr darüber wissen wollen, dann fragen Sie bitte mich oder eine der Krankenschwestern" ist zwar unbestimmt, normalerweise gibt sich der Patient aber damit zufrieden, vorausgesetzt, der Arzt hat eine gute Beziehung zu ihm und gibt ausführlichere Erklärungen, wenn später weitere Fragen auftreten.

Frage: „Das Melanom hat sich offensichtlich nach der ersten Operation ausgebreitet. Was wäre passiert, wenn ich diese Behandlung nicht hätte durchführen lassen?"

Antwort: Dem Patienten muß versichert werden, daß die Ausbreitung der Krankheit als Folge der Behandlung unwahrscheinlich ist. Tatsächlich suchte der Patient den Arzt ja auf, weil die Krankheit bereits aktiv geworden war und ihre Ausbreitung bereits vor der Behandlung begonnen hatte.

Quacksalber, Wunderheiler, Diättherapeuten und Spezialkliniken

Der Patient mit einem fortschreitenden Malignom sucht oft dort Hilfe, wo er sie sicherlich nicht bekommt, mit Bemerkungen wie „Na, wenn es auch nichts nützt, so kann es zumindest nichts schaden".

Diese Bemerkung ist teilweise richtig, teilweise aber auch falsch, denn die Wundermittel der Quacksalber können auf verschiedene Weise sehr wohl schaden. Zunächst können sie dem Patienten wertvolle Zeit nehmen, die er besser mit seiner Familie verbringen würde. Weiterhin wird der Patient im vergeblichen Bemühen um ein längeres Leben viel von seinen Ersparnissen umsonst investieren, dieses Geld würde er in ruhigeren Phasen lieber für seine Familie ausgeben. Aber der Quacksalber bietet einiges, indem er Hoffnungen weckt, was beim Patienten ein Gefühl des Wohlbefindens erzeugen kann, das manchmal erstaunlich lange andauert. Dies beweist, daß bei manchen Patienten die Verschlechterung des Zustandes eher psychisch als durch das Fortschreiten der Krankheit bedingt ist. Ein Stimmungshoch nach dem Besuch einer Spezialklinik kann bewirken, daß der Patient sich eine Zeitlang besser fühlt. Das bedeutet, daß die Bewertung der Therapie in diesen Kliniken sehr sorgfältig überprüft werden muß, um zu verstehen, worauf die Besserung des Zustandes beruht.

Es wäre nicht klug, bei der Verurteilung der Quacksalber allzu dogmatisch zu sein. Wenn die Schulmedizin an ihren Grenzen angelangt ist, wäre es aber ebenso unklug, dem Patienten zu raten, einer gängigen Mode, wie z. B. der Ganzheitsmedizin, zu folgen, nur weil diese Methoden dort ansetzen, wo die heutige Medizin aufhört. Jeder Arzt mit einer Erfahrung von 20 Jahren oder länger wird viele sog. Heilungen gesehen haben, wobei die Methoden nach kurzer Zeit wieder aus der Mode kommen, und ein neues Verfahren populär wird. Falls daher ein Patient mit unheilbarem Melanom nach Rat wegen vermeintlicher Heilmittel fragt, scheint es sinnvoll, wie folgt zu antworten:

Wie Sie wissen, Herr Schmidt, haben wir alles versucht, um Ihre Krankheit zu heilen, wir haben alle Methoden angewandt, die wissenschaftlich bereits geprüft sind, und auch andere Methoden, die noch in der Erprobung sind. Ich kann Ihnen nur Hilfe, Unterstützung und Mittel zur Linderung der Beschwerden anbieten, und sobald eine neue Methode zur Verfügung steht, Ihnen diese so früh wie möglich zugänglich machen. Sollten Sie doch eine der fraglichen Behandlungen versuchen, bin ich sehr interessiert, wie es Ihnen geht. Sollten diese Verfahren Ihnen nützen, so können sie auch anderen Patienten zugute kommen. Aber - und dies ist ein sehr großes Aber - es gibt keinen verläßlichen Beweis dafür, daß diese unorthodoxen Methoden wirklich helfen. Ein Patient, der sehr stark an solche Methoden glaubt, wird einen Mißerfolg fast nie wahrhaben wollen. Meiner Meinung nach wird eine derartige Behandlung nichts nützen, aber ich bin sicher nicht unfehlbar und könnte mich irren. Ich möchte Ihnen folgenden Rat geben: Beobachten Sie genau, was man mit Ihnen tut, und geben Sie acht, wenn es so aussieht, daß bei einer solchen Behandlung das Geldverdienen wichtiger als die Behandlung ist. Seien Sie vorsichtig und werfen Sie Ihr Vermögen nicht zum Fenster hinaus, so daß Ihre Familie ohne Geld dasteht. Behalten Sie Ihren klaren Verstand, das könnte Ihnen helfen. Ich halte es für unwahrscheinlich, daß man Sie heilen kann, denn wenn diese „Heiler“ den Krebs wirklich heilen könnten, bräuchten sie das nur zu zeigen, und sie würden alle wissenschaftlichen, medizinischen und gesellschaftlichen Ehrungen erhalten, dazu ein Vermögen, von dem man nicht einmal träumen kann. Da sie nichts davon haben, scheint bewiesen, daß ihre Behauptungen Betrug sind. Aber möglicherweise ist es Ihnen eine Beruhigung und Sie haben das Gefühl, daß etwas vorangeht, und genau das könnte Ihnen nützen.

Zusammenfassung

Die Behandlung von Patienten mit fortgeschrittenem oder finalem Melanom ist eine Teamarbeit. Die Mitglieder dieses Teams sollten sich untereinander verstehen und offen mit dem Patienten und seiner Familie diskutieren. Bei diesen Gesprächen ist die Wortwahl immer sehr wichtig, und es ist ganz wesentlich, für den Patienten verständliche Begriffe zu verwenden. Sicherlich nehmen viele Patienten eine Abwehrhaltung auch gegenüber dem Arzt ein, wenn sie ihre Situation nicht akzeptieren können. In diesem Fall ist es weder notwendig noch menschlich, diese Abwehr des Patienten bewußt zu unterdrücken. Der Patient wird sich nach einer bestimmten Zeit mit seiner Lage abfinden.

Teil IV

Epidemiologie und prognostische Merkmale

17 Die Entstehung des Melanoms

J. A. H. LEE

Obwohl viel über die Pathogenese des Melanoms bekannt ist, lassen sich die epidemiologischen Zusammenhänge dieser Erkrankung nicht auf einen einheitlichen, kausalen Nenner bringen. In diesem Kapitel werden ätiologische Zusammenhänge beschrieben, aber bereits hier sollte betont werden, daß es sich dabei um ein schwieriges, vielschichtiges Problem handelt, und daß viele Zusammenhänge noch ungeklärt sind (es wird auch auf die epidemiologischen Abschnitte der Berichte der 14 Melanomzentren aus 9 verschiedenen Ländern in den Kapiteln 21-35 verwiesen).

Umwelteinflüsse

Geographischer Breitengrad

Schon im 19. Jahrhundert wurde die Bedeutung starker und dauernder Sonnenbestrahlung, besonders bei Personen mit heller Haut, als mögliche Ursache für das Hautkarzinom erkannt. Von den verschiedenen Melanomtypen passen die Melanome, die auf dem Boden einer Lentigo maligna entstehen, recht gut zu diesem kausalen Modell. Die Epidemiologie der häufigeren Superficial-spreading- und nodulären Melanome ist jedoch, verglichen mit anderen Karzinomen der Haut (z. B. Plattenepithelkarzinome oder Basaliome bzw. Basalzellkarzinome), unterschiedlich. Sie entstehen in einem früheren Lebensalter, sind im typischen Fall nicht an Kopf oder Hals lokalisiert, treten bei im Freien tätigen Personen nicht gehäuft auf und gehen nicht mit solarer Schädigung der Haut neben dem Tumor einher. Wie bei nichtmelanozytären Hautmalignomen steigt jedoch die Inzidenz bei der weißen Bevölkerung linear an, je näher man an den Äquator kommt [14, 33, 34]. Die weiße Bevölkerung in den tropischen Zonen Nordaustraliens weist weder für das maligne Melanom [29] noch für nichtmelanozytäre Malignome [3, 10] eine höhere Inzidenz auf als die Bevölkerung in den angrenzenden subtropischen Regionen. Diese scheinbare Abweichung von der Zunahme in Richtung Äquator läßt sich eher durch die Lebensbedingungen als durch die geographische Lage erklären (Details s. Kap. 22). Ein Epidemiologe aus Australien kommentierte: „Die beobachteten regionalen Unterschiede der Verteilung der Erythemdosis der UV-Strahlung in Queensland lassen sich unter gleichzeitiger Berücksichtigung des Einflusses der Wolkendecke, der Oberflächenreflexion und des menschlichen Verhaltens erklären.“ [25]. Direkte Messungen von Intensität und Dauer der ständig wechselnden ultravioletten Strahlung wurden an einigen Orten zu der Melanominzidenz und -mortalität in Beziehung gesetzt, dabei waren die Ergebnisse entsprechender Breitengrade vergleichbar [48].

Beobachtungen an Migrationspopulationen

Personen, die ihr Leben teilweise in einem Land mit einer niedrigeren Melanominzidenz verbracht haben, besitzen ein geringeres Risiko, an einem Melanom zu erkranken, als Menschen, die ihr ganzes Leben der Sonne ausgesetzt sind, wie in Israel [32] oder in Australien [16]. Ferner hängt das Risiko bei Personen, die in verschiedenen Ländern gelebt haben, von der Dauer des Aufenthaltes in sonnigen Ländern ab [3, 32]. Dies zeigen Untersuchungen aus Israel (Tabelle 17.1). In jeder Altersgruppe schneiden die Personen, die später eingewandert sind, besser ab.

Risikogruppen

Hautpigmentierung

Seit langem steht fest, daß die Pigmentierung der Haut für die Ätiologie des Melanoms eine Rolle spielt. 1896 berichtete Matas über das relativ seltene Vorkommen maligner Melanome bei amerikani-

Tabelle 17.1. Inzidenz des malignen Melanoms in Israel bei Juden europäischer oder amerikanischer Herkunft pro 100000/Jahr, abhängig von Alter, Jahr der Einwanderung und Jahr der Diagnose (Nach [32])

Jahr der Diagnose	Alter (Jahre)				
	15-29	30-44	45-64	65 und älter	Gesamt
Einwanderung vor 1948					
1960-1964	4,99	5,81	6,54	6,18	6,24
1965-1974	12,36	10,28	10,52	12,26	10,90
Einwanderung nach 1948					
1960-1964	1,09	4,05	4,05	3,95	3,19
1965-1974	2,34	4,86	6,72	8,86	5,40
Verhältnis der Inzidenzraten bei Einwanderern nach 1948 zu jenen bei Einwanderern vor 1948					
1960-1964	0,22	0,70	0,62	0,64	0,51
1965-1974	0,19	0,47	0,64	0,72	0,50

schen Schwarzen [40], und diese Beobachtung war damals wahrscheinlich auch nicht völlig neu. Personen afrikanischer oder asiatischer Abstammung haben bekanntlich eine geringere Melanominzidenz [13, 22]. Personen mediterraner Herkunft haben - obwohl näher am Äquator lebend - eine niedrigere Inzidenz als Personen nordeuropäischer Herkunft. Es macht dabei keinen Unterschied, ob sie in ihren Heimatländern oder in anderen Staaten, z.B. in Nordamerika, leben [34]. In einem Land mit starker Sonnenstrahlung muß daher die weiße Bevölkerung eine höhere Gefährdung durch Melanome in Kauf nehmen, weil ihre Haut einen hohen Prozentsatz der einfallenden UV-Photonen, die in die proliferierenden Schichten der Epidermis eindringen, nicht abhalten kann [42]. Eine schwache Pigmentierung erhöht die Fähigkeit der Haut, Vitamin D zu synthetisieren und beugt der Rachitis vor [11], während sie dagegen andere Probleme wie Falten und Hautmalignome verursachen kann.

Bei amerikanischen Schwarzen ist die Inzidenz des Hautmelanoms relativ niedrig, und der Vorteil der dunklen Haut scheint sich auch auf Schleimhäute und Uvea zu erstrecken [49]. Ob der Einfluß der Pigmentierung ein primäres oder ein sekundäres Phänomen ist, wird erst durch Studien geklärt werden können, die sozioökonomische Unterschiede und andere - auch genetische - Faktoren berücksichtigen. Wegen dieser und anderer erheblicher Unterschiede, etwa Lokalisation, Melanomtyp und Tumordicke betreffend, ist eine Antwort nicht einfach. Diese Frage wird weiter in Kap. 24 und 25, in den Studien aus Alabama und dem Duke Medical Center, behandelt. Nach der Eliminierung mehrerer Faktoren durch ein geeignetes statistisches Modell schien in der Duke-Studie die niedrigere Überlebensrate der schwarzen Patienten bestehen zu bleiben. Eine andere Erklärung dafür ist, daß Schwarze mehr dazu neigen, akral-lentiginöse Melanome an Handflächen, Fußsohlen und Fingernägeln zu entwickeln [14, 45], während stärker pigmentierte Hautstellen weniger anfällig sind. Dieselben Zusammenhänge finden sich offenbar auch bei Japanern und Chinesen (s. Kap. 34 und 35).

Dies ist bei primitiven Stämmen in Afrika und bei amerikanischen Schwarzen in gleichem Maße zu beobachten und hängt nicht - wie früher vermutet - mit Barfußlaufen zusammen. Akral-lentiginöse Melanome wurden erst vor weniger als 10 Jahren als eigene Entität beschrieben [46], und Trends in ihrer Inzidenz und in der Alters- sowie Geschlechtsverteilung und andere Einflüsse sind unklar. Anscheinend prämaligne Läsionen am Fuß sind bei einigen Afrikanern beschrieben, für das ganze Problem ist jedoch eine systematischere Sammlung klinischer Ergebnisse erforderlich.

Familienanamnese

Einer der ersten Patienten mit einem diagnostizierten Melanom gab 1832 Norris gegenüber an, daß sein Vater an einer ähnlichen Erkrankung litt (s. Kap. 1) [44]. Auch neuere Studien legen sehr eindrücklich nahe, daß das Melanom familiär auftreten kann [17]. Diese Beziehung scheint jedoch auf 2 verschiedenen Wegen zustande zu kommen. Die familiäre Häufung kann entweder durch die Häufung dysplastischer Nävi entstehen (s. unten), oder sie ist von sichtbaren Vorläufern unabhängig. Ob dieser Einteilungsversuch pathogenetisch richtig oder aufgrund der kürzlichen Beschreibung dysplastischer Nävi zu verwerfen ist, bleibt unklar. Bei Melanompatienten aus Alabama wurde ein gehäuftes Vorkommen einer der HLA-Phänotypen (HLA DR-4) und eines Bf-Komplement-Allotyps berichtet (s. Kapitel 24). Diese Beziehung war bei Low-risk-Patienten (mit dünnen, nichtulzerierten Melanomen im Stadium I) am stärksten festzustellen. Patienten aus einer Melanomfamilie haben häufig eine etwas bessere Prognose als Patienten mit sporadisch auftretendem Melanom; beim Studium dieser Patienten könnten neue genetische Zusammenhänge gefunden werden.

Lokalisation und Geschlecht

Im allgemeinen sind Melanome über die ganze Hautoberfläche verteilt, an Kopf und Hals jedoch bis zu einem gewissen Grad gehäuft [20]. Sie treten seltener an den Körperstellen auf, die mit mehreren Schichten Bekleidung bedeckt sind, insbesondere im Bereich der durch Badekleidung bedeckten Körperteile (einschl. weiblicher Brust) [12, 15, 50]. Unterschiedliche Bekleidungsgewohnheiten bei Männern und Frauen führen bei Frauen zu einer höheren Inzidenz des Melanoms an den Unterschenkeln, während Melanome bei Frauen auf Brust, Bauch und Rücken im Gegensatz zu Männern relativ selten sind. Auch neigen Männer mehr als Frauen zu Melanomen am äußeren Ohr, möglicherweise aufgrund der unterschiedlichen Haartracht.

Elwood u. Gallagher [19] setzten Flächeneinheiten der Haut, Alter der Patienten und Schätzung der Exposition einzelner Lokalisationen in Beziehung zur Melanominzidenz (Tabelle 17.2). Die niedrigste Inzidenz war für bedeckte Körperstellen zu beobachten. Eine zeitweilige Exposition schien jedoch mit einer ständigen Exposition gleichbedeutend zu sein. Weitere ähnliche Studien zur Bestätigung dieser Ergebnisse wären von großem Interesse.

Tabelle 17.2. Geschätzte jährliche Inzidenzraten (pro 100000 Personen) des malignen Melanoms der Haut in Britisch Kolumbien (1976-1979) pro Flächeneinheit der Haut; Unterteilung nach Alter und Lokalisationen (Nach [19])[a]

	Alter (Jahre)[b]			
	15-34	35-49	50 und älter	Gesamt
Exponiert	1,8 (10)	6,3 (11)	20,6 (20)	8,8
Intermittierend exponiert	2,8 (69)	9,2 (73)	16,1 (70)	8,5
Nicht exponiert	0,9 (8)	3,1 (9)	6,9 (11)	3,3
Alle Lokalisationen	2,2 (87)	7,4 (93)	14,6 (101)	7,3

[a] Exponierte Lokalisationen sind: Gesicht, Hals, behaarte Kopfhaut und Hände bei Männern und Frauen; intermittierend exponiert sind: Oberarm, Rücken, Ober- und Unterschenkel und Unterarm bei Männern und Frauen und die Brust bei Männern; nicht exponiert sind: Bauch, Fuß und die weibliche Brust.

[b] Die Zahlen in Klammern geben die Anzahl der Patienten an.

Beruf und Gesellschaftsschicht

Im allgemeinen konnten nur wenige Beziehungen zwischen Melanominzidenz und Beruf in Untersuchungen aus Skandinavien [54], England [36] und Australien [30] nachgewiesen werden. Es gelten aber 2 Ausnahmen: 1) eine erhöhte Melanommortalität bei Tierärzten [9] und 2) eine Häufung des Melanoms an Kopf und Hals bei im Freien tätigen Personen [8]. Aus diesen Untersuchungen geht hervor, daß eine Beziehung zwischen Melanomrisiko und Zugehörigkeit zu einer höheren Gesellschaftsschicht besteht, meßbar durch Beruf, Einkommen oder Bildung. Diese Korrelation ist auch bei verheirateten Frauen festzustellen, wenn nach dem Beruf ihrer Ehemänner klassifiziert wird. Dies geht nicht auf eine zu häufige Diagnose zurück, da sich die soziale Schichtung sowohl in den Sterberaten als auch in der Melanominzidenz widerspiegelt.

Besondere berufsbedingte Risiken

Über besondere berufsbedingte Risiken gibt es verschiedene Einzelmitteilungen, die ein erhöhtes Risiko okulärer Melanome bei Arbeitern in einer bestimmten chemischen Fabrik beobachteten [2]. Dieses Problem des Lawrence Livermore National Laboratory [4] trat bei dem vergleichbaren Los Alamos National Laboratory [1] nicht auf und stand in keinem Zusammenhang mit irgendeiner ionisierenden Bestrahlung. Es liegen Hinweise vor, daß die Arbeiter polychlorierten Biphenylen (PCB) [5] oder Fluoreszenzstrahlung [7] ausgesetzt waren. Beide Faktoren können eine echte besondere Ursache für das Melanom darstellen. Offenkundig ist jedoch, daß die Ätiologie des Melanoms i. allg. in keiner Beziehung zu dem Arbeitsplatz der Patienten steht.

Vorläuferläsionen

Xeroderma pigmentosum

Das Verhältnis des Xeroderma pigmentosum zu einem erhöhten Risiko für alle Hautmalignome ist ein klassisches Beispiel für eine „Vorläuferläsion" von Malignomen. Schützt man derartige Patienten vor der Sonne, sinkt die Häufigkeit der Malignome. Melanome treten interessanterweise nur an unbedeckten Körperstellen auf. Dies zeigt, daß der beim Xeroderma pigmentosum vorliegende fehlerhafte

DNS-Reperationsmechanismus nur bei Melanozyten, die der Sonnenbestrahlung ausgesetzt sind, zur Entwicklung maligner Veränderungen führt.

Nävi

Bereits früh erkannte man, daß Melanome häufig in Zusammenhang mit präexistenten Nävi auftreten. Man nahm lange an, daß die meisten Melanome aus Nävi entstehen, die eine junktionale Aktivität zeigen [50]. Diese Auffassung konnte sich nicht halten. Die genaue Beziehung ließ sich bisher wegen der Zerstörung des präexistenten Nävus durch das Tumorwachstum und wegen unzuverlässiger Angaben der Patienten noch nie eindeutig klären. Eine überdurchschnittlich große Anzahl von Nävi wird als ein ebenso großer Risikofaktor wie rote Haare gewertet. In einer neueren Studie über sehr kleine Melanome war bei etwa der Hälfte der Patienten ein vorbestehender Nävus nachweisbar [47]. In Studien über Patienten, die familiär stark mit Melanomen belastet waren, wurden vergrößerte, eigentümlich aussehende Nävi festgestellt [37, 46]. Außerdem fanden sich solche dysplastischen Nävi bei einem gewissen Prozentsatz von Patienten, die wegen eines Melanoms behandelt wurden, in deren Familien aber keine Melanome auftraten [18]. Es ist derzeit noch unklar, ob das Erkennen und das Entfernen dysplastischer Nävi zu einer besseren Kontrolle sporadischer Melanome beiträgt. McGovern et al. [38] fanden, daß etwa 40% der Superficial-spreading-Melanome aus dysplastischen Nävi entstehen, und daß diese dicker sind und eine höhere Mitoserate besitzen als Melanome, die aus einem in situ-Melanom entstehen.

Bei immunsupprimierten Patienten scheint das Risiko der Melanomentwicklung höher zu sein und dies trifft offensichtlich auch für dysplastische Nävi zu [26].

Veränderungen der epidemiologischen Merkmale des Melanoms

Erhöhte Inzidenz- und Sterberaten

Sowohl Inzidenz als auch Sterblichkeit am Melanom der Haut nehmen in der ganzen Welt bei Weißen stetig zu [31]. Offensichtlich hat diese Entwicklung Anfang des Jahrhunderts begonnen [24] und sich kontinuierlich fortgesetzt. Später geborene Personen tragen ein höheres Risiko [29]. Anders ausgedrückt wird das Risiko, in seinem Leben an einem Melanom zu erkranken oder zu sterben, irgendwann vor dem Erwachsenenalter determiniert. Dies überrascht nicht, wenn Vorläuferläsionen tatsächlich so wichtig sind, wie es den Anschein hat. Dadurch erklären sich möglicherweise offensichtlich fehlende ätiologische Zusammenhänge zum Zeitpunkt der Diagnosestellung. Das Ausmaß des Ansteigens der Melanommortalität dürfte bei den wohlhabenden weißen Nationen ungefähr vergleichbar sein. Die Zuwachsrate scheint sich jetzt jedoch zu verringern, möglicherweise ist ein Plateau erreicht [55]. Das könnte in Zusammenhang mit der Erkrankungsinzidenz stehen oder ein Indiz dafür sein, daß eine frühere Diagnose die Kontrolle der Erkrankung wesentlich verbessert.

Der Anstieg der Melanominzidenz ist an den verschiedenen Lokalisationen unterschiedlich. Die neusten Studien zeigen, daß sich die Melanominzidenz an Kopf und Hals viel langsamer ändert als am Stamm und an den Extremitäten [39, 41]. Die altersabhängigen Veränderungen bei 3 Geburtskohorten in Norwegen sind in Abb. 17.1 dargestellt. In Tabelle 17.2 werden die Lokalisationen nach ihrem Flächenanteil verglichen. Die lokalisationsspezifischen Unterschiede bei den Inzidenzkurven schließen jede allgemeine oder systemische Ursache für den derzeitigen Anstieg aus und legen nahe, daß geänderte Bekleidungsgewohnheiten und Freizeitaktivitäten eine Rolle spielen. Unterschiedliche Einflüsse auf die Kohorten führen notwendigerweise zu verschiedenen Altersverteilungen der Patienten. Es wurde gezeigt, daß sich die unterschiedliche Altersverteilung der Patienten mit einem Melanom an Kopf oder Hals im Vergleich zu den Patienten mit einem Melanom an Stamm oder Extremitäten tatsächlich durch unterschiedliche Zeittrends der Inzidenz erklären läßt. Anatomische oder pathologische Besonderheiten müssen nicht postuliert werden [51].

Da die nichtmelanozytären Hautmalignome selten zum Tod führen, und als Therapie kaum ein größerer Eingriff durchgeführt wird, sind Daten von Krebsregistern darüber weniger zufriedenstellend als bei Melanomen. Es ist jedoch inzwischen eindeutig, daß die Inzidenz dieser Tumoren ebenfalls ansteigt [21]. Eine zunehmende Sonnenlichtexposition könnte diese Tendenz bei allen häufigen Malignomen der Haut erklären.

Im Gegensatz zum Melanom der Haut zeigen okuläre Melanome (fast immer in der Uvea und auf diese Weise durch die Kornea vor der ultravioletten

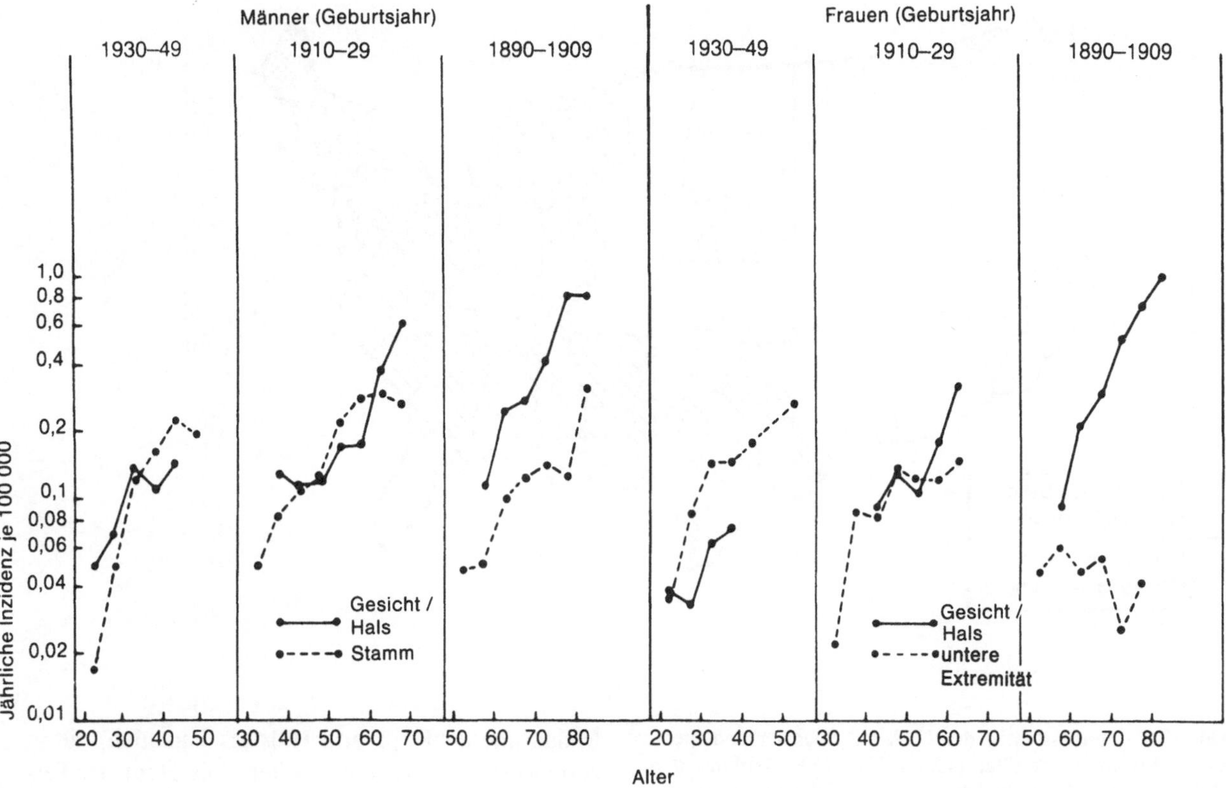

Abb. 17.1. Altersspezifische Inzidenzraten, umgerechnet auf Flächeneinheiten der Haut, bei Geburtskohorten in Norwegen zwischen 1955 und 1977; Werte für das Melanom im Gesicht und am Hals bei beiden Geschlechtern, am Stamm bei Männern und am Unterschenkel bei Frauen [39]

Strahlung geschützt) nicht dieselbe Zunahme mit dem Breitengrad [49], ebensowenig steigt die Sterberate dieser Patienten an [52]. Die Inzidenzraten für das okuläre Melanom sind entweder stationär [52], ansteigend [53] oder flach (s. Kap. 31). Die berichtete zunehmende Tendenz bei Melanomen in Japan (vor allem akral-lentiginöse Melanome an nichtexponierten Stellen) ist eine interessante Tatsache, die nicht in die oben genannte Hypothese paßt (s. Kap. 35).

Änderungen der prognostischen Merkmale

Verglichen mit früher besteht ein deutlicher Trend zur Diagnose weniger invasiver Melanome der Haut, gemessen an deren Dicke und Mikrostadium (Level of invasion, s. Kap. 18). Zum Teil ist diese Tendenz das Ergebnis eines verstärkten öffentlichen Bewußtseins gegenüber sich verändernden pigmentierten Läsionen der Haut. Dieses Bewußtsein wurde in einigen Ländern durch beachtliche Bemühungen in der Öffentlichkeitsarbeit geweckt. Es bleibt jedoch der Verdacht bestehen, daß ein biologischer Vorgang zugrundeliegt, d. h., daß in dem Maße, wie die Inzidenz zunimmt, die Tumoren weniger aggressiv sind [34]. Dies wird durch die Verschiebung zu einem höheren Anteil an Superficial-spreading-Melanomen offenkundig.

Interaktionen

Wenn eine gefährdete Bevölkerung und eine entsprechende Sonnenscheindauer zusammentreffen, resultiert daraus eine höhere Sterblichkeit am Melanom der Haut (Abb. 17.2). Beispielsweise ist das Risiko für Iren, wenn sie nach Australien oder Boston auswandern, im Vergleich zu Auswanderern von anderen Teilen der Britischen Inseln höher. Die Melanomrate ist in Irland selbst relativ niedrig, aber ansteigend. Möglicherweise ist die Dosisanspruchkurve von ultravioletter Strahlung bei verschiedenen Nationen (z. B. Iren im Vergleich zu Skandinaviern) hinreichend unterschiedlich, um die verschiedenen Inzidenzraten zu erklären.

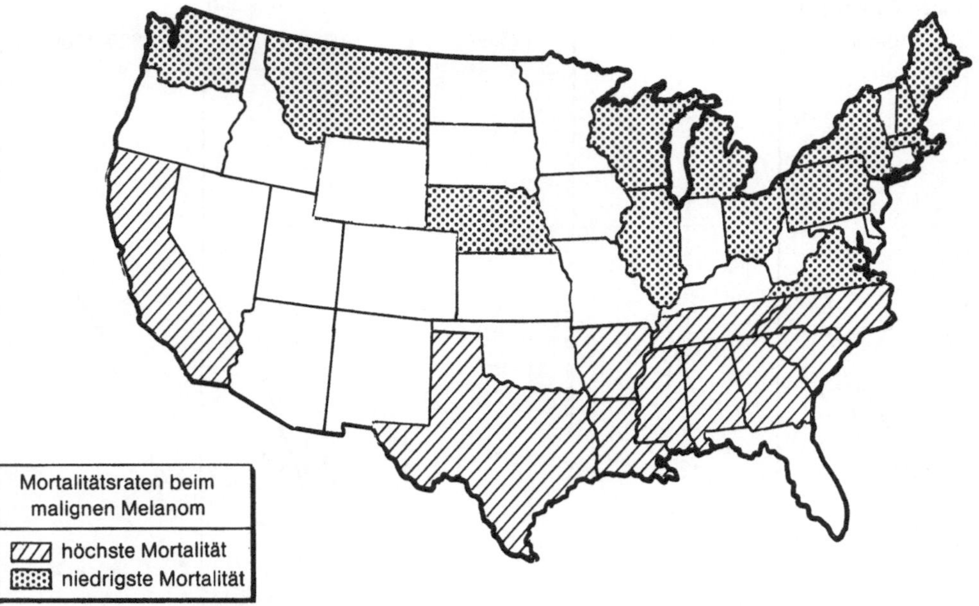

Abb. 17.2. Bundesstaaten der USA mit höchster und niedrigster Melanommortalität (1950–1969). Die Häufung der Melanome im Süden der USA steht in Einklang mit der erhöhten Exposition gegenüber solarer UV-Strahlung, andere Faktoren spielen jedoch wahrscheinlich auch eine Rolle. (Nach [23])

Diese Zusammenhänge können auch durch Daten aus Israel dargestellt werden (Tabelle 17.3). Nichtjuden, meist arabischer Abkunft, sind gut pigmentiert und leben häufig in ärmlichen Verhältnissen. Das gilt auch für die Juden, die aus Afrika oder Asien immigrieren. Aus Europa oder Amerika immigirierte Juden sind i. allg. geringer pigmentiert und wirtschaftlich besser gestellt, ihre Pigmentierung ist an mildere klimatische Bedingungen angepaßt. Daher besteht das größte Risiko, ein Melanom zu entwickeln, für in Israel gebürtige Juden europäischer Herkunft mit heller Haut, die im allgemeinen vermögend sind und ihr ganzes Leben in einem Land mit intensiver Sonneneinstrahlung verbracht haben.

Perspektiven

Mit zunehmendem Wissen scheinen sich die Widersprüche über das Melanom langsam zu klären. Im Freien tätige Personen haben tatsächlich häufiger Melanome an Kopf und Hals als Personen, die in geschlossenen Räumen arbeiten. Die Haut der Personen, die ein Melanom entwickeln, ist anders beschaffen als bei Nichtbetroffenen. Die Raten für nichtmelanozytäre Hautmalignome steigen parallel zu den Raten der Hautmelanome an; Melanome der geschützten Uvea oder im geschützten Stratum germinativum der Haut bei pigmentierten Personen nehmen dagegen nicht zu [27]. Ein Großteil der epi-

Tabelle 17.3. Alterskorrigierte jährliche Inzidenzrate des malignen Melanoms in Israel pro 100000. Unterteilt nach Ursprungsland, Geschlecht und Zeitperiode der Diagnose (Altersadjustierung nach „World population" der UICC)

	Zeitperiode der Diagnose		
	1960–1966	1967–1971	1972–1976
Männer			
Nichtjuden	0,3	0,7	0,8
Juden in Afrika oder Asien geboren	0,7	0,9	1,5
Juden in Europa oder Amerika geboren	1,5	3,4	4,7
Juden in Israel geboren	2,5	4,7	6,0
Frauen			
Nichtjuden	0,2	0,1	0,5
Juden in Afrika oder Asien geboren	0,2	0,6	1,3
Juden in Europa oder Amerika geboren	2,1	4,8	5,6
Juden in Israel geboren	3,1	7,0	6,8

demiologischen Hinweise ist jedoch derzeit noch spekulativ. Beispielsweise beruht die Kenntnis über die Altersverteilung kutaner Pigmentnävi auf einer einzigen Studie [43], ebenso das Wissen über den Zusammenhang der Sonnenbräune mit dem Melanom [6]. Einiges wurde offenbar überhaupt noch nicht untersucht, z.B. die Frage, ob der Winterurlaub in der Sonne einen signifikanten Einfluß auf das hohe Melanomrisiko bei wohlhabenden Leuten hat. Der Zusammenhang zwischen sozialem Status und okulärem Melanom ist völlig unbekannt. Die Beziehung zwischen Dauer des Aufenthaltes in südlichen Ländern und Alter zum Zeitpunkt der Einwanderung in diese Länder muß noch geklärt werden, damit sich mit Hilfe von Migrationsstudien eine gültige Aussage machen läßt. Schließlich könnte das Bemühen um eine klinische Beschreibung und Charakterisierung der Patienten, deren Erkrankung sich anders als erwartet entwickelt (z.B. die seltenen Fälle einer Heilung nach Vaccinia-Injektion oder einer Vitiligo neben einem Melanom oder eines Melanoms, das im Verlauf mehrerer Schwangerschaften nicht exazerbiert), zu nützlichen Erkenntnissen über das Melanom, diesen besonders vielgestaltigen bösartigen Tumor, beitragen.

Für die Wissenschaftler vor uns galt das Melanom in seinem Verhalten als unberechenbar. Inzwischen ist die Prognose weniger unvorhersehbar. Aber die langen stummen Intervalle, die biologisch günstigeren Tumoren bei Frauen [28, 35] und die gelegentliche Rückbildung einer fortgeschrittenen Erkrankung erinnern uns daran, daß das Melanom potentiell empfindlich gegenüber Abwehrmechanismen ist, die bisher noch nicht hinreichend erforscht sind.

Literatur

1. Acquavella JF, Tietjen GL, Wilkinson GS, Key CR, Voelz GL (1982) Malignant melanoma incidence at the Los Alamos National Laboratory. Lancet 1: 883
2. Albert DM, Puliafito CA, Fulton AB, Robinson NL, Zakov ZN, Dryja TB (1980) Increased incidence of choroidal malignant melanoma occurring in a single population of chemical workers. Am J Ophthalmol 89: 323
3. Armstrong BK, Holman CDJ, Ford J, Woodings TL (1982) Trends in melanoma incidence and mortality in Australia. In: Magnus K (ed) Trends in Cancer Incidence. Hemisphere, Washington, p 399
4. Austin DJ, Reynolds PJ, Snyder MA, Biggs MW, Stubbs HA (1981) Malignant melanoma among employees of Lawrence Livermore National Laboratory. Lancet 2: 712
5. Bahn AK, Rosenwaike I, Herrmann N, Grover P, Stellman J, O'Leary K (1976) Melanoma after exposure to PCB's. N Engl J Med 295: 450
6. Beitner H, Ringborg U, Wennersten G, Lagerlöf B (1981) Further evidence for increased light sensitivity in patients with malignant melanoma. Br J Dermatol 104: 289
7. Beral V, Evans S, Shaw H, Milton G (1982) Malignant melanoma and exposure to fluorescent lighting at work. Lancet 2: 290
8. Beral V, Robinson N (1981) The relationship of malignant melanoma, basal and squamous skin cancers to indoor and outdoor work. Br J Cancer 44: 886
9. Blair A, Hayes HM Jr (1982) Mortality patterns among US veterinarians, 1974-1977: An expanded study. Int J Epidemiol 11: 391
10. Carmichael GG, Silverstone H (1961) The epidemiology of skin cancer in Queensland: The incidence. Br J Cancer 15: 409
11. Clemens TL, Adams JS, Henderson SL, Holick MF (1982) Increased skin pigment reduces the capacity of skin to synthesize vitamin D. Lancet 1: 74
12. Committee on Impacts of Stratospheric Change (1979) Protection against depletion of stratospheric ozone chlorofluorocarbons. National Academy of Sciences, Washington, p 339
13. Crombie IK (1979) Racial differences in melanoma incidence. Br J Cancer 40: 185
14. Crombie IK (1979) Variation of melanoma incidence with latitude in North America and Europe. Br J Cancer 40: 774
15. Crombie IK (1981) Distribution of malignant melanoma on the body surface. Br J Cancer 43: 842
16. Dobson AJ, Leeder SR (1982) Mortality from malignant melanoma in Australia: Effects due to country of birth. Int J Epidemiol 11: 207
17. Duggleby WF, Stoll H, Priore RL, Greenwald P, Graham S (1981) A genetic analysis of melanoma - polygenic inheritance as a threshold trait. Am J Epidemiol 114: 63
18. Elder DE, Goldman LI, Goldman SC, Greene MH, Clark WH Jr (1980) Dysplastic nevus syndrome: A phenotypic association of sporadic cutaneous melanoma. Cancer 46: 1787
19. Elwood JM, Gallagher RP (1983) Site distribution of malignant melanoma. Can Med Assoc J 128: 1400
20. Elwood JM, Lee JAH (1975) Recent data on the epidemiology of malignant melanoma. Semin Oncol 2: 149
21. Fears TR, Scotto J (1982) Changes in skin cancer morbidity between 1971-72 and 1977-78. J Natl Cancer Inst 69: 365
22. Feibleman CE, Maize JC (1981) Racial differences in cutaneous melanoma incidence and distribution. In: Ackerman AB (ed) Pathology of Malignant Melanoma. Masson, New York, p 47
23. Fraumeni JF Jr (1983) The face of cancer in the United States. Hosp Pract, p 81
24. Gordon T, Critenden M, Haenszel W (1961) End results and mortality trends in cancer. II. Cancer mortality trends in the United States. Washington, USDHEW; National Cancer Institute Monograph no 6, p 265
25. Green A, Siskind V (1983) Geographical distribution of cutaneous melanoma in Queensland. Med J Aust 1: 407
26. Greene MH, Young TI, Clark WH Jr (1981) Malignant melanoma in renal-transplant recipients. Lancet 1: 1196
27. Hinds MW, Kolonel LN (1983) Cutaneous malignant melanoma in Hawaii: An update. West J Med 138: 50

28. Holly EA, Weiss NS, Liff JM (1983) Cutaneous melanoma in relation to exogenous hormones and reproductive factors. J Natl Cancer Inst 70: 827
29. Holman CDJ, James IR, Gattey PH, Armstrong BK (1980) An analysis of trends in mortality from malignant melanoma of the skin in Australia. Int J Cancer 26: 703
30. Holman CDJ, Mulroney CD, Armstrong BK (1980) Epidemiology of pre-invasive and invasive malignant melanoma in Western Australia. Int J Cancer 25: 317
31. Jensen OM, Bolander AM (1980) Trends in malignant melanoma of the skin. World Health Stat 33: 2
32. Katz L, Ben-Tuvla S, Steinitz R (1982) Malignant melanoma of the skin in Israel: Effect of migration. In: Magnus K (ed) Trends in Cancer Incidence. Hemisphere, Washington, p 419
33. Lee JAH (1982) Melanoma in cancer epidemiology and prevention. In: Schottenfeld D, Fraumeni JF Jr (eds) Cancer, Epidemiology and Prevention. Saunders, Philadelphia, p 984
34. Lee JAH (1982) Melanoma and exposure to sunlight. Epidemiol Rev 4: 110
35. Lee JAH, Storer BE (1982) Further studies of skin melanomas apparently dependent on female sex hormones. Int J Epidemiol 11: 127
36. Lee JAH, Strickland D (1980) Malignant melanoma: Social status and outdoor work. Br J Cancer 41: 757
37. Lynch HT, Fusaro RM, Pester J, Lynch JF (1980) Familial atypical multiple mole melanoma (FAMMM) syndrome: Genetic heterogeneity and malignant melanoma. Br J Cancer 42: 58
38. McGovern VJ, Shaw HM, Milton GW (1985) Histogenesis of malignant melanoma with an adjacent component of the superficial spreading type. Pathology 17: 251
39. Magnus K (1982) Habits of sun exposure and risk of malignant melanoma: An analysis of incidence rates in Norway, 1955-57, by color, sex, age, and primary tumor site. In: Magnus K (ed) Trends in Cancer Incidence. Hemisphere, Washington, p 387
40. Matas R (1896) The surgical peculiarities of the Negro. In: De Forest W, Dornan WJ (eds) Trans Am Surg Assoc 14: 493, 501, 567, 581
41. Muir CS, Nectoux J (1982) Time trends: Malignant melanoma of skin. In: Magnus K (ed) Trends in Cancer Incidence. Hemisphere, Washington, p 365
42. Murray FG (1934) Pigmentation, sunlight and nutritional disease. Am Anthropol 36: 438
43. Nicholls EM (1973) Development and elimination of pigmented moles, and the anatomical distribution of primary malignant melanoma. Cancer 32: 191
44. Norris W (1820) Case of fungoid disease. Edin Med Surg J 16: 562
45. Reed RJ (1976) New Concepts in Surgical Pathology of the Skin. Wiley, New York, p 73
46. Reimer RR, Clark WH Jr, Greene MH, Ainsworth AM, Fraumeni JF Jr (1978) Precursor lesions in familial melanoma: A new genetic preneoplastic syndrome. JAMA 239: 744
47. Sagebiel RW (1979) Histopathology of borderline and early malignant melanomas. Am J Surg Pathol 3: 543
48. Scotto J, Fraumeni JF Jr (1982) Skin (other than melanoma). In: Schottenfeld D, Fraumeni JF Jr (eds) Cancer Epidemiology and Prevention. Saunders, Philadelphia, p 996
49. Scotto J, Fraumeni JF Jr, Lee JAH (1976) Melanomas of the eye and other noncutaneous sites: Epidemiologic aspects. J Natl Cancer Inst 56: 489
50. Sober AJ, Fitzpatrick TB, Mihm MC Jr (1980) Primary melanoma of the skin: Recognition and management. J Am Acad Dermatol 2: 179
51. Stevens RG, Moolgavkar SH (1984) Malignant melanoma: Dependence of site-specific risk on age. Am J Epidemiol 119: 890
52. Strickland D, Lee JAH (1981) Melanomas of eye: Stability of rates. Am J Epidemiol 113: 700
53. Swerdlow AJ (1983) Epidemiology of eye cancer in adults in England and Wales 1962-67. Am J Epidemiol 118: 294
54. Teppo L, Pukkala E, Hakama M, Hukulinen T, Herva A, Faxen E (1980) Way of life and cancer incidence in Finland. Scand J Soc Med 19: 50
55. Venzon DJ, Moolgavkar SH (1984) Cohort analysis of malignant melanoma in five countries. Am J Epidemiol 119: 62

18 Veränderungen der klinischen und pathologischen Merkmale des Melanoms in den letzten 30 Jahren

C. M. Balch, H. M. Shaw, Seng-Jaw Soong und G. W. Milton

Die Inzidenz des Melanoms ist - besonders in den letzten 20 Jahren - stark angestiegen (s. Kap. 17). Gleichzeitig sind auch wichtige Veränderungen sowohl bei den klinischen als auch bei den pathologischen Merkmalen dieser Erkrankung aufgetreten. Es gibt nur wenige Versuche, diese Tendenzen der verschiedenen Aspekte des Melanoms zufriedenstellend systematisch zu dokumentieren, wahrscheinlich aufgrund der unzureichenden Langzeitnachbeobachtungsdaten in den meisten Studien. Ziel dieses Kapitels ist in erster Linie, einen Überblick über die Veränderungen bei den wichtigsten Prognosefaktoren zu geben, die zum Zeitpunkt der Diagnosestellung untersucht werden. Diese Analyse geht von Daten über 1648 Melanompatienten im Stadium I aus, die in 27 Jahren von den Verfassern an der University of Alabama in Birmingham (UAB) und an der Sydney Melanoma Unit (SMU) in New South Wales behandelt wurden; aktualisierte Daten einer früheren Studie wurden einbezogen [2]. Es handelt sich dabei um eine zum Großteil prospektive Datensammlung aus 2 Referenzzentren. Die Anzahl der Patienten mit Lymphknotenmetastasen (Stadium II) war nicht ausreichend, um chronologische Tendenzen aufzuzeigen.

Veränderungen der klinischen Merkmale

Stadium

Die Gesamtinzidenz der Patienten mit lokalisiertem Melanom (Stadium I) stieg an der SMU von 73% aller Patienten vor 1960 auf 81% zwischen 1976 und 1980. Obwohl eine ähnliche steigende Tendenz für die Patienten im Stadium I an der UAB erkennbar war, war hier der Trend nicht so beständig. Das heißt, der Anteil der Patienten im Stadium I stieg an der UAB von 83% im Jahre 1955 auf 91% im Jahre 1975, fiel jedoch in den letzten 5 Jahren leicht ab auf 86%. Das Queensland Melanoma Project (QMP), eine epidemiologische Studie, verzeichnete ebenfalls einen ausgeprägten Anstieg des Anteils der Patienten mit lokalisierter Erkrankung in der Zeit zwischen 1966 und 1977 [4].

Geschlechtsverteilung

Der Anteil von Männern unter den Melanompatienten stieg an der SMU an: So betrug das Verhältnis von männlichen zu weiblichen Patienten zwischen 1961 und 1970 0,83:1, zwischen 1971 und 1980 aber 1,11:1. An der UAB waren die entsprechenden Verhältnisse 0,78:1 und 1,04:1 (Tabelle 18.1). Auch in Studien aus Queensland (Australien), Alberta (Kanada) und New Haven (Connecticut, USA) wurde zwischen 1966 und 1977 ein Anstieg der männlichen Patienten im Verhältnis zu weiblichen beobachtet [3-5].

Lokalisation

In den Untersuchungen sowohl der SMU als auch der UAB stieg das Melanom am Stamm prozentual kontinuierlich an und das Melanom an Kopf und Hals nahm ab (Tabelle 18.1). Beim Melanom der oberen oder unteren Extremität ergaben sich keine signifikanten prozentualen Veränderungen. Die Daten wurden anschließend nach Lokalisation und Geschlecht weiter differenziert. Bei Männern bestand ein deutlicher Anstieg des Melanoms am Stamm, der Anteil erhöhte sich von 40 auf 56% ($p = 0{,}0004$). Entsprechend fiel der Anteil der Melanome an Kopf und Hals bei Männern von 36 auf 17% ab ($p = 0{,}001$). Keine signifikanten Veränderungen in der Verteilung der Lokalisationen wurden bei Männern für das Extremitätenmelanom festgestellt, bei Frauen blieb der Prozentsatz der Melanome an allen Lokalisationen unverändert.

In einer Studie über 5108 Melanompatienten in Norwegen zwischen 1955 und 1977, stellte Magnus eine zunehmende Häufigkeit des Melanoms am Stamm und an den unteren Extremitäten gegen-

Tabelle 18.1. Veränderung klinischer Merkmale des lokalisierten malignen Melanoms (University of Alabama in Birmingham (UAB) und Sidney Melanoma Unit (SMU) 1969-1980)

	< 1960		1961-1965		1966-1970		1971-1975		1976-1980		Gesamt	
	UAB	SMU	UAB	SMU	UAB	SMU	UAB	SMU	UAB	SMU	UAB	SMU
Anzahl der Patienten	32	76	65	89	92	155	114	298	234	492	537	1110
Männlich	56%	32%	42%	46%	46%	45%	43%	54%	51%	52%	47%	50%
Weiblich	44%	68%	58%	54%	54%	55%	57%	46%	49%	48%	53%	50%
Medianes Alter (Jahre)	50	48	46	38	47	43	49	45	46	45	48	44
< 30	9%	17%	9%	21%	13%	21%	14%	23%	17%	20%	14%	21%
30-60	60%	57%	62%	45%	64%	69%	58%	63%	55%	61%	58%	61%
> 60	31%	26%	29%	34%	23%	10%	28%	14%	28%	19%	28%	18%
Lokalisation des Tumors												
Untere Extremität	9%	32%	20%	41%	32%	30%	26%	37%	21%	31%	23%	33%
Obere Extremität	9%	13%	20%	13%	13%	21%	18%	11%	22%	14%	19%	14%
Kopf und Hals	41%	29%	38%	15%	32%	14%	25%	16%	22%	11%	27%	14%
Stamm	38%	21%	22%	31%	21%	33%	26%	34%	32%	42%	28%	37%
Andere	3%	4%	0%	0%	3%	2%	5%	2%	3%	2%	3%	2%

über dem Melanom an Gesicht und Hals fest, diese Umverteilung der Lokalisationen war für Männer und Frauen ähnlich [6]. In einer kanadischen Studie über 519 Patienten beobachtete McGregor ebenfalls eine Zunahme der Melanome am Stamm bei Frauen und Männern sowie einen Anstieg der Melanome an der oberen Extremität nur bei Männern [5]. Im Gegensatz dazu steht wieder - aus ungeklärten Ursachen - die Verdopplung der Inzidenz des Melanoms in Queensland, die sich auf die verschiedenen Lokalisationen gleichmäßig verteilt. Bei Frauen aus den tropischen Regionen von Queensland war jedoch eine prozentuale Abnahme des Melanoms am Bein erkennbar [4].

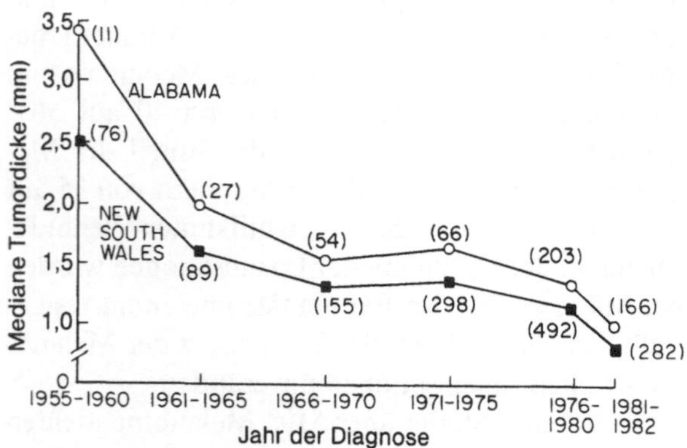

Abb. 18.1. Veränderung der medianen Tumordicke des malignen Melanoms zwischen 1955 und 1982 (Anzahl der Patienten *in Klammern*)

Alter

Hinsichtlich des Alters der Melanompatienten wurden keine durchgehenden Veränderungen festgestellt (Tabelle 18.1). Das mediane Alter betrug bei Patienten der SMU 44 Jahre, bei Patienten der UAB 48 Jahre. Während des ganzen Untersuchungszeitraums waren Frauen bei der Diagnosestellung jünger als Männer. Die Altersverteilung blieb auch in Queensland gleich [4], dagegen erhöhte sich in Alberta das mediane Alter bei Männern [5].

Veränderungen der pathologischen Merkmale

Tumordicke

Die Tumordicke hat sich in den letzten 27 Jahren entscheidend verändert (Tabelle 18.2). Die durchschnittliche Dicke (Abb. 18.1) nahm ab, vor 1960 überwogen dicke Tumoren (> 3 mm), nach 1980 waren die Läsionen im Median 1 mm dick ($p < 0,0001$). Umgekehrt stieg der Prozentsatz dünner Melanome (< 0,76 mm) stetig an, vor 1960 machten sie 11% und in den Jahren 1981 und 1982 bereits 39% aus (Abb. 18.2). In ähnlicher Weise stellten Bagley et al. in ihrer Studie aus Massachusetts [1] eine Verdopplung der Häufigkeit dünner Melanome (von 23 auf 53%) während etwa derselben Zeitspanne fest. Ein sogar noch dramatischerer 5facher prozentualer Anstieg des Anteils dünner Me-

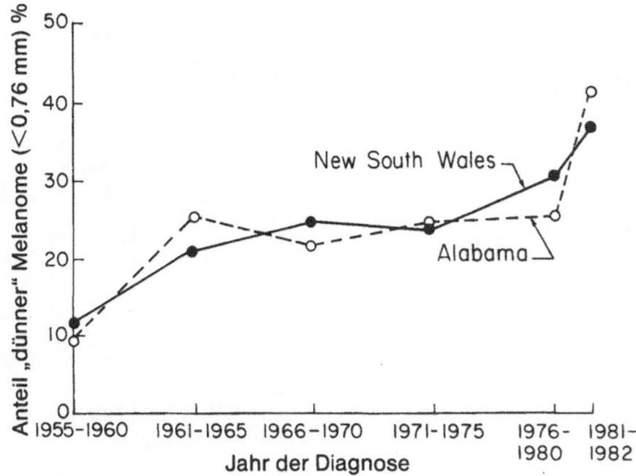

Abb. 18.2. Der Anteil „dünner" Melanome (Tumordicke <0,76 mm) stieg stetig an. Diese Tumoren haben eine sehr günstige Prognose, die Fünfjahresüberlebensrate liegt über 97%

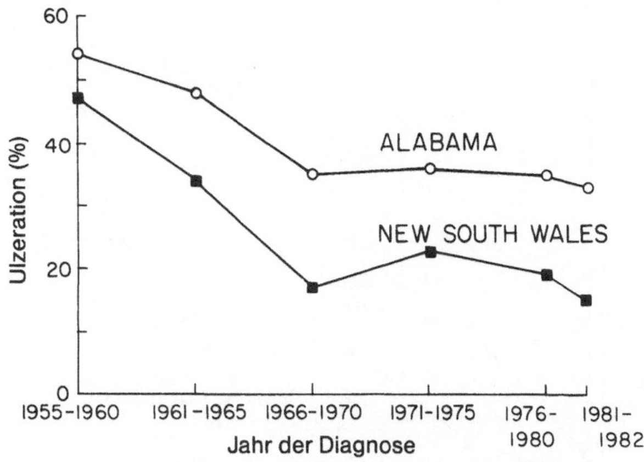

Abb. 18.3. Abnehmende Häufigkeit ulzerierter Melanome mit schlechter Prognose

lanome (von 11 auf 58%) zwischen 1970 und 1979 wurde aus Israel berichtet [7].

Ulzeration

Eine Ulzeration (makroskopisch oder mikroskopisch) geht i.allg. mit einer schlechten Prognose einher. Die Häufigkeit ulzerierter Melanome nahm an der UAB von 54 auf 32% und auch an der SMU von 47 auf 15% ab ($p<0{,}001$, Abb. 18.3).

Mikrostadien (Levels of invasion)

Die Mikrostadien (Levels of invasion) haben sich ebenfalls verändert (Tabelle 18.2). Melanome, die nur das Stratum papillare befallen (Level II), stiegen von 9 auf 34% (Abb. 18.4), dagegen sank der Anteil der tiefer infiltrierenden Läsionen mit Invasion des Stratum reticulare (Level IV) von 54 auf 32% ($p<0{,}0001$). Es liegen zwar weder für die SMU noch für die UAB Daten über die Inzidenz des Melanoms im Level I (in situ) vor, das Queens-

Tabelle 18.2. Veränderung pathologischer Merkmale des lokalisierten malignen Melanoms (University of Alabama in Birmingham (UAB) und Sidney Melanoma Unit (SMU) 1969-1980)

	<1960		1961-1965		1966-1970		1971-1975		1976-1980		Gesamt	
	UAB	SMU	UAB	SMU	UAB	SMU	UAB	SMU	UAB	SMU	UAB	SMU
Anzahl der Patienten	11	76	27	89	54	155	66	298	203	492	361	1110
Mediane Tumordicke (mm)	3,3	2,5	2,0	1,7	1,4	1,4	1,6	1,3	1,4	1,5	1,5	1,3
<0,76	9%	12%	26%	20%	22%	24%	24%	23%	26%	31%	24%	26%
0,76-3,99	45%	63%	48%	65%	70%	65%	56%	65%	63%	59%	62%	62%
≥4,0	45%	25%	26%	15%	8%	11%	20%	12%	11%	10%	14%	12%
Mikrostadium (level of invasion)												
II	9%	8%	19%	11%	21%	16%	17%	15%	26%	25%	23%	19%
III	36%	35%	31%	20%	34%	23%	35%	29%	27%	29%	30%	28%
IV	36%	44%	31%	61%	38%	53%	42%	50%	41%	42%	40%	47%
V	18%	12%	19%	8%	8%	7%	6%	5%	6%	4%	7%	6%
Ulzeration												
Vorhanden	55%	45%	48%	34%	35%	17%	36%	23%	35%	19%	37%	22%
Nicht vorhanden	45%	55%	52%	66%	65%	83%	64%	77%	65%	81%	63%	78%
Melanomtyp												
SSM	45%	35%	11%	45%	22%	58%	32%	69%	57%	77%	43%	67%
Andere	55%	65%	89%	55%	78%	42%	68%	31%	43%	23%	57%	33%

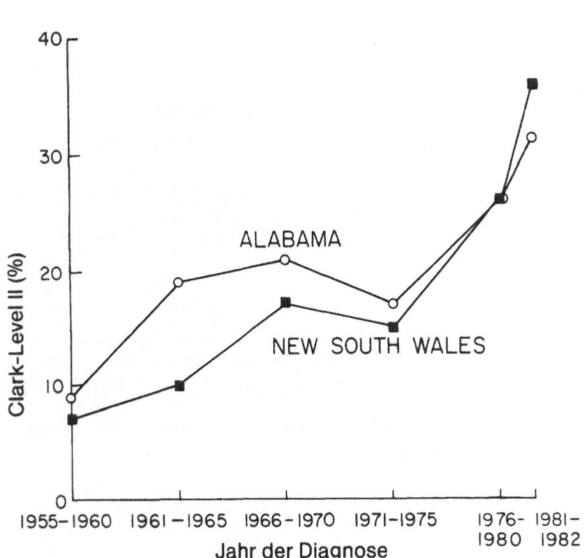

Abb. 18.4. Zunehmende Häufigkeit prognostisch günstiger Melanome, die nur in das Stratum papillare (obere Dermis) eindringen (Clark's Level II). Gleichzeitig nahmen die Melanome, die ins Stratum reticulare eindringen (Level IV), von 54 auf 32% ab

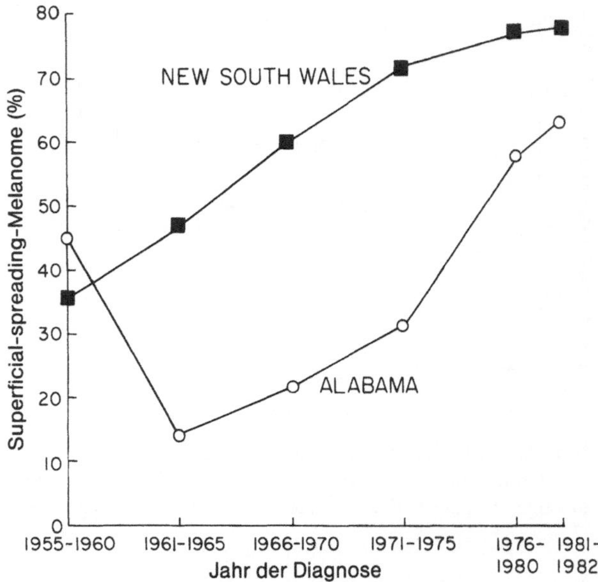

Abb. 18.5. Zunehmende Häufigkeit der Superficial-spreading-Melanome mit einer vorwiegend radialen Wachstumsphase

land Melanoma Project berichtet aber über einen 3fachen Anstieg dieser Tumoren zwischen 1966 und 1977 (von 8 auf 24%).

Melanomtyp

Die Häufigkeit des nodulären Melanoms (mit vorwiegend vertikaler Wachstumsphase) hat sich sowohl in Alabama als auch in New South Wales verringert, dagegen zeigt das Superficial-spreading-Melanom (mit vorwiegend radialer Wachstumsphase) eine signifikante Häufigkeitszunahme ($p < 0{,}0001$, Abb. 18.5). Im Gegensatz dazu blieb der Anteil des Superficial-spreading-Melanoms in Queensland gleichbleibend hoch, während der Prozentsatz nodulärer Melanome ebenfalls zwischen 1966 und 1977 von 28 auf 14% abfiel. Zusätzlich wurde in Queensland eine damit verbundene Verdopplung des Anteils der Lentigo maligna-Melanome (von 7 auf 15%) verzeichnet. Es ist jedoch ebenso möglich, daß einige dieser Widersprüche auf unterschiedlichen Interpretationen der Histologie beruhen, besonders da eine ganze Reihe von Pathologen histologische Befunde für das QMP erstellte.

Tabelle 18.3. Achtjahresüberlebensraten bei Patienten mit malignem Melanom im Stadium I

Zentrum	Diagnosestellung	
	Vor 1970	Nach 1970
University of Alabama in Birmingham	68% ± 6% (n = 92)	73% ± 5% (n = 269)
Sydney Melanoma Unit	70% ± 3% (n = 320)	75% ± 3% (n = 790)

Veränderungen der Überlebensraten (1955–1982)

Ungeachtet der deutlich zunehmenden Anzahl der jährlich behandelten Melanompatienten, stieg die Achtjahresüberlebensrate für Patienten im Stadium I innerhalb von 2 Jahrzehnten an der UAB von 68 auf 73% und an der SMU von 70 auf 75% (Tabelle 18.3).

Frühere Diagnose oder Veränderung der Biologie der Erkrankung?

Während der letzten Jahrzehnte änderte sich die Verteilung verschiedener histopathologischer Charakteristika und der Lokalisation des Melanoms.

Diese Verschiebungen beruhen wahrscheinlich auf einer früheren Diagnose und auf Veränderungen in der Biologie der Erkrankung. Es scheint sicher, daß zumindest in Australien das Melanom mittlerweile in einem früheren Stadium als noch vor Jahren diagnostiziert und behandelt wird [4]. Dies ist der aktiven Aufklärung der Öffentlichkeit und der Mediziner zu verdanken, die in Australien gestartet wurde. An der Sydney Melanoma Unit stieg der Anteil der Patienten, die bei der Behandlung symptomlose Tumoren aufwiesen, von 6% vor 1960 auf 38% im Jahre 1980 an. Als Hauptgrund für die Konsultation eines Spezialisten wurde von Patienten mit asymptomatischen Veränderungen angegeben, daß sie von Melanomen entweder gelesen oder gehört hätten, bzw. daß ihr Hausarzt ein verdächtiges Mal festgestellt habe [Shaw HM: Unveröffentlichte Mitteilung]. Auf einem größeren Bewußtsein der Öffentlichkeit und der Ärzte gegenüber der Gefahr maligner Melanome der Haut beruht wahrscheinlich auch die Zunahme prognostisch günstiger Melanome in Israel [7]. Die Ergebnisse der SMU geben wahrscheinlich die größte durch Öffentlichkeitsarbeit erzielbare Wirkung wieder, denn Patienten, die heute mit großen Tumoren einen Arzt aufsuchen, kommen meistens nicht aus Ignoranz, sondern aus Angst so spät. Der steigende Prozentsatz des Superficial-spreading-Melanoms legt die Vermutung nahe, daß sich die Biologie der Erkrankung verändert hat. Diese beiden Faktoren haben zweifellos zu den derzeit prognostisch günstigeren Eigenschaften des Melanoms beigetragen.

Zusammenfassung

Klinische und pathologische Charakteristika des Melanoms wurden für die Jahre 1955-1980 analysiert, um Veränderungen in diesem Vierteljahrhundert zu ermitteln. In diesem Zeitraum stieg die Anzahl der jährlich behandelten Patienten wesentlich an. Wir beobachteten auch einen stetigen prozentualen Anstieg der Patienten mit lokalisierter Erkrankung (klinisches Stadium I). Die Melanome wurden dünner, weniger invasiv, weniger ulzeriert und damit besser heilbar. Auch zeigten mehr Melanome eine radiale Wachstumsphase. Die mediane Dicke der Melanome bei Patienten der SMU nahm von 2,5 mm vor 1960 auf 0,8 mm zwischen 1981 und 1982 ab, bei Patienten der UAB sank sie von 3,3 auf 1 mm. Bei Männern wurde ein signifikanter Anstieg des Rumpfmelanoms und eine begleitende Abnahme des Melanoms an Kopf und Hals beobachtet. Bei Frauen war hinsichtlich der Lokalisation keine entscheidende Veränderung feststellbar. Im wesentlichen ähnliche Beobachtungen wurden von anderen Melanomzentren und epidemiologischen Melanomstudien gemacht. In dieser Analyse über 27 Jahre stiegen die Langzeitüberlebensraten für Patienten mit lokalisierter Erkrankung leicht an. Die Veränderungen beruhen wahrscheinlich auf einer früheren Diagnose oder auf einer anderen Biologie der Erkrankung.

Literatur

1. Bagley FH, Cady B, Lee A, Legg MA (1981) Changes in clinical presentation and management of malignant melanoma. Cancer 47: 2126
2. Balch CM, Soong S-j, Milton GW, Shaw HM, McGovern VJ, McCarthy WH, Murad TM, Maddox WA (1983) Changing trends in cutaneous melanoma over a quarter century in Alabama, USA, and New South Wales, Australia. Cancer 52: 1748
3. Houghton A, Flannery J, Viola MV (1980) Malignant melanoma in Connecticut and Denmark. Int J Cancer 25: 95
4. Little JH, Holt J, Davis N (1980) Changing epidemiology of malignant melanoma in Queensland. Med J Aust 1: 66
5. McGregor SE, Birdsell JM, Grace MA, Jerry LM, Hill GB, Paterson AHG, McPherson TA (1983) Cutaneous malignant melanoma in Alberta: 1967-1976. Cancer 52: 755
6. Magnus K (1981) Habits of sun exposure and risk of malignant melanoma: An analysis of incidence rates in Norway 1955-1977 by cohort, sex, age, and primary tumor site. Cancer 48: 2329
7. Shafir R, Hiss J, Tsur H, Bubis JJ (1982) The thin malignant melanoma: Changing patterns of epidemiology and treatment. Cancer 50: 817

19 Analyse der Prognosefaktoren bei 4000 Patienten mit malignem Melanom der Haut

C. M. Balch, Seng-Jaw Soong, H. M. Shaw und G. W. Milton

Ein Kennzeichen des Melanoms ist die Vielzahl von Prognosefaktoren, für die ein Zusammenhang mit dem Metastasierungsrisiko bekannt ist. Tatsächlich hat die große Anzahl klinischer und pathologischer Merkmale, die die Überlebensrate beim malignen Melanom zu beeinflussen scheinen, dieser Erkrankung den Ruf eingebracht, außerordentlich unberechenbar zu sein. Eine Analyse der Prognosefaktoren des Melanoms ist daher notwendig, um die wichtigsten Parameter zur Bewertung der Ergebnisse klinischer Studien zur adjuvanten systemischen Therapie und zur chirurgischen Entscheidungsfindung herauszuarbeiten. Nach Analyse der Behandlungsmethoden ist der nächste wichtige Schritt, Prognosefaktoren zu finden, die die Patienten in verschiedene Risikogruppen der Metastasierung einteilen. Andernfalls könnten mögliche (oder fehlende) Unterschiede verschiedener Behandlungsmethoden möglicherweise nicht auf die Methoden selbst, sondern vielmehr lediglich auf ein Ungleichgewicht der Prognosefaktoren zurückgeführt werden.

Dieses Kapitel gibt einen genauen Überblick über eine Analyse der Prognosefaktoren bei über 4000 Patienten mit Hautmelanomen, die an der University of Alabama in Birmingham (UAB) und an der University of Sydney Melanoma Unit (SMU) in einem Zeitraum von 25 Jahren (1955-1980) behandelt wurden. Die mediane Nachbeobachtungszeit betrug für alle Patienten 8 Jahre. Die Analyse berücksichtigt - gesondert nach den Stadien I, II und III - 14 oder mehr klinische und pathologische Parameter.

Beschreibung der Ausgangsdaten

Die Melanomdaten wurden an der SMU seit 1969, an der UAB seit 1975 prospektiv erhoben. Retrospektiv wurden weitere Daten von Melanompatienten beider Institute bis 1950 gesammelt (s. Kap. 21 und 24). Es stehen jetzt Daten von über 4000 Melanompatienten mit klinischen, pathologischen und genetischen Angaben zur EDV-Auswertung zur Verfügung. Bei mehr als 95% der Patienten lagen Nachbeobachtungen vor.

Die chirurgischen Eingriffe wurden bei über 95% der Patienten von einem der 5 chirurgischen Onkologen vorgenommen (C. M. Balch, W. A. Maddox und M. M. Urist an der UAB, G. W. Milton und W. H. McCarthey an der SMU). Praktisch alle Melanome wurden von 2 Pathologen untersucht (T. M. Murad und V. J. McGovern), die bei keinem Patienten über den klinischen Verlauf unterrichtet waren. Einzelne Patienten erhielten während der letzten Jahre adjuvante Immunotherapie oder Chemotherapie. Diese zusätzliche Behandlung hatte keinen oder nur geringen Einfluß auf das Überleben bzw. auf die in dieser Studie betrachteten Prognosefaktoren.

Die in dieser Studie angewandten statistischen Methoden wurden bereits publiziert [1, 4]. Überlebenskurven wurden nach der Kaplan-Meier-Methode [25] erstellt. Zur Signifikanztestung von Überlebenskurven wurden der generalisierte Wilcoxon-Test und der Logrank-Test herangezogen. χ^2-Tests wurden, wo geeignet, angewandt. Die multiple Regressionsanalyse nach Cox wurde für eine multivariate (multifaktorielle) Analyse der Prognosefaktoren herangezogen. Für diese Arbeit wurde das neuere der beiden von Cox vorgeschlagenen Regressionsmodelle benützt [12]. Untergruppen von Patienten wurden an geeigneter Stelle unter Annahme einer stetigen sowie einer diskreten Verteilung einzelner Parameter verglichen.

In dieser Analyse fand ein 3-Stadien-System Anwendung, durch das die Patienten in 3 Gruppen eingeteilt wurden: Patienten mit klinisch lokalisierter Erkrankung (Stadium I), Patienten mit regionären Metastasen (Stadium II) und Patienten mit Fernmetastasen (Stadium III). Die Mehrzahl der Melanompatienten (87%) wurden zu Beginn in Stadium I eingeteilt, ihre Zehnjahresüberlebensrate betrug 71%.

Prognosefaktoren bei Patienten mit lokalisiertem Melanom (Stadium I)

Die Charakteristika der 3505 Patienten im Stadium I und ihrer primären Melanome sind in Tabelle 19.1 aufgeführt. Bei der Analyse der Prognosefaktoren des Melanoms im Stadium I ist die Life-table-(actuarial-) Methode zur Berechnung der Überlebensraten unentbehrlich, dabei müssen mindestens Acht- bis Zehnjahresraten errechnet werden. Verschiedene Autoren haben Ergebnisse über prognostische Merkmale bei einer Nachbeobachtungszeit von lediglich 2 Jahren veröffentlicht. Derartige Studien können die Gewichtung der Prognosefaktoren verzerren, da nur die Patienten mit einem höheren Risiko zu diesem Zeitpunkt bereits ein Lokalrezidiv oder Metastasen entwickelt haben. Bei weniger aggressiven Melanomen treten Tumorremanifestationen in der Regel erst nach mehr als 5 Jahren nach der Erstbehandlung auf.

Wie in Kap. 18 beschrieben, hat sich die Prognose des malignen Melanoms in der Zeit zwischen 1955 und 1980 beträchtlich verändert. Die Tumoren sind jetzt dünner, weniger invasiv, seltener ulzeriert und zeigen häufiger eine radiale Wachstumsphase (im Sinne eines Superficial-spreading-Melanoms). Diese Tatsache ist für das Verständnis der geänderten Relation der High-risk- zu den Low-risk-Melanompatienten wichtig, jedoch ist das Jahr der Diagosestellung selbst kein wichtiger Prognosefaktor, solange die maßgeblichen prognostischen Parameter berücksichtigt werden.

Tabelle 19.1. Daten der Patienten mit lokalisiertem Melanom (Stadium I). *NM* noduläres Melanom, *SSM* Superficial-spreading-Melanom, *LMM* Lentigo maligna-Melanom

	Männer [%]	Frauen [%]	Alle Patienten	Anzahl der Patienten mit verfügbaren Informationen
Lokalisation des Primär-Tumors				3505
Untere Extremität	8	23	31%	
Obere Extremität	5	10	15%	
Kopf und Hals	10	7	17%	
Stamm	24	11	35%	
Andere	1	1	2%	
Medianes Alter (Jahre)			45	3553
Geschlecht				3554
Männlich			47%	
Weiblich			53%	
Tumordicke [mm]				2635
<0,76			27%	
0,76-1,50			30%	
1,51-2,50			20%	
2,51-3,99			12%	
≥4,0			11%	
Median			1,3 mm	
Mikrostadien (Level of invasion)				2765
II			24%	
III			25%	
IV			45%	
V			6%	
Ulzeration				2270
Vorhanden			24%	
Nicht vorhanden			76%	
Melanomtyp				2633
NM			32%	
SSM			64%	
LMM			4%	
Lymphozytäre Infiltration				2687
Fehlend/gering			35%	
Mäßig/stark			65%	
Pigmentation				2486
Vorhanden			93%	
Minimal			7%	

Klinische Faktoren

Geschlecht

Insgesamt verteilt sich das Melanom fast zu gleichen Teilen auf Männer und Frauen (47% gegenüber 53%). Bei einer Aufgliederung der Daten nach der Lokalisation des Primärtumors zeigen sich einige wichtige Unterschiede hinsichtlich der Geschlechtsverteilung (s. Tabelle 19.1). Beispielsweise traten 73% aller Tumoren der unteren Extremitäten bei Frauen auf, dagegen entwickelten sich 68% aller Läsionen auf Brust und Rücken bei Männern. Zahlreiche Studien zeigen, daß weibliche Patienten mit einem Melanom eine bessere Überlebensrate als Männer aufweisen [1, 10, 21, 34-36]. In der vorliegenden Auswertung ergab sich eine statistisch signifikant bessere Gesamtüberlebensrate für Frauen (Abb. 19.1 A; $p < 0{,}00001$). Die primäre Ursache für die besseren Überlebensraten der Frauen liegt jedoch darin, daß Melanome bei Frauen häufiger an den Extremitäten auftreten (eine prognostisch günstigere Lokalisation) und seltener ulzeriert sind.

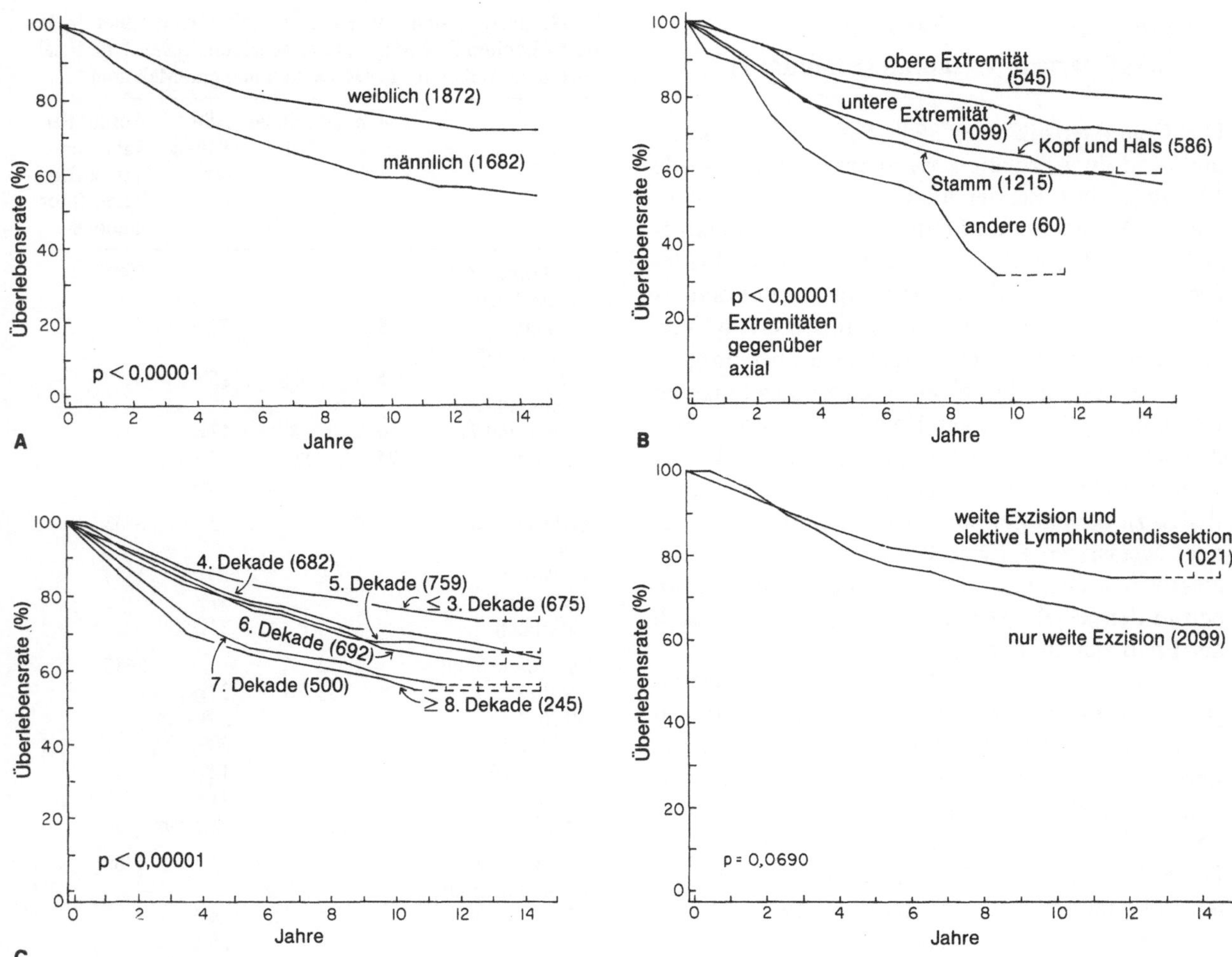

Abb. 19.1 A-D. Überlebenskurven für Melanompatienten im Stadium I in Abhängigkeit von 4 klinischen Faktoren: Geschlecht (**A**), Lokalisation (**B**), Alter (**C**), primäre chirurgische Therapie (**D**). Die Anzahl der Patienten ist hier und in den folgenden Abbildungen *in Klammern* angegeben. Der p-Wert bezeichnet den statistischen Unterschied der Überlebenskurven. Alle Überlebensraten sind nach der Life-table-(actuarial-)Methode berechnet und als *durchgehende Linien* gezeichnet bis zum Zeitpunkt des Todes infolge des Melanoms. Die *gestrichelten Linien* geben die Überlebenszeit der nicht gestorbenen Patienten an

Lokalisation des Primärtumors

Die Verteilung der Tumoren auf die 4 Hauptregionen war gleich: 46% aller Melanome traten an den oberen und unteren Extremitäten auf, 52% am Stamm oder an Kopf und Hals (Tabelle 19.1). Patienten mit einem Extremitätenmelanom besaßen eine bessere Überlebensrate als Patienten mit Melanomen am Stamm, Kopf oder Hals (Abb. 19.1 B; $p < 0,00001$). Bei Melanomen der oberen Extremitäten wurde eine etwas bessere Überlebensrate als bei Melanomen an den unteren Extremität ermittelt ($p = 0,08$).

Eine weitere Unterteilung der Lokalisationen zeigte einige zusätzliche prognostische Unterschiede. Im Kopf- und Halsbereich hatten Patienten mit einem am behaarten Kopf lokalisierten Melanom eine schlechtere Prognose als Patienten mit einem Tumor im Gesicht oder am Hals (Abb. 19.2 A). Diese Unterschiede blieben auch nach Berücksichtigung von Geschlecht und Tumordicke bestehen [39]. Bei diesen Patienten mit einem Tumor im Kopf- und Halsbereich ergab sich kein geschlechtsspezifischer prognostischer Unterschied. Es war keine unterschiedliche Überlebensrate für Patienten mit einem Tumor am Rücken und auf der Brust feststellbar, auch nicht bei einer weiteren Untergliederung nach dem Geschlecht (Abb. 19.2 B). Patienten mit einem Melanom an Händen oder Füßen besaßen eine signifikant schlechtere Prognose als Patienten

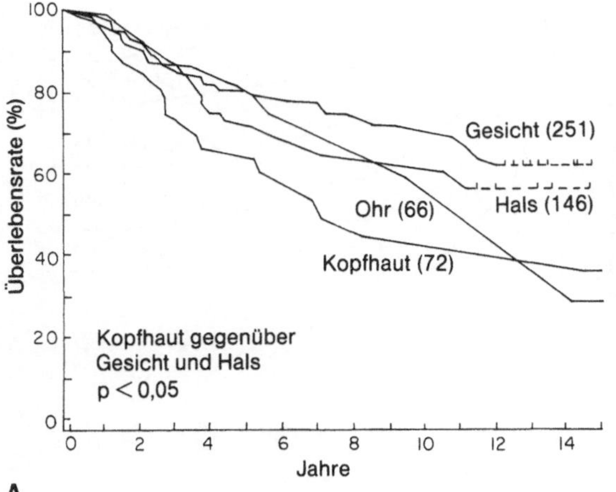

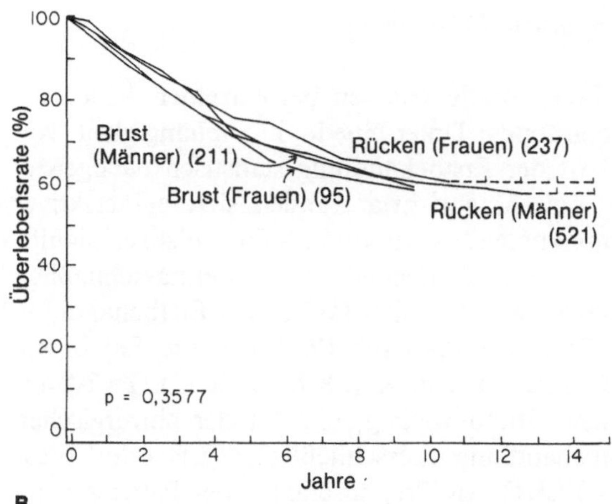

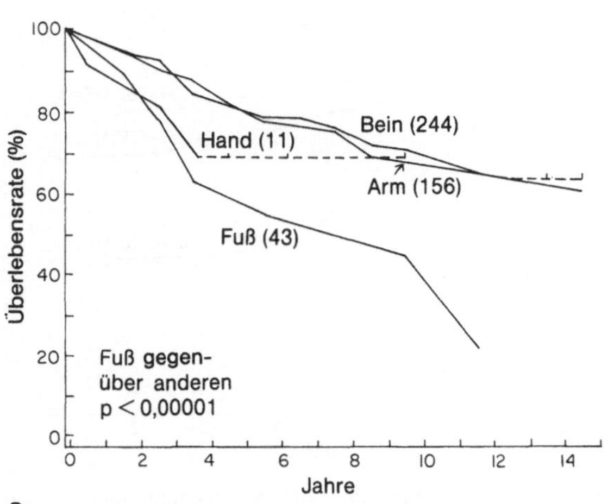

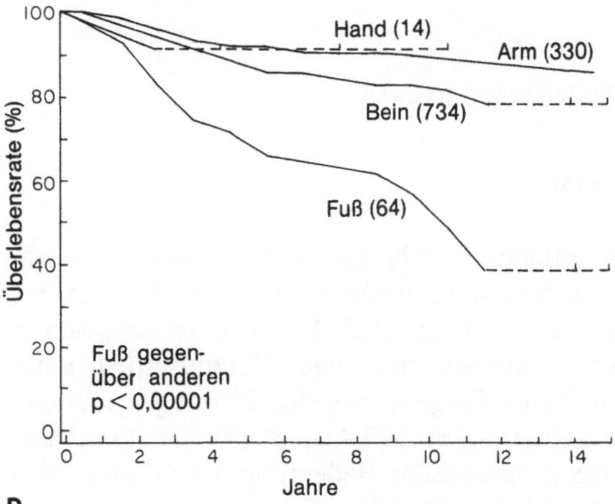

Abb. 19.2 A-D. Überlebenskurve für Melanompatienten im Stadium I in Abhängigkeit von Lokalisation und Geschlecht. **A** Kopf und Hals, **B** Stamm, **C** Extremitäten (Männer), **D** Extremitäten (Frauen). Zahlen in den Klammern = Anzahl der Patienten

mit einem Tumor am Arm oder Bein [17, 19]. Für alle diese Sublokalisationen hatten Frauen eine bessere Prognose als Männer (Abb. 19.2C und D; p< 0,00001). Dieser prognostische Unterschied der Geschlechter läßt sich teilweise durch den höheren Prozentsatz von Männern mit einem ulzerierten Tumor erklären (29% gegenüber 19%). Insgesamt bestand für die Prognose der Patienten mit ulzerierten Läsionen kein Unterschied zwischen den Geschlechtern. Für jede Sublokalisation an den Extremitäten hatten allerdings Frauen stets eine bessere Prognose.

Schießlich wurden an diesem Patientengut die 4 speziellen Lokalisationen untersucht, die nach Day et al. eine ungünstige Prognose besitzen [16]. Diese waren der obere Rücken und der äußere Oberarm, der Hals und der Schädel („upper back", „upper outer arm", „neck", „scalp" = BANS). Mit Ausnahme des Schädels [39] fanden wir für diese Lokalisationen keine schlechtere Prognose als für andere Regionen.

Alter

Das mediane Alter der Patienten mit einem Melanom im Stadium I betrug 45 Jahre. Ein hohes Lebensalter korrelierte eng mit einer kürzeren Überlebenszeit (Abb. 19.1C; p<0,00001). Das Alter der Patienten korrelierte ebenfalls mit der Dicke der Melanome (p<0,00001), ältere Patienten wiesen dickere Läsionen auf. Die mediane Tumordicke betrug bei Patienten im 3. Lebensjahrzehnt 1,1 mm, gegenüber 1,5 mm bei Patienten in der 5. Dekade und 2,8 mm bei Patienten in der 7. Dekade.

Chirurgische Behandlung

In dieser Studie konnten bei einzelnen Patientenuntergruppen Unterschiede in Abhängigkeit von der Art der Erstbehandlung statistisch nachgewiesen werden, und zwar fanden sich bei elektiver Lymphknotendissektion (ELKD) statistisch signifikant bessere Überlebensraten als bei ausschließlich weiter lokaler Exzision (WLE) als Erstbehandlung des Primärtumors (Abb. 19.1 D). Diese Ergebnisse sind ausführlich in Kap. 8 beschrieben. Es ist aus diesem Grund wichtig, die Art der chirurgischen Erstbehandlung (ausschließlich WLE oder WLE plus ELKD) als Prognosefaktor bei Patienten mit einem Melanom im Stadium I miteinzubeziehen.

Pathologische Faktoren

Tumordicke

Der vertikale Durchmesser eines Melanoms ist das wichtigste prognostische Einzelkriterium beim Melanom im Stadium I [1, 3, 4, 8]. Dies ist ein quantitativer Parameter, mit dem Untergruppen unterschiedlicher Prognose voneinander abgegrenzt werden können (Abb. 19.3 A; p < 0,00001). Tatsächlich ist die prognostische Bedeutung der meisten anderen Variablen mittelbar auf die Tumordicke zurückzuführen (s. unten). Die Tumordicke wurde in zahlreichen Gruppeneinteilungen mit der Prognose korreliert (z. B. < 1 mm, 1 mm-4 mm, > 4 mm), und nur eine Klassifikation diskriminierte prognostische Gruppen besser als die ursprünglich von Breslow [8] vorgeschlagene Einteilung. Wie sich mit der Life-table Methode zeigen ließ, trennt die 4 mm-Schranke besser als die 3 mm-Schranke [1]. Offensichtlich gibt es aber keine Sprünge („natural breakpoints" [14]), vielmehr können nur statistisch Untergruppen abgegrenzt werden, von Patientenkollektiv zu Patientenkollektiv unterschiedlich, je nach Anzahl der Patienten, Nachbeobachtungsdauer und der Verteilung anderer Faktoren (z. B. Ulzeration, Lokalisation des Primärtumors und Geschlecht). Die große Anzahl der Patienten in der vorliegenden Studie erlaubt die Ableitung eines einfachen nichtlinearen mathematischen Modells, das die Beziehung zwischen Tumordicke und der Zehnjahresmortalitätsrate als kontinuierliche Korrelation erkennen läßt (Abb. 19.4; r = 0,988).

Das Mikrostaging durch Dickenbestimmung weist mehrere wichtige Vorteile auf, die einen direkten Bezug zur Therapie haben: 1) Das Risiko für Lokalrezidive, Satelliten- und In-Transit-Metastasen korreliert mit zunehmender Tumordicke. Daher sind Entscheidungen über den chirurgischen Sicherheitsabstand beim primären Melanom und die Selektion der Patienten für die regionäre Extremitätenperfusion auf der Basis dieses Parameters möglich (s. Kap. 6 und 10). 2) Über die Tumordicke läßt sich das Metastasierungsrisiko genau vorhersagen, es ist sogar eine Abgrenzung der Patientengruppe mit Risiko für ausschließlich regionäre Lymphknotenmetastasen von der Gruppe mit einem hohen Risiko für Fernmetastasen möglich. Auf diese Weise lassen sich die Patienten, denen eine ELKD (s. Kap. 8) und in Zukunft auch eine adjuvante Immunotherapie oder Chemotherapie (s. Kap. 11) Gewinn bringen, besser selektieren.

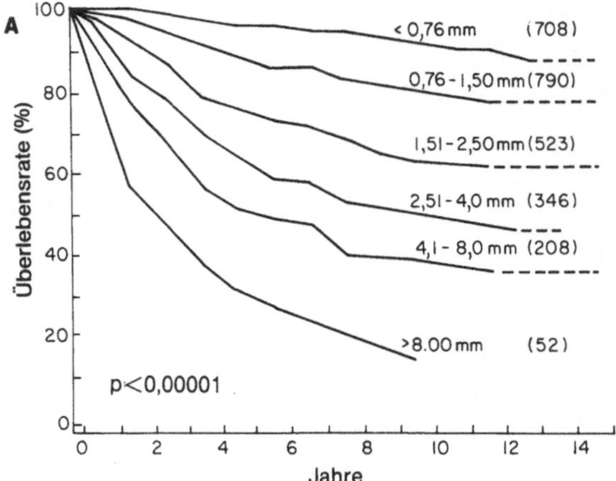

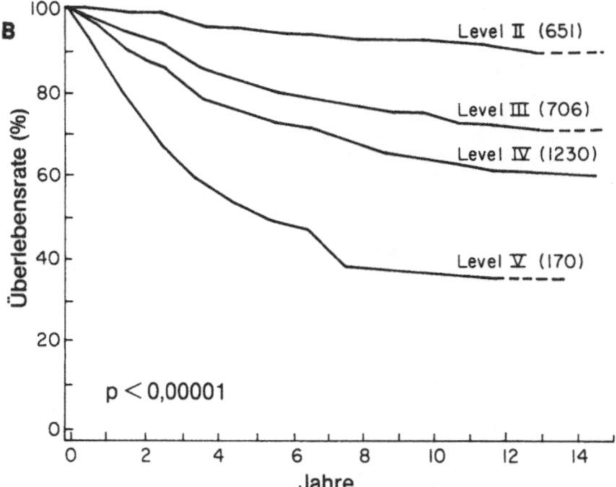

Abb. 19.3. Überlebenskurven für Melanompatienten im Stadium I in Abhängigkeit von Tumordicke (**A**) und Mikrostadium (Level of invasion) (**B**) (Die Anzahl der Patienten ist in *Klammern* angegeben)

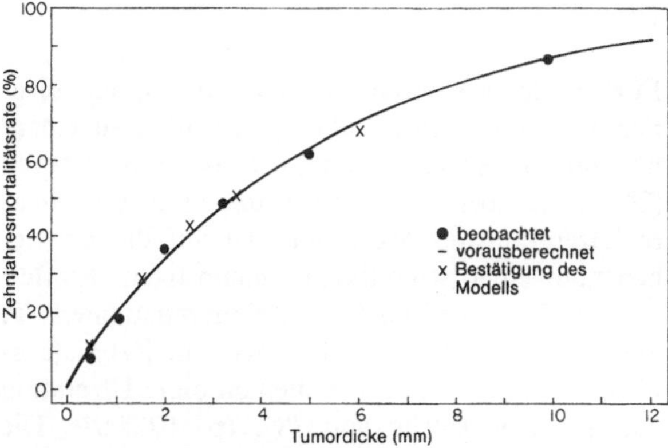

Abb. 19.4. Beobachtete und nach einem mathematischen, auf der Tumordicke basierenden Modell vorhergesagte Zehnjahresmortalitätsrate. Das mathematische Modell [$9(T) = 1 - 0{,}966 \cdot e^{-0{,}20167T}$] ist ausführlicher in Kap. 20 beschrieben. Die *durchgezogene* Linie ist die Vorhersage mit Hilfe des Modells, die *ausgefüllten Kreise* bezeichnen das tatsächlich beobachtete Überleben für 2627 Patienten aus den kombinierten Daten aus Alabama und Sydney. Die Zuverlässigkeit des Modells wurde durch Anwendung auf 747 Melanompatienten im Stadium I der WHO-Melanomgruppe verifiziert (diese Daten wurden für die Ableitung des Modells nicht herangezogen). Der lineare Verlauf der Kurve zeigt, daß es keine natürlichen Sprünge („breakpoints") gibt, sondern daß vielmehr eine kontinuierliche Korrelation zwischen Überleben und Tumordicke besteht

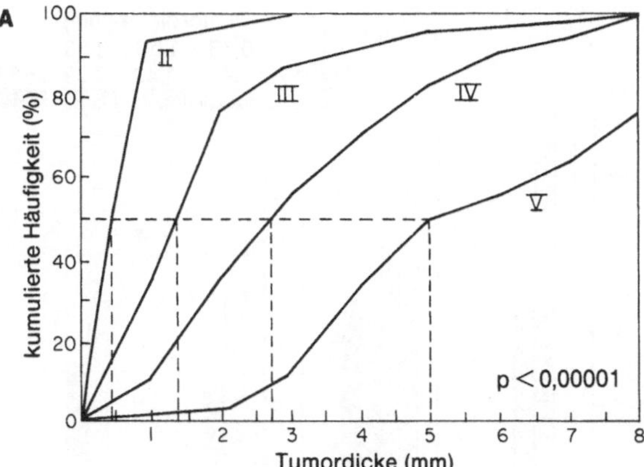

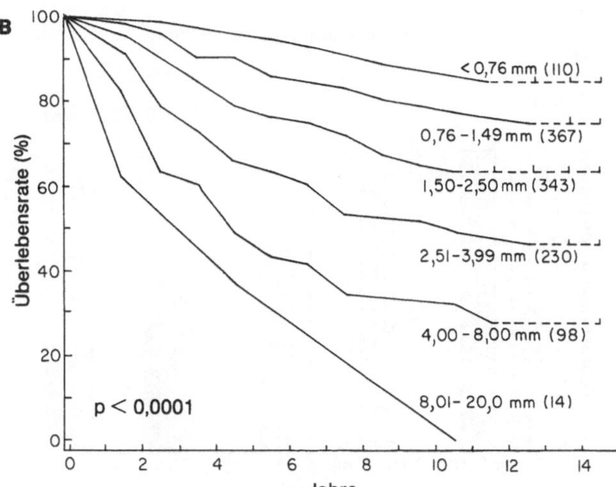

Abb. 19.5. **A** Melanompatienten im Stadium I, untergliedert nach Level und Tumordicke. Die mediane Tumordicke für jeden Level ist *gestrichelt* dargestellt. Für das Melanom im Level III und IV ergeben sich die größten Wertebereiche. **B** Überlebenskurven für Melanompatienten im Stadium I mit einem Tumor im Level IV, untergliedert nach der Tumordicke. Die kleine Zahl der Patienten mit einem dünnen Melanom im Level IV besaß eine relativ günstige Prognose (Anzahl der Patienten in *Klammern*)

Mikrostadium (Level of invasion)

Es besteht eine negative Korrelation zwischen Zunahme des Mikrostadiums (Level of invasion) und der Überlebensrate (Abb. 19.3 B). Der Level ist in der univariaten Analyse ein signifikanter Prognosefaktor ($p < 0{,}00001$) und grenzt Patienten mit verschiedenem Metastasierungsrisiko voneinander ab. Bei einer weiteren Untergliederung der einzelnen Level in verschiedene Tumordickenkategorien zeigt sich jedoch, daß jeder Level in sich heterogen ist, sowohl in bezug auf die Tumordicke (Abb. 19.5 A) als auch in bezug auf die Überlebensrate (Abb. 19.6 A); z. B. umfassen Melanome im Level IV eine große Spanne von Tumordicken (0,6 mm-12,6 mm; Median 2,7 mm) und unterschiedliche Überlebenszeiten. Bei fast einem Viertel der Läsionen im Level IV wurde eine Dicke von weniger als 1,5 mm gemessen, und diese Patienten schnitten viel besser ab als die Mehrzahl der Patienten mit dickeren Melanomen im Level IV (Abb. 19.5 B).

Vergleich von Level und Tumordicke als Prognosefaktoren

Wir stellten im direkten Vergleich beide Methoden des Mikrostagings, Level of Invasion und Tumordicke, einander gegenüber; dabei wurden in verschiedene Tumordickenkategorien unterteilte Levels miteinander verglichen. Innerhalb der Levels III, IV und V korrelierten die Dickenkategorien mit der Überlebensrate (Abb. 19.6 A). Umgekehrt ließ sich bei der Analyse der Tumordicke keine Korrelation mit der Überlebensrate zeigen, wenn die Dickenkategorien in verschiedene Levels

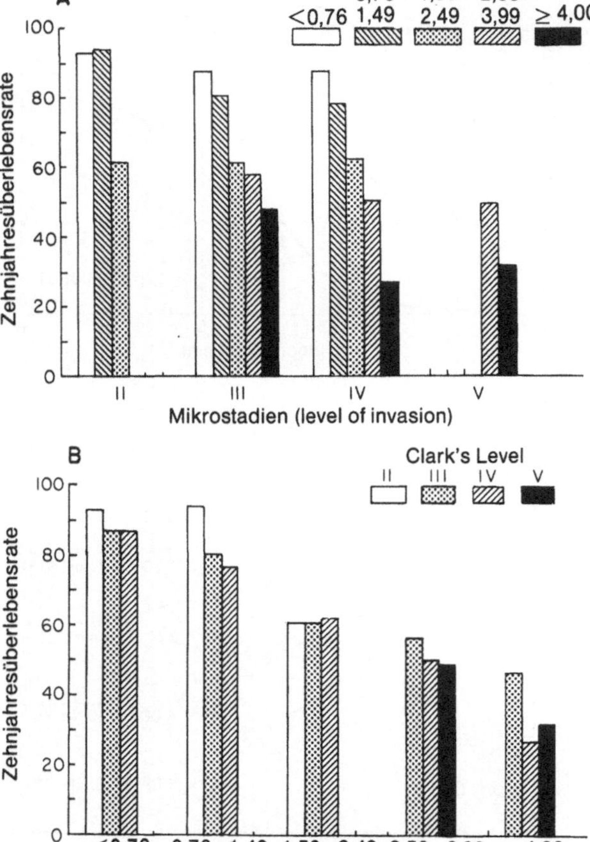

Abb. 19.6 A, B. Vergleich zweier Methoden zum Mikrostaging (Bestimmung der Tumordicke und des Levels of invasion). **A** Zehnjahresüberlebensraten für Melanompatienten im Stadium I, untergliedert zunächst nach Level und dann weiter nach Tumordicke. Die Unterschiede der Überlebensraten der Patienten in verschiedenen Dickenkategorien sind innerhalb der Level III, IV und V signifikant. **B** Zehnjahresüberlebensraten beim Melanom im Stadium I in Abhängigkeit von Tumordickenkategorien, untergliedert nach dem Level. Innerhalb der einzelnen Dickenkategorien sind die Unterschiede der Überlebensraten bei verschiedenem Level nicht signifikant

unterteilt wurden (Abb. 19.6 B). Zum Beispiel war die Zehnjahresüberlebensrate bei Patienten mit 1,5–4 mm dicken Melanomen im Level III, IV, und V nicht signifikant unterschiedlich. Diese Beobachtungen zeigen, daß die Messung der Tumordicke ein vergleichsweise genauerer Prognosefaktor ist [1-4, 10, 17-19, 21, 22, 31, 33, 34, 40]. Die Messung der Tumordicke ist im Vergleich zur Bestimmung des Levels ein quantitatives Verfahren und leichter vorzunehmen, sie gibt das Metastasierungsrisiko besser als der Level wieder. Diese Ergebnisse wurden durch eine multivariate Analyse bestätigt (s. unten).

Ulzeration

Etwa ¼ der Melanome im Stadium I waren ulzeriert (s. Tabelle 19.1). Männer besaßen zu einem höheren Prozentsatz ulzerierte Tumoren als Frauen (29% gegenüber 19%). Die histologisch feststellbare Ulzeration des Melanoms hat auf die Überlebensrate einen signifikant ungünstigen Einfluß (Abb. 19.7 A; $p < 0{,}00001$). Melanompatienten im Stadium I mit Ulzeration besaßen eine Zehnjahresüberlebensrate von 50%, Patienten ohne Ulzeration dagegen eine solche von 78% ($p < 0{,}00001$). Die Ulzeration korrelierte direkt mit der Tumordicke ($p < 0{,}00001$). Die mediane Tumordicke betrug bei Patienten mit einem ulzerierten Tumor 3 mm, bei nichtulzerierten Tumoren dagegen 1,3 mm. Über 1,5 mm dicke Tumoren waren in 44% ulzeriert. Mit der Weite der Ulzeration konnten bei der Analyse der Daten der UAB 2 prognostische Untergruppen [7] voneinander abgegrenzt werden. Melanome mit weniger als 6 mm weiter Ulzeration waren insgesamt dünner und besaßen einen flacheren Ulkusgrund als Melanome mit Geschwüren von 6 mm und weiter. Die Fünfjahresüberlebensrate war für diese Patienten ebenfalls günstiger (44% gegenüber 5%; $p < 0{,}001$).

Zwischen den 3 wichtigen Prognosefaktoren Ulzeration, Lokalisation des Primärtumors und Geschlecht des Patienten besteht eine komplexe Wechselwirkung. Wie bereits erwähnt, überleben Frauen länger, dieser Unterschied erklärt sich aber zum Großteil durch die Tatsache, daß Männer zu einem hohen Prozentsatz ulzerierte und ungünstiger lokalisierte Tumoren (d. h. am Stamm, Kopf und Hals) aufweisen. Nach Abgleichung dieser beiden Faktoren durch Bildung verschiedener Untergruppen, waren die Zehnjahresüberlebensraten für Extremitätenmelanome bei Frauen dennoch besser (Tabelle 19.2). Frauen mit einem nichtulzerierten Extremitätenmelanom besaßen eine hervorragende Zehnjahresüberlebensrate von 89% (Tabelle 19.2). Ob Frauen tatsächlich eine inhärent bessere Prognose haben, ist noch umstritten, da bei Frauen die Melanome im Durchschnitt dünner als bei Männern sind.

Melanomtyp

Die Überlebensraten für die 3 histologischen Melanomtypen sind in Abbildung 19.7B dargestellt. Das akral-lentiginöse Melanom stellt ebenfalls einen eigenständigen Melanomtyp dar, diese Tatsache ist jedoch erst seit kurzem bekannt. Daher lie-

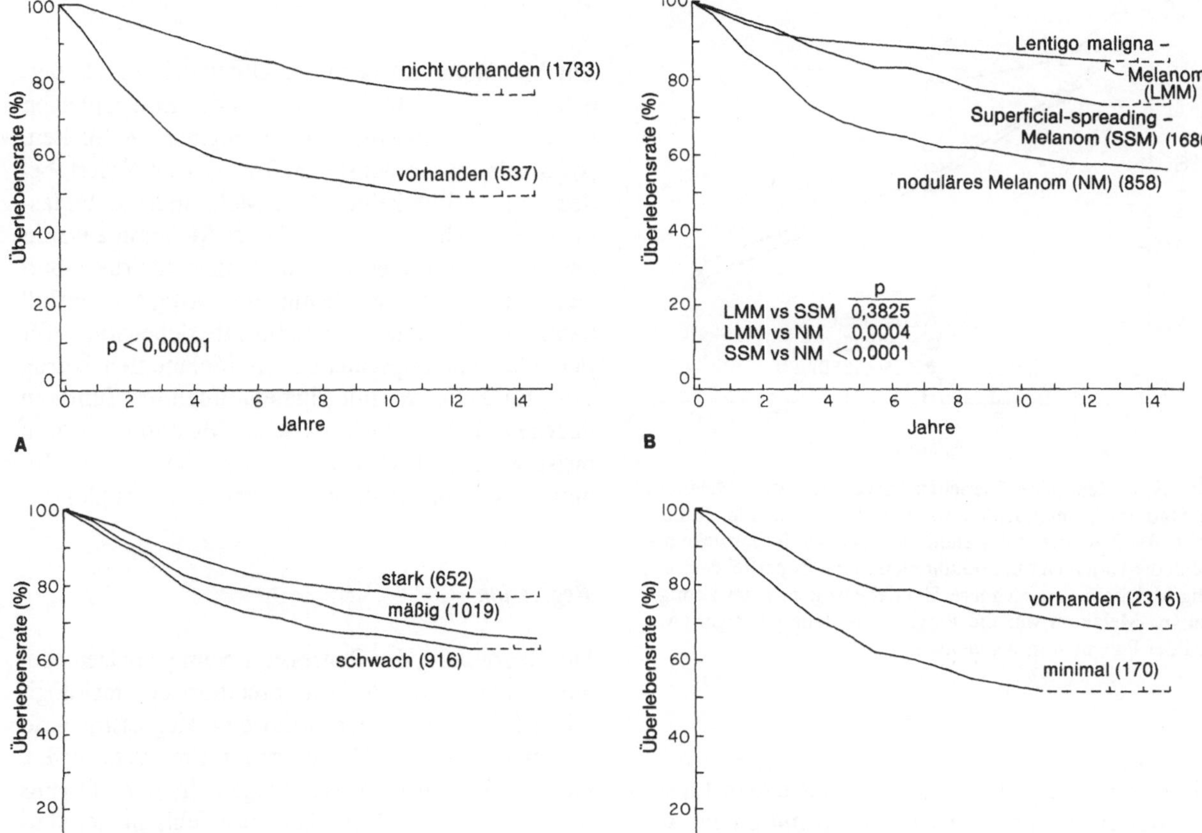

Abb. 19.7 A-D. Überlebenskurven der Melanompatienten im Stadium I in Abhängigkeit von 4 histopathologischen Merkmalen: **A** Ulzeration, **B** Melanomtyp, **C** lymphozytäre Infiltration, **D** Pigmentierung (Anzahl der Patienten in *Klammern*)

Tabelle 19.2. Ulzeration und Prognose bei Melanom im Stadium I

	Zehnjahresüberlebensrate	
	Ulzeriert [%]	Nicht-ulzeriert [%]
Axiales Melanom[a]		
Männer	26	61
Frauen	25	70
Melanom der Extremitäten		
Männer	23	70[b]
Frauen	41	89[b]

[a] Stamm, Kopf und Hals. [b] Unterschiede der Überlebensraten bei nicht-ulzerierten Extremitätenmelanomen: Männer gegenüber Frauen p=0,01.

gen noch keine Langzeitergebnisse vor. Patienten mit einem Superficial spreading-Melanom (SSM) oder einem Lentigo maligna- Melanom (LMM) überlebten am längsten, dagegen besaßen Patienten mit nodulären Melanomen (NM) die schlechteste Prognose. Der statistisch signifikanteste Unterschied zwischen diesen Gruppen bestand zwischen SSM und NM ($p < 0{,}0001$).

Bei einem Vergleich der Patienten mit SSM und NM innerhalb einzelner Dickenkategorien und bei der Berechnung der Zehnjahresüberlebensraten fand sich kein Unterschied in der Prognose dieser beiden Melanomtypen (Abb. 19.8). Patienten mit SSM haben offensichtlich nur deshalb eine bessere Prognose als Patienten mit NM, weil SMM im Durchschnitt dünner sind.

Lentigo maligna-Melanome traten lediglich bei einer kleinen Zahl von Patienten (4%) auf. Alle diese Tumoren waren im Gesicht oder am Hals lokalisiert und im Durchschnitt relativ dünn. Innerhalb gleicher Dickenkategorien besaßen - wie be-

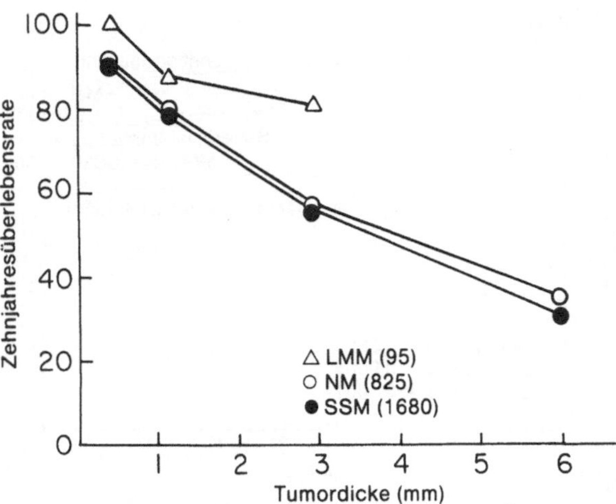

Abb. 19.8. Zehnjahresüberlebenskurven für das Melanom im Stadium I, untergliedert nach Melanomtyp und Tumordicke. Bei Patienten mit Melanomen gleicher Tumordicke besaßen die Patienten mit nodulärem und mit Superficial-spreading-Melanom vergleichbare Überlebensraten, beim Lentigo maligna-Melanom war die Prognose weitaus günstiger (Anzahl der Patienten in *Klammern*)

reits beschrieben [29] - Patienten mit einem LMM eine bessere Prognose als Patienten mit einem anderen Melanomtyp (Abb. 19.8). Sogar beim LMM mit einer Dicke von 3 mm und darüber beobachteten wir eine Zehnjahresüberlebensrate von 80%.

Lymphozytäre Infiltration

Die lymphozytäre Infiltration ist ein Prognosefaktor, der - wie beschrieben [1] - in 3 Grade eingeteilt werden kann. Die Patienten mit der stärksten lymphozytären Infiltration überlebten am längsten (Abb. 19.7 C). Es bestand eine negative Korrelation zwischen der Tumordicke und der Intensität der lymphozytären Infiltration [4, 28]. Patienten ohne bzw. mit nur geringfügiger lymphozytärer Infiltration besaßen ein Melanom mit einer durchschnittlichen Tumordicke von 2,3 mm, im Vergleich dazu waren die Tumoren bei starker lymphozytärer Infiltration durchschnittlich 1,1 mm dick. Nach Berücksichtigung der Tumordicke ließ sich ein prognostischer Einfluß der lymphozytären Infiltration nicht mehr nachweisen [3, 4, 27].

Pigmentierung

Ein Melanom galt in dieser Untersuchung als pigmentiert, wenn Melanomzellen oder Makrophagen in ihrem Zytoplasma Melaninpigment enthielten. Als amelanotisch wurde ein Tumor klassifiziert, bei dem in praktisch keiner Zelle Melanin im Zytoplasma nachweisbar war. Nur 7% der Melanome waren amelanotisch, dieses Merkmal hatte für die Überlebensrate einen eindeutig ungünstigen Einfluß (Abb. 19.7 D). Die Zehnjahresüberlebensrate für Patienten mit unpigmentierten Melanomen betrug 54%, für Patienten mit pigmentbildenden Tumoren dagegen 73%. Amelanotische Melanome waren meist wesentlich dicker als stark pigmentierte Tumoren, was ihre schlechte Prognose erklärt [26].

Regression

Die Beurteilung der Regression beim primären Melanom hängt von der Interpretation des histologischen Bildes ab. Kriterien für eine Regression sind u. a. eine vermehrte Vaskularisation mit verstreuten, melaninbeladenen Makrophagen in der Dermis und Fibrose [37]. Typischerweise fehlt in der darüberliegenden Epidermis im Bereich der Regression das Melaninpigment, während in der normalen Epidermis eine Pigmentierung erkennbar ist. Es gab beträchtliche Meinungsverschiedenheiten bezüglich des Metastasierungspotentials dünner regressierter Melanome. Einige Autoren fanden ein erhöhtes Risiko [23, 30], andere dagegen nicht [28, 38]. Wichtige Ursachen für diese unterschiedlichen Ergebnisse sind die Abhängigkeit der Diagnose der Regression von der Interpretation des Untersuchers und die unterschiedliche Nachbeobachtungszeit in verschiedenen Studien.

Anhand der Daten sowohl der UAB als auch der SMU war die Regression kein ungünstiger Prognosefaktor [1, 28]. Für dünne Melanome (0,1-0,75 mm) fand sich bei Patienten mit und ohne Regression keine unterschiedliche Überlebensrate. Patienten mit dünnen regressiv veränderten Melanomen hatten eine etwas schlechtere Fünfjahresüberlebensrate als Patienten mit dünnen Melanomen ohne Regression, nach einer Nachbeobachtungszeit von 10 Jahren vereinigten sich aber die Überlebenskurven wieder (Abb. 19.9), was erneut die Wichtigkeit einer langfristigen Nachbeobachtung unterstreicht. Die Patientengruppe mit regressierten Melanomen mit einer Tumordicke zwischen 0,76 und 1,49 mm hatte sogar eine signifikant gün-

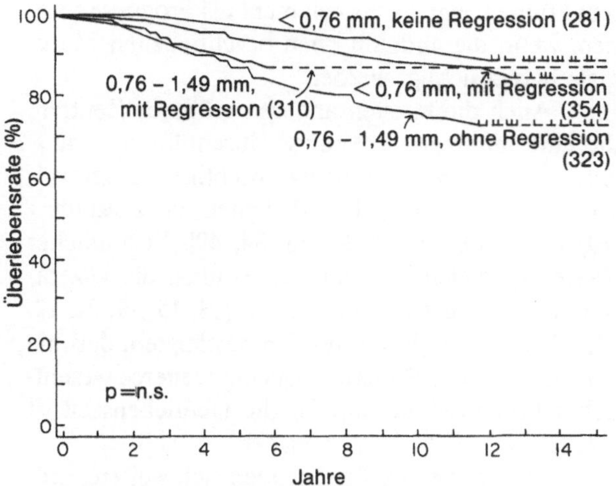

Abb. 19.9. Überlebenskurven der Melanompatienten im Stadium I, untergliedert nach Regression und Tumordicke (nur Patienten mit bis 1,49 mm dicken Tumoren). Bei Regression weisen die Patienten praktisch dieselbe Prognose wie Patienten ohne Regression auf (Anzahl der Patienten in *Klammern*)

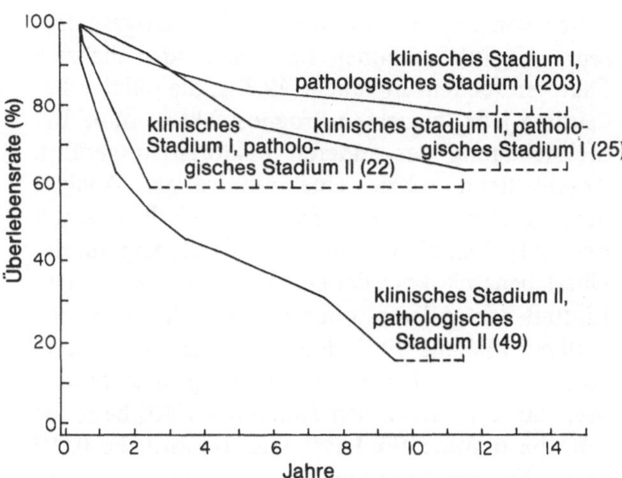

Abb. 19.10. Überlebenskurven der Melanompatienten der UAB in Abhängigkeit von klinischem und pathologischem Stadium (mit bzw. ohne Lymphknotenmetastasen) (Anzahl der Patienten in *Klammern*)

stigere Überlebenskurve als die entsprechenden Patienten ohne Regression (Abb. 19.9).

Pathologisches Stadium

22 Patienten im klinischen Stadium I, bei denen eine ELKD vorgenommen wurde, wiesen okkulte Lymphknotenmetastasen auf (klinisches Stadium I, pathologisches Stadium II). Diese Patienten besaßen eine Zehnjahresüberlebensrate von 58% gegenüber 80% bei Patienten ohne Lymphknotenmetastasen und gegenüber 16% bei Patienten mit klinisch manifesten Lymphknotenmetastasen (p = 0,0032; Abb. 19.10). Einige Autoren fanden, daß über die Tumordicke verschiedene Risikogruppen für okkulte Lymphknotenmetastasen abgegrenzt werden können [20]. In der vorliegenden Studie ließ sich jedoch keine Korrelation zwischen der Tumordicke und der Häufigkeit okkulter Lymphknotenmetastasen feststellen [3]. Dies kann an der relativ kleinen Patientenzahl liegen, da aufgrund der Tumordicke bei einigen Patienten Lymphknotenmetastasen klinisch gefunden werden konnten (s. unten).

Multivariate Analyse

Die oben genannten klinischen und pathologischen Parameter wurden mit univariaten und multivariaten Methoden auf ihre prognostische Aussagekraft hin überprüft. Für diese Analysen wurden nur die 2151 Patienten berücksichtigt, für die die klinischen und pathologischen Daten vollständig vorlagen. Obwohl bei den anderen Patienten auch fast alle Informationen zur Verfügung standen, wurden ihre

Tabelle 19.3. Analyse prognostischer Faktoren beim Melanom im klinischen Stadium I

Methode	p-Wert
Univariate Analyse	
Tumordicke	<0,00001
Ulzeration	<0,00001
Mikrostadium (level of invasion)	<0,00001
Lokalisation	<0,00001
Geschlecht	<0,00001
Alter	<0,00001
Pathologisches Stadium	<0,00001
Pigmentation	<0,00001
Regression	<0,00001
Chirurgische Behandlung	0,0006
Lymphozytäre Infiltration	0,0066
Melanomtyp	0,0451
Multivariate Analyse	
Tumordicke	<0,00001
Chirurgische Behandlung	<0,00001
Lokalisation	<0,00001
Ulzeration	<0,00001
Pathologisches Stadium	<0,00001
Mikrostadium (level of invasion)	0,0026
Geschlecht	0,0029
Regression	0,0327

Daten von der multivariaten Analyse ausgeschlossen, weil Informationen für einen oder mehrere Faktoren fehlten. In Tabelle 19.3 ist die relative Bedeutung jedes einzelnen Prognosefaktors ohne Berücksichtigung der anderen Faktoren aufgeführt. Anschließend wurde eine multivariate Analyse durchgeführt, um die primären prädiktiven Kriterien zu finden, die voneinander unabhängig mit der Überlebenszeit korrelierten, aber gleichzeitig den Einfluß der anderen, oben aufgeführten Faktoren erklären (Tabelle 19.3). Jede Variable wurde dann schrittweise auf ihren zusätzlichen prognostischen Wert hin geprüft. In den Daten der UAB betrugen z. B. die p-Werte für Level und Tumordicke 0,003 und 0,001, wenn der Level, gefolgt von der Tumordicke, an die 1. Stelle gesetzt wurde. Dies zeigt an, daß das Kriterium Tumordicke zusätzliche prognostische Information liefert, nachdem der Level berücksichtigt wurde. Wurden diese Variablen andererseits in umgekehrter Reihenfolge angeordnet, dann war die Dicke ein hoch signifikantes Kriterium ($p < 0{,}001$), dagegen besaß der Level keinen zusätzlichen prognostischen Einfluß nach der Berücksichtigung der Tumordicke ($p = 0{,}255$).

Der Einfluß dieser Faktoren auf die Überlebenszeit wurde für eine Gruppe von 2151 Patienten im Stadium I untersucht, bei denen sämtliche Informationen über Prognosefaktoren zur Verfügung standen. Es ergaben sich 5 Hauptfaktoren, die eine Schätzung der Überlebenszeit für Patienten im Stadium I erlaubten: 1) Dicke des Melanoms, 2) Art der initialen chirurgischen Therapie (WLE mit oder ohne ELKD), 3) pathologisches Stadium (Stadium I bzw. II), 4) Ulzeration des Melanoms (vorhanden oder nicht vorhanden) und 5) Lokalisation (obere Extremität, untere Extremität, Stamm, Kopf und Hals) (Tabelle 19.3). Drei andere Variablen korrelieren bei bestimmten Untergruppen von Patienten in einem geringeren Maß mit der Überlebenszeit: 1) Mikrostadium (Level of invasion), 2) Geschlecht und 3) Tumorregression (vorhanden oder nicht vorhanden) (Tabelle 19.3).

Anschließend wurde diese multivariate Analyse innerhalb von 8 getrennten Untergruppen zur Verifizierung dieser Ergebnisse wiederholt (Tabelle 19.4). Melanomdicke und Ulzeration korrelierten am stärksten mit den Überlebensraten ($p < 10^{-6}$) bei allen Patienten im Stadium I und bei allen untersuchten Untergruppen. Die meisten anderen untersuchten Prognosefaktoren korrelierten aufgrund einer sekundären Abhängigkeit zur Tumordicke mit der Prognose. Obwohl diese und andere Faktoren biologisch für den Verlauf der Erkrankung wichtig sein können, eignen sie sich nicht als Prognosekriterien, wenn die anderen oben beschriebenen Merkmale berücksichtigt werden.

Auch die meisten anderen größeren Zentren, die eine multivariate Analyse durchführten, ermittelten die Tumordicke als das wichtigste prognostische Einzelkriterium bei Patienten im Stadium I [10, 13, 17-19, 22, 24, 31, 33, 34, 40]. In ähnlicher Weise ergab sich in 8 anderen Studien die Ulzeration als wichtiger Prognosefaktor [13, 15, 19, 21, 22, 31, 34, 40]. Drei dieser Studien bestätigten, daß die Lokalisation des Primärtumors ein weiteres wesentliches Prognosekriterium für die Überlebenszeit ist [17, 19, 22].

In anderen Studien ergaben sich weitere, prognostisch wichtige Faktoren für alle Patienten oder einzelne Untergruppen: Geschlecht [10, 21, 24] und Alter des Patienten [22], Merkmale des Primärtumors, wie z. B. lymphozytäre Infiltration [18, 21], Tumordurchmesser [22, 33, 34], Zelltyp [21, 40], mikroskopische Satellitenherde [15], Mitoseaktivität [17, 18, 22, 24, 31, 33, 34, 40] und Level [22]. In einer Studie [21] erwies sich auch der Zeitpunkt der Biopsie vor der 1. definitiven Behandlung als signifikant für die Überlebenszeit.

Schmoeckel et al. [33, 34] meinten, daß sich durch Kombination verschiedener Parameter die prognostische Aussage verbessern läßt. Sie führten multivariate und Diskriminanzanalysen durch, um Patienten mit geringem und solche mit hohem Metastasierungsrisiko abzugrenzen. Das Produkt von Mitoseaktivität und Tumordicke - als „prognostischer Index" bezeichnet - war in dieser Studie die stärkste prognostische Determinante. Bei Low-risk- und High-risk-Patienten hatten auch verschiedene andere Faktoren alleine oder in Kombination einen Einfluß auf die Prognose. Dabei handelte es sich um Ulzeration, Gefäßeinbrüche, Durchmesser und Lokalisation des Tumors.

Prognosefaktoren bei Patienten mit in regionäre Lymphknoten metastasiertem Melanom (Stadium II)

12 prognostische Merkmale des Melanoms wurden in einer Serie von 551 Patienten mit Lymphknotenmetastasen untersucht, die an den beiden Zentren (UAB und SMU) in den letzten 20 Jahren behandelt wurden. Diese Patienten wurden in 3 Gruppen eingeteilt: Patienten der Gruppe IIA wiesen gleichzeitig mit dem primären Melanom Lymphknoten-

Tabelle 19.4. Gemeinschaftsstudie der University of Alabama in Birmingham und der University of Sydney zum malignen Melanom. Analyse prognostischer Faktoren bei Untergruppen von Patienten mit Melanom im klinischen Stadium I und Zusammenfassung der multivariaten Analyse. *WLE* weite lokale Exzision, *RLKD* regionäre Lymphknotendissektion

	Zahl der Patienten [n]	Dominierende Faktoren in den Untergruppen								Andere Faktoren
		Tumordicke	Ulzeration	Mikrostadium (Level of invasion)	Regression	Lokalisation	Geschlecht	Chirurgische Behandlung	Pathologisches Stadium	
Gesamt	2151	<0,00001	<0,00001	0,0026	0,0327	<0,00001	0,0029	<0,00001	<0,00001	-
Jahr der 1. definitiven Behandlung										
≤1970	444	<0,00001	0,0003	-[a]	-	0,0557	0,0018	0,0003	-	-
>1970	1707	<0,00001	<0,00001	0,0090	0,0156	<0,00001	-	<0,00001	<0,00001	
Tumordicke [mm]										
<0,76	556	-	0,0088	-	-	0,0024	-	-	-	Alter
0,76-1,49	618	-	0,0001	0,0228	0,0181	0,0004	0,0211	0,0509	0,0721	p=0,0129
1,50-2,49	445	-	0,0393	-	-	0,0079	-	<0,00001	0,0939	
2,50-3,99	305	-	-	-	-	0,0001	-	0,0025	0,0006	
4,00-5,99	146	-	0,0002	-	-	-	-	0,0346	-	
≥6,0	81	-	0,0102	-	-	0,0205	-	0,0144	0,0364	
Lokalisation										
Extremitäten	730	0,0001	<0,00001	0,0198	-	0,0435	0,572	<0,00001	-	-
Kopf/Hals	266	0,00003	0,0289	-	-	0,021	-	-	-	-
Stamm	789	<0,00001	0,0002	0,0027	-	0,0171	-	0,0002	-	-
Geschlecht										
Männlich	1039	<0,00001	0,0021	0,0078	-	0,0052	-	<0,00001	0,0001	Lymphozytäre Infiltration p=0,0148
Weiblich	1112	<0,00001	<0,00001	-	-	<0,00001	-	0,0036	0,0855	
Chirurgische Behandlung										
Ausschließlich WLE	1421	<0,00001	<0,00001	0,0008	-	0,0046	0,0007	-	-	
WLE und RLKD	730	<0,00001	0,0046	-	0,0872	<0,00001	-	-	0,0001	Melanomtyp p=0,0032
Ulzeration										
Nicht vorhanden	1428	<0,00001	-	0,0090	-	<0,00001	0,0163	0,00003	0,0299	Alter
Vorhanden	433	0,0004	-	0,0360	0,0849	0,0044	-	<0,000001	0,0002	p=0,0635
Regression										
Nein	1043	<0,000001	<0,000001	0,0129	-	<0,00001	0,0103	<0,000001	-	
Ja	895	<0,000001	0,0495	-	-	0,0037	0,0533	0,0001	0,0391	-

[a] - Keine Signifikanz in der Untergruppe
[b] Weite lokale Exzision und elektive regionäre Lymphknotendissektion.

metastasen auf (synchrone Lymphknotenmetastasen). Patienten der Gruppe IIB entwickelten nach der Behandlung des primären Melanoms später (verzögert) Lymphknotenmetastasen (metachrone Lymphknotenmetastasen). Patienten der Gruppe IIC besaßen Lymphknotenmetastasen bei unbekanntem Primärtumor. In den Daten der UAB waren alle 3 Gruppen vertreten, während das Patientengut der SMU die Gruppe IIB nicht einschloß. Die Gesamtüberlebenskurven für alle Patienten im Stadium II waren bei den beiden Institutionen praktisch gleich, die Unterschiede betrugen an keinem Punkt der bis 15 Jahre gerechneten Überlebenskurven mehr als 6%. Nach 15 Jahren betrug die Überlebensrate an der SMU 25% und an der UAB 20%. Der Vergleich der Charakteristika der Patienten in den 3 Gruppen und die Verteilung der Prognosefaktoren ist in Tabelle 19.5 dargestellt.

Wie in einer früheren Untersuchung der UAB beschrieben [5], ist die Prognose aller Patienten ähnlich der der 3 Gruppen (IIA, IIB und IIC), wenn die Überlebensraten ab dem Zeitpunkt der Diagnose der Lymphknotenmetastasen berechnet wurden. Die Prognose der Patienten im Stadium II, über die in diesem Kapitel berichtet wird, wurde auf diese Weise errechnet.

Tabelle 19.5. Daten der Melanompatienten mit Lymphknotenmetastasen (Stadium II)

	Synchrone Lymphknotenmetastasen (Stadium II A)	Metachrone Lymphknotenmetastasen (Stadium II B) (nur UAB)	Lymphknotenmetastasen bei unbekanntem Primärtumor (Stadium II C)
Zahl der Patienten	328	82	141
Lokalisation des Primärtumors			
Untere Extremität	31%	21%	
Obere Extremität	12%	13%	
Kopf und Hals	17%	28%	
Stamm	38%	34%	
Sonstige	2%	4%	
Medianes Alter	44 Jahre	50 Jahre	43 Jahre
Geschlecht			
Männlich	69%	54%	70%
Weiblich	31%	46%	30%
Tumordicke [mm]			
<1,5	11%	21%	
1,5-4	40%	48%	
>4	49%	31%	
Median	3,6 mm	3,2 mm	
Mikrostadium (Level of invasion)			
II/III	28%	37%	
IV/V	72%	63%	
Ulzeration			
Vorhanden	56%	38%	
Fehlend	44%	62%	
Melanomtyp			
NM	64%	70%	
SSM	34%	28%	
LMM	2%	2%	
Lymphozytäre Infiltration			
Fehlend/schwach	39%	46%	
Mäßig/stark	61%	54%	
Pigmentation			
Vorhanden	87%	84%	
Minimal	13%	16%	
Anzahl der metastatisch befallenen Lymphknoten[a]			
1	34%	36%	53%
2-4	49%	34%	26%
>4	17%	30%	21%

[a] Diese Zahlen beziehen sich ausschließlich auf Patienten der UAB.

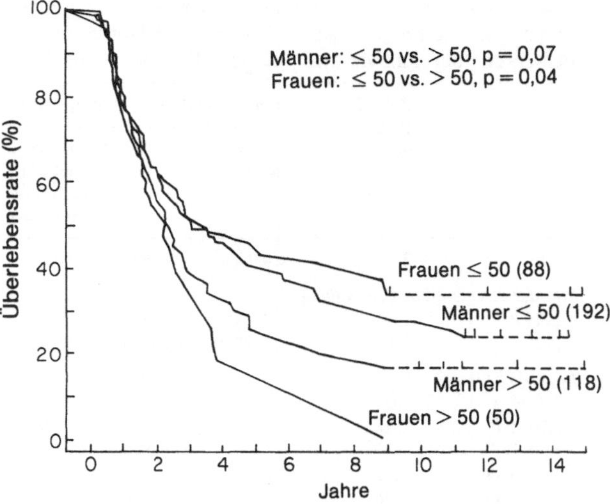

Abb. 19.11. Überlebenskurven der Melanompatienten im Stadium II in Abhängigkeit von Geschlecht und Alter. Die Überlebenskurven wurden vom Zeitpunkt der Diagnose der Lymphknotenmetastasen an berechnet (Anzahl der Patienten in *Klammern*)

Klinische Faktoren

Geschlecht

Die Mehrzahl der Patienten mit Melanom im Stadium II waren Männer (69%); im Stadium I war der Anteil der Männer geringer (44%). Bezüglich der Überlebensraten gab es keinen Unterschied zwischen männlichen und weiblichen Patienten im Stadium II, auch nicht bei Aufgliederung nach anderen Kriterien.

Lokalisation des Primärtumors

Primäre Melanome mit Lymphknotenmetastasen traten an allen Lokalisationen auf, 56% lagen axial, d.h. an Stamm, Kopf und Hals. Patienten mit einem Rumpfmelanom bildeten mit 35% die größte Gruppe. Patienten mit einem Melanom an Kopf und Hals besaßen die schlechteste Überlebensrate, es bestand jedoch kein statistisch signifikanter Unterschied der Überlebensraten zwischen den Lokalisationen, selbst nicht bei Aufgliederung der Daten nach Substadium, Geschlecht oder Anzahl der befallenen Lymphknoten.

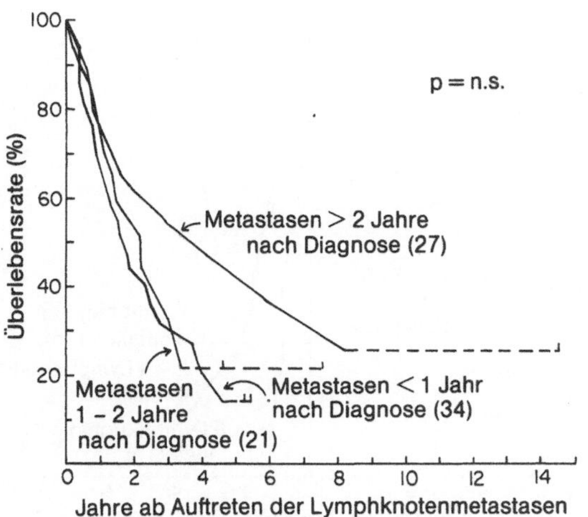

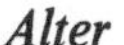

Abb. 19.12. Überlebenskurven für Melanompatienten im Substadium IIB in Abhängigkeit vom Zeitpunkt des Auftretens der Lymphknotenmetastasen (Anzahl der Patienten in *Klammern*) [5]

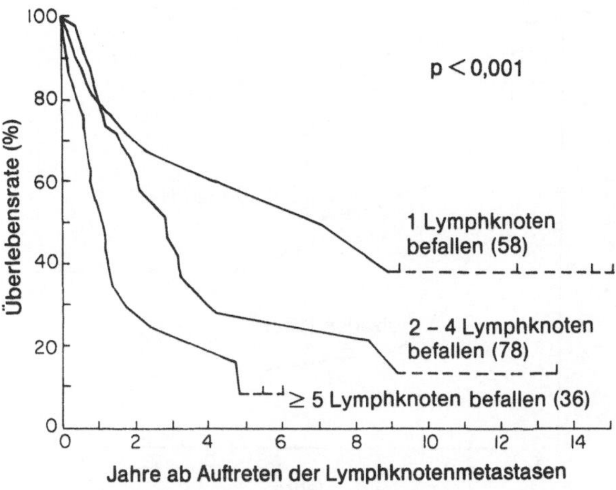

Abb. 19.13. Überlebenskurve für alle Melanompatienten im Stadium II in Abhängigkeit von der Anzahl befallener Lymphknoten [5] (Anzahl der Patienten in *Klammern*)

Alter

Das mediane Alter der Patienten im Stadium II betrug 44 Jahre. Ältere Melanompatienten im Stadium II neigten eher als jüngere Patienten zu einer schlechteren Prognose. So überlebten nur 23% der Patienten 5 Jahre, wenn sie zum Zeitpunkt der Erstdiagnose älter als 50 Jahre waren, verglichen mit 42% der jüngeren Patienten (50 Jahre und jünger). Dieser Unterschied war statistisch nicht zu sichern, wurde jedoch bei einer weiteren Aufgliederung der Daten nach Geschlecht signifikant (Abb. 19.11; $p = 0{,}0094$). Jüngere Frauen (< 50 Jahre) besaßen eine viel bessere Überlebensrate als ältere Frauen, die Unterschiede zwischen jüngeren und älteren Männern waren dagegen nicht so groß (Abb. 19.11).

Remissionsdauer

Die Remissionsdauer vom Zeitpunkt der Erstdiagnose bis zum Auftreten der Lymphknotenmetastasen wurde für ein Kollektiv von 82 an der UAB behandelten Patienten der Untergruppe IIB untersucht. Die Überlebensraten der Patienten, die klinisch erkennbare Lymphknotenmetastasen 1-12 Monate und 13-24 Monate nach der Erstdiagnose entwickelten, waren gleich (Abb. 19.12). Patienten, deren regionäre Lymphknotenmetastasen erst nach 2 Jahren oder später diagnostiziert wurden, zeigten tendenziell bessere Überlebensraten, aber die Unterschiede waren nicht statistisch signifikant.

Pathologische Faktoren

Anzahl der befallenen Lymphknoten

Dieser Parameter konnte nur anhand der Daten der UAB untersucht werden, dort bestand eine Korrelation zwischen der Anzahl befallener Lymphknoten und der Überlebenszeit (Abb. 19.13). Patienten mit einem befallenen Lymphknoten besaßen eine bessere Überlebensrate als Patienten mit 2 oder mehr befallenen Lymphknoten. Alle Gruppierungen für die Anzahl befallener Lymphknoten wurden auf Unterschiede in den Überlebensraten hin überprüft. In dieser Studie ergaben sich die größten Differenzen bei Unterteilung zwischen 1, 2-4 und 5 oder mehr befallenen Lymphknoten (Abb. 19.13). 37% der Patienten hatten 1 positiven Lymphknoten, 41% 2-4 und 22% 5 oder mehr befallene Lymphknoten. Die Dreijahresüberlebensraten betrugen 65%, 43% und 22% ($p < 0{,}001$). Die Zehnjahresüberlebensraten zeigten, daß lediglich bei Patienten mit einem positiven Lymphknoten eine annehmbare Heilungschance bestand (40% der Patienten überlebten 10 Jahre), dagegen lebten lediglich 13% der Patienten mit 2 oder mehr befallenen Lymphknoten 10 Jahre.

Ulzeration

Die Ulzeration erwies sich bei Patienten im Stadium I als das wichtigste Merkmal des primären

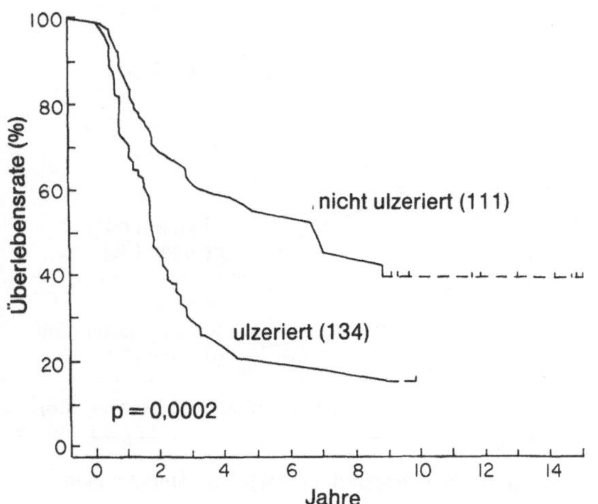

Abb. 19.14. Überlebenskurven für alle Melanompatienten im Stadium II in Abhängigkeit von der Ulzeration des Primärtumors. Die Ulzeration impliziert eine signifikant schlechtere Prognose (Anzahl der Patienten in *Klammern*)

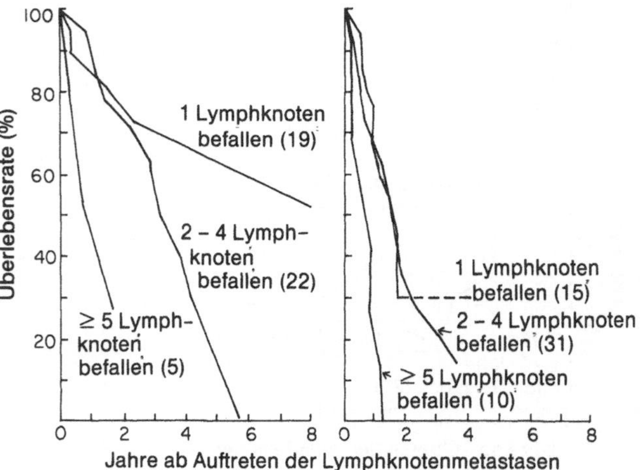

Abb. 19.15. Überlebenskurve für alle Melanompatienten im Stadium II in Abhängigkeit von der Anzahl befallener Lymphknoten und der Ulzeration des Primärtumors. *Links:* keine Ulzeration; *rechts:* mit Ulzeration. Eine Ulzeration beeinflußt die Prognose jeder Kategorie von Patienten mit Lymphknotenmetastasen [5] (Anzahl der Patienten in *Klammern*)

Melanoms zur Prognose des Risikos späterer Lymphknotenmetastasen und blieb auch nach Auftreten der Lymphknotenmetastasen ein wichtiger Prognosefaktor [5, 7]. Die Dreijahresüberlebensrate für Patienten mit ulzeriertem Melanom im Stadium II betrug nur 29%, verglichen mit 61% beim nichtulzerierten Melanom ($p=0{,}0002$; Abb. 19.14). Bei einer Korrelation der Ulzeration mit der Anzahl befallener Lymphknoten anhand der Daten der UAB stellte sich ein gewisser Zusammenhang zwischen diesen beiden wichtigen Prognosefaktoren heraus. Innerhalb jeder nach der Zahl befallener Lymphknoten definierten Kategorie zeigten ulzerierte Tumoren eine ungünstigere Prognose als nicht exulzerierte Melanome (Abb. 19.15). Patienten mit einem positiven Lymphknoten und fehlender Ulzeration des primären Melanoms besaßen daher von allen Patientengruppen die günstigste Prognose mit einer Zehnjahresüberlebensrate von 50%. Im Gegensatz dazu wiesen Patienten mit 5 oder mehr positiven Lymphknoten und Ulzeration des Primärtumors eine äußerst schlechte Prognose auf, und keiner der 10 Patienten dieser Gruppe überlebte länger als 14 Monate (Abb. 19.15).

Tumordicke

Die mediane Tumordicke der Melanome im Stadium II betrug 3,6 mm gegenüber 1,5 mm für Tumoren im Stadium I ($p<0{,}001$). Von den Patienten im Stadium IIA besaßen 49% dicke Melanome (>4 mm dick), dagegen hatten nur 31% der Patienten im Stadium IIB dicke Melanome. Die Tumordicke korrelierte mit den Überlebensraten (Abb. 19.16). Diese Korrelation war in den Daten der SMU viel stärker ausgeprägt als in den Daten der UAB. Eine wichtige Beziehung ergab sich auch zwischen Tumordicke und Ulzeration (Abb. 19.17). Nichtulzerierte Melanome mit einer Tumordicke von weniger als 4 mm besaßen eine vergleichsweise günstigere Fünfjahresüberlebensrate, verglichen mit nichtulzerierten Melanomen von 4 mm Dicke oder mehr (57 bzw. 44% Fünfjahresüberlebensrate); dagegen betrug die Fünfjahresüberlebensrate für dikke (≥ 4 mm) ulzerierte Melanome nur 8%.

Andere Faktoren

Zu den histopathologischen Parametern des primären Melanoms, die keinen Einfluß auf die Prognose hatten, zählten: Melanomtyp, Stärke der lymphozytären Infiltration, Pigmentierung sowie Mikrostadium (Level of invasion).

Multivariate Analyse

Jeder der diskutierten 12 Prognosefaktoren wurde auf seinen Vorhersagewert bezüglich des Metastasierungsrisikos und der Überlebenszeit hin unter-

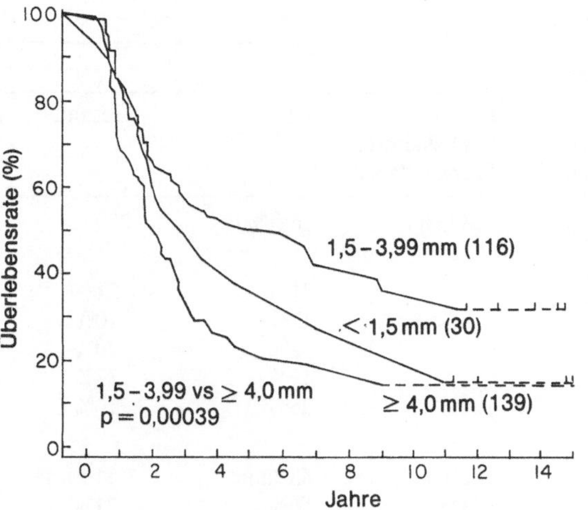

Abb. 19.16. Überlebenskurven für alle Melanompatienten im Stadium II in Abhängigkeit von der Tumordicke. Der Unterschied zwischen Patienten mit einem Melanom von <4,0 mm Tumordicke und Patienten mit einem Melanom von ≥4,0 mm Dicke ist signifikant (Anzahl der Patienten in *Klammern*)

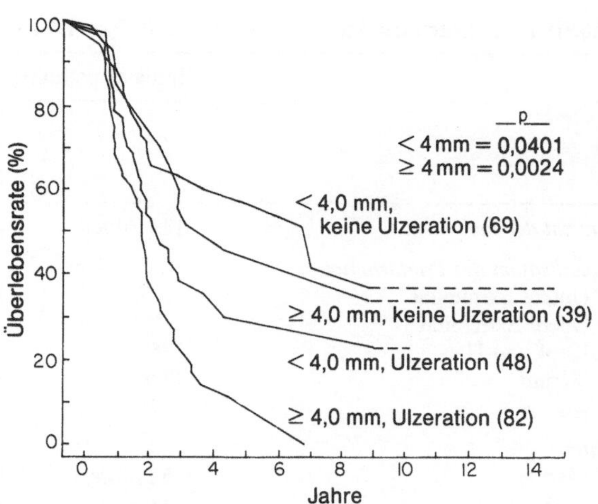

Abb. 19.17. Überlebenskurven für alle Melanompatienten im Stadium II in Abhängigkeit von Tumordicke und Ulzeration. In jeder Dickenkategorie besaßen Patienten mit einem ulzerierten Melanom eine signifikant schlechtere Prognose als Patienten mit einem nichtulzerierten Melanom (Anzahl der Patienten in *Klammern*)

sucht. Tabelle 19.6 zeigt die relative Bedeutung der einzelnen Merkmale ohne Berücksichtigung der anderen Faktoren. Bei univariater Analyse waren die signifikantesten prognostischen Variablen: die Anzahl der befallenen Lymphknoten, das Vorhandensein oder Fehlen einer Ulzeration, die Dicke des primären Melanoms (<4 mm oder ≥4 mm) und das Alter des Patienten. Wechselbeziehungen zwischen diesen Variablen - wie zwischen Lokalisation des Primärtumors und Geschlecht - sind jedoch nicht ausgeschlossen.

Anders als bei der Analyse des Melanoms im Stadium I wurden mit Hilfe der multivariaten Analyse von Patienten im Stadium II keine weiteren dominierenden Variablen gefunden. Die multivariate Analyse bestätigte lediglich, daß die Zahl befallener Lymphknoten ($p<0,0005$), die Ulzeration ($p<0,00001$) und das Alter ($p=0,05$) die ausschlaggebenden Prognosefaktoren sind. Die Tumordicke besaß bei den kombinierten Daten eine grenzwertige Bedeutung ($p=0,0686$), bei den Daten der SMU aber eine stärkere Korrelation ($p=0,01$). Für die anderen Faktoren war der p-Wert größer als 0,10.

Als erste zeigten Cohen et al. [11] in einer multivariaten Analyse die prognostische Bedeutung der Zahl befallener Lymphknoten. Später wurde von Day et al. [20] sowie von Callery et al. [9] nachgewiesen, daß die Tumordicke und die Anzahl befallener Lymphknoten wichtige unabhängige Prognosefaktoren bei Patienten im Stadium II sind. Cascinelli et al. [10] zeigten in einer multivariaten

Tabelle 19.6. Analyse prognostischer Faktoren beim malignen Melanom im Stadium II. *n.s.* nicht signifikant, *f.A.* fehlende Angabe

	Nur UAB [p-Werte]	Nur SMU [p-Werte]	UAB und SMU [p-Werte]
Univariate Analyse			
Anzahl der befallenen Lymphknoten	0,0002	f. A.	f. A.
Ulzeration	0,0006	0,0006	<0,00001
Lokalisation des Primärtumors (Extremitäten vs. axial)	0,1213	0,7307	0,4089
Dauer der Remission	0,1840	f. A.	f. A.
Alter	0,2169	0,7189	0,0369
Lymphozytäre Infiltration	0,3176	0,5813	0,9738
Synchrone vs. metachrone Metastasen	0,3499	f. A.	f. A.
Level	0,4894	0,2599	0,0953
Tumordicke	0,5072	0,0021	0,0042
Pigmentation	0,5200	0,4358	0,6940
Melanomtyp	0,5298	0,3437	0,1923
Geschlecht	0,9719	0,5698	0,7638
Multivariate Analyse [a]			
Anzahl befallener Lymphknoten	0,0005	f. A.	f. A.
Ulzeration	0,0019	0,0041	<0,00001
Alter	n. s.	n. s.	0,0478
Tumordicke	n. s.	0,0127	0,0686

[a] Bei allen anderen Faktoren war $p>0,10$

Tabelle 19.7. Daten der Melanompatienten mit Fernmetastasen (Stadium III)

	Initiales pathologisches Stadium				
	I	II (Bekannter Primärtumor)	II (Unbekannter Primärtumor)	III	Gesamt
Anzahl der Patienten	123 (61%)	43 (22%)	18 (9%)	16 (8%)	200
Lokalisation des Primärtumors					
Untere Extremität	23%	21%		31%	21%
Obere Extremität	7%	19%		12%	10%
Kopf und Hals	26%	16%		12%	20%
Stamm	37%	44%		19%	33%
Andere	7%	0%	100%	25%	16%
Alter					
Median	52 Jahre	51 Jahre	46 Jahre	63 Jahre	51 Jahre
>65 Jahre	18%	16%	11%	56%	21%
Geschlecht					
Männlich	54%	72%	72%	69%	61%
Weiblich	46%	28%	28%	31%	39%
Tumordicke					
<1,5 mm	23%	18%		0%	20%
1,5-4 mm	50%	38%		67%	42%
>4 mm	27%	44%		33%	37%
Median	2,2 mm	3,6 mm		2,8 mm	2,7 mm
Mikrostadium (Level of invasion)					
II/III	59%	13%		17%	30%
IV/V	41%	87%		83%	70%
Ulzeration					
Vorhanden	51%	72%		50%	58%
Nicht vorhanden	49%	28%		50%	42%
Melanomtyp					
NM	73%	81%		83%	76%
SSM	26%	19%		17%	23%
LMM	1%	0%		0%	1%
Lymphozytäre Infiltration					
Fehlend/schwach	51%	66%		80%	56%
Mäßig/stark	49%	34%		20%	44%
Pigmentation					
Vorhanden	82%	74%		67%	80%
Minimal	18%	26%		33%	20%
Mediane Zeitspanne bis zum Auftreten von Fernmetastasen	2,8 Jahre	0,9 Jahre			
Mediane Überlebenszeit ab Auftreten der Fernmetastasen	0,5 Jahre	0,4 Jahre		0,5 Jahre	0,5 Jahre

Analyse an 530 Patienten, daß das Ausmaß der Lymphknotenmetastasen (d.h. innerhalb der Lymphknotenkapsel oder auch perinoduläres Wachstum) und die Anzahl befallener Lymphknoten die signifikantesten Faktoren im Stadium II sind (s. Kap. 29).

Prognosefaktoren bei Patienten mit Fernmetastasen (Stadium III)

Die Daten von 200 an der UAB behandelten Patienten mit Fernmetastasen wurden nach klinischen und pathologischen Kriterien getrennt (Tabelle 19.7). Die mediane Überlebenszeit dieser Patienten betrug nur 6 Monate. Diese Daten schließen wenige Patienten mit ein, die bereits in den Stadien I und II analysiert wurden, wenn sie später Fernmetastasen entwickelten, v.a. aber Patienten, die bei Erstdiagnose des Melanoms bereits Fernmetastasen aufwiesen. Alle Überlebensraten wurden vom Zeitpunkt des ersten Auftretens der Fernmetastasen an berechnet [6].

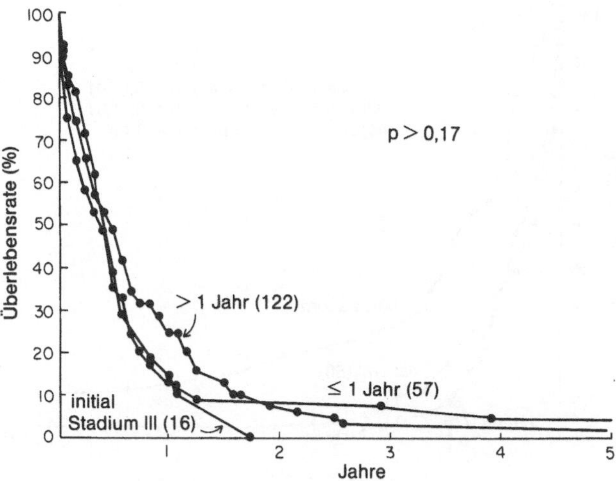

Abb. 19.18. Überlebenskurven für Melanompatienten im Stadium III in Abhängigkeit von der Remissionsdauer. Die Überlebensraten wurden vom Zeitpunkt des ersten Auftretens der Fernmetastasen an berechnet. Die Überlebensraten unterschieden sich nicht signifikant [6] (Anzahl der Patienten in *Klammern*)

Klinische Faktoren

Geschlecht

Bei manifesten Fernmetastasen bestand keinerlei Korrelation zwischen dem Geschlecht der Patienten und dem klinischen Verlauf (p = 0,98). Die Überlebenskurven für männliche und weibliche Melanompatienten im Stadium III waren deckungsgleich. Selbst bei einer weiteren Untergliederung der Patienten nach anderen prognostischen Parametern zeigte sich kein Unterschied zwischen männlichen und weiblichen Melanompatienten im Stadium III. Bei einem Vergleich der Metastasierungsmuster bei Männern und Frauen war bei keinem Geschlecht die Bevorzugung einer bestimmten Lokalisation (z.B. Lunge) oder einer bestimmten Kombination von Organmetastasen (viszerale gegenüber nichtviszeralen Metastasen) festzustellen.

Lokalisation des Primärtumors

Obwohl Fernmetastasen am häufigsten bei Melanomen am Stamm auftraten, war die Lokalisation des primären Melanoms kein signifikanter Prognosefaktor (p = 0,21).

Alter

Das mediane Alter der Melanompatienten im Stadium III betrug 51 Jahre und lag damit etwas über dem Wert für Patienten im Stadium I (47 Jahre). Das Alter der Patienten korrelierte im Stadium III jedoch nicht mit der Prognose (p = 0,76).

Remissionsdauer

Die Remissionsdauer war (bei univariater Analyse) kein statistisch signifikanter Prognosefaktor für den klinischen Verlauf der Erkrankung, wenn die Überlebensraten vom ersten Auftreten der Fernmetastasen an berechnet wurden (p = 0,25). Patienten mit einem Melanom in Stadium I und II, die innerhalb eines Jahres Fernmetastasen entwickelten, besaßen dieselbe Prognose wie Patienten, die sich von Anfang an im Stadium III befanden (Abb. 19.18). Bei Patienten im Stadium I und II, deren Remissionsdauer länger als 1 Jahr betrug, zeigte sich eine Tendenz zu einer etwas besseren Überlebensrate. Nach 16 Monaten waren aber die Überlebenskurven bei verschiedenen Remissionsintervallen gleich (Abb. 19.18). Alle Patienten im Stadium III können daher ohne Berücksichtigung der Remissionsdauer für statistische Analysen zusammengefaßt werden.

Lokalisation der Fernmetastasen

Die Lokalisation von Fernmetastasen war in der univariaten Analyse ein wichtiger Prognosefaktor (p = 0,0001). Haut, Subkutis und Fernlymphknoten waren die häufigsten Lokalisationen für erstauftretende Fernmetastasen (59% der Patienten) (Tabelle 19.8). Bei 23% der Patienten waren diese nichtviszeralen Lokalisationen die einzige Manifestation (14% Haut, 5% Subkutis und 4% Fernlymphknoten). Die mediane Überlebenszeit betrug für diese Patientengruppe 7 Monate (s. Tabelle 19.8), 25% der Patienten überlebten 1 Jahr. Es bestand für keine der möglichen Kombinationen dieser 3 Metastasenlokalisationen ein Unterschied in den Überlebensraten. Die nächsthäufigste Lokalisation der ersten Fernmetastasen war die Lunge (36% der Patienten).

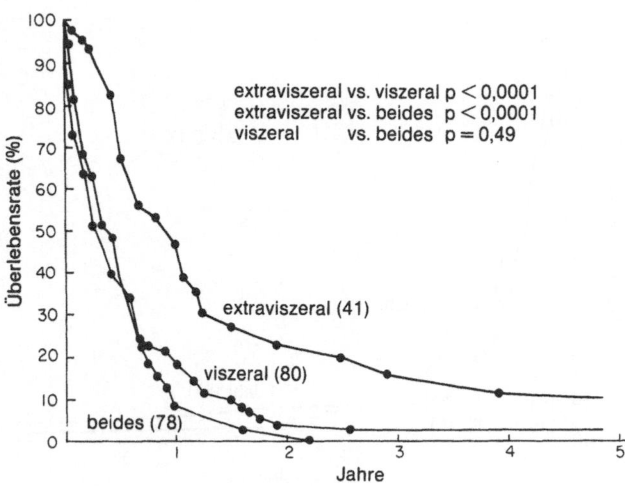

Abb. 19.19. Überlebenskurven für Melanompatienten im Stadium III in Abhängigkeit von der Lokalisation der Fernmetastasen. Nichtviszerale Metastasen (Haut, Subkutis und Fernlymphknoten) hatten eine signifikant bessere Prognose als viszerale Metastasen oder eine Kombination viszeraler und nichtviszeraler Metastasen [6] (Anzahl der Patienten in *Klammern*)

Patienten mit solitären Lungenmetastasen hatten unter allen Patienten mit Fernmetastasen die längste mediane Überlebensrate (11 Monate). Hirn-, Leber- und Knochenmetastasen waren die nächsthäufigsten Lokalisationen der ersten Fernmetastasen. Die mediane Überlebenszeit dieser Patientengruppe war sehr schlecht, sie lag zwischen 2 und 6 Monaten (Tabelle 19.8), die Einjahresüberlebensrate betrug lediglich 8-10%.

Die Lokalisationen der Metastasen wurden in 2 Gruppen zusammengefaßt: 1) viszerale Metastasen (Lunge, Gehirn, Leber und Knochen) und 2) nichtviszerale Metastasen (Haut, Subkutis und Fernlymphknoten). Wie die Abbildung 19.19 zeigt, besaß die relativ kleine Zahl der Patienten mit nichtviszeralen Metastasen eine bessere Prognose als die größere Zahl von Patienten mit viszeralen Metastasen. Dies gilt für die mediane Überlebenszeit (8 Monate gegenüber 3 Monaten) wie auch für die Einjahresüberlebensrate (46 gegenüber 18%). Das Vorhandensein viszeraler Metastasen hatte einen ausschlaggebenden Einfluß auf das Überleben, da die Patienten mit kombinierten viszeralen und nichtviszeralen Metastasen dieselbe schlechte Prognose wie Patienten mit ausschließlich viszeralen Metastasen besaßen.

Anzahl der metastatisch befallenen Organe

Patienten mit einer solitären Fernmetastase überlebten länger als Patienten mit 2, 3 oder mehr metastatisch befallenen Organen (Abb. 19.20). Bei der univariaten Analyse war dies der signifikanteste Prognosefaktor für Patienten mit Fernmetastasen ($p < 0{,}000001$). Die mediane Überlebenszeit betrug für 1 Metastasenorgan 7 Monate, für 2 Organe 4 Monate und für 3 oder mehr Organe 2 Monate. In ähnlicher Weise betrug die Einjahresüberlebensrate für 1 Lokalisation 36%, für 2 Lokalisationen 13% und für 3 oder mehr Lokalisationen 0%. Innerhalb der Patientengruppe mit nur 1 Metastasenorgan überlebten Patienten mit Metastasen in Lunge, Haut, Subkutis oder Fernlymphknoten länger als Patienten, die Fernmetastasen an anderen Lokalisationen aufwiesen (Tabelle 19.8). Bei detaillierter Analyse der möglichen diesbezüglichen Kombinationen ergab sich nur ein Unterschied: Patienten, bei denen Lunge, Haut, Subkutis und Fernlymphknoten befallen waren, schnitten besser ab als Patienten mit allen anderen Kombinationen (mediane Überlebenszeit 6 Monate gegenüber 2 Monaten).

Tabelle 19.8. Erste Lokalisation der Fernmetastasen

Lokalisation	Gesamt [%]	Einzige Lokalisation		Zusätzlich andere Lokalisationen	
		Häufigkeit [%]	Mediane Überlebenszeit [Monate]	Häufigkeit [%]	Mediane Überlebenszeit [Monate]
Haut, Subkutis und Fernlymphknoten	59	23	7,2	36	5,0
Lunge	36	11	11,4	25	4,0
Gehirn	20	8	5,0	12	1,4
Leber	20	3	2,4	17	2,0
Knochen	17	3	6,0	14	4,0
Andere	12	2	2,2	10	2,0
Disseminiert	4		2,4		2,4

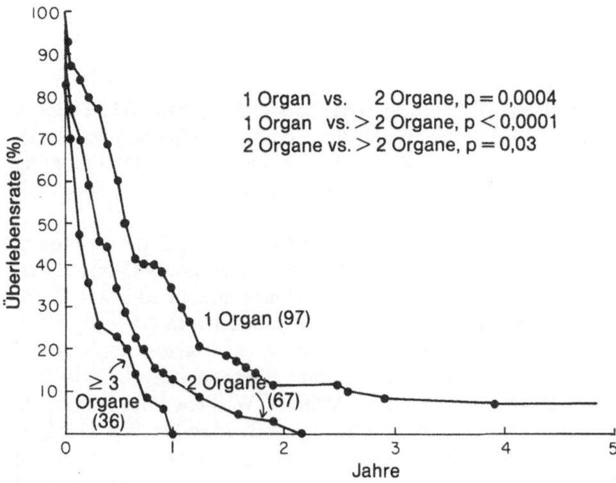

Abb. 19.20. Überlebenskurven für Melanompatienten im Stadium III in Abhängigkeit von der Anzahl metastatisch befallener Organe. Zwischen Überlebensrate und Anzahl der befallenen Organe bestand eine negative Korrelation, jede dieser Untergruppen unterschied sich signifikant in der Überlebensrate [6] (Anzahl der Patienten in *Klammern*)

Tabelle 19.9. Analyse prognostischer Faktoren beim malignen Melanom im Stadium III

	p-Wert
Univariate Analyse	
Anzahl metastatisch befallener Organe	<0,000001
Lokalisation der Metastasen	0,0001
Lokalisation des Primärtumors	0,209
Dauer der Remission	0,245
Metastasierungsmuster	0,300
Ulzeration	0,356
Tumordicke	0,428
Mikrostadium (Level of invasion)	0,575
Lymphozytäre Infiltration	0,642
Pigmentation	0,708
Alter	0,760
Geschlecht	0,975
Melanomtyp	0,992
Multivariate Analyse	
Anzahl metastatisch befallener Organe	<0,00001
Dauer der Remission	0,0186
Lokalisation der Metastasen	0,0192

Pathologische Faktoren

Wie im Stadium II waren fast alle histopathologischen Kriterien des Primärtumors für die Überlebenszeit der Patienten im Stadium III ohne prognostische Bedeutung.

Multivariate Analyse

Jeder der Prognosefaktoren wurde auf seinen Vorhersagewert bezüglich des Metastasierungsrisikos und der Überlebensrate hin geprüft [6]. In Tabelle 19.9 ist die relative Bedeutung jedes einzelnen Faktors ohne Berücksichtigung der anderen Faktoren dargestellt. Nur die Anzahl der metastatisch befallenen Organe und die Metastasenlokalisation (viszeral vs. nichtviszeral vs. kombiniert) korrelierte mit den Überlebensraten. Nach Analyse aller Faktoren mit einer Regressionsanalyse nach Cox waren die dominanten Faktoren: 1) Anzahl der metastatisch befallenen Organe (1 vs. 2 vs. 3 oder mehr, $p<0{,}00001$); 2) Dauer der Remission (weniger als 12 Monate vs. 12 Monate und mehr; $p=0{,}019$); 3) Lokalisation der Metastasen (viszeral vs. nichtviszeral; $p<0{,}019$). Diese Ergebnisse waren mit und ohne palliative Chemotherapie gleich. Es gab keine histologischen Kriterien des Primärtumors, mit deren Hilfe sich der klinische Verlauf nach Entwicklung der Fernmetastasen vorhersagen ließ.

Die einzige weitere multivariate Analyse bei Patienten im Stadium III wurde von Presant u. Bartolucci [32] durchgeführt. Sie fanden folgende signifikante Kriterien bezüglich des Überlebens: klinischer Zustand („performance status"), Tumorfreiheit der Leber, weibliches Geschlecht und ausschließliche Knochenmetastasierung.

Zusammenfassung

Therapeutische Entscheidungen bei Melanompatienten und die Analyse der Ergebnisse erfordern ein Verständnis der wesentlichen Faktoren, durch die sich das Metastasierungsrisiko vorhersagen läßt. Die Kenntnis dieser Faktoren führte einerseits zur Ableitung computerisierter mathematischer Modelle für die Einteilung der Patienten in verschiedene Risikogruppen und andererseits zur Unterstützung klinischer Entscheidungen über das Ausmaß der chirurgischen Behandlung. Ferner ist die Kenntnis der Prognosefaktoren wichtig für die Analyse der Ergebnisse der chirurgischen Behandlung und der adjuvanten Therapie. Kürzlich wurden vorläufige Ergebnisse präsentiert, die einen Gewinn mit Hilfe der adjuvanten Immunotherapie mit Corynebacterium parvum bei ausgewählten Patienten im Stadium I (mit einer Tumordicke von mehr als 3-4 mm) vermuten ließen. Dieser statistische Unterschied trat aber völlig in den Hintergrund, wenn in dieser Studie die Daten aller Patienten analysiert und Untergruppen mit Hilfe anderer Kriterien gebildet wurden [2].

Bei Patienten mit klinisch lokalisiertem Melanom (Stadium I) fanden sich 3 pathologische Kriterien (Tumordicke, Ulzeration und pathologisches Stadium) und 2 klinische Faktoren (Lokalisation der primären Läsion und Art der chirurgischen Erstbehandlung), die sich in einer multivariaten Analyse als dominierende prognostische Faktoren erwiesen. Das Geschlecht des Patienten hatte, selbst nach Berücksichtigung dieser Faktoren, einen gewissen zusätzlichen Einfluß, besonders beim Melanom der Extremitäten.

Bei Patienten mit Lymphknotenmetastasen (Stadium II) waren die beiden dominierenden prognostischen Faktoren: die Anzahl befallener Lymphknoten und Vorhandensein bzw. Fehlen einer Ulzeration des Primärtumors. Auch das Alter des Patienten und die Tumordicke korrelierten mit der Überlebensrate, allerdings viel geringer. Als Stichtag für die Berechnung der Überlebensraten bei Patienten mit einem Melanom im Stadium II sollte das erste Auftreten der Lymphknotenmetastasen herangezogen werden. Der einzige Unterschied zwischen Patienten mit synchronen und metachronen Lymphknotenmetastasen liegt darin, daß bei den letzteren Patienten die Diagnose der Lymphknotenmetastasen in einem relativ frühen Erkrankungsstadium gestellt wird. Daher ist ihre Prognose besser, wenn als Stichtag der Berechnung der Überlebensraten der Zeitpunkt der Diagnose des Primärtumors gewählt wird.

Bei Patienten mit Fernmetastasen (Stadium III) fanden sich keine Merkmale des Primärtumors, die den späteren klinischen Verlauf vorhersagen ließen. Die dominierenden prognostischen Faktoren bei der multivariaten Analyse waren: 1) die Lokalisation der Metastasen (viszeral vs. nichtviszeral), 2) die Anzahl der metastatisch befallenen Organe (1 vs. 2 und vs. 3 oder mehr) und 3) die Dauer bis zum Auftreten der Fernmetastasen (weniger als 12 Monate vs. 12 Monate oder mehr). Alter und Geschlecht der Patienten beeinflußten die Überlebensraten nicht signifikant.

Obwohl manche Aspekte des Melanomverhaltens noch unvorhersehbar sind, können mit immer größerer Genauigkeit prognostisch relevante Stadien und Substadien voneinander abgegrenzt werden. Weitere Verfeinerungen werden zu erreichen sein, sobald auch der Einfluß immunologischer und genetischer Faktoren des Patienten zur Vorhersage des klinischen Verlaufs des Melanoms herangezogen werden kann.

Literatur

1. Balch CM, Murad TM, Soong S-j, Ingalls AL, Halpern NB, Maddox WA (1978) A multifactorial analysis of melanoma: Prognostic histopathological features comparing Clark's and Breslow's staging methods. Ann Surg 188: 732
2. Balch CM, Smalley RV, Bartolucci AA, Burns D, Presant CA, Durant JR, Southeastern Cancer Study Group (1982) A randomized prospective clinical trial of adjuvant *C. parvum* immunotherapy in 260 patients with clinically localized melanoma (stage I): Prognostic factors analysis and preliminary results of immunotherapy. Cancer 49: 1079
3. Balch CM, Soong S-j, Milton GW, Shaw HM, McGovern VJ, Murad TM, McCarthy WH, Maddox WA (1982) A comparison of prognostic factors and surgical results in 1,786 patients with localized (stage I) melanoma treated in Alabama, USA, and New South Wales, Australia. Ann Surg 196: 677
4. Balch CM, Soong S-j, Murad TM, Ingalls AL, Maddox WA (1979) A multifactorial analysis of melanoma. II. Prognostic factors in patients with stage I (localized) melanoma. Surgery 86: 343
5. Balch CM, Soong S-j, Murad TM, Ingalls AL, Maddox WA (1981) A multifactorial analysis of melanoma. III. Prognostic factors in melanoma patients with lymph node metastases (stage II). Ann Surg 193: 377
6. Balch CM, Soong S-j, Murad TM, Smith JW, Maddox WA, Durant JR (1983) A multifactorial analysis of melanoma. IV. Prognostic factors in 200 melanoma patients with distant metastases (stage III). J Clin Oncol 1: 126
7. Balch CM, Wilkerson JA, Murad TM, Soong S-j, Ingalls AL, Maddox WA (1980) The prognostic significance of ulceration of cutaneous melanoma. Cancer 45: 3012
8. Breslow A (1970) Thickness, cross-sectional areas and depth of invasion in the prognosis of cutaneous melanoma. Ann Surg 172: 902
9. Callery C, Cochran AJ, Roe DJ, Rees W, Nathanson SD, Benedetti JK, Elashoff RM, Morton DL (1982) Factors prognostic for survival in patients with malignant melanoma spread to the regional lymph nodes. Ann Surg 196: 69
10. Cascinelli N, Morabito A, Bufalino R, van der Esch EP, Preda F, Vaglini M, Rovini D, Orefice S (1980) Prognosis of stage I melanoma of the skin. Int J Cancer 26: 733
11. Cohen MH, Ketcham AS, Felix EL, Li S-H, Tomaszewski M-M, Costa J, Rabson AS, Simon RM, Rosenberg SA (1977) Prognostic factors in patients undergoing lymphadenectomy for malignant melanoma. Ann Surg 186: 635
12. Cox DR (1972) Regression model and life tables. J Royal Stat Soc B34: 187
13. Cox EB (1982) Prognostic factors in malignant melanoma. In: Seigler HF (ed) Clinical Management of Melanoma. Nijhoff, The Hague, p 279
14. Day CL Jr, Lew RA, Mihm MC Jr, Harris MN, Kopf AW, Sober AJ, Fitzpatrick TB (1981) The natural break points for primary-tumor thickness in clinical stage I melanoma. N Engl J Med 305: 1155
15. Day CL Jr, Mihm MC Jr, Lew RA, Harris MN, Kopf AW, Fitzpatrick TB, Harrist TJ, Golomb FM, Postel A, Hennessey P, Gumport SL, Raker JW, Malt RA, Cosimi AB, Wood WC, Roses DF, Gorstein F, Rigel D, Friedman RJ, Mintzis MM, Sober AJ (1982) Prognostic factors for patients with clinical stage I melanoma of intermediate thick-

ness (1.51-3.99 mm): A conceptual model for tumor growth and metastasis. Ann Surg 195: 35
16. Day CL Jr, Mihm MC Jr, Lew RA, Kopf AW, Sober AJ, Fitzpatrick TB (1982) Cutaneous malignant melanoma: Prognostic guidelines for physicians and patients. CA, A Journal for Clinicians 32: 113
17. Day CL Jr, Sober AJ, Kopf AW, Lew RA, Mihm MC Jr, Golomb FM, Hennessey P, Harris MN, Gumport SL, Raker JW, Malt RA, Cosimi AB, Wood WC, Roses DF, Gorstein F, Fitzpatrick TB, Postel A (1981) A prognostic model for clinical stage I melanoma of the lower extremity: Location on foot as independent risk factor for recurrent disease. Surgery 89: 599
18. Day CL Jr, Sober AJ, Kopf AW, Lew RA, Mihm MC Jr, Golomb FM, Postel A, Hennessey P, Harris MN, Gumport SL, Raker JW, Malt RA, Cosimi AB, Wood WC, Roses DF, Gostein F, Fitzpatrick TB (1981) A prognostic model for clinical stage I melanoma of the trunk: Location near the midline is not an independent risk factor for recurrent disease. Am J Surg 142: 247
19. Day CL Jr, Sober AJ, Kopf AW, Lew RA, Mihm MC Jr, Hennessey P, Golomb FM, Harris MN, Gumport SL, Raker JW, Malt RA, Cosimi AB, Wood WC, Roses DF, Gorstein F, Postel A, Grier WRN, Mintzis MN, Fitzpatrick TB (1981) A prognostic model for clinical stage I melanoma of the upper extremity; The importance of anatomic subsites in predicting recurrent disease. Ann Surg 193: 436
20. Day CL Jr, Sober AJ, Lew RA, Mihm MC Jr, Fitzpatrick TB, Kopf AW, Harris MN, Gumport SL, Raker JW, Malt RA, Golomb FM, Cosimi AB, Wood WC, Casson P, Lopransi S, Gorstein F, Postel A (1981) Malignant melanoma patients with positive nodes and relatively good prognoses: Microstaging retains prognostic significance in clinical stage I melanoma patients with metastases to regional nodes. Cancer 47: 955
21. Drzewiecki KT, Andersen PK (1982) Survival with malignant melanoma: A regression analysis of prognostic factors. Cancer 49: 2414
22. Eldh J, Boeryd B, Peterson LE (1978) Prognostic factors in cutaneous malignant melanoma in stage I: A clinical, morphological and multivariate analysis. Scand J Plast Reconstr Surg 12: 243
23. Gromet MA, Epstein WL, Blois MS (1978) The regressing thin malignant melanoma: A distinctive lesion with metastatic potential. Cancer 42: 2282
24. Hacene K, Le Doussal V, Brunet M, Lemoine F, Guerin P, Hebert H (1983) Prognostic index for clinical stage I cutaneous malignant melanoma. Cancer Res 43: 2991
25. Kaplan EL, Meier P (1958) Nonparametric estimation from incomplete observation. J Am Stat Assoc 53: 457
26. McGovern VJ, Shaw HM, Milton GW, Farago GA (1981) Cell type and pigment content as prognostic indicators in cutaneous malignant melanoma. In: Ackerman AB (ed) Pathology of Malignant Melanoma. Masson, New York, p 327
27. McGovern VJ, Shaw HM, Milton GW, Farago GA (1981) Lymphocytic infiltration and survival in malignant melanoma. In: Ackerman AB (ed) Pathology of Malignant Melanoma. Masson, New York, p 341
28. McGovern VJ, Shaw HM, Milton GW (1983) Prognosis in patients with thin malignant melanoma: Influence of regression. Histopathology 7: 673
29. McGovern VJ, Shaw HM, Milton GW, Farago GA (1980) Is malignant melanoma arising in a Hutchinson's melanotic freckle a separate disease entity? Histopathology 4: 235
30. Paladugu RR, Yonemoto RH (1983) Biologic behavior of thin malignant melanomas with regressive changes. Arch Surg 118: 41
31. Prade M, Bognel C, Charpentier P, Gadenne C, Duvillard P, Sancho-Garnier H, Petit J-Y (1982) Malignant melanoma of the skin: Prognostic factors derived from a multifactorial analysis of 239 cases. Am J Dermatopathol 4: 411
32. Presant CA, Bartolucci AA, the Southeastern Cancer Study Group (1982) Prognostic factors in metastatic malignant melanoma: The Southeastern Cancer Study Group experience. Cancer 49: 2192
33. Schmoeckel C, Bockelbrink A, Bockelbrink H, Braun-Falco O (1983) Low- and high-risk malignant melanoma. II. Multivariate analyses for a prognostic classification. Eur J Cancer Clin Oncol 19: 237
34. Schmoeckel C, Bockelbrink A, Bockelbrink H, Koutsis J, Braun-Falco O (1983) Low- and high-risk malignant melanoma. I. Evaluation of clinical and histological prognosticators in 585 cases. Eur J Cancer Clin Oncol 19: 227
35. Shaw HM, McGovern VJ, Milton GW, Farago GA, McCarthy WH (1980) Histologic features of tumors and the female superiority in survival from malignant melanoma. Cancer 45: 1604
36. Shaw HM, McGovern VJ, Milton GW, Farago GA, McCarthy WH (1980) Malignant melanoma: Influence of site of lesion and age of patient in the female superiority in survival. Cancer 46: 2731
37. Smith JL Jr, Stehlin JS Jr (1965) Spontaneous regression of primary malignant melanomas with regional metastases. Cancer 18: 1399
38. Trau H, Rigel DS, Harris MN, Kopf AW, Friedman RJ, Gumport SL, Bart RS, Grier RN (1983) Metastases of thin melanomas. Cancer 51: 553
39. Urist MM, Balch CM, Soong S-j, Milton GW, Shaw HM, McGovern VJ, Murad TM, McCarthy WH, Maddox WA (1984) Head and neck melanoma in 536 clinical stage I patients: A prognostic factors analysis and results of surgical treatment. Ann Surg 200: 769
40. van der Esch EP, Cascinelli N, Preda F, Morabito A, Bufalino R (1981) Stage I melanoma of the skin: Evaluation of prognosis according to histologic characteristics. Cancer 48: 1668

20 Ein computergestütztes mathematisches Modell und Punktesystem zur Ermittlung der Prognose bei Melanompatienten

SENG-JAW SOONG

Prognosefaktoren beim malignen Melanom lassen sich heute durch die Anwendung einer multivariaten Analyse, gestützt auf die Regressionsanalyse der Überlebensdaten, genauer als früher ermitteln. Die Ergebnisse einer solchen Analyse bei 4000 Patienten sind in Kap. 19 beschrieben. Bei den meisten Studien, die dieses statistische Verfahren anwenden, dienten diese mathematischen Modelle in erster Linie als Hilfsmittel zur Ermittlung dominanter Prognosefaktoren. Diese Modelle wurden jedoch bisher kaum zur Vorhersage des klinischen Verlaufs individueller Melanompatienten und zu anderen möglichen Anwendungen, wie Planung und Analyse klinischer Studien herangezogen. In diesem Kapitel wird die Ableitung und Validierung eines mathematischen Modells zur Vorhersage des Metastasierungsrisikos und des Überlebens bei Patienten mit lokalisiertem Melanom (Stadium I) beschrieben. Mögliche klinische Anwendungen dieses Modells und des davon abgeleiteten Punktesystems werden ebenfalls dargestellt.

Beschreibung der Daten

Herkunft

Das Patientengut für die Entwicklung des mathematischen Modells wurde aus 2 voneinander unabhängigen Melanomstudien ausgewählt: aus dem Datenmaterial der University of Alabama in Birmingham (UAB) und aus dem Material der Sydney Melanoma Unit (SMU). Diese beiden Gruppen von Melanompatienten sind in ihrer Zusammensetzung auffallend ähnlich und die ermittelten wichtigsten Prognosefaktoren waren praktisch identisch [3]. Detaillierte Beschreibungen beider Patientenkollektive finden sich in den Kap. 19, 21 und 24. Das mathematische Modell wurde aus Daten von 1069 Patienten beider Studien entwickelt, bei denen alle klinischen und pathologischen Informationen zu den untersuchten Prognosefaktoren vorlagen.

Weitere 176 Patienten der Southeastern Cancer Study Group mit lokalisiertem Melanom (Stadium I) wurden gesondert analysiert. Die Patienten wurden in diese Untersuchung einbezogen, um das Modell zu validieren und um die Anwendungsmöglichkeiten aufzuzeigen. Diese Patienten wurden in einer klinischen Studie entweder nur chirurgisch behandelt oder einer zusätzlichen adjuvanten Immunotherapie mit Corynebacterium parvum unterzogen, worüber kürzlich berichtet wurde [2].

Definition und Kodierung der prognostischen Parameter

Vier klinische Faktoren (Alter, Geschlecht, Lokalisation des Tumors und chirurgische Erstbehandlung) und 7 pathologische Faktoren (Tumordicke, Clark's Level, Ulzeration, Melanomtyp, lymphozytäre Infiltration, Pigmentierung und pathologisches Stadium) wurden untersucht. Die genaue Definition und die prognostische Bedeutung jedes dieser 11 Faktoren wurden bereits publiziert [1, 3].

Für mathematische Berechnungen und für die Entwicklung des Modells wurden alle prognostischen Parameter numerisch verschlüsselt, wie aus Tabelle 20.1 ersichtlich. Beispielsweise wird das Merkmal Geschlecht durch die Variable X_2 dargestellt, die bei weiblichen Patienten den Wert 0, bei männlichen Patienten den Wert 1 annimmt.

Beschreibung des mathematischen Modells

Das abgeleitete mathematische Modell zur Vorhersage der Überlebensraten bei Patienten mit Melanom im Stadium I basiert auf dem von Cox [7] vorgeschlagenen proportionalen Modell. Die Einführung des Cox-Modells bedeutet die wichtigste methodologische Neuerung auf dem Gebiet der Analyse von Überlebensdaten. Das Cox-Modell erlaubt eine parameterfreie Auswertung der Überlebens-

Tabelle 20.1. Verschlüsselung der prognostischen Variablen zur Berechnung des Modells

Parameter	Im Modell definierte Kovariable (X_i)	Verschlüsselung der Kovariablen X_i
Klinische Parameter		
Alter	X_1	In Jahren
Geschlecht	X_2	0 = weiblich; 1 = männlich
Lokalisation	X_3	0 = Extremität; 1 = axial
Chirurgische Behandlung	X_4	0 = nur WLE; 1 = WLE + RLKD
Pathologische Parameter		
Tumordicke	X_5	1 = < 0,76 mm 2 = 0,76-1,49 mm 3 = 1,50-2,49 mm 4 = 2,50-3,99 mm 5 = 4,00-5,99 mm 6 = ≥ 6,00 mm
Mikrostadium (Level of invasion)	X_6	2 = II; 3 = III; 4 = IV; 5 = V
Ulzeration	X_7	0 = fehlend; 1 = vorhanden
Melanomtyp	X_8	0 = NM 1 = SSM
Lymphozytäre Infiltration	X_9	0 = fehlend oder schwach 1 = mäßig oder stark
Pigmentation	X_{10}	0 = ja; 1 = nein
Pathologisches Tumorstadium	X_{11}	1 = Stadium I; 2 = Stadium II; 3 = Stadium III
Vergleich der Zentren		
Zentrum	X_{12}	0 = Universität Alabama in Birmingham (UAB) 1 = Universität Sydney

daten und ermöglicht die Beschränkung der statistischen Analyse auf den Einfluß begleitender Daten (wie Prognosefaktoren), ohne die Art der Verteilung der Überlebenszeiten zu kennen. Das Cox-Modell läßt sich, wie unten beschrieben, als Hazardfunktion oder in Form einer Überlebensfunktion darstellen.

Die Hazardfunktion

Die Hazardfunktion zum Zeitpunkt t, ausgedrückt durch $\lambda(t)$, ist definiert als das unmittelbare Sterbe- oder Rezidivrisiko zum Zeitpunkt t, vorausgesetzt, daß der Tod oder das Rezidiv zu diesem Zeitpunkt noch nicht eingetreten sind. Angenähert läßt sich die Hazardfunktion also als Sterbe- oder Rezidivrate pro Zeiteinheit interpretieren. Bei der multifaktoriellen Analyse der Überlebensdaten wird die Hazardfunktion häufig als Funktion der mit der Überlebenszeit der Patienten assoziierten Merkmale ausgedrückt. Das Cox-Modell [7] beschreibt diese Beziehung mit der folgenden mathematischen Formel:

$$\lambda(t) = \lambda_0(t)\exp[\beta_1(X_1 - \bar{X}_1) + \beta_2(X_2 - \bar{X}_2) + \ldots + \beta_p(X_p - \bar{X}_p)]$$

dabei bedeuten:

1) $X_1, X_2, \ldots, X_p$ die einzelnen Merkmale (oder Prognosefaktoren) der insgesamt p Patienten, und $\bar{X}_1, \bar{X}_2, \ldots, \bar{X}_p$ die Mittelwerte dieser Variablen;

2) $\beta_1, \beta_2, \ldots, \beta_p$ sind die aus den Daten geschätzten Regressionskoeffizienten;

3) $\lambda_0(t)$ ist eine willkürlich angenommene durchschnittliche Hazardfunktion auf der Basis der Mittelwerte aller prognostischen Variablen.

Das Cox-Modell läßt sich auch als relatives Risiko ausdrücken, definiert durch $\lambda(t)/\lambda_0(t)$. Gemäß obiger Formel ist das relative Risiko gleich $\exp[\beta_1(X_1 - \bar{X}_1) + \beta_2(X_2 - \bar{X}_2) + \ldots + \beta_p(X_p - X_p)]$. Es entspricht dem Verhältnis aus dem Sterberisiko pro Zeitintervall für einen Patienten mit einer gegebenen Menge von Merkmalen (Prognosefaktoren) und dem Risiko für einen Patienten, dessen Merkmale Durchschnittswerte besitzen. Auf diese Weise kann man die relative Bedeutung jedes einzelnen Merkmals abschätzen, indem man günstige und ungünstige Werte für diese Merkmale einsetzt und andere Merkmale bei ihrem Durchschnittswert beläßt.

Die Überlebensfunktion

Bei gegebener Spezifikation einer Hazardfunktion kann das Cox-Modell auch als Überlebensfunktion ausgedrückt werden:

$$S(t) = \{S_0(t)\}^{\exp[\beta_1(X_1 - \bar{X}_1) + \beta_2(X_2 - \bar{X}_2) + \ldots + \beta_p(X_p - \bar{X}_p)]}$$

Dabei ist $S_0(t)$ eine mittlere Überlebensfunktion, geschätzt anhand der vorliegenden Daten. Die Überlebensfunktion S(t) gibt die Wahrscheinlichkeit an, daß ein Patient mit gegebenen Merkmalen $X_1, X_2, \ldots, X_p$ mindestens die Zeit t überlebt.

Da der Schwerpunkt dieses Kapitels auf der Vorhersage von Überlebenszeiten liegt, werden alle mathematischen Modelle - sofern nicht anders angegeben - als Überlebensfunktion beschrieben.

Das Cox-Modell wurde im letzten Jahrzehnt ausführlich sowohl mit seinem theoretischen Hintergrund, als auch in seiner praktischen Anwendungsmöglichkeit beschrieben. Nach allgemeiner Erfahrung erwies sich das Modell als wertvoll zur Analyse von Überlebensdaten. Die Berechtigung zur Anwendung dieses Modells sollte jedoch sorgfältig geprüft werden, besonders in Fällen, in denen die Hazardfunktion möglicherweise nicht proportional ist.

Anpassung des Modells an die Daten

In diesem Abschnitt wird ein auf Cox basierendes mathematisches Modell für die Daten der UAB und der SMU entwickelt. Die Daten wurden zuerst getrennt, dann zusammengefaßt analysiert. Die Gültigkeit der Modelle wurde überprüft, und zwar nicht nur an den ursprünglichen Daten, aus denen diese Modelle entwickelt wurden, sondern auch unabhängig davon an anderem Datenmaterial.

Das Modell der University of Alabama in Birmingham (UAB) und seine Validierung

Die oben genannten 11 klinischen und pathologischen Parameter wurden gleichzeitig auf ihre relative prognostische Aussagekraft mittels einer auf dem Cox-Modell basierenden multivariaten Analyse verglichen. Der Einfluß dieser Faktoren auf die Überlebenszeit wurde anhand einer Gruppe von 293 Patienten im Stadium I aus dem Patientengut der UAB untersucht, bei denen alle 11 zu analysierenden Merkmale bekannt waren.

Dabei wurde schrittweise vorgegangen, um diejenigen Kombinationen von prognostischen Faktoren auszuwählen, die die Überlebensraten am besten voraussagen. Die gefundenen dominierenden Faktoren sind: Tumordicke ($p<0{,}00001$), Ulzeration ($p=0{,}0077$), Lokalisation ($p=0{,}091$), chirurgische Behandlung ($p=0{,}0002$) und pathologisches Stadium ($p<0{,}00001$) (Tabelle 20.2). Durch dieses Verfahren erhielten wir folgendes mathematisches Modell (ausgedrückt als geschätzte Überlebensfunktion):

$$\hat{S}(t)=[\hat{S}_0(t)]^{\exp(x\hat{\beta})}$$

Dabei ist:

$$\begin{aligned} x\hat{\beta} = {} & 0{,}4844\cdot(\text{Tumordicke} - 2{,}8020)\\ & +0{,}8524\cdot(\text{Ulzeration} - 0{,}3611)\\ & -1{,}2708\cdot(\text{Chirurgische Therapie} - 0{,}4983)\\ & +0{,}5004\cdot(\text{Lokalisation} - 0{,}5188)\\ & +1{,}8476\cdot(\text{Pathologisches Stadium} - 1{,}0614)\end{aligned}$$

$\hat{S}_0(t)$ ist die geschätzte mittlere Überlebensfunktion.

Mit dieser Gleichung läßt sich die Lebenserwartung eines Patienten abschätzen. Zuerst sollte jedoch die Validität des Modells geprüft werden. Zur Bewertung der Güte der Anpassung des Modells stehen verschiedene Methoden zur Verfügung. Dazu gehören: 1) Vergleich der beobachteten und errechneten Überlebensverteilungen (Überlebenskurven), 2) der Test der Anpassung mit Verfahren zur Restanalyse nach der Methode von Kay [11] sowie Cox und Snell [8] und 3) der Vergleich der beobachteten und der vorausberechneten mittleren Überlebenszeiten, wie von Carter et al. beschrieben [5]. In diesem Kapitel wird nur das 1. Verfahren diskutiert.

Die Anpassung des UAB Modells wurde zunächst anhand der Daten der UAB, aus denen es abgeleitetet worden war, untersucht. Die durch das Modell vorausberechneten Überlebenskurven und die beobachteten, nach Kaplan und Meier [10] berechneten Überlebenskurven zeigten, daß das Modell gut an die beobachteten Daten angepaßt ist. Die beobachteten und die vorhergesagten Zehnjahresüberlebensraten, unterteilt nach Tumordicke, sind in Tabelle 20.3 gegenübergestellt.

Das Modell der UAB wurde anschließend an den Daten der SMU angewandt, um die Vorhersagekraft an unabhängigen Daten zu beurteilen. Wie in Abb. 20.1 dargestellt, sind die mit dem Modell der UAB vorhergesagten und die tatsächlich beobachteten Überlebensraten für die an der University of Sydney behandelten Patienten mit Melanom im Stadium I nahezu deckungsgleich.

Tabelle 20.2. Multivariate Analyse

Dominanter Faktor	UAB (n=293)		SMU (n=776)		UAB+SMU (n=1069)	
	χ^2	p-Wert	χ^2	p-Wert	χ^2	p-Wert
Tumordicke	22,8	<0,00001	15,8	0,0001	25,2	<0,00001
Ulzeration	7,1	0,0077	26,1	<0,00001	32,4	<0,00001
Chirurgische Therapie	13,4	0,0002	18,7	<0,00001	31,6	<0,00001
Lokalisation	2,9	0,0910	21,3	<0,00001	20,4	<0,00001
Pathologisches Stadium	18,4	<0,00001	1,4	n. s.[a]	15,4	0,0001
Mikrostadium (Level of invasion)	2,5	n. s.	10,8	0,0010	15,1	0,0001

[a] n. s. nicht signifikant ($p>0{,}10$).

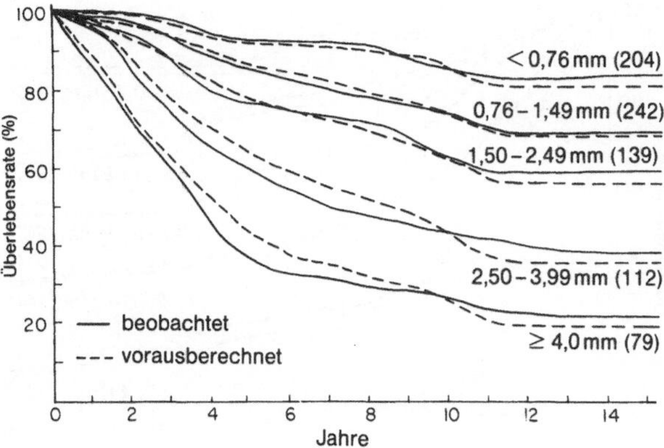

Abb. 20.1. Mit dem UAB-Modell vorausberechnete und beobachtete Überlebenskurven bei lokalisiertem Melanom (Stadium I). Patienten der Sydney Melanoma Unit (SMU). (*Zahlen in Klammern* = Patientenzahl)

Das Modell der Sydney Melanoma Unit (SMU) und seine Validierung

Bei den 776 in Sydney behandelten Patienten, für die alle Informationen vorlagen, waren die wichtigsten Faktoren bei der multifaktoriellen Analyse: Tumordicke ($p = 0{,}0001$), Ulzeration ($p < 0{,}00001$), chirurgische Behandlung ($p < 0{,}00001$), Lokalisation ($p < 0{,}00001$) und Mikrostadium (Level of invasion) ($p = 0{,}001$) (Tabelle 20.2). Das aus dieser Serie abgeleitete Modell paßte nicht nur sehr gut auf die Originaldaten (Tabelle 20.3), sondern zeigte seine hohe Vorhersagekraft auch an den Daten der UAB (Zahlen nicht dargestellt). Sowohl dieses Modell als auch das der UAB belegen eindeutig, daß die Formel des proportionalen Hazardmodells nach Cox mit Erfolg zur Entwicklung eines prädiktiven Modells zur Beurteilung von Patienten mit Melanomen im Stadium I herangezogen werden kann.

Kombinierte Daten

Die Daten der beiden Zentren konnten vereinigt werden, da die Kollektive der Melanompatienten der UAB und der SMU erstaunlich ähnlich und die ermittelten Prognosefaktoren praktisch gleich waren. Zusätzlich waren die Datenerfassung, die Behandlung der Patienten und die Gesamtdauer des Follow-up so gut wie gleich. Diese umfangreichen Datensammlungen beider Kliniken gestatteten nicht nur die Entwicklung eines aussagekräftigeren und genaueren mathematischen Modells, sondern sie erlaubten uns auch die Testung des Modells anhand von Patientenuntergruppen.

Bei der Analyse dieser kombinierten Datensammlung von 1069 Patienten stellten sich 6 Faktoren heraus, die auf die Überlebensrate den größten Einfluß hatten: Tumordicke ($p < 0{,}00001$), Ulzeration ($p < 0{,}00001$), Lokalisation ($p < 0{,}00001$), Mikrostadium (Level of invasion ($p = 0{,}0001$), pathologisches Stadium ($p = 0{,}0001$) und chirurgische Behandlung ($p < 0{,}00001$). Folgendes Modell wurde daraus entwickelt:

$$\hat{S}(t) = [\hat{S}_0(t)],^{\exp(x\beta)}$$

Dabei ist:

$x\beta = 0{,}3216 \cdot (\text{Tumordicke} - 2{,}6164)$
$+ 0{,}9013 \cdot (\text{Ulzeration} - 0{,}2561)$
$- 0{,}9408 \cdot (\text{Chirurgische Therapie} - 0{,}3826)$
$+ 0{,}6455 \cdot (\text{Lokalisation} - 0{,}5210)$
$+ 1{,}1370 \cdot (\text{Pathologisches Stadium} - 1{,}0346)$
$+ 0{,}4399 \cdot (\text{Level} - 3{,}3592)$

$\hat{S}_0(t)$ ist die geschätzte durchschnittliche Überlebensfunktion.

Es ist unumstritten, daß die Tumordicke bei Melanomen im Stadium I das wichtigste Einzelkriterium

Tabelle 20.3. Beobachtete und vorausberechnete Zehnjahresüberlebensraten bei Patienten mit lokalisiertem Melanom (Stadium I)

Tumordicke [mm]	UAB		SMU		UAB + SMU	
	Beobachtet [%]	Vorausberechnet [%]	Beobachtet [%]	Vorausberechnet [%]	Beobachtet [%]	Vorausberechnet [%]
< 0,76	89	93	87	87	87	88
0,76-1,49	74	78	73	79	75	78
1,50-2,49	58	65	61	68	60	66
2,50-3,99	44	48	45	44	45	46
≥ 4,00	32	20	26	26	28	26

für die Beurteilung der Prognose ist (s. Kap. 36). Möglicherweise sind jedoch die anderen wichtigen Faktoren innerhalb des UAB-SMU-Modells von unterschiedlicher Bedeutung, wenn man die Patienten nach dem vertikalen Durchmesser des Tumors klassifiziert. Es wurde z. B. kürzlich gezeigt, daß die Ergebnisse der chirurgischen Erstbehandlung je nach Dicke der Tumoren unterschiedlich sind [1, 3]. Deshalb wurde das UAB-SMU-Modell weiterhin innerhalb folgender 5 Untergruppen getestet: < 0,76 mm, 0,76 mm-1,49 mm, 1,50 mm-2,49 mm, 2,50 mm-3,99 mm und ≥4 mm. In jeder Untergruppe wurde eine multivariate Analyse durchgeführt, die Ergebnisse sind in Tabelle 20.4 dargestellt. Ulzeration und Lokalisation blieben in allen Untergruppen signifikante Faktoren, mit Ausnahme der Patienten mit einer Tumordicke ≥4 mm, für die die Lokalisation keine signifikante Variable war. Die chirurgische Behandlung besaß nur bei den 3 mittleren Untergruppen einen signifikanten Einfluß (0,76-3,99 mm), obwohl es einige Hinweise darauf gab, daß sogar bei Patienten mit einer Tumordicke über 4 mm Unterschiede bestehen können. Der Level war nur in 2 Untergruppen von signifikanter Bedeutung (0,76-1,49 mm und ≥4 mm). Damit werden die Ergebnisse bestätigt, nach denen dem Level bei Berücksichtigung der Tumordicke eine nur untergeordnete Bedeutung zukommt (s. Kap. 19). Das pathologische Stadium besaß nur bei Patienten mit einer Tumordicke zwischen 1,50 und 3,99 mm einen signifikanten Einfluß. Die Tatsache, daß dieser Faktor sich bei den anderen Gruppen als nicht signifikant erwies, erklärt sich wahrscheinlich aus der geringen Anzahl der Patienten in diesen Gruppen. Es bestanden also innerhalb der Untergruppen nur geringfügige Unterschiede in bezug auf die relative Bedeutung der im Modell der UAB und der SMU enthaltenen Hauptfaktoren, besonders im Hinblick auf die chirurgische Erstbehandlung.

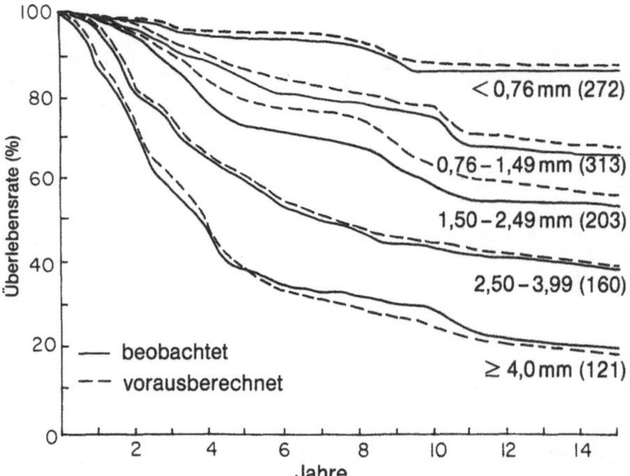

Abb. 20.2. Mit dem kombinierten UAB-SMU-Modell vorausberechnete und beobachtete Überlebenskurven bei lokalisiertem Melanom (Stadium I). Patienten von UAB und SMU zusammengefaßt

Das UAB-SMU-Modell wurde weiter stratifiziert, um die Ergebnisse der obigen Untergruppenanalyse aufzunehmen. Das neu stratifizierte UAB-SMU-Modell wurde zuerst anhand der Daten, aus denen das Modell abgeleitet wurde, geprüft; dabei erwiesen sich die beobachteten und die vorhergesagten Überlebenskurven, unterteilt nach Tumordicke, als fast deckungsgleich (Abb. 20.2). Das Modell wurde auch an einem unabhängigen Datenmaterial von 176 Melanompatienten im Stadium I aus einer Studie der Southeastern Cancer Study Group überprüft. Diese Patienten wurden bei der Entwicklung des Modells nicht berücksichtigt, daher stellten sie eine wichtige Kontrollgruppe zur Validierung der Vorhersagemöglichkeit dieses statistischen Verfahrens dar. Die weitgehende Entsprechung der beobachteten und der vorherberechneten Überlebenskurven (vgl. Abb. 20.3) bewies die hohe Vorhersagekraft dieses Modells anhand dieser unabhängigen Patientengruppe.

Tabelle 20.4. Multivariate Analyse beim malignen Melanom im Stadium I (1069 Patienten) innerhalb von Untergruppen mit unterschiedlicher Tumordicke (alle Zahlenangaben sind p-Werte; - nicht signifikant)

Untergruppen mit unterschiedlicher Tumordicke [mm]	Zahl der Patienten [n]	Ulzeration	Lokalisation	Chirurgische Behandlung	Clark's Level	Pathologisches Stadium
<0,76	272	0,0020	0,0223	-	-	-
0,76-1,49	313	0,0063	0,0194	0,0042	0,0055	-
1,50-2,49	203	0,0006	0,0258	<0,00001	-	0,0519
2,50-3,99	160	0,0099	0,0003	0,0175	-	0,0037
≥4,0	121	0,0227	-	0,0626	0,0158	-

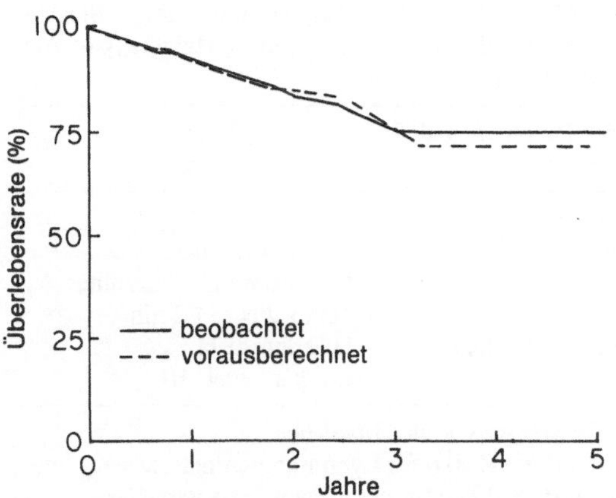

Abb. 20.3. Nach dem kombinierten UAB-SMU-Modell vorausberechnete und beobachtete Überlebenskurven bei lokalisiertem Melanom (Stadium I). Patienten einer klinischen Studie der Southeastern Cancer Study Group

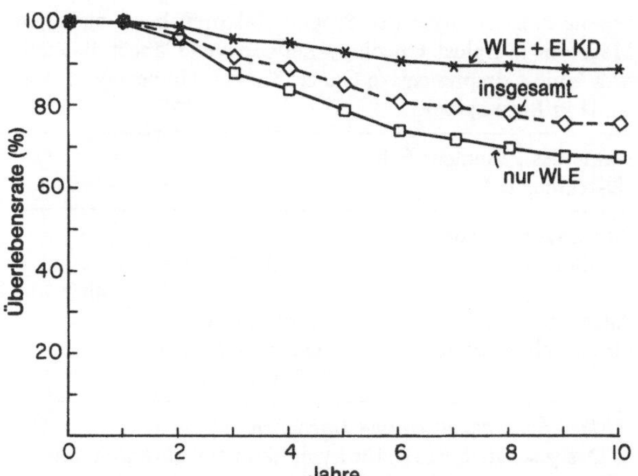

Abb. 20.4. Nach dem UAB-SMU-Computermodell geschätzte Überlebenskurven für einen hypothetischen Melanompatienten. Kurven bei verschiedenen Behandlungsmethoden (*WLE:* ausschließlich weite lokale Exzision, *WLE+ ELKD:* weite lokale Exzision und elektive Lymphknotendissektion) sowie Gesamtüberleben ohne Berücksichtigung einer Therapie. Patientenmerkmale: männlich, 50 Jahre, Stadium I, Tumor der Extremität, Tumordicke 1,2 mm, Tumor ulzeriert, Clark's Level III

Entwicklung eines Computerprogramms zur Anwendung des Prognosemodells

Es wurde ein Computerprogramm für das stratifizierte Modell der UAB und SMU entwickelt, das aus 5 Untermodellen besteht. Dieses Programm wird von chirurgischen Onkologen am UAB Comprehensive Cancer Center routinemäßig verwendet, um Entscheidungen über die Behandlung der Patienten zu fällen. Das Programm ist in BASIC geschrieben und läuft interaktiv auf Mikrocomputern oder Großrechnern im Time-sharing Betrieb. Im Dialog gibt der Benutzer die Merkmale des Patienten ein, die für das Modell benötigt werden. Nach Ausführung des Programms werden das geschätzte Metastasenrisiko und die geschätzte Überlebenswahrscheinlichkeit des Patienten entweder auf dem Bildschirm angezeigt oder auf einem Drucker ausgegeben. In Tabelle 20.6 ist ein Beispiel eines Ausdrucks dieses Computerprogramms angegeben. Zusätzlich lassen sich geschätzte Überlebenskurven für einzelne Patienten erzeugen (als Beispiel s. Abb. 20.4).

Tabelle 20.5. Klinische Punktwerte bei ausgewählten Melanompatienten im Stadium I

Patient	Prognostische Charakteristika				
	Tumordicke [mm]	Ulzeration	Lokalisation	Mikrostadium (Level of invasion)	Klinischer Punktwert
1	0,5	Nein	Arm	II	97
2	1,2	Ja	Bein	III	76
3	2,3	Nein	Hals	IV	65
4	4,5	Ja	Thorax	IV	22

Das klinische Punktesystem

Um die Patienten einstufen zu können, wurden bei verschiedenen Erkrankungen unterschiedliche Bewertungssysteme entwickelt. Ein bekanntes Beispiel ist der Karnofsky-Index zur Bewertung des klinischen Zustands („performance status") eines Patienten. Punktesysteme wurden auch für das Melanom vorgeschlagen [4, 6, 12], keines wurde jedoch in größerem Rahmen verwendet. Ein sinnvolles klinisches Bewertungssystem sollte mindestens folgende Kriterien erfüllen: 1) genaues Widerspiegeln des klinischen Erkrankungsverlaufs des Patienten (d. h. der Prognose), 2) hohe Reproduzierbarkeit, 3) leichte Interpretierbarkeit.

Auf der Basis des weiter oben in diesem Kapitel beschriebenen mathematischen Modells wurde ein neues klinisches Punktesystem für Melanome im Stadium I entwickelt. In diesem System entspricht die Punktezahl der mit dem Modell vorherberechneten Zehnjahresüberlebensrate, basie-

Tabelle 20.6. Analyse der Prognosefaktoren beim malignen Melanom (Surgical Oncology Service and Cancer Biostatistics Unit, Comprehensive Cancer Center, University of Alabama in Birmingham)

Name des Patienten: Fall 1
ID-Nummer: 1

Patientenmerkmale

Stadium: 1	Lokalisation des Primärtumors: Extremität
Alter: 26	Tumordicke: 1,2 mm
Geschlecht: weiblich	Ulzeration: nein
	Clark's Level: III

Risiken für Metastasen und Überleben

1) Das geschätzte Risiko für Lymphknotenmetastasen (ohne Fernmetastasen) beträgt bei diesem Patienten *7%*.
2) Das geschätzte Risiko für Fernmetastasen bei diesem Patienten beträgt *4%*.
3) Geschätzte Überlebensraten:

		Weite lokale Exzision	
Zeit nach Operation [Jahre]	Gesamt	Ohne regionäre Lymphknotendissektion	Mit regionärer Lymphknotendissektion
0	100%	100%	100%
1	100	100	100
2	99	99	100
3	97	96	99
4	96	95	98
5	95	93	98
6	94	91	97
7	93	90	97
8	93	90	97
9	92	89	96
10	92	89	96

Tabelle 20.7. Analyse der Prognosefaktoren beim malignen Melanom (Surgical Oncology Service and Cancer Biostatistics Unit, Comprehensive Cancer Center, University of Alabama in Birmingham)

Name des Patienten: Fall 2
ID-Nummer: 2

Patientenmerkmale

Stadium: 1	Lokalisation des Primärtumors: Extremität
Alter: 50	Tumordicke: 1,2 mm
Geschlecht: männlich	Ulzeration: Ja
	Clark's Level: III

Risiken für Metastasen und Überleben

1) Das geschätzte Risiko für Lymphknotenmetastasen (ohne Fernmetastasen) beträgt bei diesem Patienten *21%*.
2) Das geschätzte Risiko für Fernmetastasen bei diesem Patienten beträgt *11%*.
3) Geschätzte Überlebensraten:

		Weite lokale Exzision	
Zeit nach Operation [Jahre]	Gesamt	Ohne regionäre Lymphknotendissektion	Mit regionärer Lymphknotendissektion
0	100%	100%	100%
1	100	100	100
2	97	96	99
3	92	88	96
4	89	84	95
5	85	79	93
6	81	74	91
7	80	72	90
8	78	70	90
9	76	68	89
10	76	68	89

rend auf den individuellen Merkmalen des Patienten. Es werden z. B. 80 Punkte vergeben, wenn die für den Patienten vorausberechnete Zehnjahresüberlebensrate 80% beträgt. Die geschätzte Zehnjahresüberlebensrate wurde als Index herangezogen, da 8–10 Jahre Nachbeobachtungszeit beim Melanom im Stadium I als notwendig angesehen werden [3]. Außerdem ist die Wahrscheinlichkeit, später als 10 Jahre nach Diagnose an der Erkrankung zu sterben, relativ gering [3]. Daher kann man die vorgeschlagene klinische Bewertungsziffer als einen aus mehreren wesentlichen Prognosefaktoren zusammengesetzten Prognoseindex beim Melanom im Stadium I ansehen; dieser Index gibt die Langzeitprognose an. Als Folge der hohen Vorhersagekraft des mathematischen Modells, auf dem der Index beruht, erwies sich das Punktesystem auch als sehr gut reproduzierbar. Dieser Index ist einprägsam, da die Punkte einfach die vorhergesagte Zehnjahresüberlebensrate wiedergeben. Beispiele für klinische Indizes bei ausgewählten Patienten sind in Tabelle 20.5 dargestellt. Verschiedene Anwendungen dieses Punktesystems werden im folgenden Abschnitt beschrieben.

Klinische Anwendungen des Modells und des Punktesystems

Entscheidungen zur Patientenbehandlung

Einer der wichtigsten Aspekte des in diesem Kapitel beschriebenen mathematischen Modells ist seine klinische Nützlichkeit. Die Vorhersage des klinischen Verlaufs einer Krankheit und der Behandlungsergebnisse ist ein wesentlicher Bestandteil der medizinischen Praxis. Ärzte stehen bei der Patientenbehandlung täglich vor der Entscheidung der Wahl einer „optimalen“ Behandlung für einen spe-

Tabelle 20.8. Analyse der Prognosefaktoren beim malignen Melanom (Surgical Oncology Service and Cancer Biostatistics Unit, Comprehensive Cancer Center, University of Alabama in Birmingham)

Name des Patienten: Fall 3
ID-Nummer: 3

Patientenmerkmale

Stadium 1	Lokalisation des Primärtumors: Körperachse
Alter: 37	Tumordicke: 1,2 mm
Geschlecht: weiblich	Ulzeration: nein
	Clark's Level: III

Risiken für Metastasen und Überleben

1) Das geschätzte Risiko für Lymphknotenmetastasen (ohne Fernmetastasen) beträgt bei diesem Patienten *18%*.
2) Das geschätzte Risiko für Fernmetastasen bei diesem Patienten beträgt *9%*.
3) Geschätzte Überlebensraten:

Zeit nach Operation [Jahre]	Gesamt	Weite lokale Exzision: Ohne regionäre Lymphknotendissektion	Weite lokale Exzision: Mit regionärer Lymphknotendissektion
0	100%	100%	100%
1	100	100	100
2	98	96	99
3	93	90	97
4	91	87	96
5	88	83	94
6	85	79	93
7	84	77	92
8	82	76	92
9	81	73	91
10	81	73	91

Tabelle 20.9. Analyse der Prognosefaktoren beim malignen Melanom (Surgical Oncology Service and Cancer Biostatistics Unit, Comprehensive Cancer Center, University of Alabama in Birmingham)

Name des Patienten: Fall 4
ID-Nummer: 4

Patientenmerkmale

Stadium: 1	Lokalisation des Primärtumors: Körperachse
Alter: 60	Tumordicke: 1,2 mm
Geschlecht: männlich	Ulzeration: ja
	Clark's Level: III

Risiken für Metastasen und Überleben

1) Das geschätzte Risiko für Lymphknotenmetastasen (ohne Fernmetastasen) beträgt bei diesem Patienten *36%*.
2) Das geschätzte Risiko für Fernmetastasen bei diesem Patienten beträgt *27%*.
3) Geschätzte Überlebensraten:

Zeit nach Operation [Jahre]	Gesamt	Weite lokale Exzision: Ohne regionäre Lymphknotendissektion	Weite lokale Exzision: Mit regionärer Lymphknotendissektion
0	100%	100%	100%
1	100	100	100
2	92	89	96
3	80	72	90
4	74	64	87
5	65	54	83
6	59	46	79
7	56	43	77
8	54	40	76
9	50	37	73
10	50	37	73

ziellen Patienten. Die Anforderungen für die Nachsorge können ebenfalls - entsprechend der Prognose eines Patienten - variieren.

Wie oben beschrieben, liefert das Computerprogramm für das mathematische Modell eine zusammenfassende individuelle prognostische Analyse, basierend auf den speziellen Merkmalen des betreffenden Patienten. Zu dieser zusammenfassenden Analyse zählen: 1) das geschätzte Risiko für ausschließlich regionäre Lymphknotenmetastasen, 2) das geschätzte Risiko für Fernmetastasen, 3) die geschätzten Überlebensraten in Jahresintervallen bis 10 Jahre nach dem chirurgischen Eingriff. Die geschätzten Überlebensraten werden ausgegeben für ausschließliche weite lokale Exzision (WLE), für WLE mit elektiver Lymphknotendissektion (ELKD) und als Gesamtwert, ohne Berücksichtigung der Behandlung. Der behandelnde Arzt wird diese Schätzwerte bei der Wahl einer chirurgischen Behandlung in Verbindung mit anderen Faktoren, z. B. der Morbidität im Hinblick auf den chirurgischen Eingriff, bewerten.

Zur Illustration dieser Anwendung sind 4 hypothetische Fälle in den Tabellen 20.6-20.9 dargestellt. In allen 4 Fällen sind Stadium (I), Tumordicke (1,2 mm) und Mikrostadium (Level III nach Clark) identisch. Ulzeration und Lokalisation des Primärtumors sind bei den einzelnen Patienten unterschiedlich gewählt, um die abweichende Prognose und dadurch beeinflußte Therapieentscheidungen zu demonstrieren. Im Fall 1 (Tabelle 20.6) ist der Primärtumor an einer Extremität lokalisiert und nicht ulzeriert. Die Schätzung der Zehnjahresüberlebensraten ergibt bei WLE 89% und bei WLE mit ELKD 96%. Ohne Berücksichtigung der Therapie beträgt die Überlebensrate 92%. In Hinblick auf die mit dem chirugischen Eingriff verbundene Morbidität entscheidet der behandelnde Arzt möglicherweise, daß der geringe Unterschied der Zehnjahresüberlebensraten bei den verschiedenen Behandlungsmöglichkeiten eine elektive Lymphknotendissektion nicht rechtfertigt. Fall 2 (Tabelle 20.7) hat die gleichen Merkmale wie Fall 1, abgesehen von der Ulzeration. Die errechneten Zehnjahresüberlebensraten sind in diesem Fall völlig verschieden: 68% für die ausschließliche WLE, 89% für WLE mit ELKD und 76% ohne Berücksichtigung der Therapie. Die Veränderung lediglich eines Faktors - der Ulzeration - kann in diesem Fall die Entscheidung des Arztes bei der Wahl der Therapie beeinflussen. Die elektive Lymphknotendissektion ergibt eine wesentlich günstigere Überlebensrate als eine ausschließlich weite lokale Exzision und ist daher für diesen Patienten als optimale Behandlung anzusehen. In den Fällen 3 und 4 (Tabellen 20.8 und 20.9) liegen die Primärtumoren axial, eine Ulzeration besteht in Fall 3 nicht, wohl aber in Fall 4. Die berechneten Überlebensraten sind unterschiedlich, dennoch ist in beiden Fällen wahrscheinlich die WLE mit ELKD die Behandlung der Wahl. Wie aus diesen 4 Fällen ersichtlich ist, können Veränderungen von nur 1 oder 2 wichtigen Prognosefaktoren die berechneten Überlebensraten und die Therapiewahl beeinflussen.

Staging der Patienten

Die Bedeutung der Klassifikation beim malignen Melanom und die gängigen Stagingsysteme sind in Kap. 4 beschrieben. Derzeitige Stagingsysteme sind einfach und leicht anwendbar, aber da sie nicht alle bei dieser Erkrankung wichtigen Prognosefaktoren miteinbeziehen, unterteilen sie die Patienten nicht hinreichend genau in Gruppen mit uniformer Prognose [9], besonders im Stadium I. Ein umfassendes Stagingsystem für lokalisierte Melanome würde - obwohl schwerer anwendbar - eine genauere und zuverlässigere Klassifikation erlauben. Das aus dem mathematischen Modell entwickelte klinische Punktesystem läßt sich als zusammenfassender Index aller wichtigen Prognosefaktoren ansehen und gibt so die Möglichkeit einer umfassenden Klassifikation. Zusätzlich kann das Computerprogramm für das Modell das Staging vereinfachen. Die weite Verbreitung von Mikrocomputern und die Verwendung des vom American College of Surgeons entwickelten CANSUR-Programms und anderer Software zur Krebsbehandlung ermöglichen die Benutzung des einfachen Algorithmus dieses umfassenden Stagingsystems für Ärzte und Personal der Tumorregister. In Tabelle 20.10 ist ein Vorschlag für ein praktikables Stagingsystem dargestellt, das auf dem an Hand des Modells der Subklassifikation der Melanome im Stadium I abgeleiteten Punktesystem beruht.

Tabelle 20.10. Vorschlag zu einer Stadieneinteilung für das lokalisierte Melanom, basierend auf dem klinischen Punktwert, der durch das mathematische Modell errechnet wurde

Vorgeschlagenes Tumorstadium	Klinischer Punktwert
IA	80-100
IB	60- 79
IIA	40- 59
IIB	0- 39

Die Anwendung dieses Punktesystems auf die vereinigten Daten der UAB und SMU ist aus Abb. 20.5 zu ersehen. Hierbei zeigen sich die auffallenden Unterschiede in den Überlebensraten der Patientenuntergruppen, die nach dem klinischen Punktesystem entsprechend Tabelle 20.10 definiert sind.

Planung klinischer Studien

In klinischen Studien ist es das Ziel der Stratifizierung vor der Aufteilung der Behandlungsarme, ein Gleichgewicht der Prognosefaktoren in den Behandlungsgruppen sicherzustellen. Bei einer Erkrankung wie dem Melanom, bei der viele wichtige Prognosefaktoren vorliegen, wird eine Stratifizierung in der Praxis undurchführbar, da zahlreiche Untergruppen mit nur geringen Patientenzahlen resultieren würden. Bei großen multizentrischen Studien behindert eine derartige Stratifizierung mögli-

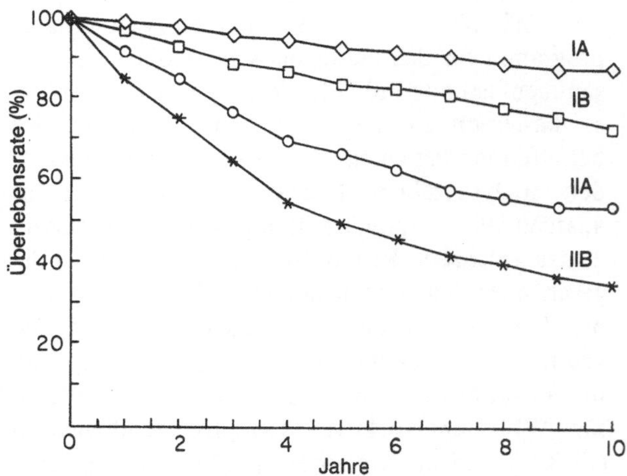

Abb. 20.5. Überlebenskurven für Patienten mit lokalisiertem Melanom in Abhängigkeit von den in Tabelle 20.10 vorgeschlagenen Stadien. Daten der UAB und SMU

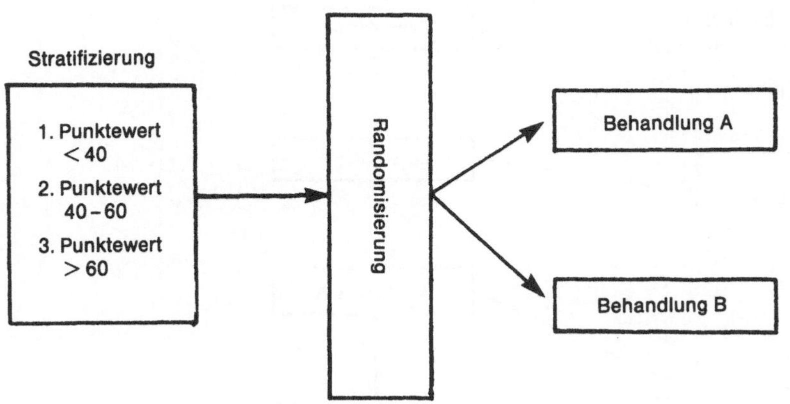

Abb. 20.6. Beispiel der Planung einer stratifizierten randomisierten Studie. Stratifikation aufgrund des klinischen Punktesystems

cherweise die Rekrutierung der Patienten und schafft eher ein Ungleichgewicht anstatt es zu verhindern. Mit dem dargestellten mathematischen Modell kann dies umgangen werden. Mit dem aus dem Modell abgeleiteten klinischen Punktesystem können Patienten einzelnen Risikogruppen zugeteilt werden, basierend auf einer Kombination ihrer Prognosefaktoren. Dadurch entsteht insgesamt ein Gleichgewicht der Faktoren mit einem Minimum an statistischen Gruppen. Bei einer klinischen Studie über adjuvante Immunotherapie beim lokalisierten Melanom, die z.B. eine Kombination von Tumordicke (3 Kategorien), Ulzeration (2 Kategorien), anatomischer Lokalisation (2 Kategorien), Level nach Clark (4 Kategorien) und chirurgischer Erstbehandlung (2 Kategorien) für die Stratifizierung berücksichtigt, würden die Patienten vor Randomisierung in 96 Untergruppen stratifiziert werden. Diese 96 Untergruppen lassen sich jedoch mit dem klinischen Punktesystem in 3 oder 4 Gruppen zusammenfassen. Die Abb. 20.6 zeigt ein Beispiel der Anwendung des Punktesystems bei der Stratifizierung.

Analyse klinischer Studien

Das beschriebene mathematische Modell kann bei verschiedenartigen Auswertungen klinischer Studien eingesetzt werden:

1) Beurteilung der Behandlungsergebnisse nach Bereinigung ungleicher Prognosefaktoren: Bei klinischen Studien, bei denen keine Stratifizierung oder eine Stratifizierung mit ungeeigneten Prognosefaktoren vor der Randomisierung durchgeführt wurde, kann das mathematische Modell herangezogen werden, um zu entscheiden, ob mögliche Unterschiede in den Therapieergebnissen durch die Behandlung oder durch ein Ungleichgewicht prognostischer Faktoren hervorgerufen werden. Beispielsweise wurde in einer klinischen Studie der Southeastern Cancer Study Group zwischen chirurgischer Therapie mit adjuvanter Immunotherapie (Corynebacterium parvum) (Therapie A) und ausschließlich operativem Vorgehen (Therapie B) randomisiert. In einer Zwischenauswertung ergaben sich Dreijahresüberlebensraten von 80% bei adjuvanter Therapie gegenüber 65% bei allein chirurgischer Behandlung. Nach Anwendung des mathematischen Modells betrug die vorhergesagte Dreijahresüberlebensrate für die Gruppe der Behandlung mit Corynebacterium parvum jedoch 83% gegenüber 60% für die Gruppe mit nur chirurgischer Therapie. Dieser Unterschied wurde durch das Ungleichgewicht der Prognosefaktoren zwischen diesen beiden Gruppen, auch ohne Berücksichtigung der Therapie, verursacht (Tabelle 20.11). Deshalb ließ sich der beobachtete Unterschied nicht auf verschiedene Behandlungsmethoden zurückführen. Eine abschließende Analyse der Daten (mit einem größeren Patientenkollektiv und einer längeren Nachbeobachtungszeit) zeigte, daß die erwarteten Unterschiede nicht mehr signifikant waren (vgl. Kap. 11).

Tabelle 20.11. Vorausberechnete und beobachtete Überlebensraten. Eine vorläufige Auswertung des Southeastern Cancer Study Group Protokolls 77 MEL 313

Patienten-gruppen	Zweijahres-überlebensraten		Dreijahres-überlebensraten	
	Beobach-tete [%]	Voraus-berechnet [%]	Beobach-tete [%]	Voraus-berechnet [%]
Gesamt	83	83	75	76
Behandlung A	85	87	80	83
Behandlung B	80	75	65	60

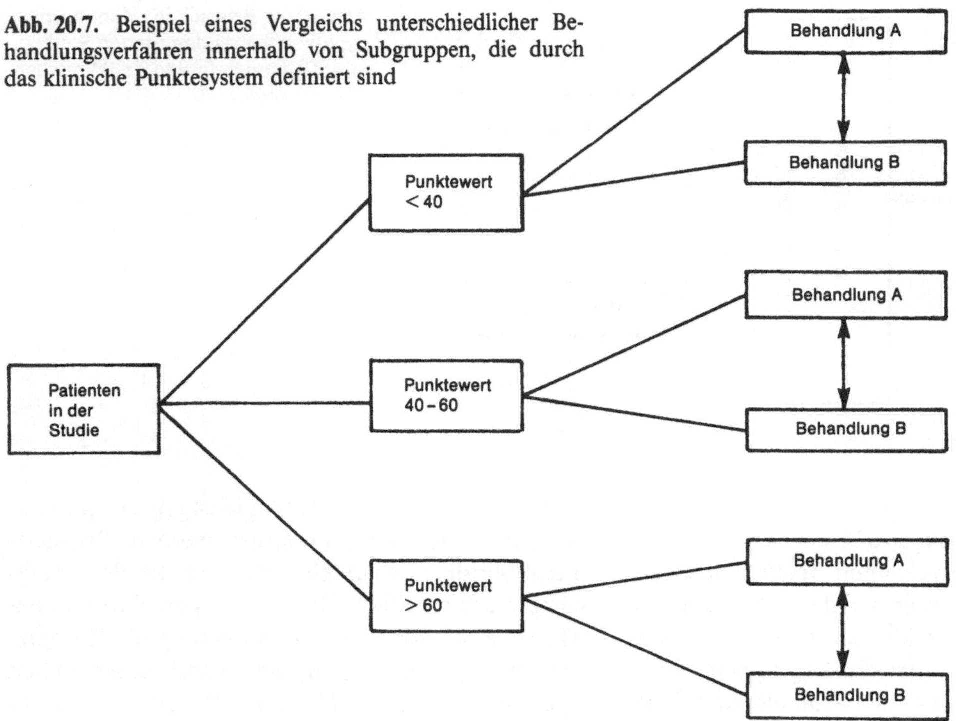

Abb. 20.7. Beispiel eines Vergleichs unterschiedlicher Behandlungsverfahren innerhalb von Subgruppen, die durch das klinische Punktesystem definiert sind

Dies legt nahe, daß die anfänglichen Unterschiede tatsächlich auf einem Ungleichgewicht der Prognosefaktoren und nicht auf der Behandlung beruhen.

2) Analyse von Untergruppen: Bei der Auswertung klinischer Studien werden Behandlungsmethoden häufig innerhalb verschiedener Untergruppen verglichen. Diese Untergruppen sind zumeist durch Kombinationen wichtiger Prognosefaktoren definiert. Ein bekannter Nachteil dieses statistischen Verfahrens ist die Schwierigkeit, die Analyse auf mehr als 2 oder 3 Variablen auszudehnen, solange nicht eine sehr umfangreiche Patientenzahl zur Verfügung steht. Ein weiteres Problem bei der Analyse der Überlebensdaten ist die möglicherweise unterschiedlich lange Dauer der Nachbeobachtung innerhalb verschiedener Untergruppen. An dieser Stelle soll betont werden, daß aus „überzogenen“ Untergruppenanalysen statistisch keine Schlußfolgerungen möglich sind. Wie bei der Randomisierung vor der Stratifizierung kann das klinische Punktesystem herangezogen werden, um bei der Auswertung nach Abschluß der Studie Patienten in eine geeignete Anzahl von Untergruppen einzuteilen. Beispielsweise können Patienten einer Studie entsprechend ihrer klinischen Punktezahl in 3 Gruppen eingeteilt werden (Abb. 20.7), innerhalb dieser Untergruppen können dann Therapievergleiche angestellt werden.

3) Einbeziehung des klinischen Punktesystems als Variable bei multivariater Analyse klinischer Studien: Regressionsmodelle, die wichtige Prognosefaktoren (einschl. Vergleiche der Behandlungsmethoden) beinhalten, werden häufig für die Auswertung klinischer Studien herangezogen. Das Ergebnis der Therapie kann nach Berücksichtigung der maßgeblichen, in dem Modell verwendeten Faktoren bewertet werden. Das klinische Punktesystem läßt sich als zusätzliche Variable bei der Regressionsanalyse einsetzen, wodurch die Bewertung der Behandlungsergebnisse noch genauer wird.

Folgerungen

In den letzten Jahren wurden Prognosefaktoren beim malignen Melanom verstärkt untersucht. Mit Hilfe neuentwickelter multivariater statistischer Methoden läßt sich heute die relative Bedeutung der Prognosefaktoren beim Melanom genauer bestimmen. Nahezu alle derartigen Studien waren in erster Linie auf die Ermittlung dominanter Faktoren zur Charakterisierung der Prognose des malignen Melanoms ausgerichtet. In sehr wenigen Studien wurde die Erstellung eines mathematischen Modells zur Vorhersage des klinischen Krankheitsverlaufs zukünftiger Patienten angegangen, das die Merkmale des individuellen Patienten berücksichtigt. Selbst in den Studien, in denen die Frage einer derartigen Vorherberechnung zwar erwähnt wurde, wurde die Validität der Prognosemodelle und ihre klinische Anwendung nicht behandelt.

In diesem Kapitel wurde die Entwicklung eines mathematischen Modells zur Vorhersage des Verlaufs bei Patienten mit Melanom im klinischen Stadium I beschrieben. Das Prognosemodell wurde aus dem bekannten von Cox vorgeschlagenen proportionalen Hazardmodell [7] abgeleitet. Die Gültigkeit dieses Modells wurde nicht nur mit den Daten, aus denen das Modell entwickelt wurde, sondern auch mit anderen unabhängigen Daten getestet. Die hohe Vorhersagekraft des Modells garantiert seine Nützlichkeit bei vielen klinischen Anwendungen. Dieses computergestützte mathematische Modell wurde bereits erfolgreich in der klinischen Beurteilung von Patienten und in der Therapieplanung angewandt, besonders in Fällen, in denen verschiedene Behandlungsmethoden für einen einzelnen Patienten erwogen wurden. Zusätzlich konnte der Wert des Modells beim Staging sowie bei der Planung und Analyse klinischer Studien gezeigt werden.

Literatur

1. Balch CM, Murad TM, Soong S-j, Ingalls AL, Halpern NB, Maddox WA (1978) A multifactorial analysis of melanoma: Prognostic histopathological features comparing Clark's and Breslow's staging methods. Ann Surg 188: 732
2. Balch CM, Smalley RV, Bartolucci AA, Burns D, Presant CA, Durant JR (1982) A randomized prospective clinical trial of adjuvant *C. parvum* immunotherapy in 260 patients with clinically localized melanoma (stage I): Prognostic factors analysis and preliminary results of immunotherapy. Cancer 49: 1079
3. Balch CM, Soong S-j, Milton GW, Shaw HM, McGovern VJ, Murad TM, McCarthy WH, Maddox WA (1982) A comparison of prognostic factors and surgical results in 1,786 patients with localized (stage I) melanoma treated in Alabama, USA, and New South Wales, Australia. Ann Surg 196: 677
4. Barclay TL, Crockett DJ, Eastwood DS, Eastwood J, Giles GR (1977) Assessment of prognosis in cutaneous malignant melanoma. Br J Surg 64: 54
5. Carter WH, Wampler GL, Stablein DM (1983) Regression Analysis of Survival Data in Cancer Chemotherapy. Marcel Dekker, New York, p 39
6. Cochran AJ (1968) Method of assessing prognosis in patients with malignant melanoma. Lancet 2: 1062
7. Cox DR (1972) Regression models and life tables (with discussion). J Royal Stat Soc B34: 187
8. Cox DR, Snell E (1968) A general definition of residuals. J Royal Stat Soc B30: 248
9. Cox EB, Laszlo J, Freiman A (1979) Classification of cancer patients: Beyond TNM. JAMA 242: 2691
10. Kaplan EL, Meier P (1958) Nonparametric estimations from incomplete observations. J Am Stat Assoc 53: 457
11. Kay R (1977) Proportional hazard regression models and the analysis of censored survived data. Applied Statistics 26: 227
12. Polk HC, Linn BS (1971) Selective regional lymphadenectomy for melanoma: A mathematical aid to clinical judgment. Ann Surg 174: 402

Teil V

Prognose und Therapie weltweit

21 Das maligne Melanom in New South Wales, Australien: Ergebnisse der Sydney Melanoma Unit

W. H. McCarthy, H. M. Shaw, G. W. Milton und V. J. McGovern

Zwischen Januar 1950 und November 1982 wurden an der Sydney Melanoma Unit (SMU) 3391 Patienten des Royal Prince Alfred Hospital, des St. Vincent's Hospital und des Sydney Hospital in Sydney, New South Wales, Australien behandelt. Ihre Charakteristika und Überlebensraten sind in den Tabellen 21.1 und 21.2 dargestellt.

New South Wales ist einer der Bundesstaaten Australiens. Mit seiner Lage zwischen dem 28. und dem 38. Grad südlicher Breite und dem 141. und 154. Grad östlicher Länge befindet er sich in allen Teilen in der gemäßigten Klimazone. Die Fläche von New South Wales beträgt 801000 km^2, die Einwohnerzahl 5,1 Mill. Einwohner. Die Bevölkerung lebt überwiegend in den Küstengebieten, 73% der Bevölkerung in Sydney, Newcastle und Wollongong, 89% in Städten und 11% in ländlichen Gebieten. Mit einer Einwohnerzahl von 3,4 Millionen ist Sydney die größte Stadt Australiens. Sie liegt am 34. Grad südlicher Breite und am 151. Grad östlicher Länge. Die Ureinwohner Australiens machen 0,3% der Bevölkerung Sydneys und 0,7% der Bevölkerung von New South Wales aus. 81% der Einwohner von New South Wales wurden in Australien geboren, 8% im Vereinigten Königreich oder in Irland, 3% in südlichen Mittelmeerländern, der übrige Bevölkerungsanteil stammt aus nordeuropäischen oder anderen Ländern.

Durch das günstige Klima rund um Sydney kann man fast das ganze Jahr über Sonnenbäder nehmen und Sport im Freien treiben. Die durchschnittliche tägliche Sonnenscheindauer beträgt 6,7 h (Schwankungsbreite 5,2-7,6 h), und trotz einer relativ hohen jährlichen Niederschlagsmenge (1215 mm) ist es recht selten bewölkt, da es durchschnittlich nur an 148 Tagen im Jahr regnet.

Vor 1964 wurde bei allen Patienten die Erstbehandlung des malignen Melanoms am Royal Prince Alfred Hospital durchgeführt; sämtliche Daten dieser Patienten wurden retrospektiv gesammelt. Nahezu alle dieser Patienten kamen aus dem Großraum von Sydney (12407 km^2). Nach 1964 wurden fast alle definitiven chirurgischen Erstein-

Tabelle 21.1. Klinische und pathologische Daten der Melanompatienten der Sydney Melanoma Unit, Sydney, Australien

	Initiales pathologisches Stadium	
	Stadium I	Stadium II
Klinische Merkmale		
Anzahl der Patienten	3025	366
Jahr der Erstdiagnose		
bis 1960	6%	10%
1961-1965	7%	8%
1966-1970	12%	17%
1971-1975	25%	25%
1976-1980	50%	40%
Medianes Alter	44 Jahre	44 Jahre
Geschlecht		
Männlich	47%	70%
Weiblich	53%	30%
Lokalisation		
Frauen, untere Extremität	24%	15%
Männer, untere Extremität	9%	18%
Frauen, obere Extremität	10%	3%
Männer, obere Extremität	5%	9%
Frauen, Kopf und Hals	7%	4%
Männer, Kopf und Hals	8%	13%
Frauen, Rumpf	11%	7%
Männer, Rumpf	24%	28%
Andere	2%	3%
Pathologische Merkmale		
Tumordicke (nach Breslow)		
<0,76 mm	27%	6%
0,76 mm-1,49 mm	28%	5%
1,50 mm-2,49 mm	20%	25%
2,50 mm-3,99 mm	14%	16%
≥4,00 mm	11%	48%
Mediane Tumordicke	1,3 mm	3,6 mm
Level (Clark)		
II	24%	5%
III	25%	25%
IV	45%	52%
V	6%	18%
Ulzeration		
Ja	21%	50%
Nein	79%	50%
Melanomtyp		
NM	30%	57%
SSM	67%	40%
LMM	3%	3%

Tabelle 21.2. Kumulative Überlebensraten der Melanompatienten der Sydney Melanoma Unit, Sydney, Australien

	5 Jahre [%]	10 Jahre [%]	
Stadium I			
Globale Überlebensrate	79	68	
Geschlecht			
Männlich	69	55	
Weiblich	84	76	
Lokalisation des Primärtumors			
Untere Extremität	84	78	
Obere Extremität	82	73	
Kopf und Hals	72	66	
Rumpf	71	57	
Andere	66		
Tumordicke			
< 0,76 mm	95	90	
0,76 mm-1,49 mm	84	77	
1,50 -2,49 mm	73	60	
2,50 mm-3,99 mm	64	48	
≥ 4,00 mm	37	25	
Level (Clark)			
II	96	92	
III	78	72	
IV	74	61	
V	52	40	
Ulzeration			
Ja	57	49	
Nein	88	78	
	1 Jahr [%]	3 Jahre [%]	5 Jahre [%]
Stadium II			
Globale Überlebensrate	80	48	37
Tumordicke			
< 1,50 mm	86	60	46
1,50 mm-3,99 mm	90	64	53
≥ 4,0 mm	70	31	23
Ulzeration			
Ja	75	33	23
Nein	86	62	55

griffe an der SMU, am St. Vincent's Hospital und am Sydney Hospital durch 2 Chirurgen vorgenommen, alle pathohistologischen Schnitte wurden von dem Pathologen McGovern beurteilt.

Fast ¾ der Patienten der SMU wurden in den letzten 10 Jahren behandelt (Tabelle 21.1). 1982 wurden 300 Patienten in die Statistik aufgenommen. Dies macht in diesem Jahr etwa 25% aller Patienten mit der Diagnose eines malignen Melanoms in New South Wales aus. Bei etwa ⅔ dieser 300 Patienten wurde die definitive Erstbehandlung an der SMU durchgeführt. Das verbleibende Drittel wurde entweder wegen Fernmetastasen oder zur regelmäßigen Nachsorge an die SMU verwiesen.

Epidemiologie

Inzidenz

Eine gesetzliche Meldepflicht bei malignen Tumoren besteht in New South Wales erst seit 1972. Zu diesem Zeitpunkt betrug die jährliche Inzidenz des malignen Melanoms in diesem Bundesstaat für Männer 10,1/100000 und für Frauen 12,1/100000. 1976 kletterten diese Inzidenzraten auf 20,4 für Männer und 24,5 für Frauen [2, 3]. Die jährliche Mortalitätsrate des Melanoms blieb in diesem Zeitraum konstant (4,4 gegenüber 4,8/100000 bei Männern und 2,7 gegenüber 2,8/100000 bei Frauen). Eine Meldepflicht ist in New South Wales weder für In-situ-Melanome noch für Lentigo maligna-Melanome (LMM) vorgesehen. Daher stehen in diesem Staat keine Daten über die Inzidenz dieser Krankheitsentitäten zur Verfügung.

Zeitliche Änderungen der Merkmale beim Melanom

Durch Zusammenarbeit des Queensland Melanoma Project, der SMU und des New South Wales State Cancer Council wurde eine Aufklärungskampagne für Mediziner und für die Bevölkerung im Osten Australiens ins Leben gerufen. Diese Kampagne bewirkte, daß Melanome sowohl in Queensland als auch in New South Wales in einem weitaus früheren und besser kurablen Erkrankungsstadium diagnostiziert und behandelt werden. An der SMU stieg der Prozentsatz der Patienten mit asymptomatischen Tumoren zwischen 1960 und 1980 von 5 auf 32%. Anamnestisch gaben die Patienten an, daß sie selbst den Tumor entdeckt hatten oder von ihrem Hausarzt, einem Freund oder dem Ehepartner darauf aufmerksam gemacht wurden. Aus diesem Grund stieg der Prozentsatz an Patienten mit lokalisierter Erkrankung (d.h. klinisches Stadium I, pathologisches Stadium I) in dieser Zeit an. Die mediane Tumordicke zum Zeitpunkt der Erstbehandlung sank von 2,5 mm vor 1960 auf 0,8 mm im Jahre 1982 (s. Kap. 18). Damit verbunden wurde auch ein deutlicher prozentualer Anstieg der in situ-Melanome festgestellt. Es überrascht daher nicht, daß trotz erhöhter Inzidenz kein gleichzeitiger Anstieg der Mortalität für das maligne Melanom zu verzeichnen war. Die große Mehrzahl der Patienten mit einem malignen Melanom kann somit heutzutage von ihrer Krankheit geheilt werden.

Prognostische Faktoren

Faktoren des Patienten

An der SMU versuchten wir, die Faktoren, die für die bessere gesamte Überlebensrate weiblicher Patienten verantwortlich sind, zu analysieren. Zunächst konnte gezeigt werden, daß verschiedene endokrine Einflüsse, einschl. Pubertät, Menopause, Östrogenzufuhr und Schwangerschaften, keinen Einfluß auf die Überlebensrate bei Frauen besaßen; dennoch war die Prognose für Männer und Frauen statistisch signifikant verschieden [18]. Wahrscheinlich tragen 2 Faktoren zu dieser besseren Prognose weiblicher Patienten bei: 1) Frauen kommen in einem früheren klinischen Stadium zur ersten Untersuchung. 2) Der Primärtumor liegt bei Frauen an einer prognostisch günstigeren Lokalisation als bei Männern (Tabelle 21.1). Weiter zeigte sich, daß Frauen im klinischen Stadium I signifikant dünnere Läsionen als Männer besaßen (Abb. 21.1) [14]. Aber auch bei Tumoren gleicher Dicke war die Prognose für Frauen immer noch besser als für Männer [14]. Weitere Untersuchungen ergaben, daß von Patienten im klinischen Stadium I bei gleicher Tumordicke, Lokalisation des Primärtumors und entsprechendem Alter Frauen mit sehr dicken Tumoren ebenfalls länger überlebten [15]. Das Alter des Patienten war für sich betrachtet offensichtlich ohne prognostische Bedeutung, da bei Männern und Frauen proportional mit zunehmendem Alter der Anteil dünner Tumoren abnahm [15].

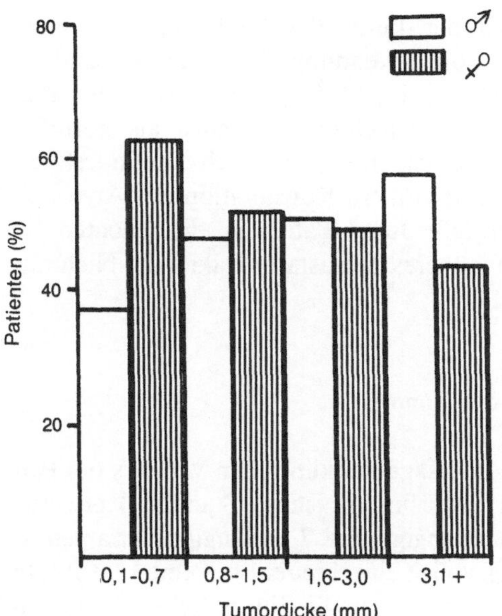

Abb. 21.1. Tumordicke bei 780 Melanompatienten im klinischen Stadium I. Verteilung in Abhängigkeit vom Geschlecht

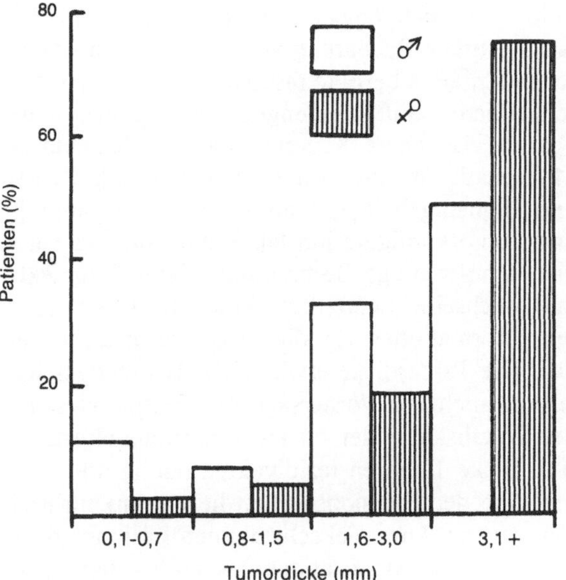

Abb. 21.2. Tumordicke bei 209 Melanompatienten im klinischen Stadium II. Verteilung in Abhängigkeit vom Geschlecht

Im Gegensatz zum klinischen Stadium I waren die globalen Fünfjahresüberlebensraten bei Männern und Frauen mit Lymphknotenmetastasen (klinisches Stadium II, pathologisches Stadium II) ähnlich [16]. Es stellte sich jedoch heraus, daß diese ungünstige Überlebensrate der Frauen auf eine sehr schlechte Prognose für Frauen nach der Menopause zurückzuführen ist. Im Gegensatz zu den Patienten im Stadium I wiesen Frauen im Stadium II signifikant dickere Tumoren auf als Männer (Abb. 21.2). Bei gleichem Alter und gleicher Tumordicke ergab sich bei Frauen im Stadium II mit sehr dicken Läsionen eine längere Überlebenszeit.

Nachdem sich die Ulzeration als unabhängiger Prognosefaktor [10] erwiesen hatte, beschäftigten wir uns erneut mit der besseren Prognose der weiblichen Patienten in den klinischen Stadien I und II. Es zeigte sich, daß Melanome bei Männern erheblich häufiger ulzeriert waren als bei Frauen; dieser Unterschied war jedoch bei Gruppierung nach der Tumordicke nicht mehr erkennbar. Bei Männern und Frauen bestand bei zunehmendem Alter eine signifikant ansteigende Häufigkeit der Ulzeration. Bei Patienten, die paarweise, geordnet nach Lokalisation des Primärtumors, Tumordicke und Ulzeration, verglichen wurden, zeigte sich weder für Patienten mit lokalisierter Erkrankung noch für Patienten mit Metastasen eine bessere Prognose der Frauen (Shaw HM et al., in Vorbereitung).

Auch der Beruf des Patienten hatte einen Einfluß auf die Erkennung des Melanoms und auf die Überlebenszeit [13]. Ungelernte Arbeiter hatten eine deutlich schlechtere Prognose als beruflich qualifiziertere Patienten, was sich zumindest teilweise auf eine frühere Konsultation des Arztes zurückführen läßt. Junge Patienten, die rauchten, besaßen ein höheres Metastasenrisikio als Nichtraucher [17, 19].

Faktoren des Tumors

Für die Vorhersage des klinischen Verlaufs der Patienten der SMU im klinischen Stadium I erwiesen sich 2 unabhängige und 7 abhängige Variablen als bedeutungsvoll (Einzelheiten s. Kapitel 19). Der wichtigste Faktor war die Tumordicke [6]. Obwohl sich ein Teil der prognostischen Bedeutung der Ulzeration auf die enge Korrelation mit der Tumordicke zurückführen ließ, erwies sich auch die Ulzeration als unabhängiger Prognosefaktor [10]. Die prognostische Bedeutung von 7 weiteren histologischen Kriterien beruhte fast ganz - wenn nicht ausschließlich - auf ihrer engen Korrelation mit der Tumordicke. Diese Kriterien waren: Melanomtyp, Mitoseaktivität und Tumorregression [6], Zelltyp und Pigmentgehalt [8], lymphozytäre Infiltration [9] und Tumorkonfiguration [4]. Somit konnten durch die zeitaufwendige Bestimmung dieser 7 subjektiv und wechselnd beurteilten Parameter keine weiteren Informationen für die Prognose erreicht werden. Die Tumordicke erwies sich als wichtiges Kriterium auch zur Vorhersage des Zeitpunktes und der Lokalisation der ersten Tumorremanifestation [11]. Dicke Tumoren rezidivierten häufig und meist in Nähe der Exzisionsnarbe, die erkrankungsfreie Zeit war nur kurz. Bei sehr dünnen Läsionen dagegen traten Remanifestationen, wenn überhaupt, erst viel später und dann entweder in regionären Lymphknoten oder in Fernorganen auf. Auch dikkere Lentigo maligna-Melanome metastasierten selten; daher wird das Lentigo maligna-Melanom als eigene Entität behandelt [7]. Auch Melanome mit einer Dicke von $\leq 0{,}7$ mm können metastasieren, wobei regressiv veränderte Tumoren etwas häufiger metastasierten als nichtregressierte Tumoren (8% gegenüber 5%). Mit Ausnahme 1 Falles entstanden alle Metastasen bei Melanomen mit partieller Tumorregression innerhalb von 5 Jahren, nichtregressierte Tumoren metastasierten dagegen auch noch nach dieser Zeitspanne. Die Regression bei diesen dünnen Tumoren ist daher kein ungünstiges prognostisches Merkmal. Es stellte sich heraus, daß bei langfristiger Nachbeobachtung die Überlebensraten ähnlich waren, unabhängig davon, ob der Tumor Anzeichen einer Regression aufwies oder nicht (Abb. 21.3) [5]. Dies unterstreicht die Bedeutung der Langzeitnachbeobachtung in der Beurteilung der Prognose.

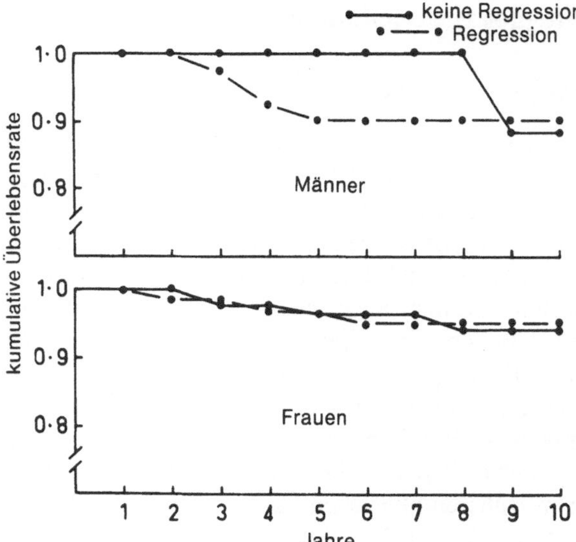

Abb. 21.3. Kumulative Überlebensraten bei 353 Melanompatienten im klinischen Stadium I mit 0,7 mm oder weniger dicken Tumoren. Unterteilung nach Regression der Tumoren

Bei Patienten mit Lymphknotenmetastasen (Stadium II) zeigte eine multivariate Analyse, daß die wichtigsten Variablen für die Prognose die Ulzeration (p = 0,004) und die gemessene Tumordicke des primären Melanoms (p = 0,01) waren. Die Anzahl der Lymphknotenmetastasen stand als Parameter für die Analyse nicht zur Verfügung. Weitere Einzelheiten sind in Kap. 19 beschrieben.

Behandlung

Bei der Behandlung eines Melanompatienten an der SMU werden folgende Kriterien berücksichtigt: 1) Melanomtyp (Superficial-spreading-Melanom, SSM, noduläres Melanom, NM, oder Lentigo maligna-Melanom, LMM); 2) Lokalisation des Primärtumors; 3) Ausdehnung des Primärtumors (d. h. Dicke und Ulzeration); 4) Vorhandensein oder Fehlen von Metastasen und Typ der Metastasierung; 5) Geschlecht und Alter des Patienten; 6) Allgemeinzustand des Patienten und seine Behandlungswünsche.

Da wir das Lentigo maligna-Melanom als eine andere Erkrankung als das SSM und das NM ansehen, führen wir die Behandlung des LMM mit einem konservativen chirurgischen Eingriff oder kryotherapeutisch durch (Kap. 6). Bei Patienten mit LMM wird eine Lymphknotendissektion (LKD) nie elektiv durchgeführt. Die Lokalisation des Primärtumors ist für die Weite der Exzision entscheidend. Beispielsweise wird ein SSM oder ein NM im Gesicht weniger weit exzidiert als ein Melanom gleichen Typs am Rücken oder an den Beinen.

In situ-Melanome werden mit einem möglichst kleinen chirurgischen Eingriff behandelt (enge Exzision und primärer Wundverschluß). Es sollte jedoch betont werden, daß die Reexzision der Biopsiestelle wichtig ist, um das Risiko eines Lokalrezidivs klein zu halten.

An der SMU wird bezüglich der Biopsien folgendes Vorgehen eingehalten: 1) Kein Patient wird wegen eines Melanoms behandelt, ohne daß die Diagnose zuvor histologisch gesichert ist. 2) Die Biopsie besteht aus einer Entfernung des gesamten Tumors mit einem schmalen Rand (2-3 mm) seitlich und gegen die Tiefe. 3) Stanz- oder Inzisionsbiopsien werden nur ausnahmsweise durchgeführt, wenn sehr große Tumoren vorliegen, deren vollständige Exzision ein großer Eingriff wäre (z. B. bei einigen LMM und bei einigen akral-lentiginösen Melanomen). 4) Die Diagnose erfolgt normalerweise aufgrund einer Schnellschnittuntersuchung. Besteht jedoch für den Pathologen auch nur der geringste Zweifel, wird die Paraffinschnittuntersuchung abgewartet. 5) Es wird darauf geachtet, daß die Schnittführung bei der Exzisionsbiopsie und bei der definitiven Exzision voneinander getrennt bleiben, um das mögliche Risiko der Tumorimplantation zu verringern.

Exzision des Primärtumors

Bei der Planung der Exzision des Primärtumors ist die Dicke der Läsion das wichtigste Kriterium. Bei Läsionen mit einer Dicke von weniger als 1 mm wird i. allg. ein Sicherheitsabstand von 1-2 cm gewählt. Bei Tumoren mit einer Dicke von 1 mm oder mehr beträgt der Sicherheitsabstand 3 cm und darüber und schließt die Entfernung der Subkutis bis zur tiefen Faszie, an den Extremitäten auch die tiefe Faszie mit ein. Ulzeration und Mikrostadium (Level) sind weitere Kriterien zur Selektion der Patienten für eine elektive Lymphknotendissektion (ELKD), aber sie sind für die Weite der Exzision des Primärtumors nicht entscheidend.

Regionäre Lymphknotendissektion

Jeder Hinweis auf eine Metastasierung beeinflußt die Therapieplanung nachhaltig. Da das Melanom bei den meisten Patienten in einem frühen Stadium erkannt wird, gibt es selten Anhaltspunkte für eine Tumordissemination. Tastbare und klinisch befallene Lymphknoten ziehen automatisch eine Lymphknotendissektion nach sich, vorausgesetzt, es gibt keinen Anhalt für eine Fernmetastasierung, und der Allgemeinzustand des Patienten läßt diese Operation zu. Bei Fernmetastasierung ist nur ein minimaler chirurgischer Eingriff zur Palliation indiziert.

Da Männer eine insgesamt schlechtere Prognose als Frauen zu haben scheinen, galt in der Vergangenheit das Geschlecht des Patienten als relevant für die Behandlung. Man tendierte daher früher zu einer ausgedehnteren Behandlung bei Männern. Wie bereits erwähnt, zeigen neuere Ergebnisse der SMU, daß Männer häufig dicke, ulzerierte Primärtumoren am Stamm - einer prognostisch ungünstigen Lokalisation - aufweisen. Weibliche und männliche Patienten mit Übereinstimmung bezüglich dieser 3 prognostischen Faktoren hatten ähnliche Überlebensraten. Aus diesem Grund führen wir heute bei vergleichbaren Tumoren bei Männern und Frauen keine unterschiedlich ausgedehnte chirurgische Behandlung mehr durch.

Eine elektive Lymphknotendissektion (ELKD) kommt nur bei Patienten in Betracht, die jünger als 70 Jahre alt und in einem guten Allgemeinzustand sind. Die ELKD wird an der SMU bei Männern und Frauen mit einem Extremitätenmelanom von mehr als 2 mm Tumordicke angewandt. Bei Patienten mit axial gelegenen Tumoren wird die ELKD bereits bei einer Tumordicke ab mehr als 1-1,5 mm empfohlen. In diesem Dickenbereich wird auch die Ulzeration berücksichtigt und bei ulzerierten Tumoren die ELKD auch schon bei dünneren Tumoren dieses Bereichs erwogen. Innerhalb der vergangenen 25 Jahre haben sich jedoch an der SMU die Indikationen für alle chirurgischen Eingriffe in dem Maße geändert, wie über das Verhalten des Melanoms mehr bekannt wurde. Derzeit werden vermehrt elektive Lymphknotendissektionen für Tumoren zwischen 1,5 und 2 mm Dicke empfohlen.

Obwohl die Daten der SMU [12] und die Ergebnisse von Balch et al. [1] keine Verlängerung der Überlebenszeit bei Männern mit Tumoren von mehr als 4 mm Dicke zeigten, wird an der SMU eine ELKD bei jungen Patienten mit solchen Tumoren nach wie vor aus folgenden Gründen durchgeführt: 1) Ein lokoregionäres Rezidiv (d.h. Narbenrezidiv, In-Transit- oder regionäre Lymphknotenmetastasen) ist bei dicken Melanomen die häufigste Remanifestation (s. Kap. 6 und 12); 2) Die große Mehrzahl der lokoregionären Rezidive tritt in den ersten 3 Jahren nach Behandlung des Primärtumors auf. 3) Fernmetastasen, die schließlich zum Tode führen, entwickeln sich meistens erst nach Auftreten eines lokoregionären Rezidivs. Wenn man 2 Patienten mit einem Tumor von 3 mm Dicke betrachtet, ist ihre Überlebenschance zum Zeitpunkt der Diagnosestellung aufgrund der Tumordicke bereits weitgehend bestimmt. Falls bei einem Patienten nur eine lokale Exzision durchgeführt wird, ist die Entwicklung eines Lokalrezidivs 6-8 Monate nach Exzision des Primärtumors sehr wahrscheinlich, wodurch ein weiterer chirurgischer Eingriff und Klinikaufenthalt erforderlich wird. Nicht lange nach Abschluß dieser Behandlung wird der Patient Zeichen der Fernmetastasierung entwickeln und schließlich versterben. Der 2. Patient, bei dem eine ausgedehntere lokale Therapie (einschl. elektiver Lymphknotendissektion) durchgeführt wurde, wird bis zum Auftreten von Fernmetastasen erscheinungsfrei bleiben. Aus diesem Grund ist die elektive Lymphknotendissektion (ELKD) bei dicken Tumoren ein vorgezogener palliativer chirurgischer Eingriff. Bei älteren Patienten führen wir dieses Verfahren nicht durch, ebenso nicht bei Patienten, die eine derartige Dissektion ablehnen.

In den seltenen Fällen von Melanomen der unteren Rumpfhälfte mit medianem Sitz (anterior und posterior) führen wir eine bilaterale Dissektion der Leistenlymphknoten nicht durch. Bei jungen Patienten in einem insgesamt guten Allgemeinzustand wenden wir jedoch gelegentlich eine bilaterale axilläre ELKD im Falle von prognostisch ungünstigen Tumoren in der Mittellinie an. Der Grund für diese Unterscheidung ist, daß die Morbidität bei bilateraler Leistenlymphknotendissektion selbst bei jungen Patienten in gutem Allgemeinzustand erheblich ist, bei einer bilateralen axillären Dissektion dagegen relativ gering.

Alter und Allgemeinzustand des Patienten sind andere Einflußgrößen auf die Lebenserwartung. Bei Patienten, deren Lebenserwartung weniger als 5 Jahre beträgt, führen wir ausgedehnte chirurgische Eingriffe nur selten durch. Die Wünsche des Patienten müssen ernstgenommen werden, da bezüglich der Weite der Exzision des Primärtumors und des Nutzen der ELKD noch kontroverse Ansichten bestehen. Aus diesem Grund führen wir ausgedehnte chirurgische Eingriffe nur nach eingehender Aufklärung des Patienten aus (Kap. 8).

Fortgeschrittenes Melanom

Abschließend fassen wir unser Vorgehen an der SMU bei weit fortgeschrittener Tumorerkrankung kurz zusammen (eine detailliertere Diskussion findet sich in den Kap. 12 und 13): 1) Sofern das primäre Melanom chirurgisch ohne größere Morbidität resezierbar ist, führen wir bei den meisten Patienten unter 60 Jahren als Behandlung der Wahl eine Exzision durch. 2) In einigen Fällen kommt eine Amputation in Betracht, und zwar wenn unbeherrschbare Lokalrezidive bestehen, die auf andere Behandlungsmodalitäten (wie z. B. regionäre Perfusion) nicht ansprechen, und der Patient keinen Anhalt für eine Fernmetastasierung in innere Organe aufweist. Wir untersuchen z. Z. die intraarterielle Anwendung von Cisplatin, um Amputationen zu vermeiden. 3) Wir haben heute den Eindruck, daß weder die adjuvante Chemotherapie noch die Immunotherapie von praktischem Nutzen sind, da bisher keine überzeugenden Beweise für ihre Wirksamkeit erbracht werden konnten. Darüber hinaus verursachen die meisten Chemotherapeutika erhebliche Nebenwirkungen, und ihre Anwendung erscheint bei asymptomatischen Patienten nicht gerechtfertigt. 4) Wir setzen eine Chemo- oder Immunotherapie oder eine Kombination davon ein, wenn der Patient meßbare Tumorremanifestationen hat und eine chirurgische Exzision kontraindiziert ist. Dabei werden beide Modalitäten nacheinander, den Umständen entsprechend, angewandt. 5) Andere lokale Behandlungsmethoden, wie Kryotherapie, Diathermie oder intraläsionale Chemo- bzw. Immunotherapie werden bei lokal fortgeschrittener Erkrankung eingesetzt (Kap. 13).

Literatur

1. Balch CM, Murad TM, Soong S-j, Ingalls AL, Richards PC, Maddox WA (1979) Tumor thickness as a guide to surgical management of clinical stage I melanoma patients. Cancer 43: 883
2. McCarthy WH, Black AL, Milton GW (1980) Melanoma in New South Wales: An epidemiologic survey 1970-1976. Cancer 46: 427
3. McCarthy WH, Martyn AL, Roberts G, Dobson AJ (1980) Melanoma in New South Wales 1970-1976: Confirmation of increased incidence. Med J Aust 2: 137

4. McGovern VJ, Shaw HM, Milton GW (1983) Prognostic significance of a polypoid configuration in malignant melanoma. Histopathology 7: 663
5. McGovern VJ, Shaw HM, Milton GW (1983) Prognosis in patients with thin malignant melanoma: Influence of regression. Histopathology 7: 673
6. McGovern VJ, Shaw HM, Milton GW, Farago GA (1979) Prognostic significance of the histological features of malignant melanoma. Histopathology 3: 385
7. McGovern VJ, Shaw HM, Milton GW, Farago GA (1980) Is malignant melanoma arising in a Hutchinson's melanotic freckle a separate disease entity? Histopathology 4: 235
8. McGovern VJ, Shaw HM, Milton GW, Farago GA (1981) Cell type and pigment content as prognostic indicators in cutaneous malignant melanoma. In: Ackerman AB (ed) Pathology of Malignant Melanoma. Masson, New York, p 327
9. McGovern VJ, Shaw HM, Milton GW, Farago GA (1981) Lymphocytic infiltration and survival in malignant melanoma. In: Ackerman AB (ed) Pathology of Malignant Melanoma. Masson, New York, p 341
10. McGovern VJ, Shaw HM, Milton GW, McCarthy WH (1982) Ulceration and prognosis in cutaneous malignant melanoma. Histopathology 6: 399
11. Milton GW, Shaw HM, Farago GA, McCarthy WH (1980) Tumour thickness and the site and time of first recurrence in cutaneous malignant melanoma (stage I). Br J Surg 67: 543
12. Milton GW, Shaw HM, McCarthy WH, Pearson L, Balch CM, Soong S-j (1982) Prophylactic lymph node dissection in clinical stage I cutaneous malignant melanoma: Results of surgical treatment in 1319 patients. Br J Surg 69: 108
13. Shaw HM, McGovern VJ, Milton GW, Farago GA (1981) Cutaneous malignant melanoma: Occupation and prognosis. Med J Aust 1: 37
14. Shaw HM, McGovern VJ, Milton GW, Farago GA, McCarthy WH (1980) Histologic features of tumors and the female superiority in survival from malignant melanoma. Cancer 45: 1604
15. Shaw HM, McGovern VJ, Milton GW, Farago GA, McCarthy WH (1980) Malignant melanoma: Influence of site of lesion and age of patient in the female superiority in survival. Cancer 46: 2731
16. Shaw HM, McGovern VJ, Milton GW, Farago GA, McCarthy WH (1982) The female superiority in survival in clinical stage II cutaneous malignant melanoma. Cancer 49: 1941
17. Shaw HM, Milton GW (1981) Smoking and the development of metastases from malignant melanoma. Int J Cancer 28: 153
18. Shaw HM, Milton GW, Farago GA, McCarthy WH (1978) Endocrine influences on survival from malignant melanoma. Cancer 42: 669
19. Shaw HM, Milton GW, McCarthy WH, Farago GA, Dilworth P (1979) Effect of smoking on the recurrence of malignant melanoma. Med J Aust 1: 208

22 Das maligne Melanom in Queensland, Australien: Erfahrungen des Queensland Melanoma Project

G. R. McLeod, N. C. Davis, J. H. Little, A. Green und D. Chant

Dieser Beitrag über das Queensland Melanoma Project (QMP) beschreibt die Ergebnisse eines prospektiven, epidemiologischen Registers mit 1441 Melanompatienten, die in Queensland zwischen Juli 1963 und Dezember 1969 behandelt wurden (Tabellen 22.1 und 22.2). Alle Patienten wurden mindestens 10 Jahre lang nachbeobachtet, bei nur 3% der Patienten liegen keine Informationen über den Verlauf vor („lost cases“).

Der Bundesstaat Queensland im Nordosten von Australien ist durch den Wendekreis des Steinbocks in 2 ungefähr gleich große tropische und subtropische Gebiete geteilt und liegt zwischen dem 10. und dem 29. Grad südlicher Breite und dem 138. und 154. Grad östlicher Länge. Obwohl Queensland eine Fläche von 1,7 Mill. km^2 einnimmt, ist etwa die Hälfte der 2,2 Mill. umfassenden Bevölkerung in der Hauptstadt Brisbane und in angrenzenden Gebieten im Südosten ansässig, der Rest der Bevölkerung lebt überwiegend an der Küste. Die meisten Bewohner Queenslands empfinden die Sonnenbestrahlung als angenehm und verbringen wegen des günstigen Klimas ihre Freizeit überwiegend im Freien. Viele Strände sind für die Mehrheit der Einwohner leicht erreichbar. Im Südosten Queenslands beträgt die durchschnittliche tägliche Sonnenscheindauer 7-8 h. In den meisten übrigen Gebieten der Osthälfte des Bundesstaates scheint die Sonne im Durchschnitt das ganze Jahr hindurch 8-9 h täglich, im wenig bevölkerten Westteil dagegen durchschnittlich 9-10 h.

Das Queensland Melanoma Project (QMP) wurde 1963 begonnen und seitdem durch den Queensland Cancer Fund unterstützt. Das Ziel war, ein epidemiologisches Register der im ganzen Bundesstaat Queensland behandelten Melanompatienten aufzubauen. Die Aufnahme der Patienten in das Register erfolgte dadurch, daß die Pathologen im ganzen Bundesstaat das QMP bei jeder Melanomdiagnose benachrichtigten. Die bei der Behandlung der Patienten beteiligten Allgemeinärzte und Fachärzte kooperierten, indem sie Personaldaten und klinische Informationen zur Verfügung stellten. Alle pathologischen Schnitte wurden von einem aus 3 Pathologen bestehenden Panel begutachtet; bevor ein Fall in das Register aufgenommen wurde, mußten alle unabhängig voneinander die Diagnose bestätigen. Obwohl in Queensland vor 1982 kein Tumorregister bestand, war die Zusammenarbeit zwischen Pathologen und Klinikern außergewöhnlich gut, da praktisch jeder Fall in Queensland dokumentiert wurde. Das histologische Material wurde später zur Bestimmung des Mikrostadiums (Level of invasion) und zur Messung der Tumordicke revidiert. Seit 1977 wurden epidemiologische Untersuchungen des Queensland Institute of Medical Research und des Queensland Melanoma Project zur Gewinnung der Inzidenzraten und anderer Daten herangezogen. Eine ähnliche Zusammenarbeit zwischen den Pathologen von 1977 bis heute ermöglichte die Sammlung dieser zusätzlichen epidemiologischen Daten.

Epidemiologie

Inzidenz

Aus dem Vergleich der Ergebnisse dreier Studien über die Jahre 1963 bis 1968 [1], 1977 [16] und 1979 bis 1980 [8] ist der Anstieg der Inzidenz primärer Hautmelanome in Queensland in den letzten 15 Jahren erkennbar. Die nichtadjustierte jährliche Inzidenz für das Level-I-Melanom betrug im Jahre 1966 1,4/100000; sie stieg auf 8,1 im Jahre 1977 und auf 11,2 in den Jahren 1979/80 an. Beim invasiven Melanom erhöhten sich die nicht altersadjustierten jährlichen Inzidenzraten von 15,1/100000 im Jahre 1966 auf 25 im Jahre 1977 und auf 28,4 in den Jahren 1979/80.

Aus der Untersuchung der Jahre 1963 bis 1969 standen keine altersspezifischen und alterskorrigierten Daten unter Berücksichtigung des Mikrostadiums (Level of invasion) zur Verfügung, diese Daten wurden jedoch für 1979/80 berechnet. Stan-

Tabelle 22.1. Klinische und pathologische Daten der in Queensland behandelten Melanompatienten; *NM* noduläres Melanom, *SSM* Superficial-spreading-Melanom, *LMM* Lentigo-maligna-Melanom

	Initiales pathologisches Stadium			
	Stadium I	Stadium II	Stadium III	Gesamt
Klinische Merkmale				
Anzahl der Patienten	1174	64	10	1248
Jahr der Diagnose				
bis 1960	0%	0%	0%	0%
1961-1965	43%	45%	40%	43%
1966-1970	57%	55%	60%	57%
1971-1975	0%	0%	0%	0%
1976-1980	0%	0%	0%	0%
Medianes Alter	47 Jahre	53 Jahre	61 Jahre	47 Jahre
Geschlecht				
Männlich	42%	69%	70%	43%
Weiblich	58%	31%	30%	57%
Lokalisation des Primärtumors				
Frauen, untere Extremität	22%	14%	0%	22%
Männer, untere Extremität	8%	19%	10%	8%
Frauen, obere Extremität	14%	14%	0%	14%
Männer, obere Extremität	7%	6%	0%	6%
Frauen, Kopf und Hals	10%	3%	30%	10%
Männer, Kopf und Hals	8%	8%	10%	8%
Frauen, Rumpf	11%	0%	0%	11%
Männer, Rumpf	20%	36%	50%	21%
Andere	0%	0%	0%	0%
Pathologische Merkmale				
Tumordicke nach Breslow				
<0,76 mm	32%	5%	10%	30%
0,76-1,49 mm	25%	6%	10%	24%
1,50-2,49 mm	20%	13%	10%	19%
2,50-3,99 mm	14%	28%	20%	14%
≥4,00 mm	10%	48%	50%	13%
Mediane Tumordicke	1,2 mm	3,7 mm	3,7 mm	1,3 mm
Ulzeration				
Ja	26%	69%	40%	28%
Nein	74%	31%	60%	72%
Melanomtyp				
NM	23%	70%	50%	25%
SSM	68%	25%	40%	66%
LMM	9%	5%	10%	9%

Tabelle 22.2. Kumulative Überlebensraten der in Queensland behandelten Melanompatienten

	Überlebensraten	
	5 Jahre [%]	10 Jahre [%]
Stadium I		
Globale Überlebensrate	85	80
Geschlecht		
Männlich	79	72
Weiblich	90	86
Lokalisation des Primärtumors		
Untere Extremität	90	86
Obere Extremität	90	89
Kopf und Hals	83	76
Rumpf	79	71
Andere	75	75
Tumordicke		
<0,76 mm	97	95
0,76-1,49 mm	92	87
1,50-2,49 mm	83	76
2,50-3,99 mm	77	63
≥4,00 mm	48	40
Ulzeration		
Ja	68	60
Nein	91	87

	1 Jahr [%]	3 Jahre [%]	5 Jahre [%]
Stadium II			
Globale Überlebensrate	70	32	27
Tumordicke			
<1,50 mm	71	43	29
1,50-3,99 mm	62	42	38
≥4 mm	77	20	16
Zahl positiver Lymphknoten			
1	82	43	33
2-4	62	21	21
>4	38	25	25
Ulzeration			
Ja	72	29	24
Nein	65	39	34

	6 Monate [%]	1 Jahr [%]	2 Jahre [%]
Stadium III			
Globale Überlebensrate	60	40	40

dardisiert man gemäß der Altersverteilung der Bevölkerung in Europa [6], dann beträgt die jährliche Inzidenzrate für das Level-I-Melanom 13,2/100000 und für das invasive Melanom 30,6. Dies sind die weltweit höchsten Inzidenzraten für das maligne Melanom der Haut.

Dieser beobachtete Anstieg der Inzidenz wird zum Teil durch einen zunehmenden Anteil dünner Melanome erklärt. Obwohl sich die quantitative Histologie beim Melanom als sehr wertvoll herausgestellt hat, bleiben Probleme bei der subjektiven Bewertung der Tumoren bestehen, die zu unterschiedlichen Beurteilungen durch die Pathologen führen. Ein kleiner Vergleich unter Pathologen aus Brisbane [13] und auf internationaler Ebene zeigte, daß einer von 3 oder 4 Pathologen abweichend quantifiziert. Dies ist beim Lentigo maligna-Melanom (LMM) besonders wichtig [8, 16]. Die Möglichkeit einer Fehlklassifikation oder der „Überdiagnose" beim LMM wurde diskutiert [9], und obwohl einige Tumoren diskrepant klassifiziert werden, scheint dies nicht zur Erklärung der steigenden Inzidenz auszureichen.

Zeittrends

Dank intensiver Aufklärung der Öffentlichkeit kennt die Bevölkerung von Queensland die Gefahr pigmentierter Läsionen und sucht bereits früh im Verlauf der Erkrankung den Arzt auf [8]. Darin liegt auch möglicherweise der Grund für die zunehmende Inzidenz, besonders bei Level-I-Läsionen. Das Level-I-Melanom wird im Queensland Melanoma Project als wichtiges Vorstadium des invasiven Melanoms angesehen und daher als eigene Entität in diesen Bericht integriert. Die Bezeichnung „Level-I-Melanom" statt einer anderen Terminologie hat wahrscheinlich zum Teil zu dem zunehmenden Prozentsatz der Level-I-Melanome beigetragen, die in Queensland diagnostiziert werden. Vor 1970 betrug der Prozentsatz 7%, er stieg auf 24% im Jahre 1977 und weiter auf 28% für 1979/80. Die frühere Diagnosestellung spiegelte sich auch in dem zunehmenden Anteil der Tumoren mit geringem Durchmesser und flacherem Profil wider.

Es besteht heute kein statistisch signifikanter Unterschied der Melanominzidenz im Hinblick auf das Geschlecht, während in den 60er Jahren Frauen beim Level-I-Melanom und beim invasiven Melanom überwogen [1]. 1979/80 betrug die jährliche Inzidenz der Level-I-Tumoren für Männer 12/100000 und für Frauen 11,4. Bei invasiven Tumoren betrug die jährliche Inzidenz für Männer 26,7 gegenüber 30,1 für Frauen.

Tabelle 22.3. Altersspezifische jährliche Inzidenzraten für das invasive maligne Melanom (je 100000 Einwohner) in Queensland 1979-1980. Unterteilung nach Melanomtypen (nur Männer) *SSM* Superficial-spreading-Melanom, *NM* noduläres Melanom, *LMM* Lentigo maligna-Melanom, *IND* unklassifizierbares Melanom („indeterminate melanoma"), *ALM* akral-lentiginöses Melanom

Alter [Jahre]	Melanomtyp				
	SSM	NM	LMM	IND	ALM
0- 9	0,0	0,0	0,0	0,0	0,0
10-19	4,9	0,0	0,0	0,0	0,0
20-29	9,9	2,1	0,0	0,0	0,0
30-39	12,8	5,5	0,0	3,1	0,0
40-49	25,2	5,0	0,8	0,8	0,8
50-59	37,1	13,3	3,5	1,8	0,9
60-69	47,9	19,8	7,0	8,2	1,2
≥70	33,8	37,0	8,1	3,2	0,0
Alle Altersgruppen	16,3	6,6	1,5	1,5	0,3

Die Altersverteilung variiert mit dem Geschlecht des Patienten und dem Melanomtyp. Die altersspezifischen Inzidenzraten für 1979/80 sind in den Tabellen 22.3 und 22.4 für jeden Melanomtyp dargestellt. Bei Frauen in jüngeren Altersgruppen überwog das Superficial-spreading-Melanom (SSM), während im fortgeschrittenen Alter das noduläre Melanom (NM) im Vordergrund stand. Das noduläre Melanom (NM) zeigte bei Männern eine ähnliche Altersverteilung wie bei Frauen, dagegen lag der Häufigkeitsgipfel für das SSM bei Männern in einem späteren Alter als bei Frauen. Eine altersspezifische Inzidenzverteilung beobachteten wir beim LMM für beide Geschlechter.

Das Verteilungen des Level I-Melanoms und des invasiven Melanoms, untergliedert nach Lokalisation und Melanomtyp, sind für 1979/80 in den Tabellen 22.5 und 22.6 dargestellt. Lentigo maligna-Melanome, typisch für die Lokalisation an Kopf und Hals, wurden an anderen Lokalisationen bei über ⅓ der in diesem Zeitraum beobachteten 247 Patienten festgestellt [8]. Bei den anderen Melanomtypen ähnelte die Verteilung der Lokalisationen i.allg. der der vorausgegangenen Jahrzehnte, dabei waren bei Männern der Stamm und bei Frauen die untere Extremität die häufigsten Lokalisationen [1, 16]. Eine Ausnahme bildeten die SSM bei Frauen, die mit der gleichen Häufigkeit am Stamm wie an den unteren Extremitäten auftraten.

Tabelle 22.4. Altersspezifische jährliche Inzidenzraten für das invasive maligne Melanom (je 100000 Einwohner) in Queensland 1979-1980. Unterteilt nach Melanomtypen (nur Frauen); *SSM* Superficial-spreading-Melanom, *NM* noduläres Melanom, *LMM* Lentigo maligna-Melanom, *IND* unklassifizierbares Melanom („indeterminate melanoma"), *ALM* akral-lentiginöses Melanom

Alter [Jahre]	Melanomtyp				
	SSM	NM	LMM	IND	ALM
0- 9	0	0	0	0	0
10-19	1,0	0,5	0	0	0
20-29	27,3	2,7	0	1,1	0
30-39	33,2	2,6	0	1,9	0
40-49	40,0	8,9	2,7	2,7	0
50-59	28,9	9,0	5,4	5,4	0
60-69	25,4	9,5	15,9	5,3	1,1
≥70	15,3	17,6	12,9	1,2	0
Alle Altersgruppen	19,5	4,8	3,2	1,8	0,9

Tabelle 22.5. Melanomtyp und Lokalisation bei 247 Level-I-Melanomen (*Zahl in Klammern* = Anzahl der Patienten); *SSM* Superficial-spreading-Melanom, *LMM* Lentigo maligna-Melanom, *IND* unklassifizierbares Melanom („indeterminate melanoma")

Lokalisation	Melanomtyp [%]					
	SSM		LMM		IND	
	Männer (36)	Frauen (60)	Männer (84)	Frauen (64)	Männer (2)	Frauen (1)
Kopf und Hals	8	10	62	63	50	0
Rumpf	56	35	24	5	50	0
Obere Extremität	8	23	10	19	6	0
Untere Extremität	25	30	2	9	0	100
Unbekannt	3	2	2	5	0	0

Mögliche ätiologische Faktoren

Die hohe Inzidenz des Melanoms in Queensland wurde in Beziehung zum Breitengrad und zur geographischen Topographie untersucht. Bereits früher wurde ein gehäuftes Auftreten des Melanoms in subtropischen gegenüber tropischen Gebieten berichtet [1, 11, 16]. In einer neueren Studie über innerhalb eines Jahres (1979) neuaufgetretene Tumoren bestand jedoch keine Beziehung zum Breitengrad [10], aber es wurde eine signifikant erhöhte Inzidenz bei Patienten aus dem Küstengebiet (mit häufigerem Aufenthalt im Freien) im Vergleich zu den im Landesinneren lebenden Patienten beobachtet. Die Intensität der UV-Strahlung in den tropischen und subtropischen Gebieten von Queensland in den langen Sommern ist vergleichbar, während dieser Jahreszeit ist der Aufenthalt im Freien sehr populär. Dies könnte eine Erklärung für die beobachtete geographische Verteilung des Melanoms darstellen.

Es wurde vermutet, daß Personen keltischer Abstammung eine höhere Anfälligkeit für das maligne Melanom besitzen [12]. Um diese Hypothese zu testen, wurde in der Erhebung von 1979/80 für eine randomisierte Stichprobe aus den Wählerlisten des Staates die ethnische Herkunft ermittelt. Aufgrund des Geburtsortes der Eltern und der Großeltern wurden die aus Irland und Schottland stammenden Personen als Kelten klassifiziert, Personen aus anderen Teilen der britischen Inseln und Nordeuropas als nichtkeltisch. Aufgrund dieser Definition der keltischen Abkunft wurden 63% der untersuchten Personen nicht als keltisch, 28% partiell keltisch (nur eine Seite der Familie) und 9% rein keltisch (beide Seiten der Familie) eingestuft. Eine

Tabelle 22.6. Melanomtyp und Lokalisation bei 624 invasiven Melanomen (*Zahlen in Klammern* = Anzahl der Patienten); *SSM* Superficial-spreading-Melanom, *NM* noduläres Melanom, *LMM* Lentigo maligna-Melanom, *IND* unklassifizierbares Melanom („indeterminate melanoma"), *ALM* akral-lentiginöses Melanom

Lokalisation	Melanomtyp [%]									
	SSM		NM		LMM		IND		ALM	
	Männer (184)	Frauen (218)	Männer (74)	Frauen (54)	Männer (17)	Frauen (36)	Männer (17)	Frauen (20)	Männer (3)	Frauen (1)
Kopf und Hals	14	5	18	15	53	64	27	25	0	0
Rumpf	58	34	47	18	35	6	53	50	0	0
Obere Extremität	7	20	15	17	6	14	7	25	0	0
Untere Extremität	16	39	16	44	0	14	13	0	100	100
Unbekannt	5	2	4	6	6	2	0	0	0	0

ähnliche Verteilung der keltischen Abkunft wurde auch bei den Melanompatienten beobachtet. Auffallend ist, daß bei den Ureinwohnern des Staates Queensland erstmals in der Erhebung 1979/80 ein Melanom dokumentiert wurde und dieses an der Fußsohle lag.

Das Erbrisiko für das maligne Melanom wird in Queensland auf 10% geschätzt [21]. In einer Studie über Patienten aus 42 Melanomfamilien fand sich ein am ehesten polygenes Vererbungsmuster [20]. Familiäre Melanompatienten waren verglichen mit anderen Patienten in der Regel jünger und neigten zu multiplen Primärtumoren. Diese Patientengruppe wird z. Z. näher untersucht.

Prognosefaktoren

Klinische und histologische Merkmale des malignen Melanoms wurden mit Hilfe univariater Methoden auf ihre prognostische Bedeutung untersucht. Da die früher erhobenen Daten keine Angaben über die Tumordicke beinhalteten, wurden alle Fälle nachuntersucht, um die Tumordicke analysieren zu können.

Signifikante Prognosefaktoren waren: 1) vorliegende oder fehlende lymphogene Metastasierung; 2) Durchmesser des Primärtumors (größer oder kleiner als 20 mm); 3) Tumorprofil (unterteilt nach flach, konvex und pedunkulär); 4) Erhabenheit des Tumors über die Hautoberfläche; 5) Mikrostadium (Level of invasion); 6) Ulzeration und deren Ausmaß; 7) Mitoserate; 8) Vorhandensein von Plasmazellen. Weniger aussagekräftige Merkmale waren Zelltyp, Grad der zellulären Pleomorphie und entzündliche Infiltration. Obwohl der Level ein nützlicher prognostischer Faktor bei Patienten mit Melanomen im Level IV oder V war, erwies er sich zur Vorhersage des klinischen Verlaufs der Patienten mit Melanomen im Level II oder III als weniger wertvoll. Inzwischen stellte sich die Messung der Tumordicke als der wichtigste prognostische Parameter heraus.

Beim Melanom im Stadium I fanden sich bei Frauen bessere Fünf- und Zehnjahresüberlebensraten als bei Männern, die diesbezüglichen Unterschiede waren für Melanome an den Extremitäten deutlicher als bei Tumoren am Stamm sowie am Kopf und Hals (Tabelle 22.7). Bei der Analyse der Tumordicke zeigte sich, daß die günstigere Prognose bei weiblichen Patienten am deutlichsten bei 1,5-3,99 mm dicken Läsionen war (Tabelle 22.8).

Tabelle 22.7. Überlebensraten der Patienten im klinischen Stadium I, unterteilt nach der Lokalisation des Primärtumors

Lokalisation	Überlebensrate [%]					
	5 Jahre			10 Jahre		
	Männer	Frauen	Gesamt	Männer	Frauen	Gesamt
Kopf und Hals	80	85	83	73	78	76
Rumpf	78	81	79	68	74	71
Obere Extremität	83	93	90	77	93	89
Untere Extremität	79	94	90	75	90	86
Unbekannt	0	75	75	0	75	75

Tabelle 22.8. Überlebensraten bei Patienten im klinischen Stadium I, unterteilt nach der Tumordicke

Tumordicke [mm]	Überlebensrate [%]					
	5 Jahre			10 Jahre		
	Männer	Frauen	Gesamt	Männer	Frauen	Gesamt
<0,76	95	97	97	92	97	95
0,76-1,49	89	94	92	83	91	87
1,50-2,49	71	90	83	63	83	76
2,50-3,99	65	88	77	49	76	63
≥4,00	52	44	48	41	39	40

Patienten mit histologisch erkennbarer Ulzeration besaßen eine schlechtere Prognose als Patienten mit nichtulzerierten Tumoren (Tabelle 22.9).

Nur wenige Patienten mit Tumoren im pathologischen Stadium II waren in dieser Serie aus Queensland vertreten (44 Männer und 20 Frauen). Bei diesen Patienten schien die Zahl der histologisch positiven Lymphknoten der wichtigste Prognosefaktor zu sein. Frauen mit einer solitären Lymphknotenmetastase zeigten eine weit bessere Prognose als andere Untergruppen, bei denen die Überlebensraten unabhängig vom Ausmaß des Lymphknotenbefalls schlecht waren (Tabelle 20.10).

Behandlung

Level-I-Melanome

Die meisten Level-I-Melanome können bereits klinisch diagnostiziert werden, wenn sich auch gelegentlich eine Veränderung, die für ein Level-II-Melanom gehalten wurde, bei der histologischen Untersuchung als Level-I-Melanom herausstellt. Bei der Erstbehandlung eines Patienten mit einem Tumor, der klinisch offensichtlich nichtinvasiv ist, wird eine chirurgische Exzision mit einem Sicher-

Tabelle 22.9. Überlebensraten bei Patienten im klinischen Stadium I, unterteilt nach der Ulzeration des Primärtumors

Ulzeration	Überlebensrate [%]					
	5 Jahre			10 Jahre		
	Männer	Frauen	Gesamt	Männer	Frauen	Gesamt
Ja	60	76	68	50	69	60
Nein	87	91	91	81	91	87

Tabelle 22.10. Überlebensraten bei Patienten im klinischen Stadium II, unterteilt nach der Anzahl positiver Lymphknoten

Anzahl positiver Lymphknoten	Überlebensrate [%]					
	1 Jahr		3 Jahre		5 Jahre	
	Männer	Frauen	Männer	Frauen	Männer	Frauen
1	85	75	40	49	25	49
2-4	54	75	18	25	18	25
>4	43		29		29	

heitsabstand von etwa 1 cm normaler Haut in No-touch-Technik durchgeführt. Geringere Sicherheitsabstände sind, wenn anatomisch erforderlich, akzeptabel. Bei Zuweisung eines Patienten nach einer Exzisionsbiopsie eines Level-I-Tumors führen wir in der Regel eine Reexzision durch, sofern sie angezeigt erscheint (abhängig von der Weite der Sicherheitsabstände bei der Biopsie und anderer Faktoren). Im QMP gehen wir in der Regel so vor, daß wir die Wunde neben den Stichkanälen exzidieren, um das Risiko eines Lokalrezidivs als Folge verbliebener oder implantierter Tumorzellen möglichst gering zu halten. Eine Nachbeobachtung der Patienten mit einem Level-I-Melanom wird überwiegend deshalb durchgeführt, um die Patienten auf mögliche nachfolgend auftretende Veränderungen hin untersuchen zu können. Die Patienten sollten nicht nur auf die Möglichkeit etwaiger Lokalrezidive aufmerksam gemacht werden, wichtiger noch ist es, daß sie über die Möglichkeiten der Erkennung neu auftretender Veränderungen belehrt werden. Bei keinem der 105 Patienten mit Tumoren im Level I, die laut pathologischem Gutachten vollständig entfernt wurden, trat ein Rezidiv auf.

Invasive Melanome

Der Umfang der chirurgischen Behandlung invasiver Melanome durch die Chirurgen, die für dieses Kapitel verantwortlich zeichnen, hat sich innerhalb des 20jährigen Bestehens des QMP entscheidend verändert. Früher wurden in der Regel eine weite Exzision des Primärtumors und eine elektive Lymphknotendissektion (ELKD) durchgeführt. Heute erfolgt die chirurgische Exzision in wesentlich engeren Grenzen, und die ELKD ist auf wenige sorgfältig ausgewählte Patienten beschränkt [17, 18]. Dieses veränderte Vorgehen hat weder zu einem Anstieg der Lokalrezidive noch zu einer Verringerung der Überlebensraten geführt.

Primärtumor

Das Vorgehen der Verfasser (Chirurgen) basiert auf der klinischen und histologischen Begutachtung des Primärtumors. In der Regel behandeln wir die Läsion ausgehend von der klinischen Beurteilung und erwägen eine Nachexzision nach Vorliegen der histologischen Ergebnisse. Klinische Merkmale, die bei der Behandlungsplanung berücksichtigt werden, sind Durchmesser und Profil des Melanoms, seine Lokalisation, kleinste Anzeichen für Ulzeration oder Regression und klinischer Melanomtyp. Bei entsprechender Erfahrung kann man die Tumordicke der Läsion auch recht genau mit bloßem Auge abschätzen. Bei den späteren Entscheidungen über die Behandlung werden folgende histologische Merkmale berücksichtigt: Tumordicke, in geringerem Maße Mikrostadium (Level of invasion), Mitoserate, Rundzellinfiltration und Nachweis von Lymph- oder Blutgefäßeinbrüchen [14].

Das Problem, wie weit und wie tief ein Melanom exzidiert werden soll, bleibt umstritten. Es gibt keine übereinstimmende Meinung über die erforderlichen Sicherheitsabstände, auch nicht unter den Mitgliedern des QMP. Da die Folgen einer nicht ausreichenden Behandlung tödlich sein können, tendieren die chirurgischen Autoren dieses Kapitels eher zur Überbehandlung. Das Ziel ist, den Patienten bereits bei der ersten Operation ausreichend zu behandeln. In jedem Fall wird eine No-touch-Technik angewandt. Bei zweifelhafter Diagnose wird die Läsion mit einem engen Abstand (2-3 mm) exzidiert und eine Schnellschnittuntersuchung durchgeführt. Die Pathologen am Princess Alexandra Hospital sind in dieser Technik erfahren, und ihre Begutachtung ist zuverlässig [4, 15].

Liegt eine eindeutige klinische Diagnose vor, und sprechen die klinischen Befunde für eine günstige Prognose, wird das Melanom mit einem Sicherheitsabstand von mindestens 1 cm exzidiert. Wurde die Diagnose nach einer Schnellschnittuntersuchung des Exzidats gestellt, wird die Operation mit einer Nachexzision von 1 cm fortgesetzt. Bei Patienten mit klinisch fortgeschrittenen Melanomen werden weitere Sicherheitsabstände gewählt. Die bis vor 10 Jahren durchgeführten sehr weiten Exzisionen sind nicht zu empfehlen. Wir streben an, nur gerade so viel Gewebe zu entfernen, um die Wunde noch primär verschließen zu können, so daß keine plastische Deckung erforderlich ist. Es gibt keine Hinweise, daß eine weitere Exzision die Prognose der Patienten verbessert, selbst bei fortgeschrittenen Tumoren nicht. Auch die Lokalisation des Primärtumors beeinflußt die Weite des Sicherheitsabstandes, und zwar dann, wenn aufgrund der anatomischen Situation ausgedehntere Exzisionen zu Entstellungen führen würden. Die Exzision soll bis zur tiefen Faszie reichen, diese wird nicht notwendigerweise eingeschlossen. Die Verfasser haben gezeigt, daß die Entfernung der tiefen Faszie die Prognose nicht beeinflußt, und glauben, daß ihre Belassung sogar nützlich sein kann.

Ergibt der histologische Befund einen unerwartet dicken Tumor, ausgedehnte Lymphgefäßeinbrüche oder Satelliten in der Dermis, wird u. U. ein weiterer Eingriff durchgeführt. Dies ist jedoch selten notwendig.

Regionäre Lymphknotenmetastasen

Ursprünglich wurde bei allen Patienten im klinischen Stadium I mit Extremitätenmelanomen eine ELKD durchgeführt. Soweit nicht fortgeschrittene Läsionen vorliegen, wurde dieses Vorgehen 1965 weitgehend verlassen [5], da bei weniger als 10% dieser Patienten im Stadium I histologisch Lymphknotenmetastasen gefunden werden konnten [19].

Nach einer weiteren Analyse der Ergebnisse ist das QMP heute der Meinung, daß es eine kleine Untergruppe von Patienten gibt, denen eine ELKD nützen kann. Es zeigte sich, daß im Stadium I eine umgekehrte Korrelation zwischen Tumordicke und Überlebensraten besteht (Tabelle 22.8). Die Patienten, für die eine ELKD in Frage kommt, sind jene mit einem 1,5–3,99 mm dicken Melanom. Bei Patienten mit weniger als 1 mm dicken Tumoren wird eine ELKD selten durchgeführt, bei Tumoren zwischen 1 und 1,5 mm Dicke raten wir in manchen Fällen zu einer ELKD [18]. Für die klinische Indikation zur ELKD werden auch andere Faktoren in Erwägung gezogen, z. B. Geschlecht und Alter des Patienten, Lokalisation der Läsion, Mitoserate sowie Wünsche des Patienten. Durch diese sorgfältige Selektion können bessere Überlebensraten bei Patienten mit dickeren Läsionen erwartet werden, während sich bei Patienten mit dünneren Läsionen unnötige Operationen vermeiden lassen.

Bei einem klinischen Befall der regionären Lymphknoten werden diese durch eine En-Bloc-Dissektion entfernt, normalerweise in Kontinuität mit dem Primärtumor, falls anatomisch möglich. Eine ilioinguinale Lymphadenektomie wird nur ausgeführt, wenn Anzeichen für einen Befall der unteren iliakalen Lymphknoten vorliegen. Das QMP kann über einzelne Patienten berichten, die nach dieser Operation lange Zeit überlebten.

Andere Behandlungsverfahren

Die isolierte regionäre Zytostatikaperfusion wird zur Behandlung von Patienten mit In-Transit-Metastasen an einer Extremität verwendet, nie aber als primäre oder adjuvante Behandlung [7]. Radiotherapie ist sinnvoll, wenn ein chirurgischer Eingriff nicht möglich ist, besonders bei schmerzhaften Knochenmetastasen und bei inoperablen Lymphknotenmetastasen [2]. Chemotherapie und Immunotherapie werden bei manchen fortgeschrittenen oder rezidivierten Melanomen eingesetzt, aber nicht, wenn eine chirurgische Behandlung möglich ist, und niemals als adjuvante Therapie [3].

Folgerungen

Die Inzidenz des Melanoms hat in kurzer Zeit zugenommen, es wird jedoch früher in seinem Verlauf diagnostiziert. Wir sind davon überzeugt, daß die Aufklärung der Öffentlichkeit und der Ärzte über das Melanom und die sich daraus ergebenden Behandlungsmöglichkeiten in einem früheren biologischen Erkrankungsstadium zu den verbesserten Überlebensraten beigetragen haben.

Literatur

1. Beardmore GL (1972) The epidemiology of malignant melanoma in Australia. In: McCarthy WH (ed) Melanoma and Skin Cancer. Blight, Sydney, p 39
2. Bourne RC (1982) Radiotherapeutic treatments. In: Emmett AJ, O'Rourke MG (eds) Malignant Skin Tumours. Churchill Livingstone, Edinburgh, p 160
3. Clunie GH (1982) Chemotherapy and immunotherapy. In: Emmett AJ, O'Rourke MG (eds) Malignant Skin Tumours. Churchill Livingstone, Edinburgh, p 176
4. Davis NC, Little JH (1974) The role of frozen section in the diagnosis and management of malignant melanoma. Br J Surg 61: 505
5. Davis NC, McLeod GRC (1971) Elective lymph node dissection for melanoma. Br J Surg 58: 820
6. Doll R (1976) Comparison between registries, age-standardized rates. In: Waterhouse J, Muir C, Correa P, Powell J (eds) Cancer Incidence in Five Continents, Vol III. International Agency for Research in Cancer, Lyon, p 453
7. Egerton W (1982) Regional cytotoxic arterial perfusion for recurrent malignant melanoma in limbs. In: Emmett AJ, O'Rourke MG (eds) Malignant Skin Tumours. Churchill Livingstone, Edinburgh, p 183
8. Green A (1982) Incidence and reporting of cutaneous melanoma in Queensland. Aust J Dermatol 23: 105
9. Green A, Little JH, Weedon D (1983) The diagnosis of Hutchinson's melanotic freckle (lentigo maligna) in Queensland. Pathology 15: 33
10. Green A, Siskind V (1983) Geographic distribution of cutaneous melanoma in Queensland. Med J Aust 1: 407
11. Herron J (1969) The geographical distribution of malignant melanoma in Queensland. Med J Aust 2: 892
12. Lane-Brown M, Sharpe CAB, Macmillan DS, McGovern VJ (1971) Genetic predisposition to melanoma and other skin cancers in Australia. Med J Aust 1: 852
13. Larsen TE, Little JH, Orell JR, Prade M (1980) International pathologists congruence survey on quantitation of malignant melanoma. Pathology 12: 245
14. Little JH (1972) Histology and prognosis in cutaneous malignant melanoma. In: McCarthy WH (ed) Melanoma and Skin Cancer. Blight, Sydney, p 122
15. Little JH, Davis NC (1974) Frozen section diagnosis of suspected malignant melanoma of the skin. Cancer 34: 1163
16. Little JH, Holt J, Davis N (1980) Changing epidemiology of malignant melanoma in Queensland. Med J Aust 1: 66
17. McLeod GRC (1982) Malignant melanoma: Primary treatment. In: Emmett AJ, O'Rourke MG (eds) Malignant Skin Tumours. Churchill Livingstone, Edinburgh, p 122
18. McLeod GRC (1982) Malignant melanoma: Elective and therapeutic lymph node dissection. In: Emmett AJ, O'Rourke MG (eds) Malignant Skin Tumours. Churchill Livingstone, Edinburgh, p 130
19. McLeod GRC, Davis NC, Herron JJ, Caldwell RA, Little JH, Quinn RL (1968) A retrospective survey of 498 patients with malignant melanoma. Surg Gynecol Obstet 126: 99
20. Wallace DC, Beardmore GL, Exton LA (1973) Familial malignant melanoma. Ann Surg 177: 15
21. Wallace DC, Exton LA, McLeod GR (1971) The genetic factor in malignant melanoma. Cancer 27: 1262

23 Das maligne Melanom in den Vereinigten Staaten: Eine nationale Umfrage über 4800 Patienten

C. M. Balch und C. Mettlin

Umfrage der Commission on Cancer

1981 wurde von der Commission on Cancer (Krebskommission) des American College of Surgeons in Zusammenarbeit mit den vom American College of Surgeons anerkannten Tumorregistern eine Umfrage zum malignen Melanom der Haut durchgeführt. Insgesamt beteiligten sich 614 Krankenhäuser aus 48 Bundesstaaten und dem District of Columbia mit zusammen 4545 Melanomfällen. Dies entspricht 32% der 14100 Melanomfälle, die nach Schätzungen im Jahre 1980 in den USA diagnostiziert wurden. Es ist das Ziel dieses Berichtes, einige Umfrageergebnisse über Symptome und klinische Merkmale der Patienten, die Charakteristika des Melanoms selbst sowie die Formen der chirurgischen Behandlung wiederzugeben. Zusätzlich werden Merkmale von weiteren 255 Patienten mit einem In-situ-Melanom beschrieben.

An die anerkannten Tumorregister des ganzen Landes wurden Erhebungsbögen verschickt. Die Institutionen wurden gebeten, Informationen über Patienten mit histologisch verifiziertem malignen Melanom der Haut zu übermitteln, die 1980 diagnostiziert wurden. Krankenhäuser mit mehr als 25 geeigneten Fällen wurden gebeten, mindestens 25 konsekutiv aufgenommene Patienten zu erfassen. Krankenhäuser mit weniger als 25 Patienten sollten alle Fälle, die die Kriterien erfüllen, berücksichtigen. Nur Patienten ohne vorherige definitive Therapie sollten einbezogen werden. Von der Erhebung ausgeschlossen wurden Melanompatienten mit unbekanntem Primärtumor sowie Patienten mit Melanomen des Auges oder der Schleimhäute sowie erst bei der Autopsie diagnostizierten Melanomen.

Nur die definitive Erstbehandlung wurde dokumentiert. Innerhalb von 4 Monaten nach Diagnosestellung begonnene kombinierte Behandlungsmodalitäten wurden als Teil der Erstbehandlung eingestuft. Patienten ohne karzinomspezifische Behandlung wurden in der Studie miterfaßt und in die Gruppe der Patienten „ohne Behandlung" eingeordnet.

Die computergerechten Erhebungsbögen trafen aus 48 Bundesstaaten, Puerto Rico und dem District of Columbia ein. Insgesamt 614 Krankenhäuser berichteten über 4800 Fälle invasiver und nichtinvasiver Melanome. Alle Daten wurden vom Department of Cancer Control and Epidemiology am Rosewell Park Memorial Institute kodiert und verarbeitet.

Symptomatik des Melanoms

Das am häufigsten auftretende Symptom des Melanoms ist die Veränderung eines Pigmentmals [7]. Bei 81% der 4545 Melanompatienten wurde eine Veränderung in Größe, Erhabenheit oder Farbe eines Pigmentmals beschrieben. Meistens änderte sich die Größe des Pigmentmals (41%). 8% der Patienten gaben einen Juckreiz in der Umgebung an, bei 15% näßte die Läsion.

Klinische Merkmale

Die Merkmale der Patienten sind in Tabelle 23.1 zusammengefaßt. Die Mehrzahl der Patienten (87%) wies ein klinisch lokalisiertes Melanom ohne Anhalt einer Metastasierung (Stadium I) auf. Klinische Anzeichen für regionäre Lymphknotenmetastasen (Stadium II) lagen bei 10% der Patienten vor, und weitere 3% zeigten zu Behandlungsbeginn Fernmetastasen (Stadium III).

Geschlecht und Lokalisation

Das Melanom trat bei beiden Geschlechtern gleich häufig auf. Insgesamt waren die Melanome relativ gleichmäßig über die Körperoberfläche verteilt. Dies gilt auch bei einer Aufgliederung der Daten nach Tumordicke, Level und Alter. In den Stadien II und III überwog der Anteil der Männer (63 und 60%).

Tabelle 23.1. Merkmale von 4545 Patienten mit einem malignen Melanom der Haut

Stadium bei Diagnose	
I (lokalisierte Erkrankung)	87%
II (regionäre Metastasen)	10%
III (Fernmetastasen)	3%
Geschlecht	
Weiblich	48%
Männlich	52%
Rasse	
Weiß	98%
Schwarz	1%
Andere (hispano-/lateinamerikanisch, orientalisch)	1%
Medianes Alter	53 Jahre
Melanomtyp (bezogen auf 3272 Patienten mit diesbezüglichen Angaben)	
Superficial-spreading-Melanom	56%
Noduläres Melanom	30%
Lentigo maligna-Melanom	14%
Tumordicke (bezogen auf 2045 Patienten mit diesbezüglichen Angaben)	
<0,76 mm	39%
0,76-1,5 mm	27%
1,51-3,00 mm	22%
>3,00 mm	12%
Mikrostadium (Level of invasion) (bezogen auf 4046 Patienten mit diesbezüglichen Angaben)	
II	30%
III	34%
IV	30%
V	6%
Ulzeration	
Ja	9%
Nein oder fehlende Angaben	91%

Beim Vergleich der Verteilung der Lokalisationen des Melanoms bei Männern und Frauen zeigten sich signifikante Unterschiede (Abb. 23.1). Die Melanome bei 2147 Männern waren überwiegend am Stamm (53%) sowie im Kopf- und Halsbereich (24%) lokalisiert. Hiervon unterschied sich die Verteilung der Melanome bei 2287 Frauen. Nur 31% der Melanome waren am Stamm lokalisiert, hingegen 50% an den oberen und unteren Extremitäten. Diese Unterschiede in der Verteilung der Lokalisationen waren hochsignifikant ($p<0,001$).

Alter

Die Melanome traten im Erwachsenenalter auf, der Altersmedian lag in der 5. Dekade; 11% der Patienten waren jünger als 30 Jahre; 11 Patienten waren Kinder und Jugendliche zwischen 3 und 14 Jahren. Patienten über 50 Jahre besaßen dickere und stärker invasive Melanome als jüngere Patienten. So hatten 40% der älteren Patienten (über 50 Jahre) ein mehr als 1,5 mm dickes Melanom, gegenüber 27% bei den Patienten unter 50 Jahren ($p<0,0001$). In ähnlicher Weise besaßen 42% der Patienten über 50 Jahre ein Melanom im Level IV oder V, gegenüber lediglich 28% bei Patienten unter 50 Jahren. Bei einer weiteren Unterteilung der jüngeren Patienten in eine Gruppe unter 20 Jahren und eine Gruppe zwischen 20 und 49 Jahren ergaben sich keine zusätzlichen Unterschiede.

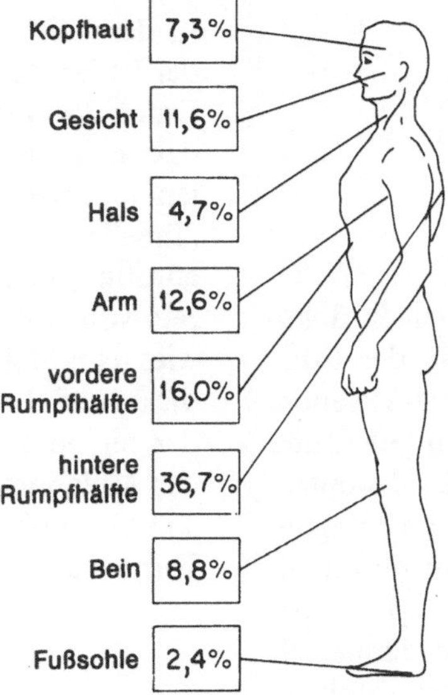

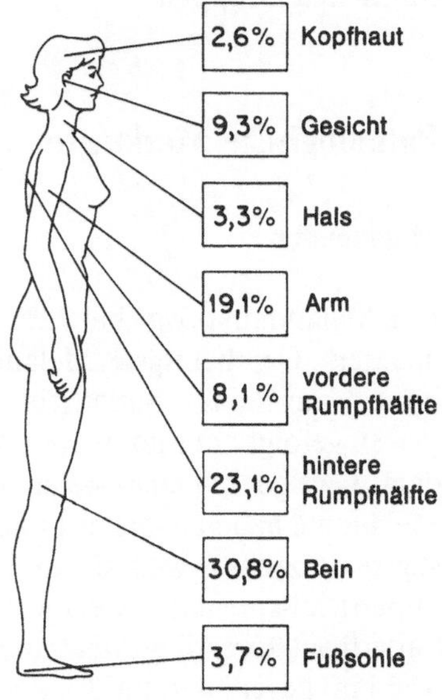

Abb. 23.1. Verteilung der Lokalisation des Melanoms der Haut bei Männern und Frauen. Bei Männern stehen die Tumoren des Rumpfes, bei Frauen jene der Extremitäten im Vordergrund

Rasse

Melanome treten häufiger bei hellhäutigen Personen auf, die eher zum Sonnenbrand als zur Bräunung neigen [4]. Dies wird aus der Tatsache deutlich, daß 98% der Patienten in der Erhebung weiß waren, gegenüber weniger als 1% Schwarzen. Eine Gruppe, die ebenfalls 1% ausmachte, wurde als „andere" registriert (Hispano- und Lateinamerikaner, Orientalen usw.). Diese Verteilung ist signifikant, da mehr als 20% der Amerikaner Schwarze sind. Innerhalb dieser ethnischen Gruppen bestanden signifikante Unterschiede hinsichtlich der Lokalisation und des Melanomtyps, dabei neigten Schwarze zu prognostisch ungünstigen Läsionen.

Bei den 37 Schwarzen in dieser Erhebung waren die Melanome in etwa gleichmäßig auf die Geschlechter verteilt. 79% der Melanome waren jedoch dicker als 1,5 mm, gegenüber 34% bei weißen Patienten und 31% bei den Patienten anderer ethnischer Herkunft. 78% der Schwarzen wiesen ein Melanom im Level IV oder V auf, verglichen mit 36% der Weißen und 31% der Patienten anderer ethnischer Herkunft. Es wurden auch häufiger ulzerierte Melanome bei Schwarzen verzeichnet, und zwar bei 32%, gegenüber nur 9% bei weißen Patienten und 9% bei den Patienten anderer ethnischer Herkunft. Die Mehrzahl (66%) der Melanome bei Schwarzen war an den Extremitäten lokalisiert und trat bei Männern und bei Frauen gleich häufig auf. Bei diesen Patienten entstanden die Melanome in der Regel auf weniger stark pigmentierten Hautstellen. So waren 49% der Melanome bei Schwarzen auf der Fußsohle lokalisiert, gegenüber nur 3% der Melanome der weißen Patienten und 4% der anderen ethnischen Gruppen.

Pathologische Merkmale

Melanomtyp

Der Melanomtyp war bei 72% der Patienten dokumentiert. Der häufigste Melanomtyp in der Erhebung war das Superficial-spreading-Melanom (56%), gefolgt vom nodulären Melanom (30%) und dem Lentigo maligna-Melanom (14%). Noduläre Melanome haben in erster Linie deshalb die ungünstigste Prognose, weil sie in der Regel dicker als Superficial-spreading-Melanome sind (51% der Superficial spreading-Melanome waren dünner als 0,76 mm gegenüber nur 8% der nodulären Melanome). Lentigo maligna-Melanome traten am häufigsten im Kopf- und Halsbereich auf (61% der Patienten) und waren dünner (60% weniger als 0,76 mm) sowie weniger invasiv (54% im Level II).

Tabelle 23.2. Prozentuale Häufigkeit der Tumordickenkategorien nach Breslow, unterteilt nach den Levels (Clark) (*Zahlen in Klammern* = absolute Anzahl der Patienten)

Tumordicke [mm]	Level				
	II [%]	III [%]	IV [%]	V [%]	Gesamt [%]
<0,1-0,75	85	29	6	3	38 (751)
0,76-1,50	11	43	27	8	27 (525)
1,51-2,25	1	16	27	8	14 (288)
2,26-3,0	0	5	17	9	7 (149)
>3,0	1	4	22	69	12 (234)
Gesamt [%]	100 (596)	100 (668)	100 (579)	100 (104)	100 (1947)

Mikrostadium (level of invasion)

In der Umfrage war das Mikrostadium (level of invasion) bei 90% der Patienten bestimmt. Der häufigste Level war Tumorinvasion bis zur Grenzfläche zwischen Stratum papillare und Stratum reticulare (Level III), die bei 34% der Patienten gefunden wurde (Tabelle 23.1). 30% der Patienten hatten prognostisch günstige Tumoren mit Invasion nur des Stratum papillare (Level II). Bei einer Unterteilung der Daten nach der Tumordicke zeigte sich eine deutliche Heterogenität innerhalb der einzelnen Level (Tabelle 23.2).

Tumordicke

In der Umfrage war die Tumordicke bei nur 45% der Patienten angegeben. Bei den Patienten, für die Daten zur Verfügung standen, war bemerkenswert, daß mehr als ⅓ der Patienten mit lokalisiertem Melanom einen „dünnen" Tumor (<0,76 mm) besaß (Tabelle 23.1). Diese Patienten haben eine äußerst günstige Prognose mit einer geschätzten Heilungsrate von mehr als 95% [1, 2]. Nur ⅓ der Patienten wies ein Melanom von mehr als 1,5 mm Tumordicke auf, bei ihnen besteht ein erhöhtes Risiko der regionären und Fernmetastasierung. Nur 12% der Melanome waren dick (d.h. vertikal mehr als 3 mm) und hatten so ein ziemlich hohes Risiko für Fernmetastasierung [1, 2, 5].

Tabelle 23.3. Chirurgische Behandlung des Melanoms im Stadium I

	Tumordicke [mm]		
	<0,76	0,76-1,5	>1,5
Sicherheitsabstände [cm]			
≤1	20%	18%	17%
1-3	40%	34%	32%
>3	40%	48%	51%
Faszie			
Entfernt	52%	59%	64%
Nicht entfernt	48%	41%	36%
Lymphknoten			
Nur beobachtet	94%	72%	62%
Elektiv disseziert	6%	28%	38%

Ulzeration

Die Ulzeration eines Melanoms ist ein weiteres wichtiges histopathologisches Merkmal, das einen biologisch aggressiveren Tumor anzeigt [3, 6]. Ulzerierte Melanome waren bei nur 9% der Patienten, für die Daten zur Verfügung standen, verzeichnet, in der Regel bei dickeren Tumoren. So hatten z.B. 60% der Patienten mit einem ulzerierten Melanom eine Tumordicke von 2,26 mm oder mehr, während bei nichtulzerierten Melanomen derartig dicke Tumoren in nur 31% beobachtet wurden ($p<0{,}0001$). Das Vorhandensein oder Fehlen der Ulzeration war nur bei einem geringen Anteil der Patienten angegeben, wahrscheinlich weil die Ulzeration erst vor kurzem als wichtiger Prognosefaktor erkannt wurde.

Chirurgische Behandlung

Bei der Mehrzahl der Patienten dieser Umfrage (61%) wurde der Primärtumor mit einem Sicherheitsabstand von 3 cm oder mehr exzidiert. Bei etwa 22% wurde die Exzision mit einem Abstand von 1 cm oder weniger durchgeführt. Es bestand keine eindeutige Korrelation zwischen dem chirurgischen Sicherheitsabstand und der Tumordicke bzw. dem Mikrostadium (Level of invasion, Tabelle 23.3). Dieser Befund spiegelt möglicherweise das Fehlen objektiver Befunde zur Frage des optimalen Sicherheitsabstandes wider. Derzeit laufen verschiedene prospektive klinische Studien zur Klärung dieser Frage. Ein anderer strittiger Punkt ist, ob die Muskelfaszie bei der primären Melanomexzision mitentfernt werden soll. In dieser Umfrage wurde bei 57% der Patienten mit einem dünneren Melanom und bei 64% der Patienten mit einem dickeren Melanom eine Exzision der Faszie als Teil der chirurgischen Behandlung durchgeführt (Tabelle 23.3).

Bei 454 Patienten wurden vergrößerte, metastasenverdächtige regionäre Lymphknoten diagnostiziert (Stadium II). Bei 85% dieser Patienten erfolgte eine therapeutische Lymphknotendissektion, und bei 56% dieser Patienten bestätigte der pathologische Befund die Lymphknotenmetastasen. Die Häufigkeit pathologisch gesicherter Lymphknotenmetastasen korrelierte mit der Tumordicke: 38% bei Melanomen mit einer Tumordicke bis 1,5 mm, 48% bei 1,51-3 mm dicken Tumoren und 69% bei Melanomen mit einer Dicke von mehr als 3 mm. Die Häufigkeit der Lymphknotenmetastasen bei Patienten im klinischen Stadium II korrelierte auch mit dem Mikrostadium (Level) (Daten nicht dargestellt). Vermutlich wurden die 15% Patienten, die innerhalb von 4 Monaten nach der Diagnosestellung (die zeitliche Begrenzung für den Einbezug in diese Umfrage) keiner Lymphadenektomie unterzogen wurden, nachbeobachtet und später chirugisch behandelt.

Der Wert der elektiven Lymphknotendissektion wird für Melanompatienten mit klinisch unauffälligen Lymphknoten noch kontrovers beurteilt (s. Kap. 8). Da feststeht, daß dieses Verfahren nicht allen Melanompatienten nützt, wird diskutiert, ob es eine Untergruppe von Patienten gibt, die bei elektiver Lymphadenektomie bessere Überlebensraten als bei nur klinischer Beobachtung der Lymphknoten erreichen. Die Ergebnisse dieser Umfrage zeigten, daß bei manchen Patienten eine elektive Lymphknotendissektion vorgenommen wurde, besonders bei Patienten mit einem Melanom, das 0,76 mm oder dicker ist oder mit einem Melanom im Level III, IV oder V (Tabelle 23.3). Bei 27% der Patienten dieser Umfrage mit einem Melanom von einer Dicke zwischen 0,76 und 1,5 mm wurde im Rahmen der chirurgischen Ersttherapie eine elektive Lymphknotendissektion durchgeführt, bei Patienten mit mehr als 1,5 mm dicken Melanomen in 38%. Bei Berücksichtigung des Levels (nach Clark) hatten nur 28% der Patienten mit einem Melanom im Level III-V eine elektive Lymphknotendissektion.

Tabelle 23.4. Vergleich des nichtinvasiven (in situ) und des invasiven (malignen) Melanoms

	Nichtinvasives Melanom	Invasives Melanom
Patienten	255	3819
Frauen	57%	52%
Über 50 Jahre alt	66%	55%
Lokalisation		
Kopf und Hals	31%	17%
Rumpf	35%	43%
Extremitäten	34%	40%

Nichtoperative Behandlung

Eine nichtoperative Behandlung kam nur bei einer Minderheit der Patienten dieser Studie zur Anwendung. Dies liegt wahrscheinlich an den enttäuschenden Ergebnissen, die bisher in klinischen Studien mit Chemotherapie und Immunotherapie erzielt wurden.

Bei 3% der Patienten mit einem Melanom im Stadium I und II wurde eine adjuvante Immunotherapie eingesetzt. Der Anteil der immunotherapierten Patienten lag zwischen 1% bei unter 0,76 mm dicken Melanomen und 6% bei über 3 mm dicken Melanomen. 4% der Patienten erhielten eine adjuvante Chemotherapie, bei weiteren 2% erfolgte eine regionäre Chemotherapie (Perfusion oder Infusion) als Teil der Erstbehandlung. Weniger als 1% der Patienten wurden bestrahlt. Bei Patienten im Stadium III wurde Chemotherapie (24%), Immunotherapie (1%), Bestrahlung (10%), Tumorexzision ohne Lymphknotendissektion (36%) oder Tumorexzision mit Lymphknotendissektion (18%) durchgeführt. In der Umfrage wurden nur die Behandlungsmodalitäten erfaßt, die innerhalb von 4 Monaten nach Diagnosestellung begonnen wurden; daher ist es möglich, daß bei Patienten mit Fernmetastasen im weiteren klinischen Verlauf palliative Maßnahmen ergriffen wurden.

In-situ-Melanom

Eine gesonderte Gruppe von 255 Patienten mit einem nichtinvasiven Melanom wurde getrennt analysiert. Weitere Bezeichnungen für diese Läsionen sind Melanom im Level I (nach Clark), Melanoma in situ oder atypische Melanozytenhyperplasie. Im Gegensatz zu invasiven Melanomen metastasieren In-situ-Melanome nicht. Bei diesen Veränderungen ist die Anfertigung von Stufenschnitten wichtig, um sicherzustellen, daß die Läsion nicht bis in das Stratum papillare oder tiefer infiltriert ist. Verglichen mit invasiven Melanomen traten In-situ-Melanome bei etwas älteren Patienten und häufiger im Kopf- und Halsbereich auf (Tabelle 23.4).

Zusammenfassung

Bei der Melanomumfrage des American College of Surgeons im Jahre 1980 mit 4800 Melanompatienten war das typische Melanom relativ dünn (< 1,5 mm), nicht ulzeriert (außer bei 9%) und infiltrierte nicht ins Stratum reticulare oder in tiefere Schichten (Level IV oder V). Die Melanome waren bei Männern meistens am Stamm und bei Frauen an der unteren Extremität lokalisiert. 87% der Patienten wiesen zum Zeitpunkt der Erstdiagnose keine Anzeichen für regionäre Lymphknoten- oder Fernmetastasen auf. Nur ein geringer Prozentsatz (1%) der erfaßten Patienten war dunkelhäutig, bei den meisten dieser Patienten war das Melanom am Fuß oder an der Hand lokalisiert.

Bei 93% der Patienten wurde eine chirurgische Behandlung des Melanoms durchgeführt, in der Regel wurde als Erstbehandlung eine weite Exzision des Melanoms vorgenommen. Nur bei ⅕ der Patienten war aufgrund vermuteter Mikrometastasen eine elektive regionäre Lymphknotendissektion durchgeführt worden. Die meisten dieser Patienten wiesen eine Tumordicke von mehr als 1,5 mm oder einen ins Stratum reticulare infiltrierenden Tumor (Level III, IV oder V) auf. Obwohl die Tumordicke mittlerweile als das wichtigste Kriterium für die Prognose des klinischen Verlaufs gilt, lagen bei nur 45% der Patienten in dieser Umfrage Angaben darüber vor.

Das Melanom ist für den Chirurgen eine wichtige maligne Geschwulst, da es sich - falls es in einem frühen Stadium diagnostiziert wird - chirurgisch heilen läßt. Die Ergebnisse dieser Umfrage zeigten eine große Vielfalt der angewandten chirurgischen Verfahren, sowohl im Hinblick auf die chirurgischen Sicherheitsabstände als auch auf die Entfernung der darunterliegenden Faszie sowie die elektive Lymphknotendissektion. Dies spiegelt wahrscheinlich den Mangel objektiver Daten über den optimalen Sicherheitsabstand und über die Mitentfernung der Faszie wider. Derzeit werden verschiedene prospektive Studien initiiert, um diese wichtigen Fragestellungen zu beantworten. Dies gilt besonders für Patienten mit Tumoren mittlerer Dicke (1-4 mm), wie in Kap. 8 beschrieben.

Literatur

1. Balch CM, Soong S-j, Milton GW, Shaw HM, McGovern VJ, Murad TM, McCarthy WH, Maddox WA (1982) A comparison of prognostic factors and surgical results in 1,786 patients with localized (stage I) melanoma treated in Alabama, USA, and New South Wales, Australia. Ann Surg 196: 677
2. Balch CM, Soong S-j, Murad TM, Ingalls AL, Maddox WA (1979) A multifactorial analysis of melanoma. II. Prognostic factors in patients with stage I (localized) melanoma. Surgery 86: 343
3. Balch CM, Wilkerson JA, Murad TM, Soong S-j, Ingalls AL, Maddox WA (1980) The prognostic significance of ulceration of cutaneous melanoma. Cancer 45: 3012
4. Beral V, Evans S, Shaw H, Milton G (1983) Cutaneous factors related to the risk of malignant melanoma. Br J Dermatol 109: 165
5. Day CL Jr, Lew RA, Mihm MC, Sober AJ, Harris MJ, Kopf AW, Fitzpatrick TB, Harrist TJ, Golomb FM, Postel A, Hennessey P, Gumport SL, Raker JW, Malt RA, Cosimi AB, Wood WC, Roses DF, Gorstein F, Rigel D, Friedman RJ, Mintzis MM, Grier RW (1982) A multivariate analysis of prognostic factors for melanoma patients with lesions ≥ 3.65 mm in thickness: The importance of revealing alternative Cox models. Ann Surg 195: 44
6. McGovern VJ, Shaw HM, Milton GW, McCarthy WH (1982) Ulceration and prognosis in cutaneous malignant melanoma. Histopathology 6: 399
7. Wick MM, Sober AJ, Fitzpatrick TB, Mihm MC Jr, Kopf AW, Clark WH Jr, Blois MS (1980) Clinical characteristics of early cutaneous melanoma. Cancer 45: 2684

24 Das maligne Melanom im Süden der Vereinigten Staaten: Ergebnisse der University of Alabama in Birmingham

C. M. Balch, M. M. Urist, W. A. Maddox und Seng-Jaw Soong

Dieses Kapitel beschreibt die Erfahrungen des Surgical Oncology Service an der University of Alabama in Birmingham (UAB). Hier wurden während der letzten 27 Jahre mehr als 1000 Melanompatienten behandelt. Die Patienten kamen in erster Linie aus dem Bundesstaat Alabama, manche aus den angrenzenden Staaten Florida, Mississippi, Tennessee und Georgia. Dieses Gebiet liegt zwischen dem 31. und 35. Grad nördlicher Breite und dem 85. und 88. Grad westlicher Länge. Das Klima ist fast das ganze Jahr über gemäßigt. Der Bundesstaat Alabama hat über 3,9 Mill. Einwohner, davon lebt fast 1 Mill. im Großraum der Stadt Birmingham. Die durchschnittliche Temperatur in Birmingham beträgt im Sommer 27 °C und im Winter 8 °C; es liegt etwas nördlich vom Zentrum des Staates Alabama, 200 m über dem Meeresspiegel.

Klinische und pathologische Daten der über 919 Melanompatienten, die zwischen 1955 und 1980 an der UAB behandelt wurden, sind in den Tabellen 24.1 und 24.2 aufgeführt. Die Patienten wurden von 3 Chirurgen behandelt (Charles M. Balch, William A. Maddox und Marshall M. Urist), alle pathologischen Schnitte wurden von T. M. Murad und ab 1982 von S. Kheir befundet. Bei über 90% der Patienten wurde der chirurgische Eingriff von einem dieser 3 Chirurgen ausgeführt, die übrigen Patienten wurden zur Nachuntersuchung oder zur adjuvanten Therapie im Rahmen klinischer Studien überwiesen. Die Operationsletalität (innerhalb von 30 Tagen) betrug 0,1%, der einzige Patient, der in dieser Serie postoperativ verstarb, erlag 2 Wochen nach einem regelrecht verlaufenen chirurgischen Eingriff einem damit nicht in Zusammenhang stehenden Herztod.

Alle Daten der Patienten, bei denen das Melanom nach 1975 diagnostiziert wurde, wurden prospektiv in ein computergestütztes Register aufgenommen; die Daten der Patienten vor 1975 wurden retrospektiv nach den persönlichen Aufzeichnungen eines der Verfasser (William A. Maddox) zusammengestellt. Die 1000 in das Register aufgenommenen Melanompatienten machen 99% aller an der UAB wegen Melanom behandelten Patien-

Tabelle 24.1. Klinische und pathologische Daten der Melanompatienten der University of Alabama in Birmingham

	Pathologisches Stadium			
	Stadium I	Stadium II	Stadium III	Gesamt
Klinische Merkmale				
Anzahl der Patienten	783	119	17	919
Jahr der Erstdiagnose				
bis 1960	6%	5%	6%	6%
1961-1965	10%	5%	18%	9%
1966-1970	14%	13%	29%	14%
1971-1975	18%	24%	6%	18%
1976-1980	52%	53%	41%	52%
Medianes Alter	48 Jahre	51 Jahre	65 Jahre	49 Jahre
Geschlecht				
Männlich	48%	66%	71%	51%
Weiblich	52%	34%	29%	49%
Lokalisation des Primärtumors				
Frauen, untere Extremität	18%	14%	6%	17%
Männer, untere Extremität	5%	14%	24%	6%
Frauen, obere Extremität	11%	5%	0%	10%
Männer, obere Extremität	8%	11%	12%	8%
Frauen, Kopf und Hals	11%	6%	6%	10%
Männer, Kopf und Hals	17%	9%	6%	15%
Frauen, Rumpf	10%	9%	6%	10%
Männer, Rumpf	18%	31%	18%	19%
Sonstige	2%	1%	24%	6%
Pathologische Merkmale				
Tumordicke nach Breslow				
<0,76 mm	31%	5%	0%	27%
0,76-1,49 mm	24%	7%	0%	21%
1,50-2,49 mm	17%	24%	57%	18%
2,50-3,99 mm	14%	17%	14%	15%
≥4,00 mm	13%	46%	29%	18%
Mediane Tumordicke	1,1 mm	2,8 mm	2,8 mm	1,2 mm
Mikrostadium (level of invasion)				
II	27%	3%	0%	24%
III	30%	17%	16%	28%
IV	36%	58%	68%	39%
V	7%	22%	16%	9%
Ulzeration				
Ja	35%	65%	50%	39%
Nein	66%	35%	50%	61%
Melanomtyp				
NM	45%	75%	83%	49%
SSM	50%	25%	17%	46%
LMM	5%	0%	0%	5%

Tabelle 24.2. Kumulative Überlebensraten der Melanompatienten an der University of Alabama in Birmingham

	5 Jahre (%)	10 Jahre (%)	
Stadium I			
Globale Überlebensrate	77	66	
Geschlecht			
Männlich	74	62	
Weiblich	76	70	
Lokalisation des Primärtumors			
Obere Extremität	73	69	
Untere Extremität	93	85	
Kopf und Hals	72	62	
Rumpf	70	59	
Sonstige	39	39	
Tumordicke			
< 0,76 mm	98	92	
0,76-1,49 mm	87	77	
1,50-2,49 mm	76	62	
2,50-3,99 mm	73	64	
≥ 4,00 mm	55	42	
Mikrostadium (level of invasion)			
II	93	93	
III	81	70	
IV	77	66	
V	50	33	
Ulzeration			
Ja	69	58	
Nein	85	78	
	1 Jahr (%)	3 Jahre (%)	5 Jahre (%)
Stadium II			
Globale Überlebensrate	75	46	28
Tumordicke			
< 1,50 mm	80	40	40
1,50-3,99 mm	60	43	43
≥ 4,00 mm	66	44	33
Anzahl positiver Lymphknoten			
1	78	66	57
2-4	72	39	31
> 4	22	15	15
Ulzeration			
Ja	57	28	24
Nein	82	72	62
	6 Monate (%)	1 Jahr (%)	2 Jahre (%)
Stadium III			
Globale Überlebensrate	56	25	8

ten aus (s. Tabellen 24.1 und 24.2). Von mehr als 96% dieser Patienten liegen Nachbeobachtungsdaten vor.

Epidemiologie

Für Alabama stehen keine Inzidenzdaten für das maligne Melanom der Haut zur Verfügung. Aus den zuletzt 1970 vom National Cancer Institute zu-

Tabelle 24.3. Durchschnittliche alterskorrigierte Inzidenzrate des Melanoms (1969-1971) pro 100000 Einwohner/Jahr (vom National Cancer Institute, Washington, D.C., veröffentlichte Daten des Third National Cancer Survey)

	Birmingham[a] [%]	Atlanta[a] [%]
Alle Rassen	4,4	5,5
Weiße	5,6	6,6
Männer	6,1	6,5
Frauen	5,2	6,6
Schwarze	0,9	1,0
Männer	1,4	1,3
Frauen	0,6	0,8

[a] Statistischer Großraum.

sammengestellten Daten ist jedoch bekannt, daß die Mortalitätsrate beim Melanom mit 2,2/100000 bei weißen Männern und 1,7/100000 bei weißen Frauen zu den höchsten der Vereinigten Staaten gehört [15]. Die Nachbarstaaten im Süden (Georgia, Mississippi und South Carolina) weisen die nächsthöchsten Mortalitätsraten für das maligne Melanom auf. Die jährliche alterskorrigierte Melanominzidenz für den statistischen Großraum Birmingham betrug in der Zeit zwischen 1969 und 1971 für die weiße Bevölkerung 5,6/100.000 und ist mit der Inzidenz des Großraums Atlanta im Nachbarstaat Georgia vergleichbar (Tabelle 24.3). Interessant ist, daß nur 3% der Melanompatienten der UAB Schwarze waren, obwohl insgesamt 35% aller Patienten der UAB und 26% der Gesamtbevölkerung in Alabama Schwarze sind. Dies zeigt, daß das Melanom vorwiegend bei der weißen Bevölkerung auftritt. Die Vorfahren der meisten Melanompatienten der UAB (und der Gesamtbevölkerung von Alabama) stammen aus Schottland, Irland oder England [2]. Über 90% der Patienten haben entweder helles Haar (z. B. rot, blond oder kastanienbraun) oder blaue Augen oder eine Kombination dieser Merkmale. Offensichtlich gibt es mehrere genetisch determinierte Kennzeichen, die mit dem Auftreten eines Melanoms assoziiert sind [1]. In einer Fallkontrollstudie über 98 Melanompatienten und 135 alters- und geschlechtsgleiche Kontrollfälle aus Alabama, wiesen die Patienten mit dem Histokompatibilitätsantigen HLA-DR 4 oder mit dem Bf-S-Genotyp eines Komplementfaktors im Serum (Properdin) ein 2- bis 6fach erhöhtes Melanomrisiko auf [12, 13]. Demgegenüber besaßen Patienten mit einem DR 3-Phänotyp oder einem Bf-F-Phänotyp des Properdinfaktors B eine signifikant geringere Melanominzidenz und günstigere Prognosefakto-

Tabelle 24.4. Pathologische und genetische Merkmale bei Melanompatienten[a]

Merkmal	Haarfarbe		
	Blond, rot	Hellbraun	Mittel- oder dunkel-braun, schwarz
Tumordicke			
(Mittelwert ± SF)	2,63 mm ± 0,36 mm	2,16 mm ± 0,42 mm	1,91 ± 0,26 mm
Ulzeration	37%	33%	28%
HLA-DR-3			
Melanompatienten	17%	23%	21%
Kontrollpatienten	37%	23%	32%
HLA-DR-4			
Melanompatienten	66%	43%	30%
Kontrollpatienten	41%	18%	18%

[a] Ergebnisse bei 116 Melanom- und 116 Kontrollpatienten, die paarweise entsprechend ethnischer Herkunft und Haar- und Augenfarbe ausgewählt wurden. Das HLA DR-3-Antigen erwies sich als protektiv, während das HLA DR-4-Antigen mit einem höheren Risiko und aggressiveren Melanomtypen assoziiert war [12]. Es fällt auch auf, daß Patienten mit blonden oder roten Haaren dickere, stärker ulzerierte Melanome und vermehrt DR-4 bzw. vermindert DR-3 aufweisen.

Tabelle 24.5. Multifaktorielle Analyse der Prognosefaktoren beim malignen Melanom mit Hilfe der Regressionsanalyse nach Cox

	p-Wert
Lokalisiertes Melanom[a] (Stadium I) [7, 8]	
Tumordicke	< 0,00001
Chirurgische Behandlung (mit/ohne elektive Lymphknotendissektion)	0,0077
Ulzeration (vorhanden oder fehlend)	0,0002
Lokalisation (Extremitäten gegenüber axial)	0,0910
Lymphknotenmetastasen[b] (Stadium II) [9]	
Anzahl der Lymphknotenmetastasen (1 vs. 2-4 vs. > 4)	0,0005
Ulzeration des Primärtumors (vorhanden oder fehlend)	0,0019
Fernmetastasen[c] (Stadium III) [10]	
Anzahl metastastisch befallener Organe (1 vs. 2 vs. ≥ 3)	< 0,000001
Remissionsdauer (< 12 Monate oder > 12 Monate)	0,0186
Lokalisation der Metastasen (viszeral, nicht viszeral)	0,0192

[a] Folgende andere untersuchte Faktoren korrelierten nicht unabhängig mit dem Überleben: Level, Pigmentation, lymphozytäre Infiltration, Melanomtyp, Regression des Primärtumors, Geschlecht und Alter [7, 8].
[b] Folgende andere untersuchte Faktoren korrelierten nicht unabhängig mit dem Überleben: die Faktoren von Fußnote[a], Tumordicke und Substadium (synchrone gegenüber metachrone Metastasen).
[c] Folgende andere untersuchte Faktoren korrelierten nicht unabhängig mit dem Überleben: die Faktoren von Fußnote[a], Tumordicke, Ulzeration und das Metastatasierungsmuster [10].

ren, falls sie ein Melanom entwickelten [12, 13]. Schließlich hatten Personen mit blondem oder rotem Haar häufiger aggressivere Melanome (Tabelle 24.4).

Dieses Kapitel behandelt nur Patienten mit einem malignen Melanom der Haut. An der UAB hatten nur 1,4% aller Patienten ein Melanom der Schleimhäute [3] und 3% ein okuläres Melanom.

Prognostische Faktoren

Beim malignen Melanom beeinflussen viele Faktoren die Langzeitprognose. Diese Faktoren wurden im Detail in Kap. 19 beschrieben, an dieser Stelle erfolgt daher nur eine Zusammenfassung der wesentlichen Punkte.

Stadium der Erkrankung

Für die Vorhersage des klinischen Verlaufs ist das Stadium der Erkrankung am wichtigsten, insbesondere, ob das Melanom klinisch lokalisiert ist oder bereits metastasiert hat [5, 10]. Die meisten Patienten (85%) wiesen ein lokalisiertes Melanom (Stadium I) auf. Die Fünfjahresüberlebensrate der Patienten im Stadium I betrug 77%, im Stadium II jedoch lediglich 28%. (Tabelle 24.2). Nur 8% der Patienten im Stadium III überlebten 2 Jahre. Eine bereits publizierte Analyse der Überlebensraten und des Krankheitsverlaufs, aufgetrennt nach dem klinischen Stadium, wird in Abbildung 24.1 wiedergegeben; eine Zusammenfassung der wichtigsten Prognosefaktoren für jedes Krankheitsstadium ist in Tabelle 24.5 dargestellt.

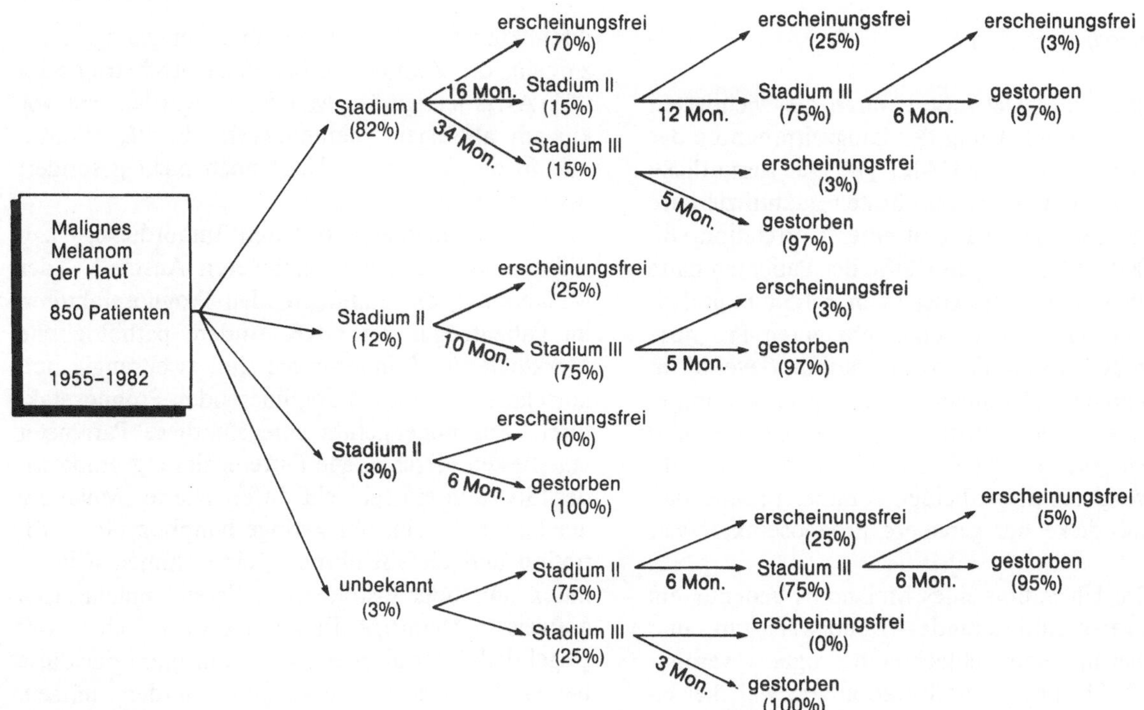

Prognose der Patienten mit lokalisiertem Melanom (Stadium I)

Faktoren des Patienten

Nach Erfahrungen der UAB ist die Lokalisation des Melanoms das wichtigste klinische Merkmal zur Prognose des klinischen Verlaufs [5, 7, 8]. Patienten mit einem Melanom an den Extremitäten (42% der UAB-Serie, davon 65% Frauen) hatten die beste Prognose. Im Gegensatz dazu hatten Patienten mit einem Rumpfmelanom (28% in der UAB-Serie, davon 66% Männer) die schlechteste Prognose (Tabellen 24.1 und 24.2). Patienten mit Kopf- und Halsmelanomen können in eine prognostisch ungünstigere Gruppe mit Melanomen am behaarten Kopf und Hals und in eine günstigere Gruppe mit Tumoren im Gesicht und am Ohr unterteilt werden [17]. Männer wiesen häufiger als Frauen ein Melanom an Kopf und Hals auf (61 bzw. 39%), besonders an behaartem Kopf und Hals (Abb. 24.2). Diesen Daten zufolge liegt der Grund für die schlechtere Prognose bei Männern darin, daß das Melanom bei ihnen ungünstiger lokalisiert ist, und nicht in angeborenen (oder hormonellen) Unterschieden. Nach Erfahrungen der UAB war das Alter kein wichtiger Prognosefaktor, da das erhöhte Metastasierungsrisiko bei älteren Patienten wahrscheinlich auf der größeren Tumordicke beruht [5, 8]. Eine Ausnahme davon bildet das Lentigo maligna-Melanom bei alten Patienten, das mit einer günstigeren Prognose verbunden ist.

Abb. 24.1. Metastasierungsmuster bei 850 Patienten mit malignem Melanom der Haut, die an unserer Klinik in den letzten 25 Jahren behandelt wurden. Die Mehrzahl der Patienten (82%) wies ein Melanom im Stadium I auf; 15% dieser Patienten hatten nach 16 Monaten Lymphknotenmetastasen entwickelt (Stadium II); Fernmetastasen wurden bei weiteren 15% nach 34 Monaten gefunden [10]. Erscheinungsfrei bedeutet: lebt ohne Anhalt für Tumor nach 5 Jahren

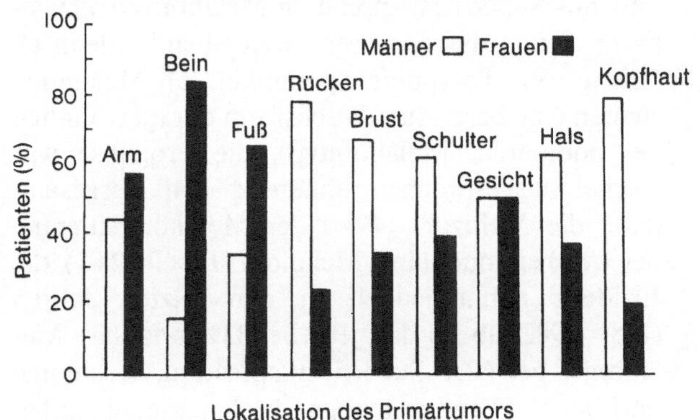

Abb. 24.2. Verteilung der Primärtumoren auf die verschiedenen Lokalisationen bei Männern und Frauen. Männer wiesen einen höheren Anteil an prognostisch ungünstigen Lokalisationen, wie Rücken, Brust und Kopfhaut, auf (Balch CM, Soong S-J: Characteristics of melanoma that predict the risk of metastases. In: Costanzi JJ (ed): Malignant Melanoma 1, p 117. The Hagne, Martinus Nijhoff, 1982)

Pathologische Faktoren

Tumordicke und Ulzeration waren die wichtigsten Parameter zur Schätzung der Langzeitprognose der Melanompatienten der UAB [7, 8]. Die Tumordicke war das objektivste und am besten quantifizierbare prognostische Merkmal, mit einer Korrelation von $p < 0{,}00001$. Mehr als die Hälfte der Patienten hatte ein Melanom mit einer Dicke von < 1,5 mm und einer damit verbundenen eine sehr guten Prognose (Tabelle 24.2). Auch das Mikrostadium (level of invasion) grenzte verschiedene Risikogruppen ab, jedoch bei erheblich subjektiverer Interpretation und damit eingeschränkter Reproduzierbarkeit. Ein direkter Vergleich dieser beiden Parameter zeigte, daß die Tumordicke der genauere Prognosefaktor war [5, 7].

Die Ulzeration eines Melanoms bedeutet ein aggressiveres infiltrierendes Tumorwachstum und war daher mit einer schlechteren Prognose verbunden [5, 8, 11]. Lag eine Ulzeration vor, war dies einer der wichtigsten Prognosefaktoren, selbst nach Berücksichtigung der Tumordicke [7, 8, 11]. 39% aller Patienten der UAB hatten ein ulzeriertes Melanom (Tabelle 24.1), aber der Prozentsatz sank in den letzten Jahren auf unter 33% (s. Kap. 18). Diese Inzidenz ist damit immer noch höher als in den Berichten anderer Kliniken; eine mögliche Erklärung hierfür könnte ein aggressiveres Wachstum des Melanoms bei den Patienten aus Alabama sein.

Das noduläre Melanom und das Superficial-spreading-Melanom erwiesen sich als biologisch eigenständige Melanomtypen, jedoch ohne wesentliche prognostische Unterschiede. Die Zehnjahresüberlebensraten der Patienten mit nodulärem und mit Superficial-spreading-Melanom vergleichbarer Tumordicke waren weitgehend identisch (s. Kap. 19). Polypoide (pedunkuläre) Melanome stellten eine besondere Wuchsform dar (gewöhnlich bei nodulärem Melanomtyp), die Prognose war hierbei ausgesprochen ungünstig [14]. Insgesamt hatte die Mehrzahl (49%) der Melanompatienten der UAB ein noduläres Melanom (Tabelle 24.1), die Inzidenz nahm jedoch in den letzten Jahren (1981-1982) ab, so daß jetzt bei 33% noduläre Melanome, bei 62% Superficial-spreading-Melanome und bei 5% Lentigo maligna-Melanome zu finden sind (s. Kap. 18). Diese Verschiebungen sind wahrscheinlich nicht das Ergebnis einer geänderten Interpretation der Histopathologie, da alle Schnitte von nur 2 Pathologen untersucht wurden. Lentigo maligna-Melanome traten bei älteren Patienten auf (durchschnittliches Alter 61 Jahre) und schienen in ihrem klinischen Verlauf offenbar weniger aggressiv zu sein, die Zehnjahresüberlebensrate betrug 85% [17]. Akral-lentiginöse Melanome wurden erst vor kurzem als eigene pathologische Entität erkannt und in der Studie der UAB noch nicht gesondert berücksichtigt.

Zusammenfassend waren Tumordicke, Ulzeration und - in einem geringeren Ausmaß - der Melanomtyp die dominierenden Prognosefaktoren im Patientengut der UAB. Andere pathologische Merkmale des Primärtumors sind zweitrangig und korrelieren mit diesen dominierenden Prognosefaktoren. Zusammengefaßt spiegeln diese Parameter am ehesten verschiedene Differenzierungsgrade wider. So kann ein schlecht differenziertes Melanom amelanotisch sein, nur geringe lymphozytäre Infiltration und Gefäßeinbrüche, einen hohen Mitoseindex und/oder histologische Satellitenmetastasen aufweisen. Derartige Tumoren sind jedoch in der Regel dick oder ulzeriert, so daß in praxi nur diese beiden Parameter berücksichtigt werden müssen. Obwohl andere histopathologische Aspekte des Melanoms sicherlich für das Verständnis der Biologie der Erkrankung wertvoll sein können, sind sie wahrscheinlich für die Behandlungsplanung unbedeutend.

Multifaktorielle Analyse

In einer Regressionsanalyse nach Cox stellten sich als die wesentlichen Prognosefaktoren lediglich 2 Parameter des Primärtumors (Dicke und Ulzeration) und die Lokalisation des Melanoms heraus. Eine elektive Lymphknotendissektion (ELKD) beeinflußte die Überlebensraten dieser Patienten ebenfalls signifikant. Aus diesem Grund wurde eine getrennte multifaktorielle Analyse für beide möglichen chirurgischen Erstbehandlungen (alleinige weite lokale Exzision: WLE bzw. WLE plus ELKD) gesondert durchgeführt [8]. In der Patientengruppe, bei der lediglich eine WLE erfolgte, waren die einzigen signifikanten Merkmale die Tumordicke ($p < 10^{-8}$) und die Ulzeration ($p = 0{,}01$). In der Gruppe mit WLE und ELKD hatte die Tumordicke eine weniger signifikante Korrelation mit der Überlebensrate ($p = 0{,}038$), die Ulzeration und die Lokalisation waren in dieser Untergruppe nicht signifikant. Das niedrigere Signifikanzniveau in der letzteren Gruppe legt die Vermutung nahe, daß der Vorhersagewert der Dickenmessungen für alle Patienten teilweise auf einer Korrelation mit dem Risiko der Mikrometastasierung in die regionären

Lymphknoten beruht. Wahrscheinlich hängt die verbleibende statistische Korrelation mit der Überlebensrate in der Patientengruppe mit WLE plus ELKD mit dem Risiko der Mikrometastasierung in Fernorgane zusammen, besonders bei einer Tumordicke von ≥4 mm. Im Patientengut der UAB zeigte das Geschlecht der Patienten bei Berücksichtigung anderer Parameter, speziell der Lokalisation, keinen wesentlichen prognostischen Einfluß. Eine detaillierte Beschreibung findet sich in Kap. 19.

Prognose der Patienten mit Lymphknotenmetastasen (Stadium II)

Etwa 13% der Melanompatienten der UAB wiesen zum Zeitpunkt ihrer Erstbehandlung regionäre Lymphknotenmetastasen auf. Diese Patientengruppe besaß daher, wenig überraschend, viele Prognosefaktoren, die mit einer kurzen Überlebenszeit korrelieren (Tabelle 24.1). So waren 66% dieser Patienten Männer, und 44% der Primärtumoren waren am Stamm lokalisiert, die mediane Tumordicke betrug 2,8 mm. Wie im Stadium I war die Ulzeration des Primärtumors ein prognostisch ungünstiges Merkmal. Bei 65% der Patienten beobachteten wir einen ulzerierten Tumor, davon lebten nach 5 Jahren nur noch 24% (Tabelle 24.2). Einer der wichtigsten prognostischen Parameter war die Anzahl der metastatisch befallenen Lymphknoten [9]. Die Fünfjahresüberlebensrate der Patienten mit einem positiven Lymphknoten (37% der Patienten) betrug 57%, gegenüber nur 15% bei Patienten mit mehr als 4 Lymphknotenmetastasen (22% der Patienten). Eine kleine, prognostisch günstige Untergruppe bildeten Patienten mit klinisch okkulten Lymphknotenmetastasen, die bei der ELKD gefunden wurden. Die Fünfjahresüberlebensrate betrug hier 48% [9].

Patienten mit später (metachron) auftretenden Lymphknotenmetastasen besaßen im Vergleich zu Patienten mit bereits bestehenden (synchronen) Lymphknotenmetastasen eine insgesamt günstigere Überlebensrate. Diese Unterschiede lassen sich jedoch durch den Unterschied in der Tumormasse zum Zeitpunkt der Erstdiagnose (makroskopisch gegenüber mikroskopisch) erklären. Da die Überlebenskurven dieser beiden Patientengruppen identisch waren, wurde die Überlebenszeit ab dem ersten Auftreten der Lymphknotenmetastasen berechnet. Patienten mit Lymphknotenmetastasen bei unbekanntem Primärtumor hatten dieselbe Prognose wie Patienten mit vorliegendem primärem Melanom, sofern die Überlebensraten vom ersten Auftreten der Lymphknotenmetastasen an berechnet wurden [9].

In der multifaktoriellen Analyse der Patienten im Stadium II erwies sich die Ulzeration als das einzige Merkmal des Primärtumors, durch das sich das biologische Risiko der Fernmetastasierung vorhersagen ließ, wenn der Patient bereits nachgewiesene Metastasen in den regionären Lymphknoten hatte (Tabelle 24.5). Die Anzahl der Lymphknotenmetastasen (1 gegenüber 2–4 gegenüber mehr als 4 Lymphknoten) war der einzige weitere dominierende Prognosefaktor. Die Tumordicke erwies sich hier nicht als signifikanter Faktor. Weitere Einzelheiten sind in Kap. 19 beschrieben.

Prognose der Patienten mit Fernmetastasen (Stadium III)

In der UAB-Serie befanden sich nur 17 Patienten, die zum Zeitpunkt der Erstdiagnose bereits Fernmetastasen aufwiesen (Stadium III). Die Prognose für diese Patienten war sehr schlecht, die mediane Überlebenszeit betrug nur 6 Monate (s. Abb. 24.1). Einzelheiten zu den Prognosefaktoren bei allen 200 Patienten der UAB, die zu irgendeinem Zeitpunkt Fernmetastasen entwickelten, sind publiziert [10]. Details werden in Kap. 19 beschrieben.

Bei einer multifaktoriellen Analyse der 200 Patienten mit einem Melanom im Stadium III hatten die folgenden 3 Variablen den größten prognostischen Einfluß: Anzahl der metastatisch befallenen Organe, Lokalisation der Metastasen und Remissionsdauer (Tabelle 24.5) [10]. Es fanden sich keine histologischen Kriterien des Primärtumors, die den klinischen Verlauf nach Eintreten der Fernmetastasierung hätten vorhersagen können.

Prognose bei schwarzen Patienten

30 Patienten dieser Serie (3%) waren Schwarze. Auffällige Unterschiede ergaben sich gegenüber den weißen Melanompatienten hinsichtlich der histologischen Charakteristika und der Lokalisation der Primärtumoren. 73% der schwarzen Patienten wiesen Melanome am Fuß auf, gegenüber nur 6% der weißen Patienten. Schleimhautmelanome bestanden bei 10% der Schwarzen (je ein Patient mit einem Tumor am Anus, in der Nasenhöhle und an den Genitalien) gegenüber 1% der Weißen. Verglichen mit weißen Melanompatienten hatten Schwarze häufiger Fernmetastasen zum Zeitpunkt der

Erstdiagnose (40 gegenüber 17%), häufiger ulzerierte Melanome (62 gegenüber 37%), dicke Melanome (mediane Dicke 3,5 gegenüber 1,4 mm) sowie insgesamt eine niedrigere Fünfjahresüberlebensrate (38 gegenüber 67%). Es ist interessant, daß bei nur 2 Patienten die Melanome auf pigmentierter Haut auftraten, die übrigen Melanome waren an Körperstellen mit geringer Pigmentierung lokalisiert (d.h. auf Fußsohlen, Handflächen und subungual).

Wahrscheinlich beruht die schlechtere Prognose in erster Linie auf der ungünstigen Lokalisation der Tumoren, weniger auf Vernachlässigung oder zu später Diagnose.

Chirurgische Behandlung

Bei Patienten im Stadium I dienen die oben beschriebenen Prognosefaktoren zur Abschätzung der Möglichkeiten der lokalen Kontrolle des Primärtumors, des Risikos der Mikrometastasierung in regionäre Lymphknoten und der okkulten Fernmetastasierung [4]. Bei jedem Patienten wird auch das operative Risiko berücksichtigt [18]. Im Stadium I können mehr als 80% der Patienten geheilt werden. Bei Patienten mit Lymphknotenmetastasen (Stadium II) ist eine Operation in erster Linie zur Palliation indiziert, dennoch werden manche Patienten geheilt. Die chirurgische Behandlung kann bei sorgfältig ausgewählten Patienten im Stadium III mit umschriebenen und chirurgisch zugänglichen Metastasen zur Palliation beitragen, wie in Kap. 13 beschrieben. Die prä- und postoperative klinische, radiologische und laborchemische Metastasensuche ist in Kap. 12 dargestellt.

Chirurgie des Primärtumors

Der Primärtumor wird mit einem Sicherheitsabstand normal erscheinender Haut weit exzidiert. Die Breite der Sicherheitsabstände hängt vom Lokalrezidivrisiko ab (s. Kap. 6). Es steht mittlerweile fest, daß dieses Risiko stärker mit der Tumordicke als mit dem tatsächlichen chirurgischen Sicherheitsabstand korreliert [6]. Dünne Melanome (<0,76 mm) besitzen ein nur minimales Risiko für Lokalrezidive. Zur Zeit exzidieren wir diese Tumoren mit einem Sicherheitsabstand von 1-2 cm ellipsoid und führen einen primären Wundverschluß durch. Bei Patienten mit einem Melanom mittlerer und großer Tumordicke (d.h. über 0,76 mm Tumordicke) wird standardisiert ein Sicherheitsabstand von 2-3 cm gewählt. Bei bestimmten Lokalisationen, wie im Gesicht oder an den distalen Extremitäten, wählen wir geringere Abstände, da hier keine weite Exzision durchgeführt werden kann. Die darunterliegende Faszie wird in der Regel bei der chirurgischen Exzision mit entfernt, obwohl nur wenig für einen möglichen Nutzen spricht. Patienten mit einem Lentigo maligna-Melanom werden konservativer behandelt als Patienten mit anderen Melanomtypen [17]. Der Sicherheitsabstand beträgt hier in der Regel 1 cm, sofern anatomisch möglich.

Chirurgie der regionären Lymphknoten

Bei allen Patienten mit vergrößerten, metastasenverdächtigen Lymphknoten (klinisches Stadium II) wird eine klassische radikale Lymphknotendissektion (LKD), wie in Kap. 7 beschrieben, durchgeführt. Eine partielle LKD oder eine einfache Exzision von Lymphknotenmetastasen ist als Behandlung der Patienten mit Melanommetastasen nicht ausreichend. Zwei Drittel oder noch mehr dieser Patienten weisen multiple Lymphknotenmetastasen auf [9]. Da es dem Chirurgen nicht möglich ist, mikroskopische Lymphknotenmetastasen zu erkennen, muß eine eingeschränkte Dissektion, die sich auf klinisch erkennbare Lymphknotenmetastasen beschränkt, sowohl die palliativen als auch kurativen Ziele dieser chirurgischen Behandlung gefährden.

Über den Nutzen der ELKD bei Patienten mit klinisch unauffälligen regionären Lymphknoten wird noch viel diskutiert (s. Kap. 8). Da feststeht, daß nicht alle Melanompatienten von diesem Verfahren profitieren, konzentriert sich die Debatte auf die Frage, welche Untergruppe von Patienten nach ELKD bessere Überlebensraten aufweist als nach alleiniger weiter Exzision mit nachfolgender Beobachtung. Nach den Erfahrungen der UAB gibt es eine solche Untergruppe, die sich durch prognostische Faktoren abgrenzen läßt. Die wichtigsten Faktoren sind Tumordicke und Ulzeration, wir berücksichtigen jedoch auch Lokalisation und Geschlecht bei der Beurteilung [4, 6, 7, 8, 18]. Im allgemeinen weisen diese Patienten mit mitteldicken Melanomen (0,76-4 mm) ein erhöhtes Risiko (bis zu 50%) okkulter regionärer Metastasen auf, jedoch ein relativ kleines Risiko (weniger als 10-20%) für Fernmetastasen. Geschlecht des Patienten und Lokalisation des Melanoms spielen ebenfalls eine Rolle. In der Regel stellen wir die Indikation zur ELKD großzügiger bei Melanomen an Stamm, Kopf und Hals, dagegen sind wir zurückhaltender beim Melanom an den Extremitäten (besonders bei Frauen). Der Grund ist das hohe Risiko eines Lymphödems nach einer Leistendissektion bei älteren adipösen Frauen, während die Komplikationsrate bei einer modifizierten zervikalen oder einer axillären Dissektion sehr gering ist [17, 18]. Eine ELKD wird bei Patienten mit Lentigo maligna-Melanomen aufgrund des geringen biologischen Metastasierungsrisikos nicht vorgenommen.

Der Lymphabfluß der am Stamm lokalisierten Melanome kann in mehrere Richtungen erfolgen. Dies erschwert dem Chirurgen bei Patienten, für die eine Lymphknotendissektion in Betracht kommt, die Beurteilung, welche Lymphknotenstationen möglicherweise okkulte Metastasen aufweisen könnten. In diesen Fällen ist ein perkutanes Lymphszintigramm (s. Kap. 9) zur Bestimmung des Lymphabflusses bei Melanomen am Stamm eine genaue und reproduzierbare Untersuchung [16].

Bei selektierten Patienten ist die isolierte hypertherme regionäre Zytostatikaperfusion einer Extremität wahrscheinlich von Nutzen (s. Kap. 10). Bei einem Vergleich der Ergebnisse der regionären Extremitätenperfusion anderer Kliniken mit dem (nicht perfundierten) Patientengut der UAB ergab sich ein Nutzen dieses Verfahrens vorwiegend bei Patienten mit mehr als 4-5 mm dicken Melanomen (unveröffentlichte Daten).

Nichtoperative Behandlung

Die Behandlung der Patienten mit Fernmetastasen wird in Kap. 11, 13 und 15 beschrieben.

Literatur

1. Acton RT, Balch CM, Barger BO, Budowle B, Go RCP, Soong S-j, Roseman JM (1983) The occurrence of melanoma and its relationship with host, lifestyle and environmental factors. In: Costanzi JJ (ed) Malignant Melanoma. Nijhoff, The Hague, p 151
2. Acton RT, Balch CM, Budowle B, Go RCP, Roseman JM, Soong S-j, Barger BO (1982) Immunogenetics of melanoma. In: Reisfeld RA, Ferrone S (eds) Melanoma Antigens and Antibodies. Plenum, New York, p 1
3. Balch CM (1980) Oral and cutaneous melanoma: Clinical recognition, pathological features, and prognostic factors. Ala J Med Sci 17: 51
4. Balch CM (1980) Surgical management of regional lymph nodes in cutaneous melanoma. J Am Acad Dermatol 3: 511
5. Balch CM, Murad TM, Soong S-j, Ingalls AL, Halpern NB, Maddox WA (1978) A multifactorial analysis of melanoma: Prognostic histopathological features comparing Clark's and Breslow's staging methods. Ann Surg 188: 732
6. Balch CM, Murad TM, Soong S-j, Ingalls AL, Richards PC, Maddox WA (1979) Tumor thickness as a guide to surgical management of clinical stage I melanoma patients. Cancer 43: 883
7. Balch CM, Soong S-j, Milton GW, Shaw HM, McGovern VJ, Murad TM, McCarthy WH, Maddox WA (1982) A comparison of prognostic factors and surgical results in 1,786 patients with localized (stage I) melanoma treated in Alabama, USA, and New South Wales, Australia. Ann Surg 196: 677
8. Balch CM, Soong S-j, Murad TM, Ingalls AL, Maddox WA (1979) A multifactorial analysis of melanoma. II. Prognostic factors in patients with stage I (localized) melanoma. Surgery 86: 343
9. Balch CM, Soong S-j, Murad TM, Ingalls AL, Maddox WA (1981) A multifactorial analysis of melanoma. III. Prognostic factors in melanoma patients with lymph node metastases (stage II). Ann Surg 193: 377
10. Balch CM, Soong S-j, Murad TM, Smith JW, Maddox WA, Durant JR (1983) A multifactorial analysis of melanoma. IV. Prognostic factors in 200 melanoma patients with distant metastases (stage III). J Clin Oncol 1: 126
11. Balch CM, Wilkerson JA, Murad TM, Soong S-j, Ingalls AL, Maddox WA (1980) The prognostic significance of ulceration of cutaneous melanoma. Cancer 45: 3012
12. Barger BO, Acton RT, Soong S-j, Roseman J, Balch CM (1982) Increase of HLA-DR4 in melanoma patients from Alabama. Cancer Res 42: 4276
13. Budowle B, Barger BO, Balch CM, Go RCP, Roseman JM, Acton RT (1982) Associations of properdin factor B with melanoma. Cancer Genet Cytogenet 5: 247
14. Manci EA, Balch CM, Murad TM, Soong S-j (1981) Polypoid melanoma, a virulent variant of the nodular growth pattern. Am J Clin Pathol 75: 810
15. Mason TJ, McKay FW (1974) US Cancer Mortality by County: 1950-1969. DHEW Publ No (NIH) 74-615
16. Meyer CM, Lecklitner ML, Logic JR, Balch CM, Bessey PQ, Tauxe WN (1979) Technetium-99m sulfur-colloid cutaneous lymphoscintigraphy in the management of truncal melanoma. Radiology 131: 205
17. Urist MM, Balch CM, Soong S-j, Milton GW, Shaw HM, McGovern VJ, Murad TM, McCarthy WH, Maddox WA (1984) Head and neck melanoma in 536 clinical stage I patients: A prognostic factors analysis and results of surgical treatment. Ann Surg 200: 769
18. Urist MM, Maddox WA, Kennedy JE, Balch CM (1983) Patient risk factors and surgical morbidity after regional lymphadenectomy in 204 melanoma patients. Cancer 51: 2152

25 Das Melanom im Südosten der Vereinigten Staaten: Ergebnisse des Duke Medical Center

E. B. Cox, R. T. Vollmer und H. F. Seigler

Das maligne Melanom ist im Südosten der Vereinigten Staaten ein relativ häufiger Tumor. In den letzten 10 Jahren wurden am Comprehensive Cancer Center des Duke Medical Center (DMC) über 3000 Patienten behandelt. Diese große Patientenzahl beruht einesteils auf der Zunahme der Melanominzidenz in dieser geographischen Zone, zum anderen Teil auf zahlreichen Überweisungen an das DMC aufgrund seiner Forschung über das maligne Melanom und aufgrund der hier durchgeführten aggressiven multimodalen Therapie. Die Melanome von 6% der Patienten wurden an dieser Klinik diagnostiziert und erstbehandelt, die übrigen Patienten wurden postoperativ zur adjuvanten Therapie oder zur Behandlung von Rezidiven bzw. Metastasen eingewiesen. Die Daten aller Patienten wurden in einem zeitorientierten onkologischen Datenbanksystem gespeichert [4]. Angaben zu 2949 Patienten mit vollständiger Dokumentation werden in diesem Kapitel analysiert (Tabellen 25.1, 25.2). Von der Analyse ausgenommen wurden: 34 Patienten mit Schleimhautmelanom, 49 Patienten mit okulärem Melanom und 124 Patienten mit okkultem primärem Melanom. Angaben zur klinischen Behandlung, zu den Behandlungsergebnissen und zur Prognose dieser Patienten wurden bereits publiziert [9, 11].

Epidemiologie

Im Südosten der Vereinigten Staaten gibt es 4 Jahreszeiten, der Winter ist jedoch kürzer als im Norden der USA. Schneefall ist in den meisten dieser Bundesstaaten außergewöhnlich. Die Mehrzahl der Patienten des DMC kommt aus dem Bundesstaat North Carolina. North Carolina hat 6 Mill. Einwohner, davon sind 76% weiß und 24% schwarz. Die weiße Bevölkerung North Carolinas stammt aus verschiedenen Ländern, ohne daß ein Herkunftsland überwiegt.

In den 11 Bundesstaaten des Südostens der USA ist die Melanominzidenz bei der weißen Bevölkerung relativ hoch. Diese 11 Bundesstaaten gehören in den Jahren 1950-1969 zu den 12 Staaten mit der höchsten Melanommortalität[1]. Die Mortalitätsraten/100000 Einwohner schwanken bei der weißen Bevölkerung dieser 11 Staaten zwischen 1,18 und 2,29 (Tabelle 25.3) und liegen damit über der Gesamtmortalitätsrate für die Vereinigten Staaten in Höhe von 1,31. Innerhalb der Südoststaaten konnten keine weiteren geographischen Schwerpunkte für das maligne Melanom gefunden werden.

Ebensowenig war eine Häufung der Melanome bei bestimmten Berufsgruppen oder für bestimmte Jahre festzustellen. Wie in anderen Serien war die Melanominzidenz der schwarzen Bevölkerung dieser Region sehr niedrig [7]. Schwarze Patienten waren insgesamt nur zu 1,2% vertreten. Demgegenüber betrug im Tumorregister des DMC für den gleichen Zeitraum das Verhältnis von weißen zu schwarzen Patienten bei Karzinomen anderer Lokalisation 4:1. Hieraus schätzten wir einen anteilmäßigen Inzidenzunterschied für die weiße Bevölkerung von 20:1, das Verhältnis der Mortalitätsraten lag etwas niedriger. Dies könnte auf die häufigeren akral-lentiginösen und Schleimhautmelanome der schwarzen Bevölkerung zurückzuführen sein, für die die Prognose besonders schlecht ist.

Prognostische Faktoren

Stadium der Erkrankung

Die anatomische Ausbreitung der Erkrankung ist sicher der wichtigste Faktor zur Beurteilung der Prognose beim malignen Melanom. Bei 84% der Patienten war das Melanom bei Diagnose im Stadium I und bei 14% im Stadium II. Die Überlebenskurven sind in Abb. 25.1 dargestellt. Das klinische

[1] Mason TJ, McKay FW: US cancer mortality by country: 1950-1969. DHEW Publication no. (NIH)74- 615, 1974

Tabelle 25.1. Klinische und pathologische Daten der Melanompatienten am Duke Medical Center

	Pathologisches Stadium			Gesamt
	Stadium I	Stadium II	Stadium III	
Klinische Merkmale				
Anzahl der Patienten	2470	418	61	2949
Jahr der Erstdiagnose				
bis 1960	-	-	-	-
1961-1965	1%	1%	-	1%
1966-1970	5%	3%	3%	5%
1971-1975	20%	28%	31%	22%
1976-1980	52%	48%	56%	51%
1981-1982	22%	20%	10%	21%
Alter (Median)	47 Jahre	49 Jahre	53 Jahre	
Geschlecht				
Männlich	50%	61%	66%	51%
Weiblich	50%	39%	34%	49%
Lokalisation des Primärtumors				
Frauen, untere Extremität	18%	15%	5%	18%
Männer, untere Extremität	6%	5%	1%	6%
Frauen, obere Extremität	9%	4%	2%	8%
Männer, obere Extremität	6%	5%	2%	5%
Frauen, Kopf und Hals	6%	4%	2%	5%
Männer, Kopf und Hals	9%	11%	11%	10%
Frauen, Rumpf	15%	8%	3%	14%
Männer, Rumpf	27%	22%	13%	26%
Andere[a]	4%	26%	61%	8%
Pathologische Merkmale				
Tumordicke nach Breslow				
<0,76 mm	22%	10%		21%
0,76-1,49 mm	36%	16%	29%	34%
1,50-2,49 mm	21%	21%		21%
2,50-3,99 mm	12%	23%		13%
≥4,00 mm	9%	30%	71%	11%
Mediane Tumordicke	1,8 mm	3,3 mm	4,3 mm	
Mikrostadium (level of invasion)				
II	11%	8%	7%	11%
III	48%	26%	20%	45%
IV	36%	47%	40%	37%
V	5%	19%	33%	7%
Ulzeration				
Ja	35%	55%	67%	38%
Nein	65%	45%	33%	62%
Melanomtyp				
NM	25%	46%	75%	27%
SSM	71%	49%	25%	69%
LMM	4%	5%		4%

[a] Die meisten dieser Patienten hatten Metastasen eines unbekannten Primärtumors.

Staging spiegelt jedoch das wirkliche Ausmaß der Erkrankung nur unvollkommen wider. Da sich mit den heutigen Methoden das tatsächliche Stadium nur grob abschätzen läßt, ist die Analyse der Prognosefaktoren wichtig, um Parameter zu ermitteln, die die tatsächliche Metastasierung voraussagen können. Diese Prognosefaktoren sind nur retrospektiv und nur mit Hilfe statistischer Methoden, jedoch nicht fallbezogen, zu ermitteln. Zum Beispiel beruht die prognostische Bedeutung des Mikrostadiums (Levels) und der Tumordicke zum Großteil auf der Möglichkeit, mit Hilfe dieser Kriterien das tatsächliche Stadium vorauszusagen. In dieser Studie ist das Tumorstadium sowohl klinisch als auch pathologisch definiert, sofern Informationen zur Verfügung standen. Bei einigen High-risk-Patienten im Stadium I und II wurde - wie auf S. 379 beschrieben - eine aktive spezifische Immunotherapie durchgeführt, die die Prognose möglicherweise beeinflußt hat.

Tabelle 25.2. Kumulative Überlebensraten der Melanompatienten des Duke Medical Center

	Überlebensraten		
	5 Jahre [%]		7 Jahre [%]
Stadium I			
Globale Überlebensrate	81		73
Geschlecht			
Männlich	76		66
Weiblich	85		82
Lokalisation des Primärtumors			
Untere Extremität	86		82
Obere Extremität	93		88
Kopf und Hals	67		63
Rumpf	80		70
Andere	-		-
Tumordicke			
<0,76 mm	93		88
0,76-1,49 mm	85		79
1,50-2,49 mm	74		66
2,50-3,99 mm	68		68
≥4,00 mm	54		47
Mikrostadium (level of invasion)			
II	93		86
III	87		79
IV	68		63
V	54		54
Ulzeration			
Ja	61		54
Nein	85		82
	1 Jahr [%]	3 Jahre [%]	5 Jahre [%]
Stadium II			
Globale Überlebensrate	81	53	42
Tumordicke			
<1,50 mm	86	60	55
1,50-3,99 mm	72	98	24
≥4,00 mm	75	47	47
Anzahl befallener Lymphknoten			
1	87	59	55
2-4	88	69	58
>4	65	16	16
Ulzeration			
Ja	69	46	35
Nein	84	63	52
	6 Monate [%]	1 Jahr [%]	2 Jahre [%]
Stadium III			
Globale Überlebensrate	62	27	23

Tabelle 25.3. Alterskorrigierte Mortalitätsraten beim malignen Melanom (je 100000 Einwohner) für den Süden der Vereinigten Staaten (1950-1969). (U.S. Cancer Mortality by County: 1950-1969. HEW, NIH, Government Printing Office, 1974)

Bundesstaat	Weiße Bevölkerung		Nichtweiße Bevölkerung	
	Männer	Frauen	Männer	Frauen
Alabama	2,19	1,72	0,32	0,42
Arkansas	1,70	1,42	0,23	0,16
Florida	1,97	1,18	0,43	0,21
Georgia	2,14	1,57	0,44	0,33
Louisiana	1,90	1,34	0,54	0,27
Mississippi	2,07	1,56	0,29	0,25
North Carolina	1,99	1,46	0,44	0,35
Oklahoma	1,82	1,41	0,51	0,19
South Carolina	1,78	1,50	0,38	0,19
Tennessee	1,86	1,43	0,26	0,31
Texas	2,29	1,57	0,49	0,34

Prognose bei Patienten mit lokalisiertem Melanom (Stadium I)

Faktoren des Patienten

Einer der interessantesten Aspekte des Melanoms ist die unterschiedliche Prognose von Männern und Frauen. Die Überlebenskurven von Männern und Frauen divergierten, wobei die Differenz 9% nach 5 Jahren und 16% nach 7 Jahren betrug.

Wir beobachteten Melanome am gesamten Integument (s. Tabelle 25.1). Melanome am Stamm waren in unserer Serie mit 42% vertreten, 15% der Tumoren waren an Kopf und Hals lokalisiert. Bei Frauen überwogen die Tumoren an den Extremitäten, bei Männern dagegen jene an Stamm, Kopf und Hals. Wir beobachteten Melanome an den Beinen 3mal häufiger bei Frauen als bei Männern, während Melanome am Stamm bei Männern doppelt so oft vorkamen. Patienten im Stadium I mit Läsionen an den oberen Extremitäten hatten die besten Überlebensergebnisse (Abb. 25.2). Patienten mit Tumoren an den unteren Extremitäten und am Stamm wiesen ähnliche mittlere Überlebensraten auf. Bei Tumoren an Kopf und Hals waren die Überlebensraten deutlich schlechter als an den Extremitäten.

Pathologische Faktoren

Tumordicke und Mikrostadium (level of invasion) stellten sich als die wichtigsten prognostischen Fak-

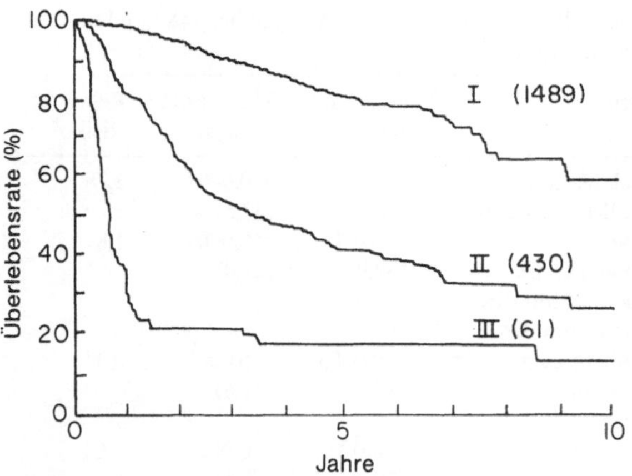

Abb. 25.1. Überlebenskurven (actuarial method) beim malignen Melanom, Abhängigkeit vom Tumorstadium zum Zeitpunkt der Erstdiagnose (Anzahl der Patienten *in Klammern*)

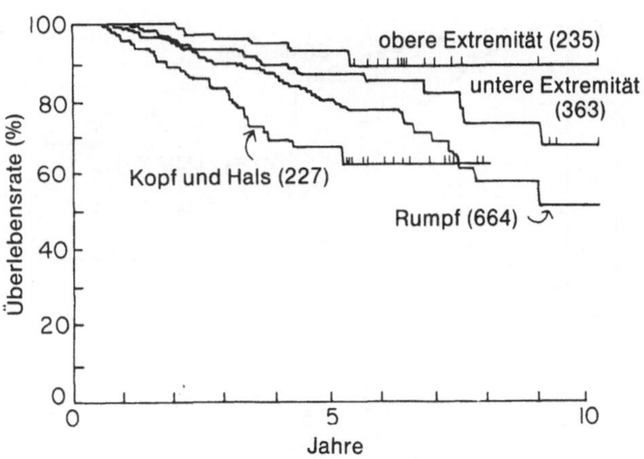

Abb. 25.2. Überlebenskurven (actuarial method) beim malignen Melanom im Stadium I, Abhängigkeit von der Lokalisation des Primärtumors (Anzahl der Patienten *in Klammern*)

toren heraus ($p \leq 0{,}005$). Viele Jahre lang wurde von seiten der Pathologen des DMC die Eindringtiefe ausschließlich mit Hilfe des Levels bestimmt, bevor zusätzlich die Tumordicke gemessen wurde. Daher stand zur Berechnung der prognostischen Bedeutung des Mikrostadiums eine größere Anzahl Patienten zur Verfügung als für die Tumordicke, und diese Patienten wurden auch durchschnittlich länger nachbeobachtet. Dennoch lagen bei 1021 Patienten beide Werte vor. Die Überlebensraten wurden für jede Dickenkategorie bis zu einer Tumordicke von 4 mm stetig schlechter. Patienten mit einem Melanom von 4 mm Tumordicke oder mehr besaßen keine schlechtere Prognose als Patienten mit einem Melanom von einer Dicke zwischen 2,5 und 3,99 mm (Abb. 25.3). Es ergab sich kein Unterschied in den Überlebensraten der Patienten im Level II und im Level III. Patienten im Level IV hatten eine wesentlich schlechtere Prognose als Patienten im Level II und III, aber eine deutlich bessere Prognose als Patienten im Level V. Eine Ulzeration beobachteten wir häufiger bei dickeren Melanomen. Dennoch stellte sich die histologisch gesicherte Ulzeration eines Melanoms als wichtiger unabhängiger Faktor heraus (Abb. 25.4).

Es gibt beim Melanom 4 Haupttypen: das Superficial-spreading-Melanom (SSM, 71% in dieser Serie), das noduläre Melanom (NM, 25%), das Lentigo maligna-Melanom (LMM, 4%) und das akral-lentiginöse Melanom (ALM, diese Kategorie wird am DMC erst seit kurzem gesondert geführt). Patienten mit NM besaßen eine schlechtere Überlebensrate als Patienten mit SSM oder LMM, und bei

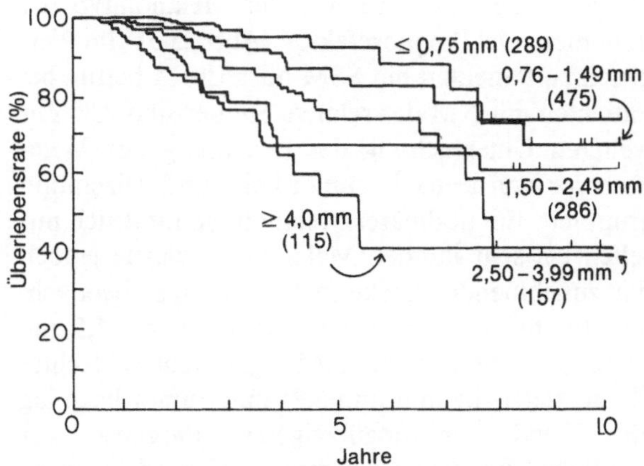

Abb. 25.3. Überlebenskurven (actuarial method) beim malignen Melanom im Stadium I, Abhängigkeit von der Tumordicke (Anzahl der Patienten *in Klammern*)

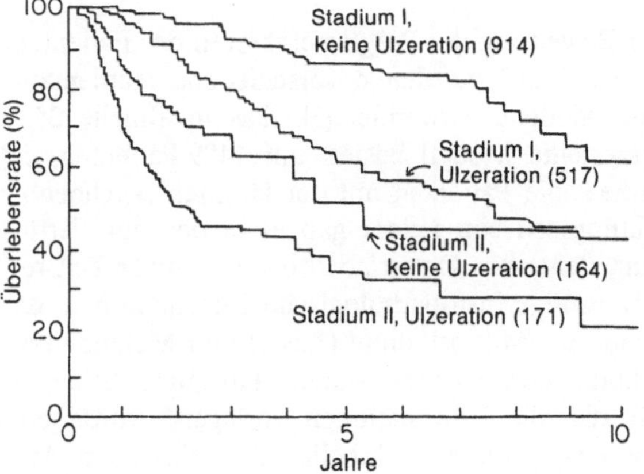

Abb. 25.4. Überlebenskurven (actuarial method) beim malignen Melanom im Stadium I, Abhängigkeit von der Ulzeration (Anzahl der Patienten *in Klammern*)

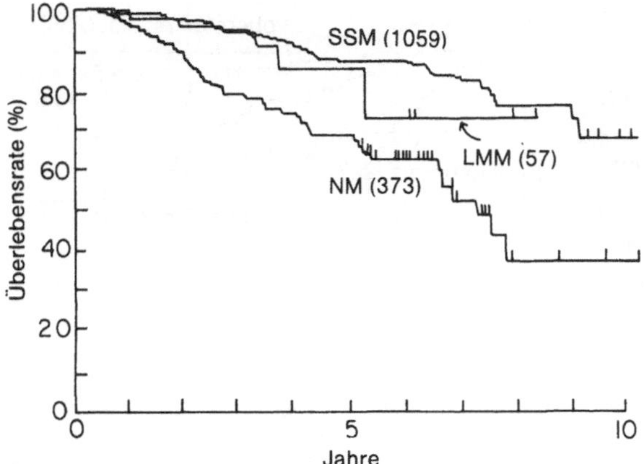

Abb. 25.5. Überlebenskurven (actuarial method) beim malignen Melanom im Stadium I, Abhängigkeit vom Melanomtyp (Anzahl der Patienten *in Klammern*)

Patienten im Stadium I war der Melanomtyp der dominierende Prognosefaktor (Abb. 25.5). Im Vergleich zu Patienten mit SSM oder LMM betrug bei Patienten mit NM das relative Sterberisiko 2,8. Zur weiteren Untersuchung der Bedeutung des Melanomtyps wurde nach Tumordicke und Ulzeration gruppiert. Ein nodulärer Melanomtyp fand sich nur selten bei sehr dünnen Melanomen, wurde jedoch mit zunehmender Dicke immer häufiger beobachtet. In beiden Dickenkategorien unter 1,5 mm schnitten Patienten mit NM signifikant schlechter ab, zwischen 1,5 mm und 2,25 mm Tumordicke lag ein Trend zur ungünstigeren Prognose vor ($p=0{,}09$). Bei über 2,25 mm dicken Melanomen besaßen die Patienten aller Melanomtypen gleich schlechte Überlebensraten.

Multifaktorielle Analyse

Zur Bewertung der Prognosefaktoren der Patienten im Stadium I wurden 4 verschiedene mathematische Modelle verwendet [3]. Das in Tabelle 25.4 dargestellte Modell basiert auf 1489 Patienten, es schließt die Patienten mit der längsten Nachbeobachtungszeit ein. Leider gab es in den zur Verfügung stehenden Daten noch bis vor kurzer Zeit relativ wenige histopathologische Informationen, da früher nur Mikrostadium (Level) und Melanomtyp dokumentiert worden waren. Für 1021 Patienten (für die alle Informationen vorlagen) wurde ein 2. Modell gebildet (s. Tabelle 25.5), das auch Angaben zur Tumordicke und Ulzeration enthält. Zu den unabhängigen prognostischen Faktoren bei Patienten mit Hautmelanom im Stadium I zählten:

Tabelle 25.4. Multifaktorielle Analyse bei 1489 Melanompatienten im Stadium I[a]

Variable	Univariate Analyse	Multivariate Analyse	Relatives Risiko[b]
Melanomtyp NM vs. andere	< 0,0001 (46,7[c])	< 0,0001 (37,5)	2,78
Level nach Clark	< 0,0001 (37,9)	< 0,0001 (27,0)	1,81
Lokalisation des Primärtumors:			
obere Extremität vs. andere	0,0003 (14,1)	0,004 (8,6)	0,31
Geschlecht männlich vs. weiblich	0,002 (10,8)	0,005 (8,1)	1,61
Lokalisation des Primärtumors:			
Kopf und Hals vs. andere	0,0003 (14,5)	0,02 (5,5)	1,61

[a] Angaben zur Tumordicke und Ulzeration liegen nicht bei allen Patienten vor.
[b] Das Risiko, daß ein Patient mit dem ersten Merkmal stirbt, gegenüber dem entsprechenden Risiko eines Patienten mit dem zweiten Merkmal (z. B. besitzt ein Patient mit einem NM gegenüber einem Patienten mit einem SSM oder LMM ein 2,78fach erhöhtes Sterberisiko).
[c] χ^2-Wert, 1 FG (im gesamten Modell ist der χ^2-Wert 105,8, 5 FG, $p < 0{,}0001$).

1) Geschlecht, 2) Lokalisation des Primärtumors, 3) Mikrostadium (level of invasion), 4) Tumordicke, 5) Ulzeration und 6) Melanomtyp. Nach Berücksichtigung dieser Faktoren fand sich ein deutlicher prognostischer Vorteil für die elektive Lymphknotendissektion (ELKD), wie im nächsten Abschnitt beschrieben.

Im 1. Modell (s. Tabelle 25.4) stellte sich das Geschlecht nach Berücksichtigung von Lokalisation, Level und Melanomtyp als unabhängiger Prognosefaktor heraus. Tumordicke und Ulzeration waren in dieser Analyse jedoch nicht enthalten. Patienten mit Tumoren an der oberen Extremität wiesen eine deutlich bessere Prognose auf, in dieser Gruppe betrug die Mortalitätsrate nur ⅓ der Mortalität der Patienten mit Tumoren an der unteren Extremität und am Rumpf (s. Tabelle 25.4). Bei Patienten mit Melanom an Kopf und Hals war die relative Mortalität 1,6mal größer als bei Patienten mit Melanom am Rumpf oder an der unteren Extremität. Im Abschnitt über die chirurgische Behandlung wird gezeigt, daß die Behandlung und das Geschlecht primäre Einflußgrößen sind. Die Lokalisation des Primärtumors schien nach diesen Ergebnissen offenbar aufgrund der Korrelation mit diesen Parametern signifikant zu sein.

Tabelle 25.5. Multifaktorielle Analyse bei 1021 Melanompatienten im Stadium I[a]

Varibale	univariate Analyse	multivariate Analyse	relatives Risiko[b c]
Melanomtyp NM vs. andere	0,0001 (28,2[c])	< 0,0004 (13,5)	2,68
Tumordicke nach Breslow	0,0001 (16,7)	0,02 (5,6)	1,09
Ulzeration ja vs. nein	0,0009 (11,6)	0,04 (4,5)	1,33
Lokalisation des Primärtumors: Rumpf vs. andere	0,08 (3,0)	0,009 (6,9)	2,13
Lokalisation des Primärtumors: Kopf u. Hals vs. andere	0,35 (0,9)	0,08 (3,1)	1,99

[a] Angaben zur Tumordicke und Ulzeration liegen in allen Fällen vor

[b] siehe Fußnote zum relativen Risiko in Tabelle 25.4

[c] Chiquadratwert, 1 Freiheitsgrad (im gesamten Modell ist der Chiquadratwert 45 bei 5 Freiheitsgraden, p < 0,0001)

Mikrostadium (level of invasion) und Tumordicke sind 2 korrelierende Meßgrößen für die Tumorproliferation und damit Ausdruck zugrundeliegender biologischer Faktoren. Daher ist die Bedeutung von z.B. Melanomtyp, Mitoserate, lymphozytärer Infiltration, Tumorregression und Pigmentierung für die Überlebensrate geringer, wenn entweder der Level oder die Tumordicke in die multivariate Analyse einbezogen werden.

In der Untergruppe der Patienten im Stadium I, bei denen sowohl Level als auch Tumordicke dokumentiert wurden, war die Tumordicke selbst nach Berücksichtigung des Mikrostadiums (level of invasion) noch prognostisch bedeutsam (p = 0,002). Im Gegensatz dazu war der Level ohne zusätzliche Bedeutung, wenn die Dicke bereits berücksichtigt war (p = 0,14). Das heißt, daß die Tumordicke alle Informationen des Levels und noch mehr wiedergibt. Im 2. Modell, das die Tumordicke und die Ulzeration enthielt, wurden Level und Geschlecht eliminiert, da sie nach Berücksichtigung der anderen 5 Faktoren keine zusätzliche signifikante prognostische Bedeutung hatten (Tabelle 25.5).

Bei Patienten im Stadium I war die Ulzeration am häufigsten beim NM, aber auch trotz Berücksichtigung des Melanomtyps blieb der signifikante Einfluß der Ulzeration im Cox-Modell bestehen. Der Melanomtyp NM erwies sich als ein starker unabhängiger Risikofaktor, wenn ulzerierte Primärtumoren (p = 0,004) und nichtulzerierte Tumoren (p = 0,0005) gesondert analysiert wurden. Dieser Melanomtyp war bei der Einführung in ein Cox-Modell hoch signifikant (p = 0,0002), nachdem Tumordicke und Ulzeration bereits berücksichtigt waren. Obwohl das NM eng mit dicken und ulzerierten Tumoren korrelierte, blieb der Melanomtyp in dieser Serie ein unabhängiger Prognosefaktor.

Zusammenfassend war bei diesen beiden Modellen die Bedeutung des nodulären Melanoms für die Prognose ein wesentlicher Befund. Patienten mit NM besaßen eine fast 3mal so hohe Mortalitätsrate wie Patienten mit anderen Melanomtypen. An zweiter Stelle rangierte das Mikrostadium (level of invasion). Die Sterberate verdoppelte sich nahezu mit jeder Stufe des Clark-Level-Systems. Die Lokalisation des Primärtumors folgte in der relativen Bedeutung, dabei betrug die Mortalität der Patienten mit einem Tumor an der oberen Extremität nur ⅓ der Mortalität der Patienten mit einem Melanom am Stamm oder an der unteren Extremität. Tumoren an Kopf und Hals hatten im Vergleich zu anderen Lokalisationen ein 1,6fach erhöhtes Sterberisiko. Als letzter Faktor war das Geschlecht signifikant, dabei besaßen Männer eine 1,6mal höhere Sterberate, sofern alle anderen Faktoren berücksichtigt wurden. Tumordicke und Ulzeration erwiesen sich auch als sehr wichtige Prognosefaktoren, die im 2. Modell berücksichtigt wurden (s. Tabelle 25.5).

Prognose bei Patienten mit Lymphknotenmetastasen (Stadium II)

Die Prognose dieser Patienten war ungünstig, die Zehnjahresüberlebensrate betrug nur 25% (s. Abb. 25.1). Die Patienten mit Lymphknotenmetastasen zum Zeitpunkt der Erstdiagnose überlebten nicht kürzer als Patienten, die später Lymphknotenmetastasen entwickelten, sofern man die Überlebenszeit ab dem Zeitpunkt der ersten Manifestation der Lymphknotenmetastasen berechnet. Aus diesem Grund wurden die beiden Gruppen zusammengefaßt, um die Signifikanz anderer Faktoren zu ermitteln. Die Anzahl metastatisch befallener Lymphknoten korrelierte mit der Überlebenszeit (Abb. 25.6). Patienten mit mehr als 4 befallenen Lymphknoten wiesen eine mediane Überlebenszeit von nur 16 Monaten auf, demgegenüber waren die Überlebensraten bei 4 oder weniger befallenen Lymphknoten weitaus günstiger.

Die meisten im Stadium I prognostisch signifikanten Parameter hatten für die Prognose bei Patienten mit Lymphknotenmetastasen (Stadium II)

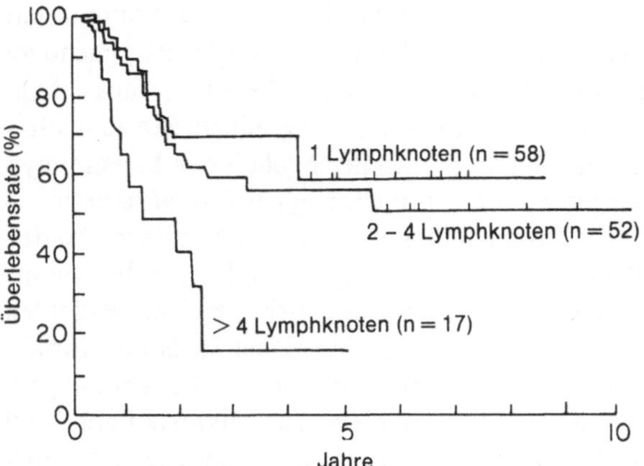

Abb. 25.6. Überlebenskurven (actuarial method) beim malignen Melanom im Stadium II, Abhängigkeit von der Zahl befallener Lymphknoten (Anzahl der Patienten *in Klammern*)

nur geringe oder keine Relevanz. Die Ulzeration des Primärtumors war das einzige Merkmal, das sich auch im Stadium II als unabhängiger Prognosefaktor erwies. Die Überlebenszeit nach der Diagnose der Lymphknotenmetastasen war bei Frauen etwas besser als bei Männern. Mikrostadium, Tumordicke und Melanomtyp hatten keine zusätzliche prognostische Aussagekraft im Hinblick auf die Langzeitprognose.

Prognose bei schwarzen Patienten

Bei Schwarzen bestand im Vergleich zu weißen Patienten eine niedrige Melanominzidenz und ein auffälliger Unterschied in der Lokalisation des Primärtumors. In dieser Serie war die mediane Überlebenszeit schwarzer Patienten gegenüber weißen deutlich geringer (31 Monate, gegenüber 104 Monate ab Melanomdiagnose). Im Durchschnitt war die Erkrankung schwarzer Patienten bei der Erstdiagnose weiter fortgeschritten: 36% hatten ein Melanom im Stadium II und III gegenüber 16% bei weißen Melanompatienten. 36% der Primärtumoren zeigten bei Schwarzen Clark-Level V und 52% Level IV, verglichen mit 7 bzw. 37% bei Weißen. Auch nach Vergleich von Gruppen, die sich in Stadium, Mikrostadium, Geschlecht, Melanomtyp und Behandlung nicht unterschieden, blieb ein hochsignifikanter Unterschied der Überlebensraten zwischen Schwarzen und Weißen bestehen [7].

Das maligne Melanom ist daher bei Schwarzen ein aggressives und häufig zum Tode führendes Malignom. Überwiegend verantwortlich dafür sind die größere Invasionstiefe bei diesen Patienten, das weiter fortgeschrittene Stadium sowie das Überwiegen der Melanome der Schleimhäute, der akralen Melanome sowie der Fälle mit okkultem Primärtumor. Nach Berücksichtigung dieser ungleich verteilten Prognosefaktoren blieb immer noch ein Trend zur ungünstigen Prognose bei Schwarzen im Vergleich zu Weißen bestehen (p = 0,11).

Chirurgische Behandlung

Schon immer bestand die chirurgische konventionelle Behandlung der Melanompatienten am DMC aus einer weiten lokalen Exzision des Primärtumors und einer Lymphknotendissektion, entweder im Falle klinisch positiver regionärer Lymphknoten oder elektiv bei den Patienten, bei denen ein hohes Risiko für okkulte Metastasen in den regionären Lymphknoten angenommen werden konnte [9, 10]. Das Behandlungsprogramm wird dort individuell modifiziert, wo ein konservativeres Vorgehen erforderlich ist oder besondere Kompartimente eine unterschiedliche Tumorausbreitung bewirken, wie im Gesicht oder an den Fingern.

Die Indikationen für die ELKD und deren Nutzen waren lange Gegenstand von Meinungsverschiedenheiten. In der Hoffnung, daß die Erfahrungen des DMC zu diesem Thema beitragen können, wurde in einem neueren Überblick die Rate von Tumorremanifestationen der Patienten mit und ohne ELKD analysiert [6]. Diese Erhebung basierte auf der Untergruppe der Patienten, bei denen alle prognostisch signifikanten Parameter, einschließlich Tumordicke, Ulzeration, Lokalisation des Primärtumors, Geschlecht und Alter, zur Verfügung standen. Bei den meisten Patienten des DMC wurde der primäre chirurgische Eingriff und die Lymphknotendissektion in den regionalen Krankenhäusern durchgeführt. Die chirurgische Behandlung erfolgte sehr unterschiedlich. Von besonderem Interesse war die Rate der elektiven Lymphknotendissektionen bei Patienten im klinischen Stadium I mit Primärtumoren mittlerer Tumordicke. Dieses Verfahren wurde bei 125 der 305 Patienten (41%) mit Melanom an den Extremitäten und bei 62 der 308 Patienten (20%) mit Primärtumor am Stamm durchgeführt. Bei Patienten mit tiefer invasiven Primärtumoren wurde häufiger als bei Patienten mit weniger invasiven Primärtumoren eine Lymphknotendissektion durchgeführt (Tabelle 25.6). Die Analyse nach dem Cox-Modell

Tabelle 25.6. Prognosefaktoren bei 613 Patienten mit malignem Melanom mittlerer Tumordicke (0,76-4 mm) im Stadium I

Variable	elektive Lymphknoten-dissektion (n = 187)	keine elektive Lymphknoten-dissektion (n = 426)
Tumordicke (mm, $\bar{x} \pm SD$)*	1,81 ± 0,80	1,60 ± 0,73
Ulzeration		
ja	36%	31%
nein	64%	69%
Verstorbene	5%	12%
Geschlecht		
männlich	45%	45%
weiblich	55%	55%
Lokalisation		
Stamm	33%	58%
Extremitäten	67%	42%
Durchschnittsalter (Jahre)	45,7	45,5

* SD = Standardabweichung

Tabelle 25.7. Multifaktorielle Analyse bei 487 Patienten mit Melanomen mittlerer Tumordicke (0,76-4 mm)[a] im Stadium I

Variable	univariate Analyse	multivariate Analyse	relatives Risiko[b]
Ulzeration	0,0002	0,0008	1,89
ja vs. nein	(15,6[c])	(11,7)	
Tumordicke	0,003	0,008	1,77
nach Breslow	(9,6)	(7,0)	
elektive	0,06	0,06	0,309
Lymphknotendissektion	(3,6)	(3,6)	
ja vs. nein			
Lokalisation	0,14	0,22	1,57
Stamm vs. andere	(2,2)	(1,5)	

[a] Angaben zur Ulzeration liegen nicht bei allen Patienten vor
[b] siehe Fußnote zum relativen Risiko in Tabelle 25.4
[c] Chiquadratwert, 1 Freiheitsgrad (im gesamten Modell ist der Chiquadratwert 28,8 bei 4 Freiheitsgraden, p = 0,00002)

erlaubte die Elimination ungleicher Prognosefaktoren dieser beiden Gruppen (Tabelle 25.7).

Nach Berücksichtigung der Tumordicke und Ulzeration, den beiden wichtigsten Faktoren in dieser Untergruppe, erwies sich die ELKD als nächstwichtigster Faktor und schien das Auftreten von Tumorremanifestationen signifikant zu verzögern (p = 0,02). Ein störender Befund bei der Analyse der Bedeutung der ELKD war die Tatsache, daß die ELKD häufiger bei Primärtumoren der Extremitäten durchgeführt wurde. Patienten mit Melanom der Extremitäten besitzen eine an sich bessere Prognose, die entweder inhärent besser ist oder darauf beruht, daß die meisten Patienten Frauen sind. Tatsächlich verringerte sich die signifikante Bedeutung der ELKD, nachdem in dieser Gruppe schrittweise zunächst der Parameter der Lokalisation des Primärtumors eliminiert wurde.

Um festzustellen, ob die prognostische Signifikanz der Lokalisation nicht eher auf einer günstigeren Lokalisation des Tumors (Extremitäten) oder dem Geschlecht (Frauen) als auf dem Erfolg der ELKD beruhte, wurde ein weiteres Modell mit 371 Patienten, bei denen keine ELKD erfolgt war, untersucht. In diesem Modell erwiesen sich weder die Lokalisation des Primärtumors noch das Geschlecht für sich oder in Verbindung mit anderen Parametern als signifikante Faktoren. Dieser Befund deutet darauf hin, daß die ELKD der wichtigste Faktor in bezug auf die Überlebensrate war, und daß die Lokalisation des Primärtumors nur in zweiter Linie durch die Korrelation mit der Wahl der Behandlung damit in Beziehung stand. Die geringe Patientenzahl und die relativ kurze Nachbeobachtungsdauer dieser Gruppe unterstreichen den vorläufigen Stand dieser Ergebnisse. Ob die vorliegenden Resultate auch später in einer langfristigen Heilungsrate gleichbleiben, muß durch weitere Nachbeobachtung aller Patienten geklärt werden. Diese Studie ist jedoch besonders interessant, da sie die Behandlungsergebnisse von Ärzten kommunaler Kliniken und nicht die eines einzelnen Chirurgen oder eines Tumorzentrums wiedergibt und die Ergebnisse daher einen besseren Anhalt für die Behandlungsplanung geben können. Obwohl die Signifikanz - in erster Linie aufgrund der geringen Anzahl der beobachten Endpunkte - nur grenzwertig ist, sollte betont werden, daß die geschätzte Sterberate der Gruppe ohne ELKD mehr als doppelt so hoch wie die der Patientengruppe mit ELKD ist.

Spezifische aktive Immunotherapie

In den letzten 10 Jahren wurden alle an das DMC überwiesenen Patienten, bei denen klinisch ein bedeutsames Risiko okkulter Metastasen bestand, routinemäßig in eine Studie zur adjuvanten spezifischen aktiven Immunisierung aufgenommen. Diese Untersuchung sollte entscheiden, ob sich eine Immunantwort auf das tumorassoziierte Antigen auf der Plasmamembran der Melanomzellen hervorrufen läßt [10]. Außerdem wurde die Studie konzipiert, um zu klären, inwieweit Stadium, Geschlecht und andere Faktoren die Immunreaktion beeinflussen und ob diese irgendeine prognostische Signifikanz besitzt.

Die Immunisierung bestand aus 4 subkutanen Injektionen von etwa $2{,}5 \times 10^7$ bestrahlten Melanomzellen bei Patienten im Stadium I und aus 7 Vollimmunisierungen bei Patienten im Stadium II. Patienten im Stadium III wurden nicht in die Studie aufgenommen. Es konnte gezeigt werden, daß die adjuvante Immunisierung praktisch nicht toxisch war. Vergleiche mit publizierten Studien über nach Stadium und Clark-Level stratifizierte Melanomfälle zeigten günstige Überlebensraten in den ersten 5 Jahren, besonders bei Patienten im Stadium I und Level III und IV (Einzelheiten s. Kap. 11). In jedem Level waren die Überlebensraten der immunisierten Patienten offensichtlich besser als die vergleichbaren Raten in der Literatur. Die Nachbeobachtungszeit ist relativ kurz, daher konnten bisher noch keine sicheren Schlußfolgerungen über diese adjuvante Therapie gezogen werden.

Metastasiertes Melanom

Veröffentlichungen über die Diagnose und die klinische Behandlung des metastasierten Melanoms am DMC liegen vor [1, 2, 5, 8-14]. Die meisten Patienten mit Fernmetastasen wurden chemotherapeutisch mit einer Kombination aus 4 Zytostatika (Dacarbazin, Lomustin, Bleomycin, Vincristin: BOLD) behandelt [12].

Gefördert mit Mitteln des PHS (CA-11265, CA-20365, 1 PO 1 CA- 32672, CA-21192 und CA-14236).

Wir danken Miss Nancy Anderson für die technische Unterstützung.

Literatur

1. Bullard DE, Cox EB, Seigler HF (1981) Central nervous system metastases in malignant melanoma. Neurosurgery 8: 26
2. Chen JTT, Dahmash NS, Ravin CE, Heaston KD, Putman CE, Seigler HF, Reed JC (1981) Metastatic melanoma to the thorax: Report of 130 patients. Am J Roentgenol 137: 293
3. Cox EB (1982) Prognostic factors in malignant melanoma. In: Seigler HF (ed) Clinical Management of Melanoma. Nijhoff, The Hague, p 279
4. Cox EB, Stanley W (1979) Schema driven time-oriented record on a minicomputer. Comput Biomed Res 12: 503
5. Oddson RA, Rice RP, Seigler HF, Thompson WM, Kelvin FM, Clark WM (1978) The spectrum of small bowel melanoma. Gastrointest Radiol 3: 419
6. Reintgen DS, Cox EB, McCarty KS Jr, Vollmer RT, Seigler HF (1983) Efficacy of elective lymph node dissection in patients with intermediate thickness primary melanoma. Ann Surg 198: 379
7. Reintgen DS, McCarty KS Jr, Cox E, Seigler HF (1982) Malignant melanoma in black American and white American populations: A comparative review. JAMA 248: 1856
8. Reintgen DS, McCarty KS Jr, Woodard B, Cox E, Seigler HF (1983) Metastatic malignant melanoma with an unknown primary. Surg Gynecol Obstet 156: 335
9. Seigler HF (ed) (1982) Clinical Management of Melanoma. Nijhoff, The Hague
10. Seigler HF, Cox E, Mutzner F, Shepherd L, Nicholson E, Shingleton WW (1979) Specific active immunotherapy for melanoma. Ann Surg 190: 366
11. Seigler HF, Fetter BF (1977) Current management of melanoma. Ann Surg 186: 1
12. Seigler HF, Lucas VS Jr, Pickett NJ, Huang AT (1980) DTIC, CCNU, bleomycin and vincristine (BOLD) in metastatic melanoma. Cancer 46: 2346
13. Stewart WR, Gelberman RH, Harrelson JM, Seigler HF (1978) Skeletal metastases of melanoma. J Bone Joint Surg 60A: 645
14. Sullivan DC, Croker BP Jr, Harris CC, Deery P, Seigler HF (1981) Lymphoscintigraphy in malignant melanoma: ^{99m}Tc antimony sulfur colloid. Am J Roentgenol 137: 847

26 Das maligne Melanom im Westen der Vereinigten Staaten: Ergebnisse des UCLA Medical Center beim Melanom im Stadium II

D. L. Morton, D. J. Roe und A. J. Cochran

Die jährliche alterskorrigierte Melanominzidenz im Bezirk Los Angeles beträgt für weiße Männer nichtspanischer Abstammung etwa 14/100000 und für weiße Frauen nichtspanischer Abkunft etwa 11/100000 [27]. Am Tumorregister der Universität von Kalifornien in Los Angeles (UCLA) sind die Daten der Melanompatienten dokumentiert, die seit 1955 hier behandelt wurden. Los Angeles liegt 34 Grad nördlicher Breite an der Pazifikküste. 1980 wurden in der Stadt selbst 3,5 Mill. Einwohner gezählt. Im Bezirk Los Angeles lebten 7,5 Mill. Bewohner, davon waren 60% weiß, 25% spanischer Abstammung, 12,5% schwarz und die übrigen 3% orientalischer Abkunft oder nordamerikanische Indianer. Der Bezirk Los Angeles erstreckt sich über 50 Meilen von Norden nach Süden und über 30 Meilen von den San Gabriel-Bergen bis zum Meer. Der Höhenunterschied beträgt bis zu 860 m. Die durchschnittlichen Tagestemperaturen erreichen 10,5 °C im Januar und 23,3 °C im Juli.

Die in diesem Bericht beschriebenen Untersuchungen wurden durch diskrepante Ergebnisse zweier klinischer Studien veranlaßt. Patienten mit lokalisiertem primärem Melanom (Stadium I) haben eine Fünfjahresüberlebensrate zwischen 75 und 90% [9, 12]. Ist der Tumor jedoch in die regionären Lymphknoten metastasiert (Stadium II), fällt die Überlebensrate auf 14-51% ab [2, 9, 12, 17]. Da ein Patient im Stadium II mit größerer Wahrscheinlichkeit weitere Metastasen entwickelt und diesen schließlich erliegt, kommt er für eine experimentelle Immunotherapie oder Chemotherapie im Rahmen adjuvanter Studien in Betracht. Um die Validität derartiger Untersuchungen möglichst zu vergrößern, sollte die untersuchte Patientengruppe möglichst homogen sein und nach den mit dem Erkrankungsstadium in Zusammenhang stehenden prognostischen Faktoren stratifiziert werden.

Eine frühere kontrollierte, jedoch nicht randomisierte klinische Studie, die 1976 veröffentlicht wurde [13], zeigte, daß Patienten im Stadium II, bei denen neben einer Exzision des Primärtumors eine Lymphknotendissektion und darüber hinaus eine Immunotherapie mit BCG (Bacillus Calmette-Guérin) durchgeführt wurde, seltener frühe Tumorremanifestationen und eine verlängerte Überlebenszeit aufwiesen. Dies ermutigte uns zu einer zweiten prospektiven klinischen Studie, in der bei allen Patienten im Stadium II zunächst eine chirurgische Resektion und eine Lymphknotendissektion vorgenommen wurde. Die Patienten wurden anschließend in 3 Therapiearme randomisiert: nur Operation, Operation plus BCG und Operation plus BCG plus Tumorzellvakzine [28]. Diese Studie wurde 1978 abgeschlossen, und die Ergebnisse waren nicht annähernd so eindrucksvoll wie die der vorangegangenen Studie, mit Ausname eines Punktes: In der zweiten Studie überlebten 60% der Patienten der nur chirurgisch behandelten Gruppe 2 Jahre, gegenüber 38% in der ersten Studie; nach 3 Jahren lebten noch 50%, verglichen mit 28% bei der ersten Studie. Die Ergebnisse der nur operierten Patienten waren so gut, daß wir keine signifikante Wirkung der adjuvanten Therapie zeigen konnten. Dies veranlaßte uns, den natürlichen Verlauf des in die Lymphknoten metastasierten malignen Melanoms retrospektiv anhand der an der UCLA chirurgisch behandelten Fälle zu untersuchen [6].

Wir analysierten die Bedeutung der verschiedenen histologischen und klinischen Merkmale für das Überleben von 150 Patienten im Stadium II, bei denen eine chirurgische Resektion und eine Lymphknotendissektion durchgeführt worden waren, die aber bis zur klinischen Entdeckung weiterer Metastasen keine Chemotherapie oder Immunotherapie erhielten. Diese Patienten wurden an der UCLA zwischen Januar 1954 und Juni 1976 behandelt und entsprechen einem Patientenkollektiv, das für eine adjuvante Therapiestudie des Stadiums II in Frage gekommen wäre. Der klinische Verlauf bis zum Auftreten der weiteren Metastasen entspricht dem natürlichen Verlauf der nur operierten Gruppe in einer randomisierten Studie. Um die Prognosefaktoren, die den klinischen Verlauf voraussagen können, zu ermitteln, wandten wir multivariate statistische Methoden an.

Prognostische Faktoren

Faktoren des Patienten

Die Krankenblätter aller zwischen Januar 1954 und Juni 1976 behandelten Melanompatienten mit histologisch gesicherten regionären Lymphknotenmetastasen (Stadium II) wurden ausgewertet (Tabellen 26.1, 26.2). Ausschlußkriterien waren eine Invasion des Tumors in das Weichteilgewebe am Ort der Lymphknotendissektion oder Anzeichen einer Fernmetastasierung zum Zeitpunkt der Lymphknotendissektion. Eine Satellitose oder In-Transit-Metastasen waren keine Ausschlußkriterien. Patienten, bei denen initial ein lokalisiertes Melanom vorlag, deren Erkrankung sich jedoch im weiteren Verlauf regionär ausbreitete, wurden in die Studie aufgenommen, falls die Behandlung an der UCLA fortgesetzt wurde und der Befall der Lymphknoten vor einer Fernmetastasierung erfolgte. Wie erwähnt, wurden 150 Patienten im Stadium II, 90 Männer und 60 Frauen, im Alter zwischen 14 und 79 Jahren (medianes Alter 48 Jahre) in die retrospektive Studie aufgenommen. Diese Gruppe repräsentiert die 22jährige Erfahrung der UCLA mit Melanompatienten im Stadium II, die ausschließlich operativ behandelt wurden.

Die Auswahl der Parameter für die statistische Analyse erfolgte aufgrund der klinischen Erfahrung, der vorliegenden Publikationen und einer vorläufigen Auswertung der Studie. Für eine statistisch gültige Analyse lagen folgende klinische und histologische Daten in ausreichendem Umfang vor: Alter, Geschlecht, Schwangerschaften, Lokalisation des Primärtumors, Vorhandensein einer Satellitose, klinischer Lymphknotenbefund, Anzahl der histologisch positiven Lymphknoten und histologische Merkmale des Primärtumors. Die Überlebenszeit berechnete sich aus der Zeitspanne zwischen der

Tabelle 26.1. Klinische und pathologische Merkmale der an der UCLA behandelten Melanompatienten (Studie zum natürlichen Verlauf des malignen Melanoms im Stadium II)

	Pathologisches Stadium
	Stadium II
Klinische Merkmale	
Anzahl der Patienten	150
Jahr der Diagnose von Stadium II[a]	
bis 1960	7%
1961-1965	26%
1966-1970	13%
1971-1975	39%
1976-1977	15%
Alter	48 Jahre
Geschlecht	
Männlich	60%
Weiblich	40%
Lokalisation des Primärtumors	
Untere Extremität	32%
Obere Extremität	7%
Kopf und Hals	17%
Stamm	36%
Andere (unbekannter Primärtumor)	7%
Pathologische Merkmale	
Tumordicke nach Breslow	
<0,76 mm	10%
0,76-1,49 mm	18%
1,50-2,49 mm	33%
2,50-3,99 mm	24%
≥4,00 mm	14%
Mediane Tumordicke	2,1 mm
Mikrostadium (level of invasion)	
II	4%
III	30%
IV	59%
V	7%
Ulzeration	
Ja	53%
Nein	47%
Melanomtyp	
NM	25%
SSM	73%
LMM	1%

[a] Jahr der Lymphknotendissektion.

Tabelle 26.2. Kumulative Überlebensraten der an der UCLA behandelten Melanompatienten (Studie zum natürlichen Verlauf des malignen Melanoms im Stadium II).

Faktoren	Überlebensraten (nach Lymphknotendissektion)		
	1 Jahr (%)	3 Jahre (%)	5 Jahre (%)
Stadium II			
Globale Überlebensrate	73	46	37
Tumordicke			
<1,50 mm	80	56	49
1,50-3,99 mm	78	53	43
≥4,0 mm	58	0	0
Anzahl befallener Lymphknoten			
1	81	58	45
2-4	72	46	43
>4	65	28	15
Ulzeration			
Ja	65	34	34
Nein	91	62	47

Lymphknotendissektion und der letzten Nachbeobachtung bzw. dem Tod. Bei den verstorbenen Patienten war die Todesursache das Melanom, entweder klinisch diagnostiziert oder autoptisch bestätigt. Nur bei 2 Patienten, die nicht autopsiert wurden, war die Todesursache nicht zu verifizieren, sie wurden dennoch statistisch so behandelt, als wären sie am Melanom verstorben. Die Überlebenskurven wurden mit Hilfe der Kaplan-Meier-Methode berechnet [21]. Das proportionale Hazardmodell nach Cox [11] wurde herangezogen, um für jeden Faktor Unterschiede der Überlebensraten für Patienten innerhalb verschiedener Untergruppen zu finden. Bei Berücksichtigung nur eines Faktors ähnelt dieses Verfahren dem Test nach Mantel-Haenszel („log-rank"-Test) auf Unterschiede von Überlebenskurven. Zur Illustration werden nur die Fünfjahresüberlebensraten angegeben.

Bei einigen Patienten standen keine hinreichenden histologischen Angaben zur Verfügung. Da bei jedem Schritt der stufenweisen Cox-Analyse nur die Daten der Patienten mit vorliegenden Informationen zu dem jeweiligen Faktor verwendet werden konnten, verringerte sich die Gesamtzahl der Patienten mit jedem weiteren Schritt der Analyse. Zur Verifizierung der Ergebnisse der schrittweisen Analyse wurden die Patientendaten genommen, bei denen die Faktoren vollständig dokumentiert waren, die sich bei der univariaten Analyse als prognostisch relevant herausgestellt hatten. Eine erneute Analyse mit dieser geringeren Patientenzahl brachte ähnliche Ergebnisse wie die Cox-Analyse der größeren Patientengruppe mit nicht vollständigen Daten.

Zusätzlich zu der schrittweisen Analyse wurden die Wechselwirkungen (Interaktionen) (anhand der Kreuzprodukte) zwischen den Faktoren im Cox-Modell untersucht. Eine Interaktion wurde als signifikant gewertet, wenn ein Faktor bei Patienten mit unterschiedlicher Ausprägung eines anderen Faktors einen signifikanten Einfluß auf die Überlebensrate hatte. Zum Beispiel zeigte sich die Wechselwirkung zwischen Tumordicke und Anzahl tumorpositiver Lymphknoten in einer besseren Überlebensrate bei einer Dicke des Primärtumors von weniger als 1 mm, während bei einer Tumordicke des Primärtumors von mehr als 4 mm eine schlechtere Überlebensrate zu verzeichnen war. Dies galt jedoch nicht für diese Analyse.

Merkmale der Patienten mit und ohne vorliegende histopathologische Informationen wurden verglichen, um einen möglichen Unterschied beider Gruppen auszuschließen. Daher waren Unterschiede in den demographischen und klinischen Merkmalen sowie in der Überlebenszeit zwischen diesen Gruppen nicht festzustellen.

Pathologische Faktoren

Zu den histologischen und klinischen Daten, die mit Hilfe von Krankenblättern, Hausärzten und Familienmitgliedern zusammengestellt wurden, zählten: demographische Angaben, Lokalisation und Makroskopie des Primärtumors, Behandlung und damit verbundene Komplikationen, klinische Beurteilung der Lymphknoten, zeitlicher Verlauf der Erkrankung, Zeitpunkt und Ausmaß aufgetretener Komplikationen nach Lymphknotendissektion und klinischer bzw. autoptischer Befund bei der letzten Nachuntersuchung bzw. bei Tod des Patienten. Histologische Schnitte des Primärtumors standen bei 97 der 139 Patienten (70%) mit nachgewiesenem Primärtumor zur Verfügung. 11 Patienten (7%) hatten regionäre Lymphknotenmetastasen bei unbekanntem Primärtumor.

Die histologische Begutachtung der Schnitte durch einen Pathologen (A.J. Cochran), der über den klinischen Verlauf der jeweiligen Patienten nicht informiert war, bestätigte bei den 97 Patienten, deren Schnitte zur Verfügung standen, die histologische Diagnose. Zu den dokumentierten histologischen Merkmalen zählten: Profil des Tumors [23], Vorhandensein und histologisch gemessene Ausdehnung einer Ulzeration [3], Melanomtyp [24], Mikrostadium (Level of invasion) [7], histologisch gemessene Tumordicke [1, 4, 5, 14], Vorliegen oder Fehlen von Lymph- oder Blutgefäßeinbrüchen, Mitoserate nach den von McGovern et al. aufgestellten Kriterien [24] und die Stärke einer begleitenden Rundzellinfiltration. Nach der histologischen Beurteilung wurden 10% der Schnitte kodiert und von demselben Pathologen erneut ausgewertet. Die Ergebnisse beider Beurteilungen waren praktisch identisch. Die Gesamtzahl positiver und negativer Lymphknoten in jedem Lymphknotendissektionspräparat wurde dem pathologischen Befund entnommen. Wenn Schnitte der Lymphknoten zur Verfügung standen, wurden diese überprüft.

Mit dem Cox-Verfahren wurden sowohl stetige als auch kategorisierte Variable ausgewertet und die Faktoren schrittweise ermittelt, die am engsten mit der Überlebenszeit korrelierten. Die Anzahl der befallenen Lymphknoten wurde zunächst als stetige Variable analysiert und dann nach Aufteilung in verschiedene Gruppen, wobei diese aufgrund eige-

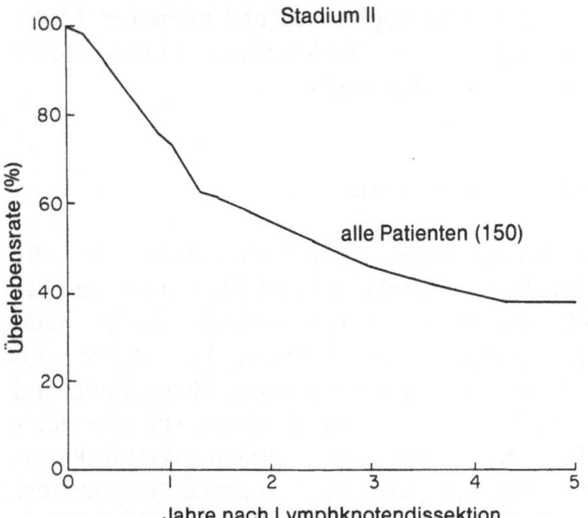

Abb. 26.1. Überlebenskurve (actuarial method) aller 150 chirurgisch behandelten Melanompatienten im Stadium II. Keiner dieser Patienten wurde adjuvant behandelt (Anzahl der Patienten *in Klammern*)

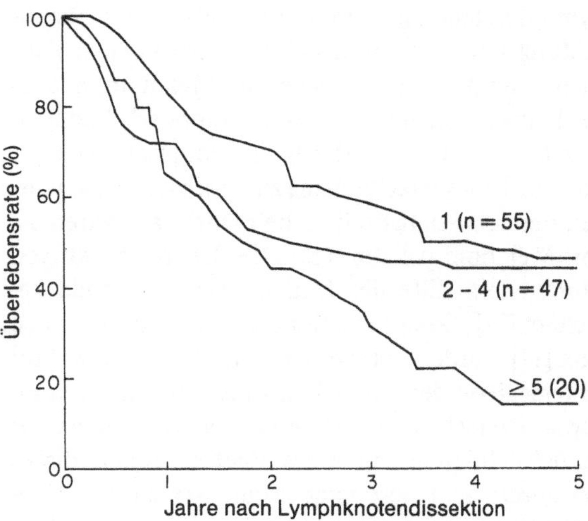

Abb. 26.2. Überlebenskurven (actuarial method) der Melanompatienten im Stadium II. Unterteilung nach Anzahl befallener Lymphknoten. Die Korrelation mit der Überlebensrate war signifikant (p = 0,04) (Anzahl der Patienten *in Klammern*)

ner und publizierter Ergebnisse erfolgte. So analysierten wir z.B. die Gruppen 1, 2-4 und ≥5 oder ≤3 und ≥4. Die Kategorien wurden geändert, wenn eine vorläufige Analyse vermuten ließ, daß Patienten von 2 oder mehr Untergruppen aufgrund ähnlicher Überlebensraten zusammengefaßt werden konnten. Für jeden Faktor wurde in der Schlußauswertung die Kategorisierung verwendet, die die Untergruppen statistisch am besten trennte. Die statistische Analyse mit stetigen Variablen ergab ähnliche Ergebnisse wie bei einer zufriedenstellenden Kategorisierung der Faktoren.

Statistische Analyse

Univariate Analyse

Die Kaplan-Meier-Schätzung für die Ein-, Zwei-, Fünf- und Zehnjahresüberlebensraten nach Lymphknotendissektion betrug bei 150 Patienten mit Melanom im Stadium II 73, 55, 37 und 34% (Abb. 26.1). Bei getrennter Analyse nach Alter, Geschlecht, Schwangerschaften, Lymphknotenbefund, Lokalisation des Primärtumors, Satellitose, Art der Biopsie (Exzisions- oder Inzisionsbiopsie), Melanomtyp, Mikrostadium (level of invasion) und Mitosehäufigkeit fanden sich keine statistisch signifikanten Unterschiede in den Überlebensraten der Patienten bei den verschiedenen Untergruppen (Tabelle 26.3).

Die Anzahl der histologisch tumorbefallenen Lymphknoten war bei 122 Patienten dokumentiert, bei weiteren 28 Patienten lagen keine diesbezüglichen Angaben vor. Die Anzahl positiver Lymphknoten war prognostisch relevant - je mehr Lymphknoten befallen waren, desto kürzer war die Überlebenszeit nach Lymphknotendissektion (Abb. 26.2). Statistisch ergab der Vergleich der

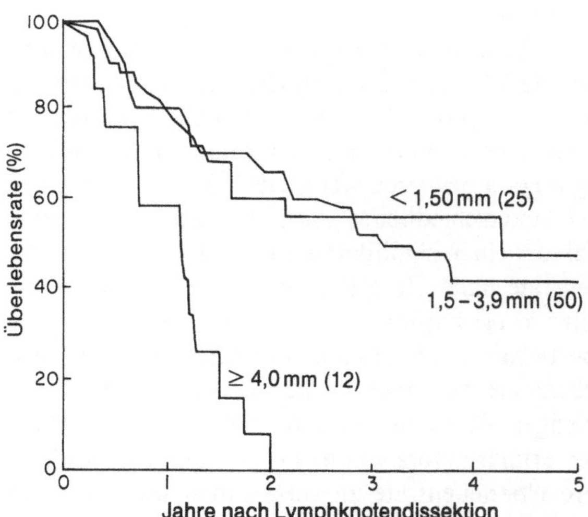

Abb. 26.3. Überlebenskurven (actuarial method) der Melanompatienten im Stadium II. Unterteilung nach Tumordicke. Diese erwies sich in der multivariaten Analyse als das signifikanteste Kriterium zur Voraussage des Überlebens (p = 0,001; Anzahl der Patienten *in Klammern*)

Tabelle 26.3. Prognosefaktoren bei Melanompatienten im Stadium II (univariate Analyse klinischer und histologischer Daten)[a]

Faktoren	Anzahl der Patienten	Fünfjahresüberlebensrate (%)	p-Wert
Tumordicke nach Breslow			
≤0,99 mm	13	62	<0,001
1,00-2,99 mm	46	46	
3,00-3,99 mm	16	31	
≥4,00 mm	12	0	
Weite der Ulzeration			
Keine Ulzeration	42	49	0,003
≤6 mm	30	36	
>6 mm	13	0	
Anzahl der befallenen Lymphknoten			
≤3	95	45	0,026
>3	27	21	
Ulzeration			
Ja	49	34	0,029
Nein	43	47	
Geschlecht			
Männlich	90	35	0,13
Weiblich	60	41	
Art der Biopsie			
Exzisionsbiopsie	116	40	0,13
Inzisionsbiopsie	17	24	
Zahl der Kinder			
Keine	15	53	0,17
1 oder mehr	41	38	
Regionäre Lymphknoten			
Tumorfrei	29	48	0,20
Befallen	119	36	
Alter			
≤40	42	46	0,20
>40	108	34	
Melanomtyp			
SSM	58	41	0,35
NM	20	21	
Clark-Level			
II	4	50	0,36
III	27	46	
IV	53	37	
V	6	0	
Lokalisation des Primärtumors			
Extremitäten	63	42	0,43
Axial	76	32	
Satellitose			
Ja	14	29	0,53
Nein	106	39	
Histologische Schnitte vorhanden			
Ja	97	39	0,78
Nein	53	35	
Mitosehäufigkeit			
Hoch	24	35	0,93
Mittel	44	42	
Minimal	21	41	

[a] Die Ergebnisse jedes untersuchten Prognosefaktors wurden mittels unvariater Analyse gewonnen. Stetige Variablen wurden mit Hilfe verschiedener Grenzwerte getestet, für jede Variable ist nur das signifikanteste Ergebnis wiedergegeben. Der statistische Signifikanztest bei jedem univariaten Vergleich beruht auf der gesamten Überlebenskurve nach Kaplan-Meier. Die Fünfjahresüberlebensrate wurde aus den Kaplan-Meier-Kurven abgelesen und dient nur der Veranschaulichung.

95 Patienten mit 1-3 positiven Lymphknoten mit den 27 Patienten mit 4 oder mehr positiven Lymphknoten die höchste Signifikanz (p=0,026). Die gemessene Tumordicke korrelierte eng und direkt mit der Überlebensrate (Abb. 26.3). Statistisch unterschieden sich die Überlebensraten der Patienten mit einer Tumordicke von ≤0,99 mm (n=13), 1-2,99 mm (n=46), 3-3,9 mm (n=16) und ≥4 mm (n=12) signifikant (p<0,001). Die Ulzeration des Primärtumors erwies sich in der univariaten Analyse ebenfalls als prognostisch signifikante Variable (p=0,003; Abb. 26.4).

Multivariate Analyse

Mit Hilfe einer multivariaten Analyse nach Cox erwiesen sich die Dicke des Primärtumors (p<0,001) und die Anzahl metastatisch befallener Lymphknoten (p=0,04) als statistisch signifikante Prognosefaktoren. Bei statistischer Testung der Interaktion zwischen Tumordicke und Anzahl der befallenen Lymphknoten (d.h. der multiplikativen Wirkung dieser beiden Variablen auf die Überlebenszeit) ergab sich ein p-Wert von 0,10. Keiner der anderen in der univariaten Analyse untersuchten Faktoren war in der multivariaten Analyse signifikant. Das Vorhandensein und die Weite der Ulzeration des Pri-

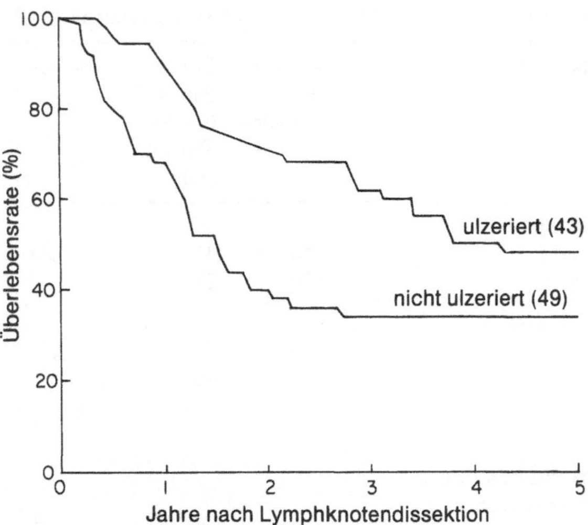

Abb. 26.4. Prognose der Melanompatienten im Stadium II, Unterteilung nach Ulzeration des Primärtumors. Dieses Kriterium war zwar in der univariaten Analyse signifikant, nicht jedoch in der multivariaten (Anzahl der Patienten *in Klammern*)

märtumors, die bei statistisch getrennter Analyse prognostisch signifikante Faktoren waren, verloren in der multivariaten Analyse aufgrund der starken Korrelation der Dickenkategorien mit der Weite der Ulzeration ihre Signifikanz (p = 0,21 und p = 0,19) (Tabelle 26.3). So wiesen von den 13 Patienten mit einer Tumordicke von unter 1 mm 10 Patienten (83%) keine Ulzeration auf, 2 hatten eine Ulzeration von 6 mm Weite oder weniger, und kein Patient hatte eine Ulzeration von mehr als 6 mm Weite. Umgekehrt hatten von den 12 Patienten mit einer Tumordicke von 4 mm und mehr nur 1 Patient (8%) keine Ulzeration, 5 Patienten (42%) eine Ulzeration von weniger als 6 mm und 6 Patienten (50%) eine Ulzeration von mehr als 6 mm Weite. Diese enge Korrelation ergab sich im wesentlichen aufgrund der von uns gewählten Tumordickenkategorien und der Kategorien der Weite der Ulzeration. Bei Analyse dieser beiden Variablen als stetige Größen betrug dann auch der Korrelationskoeffizient aufgrund der starken Streuung der beobachteten Werte nur 0,35.

Bei Analyse aller Faktoren war die Anzahl der tumorbefallenen Lymphknoten prognostisch am wichtigsten. Der stärkste Unterschied in den Überlebensraten bestand zwischen Patienten mit 3 oder weniger tumorbefallenen Lymphknoten und solchen mit 4 oder mehr. Bei der univariaten Analyse waren 3 Merkmale des Primärtumors für die Überlebensrate ausschlaggebend: Dicke, Fehlen von Ulzeration und histologisch gemessener Weite der Ulzeration. In der multivariaten Analyse behielt nur die Tumordicke ihre unabhängige prognostische Bedeutung. Die Faktoren Ulzeration und Weite der Ulzeration korrelierten eng mit den Messungen der Tumordicke. Interessant ist, daß sich aus den Merkmalen des Primärtumors die Überlebensrate nach einer therapeutischen Lymphknotendissektion ebenso gut, wenn nicht noch besser, vorhersagen läßt, wie mit Hilfe des herkömmlichen Parameters der Tumormasse in den Lymphknoten.

Die ermittelten Prognosefaktoren, die Anzahl der Lymphknotenmetastasen und die Dicke des Primärtumors sollten als Kriterien für die Stratifikation zukünftiger Therapiestudien des Melanoms im Stadium II herangezogen werden. Bei Zusammenfassung dieser speziellen Faktoren in einem Punktesystem oder einem Index, ähnlich den Prognoseindizes für das primäre Melanom von Cochran [8] oder MacKie et al. [25], könnte die Prognose genauer geschätzt werden, und die Anzahl der Kriterien zur Stratifikation ließe sich in künftigen randomisierten klinischen Studien verringern.

Therapie der Lymphknotenmetastasen

Chirurgische Therapie

Bei Patienten mit klinischem Verdacht auf Metastasen in den regionären Lymphknoten oder bei deren pathologischem Nachweis ist eine regionäre Lymphknotendissektion indiziert. Bei 119 von 148 Patienten (80%) führten wir eine therapeutische Lymphknotendissektion durch, bei den übrigen 20% erfolgte eine elektive (oder prophylaktische) Lymphknotendissektion bei klinisch negativen und histologisch positiven Lymphknoten. Cohen et al. [10], Das Gupta [12] und andere [19, 22, 26] berichteten, daß die präoperative Tastbarkeit der Lymphknoten, die später histologisch Metastasen aufweisen, ein ungünstiges prognostisches Zeichen ist. Obwohl in unserer Studie die Patienten mit klinisch negativen Lymphknoten länger als die Patienten mit klinisch positiven Lymphknoten überlebten, war der Unterschied bei der für die Studie zur Verfügung stehenden Patientenzahl weder in der uni- noch in der multivariaten Analyse statistisch signifikant.

Obwohl bei Patienten mit okkulten regionären Lymphknotenmetastasen und elektiver Lymphknotendissektion ein im Vergleich zu Patien-

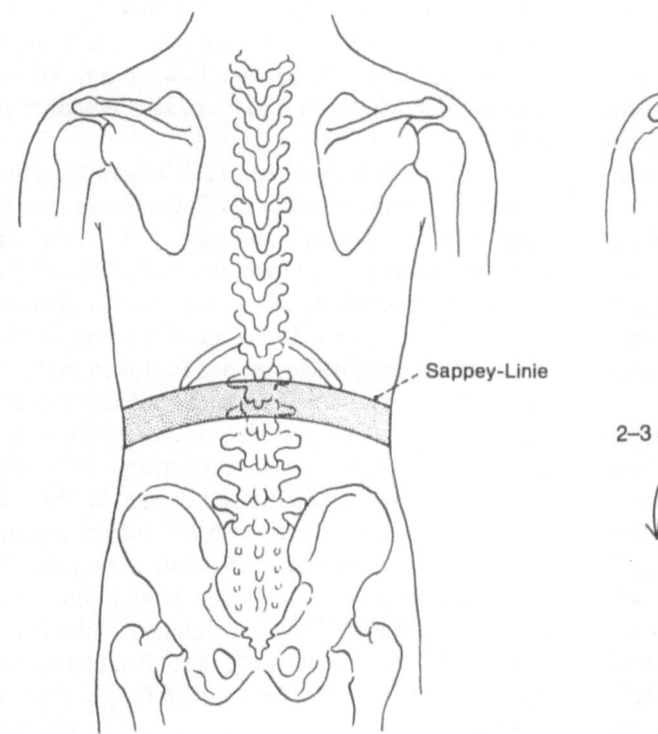

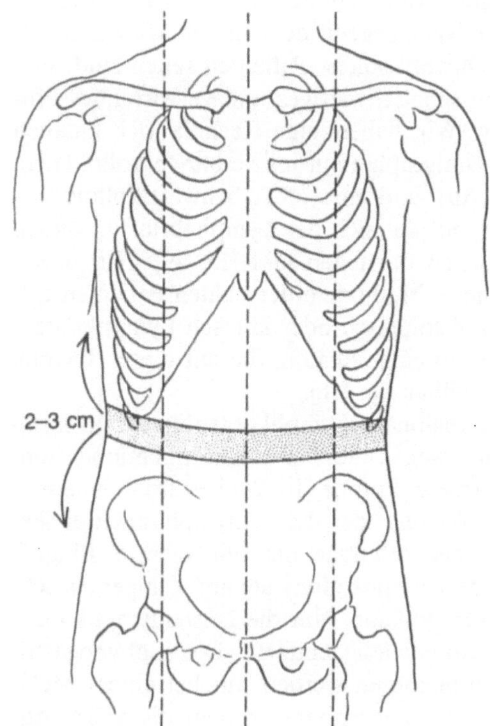

Abb. 26.5. Die Sappey-Grenzlinie des Lymphabflusses. Die Region oberhalb der Linie drainiert zu den Axillalymphknoten, darunter zu den Leistenlymphknoten. [Grabb WC, Smith JW (eds): Plastic surgery - a concise guide to clinical practice. Boston, Little, Brown & Co., 1979]

ten mit tastbaren Lymphknoten besseres Überlebensverhalten nicht gezeigt werden konnte, steht doch fest, daß die regionäre Lymphknotendissektion das einzige zur Verfügung stehende Stagingverfahren ist. Patienten mit einem primären Melanom ohne Metastasen in den regionären Lymphknoten weisen eine sehr gute Überlebensrate von 80-90% auf, während mindestens 50% der Patienten mit Lymphknotenmetastasen innerhalb von 2 Jahren nach dem chirurgischen Eingriff weitere Tumormanifestationen entwickeln. Der therapeutische Vor- oder Nachteil wird zu einer sekundären Frage, da die Lymphknotendissektion die einzige Methode für ein echtes pathologisches Staging ist. Ohne Lymphknotendissektion kann der Kliniker weder den Patienten über seine Prognose aufklären noch die Patienten abgrenzen, die aufgrund positiver Lymphknoten ein hohes Risiko für weitere Metastasen aufweisen, um sie in möglicherweise gewinnbringende postoperative Studien über adjuvante Therapie aufzunehmen. Wir schlagen vor, daß bei Patienten mit 0,65 mm oder dickeren Melanomen im Clark-Level III-IV eine regionäre Lymphknotendissektion erwogen werden soll [20]. Diese Dicke wurde gewählt, da einige unserer Patienten mit Tumoren zwischen 0,65 und 0,76 mm regionäre Lymphknotenmetastasen entwickelten.

Ferner muß man natürlich - falls ein Staging durchgeführt wird - die gesamte Lymphknotenkette in diesem Gebiet dissezieren. Obwohl Sappey [30] bereits vor vielen Jahren gezeigt hat, daß die Lymphe von Stirn, Wange und äußerem Ohr zuerst in die Parotislymphknoten abfließt, scheint diese Tatsache klinisch häufig nicht beachtet zu werden. Diese Parotislymphknoten liegen innerhalb der Parotiskapsel, daher muß bei einem Melanom an Kopf und Hals in diesem Bereich mit der regionären Lymphknotendissektion notwendigerweise auch eine Parotidektomie durchgeführt werden.

Ein zweiter umstrittener Punkt sind die variablen Lymphabflußgebiete des Rumpfes. Sappey [30] grenzte einen 2 cm breiten gürtelförmigen Bereich um den Stamm ab; oberhalb dieser Linie drainieren Tumoren in der Regel zu den Axillalymphknoten, darunter zu den Leistenlymphknoten (Abb. 26.5) [26, 31]. In manchen Fällen drainieren Tumoren in der Mittellinie jedoch zu allen 4

Lymphknotenstationen, besonders bei Primärtumoren in der Nabelgegend oder in der Mittellinie am Rücken. Obwohl solche Patienten selten sind, stellen sie ein sehr schwieriges und verwirrendes Problem dar. Wir haben eine Technik der kutanen Lymphoszintigraphie mit injizierbarem kolloidalem Gold (^{198}Au) und mit ^{99m}Tc-Schwefelkolloid beschrieben, mit der sich der Lymphabfluß in diesen Grenzgebieten darstellen läßt [15, 29]. Nur 6 von 182 mit dieser Methode untersuchten Patienten entwickelten histologisch oder klinisch Lymphknotenmetastasen in einer Region, die mit dieser Technik nicht darstellbar war [18].

Die regionäre Lymphknotendissektion ist in erster Linie wegen möglicher Komplikationen umstritten. Unsere Gruppe [16, 20] beschrieb eine modifizierte Technik der Leistenlymphknotendissektion, mit der offenbar die mit diesem Eingriff verbundene Komplikationsrate auf weniger als 10% gesenkt werden kann. Nur die Leistenlymphknoten werden routinemäßig entfernt. Die iliohypogastrischen Lymphknoten werden nur bei einem Melanombefall der Leistenlymphknoten disseziert. Außerdem zeigten unsere Erfahrungen mit der zervikalen Lymphknotendissektion, daß eine modifizierte Neck-Dissektion (unter Beibehaltung des M. sternocleidomastoideus) bei Patienten mit nicht tastbaren Metastasen am Hals möglich ist.

An der UCLA wird z. Z. eine Lymphknotendissektion bei allen Patienten mit klinisch verdächtigen oder pathologisch positiven regionären Lymphknoten durchgeführt. Eine elektive Lymphknotendissektion wird für alle Patienten mit einem Melanom im Level IV und V sowie für selektierte Patienten im Level III befürwortet, wenn die Läsion eine Invasionstiefe von mehr als 0,65 mm aufweist.

Adjuvante Therapie

Bei Patienten mit regionären Lymphknotenmetastasen schlägt die Behandlung trotz Lymphknotendissektion häufig fehl. Diese Mißerfolge beruhen selten auf einer mangelnden Kontrolle des Primärtumors oder der regionären Metastasen, sondern auf einer Fernmetastasierung. Fast 60% dieser Metastasen werden innerhalb von 2 Jahren nach der chirurgischen Erstbehandlung manifest; die Metastasen bestanden wahrscheinlich bereits zum Zeitpunkt der ersten Untersuchung des Patienten. Zur Verbesserung der Behandlungsergebnisse muß daher eine Form von systemischer adjuvanter Therapie eingesetzt werden. Wir wählten bei Melanompatienten im Stadium II die Immunotherapie, da diese relativ atoxisch ist und sich bei der Behandlung klinisch erkennbarer Metastasen als wirksam erwiesen hat [13].

Bei unserer zweiten, 1978 abgeschlossenen, klinischen Studie wurden die Patienten in eine der folgenden 3 Gruppen randomisiert: 1) nur Operation (48 Patienten), 2) Operation und BCG (49 Patienten), 3) Operation, BCG und Tumorzellvakzine (TZV) (52 Patienten). 10 Patienten wurden von der Analyse ausgeschlossen, da das Protokoll nicht eingehalten worden war. Die Daten von 139 Patienten mit einer medianen Nachbeobachtungszeit von 62 Monaten konnten in die Auswertung einbezogen werden. Bei den zu BCG randomisierten Patienten wurde die Immunotherapie in der frühen postoperativen Phase begonnen. Die Patienten jeder Behandlungsgruppe wurden jeden Monat klinisch untersucht, zusätzliche Untersuchungen schlossen ein großes Blutbild, Leberwerte und Röntgenaufnahmen des Thorax ein. Bei Patienten, die neue Tumormanifestationen entwickelten, wurde die adjuvante Therapie fortgesetzt, wenn sie zur adjuvanten Gruppe gehörten, sie erhielten aber zusätzlich eine Chemotherapie, bestehend aus Dacarbazin (DTIC) kombiniert mit Carmustin (BCNU) oder Lomustin (CCNU) oder hochdosiert Methotrexat. Patienten der Kontrollgruppe mit Tumorremanifestationen wurden mit der gleichen Chemotherapie behandelt.

Die Metastasierungsraten der 3 Gruppen mit Patienten im Stadium II waren im wesentlichen gleich. So waren nach 2 Jahren bei der Kontrollgruppe, der BCG-Gruppe sowie der BCG-TZV-Gruppe 48, 49 und 52% der Patienten tumorfrei. Die Überlebensraten schienen sich zu einem frühen Zeitpunkt zu trennen, im weiteren Verlauf der Studie verschwand jedoch dieser Unterschied. Nach 4 Jahren bestand bei den 3 Gruppen kein signifikanter Unterschied hinsichtlich der Überlebensraten. Wenn jedoch eine Metastasierung eingetreten war, überlebten Patienten in der BCG-Gruppe wesentlich länger ($p = 0{,}01$ im Mantel-Haenszel-Test). Die mediane Zeitspanne zwischen Tumorremanifestation und Tod bei der Kontrollgruppe (5,2 Monate) und bei der TZV-Gruppe (6,8 Monate) unterschied sich deutlich von der der BCG-Gruppe (14,4 Monate). 3 Patienten der BCG-Gruppe überlebten $82 \pm 8{,}5$ Monate nach Tumorremanifestation (Medianwert 74 Monate), 1 Patient der BCG-TZV-Gruppe 51 Monate.

Lokoregionäre Rezidive waren in der BCG- und in der BCG-TZV-Gruppe häufiger als in der

Kontrollgruppe. Die Patienten der Kontrollgruppe zeigten aber öfter Tumorremanifestationen in inneren Organen. Der deutlichste Unterschied betraf die Häufigkeit der Hirnmetastasen: In der Kontrollgruppe entwickelten 6 von 28 Patienten Hirnmetastasen, dagegen war dies nur bei einem von 28 Patienten der BCG-Gruppe und bei keinem Patienten der BCG-TZV-Gruppe der Fall ($p<0{,}05$). Die ersten Tumorremanifestationen traten bei der Immunotherapiegruppe häufiger an chirurgisch behandelbaren Lokalisationen, dagegen seltener in therapeutisch unzugänglichen und lebenswichtigen Organen auf. Die längere Überlebenszeit nach Tumorremanifestation bei diesen Patienten ist zum Teil, vom therapeutischen Standpunkt aus betrachtet, auf die günstigere Lokalisation der neu auftretenden Tumormanifestationen zurückzuführen. Mit der Immunotherapie wurde hier zwar keine Heilung erzielt, aber die Tumorremanifestation war weniger schwerwiegend, da sie eher chirurgisch zugängliche Lokalisationen betraf, was bei vielen Patienten die Überlebenszeit verlängerte.

Da sich der Nutzen der BCG-Immunotherapie für Melanompatienten im Stadium II klar abzeichnete, wurde die randomisierte Studie abgebrochen und die BCG-Immunotherapie von unserer Gruppe für alle Melanompatienten im Stadium II befürwortet. Das Ausmaß des Gewinns durch diese Therapie steht noch nicht fest, da erwartet werden kann, daß weitere dieser Patienten im Stadium II in den nächsten 2-3 Jahren an ihrer Krankheit versterben werden. Dennoch ist es offensichtlich, daß die BCG-Immunotherapie bei Melanompatienten mit regionären Lymphknotenmetastasen als adjuvante Therapie wirksam ist. Trotzdem bleibt die Rate an therapeutischen Fehlschlägen außergewöhnlich hoch, und es müssen bessere Behandlungskonzepte für diese Erkrankung entwickelt werden.

(Mit Unterstützung des National Cancer Institute, DHHS, Nr. CA- 12582, CA-29605 und CA-09010)

Literatur

1. Balch CM, Murad TM, Soong S-j, Ingalls AL, Halpern NB, Maddox WA (1978) A multifactorial analysis of melanoma: Prognostic histopathological features comparing Clark's and Breslow's staging methods. Ann Surg 188: 732
2. Balch CM, Soong S-j, Murad TM, Ingalls AL, Maddox WA (1981) A multifactorial analysis of melanoma. III. Prognostic factors in melanoma patients with lymph node metastases (stage II). Ann Surg 193: 377
3. Balch CM, Wilkerson JA, Murad TM, Soong S-j, Ingalls AL, Maddox WA (1980) The prognostic significance of ulceration of cutaneous melanoma. Cancer 45: 3012
4. Breslow A (1970) Thickness, cross-sectional areas and depth of invasion in the prognosis of cutaneous melanoma. Ann Surg 172: 902
5. Breslow A (1979) Prognostic factors in the treatment of cutaneous melanoma. J Cutan Pathol 6: 208
6. Callery C, Cochran AJ, Roe DJ, Rees W, Nathanson SD, Benedetti JK, Elashoff RM, Morton DL (1982) Factors prognostic for survival in patients with malignant melanoma spread to the regional lymph nodes. Ann Surg 196: 69
7. Clark WH Jr, From L, Bernardino EA, Mihm MC Jr (1969) The histogenesis and biologic behavior of primary human malignant melanomas of the skin. Cancer Res 29: 705
8. Cochran AJ (1968) Method of assessing prognosis in patients with malignant melanoma. Lancet 2: 1062
9. Cochran AJ (1969) Malignant melanoma: A review of 10 years' experience in Glasgow, Scotland. Cancer 23: 75
10. Cohen MH, Ketcham AS, Felix EL, Li SH, Tomaszewski MM, Costa J, Rabson AS, Simon RM, Rosenberg SA (1977) Prognostic factors in patients undergoing lymphadenectomy for malignant melanoma. Ann Surg 186: 635
11. Cox DR (1972) Regression models and life tables (with discussion). J Royal Stat Soc B 34: 187
12. Das Gupta TK (1977) Results of treatment of 269 patients with primary cutaneous melanoma: A five-year prospective study. Ann Surg 186: 201
13. Eilber FR, Morton DL, Holmes EC, Sparks FC, Ramming KP (1976) Adjuvant immunotherapy with BCG in treatment of regional-lymph-node metastases from malignant melanoma. N Engl J Med 294: 237
14. Eldh J, Boeryd B, Peterson L (1978) Prognostic factors in cutaneous malignant melanoma in stage I: A clinical, morphological and multivariate analysis. Scand J Plast Reconstr Surg 12: 243
15. Fee HJ, Robinson DS, Sample WF, Graham LS, Holmes EC, Morton DL (1978) The determination of lymph shed by colloidal gold scanning in patients with malignant melanoma: A preliminary study. Surgery 84: 626
16. Finck SJ, Giuliano AE, Mann BD, Morton DL (1982) Results of ilioinguinal dissection for stage II melanoma. Ann Surg 196: 180
17. Fortner JG, Booher RJ, Pack GT (1964) Results of groin dissection for malignant melanoma in 220 patients. Surgery 55: 485
18. Bennett LR, Lago G (1983) Cutaneous lymphoscintigraphy in malignant melanoma. Seminars Nucl. Med. 13: 61
19. Goldsmith HS, Shah JP, Kim D (1970) Prognostic significance of lymph node dissection in the treatment of malignant melanoma. Cancer 26: 606

20. Holmes EC, Moseley HS, Morton DL, Clark W, Robinson D, Urist MM (1977) A rational approach to the surgical management of melanoma. Ann Surg 186: 481
21. Kaplan EL, Meier P (1958) Nonparametric estimation from incomplete observations. J Am Stat Assoc 53: 457
22. Karakousis CP, Seddiq MK, Moore R (1980) Prognostic value of lymph node dissection in malignant melanoma. Arch Surg 115: 719
23. Little JH (1972) Histology and prognosis in cutaneous malignant melanoma. In: McCarthy WH (ed) Melanoma and Skin Cancer. Blight, Sydney, p 107
24. McGovern VJ, Mihm MC Jr, Bailly C, Booth JC, Clark WH Jr, Cochran AJ, Hardy EG, Hicks JD, Levene A, Lewis MG, Little JH, Milton GW (1973) The classification of malignant melanoma and its histologic reporting. Cancer 32: 1446
25. MacKie RM, Carfrae DC, Cochran AJ (1972) Assessment of prognosis in patients with malignant melanoma. Lancet 2: 455
26. McNeer G, Das Gupta T (1965) Routes of lymphatic spread of malignant melanoma. In: Malignant Melanoma. American Cancer Society, New York
27. Mack TM, personal communication
28. Morton DL, Eilber FR, Weisenburger TH, Liu P-Y (1981) Multimodality therapy of malignant melanoma, skeletal and soft-tissue sarcomas using immunotherapy, chemotherapy, and radiation therapy. In: Salmon SE, Jones SE (eds) Adjuvant Therapy of Cancer III. Grune & Stratton, New York, p 241
29. Rees WV, Robinson DS, Holmes EC, Morton DL (1980) Altered lymphatic drainage following lymphadenectomy. Cancer 45: 3045
30. Sappey MPC (1888) Traite d'anatomie descriptive. In: Anatomie, Physiologie, Pathologie des Vaisseaux Lymphatiques Considéres Chez l'Homme et les Vertebres, 4th ed. A Delahaye and Lecrosnier, Paris
31. Sugarbaker EV, McBride CM (1976) Melanoma of the trunk: The results of surgical excision and anatomic guidelines for predicting nodal metastasis. Surgery 80: 22

27 Das maligne Melanom im Mittelwesten der Vereinigten Staaten: Ergebnisse der Mayo Clinic

F. H. SIM, W. F. TAYLOR, E. T. CREAGAN, J. E. WOODS und E. H. SOULE

Zwischen 1971 und 1980 wurden an der Mayo Clinic 1259 Patienten mit malignem Melanom behandelt (Daten des Mayo Cancer Patient Data System: MCPDS). Die Mayo Clinic liegt in Rochester, Minnesota. Die Stadt hat 60000 Einwohner und liegt 44 Grad nördlicher Breite und 93 Grad westlicher Länge. Der Bundesstaat Minnesota hat über 4 Mill. Einwohner. Die Durchschnittstemperatur beträgt im Sommer 20,9 °C und im Winter −8,8 °C. An 35 Tagen im Jahr (Durchschnittswert von 8 Jahren) sinkt die Temperatur unter −18 °C, an 5 Tagen im Jahr steigt sie auf über 32 °C. Der erste Schnee fällt durchschnittlich am 28. September, und der letzte Frost ist im Mittel am 13. Mai; die Sonne scheint an mehr als 52% der Tage.

Für diesen Bericht wurden die Daten des MCPDS analysiert, die durch spezielle Daten über Mikrostadium (level of invasion), Tumordicke und Melanomtyp ergänzt wurden. Häufig war die erste Biopsie andernorts entnommen worden, und die pathologischen Daten standen nicht zur Verfügung. Das Einzugsgebiet der Mayo Clinic ist groß, aber 90% der Patienten stammen aus Minnesota und den 6 angrenzenden Bundesstaaten (Illinois, Wisconsin, South Dakota, Iowa, Nebraska und Michigan). Die Patienten waren überwiegend weiß, bei gemischt ethnischem Ursprung, dabei war ein hoher Prozentsatz der Patienten deutscher oder skandinavischer Abstammung.

Epidemiologie

Die Inzidenz des malignen Melanoms in der Bevölkerung von Rochester wurde mit Hilfe des Diagnoseregisters der Mayo Clinic untersucht [8]. Von 1950-1974 wurden bei den Einwohnern von Rochester 42 Melanomfälle festgestellt (Tabelle 27.3). Die durchschnittliche jährliche Inzidenzrate betrug für Männer 4,0/100000 und für Frauen 3,9/100000. Zum Vergleich mit dem Third National Cancer Survey wurde die für die Bevölkerung der USA von 1950 altersstandardisierte Inzidenzrate errechnet: sie betrug für Männer 4,5 und für Frauen 4,1. Diese Werte entsprechen jenen anderer Orte in den Vereinigten Staaten mit ähnlicher geographischer Breite wie Rochester. Die Inzidenz stieg bei Männern mit zunehmendem Alter gleichmäßig an. Bei Frauen war die Beziehung zwischen Alter und Inzidenz weniger eindeutig. 6 der 19 Hautmelanome bei Männern (32%) waren an einer Extremität lokalisiert, gegenüber 14 von 23 bei den Frauen (61%). Dieser Unterschied ist knapp signifikant ($p = 0{,}056$). Die Inzidenz des Hautmelanoms wurde für 3 etwa gleichlange Zeiträume untersucht, um etwaige zeitliche Veränderungen zu erkennen (Tabelle 27.4). Im Gegensatz zu anderen Untersuchungen wurden in Rochester keine signifikanten Veränderungen der Inzidenzraten in den 25 Jahren zwischen 1950 und 1974 beobachtet. Die Wahrscheinlichkeit, 5 Jahre nach der Diagnosestellung zu überleben, betrug 0,66 gegenüber einem Erwartungswert von 0,9 (alterskorrigierte Überlebensrate 73%). Die Zehnjahresüberlebensrate betrug 49% gegenüber dem Erwartungswert von 81% (alterskorrigierte Überlebensrate 60%).

Prognostische Faktoren des malignen Melanoms

Für 777 Patienten im Stadium I und 209 im Stadium II wurden die Prognosefaktoren untersucht (Tabelle 27.1). Bei den meisten Patienten im Stadium II wurde die Erstbehandlung des Melanoms an einer anderen Klinik durchgeführt, und die Anzahl der metastatisch befallenen Lymphknoten war nicht bekannt, daher konnte keine detaillierte Analyse der Prognosefaktoren durchgeführt werden.

Tabelle 27.1. Klinische und pathologische Daten der an der Mayo Clinic behandelten Melanompatienten

	Pathologisches Stadium	
	Stadium I	Stadium II
Klinische Merkmale		
Anzahl der Patienten	777	209
Medianes Alter	51 Jahre	54 Jahre
Geschlecht		
Männlich	50%	52%
Weiblich	50%	48%
Lokalisation des Primärtumors		
Frauen, untere Extremität	22%	12%
Männer, untere Extremität	6%	
Frauen, obere Extremität	12%	15%
Männer, obere Extremität	8%	
Frauen, Kopf und Hals	9%	23%
Männer, Kopf und Hals	14%	
Frauen, Stamm	9%	29%
Männer, Stamm	20%	
Andere		21%
Pathologische Merkmale		
Tumordicke nach Breslow		
<0,76 mm	35%	8%
0,76-1,49 mm	25%	16%
1,50-2,49 mm	20%	28%
2,50-3,99 mm	13%	26%
≥4,00 mm	8%	21%
Mediane Tumordicke	1,2 mm	2,4 mm
Mikrostadium (level of invasion)		
II	23%	4%
III	34%	19%
IV	41%	64%
V	2%	13%
Melanomtyp		
NM	21%	49%
SSM	74%	50%
LMM	5%	1%

Tabelle 27.2. Kumulative Überlebensrate der an der Mayo Clinic behandelten Melanompatienten

Stadium I	Fünfjahresüberlebensrate (%)
Globale Überlebensrate	83
Geschlecht	
Männlich	80
Weiblich	87
Lokalisation des Primärtumors	
Untere Extremität	86
Obere Extremität	91
Kopf und Hals	70
Stamm	84
Tumordicke	
<0,76 mm	98
0,76-1,49 mm	93
1,50-2,49 mm	78
2,50-3,99 mm	61
≥4,00 mm	45
Mikrostadium (level of invasion)	
I und II	98
III	89
IV	77
V	

Tabelle 27.3. Inzidenz des malignen Melanoms der Haut in Rochester, Minnesota (1950-1974), unterteilt nach Alter und Geschlecht [8]

Alter (Jahre)	Anzahl der Fälle			Durchschnittliche jährliche Inzidenz je 100000 Einwohner		
	Gesamt	Männer	Frauen	Gesamt	Männer	Frauen
0-19	5	1	4	1,2	0,5	1,9
20-39	9	3	6	2,9	2,2	3,4
40-59	16	7	9	7,8	7,5	8,0
60+	12	8	4	8,8	15,5	4,7
Gesamt	42	19	23	4,0	4,0	3,9

Pathologische Kriterien

Das Superficial-spreading-Melanom war mehr als 3 mal so häufig wie das noduläre Melanom. Lentigo maligna-Melanome kamen vergleichsweise selten vor (s. Tabelle 27.1). Die meisten der Melanome, bei denen der Level bekannt war, waren im Level IV (41% der Patienten). Die Mehrzahl der Melanome war dünn (60% wiesen eine Tumordicke von 1,5 mm oder weniger auf), nur sehr wenige (8%) waren sehr dick (4 mm oder dicker, manche sogar dicker als 10 mm). Die Ulzeration wurde nicht ausgewertet. Die Fünfjahresüberlebensraten für Melanompatienten im Stadium I sind in Tabelle 27.2 dargestellt. Die stärkste Korrelation ergab sich zwischen Überlebensrate und Dicke der Läsion: Mit Zunahme der Tumordicke verkürzte sich die Überlebenszeit. Auch der Level korrelierte signifikant mit der Überlebensrate, jedoch weniger stark als die Tumordicke.

Klinische Kriterien

Alle Patienten waren Erwachsene (im Alter zwischen 20 und 79 Jahren, Median 51 Jahre), die Hälfte davon waren Frauen. Die 4 Lokalisationen (obere und untere Extremität, Stamm, Kopf und Hals) waren bei Männern und Frauen fast gleich vertreten, die Häufigkeiten schwankten zwischen 20 und 29% (s. Tabelle 27.1). Patienten mit einem Melanom an Kopf oder Hals besaßen eine deutlich

Tabelle 27.4. Inzidenz des malignen Melanoms der Haut in 3 Zeitabschnitten

Jahre	unkorrigierte Inzidenzrate je 100000 Einwohner/Jahr	Beobachtete Fallzahl	Erwartete Fallzahl[a] nach Alterskorrektur
1950-1958	4,4	13	12,2
1959-1966	3,5	12	13,1
1967-1974	4,0	17	16,6

[a] Berechnet durch Korrektur der alters- und geschlechtsspezifischen Inzidenzraten aus Tabelle 27.3 mit Hilfe der alters- und geschlechtsspezifischen Zusammensetzung jeder Zeitperiode, in der Annahme, daß keine zeitliche Veränderung der Inzidenz vorliegt.

kürzere Überlebenszeit als Patienten mit einem Tumor am Stamm oder an den Extremitäten, dagegen war die Überlebensrate bei Männern nur etwas geringer als bei Frauen (s. Tabelle 27.2).

Folglich ergaben sich - mit Ausnahme von Tumordicke und Level - bei einer Untergliederung der Daten nach anderen zur Verfügung stehenden klinischen und pathologischen Merkmalen wenige Unterschiede. Dies könnte z.T. an der Beschränkung der Analyse auf Patienten im Stadium I liegen, die allgemein eine zufriedenstellende Prognose haben. An weiteren Studien wird gearbeitet.

Chirurgische Behandlung der Patienten im Stadium I

Primärtumor

Aufgrund des in der Literatur weitergegebenen Dogmas, daß Inzisions- oder Stanzbiopsien die Gefahr der Metastasierung und des Lokalrezidivs erhöhen können, bevorzugen wir die Exzisionsbiopsie. Es wurde jedoch bisher noch nicht eindeutig belegt, daß Inzisionsbiopsien diese Gefahr tatsächlich erhöhen. An der Mayo Clinic werden Exzisionsbiopsien durchgeführt, so daß dem Pathologen das gesamte Präparat für repräsentative Schnitte zur Verfügung steht.

Der Primärtumor wird i. allg. mit einem Sicherheitsabstand von 5 cm exzidiert, die tiefe Muskelfaszie wird mitentfernt. Die Exzision wird in der Regel ellipsoid entlang einer Achse, die sich nach dem regionären Lymphabfluß orientiert, ausgeführt und reicht 8-10 cm nach proximal. Das Konzept solch weiter Sicherheitsabstände ist jedoch nicht für alle Melanome gerechtfertigt.

Tumoren an Kopf und Hals mit einer Dicke von 1,5 mm oder weniger exzidieren wir mit einem Sicherheitsabstand zwischen 1,5 und 2 cm, etwas größer vielleicht in der Längsrichtung der Ellipse, die zu den regionären Lymphknoten gerichtet ist. Bei einer Tumordicke von mehr als 1,5 mm exzidieren wir mit Sicherheitsabständen zwischen 1,5 und 3 cm, sofern das im Gesicht möglich ist, am behaarten Kopf dagegen können bei dicken Tumoren bis zu 4 cm breite Sicherheitsabstände erreicht werden. In der Regel exzidieren wir Tumoren einer Dicke von weniger als 0,76 mm über dem Versorgungsgebiet des N. facialis bis in die Subkutis, in den anderen Fällen wird die Exzision bis zur Faszie, zum Muskel oder zum Periost geführt.

Das Melanom an Händen oder Füßen bereitet manchmal besondere Probleme. Die Sicherheitsabstände sind notwendigerweise schmäler, und zum Wundverschluß kann eine Rotationsplastik erforderlich werden, um die gewichtstragende Funktion und die Sensorik zu erhalten. Patienten mit einem Melanom der Finger werden durch Strahlamputation behandelt.

Regionäre Lymphknotendissektion

Da die vorläufige Analyse der prospektiven randomisierten Studie der Mayo Clinic [9] bei Patienten mit Melanomen am Stamm und an den Extremitäten bei elektiver und therapeutischer Lymphadenektomie keine signifikanten Unterschiede zeigte, beobachten wir jetzt die regionären Lymphknoten in diesen Regionen und führen eine therapeutische Dissektion beim geringsten Verdacht eines Lymphknotenbefalls durch (weitere Diskussion s. Kap. 8). Obwohl die Studie der Mayo Clinic und eine ähnliche Untersuchung der WHO-Melanomgruppe [10] nahelegen, daß dies das beste Vorgehen ist, sollte darüber hinaus eine landesweite prospektive Studie mit einer größeren Patientenanzahl durchgeführt werden, um sichere Behandlungsrichtlinien aufzustellen, da dieses Problem ungelöst ist und die Meinungen hier sehr divergieren.

Im Gegensatz zum chirurgischen Vorgehen beim Melanom am Stamm und an den Extremitäten wird eine elektive Lymphknotendissektion (ELKD) beim Melanom an Kopf und Hals an der Mayo Clinic häufig durchgeführt. Derartige Eingriffe nehmen wir in der Regel bei Melanomen mit einer Tumordicke von mehr als 0,75 mm vor, besonders wenn sie unmittelbar über einer Lymphknotenregion oder 4-5 cm davon entfernt liegen. Bei Tumoren mit einer Dicke von mehr als 3 mm, selbst wenn sie mehr als 5 cm von den regionären Lymphknoten entfernt sind, führen wir eine ELKD durch, falls die Richtung der Lymphdrainage eindeutig ist. Bei Tumoren innerhalb von 3 cm beidseits der Mittellinie wird keine ELKD vorgenommen. Nach unseren Erfahrungen ist die Morbidität derartiger Eingriffe im Kopf- und Halsbereich besonders gering.

Bei Tumoren mit einem Lymphabfluß in die Parotislymphknoten wird eine oberflächliche Parotidektomie und eine Exzision nur der oberen jugularen Lymphknoten durchgeführt. Eine weiter ausgedehnte Halslymphknotendissektion kommt nur in Frage, wenn die oberen zervikalen Lymphknoten klinisch positiv sind. Nach der Erfahrung der Mayo Clinic kommen beim Melanom im Gesicht, das in die Halslymphknoten drainiert, sofern die oberen Halslymphknoten negativ sind, Lymphknotensprünge oder Lymphknotenmetastasen weiter distal äußerst selten vor.

Derzeit wird an der Mayo Clinic in der Regel eine modifizierte Halslymphknotendissektion selbst bei klinisch positiven Metastasen in den zervikalen Lymphknoten durchgeführt, solange es sich um kleine Metastasen handelt (d.h. <2 cm). Bei weiter fortgeschrittenem Lymphknotenbefall erfolgt eine klassische radikale Neckdissektion.

Chirurgische Behandlung der Patienten im Stadium II

Patienten mit klinisch verdächtigen regionären Lymphknoten werden einer therapeutischen Lymphknotendissektion unterzogen. Das frühe Erkennen klinisch verdächtiger Lymphknoten kann, wie von der WHO-Melanomgruppe betont wird, zur Verbesserung der Prognose wichtig sein, wenn man diese Fälle mit Patienten vergleicht, die bereits fortgeschrittene Lymphknotenmetastasen, besonders auch multiple Lymphknotenmetastasen aufweisen. In der prospektiven randomisierten Studie zur Lymphknotendissektion [9] war bei 12 der 62 Patienten, deren Lymphknoten ursprünglich belassen wurden, später eine therapeutische Lymphadenektomie erforderlich. 6 Patienten dieser Gruppe überlebten lange.

Patienten mit Lokalrezidiven an einer Extremität kommen für eine regionäre Zytostatikaperfusion oder für innovative Methoden, einschließlich Hyperthermie, in Frage. Obwohl diese noch in der Erprobung befindlichen Verfahren eine gewisse Tumorregression bewirkt haben, sind mit ihnen technische Probleme und Nebenwirkungen verbunden. Vielleicht noch wichtiger ist, daß randomisierte Studien zur regionären Therapie keinen Beweis für eine Verlängerung der Überlebenszeit erbrachten. Wir führten in der Praxis eine lokale Exzision der Lokalrezidive oder der In-Transit-Metastasen ohne gleichzeitige regionäre oder systemische Chemotherapie durch. Üblicherweise werden die regionären Lymphknoten ebenfalls exzidiert. Bei Patienten, bei denen sich multiple Lokalrezidive aus technischen Gründen nicht entfernen lassen, empfiehlt sich eine systemische Therapie oder Strahlentherapie.

Nichtoperative Therapie

In den letzten 10 Jahren wurden 647 Patienten mit fortgeschrittenem Melanom in 26 prospektiven klinischen Zytostatikastudien mit Einzelwirkstoffen, Kombinationen und adjuvanter Hormontherapie behandelt. Nur 19 Patienten (3%) zeigten nach der Behandlung eine gewisse objektive Regression, die mediane Überlebenszeit betrug bei ihnen, von Beginn der Therapie an gerechnet, etwa 5 Monate. Bei fast allen Patienten war vorher keine Chemotherapie durchgeführt worden. Unsere Erfahrungen mit der relativen Vergeblichkeit einer sekundären Chemotherapie decken sich mit den Ergebnissen anderer Zentren. In den Studien der Mayo Clinic erzielte unter den Einzelwirkstoffen Methyl-CCNU als Ersttherapeutikum eine Responserate von 26% (5/19) [1]. Ähnlich wurden mit einer Kombination von Dacarbazin mit Methyl-CCNU oder mit Vincristin Responseraten von 28 und 21% erreicht [2, 3]. Das Ansprechen war typischerweise nur vorübergehend und beeinflußte, wenn überhaupt, die Überlebenszeit nur gering. Die Kombination Vinblastin-Bleomycin-Cisplatin wurde erst kürzlich untersucht, da andere Autoren [7] über eine Responserate von 72% berichteten. Bei den 18 Patienten der Mayo Clinic (von denen 17 bereits zuvor Chemotherapie erhalten hatten) wurde bei erheblicher gastrointestinaler und hämatologischer Toxizität lediglich eine Responserate von lediglich 11% erzielt [4].

In Anbetracht dieser enttäuschenden Ergebnisse sollten alle Möglichkeiten zur Durchführung von Phase II-Studien mit möglicherweise erfolgversprechenden Präparaten ausgeschöpft werden. Dennoch werden nicht alle Patienten an derartigen Studien teilnehmen können. Als Standardbehandlung bieten sich zur Palliation Dacarbazin oder Nitroseharnstoffe an, dennoch bleibt ein Erfolg häufig aus. Die objektiven Responseraten liegen etwa bei 15–20% für Dacarbazin oder Nitrosoharnstoffe. Gegenüber Dacarbazin bietet Methyl-CCNU gewisse Vorteile, da es problemlos alle 6 Wochen 1 mal tgl. oral gegeben werden kann, während Dacarbazin in der Regel jeden Monat an 5 Tagen intravenös verabreicht wird.

Derzeit werden an der Mayo Clinic alle Patienten mit einem Primärtumor im Stadium I, der dicker als 1,5 mm ist, und Patienten mit Lymphknotenmetastasen in eine klinische Studie aufgenommen, in der die adjuvante Behandlung mit Megestrolazetat gegenüber lediglicher klinischer Beobachtung verglichen wird. Im gesamten bisher untersuchten Kollektiv waren 209 Patienten im Stadium II. Die meisten Patienten waren jedoch anderswo vorbehandelt worden, und die Stichprobengröße ist zu klein, um Überlebensraten zu diesem Zeitpunkt zu berechnen. Patienten mit meßbarem, histopathologisch gesichertem fortgeschrittenem Melanom können auch an einer Phase-II-Studie über die Therapie mit rekombinantem Leukozyteninterferon-α teilnehmen.

Das Melanom wird allgemein als nicht strahlenempfindlich angesehen. Diese Meinung wird durch eine klinische Studie der Mayo Clinic bestätigt, in der Patienten mit makroskopischem oder histologischem Residualtumor am Kopf oder Hals bestrahlt wurden. Dabei konnten keine Vorteile der Bestrahlung gegenüber lediglich chirurgischer Behandlung gefunden werden.

Die gesamte Strahlendosis von 50 Gy wurde fraktioniert appliziert, und zwar 2 mal 25 Gy in 15 Fraktionen, mit einer dazwischen liegenden Pause von 3 Wochen [5]. Obwohl die Ergebnisse verschiedener klinischer Studien, einschließlich der der Mayo Clinic, enttäuschende Ergebnisse lieferten, zeigen experimentelle Untersuchungen, daß Melanomzellen keine natürliche Strahlenresistenz besitzen. Inzwischen wenden wir eine Dosis von 6 Gy pro Woche insgesamt 6 Wochen lang für die Palliation von Knochen- oder Weichteilmetastasen an. Bei Patienten mit Befall des ZNS oder Metastasen, die an strahlenempfindliche Organe angrenzen, kommt eine Dosis von 6 Gy pro Woche über 4 Wochen hinweg in Frage.

Eine prospektive randomisierte klinische Studie zur adjuvanten Strahlentherapie (50 Gy in fraktionierten Dosen) liegt für 56 Melanompatienten im Stadium II vor [6]. Obwohl die anfänglichen Resultate scheinbar einen gewissen Erfolg der adjuvanten Bestrahlung in der Überlebenszeit zeigten, bewies die endgültige statistische Analyse bei Berücksichtigung von Alter, Geschlecht und Anzahl der befallenen Lymphknoten, daß eine Bestrahlung der Dissektionsgebiete tatsächlich keinen Gewinn brachte.

Literatur

1. Ahmann DL (1976) Nitrosoureas in the management of disseminated malignant melanoma. Cancer Treat Rep 60: 747
2. Ahmann DL, Bisel HF, Edmonson JH, Hahn RG, Eagan RT, O'Connell MJ, Frytak S (1976) Clinical comparison of Adriamycin and a combination of methyl-CCNU and imidazole carboxamide in disseminated malignant melanoma. Clin Pharmacol Ther 19: 821
3. Ahmann DL, Hahn RG, Bisel HF (1974) Evaluation of 1-(2-chloroethyl-3-4-methyl-cyclohexyl)-1-nitrosourea (methyl-CCNU, NSC 95441) versus combined imidazole carboxamide (NSC 45388) and vincristine (NSC 67574) in palliation of disseminated malignant melanoma. Cancer 33: 615
4. Creagan ET, Ahmann DL, Schutt AJ, Green SJ (1982) Phase II study of the combination of vinblastine, bleomycin, and cisplatin in advanced malignant melanoma. Cancer Treat Rep 66: 567
5. Creagan ET, Cupps RE, Ivins JC, Pritchard DJ, Sim FH, Soule EH, O'Fallon JR (1978) Adjuvant radiation therapy for regional nodal metastases from malignant melanoma: A randomized, prospective study. Cancer 42: 2206
6. Creagan ET, Woods JE, Cupps RE, O'Fallon JR (1979) Radiation therapy for malignant melanoma of the head and neck. Am J Surg 138: 604
7. Nathanson L, Kaufman SD, Carey RW (1980) Vinblastine-bleomycin-platinum (VBD): A high response rate regimen in metastatic melanoma. Proc Am Soc Clin Oncol 21: 479
8. Resseguie LJ, Marks SJ, Winkelmann RK, Kurland LT (1977) Malignant melanoma in the resident population of Rochester, Minnesota. Mayo Clin Proc 52: 191
9. Sim FH, Taylor WF, Ivins JC, Pritchard DJ, Soule EH (1978) A prospective randomized study of the efficacy of routine elective lymphadenectomy in management of malignant melanoma: Preliminary results. Cancer 41: 948
10. Veronesi U, Adamus J, Bandiera DC, Brennhovd IO, Caceres E, Cascinelli N, Claudio F, Ikonopisov RL, Javorskj VV, Kirov S, Kulakowski A, Lacour J, Lejeune F, Mechl Z, Morabito A, Rodé I, Sergeev S, van Slooten E, Szczygiel K, Trapeznikov NN, Wagner RI (1977) Inefficacy of immediate node dissection in stage I melanoma of the limbs. N Engl J Med 297: 627

28 Das maligne Melanom im Nordosten der Vereinigten Staaten: Ergebnisse der Melanoma Clinical Cooperative Group

A. J. Sober, C. L. Day, jr., H. K. Koh, R. A. Lew, M. C. Mihm, jr., A. W. Kopf und T. B. Fitzpatrick

In diesem Kapitel werden die Ergebnisse einer eigenen prospektiven Studie über 643 Patienten dargestellt, die von der Melanoma Clinical Cooperative Group (MCCG) 1972-1977 am Massachusetts General Hospital (MGH) in Boston (Massachusetts) und am New York University Medical Center (NYU) in New York (New York) durchgeführt wurde.

Boston (42 Grad nördlicher Breite) ist eine Hafenstadt am Atlantischen Ozean mit einer Gesamtbevölkerung von 2,6 Mill. New York City (40 Grad nördlicher Breite) umfaßt eine Fläche von 505 km^2 und hat eine Einwohnerzahl von 9,5 Mill. New York liegt ebenfalls am Atlantik. Beide Städte haben 4 Jahreszeiten, die Temperaturen schwanken zwischen −18 und 38 °C. Die Einwohner von Boston und New York stammen vorwiegend von Einwanderern aus England, Irland, Italien und Osteuropa ab. Nach den Familiennamen zu urteilen, sind die Patienten beider Städte überwiegend keltischen, italienischen und jüdischen Urspungs, weniger als 2% der Patienten haben spanische oder orientalische Familiennamen. In Boston leben über 10% Schwarze und Personen spanischer Herkunft, in New York ist diese Bevölkerungsgruppe noch größer.

Die Patienten, die in diese Studien aufgenommen wurden, waren zunächst aufgrund des guten Rufs der Kliniken aus einem relativ großen Umkreis zugewiesen worden. Als die Studie im Umkreis bekannter wurde, überwiesen ansässige Ärzte, besonders Dermatologen, Patienten direkt zu den Polikliniken für Pigmenttumoren, die an den beiden Kliniken eingerichtet worden waren, um die Betreuung der Melanompatienten zu koordinieren und um diese Erkrankung prospektiv zu erforschen.

Das Hauptziel der MCCG war die Untersuchung des natürlichen Verlaufs und der Biologie des Hautmelanoms. Um dieses Ziel zu erreichen, wurden die Patienten innerhalb von 30 Tagen nach Diagnose in die Studie einbezogen, wobei nur Patienten berücksichtigt wurden, bei denen hinreichend histopathologisches Material zur Verfügung stand. Alle Patienten der Studie hatten ein invasives Melanom, in-situ-Melanome wurden ausgeschlossen. In den meisten Fällen standen Serienschnitte des Primärtumors zur Verfügung, diese wurden aber immer angefertigt, wenn der Primärtumor am NYU oder am MGH entfernt worden war. Bei etwa der Hälfte der Patienten beider Kliniken war der Primärtumor bei der Erstuntersuchung noch vorhanden. Alle histologischen Schnitte wurde von einem einzigen Dermatopathologen (Calvin L. Day jr.) und einem Pathologen (Martin C. Mihm jr.) untersucht. Die große Mehrheit der Patienten dieser Studie (94%) hatte ein Melanom im klinischen Stadium I. Die Auswertung beschränkt sich daher im wesentlichen auf dieses Stadium (Tabellen 28.1 und 28.2).

Diese prospektive Studie ist durch ein starkes Überwiegen von Melanomen im Stadium I gekennzeichnet. Dennoch darf angenommen werden, daß die Studie als repräsentativ für frühe Melanome in dieser Region der Vereinigten Staaten anzusehen ist. Große Anstrengungen wurden unternommen, um das Patientenkollektiv ausreichend nachzubeobachten. Bisher wurden nur einer von 234 am MGH nachuntersuchten Patienten und 32 von 400 Fällen des NYU aus der Nachbeobachtung verloren, damit ergibt sich eine Verlustrate für das Follow-up von 5%.

Epidemiologie

Während der Aufnahme der Patienten in diese Studien in den Jahren von 1972-1977 bestanden weder in New York noch in Massachusetts epidemiologische Tumorregister, die genaue Inzidenzraten über das Melanom in diesen Regionen hätten zur Verfügung stellen können. Allerdings erfaßte das Connecticut Tumor Registry (Connecticut liegt geographisch genau zwischen den beiden untersuchten Gebieten) die Melanominzidenz in diesem Staat lückenlos. Nach diesen Daten lag die Inzidenz für das invasive Melanom 1980 bei etwa 9/100000 im Jahr.

Tabelle 28.1. Klinische und pathologische Daten der von der Melanoma Clinical Cooperative Group behandelten Melanompatienten

	Klinisches Stadium			Gesamt
	Stadium I	Stadium II	Stadium III	
Klinische Merkmale				
Anzahl der Patienten	598	33[a]	3	634
Jahr der Erstdiagnose				
1972-1977	100%	100%	100%	100%
Medianes Alter	50 Jahre	51 Jahre	71 Jahre	50 Jahre
Geschlecht				
Männlich	49%	70%	67%	50%
Weiblich	51%	30%	33%	50%
Lokalisation des Primärtumors				
Frauen, untere Extremitäten	20%	3%	33%	19%
Männer, untere Extremitäten	6%	9%	0%	6%
Frauen, obere Extremitäten	10%	6%	0%	10%
Männer, obere Extremitäten	8%	3%	0%	8%
Frauen, Kopf und Hals	5%	6%	0%	5%
Männer, Kopf und Hals	8%	15%	0%	8%
Frauen, Rumpf	16%	15%	0%	16%
Männer, Rumpf	27%	43%	67%	28%
Andere	0%	0%	0%	0%
Pathologische Merkmale				
Tumordicke nach Breslow				
<0,76 mm	28%	6%	0%	26%
0,76-1,49 mm	30%	12%	0%	30%
1,50-2,49 mm	17%	6%	33%	17%
2,50-3,99 mm	13%	18%	0%	13%
≥4,00 mm	12%	58%	67%	14%
Einteilung nach Kriterien der MCCG				
<0,85 mm	34%	6%	0%	32%
0,85-1,69 mm	28%	12%	0%	27%
1,70-3,64 mm	25%	15%	33%	25%
≥3,65 mm	13%	67%	67%	16%
Mediane Tumordicke	1,3 mm	4,5 mm	5,0 mm	1,3 mm
Mikrostadium (level of invasion)				
II	25%	9%	0%	24%
III	33%	12%	0%	32%
VI	35%	49%	67%	36%
V	7%	30%	33%	8%
Ulzeration				
Ja	31%	76%	33%	33%
Nein	69%	24%	67%	67%
Melanomtyp				
NM	15%	27%	0%	16%
SSM	71%	58%	100%	71%
LMM	4%	0%	0%	4%
ALM und unklassifiziert	10%	15%	0%	10%
Histologische Satellitenherde				
Ja	16%			
Nein	84%			

[a] 5 Patienten hatten histologisch negative Lymphknoten.

Tabelle 28.2. Kumulative Überlebensraten der von der Melanoma Clinical Cooperative Group behandelten Melanompatienten

	Überlebensraten	
	5 Jahre [%]	7 Jahre [%]
Stadium I		
Globale Überlebensrate	85	82
Geschlecht		
Männlich	81	75
Weiblich	90	87
Lokalisation des Primärtumors		
Untere Extremität	92	88
Obere Extremität	89	86
Kopf und Hals	82	74
Stamm	80	78
Alle Extremitäten außer Hände und Füße	95	92
Hände und Füße	63	58
Tumordicke		
<0,76 mm	99	99
0,76-1,49 mm	95	94
1,50-2,49 mm	84	77
2,50-3,99 mm	70	51
≥4,00 mm	44	39
Tumordickeintervalle der MCCG		
<0,85 mm	99	99
0,85-1,69 mm	94	93
1,70-3,64 mm	78	66
≥3,65 mm	42	38
Mikrostadium (Clark-Level)		
II	99	99
III	95	91
IV	75	69
V	39	34
Ulzeration		
Ja	68	63
Nein	93	90
Histologische Satellitenherde		
Ja	52	42
Nein	91	89

	Überlebensraten		
	1 Jahr [%]	3 Jahre [%]	5 Jahre [%]
Klinisches Stadium II (33 Patienten)[a]			
Globale Überlebensrate	73	52	30
Tumordicke			
<1,50 mm (6 Patienten)	83	67	50
1,50-3,99 mm (8 Patienten)	75	63	50
≥4,00 mm (19 Patienten)	68	42	16
Ulzeration			
Ja (25 Patienten)	68	48	24
Nein (8 Patienten)	88	63	50
Klinisches Stadium I, pathologisches Stadium II (46 Patienten)			
globale Überlebensrate			42[b]
Tumordicke			
<3,5 mm			59[b]
≥3,5 mm			22[b]
Anzahl befallener Lymphknoten			
1-3			48[b]
≥4			17[b]
Ulzeration			
Ja			41[b]
Nein			46[b]

[a] 5 Patienten wiesen histologisch keine Lymphknotenmetastasen auf.
[b] Alle Patienten waren nach 5 Jahren erscheinungsfrei.

Tabelle 28.3. Haar- und Augenfarbe bei 111 Melanom- und 107 Kontrollpatienten

	Patienten [%]	Kontrollpatienten [%]
Haarfarbe		
Schwarz	5	6
Dunkelbraun	31	41
Hellbraun	32	33
Blond	21	15
Rot	12	6
Augenfarbe		
Blau	36	37
Braun	20	32
Grün	15	13
Haselnußbraun	29	18

Tabelle 28.4. Bei der multivariaten Analyse untersuchte Prognosefaktoren (Melanoma Clinical Cooperative Group)[a]

Klinische Parameter
- Geschlecht
- Alter
- Lokalisation des Primärtumor
- Adjuvante Therapie
- Chirurgische Therapie
  (weite lokale Exzision gegenüber weiter lokaler Exzision *und* elektiver regionärer Lymphknotendissektion)

Histologische Parameter
- Histologischer Melanomtyp
- Level (nach Clark)
- Tumordicke (nach Breslow)
- Histologisch bestimmte Weite der Ulzeration
- Mitoserate
- Lymphozytäre Infiltration
- Histologische Tumorregression
- Mikroskopische Satellitenherde
- Pathologisches Tumorstadium

Lymphknotenmetastasen betreffende Parameter
- Anzahl der positiven Lymphknoten
- Größe der Lymphknotenmetastasen (mm)
- Prozentsatz befallener Lymphknoten

[a] Bei der Auswertung wurden nicht alle Parameter berücksichtigt.

Die ethnische Abstammung der Patienten wurde in dieser Studie nicht berücksichtigt, nachdem uns Epidemiologen der Harvard School of Public Health zu Beginn der Erfassung den Hinweis gegeben hatten, daß es nahezu unmöglich ist, aussagefähige Daten über die Abstammung zu erhalten. Fast alle Patienten dieses Kollektivs sind weiße Einwohner des Nordostens der Vereinigten Staaten. 94% der Patienten des MGH lebten in Massachusetts, 4% kamen aus anderen Staaten Neuenglands und nur wenige Patienten nicht aus dem Nordosten der USA. 98% der Patienten des NYU waren Einwohner von New York oder New Jersey. Beide Geschlechter waren im erfaßten Zeitraum nahezu gleich häufig (318 Männer, 316 Frauen) [19]. Die Augen- und Haarfarbe einer Untergruppe wurde mit einer Kontrollgruppe etwa gleichen Alters (± 5 Jahre) und Geschlechts verglichen (Tabelle 28.3). 33% der Patienten hatten blonde oder rote Haare und 36% blaue Augen. Zwischen den Patienten und den Personen der Kontrollgruppe ergaben sich für die Augen- und für die Haarfarbe keine statistisch signifikanten Unterschiede.

Tabelle 28.5. Sterbewahrscheinlichkeit (in 2,5-Jahresintervallen) beim malignen Melanom im Stadium I, unterteilt nach Tumordicke[a]

Tumordicke	Anzahl der Patienten	2,5 Jahre [%]	5 Jahre [%]	7,5 Jahre [%]
<0,85 mm	190	1	1	1
0,85-1,69 mm	178	3	6	7
1,70-3,64 mm	151	12	24	31
≥3,65 mm	79	43	59	62

[a] Berechnung nach Life-table-Analyse von 598 Patienten im klinischen Stadium I des Massachusetts General Hospital und des New York University Medical Center.

Prognostische Faktoren beim Melanom im Stadium I

Die Daten der MCCG wurden überwiegend mit multivariaten Methoden analysiert [3, 4]. In diesen Studien wurden zwischen 13 und 15 klinische und histopathologische Parameter gleichzeitig auf ihre mögliche prognostische Bedeutung hin untersucht (Tabelle 28.4). Obwohl viele dieser Faktoren in der univariaten Analyse mit der Prognose korrelieren, sind einige Faktoren einfach eine andere Meßgröße für das gleiche Phänomen. Mit der multivariaten Analyse werden einander ergänzende Prognosefaktoren ermittelt. Dabei wird ein Faktor, der mit der Prognose korreliert, wie das Mikrostadium (level of invasion) durch einen anderen Faktor, der stärker korreliert (z. B. Tumordicke), eliminiert, da beide Faktoren ein Maß für das Tumorvolumen sind.

Faktoren des Patienten

Andere Studien legten nahe, daß nach Berücksichtigung der Tumordicke die Lokalisation des Primärtumors der zweitwichtigste Prognosefaktor ist (Tabelle 28.5 und 28.6) [8, 9, 12, 14-16]. Der Einfluß der Lokalisation auf die Prognose beim Melanom wurde meist für folgende Gruppen untersucht: 1) Axiale Lokalisation gegenüber Extremitäten, 2) Kopf und Hals gegenüber Stamm gegenüber Extremitäten oder 3) Kopf und Hals gegenüber Stamm gegenüber obere Extremitäten gegenüber untere Extremitäten. Eine multivariate Analyse der Prognosefaktoren ergab, daß diese Gruppierungen die Unterschiede im Verhalten des Tumors nicht genau widerspiegeln [5]. Vielmehr hängt das Metasta-

Tabelle 28.6. Sterbewahrscheinlichkeit in den ersten 7,5 Jahren beim malignen Melanom im Stadium I, unterteilt nach Lokalisation des Primärtumors und Tumordicke[a]

Tumordicke	BANS[b] [%]	Nicht BANS			
		Extremitäten[c] [%]	Hände und Füße [%]	Kopf und Hals [%]	Stamm [%]
<0,85 mm	2	0	0	0	0
0,85-1,69 mm	22	0	0	0	3
1,70-3,64 mm	42	14	40	36	23
≥3,65 mm	67	17	100	35	78

[a] Berechnung nach Life-Table-Analyse von 598 Patienten im klinischen Stadium I des Massachusetts General Hospital und des New York University Medical Center.

[b] BANS = oberer Rücken, posterolateraler Arm, hintere und laterale Halsseiten, hintere Kopfhaut (upper *b*ack, posterolateral *a*rm, posterior and lateral *n*eck, posterior *s*calp).

[c] Außer Händen und Füßen.

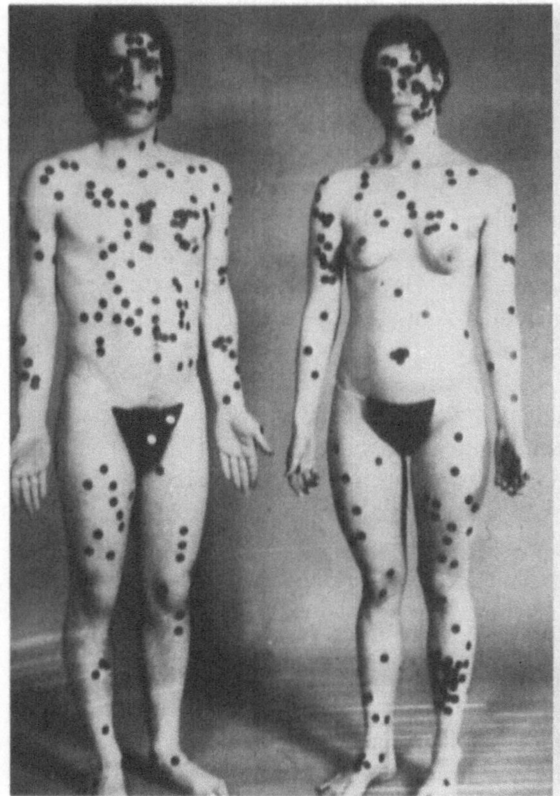
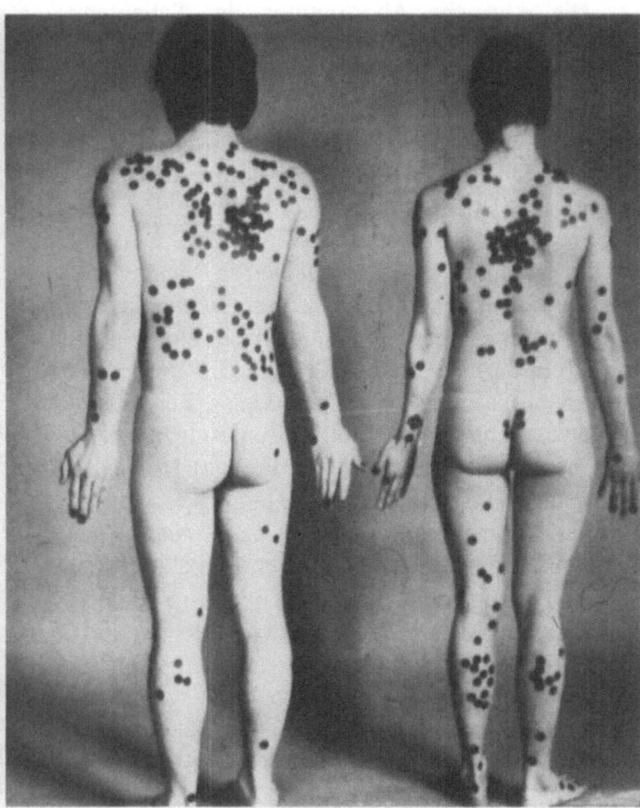

Abb. 28.1. Anatomische Verteilung des Primärtumors bei beiden Geschlechtern. (Mit freundlicher Genehmigung der Melanoma Clinical Cooperative Group)

sierungs- und Sterberisiko von der genauen Lokalisation („subsite") innerhalb jeder der oben genannten Gruppen ab, selbst nach Berücksichtigung der wichtigsten Prognosefaktoren beim Melanom im klinischen Stadium I, insbesondere der Tumordicke. Dieses „Subsite-"Konzept beruht auf folgenden klinischen Beobachtungen: 1) Patienten mit Melanomen an der behaarten Kopfhaut und am seitlichen Halsdreieck besitzen eine schlechtere Prognose als Patienten mit ebenso dicken Läsionen im Gesicht oder an der Vorderseite des Halses [5]. 2) Patienten mit einem Melanom am oberen Stamm haben eine schlechtere Prognose als Patienten mit gleich dickem Melanom am unteren Stamm [5]. 3) Patienten mit Melanomen an den Händen und Füßen weisen eine schlechtere Prognose als Patienten mit Melanom derselben Dicke an Ober- oder Unterschenkel bzw. Ober- oder Unterarm auf [5]. Der prognostische Unterschied zwischen sehr günstigen Lokalisationen, wie den Extremitäten, ausgenommen Hände und Füße (Fünfjahresüberlebensrate 95%), und den Lokalisationen an Händen und Füßen (Fünfjahresüberlebensrate 63%) ist sehr groß (s. Tabelle 28.2). Diese Unterschiede sind bei den Patienten der MCCG hoch signifikant, sie müssen in anderen Studien jedoch noch bestätigt werden, um ihre Allgemeingültigkeit zu beweisen. Bei der multivariaten Analyse hatten weder Geschlecht noch Alter einen Einfluß, da beide Faktoren durch den Faktor „subsite" (genaue Lokalisation) ersetzt werden konnten. Die häufigere Lokalisation an den Extremitäten scheint die insgesamt günstigere Prognose bei Frauen zu erklären, dagegen läßt sich die vergleichsweise ungünstigere Prognose im fortgeschrittenen Alter teilweise durch einen unverhältnismäßig höheren Prozentsatz von Melanomen an Händen und Füßen bei älteren Patienten begründen [14].

Insgesamt war die Verteilung der „subsites" bei Männern und Frauen unterschiedlich (Abb. 28.1). Bei Männern war die weitaus häufigste Lokalisation der Rücken (34%), die unteren Extremitäten waren vergleichsweise selten betroffen (13%). Bei Frauen waren die Unterschenkel die häufigste Lokalisation (39%), auch der Rücken war oft (23%), die Bauchhaut dagegen selten betroffen.

Beim Superficial-spreading-Melanom (71% aller Melanome) bestand eine direkte Korrelation zwischen mittlerem Alter und Mikrostadium (level of invasion) (42 Jahre für Level II, 57 Jahre für Level V) [23].

Pathologische Faktoren

Wie in anderen Studien erwies sich die Tumordicke als wichtigster Parameter zur Beurteilung der Prognose. Die Tumordicke korrelierte nicht nur direkt mit der Sterbewahrscheinlichkeit, sondern schien auch mit der Sterbekurve zu korrelieren. Zwischen Tumordicke und Zeitpunkt des Todes besteht offensichtlich eine negative Korrelation: die Patienten mit den dicksten Tumoren starben am ehesten [13, 20, 21]. Die Hälfte der Patienten mit Tumoren im Level V war 24 Monate nach Diagnosestellung gestorben, dagegen verstarben von den Patienten, die nach einer Nachbeobachtungszeit von 5 Jahren noch erscheinungsfrei waren, in den folgenden Jahren nur Patienten mit Melanomen mittlerer Tumordicke (1,70-3,64 mm) an der Erkrankung (s. Tabelle 28.6) [13]. Die Annahme, daß die Fünfjahresüberlebensrate mit der Heilungsrate ungefähr gleichgesetzt werden kann, trifft daher für diese Untergruppe nicht zu.

Die Tumordicke wird von verschiedenen Arbeitsgruppen in unterschiedliche Klassen eingeteilt. Die Resultate der MCCG zeigten, daß zwischen Sterberisiko und Tumordicke keine lineare Beziehung vorliegt, sondern daß das Sterberisiko eher schrittweise mit der Tumordicke anwächst, wobei Stufen erkennbar sind, an denen das Risiko steiler ansteigt [7]. Mit Hilfe eines Computeralgorithmus, der die Risikosprünge ermitteln sollte, konnten folgende 4 Dickenkategorien abgegrenzt werden: <0,85 mm, 0,85-1,69 mm, 1,70-3,64 mm und ≥3,65 mm. Da sich diese 4 Gruppen von den Breslow-Dickenkategorien geringfügig unterscheiden, geben wir unsere Ergebnisse vergleichend sowohl für diese Intervalle als auch für die Breslow-Intervalle an (s. Tabelle 28.1). Eine ähnliche Analyse verschiedener Gemeinschaftsstudien wäre von Interesse, um nach Möglichkeit allgemeingültige Dickenkategorien festzulegen, mit denen die Prognose anhand der Daten aller Arbeitsgruppen am besten aufgetrennt werden kann.

In dieser Serie bestand eine enge Korrelation zwischen dem Mikrostadium (level of invasion) und der Prognose (s. Tabelle 28.2). Insgesamt war der Level für die Beurteilung der Prognose fast ebenso brauchbar wie die Tumordicke. Patienten mit dem Level III können jedoch mittels Tumordicke in 2 prognostisch unterschiedliche Gruppen (geringes bzw. mittleres bis hohes Risiko) unterteilt werden.

Weiterhin fand sich eine sehr enge Korrelation zwischen Ulzeration und Prognose. Das Merkmal Ulzeration ergänzte die Tumordicke in ihrer Bedeutung für die Beurteilung der Prognose. In dieser Studie erwies sich die Weite der Ulzeration aussagekräftiger als die einfache Feststellung von Vorliegen oder Fehlen einer Ulzeration [6]. Patienten mit Tumoren, deren Ulzeration nur ≤3 mm maß, besaßen keine ungünstigere Prognose als Patienten mit nichtulzerierten Tumoren; dagegen hatten Patienten mit einer Ulzeration von mehr als 3 mm eine wesentlich schlechtere Prognose [6].

Von der MCCG wurde auch die prognostische Bedeutung mikroskopischer Satellitenherde betont (einzelne Tumornester mit einem Durchmesser von weniger als 0,05 mm, die von der Hauptmasse des Tumors durch normales kollagenes Bindegewebe oder subkutanes Fett getrennt sind) [6]. In dieser Serie betrug die Fünfjahresüberlebensrate bei histologischen Satellitenherden 52%, gegenüber 91%, wenn keine Satelliten vorhanden waren. Für Patienten mit Tumoren im Level IV war dies ein zusätzlicher Prognosefaktor. In der vorliegenden Studie war die prognostische Bedeutung histologisch erkennbarer Satellitenherde größer als die der Ulzeration.

Verschiedene Prognosefaktoren, insbesondere Ulzeration, histologische Satellitenherde und die Mitoserate schienen stark miteinander zu korrelieren. Der signifikanteste Faktor jeder Analyse unterschied sich jedoch von Untergruppe zu Untergruppe.

Vielfach ließen sich wichtige prognostische Schlüsse aus der makroskopischen Untersuchung des Primärtumors ziehen. Wenn der Patient ein Höhenwachstum des Tumors festgestellt hatte, war ein Level III oder mehr am wahrscheinlichsten (Level III-V 60%) und eine Tumordicke von < 0,85 mm weniger wahrscheinlich (36%) [22, 23]. Flach erhabene Tumoren besaßen eine sehr günstige Prognose (Metastasierungsrate nach 7,5 Jahren 11%), dagegen war die klinische Prognose bei Tumoren mit klinisch erkennbaren größeren Ulzerationen (>80% der Tumoroberfläche) sehr ungünstig (Metastasierungsrate nach 7,5 Jahren 85%) [11]. Einen prognostischen Einfluß hatten auch die Lokalisation der Knotenbildung (zentral oder marginal; 33% gegenüber 66% Metastasierungsrate nach 7,5 Jahren) und der Knotendurchmesser [11].

Überraschend an den vorliegenden Daten war, daß die Tumordicke auch bei histologisch nachgewiesenen Lymphknotenmetastasen (klinisches Stadium I, pathologisches Stadium II) das wichtigste prognostische Merkmal blieb [17]. Bei einer Dicke des Primärtumors von ≤3,5 mm und weniger als 4 metastatisch befallenen Lymphknoten (oder Befall von weniger als 20% der untersuchten Lymphknoten) betrug die erscheinungsfreie Überlebensrate nach 5 Jahren 80%, gegenüber etwa 20% bei Primärtumoren von mehr als 3,5 mm Tumordicke.

Überlebensraten

Die Überlebensraten für die einzelnen Tumorstadien sind in Tabelle 28.2 dargestellt. Die Gesamtüberlebensrate für das maligne Melanom im klinischen Stadium I war recht hoch (85%). Da in dieser Studie die Low-risk-Patienten (mit einer Fünfjahresüberlebensrate von 95% oder darüber) mit 60% der Patienten überwogen, überrascht die günstige Gesamtprognose nicht. Trotz dieser relativ guten Prognose betrug die Fünfjahresüberlebensrate bei der Patientenuntergruppe mit einem Primärtumor von ≥3,65 mm Tumordicke im klinischen Stadium I nur 42%.

Es ist unbedingt notwendig, zwischen Patienten mit nur histologisch erkennbaren Lymphknotenmetastasen (klinisches Stadium I, pathologisches Stadium II) und Patienten mit klinisch-makroskopischem Lymphknotenbefall (klinisches Stadium II, pathologisches Stadium II) zu unterscheiden. Diese beiden Gruppen sollten für einen exakten Vergleich der Ergebnisse gesondert analysiert werden. Die Prognose nach 5 Jahren war für Patienten im klinischen Stadium II etwas schlechter (30%) als für Patienten im klinischen Stadium I und pathologischem Stadium II (42%). Dieser Unterschied ist noch größer, wenn man berücksichtigt, daß 5 von 33 Patienten im klinischen Stadium II histologisch tumorfreie Lymphknoten aufwiesen und als Stadium I hätten klassifiziert werden müssen. Nach Eliminierung dieser 5 Patienten betrugen die Ein-, Drei- und Fünfjahresüberlebensraten bei den restlichen 28 Patienten im klinischen und pathologischen Stadium II 68, 43 und 18%. Die relativ günstige Prognose der Patienten im klinischen Stadium I bei pathologischem Stadium II mit einem Primärtumor von ≤3,5 mm und weniger als 4 Lymphknoten (oder mit einem Befall von weniger als 20% der Lymphknoten) wurde bereits diskutiert. Eine ähnlich günstige Prognose einer vergleichbaren Patientengruppe wird auch von der UCLA [1] berichtet.

Behandlung

Die Mehrzahl der Patienten in dieser Studie wurde von nur wenigen Chirurgen an der NYU und am MGH behandelt. Diese entwickelten kürzlich ein chirurgisches Protokoll, das auf dem Mikrostadium (level of invasion) des Primärtumors beruht.

Sicherheitsabstände bei der Exzision des Primärtumors

Mit Ausnahme der Lentigo maligna-Melanome (LMM) wurde bei allen Melanomtypen eine weite lokale Exzision mit 4–5 cm Sicherheitsabstand durchgeführt. Sie reichte bis zur Faszie oder schloß diese ein. Eine plastische Deckung mit einem Spalthauttransplantat erfolgte, wenn ein primärer Wundverschluß nicht möglich war. Bei einem LMM wird ein Sicherheitsabstand von mindestens 1 cm empfohlen. Seit kurzem raten wir zu engeren Sicherheitsabständen [2, 10]. Derzeit werden Tumoren mit einer Dicke von <0,85 mm mit einem Sicherheitsabstand von 1,5 cm exzidiert und nach Möglichkeit primär verschlossen. Sicherheitsabstände von nicht mehr als 3 cm sind bei Tumoren mit einer Dicke von 0,85 mm und mehr üblich [10]. Bisher beobachteten wir bei diesen chirurgischen Sicherheitsabständen keinen Anstieg der Lokalrezidivrate [2].

Elektive regionäre Lymphknotendissektion

Während der Dauer der Studie (1972–1977) wurde die Entscheidung zur elektiven regionären Lymphknotendissektion (ELKD) nach dem Mikrostadium (level of invasion) getroffen. Die elektive Dissektion empfahlen wir bei Patienten mit einem Tumor im Level III oder darüber und wenn der Lymphabfluß in nur eine Region erfolgte. Bei Patienten mit LMM wurde eine elektive Lymphknotendissektion nicht durchgeführt.

Obwohl die MCCG im April 1979 davon ausging, daß bei Patienten mit einer Tumordicke zwischen 2 und 3,5 mm eine ELKD Vorteile bringt [18], zeigte eine spätere Analyse, die sich auf alle Tumordickenkategorien bezog, keine signifikanten Unterschiede in den Überlebensraten von Patienten mit und ohne ELKD. Zusätzlich wurde der prognostische Einfluß der ELKD bei allen Auswertungen für das Stadium I untersucht, sie zeigte sich jedoch nie als unabhängige Variable. Wie an anderer Stelle ausführlich beschrieben [9, 12], verlängert die ELKD nur bei 5-15% der Melanompatienten mit mittlerem Risiko die Überlebenszeit. Eine viel größere Studie als die der MCCG wäre erforderlich, um einen Nutzen mit der statistischen Signifikanzschwelle von 5% nachzuweisen.

Derzeit liegt die Entscheidung zur ELKD bei jedem einzelnen Chirurgen, sie wird unterschiedlich gehandhabt und basiert auf der Dicke des Primärtumors. Die minimale Tumordicke, ab der eine Indikation zur ELKD erwogen wird, liegt je nach Chirurg bei 1,7-2 mm. Bei Patienten mit Rumpfmelanom und möglicherweise bilateralem Lymphabfluß erfolgt eine Lymphszintigraphie zur Darstellung der Lymphdrainage. Bei vielen dieser Patienten konnte eine Drainage zu mehr als einem Lymphknotengebiet nachgewiesen werden. Bilaterale ELKD wurden nicht durchgeführt. Die derzeitige Einstellung zur ELKD ist an der NYU geringfügig anders als am MGH, da die ELKD hier freizügiger angewandt wird. Einige Chirurgen an der NYU empfehlen eine ELKD bereits bei 1 mm Tumordicke, die meisten Chirurgen halten sich jedoch an eine minimale Dicke von 1,5 mm.

Adjuvante Therapie

Am MGH wurde zwischen 1975 und 1982 eine Studie zur adjuvanten Therapie mit BCG (Bacillus Calmette-Guérin) und DTIC (Dacarbazin) bei Patienten mit High-risk-Melanom (Level III und Tumordicke >1,5 mm oder Level IV bzw. V) und bei Patienten im Stadium II, die radikal operiert werden konnten, durchgeführt. Verglichen mit einer Kontrollgruppe, die nur BCG erhielt, schien die Kombination erfolgreich zu sein [24]. Da verschiedene andere Studien jedoch keinen Nutzen dieser Kombinationsbehandlung zeigten, empfehlen wir derzeit keine adjuvante Therapie.

Diese Studie wurde zum Teil gefördert durch: National Cancer Institute (R-10-CA-13651-01), Marion Gardner Jackson Trust, NIH Research Training Grant Nr. 5 T 32 AM 07190-05, National Institute of Occupational Safety and Health Grant Nr. R01 0H00915, National Cancer Institute Grant Nr. 2 RIO CA 1366-05, Rudolf L. Baer Foundation for Diseases of the Skin, Skin Cancer Foundation und Department of Energy Grant Nr. EY-76-C-02-3077.

Dies ist eine Publikation der Melanoma Clinical Cooperative Group. Die folgenden Personen sind oder waren Mitglieder der Melanoma Clinical Cooperative Group am Massachusetts General Hospital oder am New York University Medical Center:

Massachusetts General Hospital

Thomas B. Fitzpatrick, M. D., Ph. D., wissenschaftlicher Leiter
Arthur J. Sober, M. D., Direktor des Melanomregisters
Anthony B. Cosimi, M. D.
Calvin L. Day jr., M. D.
Arthur R. Rhodes, M. D.
Robert A. Lew, Ph. D.
John Kaiser, M. D.
Ronald A. Malt, M. D.
Martin C. Mihm jr., M. D.
Barbara Pearson, M. S.
John Raker, M. D.
William C. Wood, M. D.

New York University

Alfred W. Kopf, M. D., wissenschaftlicher Leiter
A. Bernhard Ackermann, M. D.
Daniel C. Baker, M. D.
Robert S. Bart, M. D.
Julian Brown
Jean-Claude Bystryn, M. D.
Phillip Casson, M. D.
Jay Cooper, M. D.
Neil I. Dubin, Ph. D.
Robert J. Friedman, M. D.
Frederick M. Golomb, M. D.
W. Robson Grier, M. D.
Stephen L. Gumport, M. D.
Matthew N. Harris, M. D.
Patrick Hennessey, M. D.
Marcia Levenstein, D. Sc.
Mark H. Levin, M. D.
George Lipkin, M. D.
Medwin M. Mintzis, M. D.
Mirian Moseson
Franco M. Muggia, M. D.
Bernard S. Pasternack, Ph. C.
Gerald H. Pitman, M. D.
Geraldine Richards
Darrel S. Rigel, M. D.
René Rodriquez Sains, M. D.
Daniel F. Roses, M. D.
Harold Sage, M. D.
Quentin Valensi, M. D.
Fred Valentine, M. D.
François Viau

Literatur

1. Callery C, Cochran AJ, Roe DJ, Rees W, Nathanson SD, Benedetti JK, Elashoff RM, Morton DL (1982) Factors prognostic for survival in patients with malignant melanoma spread to the regional lymph nodes. Ann Surg 196: 69
2. Cosimi AB, Sober AJ, Mihm MC Jr, Fitzpatrick TB (1970) Conservative surgical management of superficially invasive cutaneous melanoma. Cancer 53: 1256
3. Cox DR (1970) Analysis of Binary Data. Chapman & Hall, London
4. Cox DR (1972) Regression model and life tables. J Royal Stat Soc B34: 187
5. Day CL Jr (1982) Subsite concept for metastases in clinical stage I melanoma. Lancet 2: 154
6. Day CL Jr, Harrist TJ, Gorstein F, Sober AJ, Lew RA, Friedman RJ, Pasternack BS, Kopf AW, Fitzpatrick TB, Mihm MC Jr (1981) Malignant melanoma: Prognostic significance of „microscopic satellites" in the reticular dermis and subcutaneous fat. Ann Surg 194: 108
7. Day CL Jr, Lew RA, Mihm MC Jr, Harris MN, Kopf AW, Sober AJ, Fitzpatrick TB (1981) The natural break points for primary-tumor thickness in clinical stage I melanoma. N Engl J Med 305: 1155
8. Day CL Jr, Lew RA, Mihm MC Jr, Sober AJ, Harris MN, Kopf AW, Fitzpatrick TB, Harrist TJ, Golomb FM, Postel A, Hennessey P, Gumport SL, Raker JW, Malt RA, Cosimi AB, Wood WC, Roses DF, Gorstein F, Rigel D, Friedman RJ, Mintzis MM, Grier WR (1982) A multivariate analysis of prognostic factors for melanoma patients with lesions ≥3.65 mm in thickness: The importance of revealing alternative Cox models. Ann Surg 195: 44
9. Day CL Jr, Mihm MC Jr, Lew RA, Harris MN, Kopf AW, Fitzpatrick TB, Harrist TJ, Golomb FM, Postel A, Hennessey P, Gumport SL, Raker JW, Malt RA, Cosimi AB, Wood WC, Roses DF, Gorstein F, Rigel D, Friedman RJ, Mintzis MM, Sober AJ (1982) Prognostic factors for patients with clinical stage I melanoma of intermediate thickness (1.51 mm-3.99 mm): A conceptual model for tumor growth and metastasis. Ann Surg 195: 35
10. Day CL Jr, Mihm MC Jr, Sober AJ, Fitzpatrick TB, Malt RA (1982) Narrower margins for clinical stage I malignant melanoma. N Engl J Med 306: 479
11. Day CL Jr, Mihm MC Jr, Sober AJ, Fitzpatrick TB, Malt RA, Kopf AW, Lew RA, Harrist TJ (1982) Skin lesions suspected to be melanoma should be photographed: Gross morphological features of primary melanoma associated with metastases. JAMA 248: 1077
12. Day CL Jr, Mihm MC Jr, Sober AJ, Harris MN, Kopf AW, Fitzpatrick TB, Lew RA, Harrist TJ, Golomb FM, Postel A, Hennessey P, Gumport SL, Raker JW, Malt RA, Cosimi AB, Wood WC, Roses DF, Gorstein F, Rigel D, Friedman RJ, Mintzis MM (1982) Prognostic factors for melanoma patients with lesions 0.76 mm-1.69 mm in thickness: An appraisal of „thin" level IV lesions. Ann Surg 195: 30
13. Day CL Jr, Mihm MC Jr, Sober AJ, Harris MN, Kopf AW, Fitzpatrick TB, Lew RA, Harrist TJ, Golomb FM, Postel A, Hennessey P, Gumport SL, Raker JW, Malt RA, Cosimi AB, Wood WC, Roses DF, Gorstein F, Rigel D, Friedman RJ, Mintzis MM (1983) Predictors of late deaths among patients with clinical stage I melanoma who have not had bony or visceral metastases within the first five years after diagnosis. J Am Acad Dermatol 8: 864
14. Day CL Jr, Sober AJ, Kopf AW, Lew RA, Mihm MC Jr, Golomb FM, Hennessey P, Harris MN, Gumport SL, Raker JW, Malt RA, Cosimi AB, Wood WC, Roses DF, Gorstein F, Fitzpatrick TB, Postel A (1981) A prognostic model for clinical stage I melanoma of the lower extremity: Location on foot as independent risk factor for recurrent disease. Surgery 89: 599
15. Day CL Jr, Sober AJ, Kopf AW, Lew RA, Mihm MC Jr, Golomb FM, Postel A, Hennessey P, Harris MN, Gumport SL, Raker JW, Malt RA, Cosimi AB, Wood WC, Roses DF, Gorstein F, Fitzpatrick TB (1981) A prognostic model for clinical stage I melanoma of the trunk: Location near the midline is not an independent risk factor for recurrent disease. Am J Surg 142: 247
16. Day CL Jr, Sober AJ, Kopf AW, Lew RA, Mihm MC Jr, Hennessey P, Golomb F, Harris MN, Gumport SL, Raker JW, Malt RA, Cosimi AB, Wood WC, Roses DF, Gorstein F, Postel A, Grier WR, Mintzis MM, Fitzpatrick TB (1981) A prognostic model for clinical stage I melanoma of the upper extremity: The importance of anatomic subsites in predicting recurrent disease. Ann Surg 193: 436
17. Day CL Jr, Sober AJ, Lew RA, Mihm MC Jr, Fitzpatrick TB, Kopf AW, Harris MN, Gumport SL, Raker JW, Malt RA, Golomb FM, Cosimi AB, Wood WC, Casson P, Lopansri S, Gorstein F, Postel A (1981) Malignant melanoma patients with positive nodes and relatively good prognoses: Microstaging retains prognostic significance in clinical stage I melanoma patients with metastases to regional nodes. Cancer 47: 955
18. Day CL Jr, Sober AJ, Lopansri S, Mihm MC Jr, Kopf AW, Fitzpatrick TB (1979) Primary tumor thickness is the major determinant for recurrence in clinical stage I malignant melanoma patients with histologically positive lymph nodes. Clin Res 27: 383A
19. Sober AJ, Blois MS, Clark WH Jr, Fitzpatrick TB, Kopf AW, Mihm MC Jr (1979) Primary malignant melanoma of the skin - 1130 cases from the Melanoma Clinical Cooperative Group. In: Proceedings of the XV International Congress of Dermatology, Mexico, October 1977. Excerpta Medica, Amsterdam
20. Sober AJ, Day CL Jr, Fitzpatrick TB, Lew RA, Kopf AW, Mihm MC Jr (1983) Early death from clinical stage I melanoma. J Invest Dermatol 80: 50S
21. Sober AJ, Day CL Jr, Fitzpatrick TB, Lew RA, Kopf AW, Mihm MC Jr (1983) Factors associated with death from melanoma from 2 to 5 years following diagnosis in clinical stage I patients. J Invest Dematol 80: 53S
22. Sober AJ, Day CL Jr, Kopf AW, Fitzpatrick TB (1983) Detection of „thin" primary melanomas. CA 33: 160
23. Wick MM, Sober AJ, Fitzpatrick TB, Mihm MC Jr, Kopf AW, Clark WH Jr, Blois MS (1980) Clinical characteristics of early cutaneous melanoma. Cancer 45: 2684
24. Wood WC, Cosimi AB, Carey RW, Kaufman SD (1978) Randomized trial of adjuvant therapy for „high risk" primary malignant melanoma. Surgery 83: 677

29 Das Melanom in Italien: Ergebnisse des Nationalen Krebsinstituts in Mailand

N. CASCINELLI, M. NAVA, M. VAGLINI, R. MAROLDA, M. SANTINAMI, D. ROVINI und C. CLEMENTE

Zwischen Januar 1967 und Dezember 1979 wurden am Nationalen Krebsinstitut Mailand (National Cancer Institute of Milan, NCIM) insgesamt 1683 Melanompatienten behandelt. Mailand ist die zweitgrößte Stadt Italiens, liegt 45 Grad nördlicher Breite und 9 Grad östlicher Länge und hat 1,7 Mill. Einwohner. Die Bevölkerungsdichte in diesem stark industrialisierten Teil Italiens beträgt 694 Einwohner/km^2. Mailand hat 3 Wintermonate mit einer durchschnittlichen Temperatur von 0 °C und 3 Sommermonate mit einer Durchschnittstemperatur zwischen 23 und 25 °C. Nach Beobachtungen des meteorologischen Observatoriums der Brera in Mailand schwankt die durchschnittliche tägliche Sonnenscheindauer zwischen 8 h, 42 min im Winter und 15 h, 41 min im Sommer. Über ethnische Bevölkerungsgruppen in Mailand liegen keine Informationen vor.

Von den insgesamt 1683 am NCIM behandelten Patienten stammten 70% aus Mailand und Umgebung, die übrigen 30% wurden aus allen Teilen Italiens zugewiesen. Bei 15% war das Melanom noch unbehandelt, bei allen übrigen Patienten war zuvor eine Biopsie durchgeführt worden. Die Datenbank aller Patienten, die auf einem IBM 4331 Computer implementiert war, wurde mit Hilfe des MFS-MEDIC-Systems des NCIM [12] ausgewertet.

Epidemiologie

Nach den jüngsten Daten beträgt die Mortalitätsrate für das maligne Melanom in Italien 1,6/100000 Einwohner/Jahr [1]. Hinsichtlich des Geschlechts wurden keine Unterschiede beobachtet. In Norditalien wurde mit Hilfe eines epidemiologischen Registers der Provinz Varese (50 km von Mailand entfernt) für das Melanom eine jährliche Sterberate von 1,1/100000 bei Männern und von 1,4/100000 Einwohner bei Frauen ermittelt. Die beobachtete Inzidenz 1976 und 1977 bei Männern betrug 2,4/100000 und bei Frauen bei 5,4/100000 Einwohner [3].

Prognosefaktoren

Von den 1683 am NCIM behandelten Patienten zeigten 967 (57%) ein lokalisiertes Melanom (Stadium I), 566 Patienten (34%) regionäre Lymphknotenmetastasen (Stadium II) und die übrigen 150 Patienten (9%) schon zu Beginn der Behandlung Fernmetastasen (Stadium III).

Eine detaillierte Analyse wurde bei einer selektierten Gruppe von 282 Melanompatienten durchgeführt, die folgende Kriterien erfüllten: 1) Vor der definitiven Behandlung am NCIM waren diese Patienten nicht vorbehandelt oder biopsiert worden. 2) Qualitativ gute und repräsentative Schnitte des Primärtumors standen zur Verfügung. In anderer Hinsicht waren diese Patienten nicht selektiert. Die Behandlung erfolgte zwischen 1967 und 1979. Das pathologische Material wurde von einem einzigen Pathologen untersucht, der keine Kenntnis über den klinischen Verlauf des Patienten hatte.

Die statistische Auswertung einer selektierten Gruppe mag fragwürdig sein. Die Verfasser sind jedoch der Meinung, daß eine Beschränkung auf diese Patientengruppe sinnvoll ist, da die Lokalisation der Melanome sowie Alter und Geschlecht der Patienten dieser Gruppe sehr ähnlich der aller Patienten waren und alle prognostischen Kriterien bekannt waren. Die Verteilung der Tumordicke der Melanome entsprach bei der selektierten Gruppe weitgehend den Daten der WHO-Melanomgruppe; die durchschnittliche Dicke der Melanome bei den Patienten der WHO betrug 3,6 mm; 24% der Patienten hatten einen Primärtumor von weniger als 1,5 mm Dicke; bei 29% war der Primärtumor dicker als 4 mm. Dieses Kriterium ließ sich bei den Patienten nicht auswerten, deren Behandlung nach einer an einer anderen Klinik durchgeführten Exzisionsbiopsie erfolgte, da die histologischen Schnitte zur jetzigen Auswertung nicht zur Verfügung standen. Klinische und pathologische Daten der 282 Patienten, die diese Anforderungen erfüllten, sind in Tabelle 29.1 dargestellt.

Tabelle 29.1. Klinische und pathologische Daten der am Nationalen Krebsinstitut in Mailand, Italien, behandelten Melanompatienten (hier sind die Daten einer Untergruppe der 1683 Melanompatienten aufgeschlüsselt, für die alle Informationen vorlagen)

	Pathologisches Stadium			Gesamt
	Stadium I	Stadium II	Stadium III	
Klinische Merkmale				
Anzahl der Patienten	234	45	3	282
Jahr der Erstdiagnose				
≤1960	0%	0%	0%	0%
1961-1965	0%	0%	0%	0%
1966-1970	11%	7%	0%	10%
1971-1975	51%	49%	100%	51%
1976-1980	38%	46%	0%	39%
Medianes Alter	49 Jahre	49 Jahre	49 Jahre	49 Jahre
Geschlecht				
Männlich	39%	58%	67%	42%
Weiblich	61%	42%	33%	58%
Lokalisation des Primärtumors				
Frauen, untere Extremität	36%	9%	33%	32%
Männer, untere Extremität	11%	13%	0%	11%
Frauen, obere Extremität	7%	9%	0%	8%
Männer, obere Extremität	3%	5%	0%	3%
Frauen, Kopf und Hals	9%	5%	0%	8%
Männer, Kopf und Hals	3%	16%	33%	5%
Frauen, Rumpf	9%	20%	0%	10%
Männer, Rumpf	21%	24%	33%	22%
Andere	2%	0%	0%	2%
Pathologische Merkmale				
Tumordicke nach Breslow				
<0,76 mm	7%	10%	0%	8%
0,76-1,49 mm	20%	5%	0%	17%
1,50-2,49 mm	20%	13%	0%	20%
2,50-3,99 mm	28%	13%	0%	25%
≥4,00 mm	25%	59%	100%	31%
Mediane Tumordicke	3,2 mm	5,8 mm	7,0 mm	4,0 mm
Mikrostadium (level of invasion)				
II	12%	7%	0%	11%
III	51%	40%	33%	49%
IV	32%	24%	67%	31%
V	6%	29%	0%	10%
Ulzeration				
Ja	52%	66%	100%	56%
Nein	48%	34%	0%	46%
Melanomtyp				
NM	20%	51%	33%	25%
SSM	75%	49%	67%	71%
LMM	5%	0%	0%	4%

Stadium I

Das mediane Alter der 234 Patienten im Stadium I betrug 49 Jahre. Fast ⅔ waren Frauen. Bei Frauen war das Melanom am häufigsten an den unteren Extremitäten (36% der Patientinnen) und bei Männern am Stamm (21%) lokalisiert. Die Melanome waren dünner als in anderen Studien, die mediane Tumordicke betrug 3,2 mm, 27% der Melanome waren dünner als 1,5 mm (Tabelle 29.1). 51% waren im Level III, 52% ulzeriert und 75% wurden als Superficial-spreading-Melanom (SSM) klassifiziert. Melanome im Level I blieben unberücksichtigt.

67% der Patienten überlebten 5 Jahre, 57% 10 Jahre. Die Korrelation von Geschlecht und Lokalisation des Primärtumors mit dem Überleben war statistisch nicht signifikant (Tabelle 29.2), aber Patienten mit einem Melanom an den unteren Extremitäten hatten die mit Abstand am günstigsten Überlebensdaten (Abb. 29.1). Tumordicke (Abb. 29.2) und Mikrostadium (level of invasion) korrelierten signifikant mit dem Überleben. Kein Patient mit einem Primärtumor von weniger als 0,76 mm Dicke verstarb, dagegen lebten 5 Jahre nach der chirurgischen Behandlung nur noch 30% der Patienten mit einem dicken Melanom (≥ 4 mm; $p = 10^{-7}$). Patienten mit einem ulzerierten Melanom besaßen eine schlechtere Prognose als Patienten mit nichtulzeriertem Melanom, aber der Unterschied war statistisch nicht signifikant (Abb. 29.3; $p = 0{,}10$). Patienten mit nodulärem Melanom wiesen eine signifikant niedrigere Fünfjahresüberlebensrate als Patienten mit Superficial-spreading- und Lentigo maligna-Melanomen auf (Abb. 29.4; $p = 0{,}02$).

Die Gesamtüberlebensrate aller Patienten des NCIM (Fünfjahresüberlebensrate von 66% und Zehnjahresüberlebensrate von 56%) war mit den Ergebnissen der kleinen, selektierten Gruppe fast identisch. Diese Werte standen in Einklang mit den Ergebnissen der WHO-Melanomgruppe. Daß in der Gruppe der 234 Patienten die Unterschiede der Überlebensraten in Abhängigkeit von Ulzeration und Geschlecht statistisch nicht signifikant waren, läßt sich wahrscheinlich auf die relativ kleine Patientenzahl zurückführen. Im Hinblick auf die Ulzeration betrug die beobachtete Überlebensrate der Patienten mit nichtulzeriertem Melanom nach 5 Jahren 72%, gegenüber 59% bei den Patienten mit ulzeriertem Melanom. Das gleiche Ergebnis wurde auch in der größeren, von der WHO-Melanomgruppe publizierten Studie festgestellt: Hier war der Unterschied selbst nach statistischer Berücksichtigung der Tumordicke signifikant (Tabelle 29.3). Dasselbe gilt für den Geschlechterunterschied bei den Überlebensraten: Männer hatten eine niedrigere Fünfjahresüberlebensrate als Frauen (62 gegenüber 70%). In einer größeren Serie ergab sich ein signifikanter Unterschied der Überlebensraten, unabhängig von einer statistischen Berücksichtigung der maximalen Tumordicke (Tabelle 29.3).

Die 4 Kriterien, die bei Melanompatienten im Stadium I signifikant mit der Überlebensrate korrelierten, wurden einer multivariaten Analyse unterzogen. Dabei kam das lineare Regressionsmodell nach Cox zur Anwendung, bei dem die Variablen schrittweise selektiert werden. In Tabelle 29.4 ist dargestellt, daß der dominierende Prognosefaktor in dieser Studie die Tumordicke war. Melanomtyp und Lokalisation waren grenzwertig signifikant ($p = 0{,}05$).

Tabelle 29.2. Überlebensdaten (actuarial method) der am Nationalen Krebsinstitut in Mailand, Italien, behandelten Melanompatienten

	Überlebensrate	
	5 Jahre [%]	10 Jahre [%]
Stadium I		
Globale Überlebensrate	67	57
Geschlecht		
Männlich	62	54
Weiblich	70	59
Lokalisation des Primärtumors		
Untere Extremität	78	68
Obere Extremität	47	33
Kopf und Hals	64	40
Stamm	53	53
Andere	100	100
Tumordicke		
<0,76 mm	100	100
0,76–1,49 mm	86	86
1,50–2,49 mm	78	58
2,50–3,99 mm	70	70
≥4,00 mm	30	27
Mikrostadium (level of invasion)		
II	96	96
III	72	56
IV	57	52
V	27	0
Ulzeration		
Ja	59	49
Nein	72	65

	1 Jahr [%]	3 Jahre [%]	5 Jahre [%]
Stadium II			
Globale Überlebensrate	55	31	27
Tumordicke			
<1,50 mm	100	50	50
1,50–3,99 mm	30	20	0
≥4,00 mm	64	27	21
Ulzeration			
Ja	55	38	21
Nein	52	44	35

Tabelle 29.3. Einfluß von Geschlecht und Ulzeration des Primärtumors auf die Überlebensrate im Stadium I. Ergebnisse des Melanomregisters der WHO

	Anzahl der Patienten	Fünfjahresüberlebensrate [%]	p-Wert[a]	p-Wert[b]
Geschlecht				
Männlich	261	54	10^{-4}	10^{-4}
Weiblich	599	71		
Ulzeration				
Ja	264	53	10^{-9}	10^{-2}
Nein	352	80		

[a] Nicht bereinigt.
[b] Bereinigt hinsichtlich Tumordicke.

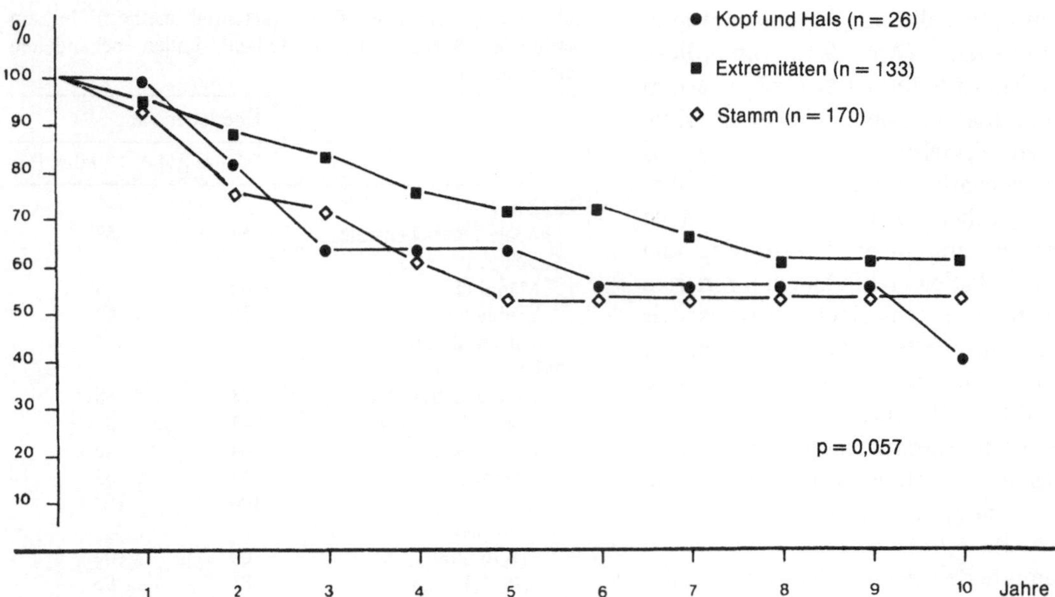

Abb. 29.1. Überlebenskurven von 229 Melanompatienten des Nationalen Krebsinstituts in Mailand im Stadium I, Unterteilung nach Lokalisation. Der p-Wert bezieht sich auf den statistischen Vergleich aller Untergruppen

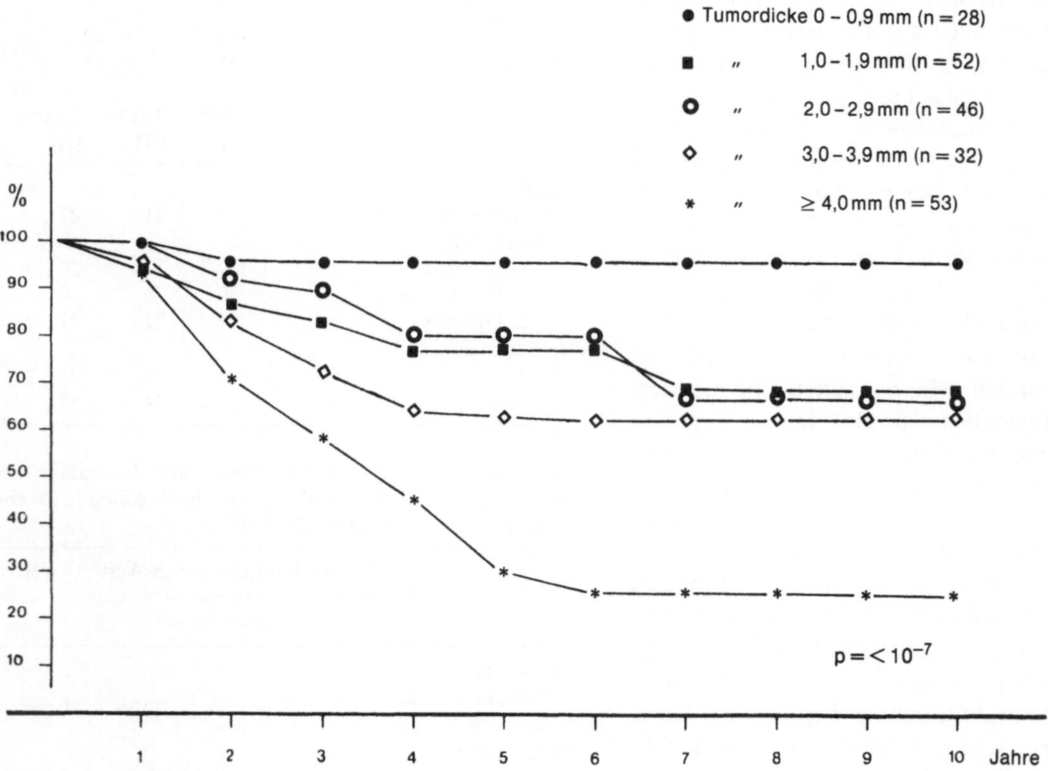

Abb. 29.2. Überlebenskurven von 211 Melanompatienten des Nationalen Krebsinstituts in Mailand im Stadium I, Unterteilung nach Tumordicke. Der p-Wert bezieht sich auf den statistischen Vergleich aller Untergruppen

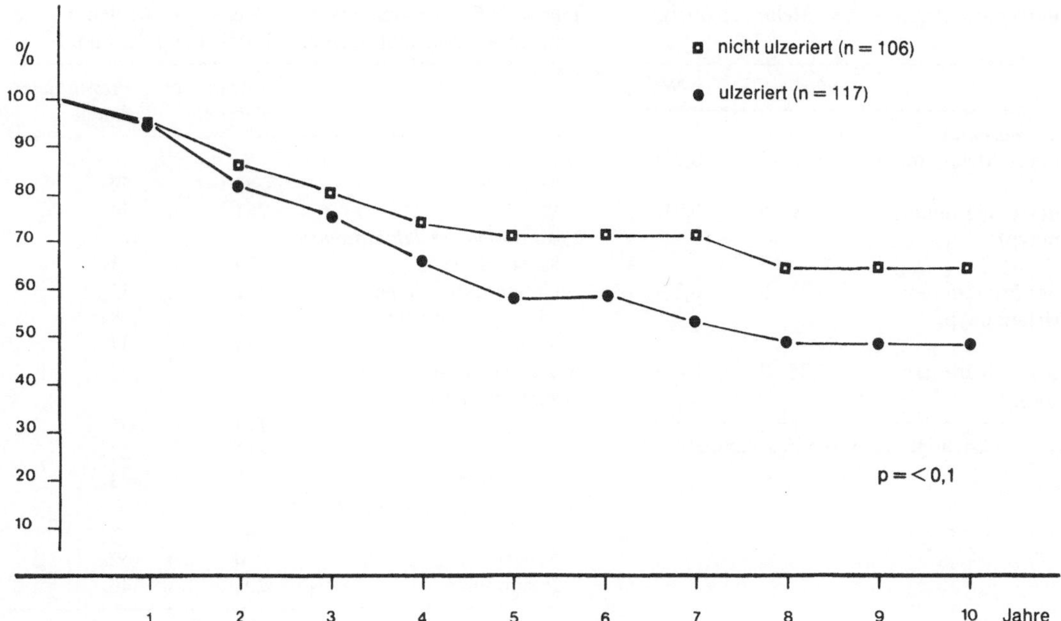

Abb. 29.3. Überlebenskurven von 223 Melanompatienten des Nationalen Krebsinstituts in Mailand im Stadium I, Unterteilung nach der (histologisch bestimmten) Ulzeration. Der p-Wert bezieht sich auf den statistischen Vergleich aller Untergruppen

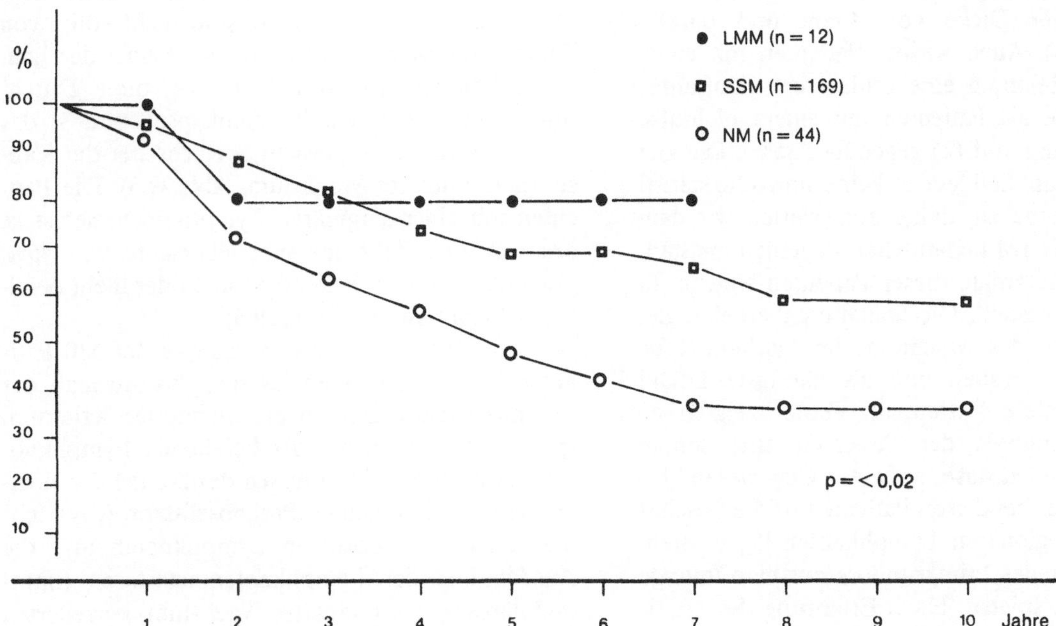

Abb. 29.4. Überlebenskurven von 225 Melanompatienten des Nationalen Krebsinstituts in Mailand im Stadium I, Unterteilung nach dem Melanomtyp. Der p-Wert bezieht sich auf den statistischen Vergleich aller Untergruppen

Tabelle 29.4. Multivariate Analyse bei Melanompatienten im Stadium I

Variable	χ^2	FG	p-Wert
Lokalisation des Primärtumors			
(Tumordicke, Level, Melanomtyp)[a]	5,78	2	0,055
Tumordicke			
(Lokalisation des Primärtumors, Level, Melanomtyp)[a]	11,99	5	0,03
Clark-Level			
(Lokalisation des Primärtumors, Tumordicke, Melanomtyp)[a]	4,23	3	0,2
Melanomtyp			
(Lokalisation des Primärtumors, Tumordicke, Level)[a]	5,84	2	0,053

[a] Bei Bereinigung berücksichtigte Faktoren in Klammern.

Tabelle 29.5. Merkmale von 530 Melanompatienten des Nationalen Krebsinstitut in Mailand, Italien, im Stadium II

	Anzahl der Patienten	Prozentualer Anteil
Geschlecht		
Männlich	267	50
Weiblich	263	50
Lokalisation des Primärtumors		
Kopf und Hals	70	13
Untere Extremitäten	221	42
Obere Extremitäten	44	8
Rumpf	195	37
Anzahl befallener Lymphknoten[a]		
1	179	35
2	112	22
3 oder mehr	223	43
Art der Lymphknotenmetastasen[a]		
Embolisch	41	8
Massiv	270	52
Perinodulär	203	40

[a] Bei 16 Patienten lagen keine Angaben vor.

Stadium II

Nur bei 45 Patienten standen die Daten zur Verfügung, die die oben beschriebenen strengen Kriterien erfüllten. Die Merkmale und Überlebensraten dieser Gruppe sind in den Tabellen 29.1 und 29.2 wiedergegeben. Patienten mit einem Melanom von weniger als 1,5 mm Tumordicke besaßen eine günstigere Fünfjahresüberlebensrate als Patienten mit Tumoren einer Dicke von 4 mm und darüber (50 bzw. 21%). Auch wiesen Patienten mit einem ulzerierten Melanom eine schlechtere Fünfjahresüberlebensrate als Patienten mit einem nichtulzerierten Melanom auf (21 gegenüber 35%). Die kleine Patientenzahl ließ jedoch keine sinnvolle statistische Auswertung zu, daher analysierten wir dann alle 530 am NCIM behandelten Patienten im Stadium II. Die Merkmale dieser Patienten sind in Tabelle 29.5 dargestellt. Die Daten ergaben eine gleiche Verteilung des Melanoms im Stadium II bei Männern und Frauen und als häufigste Lokalisation die untere Extremität. Ferner zeigten die Daten, daß nur ⅓ der Patienten eine solitäre Lymphknotenmetastase aufwies. Der wesentliche Prognosefaktor bei diesen Patienten ist die Beschaffenheit der regionären Lymphknoten [5], während die Parameter des Primärtumors nur eine untergeordnete Rolle spielen. Nach Erfahrung des NCIM korrelierte das Mikrostadium (level of invasion) in der univariaten Analyse signifikant mit der Überlebensrate [5], aber nach Bereinigung um andere Variablen war dies nicht mehr festzustellen.

2 Merkmale der regionären Lymphknotenmetastasen hatten einen signifikanten Einfluß auf das Überleben ($p < 10^{-9}$): das Ausmaß der lymphogenen Metastasierung und die Anzahl positiver Lymphknoten. Im Hinblick auf das Ausmaß der Lymphknotenmetastasen ließen sich 3 Gruppen mit unterschiedlichen Überlebensraten abtrennen: 1) Der/die Lymphknoten ist/sind nicht völlig von Tumor durchsetzt, 2) vollständiger Ersatz des lymphatischen Gewebes durch Tumor, ohne Durchbruch durch die Lymphknotenkapsel, und 3) das metastatische Tumorgewebe überschreitet die Kapsel (perinoduläres Wachstum, Abb. 29.5). Die Patienten mit einer singulären Lymphknotenmetastase besaßen eine Zehnjahresüberlebensrate von 45%, gegenüber 18% bei Patienten mit 3 oder mehr befallenen Lymphknoten (Abb. 29.6).

In einer multivariaten Analyse der 530 Patienten im Stadium II erwies sich das Ausmaß der Lymphknotenmetastasen als wichtigstes Kriterium ($p < 10^{-4}$). Die Anzahl der befallenen Lymphknoten war nach den Ergebnissen des NCIM der einzige weitere signifikante Prognosefaktor ($p = 0{,}05$); die Anzahl der positiven Lymphknoten und die Ausdehnung der Lymphknotenmetastasen (intranoduläres vs. perinoduläres Wachstum) korrelierten eng. So besitzen Patienten mit nur intranodulären Lymphknotenmetastasen häufiger lediglich eine singuläre Lymphknotenmetastase (64%), Patienten mit Invasion des Tumors über die Lymphknoten-

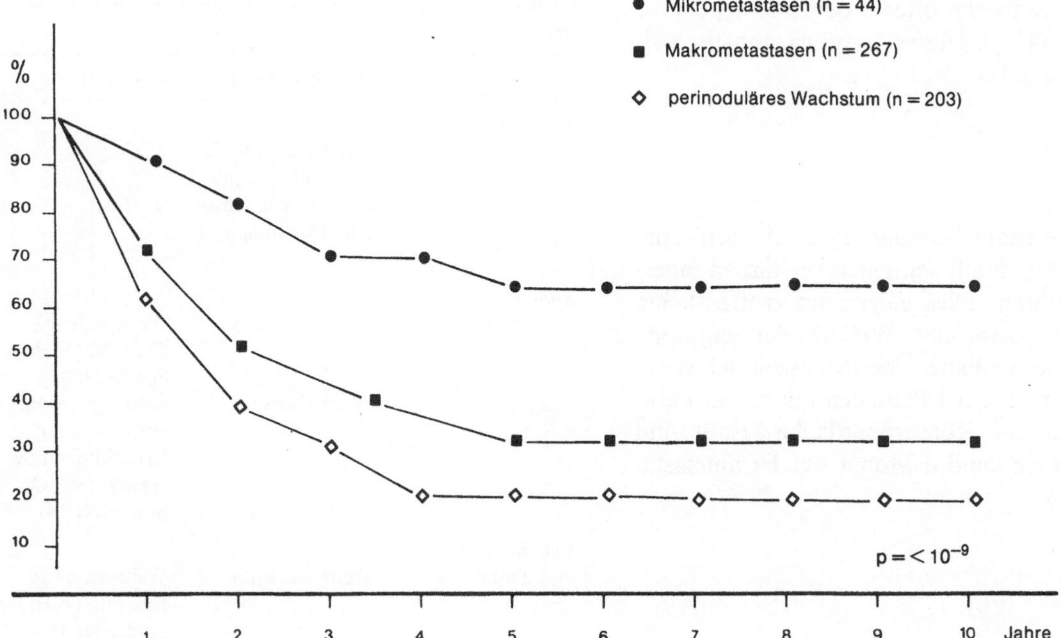

Abb. 29.5. Überlebenskurven von 514 Melanompatienten des Nationalen Krebsinstituts in Mailand im Stadium II, Unterteilung nach Typ der Lymphknotenmetastasen. Der p-Wert bezieht sich auf den statistischen Vergleich aller Untergruppen

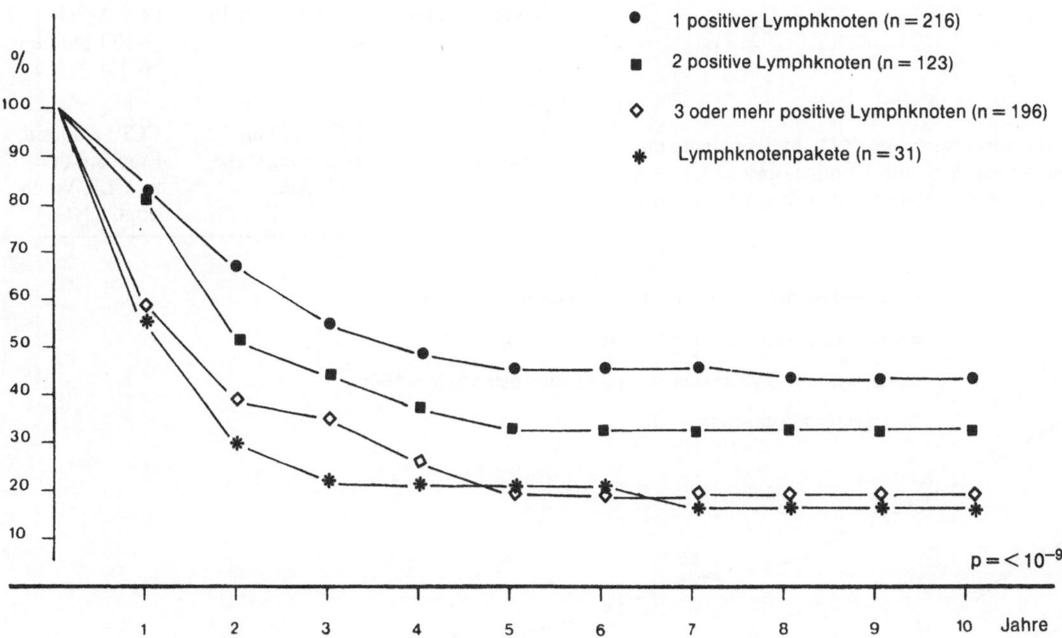

Abb. 29.6. Überlebenskurven von 566 Melanompatienten des Nationalen Krebsinstituts in Mailand im Stadium II, Unterteilung nach Anzahl der metastatisch befallenen Lymphknotenmetastasen. Der p-Wert bezieht sich auf den statistischen Vergleich aller Untergruppen

kapsel hinaus hingegen öfter 3 oder mehr positive Lymphknoten (43%). Dieser Trend ist statistisch signifikant (p < 0,001).

Stadium III

Jede Organmetastase bedeutet eine sehr schlechte Prognose. Praktisch alle Patienten verstarben innerhalb von 2 Jahren. Dies zeigen unveröffentlichte Daten des Registers der WHO-Melanomgruppe (Abb. 29.7). Die mediane Überlebenszeit schwankt zwischen 9 Monaten bei Patienten mit ersten Fernmetastasen an der Körperoberfläche (Haut und Fernlymphknoten) und 1 Monat bei Hirnmetastasen (Abb. 29.7).

Behandlung

Das Vorgehen hängt streng vom Krankheitsstadium ab. Im allgemeinen kommen Patienten im Stadium I und II primär für eine chirurgische Behandlung in Frage, während bei Patienten im Stadium III eine Chemotherapie erwogen wird. Die derzeitigen Behandlungsmethoden am NCIM sind nachfolgend beschrieben und in Tabelle 29.6 zusammengefaßt.

Tabelle 29.6. Therapie am Nationalen Krebsinstitut, Mailand

	Heutiger Stand	In Erprobung
Stadium I		
Kopf und Hals	Weite Exzision, Sicherheitsabstände so groß, wie plastische Deckung möglich	
Rumpf		
< 2 mm	Weite Exzision	Weite vs. enge Exzision (WHO-Studie Nr. 10)
≥ 2 mm	Weite Exzision	Sofortige (elektive) vs. spätere Lymphknotendissektion (WHO-Studie Nr. 14)
Extremitäten		
< 2 mm	Weite Exzision	Weite vs. enge Exzision (WHO-Studie Nr. 1)
≥ 2 mm	Weite Exzision	
Lokalrezidive (oder In-Transit-Metastasen)		
Alle Lokalisationen	Weite Exzision und Lymphknotendissektion (wenn möglich)	
Extremitäten	Hypertherme Perfusion	
Stadium II		
Alle Lokalisationen	Weite Exzision und Lymphknotendissektion	Wirksamkeit von Poly A-Poly U (WHO-Studie Nr. 13)
Stadium III		
Alle Lokalisationen	DTIC 300 mg/m^2 × 5 Tage, alle 4 Wochen	CCP, Vindesin, Etoposid (VP-16) vs. CLP, Vindesin, CCNU

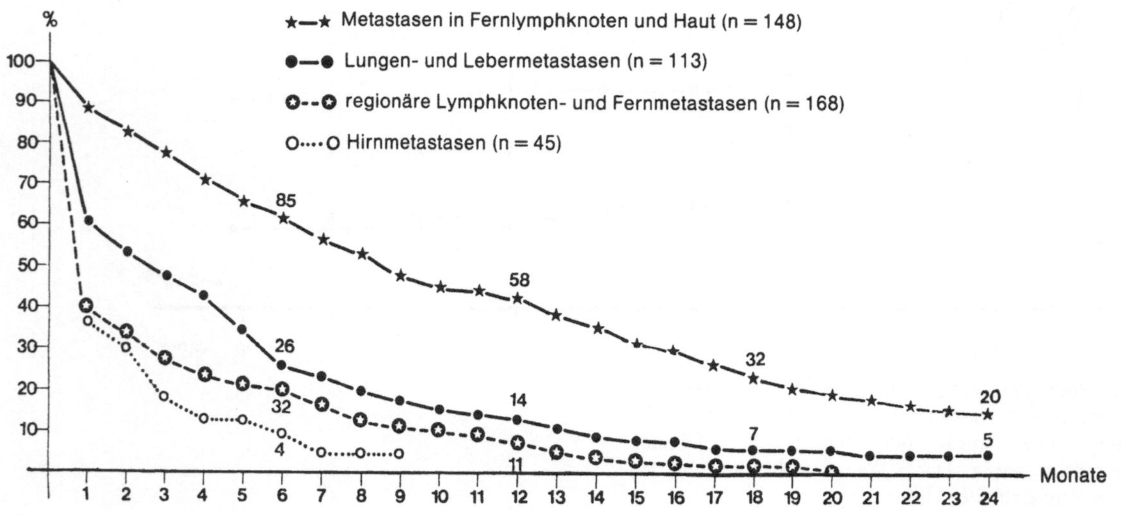

Abb. 29.7. Überlebenskurven von 474 Melanompatienten des WHO-Melanomregisters mit Fernmetastasen, Unterteilung nach Lokalisation der Metastasen. Der p-Wert ist nicht signifikant

Stadium I

Chirurgie des Primärtumors

Die weite Exzision des Melanoms ist unabhängig von der Tumordicke die Behandlung der Wahl. Die Exzision wird mit einem allseitigen Sicherheitsabstand von 3-5 cm ab makroskopischem Tumorrand durchgeführt und schließt eine etwas größere Fläche subkutanen Fettgewebes und Muskelfaszie ein. Die Lokalrezidivrate bei Extremitätenmelanomen im klinischen Stadium I liegt (unabhängig von einer etwaigen Vornahme einer elektiven Lymphknotendissektion (ELKD)) bei etwa 2% [8]. Bei Melanomen im Gesicht wird die Weite der Exzision entsprechend reduziert.

Die Frage, wie weit der Sicherheitsabstand gewählt werden soll, ist wichtig, aber bisher noch nicht eindeutig geklärt [10]. Nach den Daten der WHO-Melanomgruppe [4] hat die Weite der Sicherheitsabstände keinen Einfluß auf die Mortalität. Die Beurteilung der Häufigkeit von Lokalrezidiven ist relativ problematisch, da es sich immer nur um einen geringen Wert handelt, falls lediglich Patienten im Stadium I berücksichtigt werden. Bei der Verwendung der Daten von Patienten im Stadium I und II besteht eine sehr enge und hoch signifikante Korrelation zwischen Tumordicke und Lokalrezidivrate.

Chirurgie der regionären Lymphknoten

Das wichtigste Problem bei der chirugischen Behandlung der Lymphknoten betrifft die Dissektion klinisch nicht befallener regionärer Lymphknoten. Am NCIM wurde bis 1967 die ELKD routinemäßig durchgeführt, danach nahmen wir an einer randomisierten klinischen Studie zu dieser Frage teil. Die Ergebnisse dieser Studie der WHO-Melanomgruppe ergaben, daß eine elektive Lymphknotendissektion die Überlebensraten nicht verbessert [7, 8]. Nachdem diese Untersuchungen gezeigt hatten, daß die ELKD keinen eindeutigen Gewinn für die Behandlung der Melanompatienten im Stadium I bedeutet, führen wir diesen zusätzlichen operativen Eingriff nicht mehr durch. Die Patienten werden engmaschig nachuntersucht und falls später klinisch Lymphknotenmetastasen auftreten, führen wir eine therapeutische Lymphknotendissektion durch. Es muß betont werden, daß es sich bei der radikalen Lymphknotendissektion nicht um einen kleinen Eingriff handelt, denn die Rate postoperativer Komplikationen ist nach den Ergebnissen des NCIM nicht zu vernachlässigen. Besonders bei der Dissektion der Leistenlymphknoten treten häufiger Komplikationen auf als bei der axillären und bei der Halslymphknotendissektion.

Die Frage stellt sich, ob sich die Ergebnisse der prospektiven WHO-Studie, in der nur Extremitätenmelanome erfaßt wurden, auch auf Melanome des Kopfes und Halses oder des Stammes übertragen lassen. Im Prinzip gibt es keinen biologischen Grund, warum sich Melanome an anderen Lokalisationen anders verhalten sollten. Dennoch wird von der WHO-Melanomgruppe derzeit eine randomisierte klinische Studie zur Beurteilung des Wertes der ELKD bei Patienten mit über 2 mm dicken Melanomen am Stamm durchgeführt.

Chirurgie regionärer Rezidive

Ein Lokalrezidiv kann am Ort der Exzision des Primärtumors oder in unmittelbarer Nachbarschaft entstehen (d.h. innerhalb von 5 cm). Die chirurgische Exzision ist die Behandlung der Wahl, wenn ein Melanom als singulärer kutaner oder subkutaner Knoten rezidiviert [10]. Bei Patienten im Stadium I ist die Häufigkeit solcher Rezidive relativ niedrig (am NCIM 2%), bei Patienten im Stadium II jedoch höher. Im WHO-Melanomregister ist bei 48 von 2066 chirurgisch behandelten Patienten (2%) ein Lokalrezidiv dokumentiert. Interessanterweise trat bei 26 Patienten innerhalb der ersten 3 Jahre ein weiteres Rezidiv oder Metastasen auf.

Das NCIM befürwortet eine weite Exzision der Lokalrezidive mit ähnlich breiten Sicherheitsabständen wie sie in der Regel für den Primärtumor angewandt werden, besonders wenn die Lymphknoten klinisch tumorfrei sind. In ausgewählten Fällen mit massiven Rezidiven an den Extremitäten oder multiplen In-Transit-Metastasen, die sich für eine hypertherme Perfusion nicht eignen, oder bei einem Befall von Nerven oder größeren Blutgefäßen können erweiterte Amputationen (z.B. eine Schulter- oder eine interskapulothorakale Amputation für die obere Extremität oder eine Exartikulation in der Hüfte für die untere Extremität) indiziert sein.

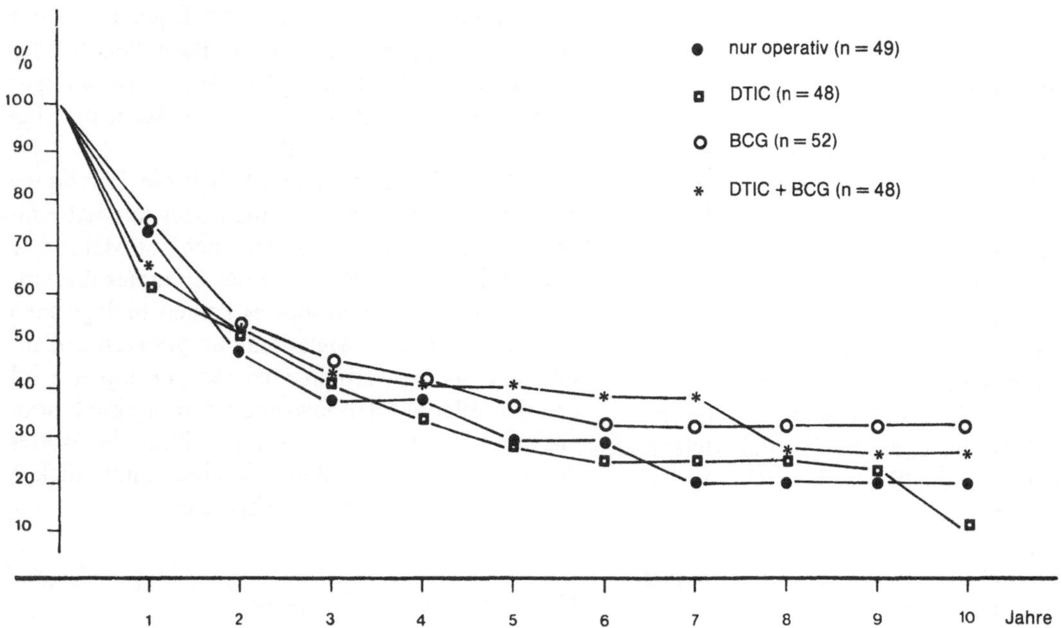

Abb. 29.8. Überlebenskurven von 197 Melanompatienten, die in die klinische Studie der WHO-Melanomgruppe über adjuvante Therapie aufgenommen wurden. Der p-Wert ist nicht signifikant

Stadium II

Regionäre Lymphknoten

Es besteht Übereinstimmung über die Notwendigkeit, offensichtlich befallene Lymphknotenregionen zu dissezieren, sofern keine anderen Zeichen der Tumordissemination vorliegen. Die regionäre Lymphknotendissektion wird bisweilen in Kontinuität mit dem Primärtumor durchgeführt, falls der Primärtumor nicht zu weit von der Lymphknotenregion entfernt ist. Nach Erfahrungen des NCIM wird die Häufigkeit der In-Transit-Metastasen jedoch nicht dadurch beeinflußt, ob eine Lymphknotendissektion en bloc oder diskontinuierlich vorgenommen wird. Bei 83 Patienten im Stadium II mit einem Extremitätenmelanom traten In-Transit-Metastasen bei 4 von 52 durch En-bloc-Dissektion behandelten Patienten und bei 1 von 31 diskontinuierlich disseziérten Patienten auf [11].

Die Ergebnisse der chirurgischen Eingriffe waren für Melanompatienten im Stadium II schlecht, nur 33% überlebten den chirurgischen Eingriff 5 Jahre. Ein hoher Prozentsatz der Patienten entwickelte trotz mehr als ausreichender chirurgischer Eingriffe Fernmetastasen.

Stellenwert der adjuvanten Therapie

Das NCIM nahm an der Studie zur adjuvanten Therapie unter der Leitung der WHO als eines der größten Zentren teil [6]. Ziel dieser Studie war der Vergleich von 4 Behandlungsverfahren: 1) nur Dacarbazin (DTIC), 2) nur Bacillus Calmette-Guérin (BCG), 3) DTIC plus BCG oder 4) Beobachtung ohne Nachbehandlung nach dem chirurgischen Eingriff. Alle Patienten hatten dokumentierte Lymphknotenmetastasen (Stadium II). Die Ergebnisse zeigen, daß die adjuvante Therapie weder das Überleben insgesamt noch das krankheitsfreie Überleben beeinflußte (Abb. 29.8). Das Scheitern dieser Therapie liegt wahrscheinlich an der niedrigen antikanzerogenen Wirkung beider Agenzien. Jedes therapeutische Vorgehen auf dem Gebiet der adjuvanten Behandlung muß als experimentell angesehen werden. Keine adjuvante Therapie kann einen radikalen chirurgischen Eingriff ersetzen, der nachweislich die einzige erfolgreiche Behandlung für das maligne Melanom im Stadium II ist.

Behandlung der In-Transit-Metastasen

Die Wahl der Behandlung hängt von der Lokalisation ab. Im allgemeinen führen wir eine systemische Chemotherapie durch. Bei In-Transit-Metastasen an den Extremitäten sind, wie in Kap. 10 beschrieben, die hypertherme Perfusion und die regionäre Chemotherapie über extrakorporale Zirkulation die Behandlung der Wahl. Am NCIM wird mit Melphalan (1,2-1,5 mg/kg) bei einer Temperatur von 40-41 °C 1 h lang perfundiert.

Fernmetastasen

Fernmetastasen können mit systemischen Chemotherapeutika behandelt werden. Am NCIM wird eine Monotherapie (DTIC) verabreicht in einer Dosierung von 300 mg/m^2 intravenös an 5 aufeinanderfolgenden Tagen, alle 4 Wochen. Obwohl viele Zytostatikakombinationen erprobt wurden, zeigten die Ergebnisse beim fortgeschrittenen Melanom keine eindeutige Überlegenheit irgendeiner Kombination gegenüber DTIC-Monotherapie [2]. Dies wurde auch durch eine Studie der WHO-Melanomgruppe bestätigt [2].

In einer weiteren randomisierten prospektiven klinischen Studie der WHO-Melanomguppe wurde alleinige DTIC-Chemotherapie mit kombinierter Chemoimmunotherapie mit BCG bzw. Corynebacterium parvum verglichen. Die Daten von 196 Patienten mit fortgeschrittener Erkrankung, die zwischen 1976 und 1980 behandelt wurden, konnten ausgewertet werden. Die Ergebnisse zeigten keinen statistisch signifikanten Unterschied zwischen den 3 Therapiegruppen. 25 Patienten (13%) wiesen eine komplette und 18 Patienten (9%) eine partielle Tumorregression auf, was einer Gesamtresponserate von 22% für die auswertbaren Patienten entspricht [9].

Literatur

1. Annuario di statistiche sanitarie, Istituto Centrale di Statistica, Vol XXII. Edizione 1977, Rome
2. Bajetta E, Beretta G, Bonadonna G, Canetta R, Veronesi U (1979) A review of the WHO Trials for the treatment of the patients with advanced melanoma. In: Kumar S (ed) Advances in Medical Oncology Research and Education. Pergamon Press, New York, p 91
3. Berrino F, Crosignani P, Riboli E, Vigano C (1981) Epidemiologia dei tumori maligni: Incidenze e mortalita in privincia di Varese. Notizie Sanita 31: 1
4. Cascinelli N, van der Esch EP, Breslow A, Morabito A, Bufalino R (1980) Stage I melanoma of the skin: The problem of resection margins. Eur J Cancer 16: 1079
5. Nava M, Santinami M, Bajetta E, Marolda R, Vaglini M, Clemente C, Cascinelli N (1982) Il melanoma cutaneo con metastasi ai linfonodi regionali (stadio II): Diagnosi, terapia, prognosi. Argomenti di Oncologia 3: 119
6. Veronesi U, Adamus J, Aubert C, Bajetta E, Beretta G, Bonadonna G, Bufalino R, Cascinelli N, Cocconi G, Durand J, DeMarsillac J, Ikonopisov RL, Kiss B, Lejeune F, MacKie R, Madej G, Mulder H, Mechl Z, Milton GW, Morabito A, Peter H, Priario J, Paul E, Rumke P, Sertoli R, Tomin R (1982) A randomized trail of adjuvant chemotherapy and immunotherapy in cutaneous melanoma. N Engl J Med 307: 913
7. Veronesi U, Adamus J, Bandiera DC, Brennhovd IO, Caceres E, Cascinelli N, Claudio F, Ikonopisov RL, Javorskj VV, Kirov S, Kulakowski A, Lacour J, Lejeune F, Mechl Z, Morabito A, Rodé I, Sergeev S, van Slooten E, Szczygiel K, Trapeznikov NN, Wagner RI (1977) Inefficacy of immediate node dissection in stage I melanoma of the limbs. N Engl J Med 297: 627
8. Veronesi U, Adamus J, Bandiera DC, Brennhovd IO, Caceres E, Cascinelli N, Claudio F, Ikonopisov RL, Javorski VV, Kirov S, Kulakowski A, Lacour J, Lejeune F, Mechl Z, Morabito A, Rodé I, Sergeev S, van Slooten E, Szczygiel K, Trapeznikov NN, Wagner RI (1982) Delayed regional lymph node dissection in stage I melanoma of the skin of the lower extremities. Cancer 49: 2420
9. Veronesi U, Aubert C, Bajetta E, Beretta G, Bonadonna G, Cascinelli N, De Marsillac J, Ikonopisov RL, Kiss B, Krementz T, Lejeune F, Mechl Z, Milton GW, Morabito A, Mulder P, Pawlicki P, Priario J, Rumke P, Sertoli R, Tomin R, Trapeznikov N, Wagner R (1984) Controlled study with imidazole carboxamide (DTIC), DTIC + Bacillus Calmette-Guerin (BCG), and DTIC + *Corynebacterium parvum* in advanced malignant melanoma. Tumori 70: 41
10. Veronesi U, Bajetta E, Cascinelli N, Clemente C, Rilke F (1978) New trends in the treatment of malignant melanoma. In: Murphy GP (ed) International Advances in Surgical Oncology, Vol 1. Liss, New York, p 113
11. Veronesi U, Cascinelli N, Balzarini GP, et al. (1972) Treatment of regional node metastases. In: McCarthy WH (ed) Melanoma and Skin Cancer. Blight, Sydney, p 417
12. Zonca G (1982) „Il sistema MFS-MEDIC." Techn Inform Radioter Onc, p 75

30 Das Melanom in Dänemark: Ergebnisse der Universitätsklinik Odense

K. T. DRZEWIECKI, H. POULSEN, P. VIBE, C. LADEFOGED und P. K. ANDERSEN

Dieses Kapitel behandelt Prognose und chirurgische Ergebnisse von 648 Patienten, die in der Abteilung für Plastische Chirurgie und in der Strahlenstation der Universitätsklinik Odense in Dänemark zwischen 1964 und 1982 behandelt wurden. Die Patienten stammen aus einem geographisch gut abgegrenzten, aus 3 Verwaltungsbezirken bestehenden Gebiet Dänemarks (Fünen, Südjütland und Ribe) und aus der südlichen Hälfte des Verwaltungsbezirkes Vejle. Dieses Krankenhaus versorgt knapp über 1 Million Einwohner. Geographisch liegt das gesamte Einzugsgebiet in der gemäßigten Klimazone. Es gibt 4 verschiedene, je 3 Monate dauernde Jahreszeiten. Nach Messungen des Dänischen Meteorologischen Instituts betragen die durchschnittlichen Temperaturen in diesen Jahreszeiten 0,5, 6,5, 15,9 und 8,9 °C, die durchschnittliche Sonnenscheindauer liegt bei 1724 h/Jahr.

Die Abteilung für Plastische Chirurgie wurde Mitte 1964 gegründet. Seit 1970 war ein immer stärkerer Zustrom von Melanompatienten aus diesem Einzugsgebiet zu verzeichnen, so daß von diesem Zeitpunkt an die meisten Melanompatienten dieses Gebietes hier behandelt wurden. Aufgrund der zentralisierten Zuweisungen der Melanomfälle zur Behandlung in diese Klinik wurde hier rasch ein Spezialwissen gewonnen, das für viele Aufklärungsprogramme für Ärzte und für die Öffentlichkeit in Dänemark genutzt wurde. Diese positive Entwicklung begann mit der Pionierarbeit von Grete Olsen [11].

Der vorliegende Bericht basiert auf einer retrospektiven Analyse von 648 dokumentierten Melanomfällen der Jahre 1964-1982 (Tabellen 30.1 und 30.2). Zum Vergleich sei darauf hingewiesen, daß zwischen 1963 und 1977 in ganz Dänemark 4303 Neuerkrankungen am malignen Melanom diagnostiziert wurden [1, 2]. Alle histologischen Schnitte wurden nachuntersucht und falls notwendig, Nachschnitte von den ursprünglichen Paraffinblöken angefertigt. In der vorliegenden Zusammenstellung werden nur die Daten der Patienten berücksichtigt, für die histologische Schnitte zur Nachuntersuchung vorlagen. Daher mußten 65 Patienten aus der Studie ausgeschieden werden.

Die statistische Analyse wurde im Februar 1983 anhand der computergerecht verschlüsselten Krankenakten des Krankenhauses in Odense abgeschlossen. Die Nachbeobachtungsrate betrug 100%. Die statistische Auswertung wurde geleitet von der Statistical Research Unit des Danish Medical and Social Science Research Councils.

Diese Studie wurde durch den Regionalen Forschungsfond in Odense finanziell unterstützt.

Die Verfasser danken Frau Lise Hansen von der EDV-Abteilung des Universitätskrankenhauses von Odense für ihre Unterstützung und Mitarbeit.

Epidemiologie

Frauen überwiegen in dieser Serie (61% gegenüber 39% Männer). Dies entspricht der publizierten Geschlechtsverteilung der Melanompatienten in ganz Dänemark zwischen 1963 und 1977 [1, 2]. Auch die Lokalisation der Primärtumoren war mit der aller dänischen Melanompatienten vergleichbar. Für diese Studie wurden Patienten mit einem Melanom im Level I nicht berücksichtigt. Frühere dänische Publikationen bezogen das Melanom im Level I mit ein [1, 2]. Patienten mit solchen präinvasiven Tumoren machten in der ersten Studie aus Odense 6% aus. Vergleichszahlen für alle dänischen Melanompatienten standen nicht zur Verfügung.

Inzidenz

Innerhalb der letzten 10 Jahre kam es zu einem auffälligen Anstieg der an diesem Melanomzentrum behandelten Patientenzahl. So wurden zwischen 1971 und 1975 durchschnittlich 38 neue Patienten, zwischen 1976 und 1980 aber 52 Patienten pro Jahr überwiesen. Die Melanominzidenz für ganz Dänemark betrug in den Jahren 1968-1972 bei Männern

Tabelle 30.1. Klinische und pathologische Daten der dänischen Melanompatienten

	Pathologisches Stadium			Gesamt
	Stadium I	Stadium II	Stadium III	
Klinische Merkmale				
Anzahl der Patienten	632	11	5	648
Jahr der Erstdiagnose				
bis 1960	0%	0%	0%	0%
1961-1965	2%	0%	0%	2%
1966-1970	16%	9%	20%	16%
1971-1975	30%	46%	60%	30%
1976-1980	40%	27%	20%	40%
1981-	12%	18%	0%	12%
Medianes Alter	53 Jahre	56 Jahre	54 Jahre	53 Jahre
Geschlecht				
Männlich	38%	55%	80%	39%
Weiblich	62%	45%	20%	61%
Lokalisation des Primärtumors				
Frauen, untere Extremität	32%	11%	25%	31%
Männer, untere Extremität	7%	11%	25%	7%
Frauen, obere Extremität	10%	0%	0%	9%
Männer, obere Extremität	3%	0%	0%	3%
Frauen, Kopf und Hals	9%	11%	0%	10%
Männer, Kopf und Hals	9%	0%	0%	9%
Frauen, Rumpf	11%	22%	0%	11%
Männer, Rumpf	18%	45%	50%	19%
Andere	1%	0%	0%	1%
Pathologische Merkmale				
Tumordicke nach Breslow				
<0,76 mm	21%	0%	0%	21%
0,76-1,49 mm	24%	0%	0%	23%
1,50-2,49 mm	17%	0%	0%	17%
2,50-3,99 mm	19%	44%	40%	20%
≥4,00 mm	19%	56%	60%	19%
Mediane Tumordicke	1,7 mm	4,0 mm	4,4 mm	1,8 mm
Mikrostadium (level of invasion)				
II	13%	0%	0%	13%
III	44%	18%	20%	44%
IV	35%	46%	40%	35%
V	8%	36%	40%	8%
Ulzeration				
Ja	38%	91%	40%	39%
Nein	62%	9%	60%	61%
Melanomtyp				
NM	19%	45%	20%	19%
SSM	77%	55%	80%	76%
LMM	4%	0%	0%	5%

4,7/100000 Einwohner und bei Frauen 7/100000 [1]. Zwischen 1973 und 1977 stieg die Inzidenz auf 5,8 bzw. 8,2 an [2]. Diese beiden statistischen Beobachtungen verstärken daher den Eindruck, daß die Melanominzidenz in Dänemark zunimmt. Eine ähnliche Tendenz wird in ganz Skandinavien beobachtet [10].

Ein Bericht aus dem Nachbarland Schweden zeigt, daß in den letzten Jahren immer mehr Menschen in Mittelmeerländern Urlaub machen [6]. Entsprechende Zahlen stehen für Dänemark nicht zur Verfügung, aber auch hier ist dieses Urlaubsverhalten beliebt. Dies gilt besonders für die Zeit von September bis Mai. Eine konzentrierte Exposition gegenüber ultravioletter (UV-)Strahlung ist möglicherweise für die Ätiologie des Melanoms besonders wichtig [9]. Daher nehmen wir an, daß das Ansteigen der Melanominzidenz in Dänemark teilweise durch eine zunehmende Exposition gegenüber der UV-Strahlung zu erklären ist.

Tabelle 30.2. Überlebensdaten („actuarial method") der dänischen Melanompatienten

	Überlebensraten		
	5 Jahre [%]	10 Jahre [%]	
Stadium I			
Globale Überlebensrate	82	71	
Geschlecht			
Männlich	76	64	
Weiblich	85	75	
Lokalisation des Primärtumors			
Untere Extremitäten	85	75	
Obere Extremitäten	84	71	
Kopf und Hals	81	72	
Rumpf	78	74	
Tumordicke			
<0,76 mm	98	97	
0,76-1,49 mm	91	87	
1,50-2,49 mm	78	56	
2,50-3,99 mm	73	52	
≥4,00 mm	58	58	
Mikrostadium (level of invasion)			
II	97	97	
III	88	80	
IV	73	54	
V	57	53	
Ulzeration			
Ja	65	51	
Nein	92	84	
	1 Jahr [%]	3 Jahre [%]	5 Jahre [%]
Stadium II			
Globale Überlebensrate	82	56	19
Tumordicke			
<1,50 mm	-	-	-
1,50-3,99 mm	100	50	25
≥4,00 mm	60	60	0
Ulzeration			
Ja	80	50	25
Nein	-	-	-
	6 Monate [%]	1 Jahr [%]	2 Jahre [%]
Stadium III			
Globale Überlebensrate	40	0	0

Zeittrends

Zur Veranschaulichung des Zeittrends in der Diagnose dünner Melanome wurden die Patienten in 2 Gruppen geteilt: Patienten, die bis 1973 behandelt wurden, und später behandelte Patienten (Tabelle 30.3). In der ersten Gruppe hatten 16% der Patienten einen Tumor mit einer Dicke ≤0,76 mm, gegenüber 24% in der zweiten Gruppe. Der Vergleich der medianen Tumordicke und der Ulzeration zeigte, daß nach 1972 behandelte Melanome in der Regel dünner und seltener ulzeriert waren. Dies drückt sich in besseren Fünfjahresüberlebensraten bei dieser Patientengruppe aus. Das deutliche Ansteigen dünner, nichtulzerierter Tumoren legt nahe, daß die Melanome in einem früheren Stadium diagnostiziert wurden. Der Vergleich der Daten deutet auch auf einen steigenden Prozentsatz von Rumpfmelanomen bei beiden Geschlechtern hin, dagegen blieb der Anteil der Melanome an den Extremitäten weitgehend unverändert (Tabelle 30.3).

Tabelle 30.3. Zeittrends beim malignen Melanom im Stadium I in Dänemark

	Jahre	
	1964-1972 (n=179)	1973-1982 (n=453)
Männer		
Extremitäten	27%	26%
Rumpf	44%	54%
Kopf und Hals	29%	20%
Frauen		
Extremitäten	70%	66%
Rumpf	10%	21%
Kopf und Hals	20%	13%
Wichtige Merkmale		
Mediane Tumordicke	2,3 mm	1,5 mm
≤0,76 mm	16%	24%
Ulzeriert	49%	34%
Fünfjahresüberlebensrate	73%	85%

Prognosefaktoren bei Patienten im Stadium I

Fast alle Melanompatienten (98%) dieser Klinik waren klinisch und pathologisch im Stadium I, so daß wir die Analyse der Prognosefaktoren auf dieses Stadium beschränkten (s. Tabellen 30.1 und 30.2). In dieser Serie dänischer Patienten wurde in keinem Fall eine elektive Lymphknotendissektion durchgeführt. Das Krankengut ist daher im Hinblick auf die chirurgische Erstbehandlung einheitlich, im Gegensatz zu Analysen der Prognosefaktoren anderer Institutionen, an denen bei einigen Melanompatienten im Stadium I eine elektive regionäre Lymphknotendissektion durchgeführt wurde, die die Prognose beeinflußt haben könnte. Patienten, bei denen innerhalb von 3 Monaten nach der chirurgischen Erstbehandlung klinisch Lymphknotenmetastasen entdeckt und histologisch gesichert wurden, wurden als Stadium II eingestuft. Ähnlich wurden Patienten mit Lymphknotenmetastasen bei unbekanntem Primärtumor als Stadium II klassifiziert. Stadium III bezieht sich auf histologisch verifizierte Fernmetastasen, die innerhalb von 3 Monaten nach der Erstoperation auftraten.

Bei manchen Patienten war das Melanom zuvor zu diagnostischen Zwecken mit einem engen Sicherheitsabstand exzidiert worden. In einer früheren Publikation dieser Klinik [5] wurde der prognostische Einfluß der Biopsietechnik (Exzisionsbiopsie und nachfolgende Radikaloperation gegenüber sofortigem radikalem chirurgischem Eingriff) bei den zwischen 1964 und 1973 behandelten Patienten (32% der hier analysierten Patienten) beschrieben. Eine präliminare Exzisionsbiopsie hatte auf die Prognose keinen Einfluß, sofern innerhalb von 3 Wochen die Radikaloperation durchgeführt wurde [5]. Deshalb analysierten wir in diesem Zusammenhang alle Prognosefaktoren ohne weitere Untergliederung nach Art der Exzision.

Die kumulativen Fünf- und Zehnjahresüberlebensraten betrugen für alle Patienten 82 und 71% (Abb. 30.1). Diese Ergebnisse sind wesentlich besser als in allen früheren Publikationen aus Dänemark [4, 11]. Der letzte Melanombericht dieser Klinik [4] basierte auf den ersten, zwischen 1964 und 1973 behandelten Patienten. Die Fünf- und Zehnjahresüberlebensraten betrugen damals 71 und 50%.

Die Prognosefaktoren wurden für diesen Bericht getrennt für 2 Patientengruppen analysiert: 1) Das Gesamtkrankengut der zwischen 1964 und 1982 behandelten Patienten und 2) eine Untergruppe hiervon, nämlich die vor 1973 behandelten Patienten. Eine multivariate Analyse wurde nur für die vor 1973 behandelte Patientengruppe durchgeführt.

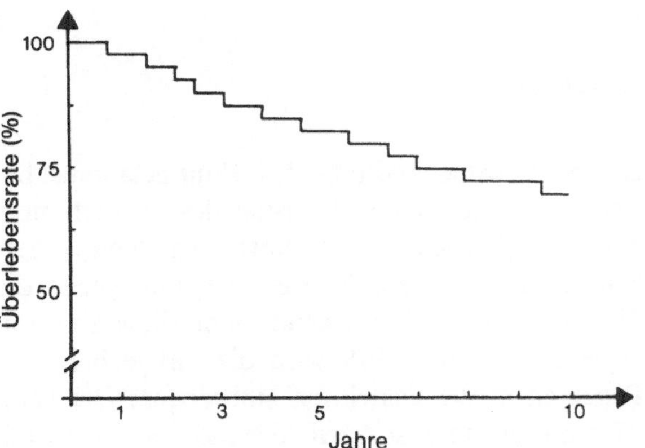

Abb. 30.1. Kumulative Überlebenskurven von 632 Melanompatienten im klinischen Stadium I

vor 1973 behandelte Patientengruppe durchgeführt. Die Analyse konzentrierte sich auf die aussagekräftigsten Prognosefaktoren, wie Geschlecht, Tumordicke und Ulzeration [3, 7, 8].

Pathologische Faktoren

Von den 632 Patienten im pathologischen Stadium I hatten 45% ein Melanom mit einer Dicke von 1,5 mm oder weniger. Die Fünfjahresüberlebensrate dieser Patienten betrug etwa 94% (s. Tabelle 30.2). 19% hatten einen Tumor mit einer Dicke ≥ 4 mm, bei diesen betrug die Fünfjahresüberlebensrate nur 58%. Bei Patienten mit 1,5-3,99 mm dicken Tumoren (36% aller Patienten) zeigte sich während der 10jährigen Nachbeobachtung eine gleichbleibende Mortalität (Abb. 30.2). Außerdem überlebten diese Patienten während der ersten 5 Jahre nach der Operation länger als die Patienten mit einem Tumor von einer Dicke von 4 mm oder mehr. Die prognostischen Unterschiede verringerten sich auf ein Minimum in den folgenden 5 Jahren, aber in der letzteren Gruppe konnten nur sehr wenige Patienten lange nachbeobachtet werden. Möglicherweise würde eine intensivere chirurgische Behandlung in Form einer elektiven Lymphknotendissektion zu einer Verbesserung der Überlebensrate bei der Patientengruppe mit mitteldicken Tumoren führen.

Die Ulzeration des Melanoms war einer der wichtigsten prognostischen Parameter (Abb. 30.3). Die Zehnjahresüberlebensrate der Patienten mit nichtulzeriertem Melanom betrug 84% gegenüber lediglich 51% bei ulzeriertem Tumor ($p<0{,}0001$). Das Mikrostadium (level of invasion) des Tumors war ebenfalls ein guter Prognosefaktor (Abb. 30.4). Zwischen dem Überleben und den 4 Mikrostadien (Levels) fand sich eine signifikante Korrelation ($p<0{,}0001$; s. Tabelle 30.2).

Faktoren des Patienten

Frauen besaßen eine bessere Zehnjahresüberlebensrate als Männer (75 gegenüber 64%; $p<0{,}05$). Dies lag wahrscheinlich daran, daß die meisten Melanome bei Frauen an prognostisch günstiger Stelle lokalisiert waren, insbesondere an den unteren Extremitäten (s. Tabelle 30.1). Überraschenderweise ergaben sich nur minimale Geschlechtsunterschiede in den Fünf- und den Zehnjahresüberlebensraten, wenn die Daten nach der Lokalisation

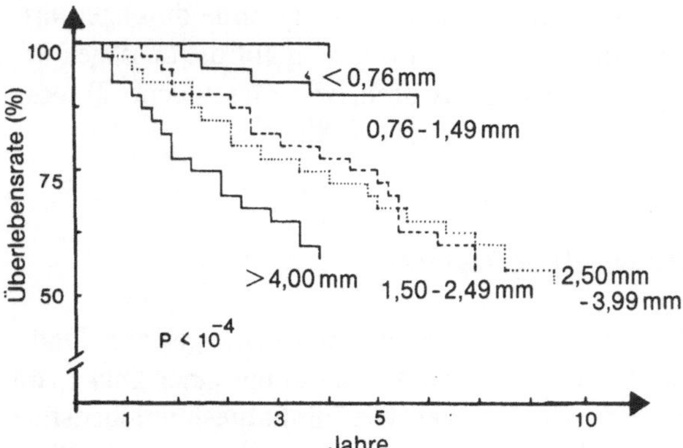

Abb. 30.2. Kumulative Überlebenskurven von 632 Melanompatienten im klinischen Stadium I; Untergliederung nach der Dicke des Primärtumors. In dieser und in den folgenden Abbildungen ist der p-Wert für die Korrelation zum Überleben angegeben

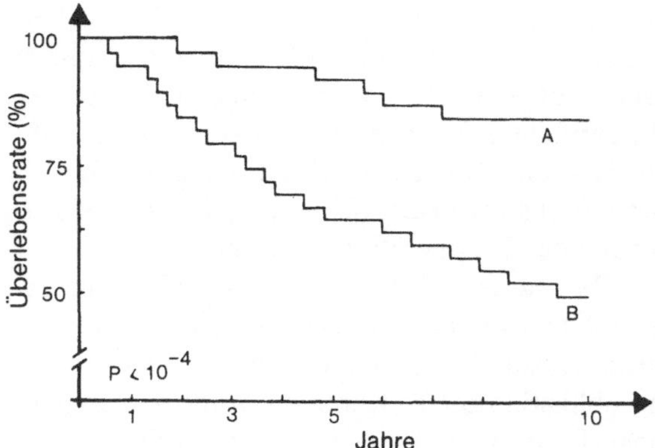

Abb. 30.3. Kumulative Überlebenskurven von 632 Melanompatienten im klinischen Stadium I; Untergliederung nach histologischer Ulzeration des Primärtumors; *A* nichtulzerierte Melanome, *B* ulzerierte Melanome

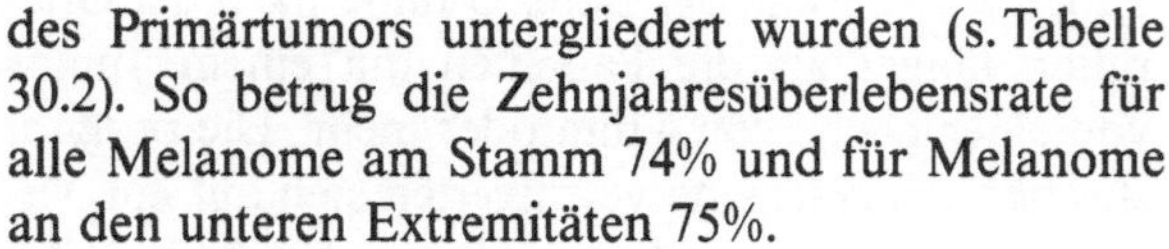

des Primärtumors untergliedert wurden (s. Tabelle 30.2). So betrug die Zehnjahresüberlebensrate für alle Melanome am Stamm 74% und für Melanome an den unteren Extremitäten 75%.

Multifaktorielle Analyse

Die Daten der vor 1973 behandelten Patienten wurden im Detail mit Hilfe des Regressionsmodells nach Cox untersucht [3]. Die Ulzeration des Tumors erwies sich als der stärkste prognostische Parameter ($p < 0{,}002$). Tumordicke und Level waren ebenfalls wichtige Parameter, korrelierten jedoch stark miteinander, daher besaßen die Regressionsquotienten niedrige p-Werte. Da beide Parameter das gleiche Merkmal beschreiben (d.h. die Invasivität des Tumors), wurde einer davon, sobald der andere Parameter aus dem Modell entfernt wurde, hoch signifikant. Frauen besaßen eine signifikant bessere Prognose als Männer. Melanome mit epitheloiden Zellen hatten eine schlechtere Prognose als spindelzellige, kleinzellige und polymorphzellige Tumoren. Ein starkes bandförmiges entzündliches Infiltrat zeigte eine günstigere Prognose an als ein geringfügiges oder fehlendes Infiltrat. Überraschenderweise ging aus der Analyse hervor, daß Patienten mit einer präliminaren Exzisionsbiopsie (ohne Schnellschnittuntersuchung) und später folgender Radikaloperation im Vergleich zu Patienten mit einzeitiger definitiver Therapie eine bessere Prognose aufwiesen. Dieses Ergebnis muß allerdings mit Vorsicht betrachtet werden, solange es nicht an einem größeren Melanompatientenkollektiv bestätigt worden ist.

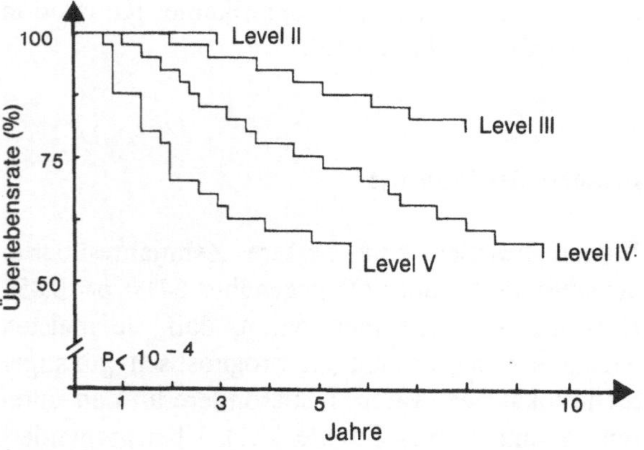

Abb. 30.4. Kumulative Überlebenskurven von 632 Melanompatienten im klinischen Stadium I; Untergliederung nach dem Mikrostadium (level of invasion) des Primärtumors

Behandlung

Die Standardbehandlung des Hautmelanoms bestand aus einer weiten Exzision des Primärtumors oder der Biopsienarbe mit einem seitlichen Sicherheitsabstand von mindestens 5 cm und gegen die Tiefe bis zur Faszie reichend, ohne diese aber mit zu entfernen. Seit 1979 wird die Faszie bei allen Patienten in die Dissektion einbezogen. Die Haut wird mit einem allseitigen Abstand von 5 cm exzidiert und der Hautdefekt mit einem freien Hauttransplantat plastisch gedeckt. Melanome im Gesicht werden, wo immer möglich, mit einem Abstand von 2 cm exzidiert. Die Behandlung von Melanomen an Fingern oder Zehen erfolgt gewöhnlich durch Amputation im Metakarpophalangealgelenk.

Die chirurgische Behandlung des Melanoms im Level I hat sich an dieser Klinik im Laufe der Jahre geändert. Die meisten Melanome wurden mit einem Abstand zwischen 1 und 3 cm exzidiert, aber in den letzten Jahren gingen wir auf nur 1 cm zurück. Patienten mit klinisch erkennbaren Lymphknotenmetastasen werden mit einer herkömmlichen radikalen Lymphknotendissektion behandelt. Elektive Lymphknotendissektionen werden nicht durchgeführt.

Die Ergebnisse der systemischen Chemotherapie, hauptsächlich mit einer Monotherapie mit Dacarbazin (DTIC) oder in Verbindung mit anderen Zytostatika, waren enttäuschend. Diese Zytostatika wurden nur zur Palliation, und selbst dann nur bei einer Minderheit der Patienten, gegeben. Ebenso wurde nur bei fortgeschrittener Erkrankung und lediglich zur Palliation bestrahlt. Eine Immunotherapie wurde in keiner Form durchgeführt.

Folgerungen

Diese Studie, die 648 zwischen 1964 und 1982 an der Abteilung für Plastische Chirurgie der Universitätsklinik Odense behandelte Patienten umfaßt, stellt einen repräsentativen Querschnitt der dänischen Melanompatienten dar. Die Zunahme der Behandlungen entsprach einer steigenden Inzidenz der Erkrankung in ganz Dänemark. Gleichzeitig diagnostizieren wir jedoch in einem steigenden Prozentsatz dünne Melanome. Dadurch ergab sich eine deutlich verbesserte Überlebensrate verglichen mit früheren dänischen Publikationen. Dies erklärt sich daraus, daß in der vorliegenden Studie ein Großteil der Patienten dünne, nichtulzerierte Melanome hatte. Die beiden stärksten prognostischen Faktoren waren Tumordicke und Vorhandensein oder Fehlen einer Ulzeration. Bei Patienten mit einem Melanom mittlerer Tumordicke (1,50-3,99 mm) wird in Zukunft eine elektive Lymphknotendissektion erwogen werden.

Literatur

1. Clemmesen J (1977) Statistical studies in aetiology of malignant neoplasms V. Acta Pathol Microbiol Scand (Suppl) 261: 276
2. Danish Cancer Registry (1982) Incidence of Cancer in Denmark 1973-1977. Copenhagen, p 94
3. Drzewiecki KT, Andersen PK (1982) Survival with malignant melanoma: A regression analysis of prognostic factors. Cancer 49: 2414
4. Drzewiecki KT, Christensen HE, Ladefoged C, Poulsen H (1980) Clinical course of cutaneous malignant melanoma related to histopathological criteria of primary tumour. Scand J Plast Reconstr Surg 14: 229
5. Drzewiecki KT, Ladefoged C, Christensen HE (1980) Biopsy and prognosis for cutaneous malignant melanomas in clinical stage I. Scand J Plast Reconstr Surg 14: 141
6. Eklund G, Malec E (1978) Sunlight and incidence of cutaneous malignant melanoma: Effect of latitude and domicile in Sweden. Scand J Plast Reconstr Surg 12: 231
7. Eldh J, Boeryd B, Peterson LE (1978) Prognostic factors in cutaneous malignant melanoma in stage I: A clinical, morphological and multivariate analysis. Scand J Plast Reconstr Surg 12: 243
8. Liestol K, Larsen TE, Grude TH (1982) A retrospective histological study of 669 cases of primary cutaneous malignant melanoma in clinical stage I: The relative prognostic value of various clinical and histopathological features evaluated by Cox regression model. Acta Pathol Microbiol Immunol Scand Sect A 90: 449
9. MacKie RM, Aitchison T (1982) Severe sunburn and subsequent risk of primary cutaneous malignant melanoma in Scotland. Br J Cancer 46: 955
10. Magnus K (1977) Incidence of malignant melanoma of the skin in the five Nordic countries: Significance of solar radiation. Int J Cancer 20: 477
11. Olsen G (1966) The malignant melanoma of the skin: New theories based on a study of 500 cases. Acta Chir Scand (Suppl) 365: 1

31 Das maligne Melanom in Schweden: Ergebnisse der Universität von Göteborg

J. ELDH, B. BOERYD, M. SUURKÜLA, L.-E. PETERSON und H. HOLMSTRÖM

An der Abteilung für Plastische Chirurgie der Universität Göteborg in Schweden wurden zwischen 1959 und 1980 573 Melanompatienten behandelt. Die meisten Patienten stammten aus der Stadt Göteborg (600000 Einwohner), die übrigen Patienten wurden aus der Umgebung (1,2 Mill. Einwohner) zugewiesen. Göteborg liegt 58 Grad nördlicher Breite und 12 Grad östlicher Länge an der Westküste des Landes und ist die zweitgrößte Stadt Schwedens. Es gehört zur nördlichen gemäßigten Klimazone und hat 4 Jahreszeiten mit einem langen Winter. Der Sommer dauert nur 3 Monate, ist aber sonnig und daher sind Freizeitaktivitäten im Freien wie Sonnenbaden und Schwimmen in der vom Golfstrom erwärmten Nordsee beliebt. Die Mehrzahl der Bevölkerung stammt von der hellhäutigen nordischen Rasse ab, die leicht zu Sonnenbrand neigt.

Sämtliche Daten wurden prospektiv gesammelt, und alle Patienten wurden nachbeobachtet. Alle verstorbenen Patienten wurden obduziert. Die histologischen Daten basieren auf einer erneuten Durchsicht der histologischen Schnitte aller Fälle. Die Schnitte von 1959 bis 1974 waren bereits zu einem früheren Zeitpunkt von einem Pathologen (Bernt Boeryd) nachuntersucht worden [2], die Schnitte ab 1975 wurden von einem anderen Pathologen (Mart Suurküla) noch einmal überprüft. In dieser Studie wird die Prognose in Form absoluter Überlebensraten wiedergegeben; d.h. es wurde der Quotient zwischen der Zahl der Patienten, die innerhalb der Nachbeobachtungszeit von 3-23 Jahren (durchschnittlich 8 Jahre) nicht am Melanom verstarben, und der Gesamtzahl der Patienten gebildet. Die in diesem Kapitel beschriebenen Überlebensraten sind daher nicht direkt mit den kumulativen Überlebensraten anderer Kliniken vergleichbar. Die statistische Analyse wurde am Rechenzentrum in Göteborg durchgeführt. Alle Korrelationen zwischen der Überlebenszeit und möglichen Prognosefaktoren wurden mit dem χ^2-Test (Korrektur nach Yates) untersucht. Der exakte Test nach Fischer wurde bei kleinen Stichproben durchgeführt.

Epidemiologie

Als Quelle der Inzidenzdaten für das maligne Melanom in ganz Schweden diente das schwedische Krebsregister der nationalen Gesundheitsbehörde. Dieses Register enthält detaillierte Informationen, basierend auf den vorgeschriebenen Meldungen von behandelnden Ärzten und Pathologen. Die Zuverlässigkeit des Registers wurde in einer retrospektiven Untersuchung pathologisch dokumentierter Fälle, die zwischen 1959 und 1968 diagnostiziert wurden, überprüft. Es fanden sich nur in 3,7% nicht korrekte Diagnosen. Dieser Prozentsatz ist so gering, daß epidemiologische Aussagen mit Hilfe des schwedischen Krebsregisters gemacht werden können [4]. Mortalitätsdaten für das maligne Melanom standen über das Nationale Zentralamt für Statistik in Schweden zur Verfügung.

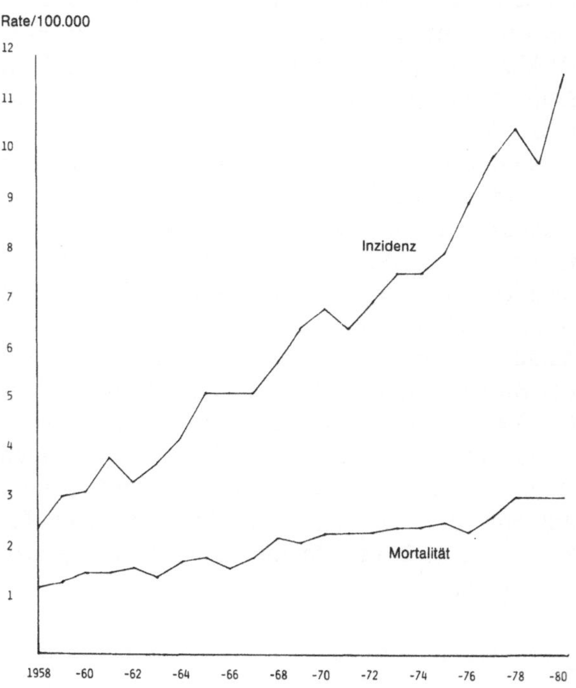

Abb. 31.1. Jährliche Inzidenz und Mortalität für das maligne Melanom der Haut in Schweden 1958-1980

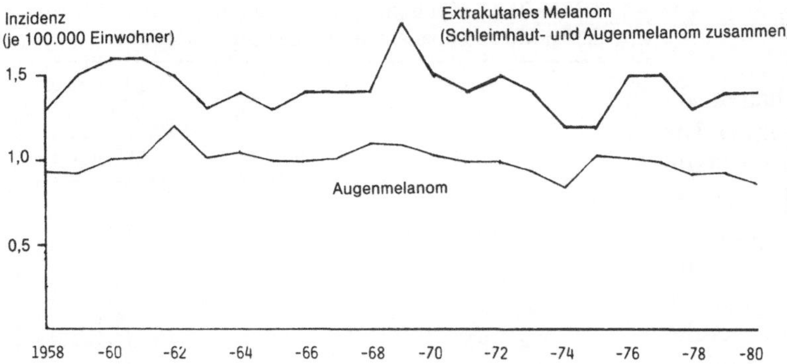

Abb. 31.2. Jährliche Inzidenz für das extrakutane maligne Melanom (Schleimhaut- und Augenmelanom) in Schweden 1958-1980. Der Anteil okulärer Melanome ist getrennt wiedergegeben

Die Inzidenz des malignen Melanoms der Haut stieg in Schweden von 2,5/100000 Einwohner im Jahre 1958 auf 11,6/100000 Einwohner im Jahre 1980 stetig an (Abb. 31.1). Dies ist der ausgeprägteste Inzidenzanstieg für einen malignen Tumor in Schweden. Während derselben Zeitspanne blieb die Inzidenz für das extrakutane Melanom (Schleimhaut- und Augenmelanome) konstant bei 1,4/100000, und der prozentuale Anteil des extrakutanen Melanoms sank von 34% im Jahre 1958 auf 11% im Jahre 1980. Diese Beobachtungen bestätigen, daß der auffällige Anstieg der Melanominzidenz auf das maligne Melanom der Haut beschränkt ist (Abb. 31.2).

Innerhalb der letzten 20 Jahre hat sich die Überlebensrate der Melanompatienten ebenfalls beträchtlich verbessert. Die Mortalitätsrate für das maligne Melanom der Haut hat sich mehr als verdoppelt (von 1,3/100000 Einwohner im Jahre 1958 auf 3,1/100000 im Jahre 1980). Die Inzidenzrate verfünffachte sich nahezu (von 2,5 auf 11,6/100000). Dieser Unterschied zwischen den Inzidenz- und Mortalitätsraten zeigt den Anstieg der Heilungsrate beim Melanom. Zurückzuführen ist dies v.a. auf die Aufklärung über die Gefahren der malignen Hauttumoren, die zu einer früheren Diagnose beitrug. Im Gegensatz dazu ist die Inzidenz des okulären Melanoms interessanterweise nicht angestiegen, obwohl es ebenfalls leicht erkennbar ist (Abb. 31.2). Ein weiterer Faktor, der den Inzidenzanstieg in geringem Maße verursacht haben könnte, ist die Tatsache, daß die Melanominzidenz bei alten Personen stark ansteigt, und daß das Durchschnittsalter der schwedischen Bevölkerung zunimmt. Schließlich könnte in diesem Zusammenhang in einem nicht feststellbaren Ausmaß eine „Überdiagnose" des malignen Melanoms durch Pathologen von Bedeutung sein.

Die Inzidenzdaten wurden weiter chronologisch nach Geschlecht des Patienten und Lokalisation des Primärtumors analysiert. Die Gesamtinzidenz des Melanoms betrug 1980 für Männer 5,4/100000 und für Frauen 6,2/100000. Das Verhältnis von Männern zu Frauen nahm im Laufe der Jahre von 1,15:1 (1958-1960) auf 1,22:1 (1968-1970) und 1,25:1 (1978-1980) zu. Zwischen 1958 und 1980 stieg die Inzidenz des Melanoms an den unteren Extremitäten bei Frauen von 0,3 auf 2,1/100000 an, in der gleichen Zeit erhöhte sich die Inzidenz des Rumpfmelanoms bei Männern von 0,4 auf 2,5. Bei anderen Lokalisationen wurde eine weniger deutliche Zunahme beobachtet. Trotz steigender Inzidenz änderte sich die Verteilung der Lokalisation des Hautmelanoms im Laufe der in dieser Studie erfaßten Jahre nicht wesentlich. Rumpfmelanome kamen bei Männern doppelt so oft wie bei Frauen vor, dagegen traten Melanome an den unteren Extremitäten bei Frauen 3 mal häufiger als bei Männern auf. Obwohl mehr Frauen als Männer ein Melanom hatten, lag die Mortalitätsrate für Männer höher als für Frauen.

Ein Anstieg in der Melanominzidenz wurde in den meisten Ländern mit überwiegend weißer Bevölkerung beobachtet. In Schweden verlief die Zunahme der Inzidenz des Hautmelanoms während der letzten 12-15 Jahre linear. Daher kann mit einem Anstieg der Inzidenz im nächsten Jahrzehnt gerechnet werden. Dasselbe gilt möglicherweise auch für die Mortalitätsrate. Die derzeitige Inzidenz von 11,6/100000 ist jedoch viel niedriger als die berichtete Inzidenz von 32/100000 in Queensland, Australien [3], wenngleich in dieser Zahl auch Melanome im Level I enthalten sind. Eine übermäßig hohe Sonnenbestrahlung wurde lange Zeit als ein wichtiger prädisponierender Faktor für das maligne Melanom der Haut vermutet. In Schweden wurden Studien durchgeführt, die diese Hypothese unterstützen [1]. Daher sollten verstärkte Anstrengungen gemacht werden, um diese Beziehungen besser zu verstehen und zu bestimmen, welche vorbeugende Maßnahmen ergriffen werden können.

Prognose der Patienten im Stadium I

Alle Patienten der vorliegenden Studie hatten klinisch eine lokalisierte Erkrankung (Stadium I). Die meisten Patienten, die bereits zu Beginn im Stadium II waren, und Patienten, die später Metastasen entwickelten, wurden in anderen Abteilungen behandelt. Um die Parameter mit dem größten prognostischen Einfluß zu ermitteln, wurde eine „automatische Interaktionsanalyse" (AIA) durchgeführt [2]. Diese Analyse basierte auf 464 Patienten mit einer Nachbeobachtungszeit von mindestens 5 Jahren. Die folgenden Parameter wurden geprüft: Alter und Geschlecht des Patienten, Lokalisation, maximaler Tumordurchmesser, Tumordicke, Mikrostadium (level of invasion), Melanomtyp und Ulzeration des Tumors. Ulzeration und Tumordicke stellten sich als die wichtigsten Prognosefaktoren heraus.

Faktoren des Patienten

Das mediane Alter war bei Männern und Frauen ähnlich, während der Primärtumor bei Frauen meistens an der unteren Extremität und bei Männern am Stamm lokalisiert war (Tabelle 31.1). Die Gesamtüberlebensrate aller Patienten betrug nach 5 Jahren 80% und nach 8 Jahren 75%. Frauen wiesen eine bessere Fünfjahresüberlebensrate als Männer auf, und Patienten mit einem Extremitätenmelanom erzielten bessere Ergebnisse als Patienten mit einem Tumor am Stamm (Tabelle 31.2). Eine weitere Aufgliederung der Lokalisationen ergab eine Mortalität von 41% für Melanome am Fuß, dieser Prozentsatz lag signifikant höher als die Mortalität von 13% für die übrige untere Extremität ($p < 0,001$; Tabelle 31.3). Melanome am Fuß waren jedoch weitaus dicker (55% dicker als 2,5 mm) als Melanome an anderer Lokalisation unterhalb des Knies (28% >2,5 mm) ($p < 0,01$). Ein hochsignifikanter Unterschied in der Mortalität zwischen Männern und Frauen bestand bei Patienten mit einem Melanom am Kopf oder Hals (28% bei Männern und 2% bei Frauen; $p < 0,001$). Eine Erklärung hierfür ist, daß Frauen an dieser Lokalisation häufiger dünne Melanome besaßen: 38% der Melanome bei Frauen waren dünner als 0,76 mm verglichen mit 12% bei Männern.

Tabelle 31.1. Klinische und pathologische Daten der behandelten Melanompatienten in Göteborg, Schweden

	Klinisches Stadium
	Stadium I
Klinische Merkmale	
Anzahl der Patienten	573
Jahr der Diagnosestellung	
bis 1960	<1%
1961-1965	6%
1966-1970	18%
1971-1975	42%
1976-1980	33%
Medianes Alter	55 Jahre
Geschlecht	
Männer	46%
Frauen	54%
Lokalisation des Primärtumors	
Frauen, untere Extremität	23%
Männer, untere Extremität	7%
Frauen, obere Extremität	7%
Männer, obere Extremität	4%
Frauen, Kopf und Hals	11%
Männer, Kopf und Hals	8%
Frauen, Rumpf	12%
Männer, Rumpf	27%
Pathologische Merkmale	
Tumordicke nach Breslow	
<0,76 mm	26%
0,76-1,49 mm	24%
1,50-2,49 mm	21%
2,50-3,99 mm	16%
≥4,00 mm	13%
Mediane Tumordicke	1,5 mm
Mikrostadium (level of invasion)	
II	21%
III	42%
IV	32%
V	5%
Ulzeration	
Ja	30%
Nein	70%
Melanomtyp	
NM	35%
SSM	40%
LMM	24%
Unklassifiziert	1%

Pathologische Faktoren

Tumordurchmesser und -dicke waren bei Männern und Frauen ähnlich. Die meisten Tumoren wurden nach Clark als Level III und IV klassifiziert (Tabelle 31.1), es bestand jedoch kein Unterschied zwischen Männern und Frauen in bezug auf den Level, den Melanomtyp oder die Ulzeration.

Tabelle 31.2. Überlebensraten der in Göteborg, Schweden, behandelten Melanompatienten

	Überlebensraten	
	5 Jahre [%]	8 Jahre [%]
Stadium I		
Globale Überlebensrate	80	75
Geschlecht		
Männlich	75	
Weiblich	84	
Lokalisation des Primärtumors		
Untere Extremitäten	82	
Obere Extremitäten	90	
Kopf und Hals	83	
Rumpf	75	
Andere	0	
Tumordicke		
<0,76 mm	96	95
0,76-1,49 mm	90	87
1,50-2,49 mm	80	71
2,50-3,99 mm	73	68
≥4,00 mm	35	30
Andere Dickenkategorien		
<1,00 mm	97	96
1,00-1,99 mm	84	75
2,00-2,99 mm	78	78
3,00-3,99 mm	69	59
≥4,00 mm	35	30
Mikrostadium (level of invasion)		
II	96	
III	83	
IV	73	
V	36	
Ulzeration		
Ja	57	
Nein	90	

Da sich die Tumorulzeration in der statistischen Analyse (AIA) als ein so wichtiger Prognosefaktor herausgestellt hatte, unterteilten wir die Mortalitätsdaten für alle 573 Patienten der Studie nach der Ulzeration. Die Nachbeobachtungszeit dieser Patienten betrug zwischen 3 und 20 Jahren (im Durchschnitt 8 Jahre). In der Gruppe der Melanome ohne Ulzeration waren 45 von 401 Patienten (11%) am Melanom verstorben, bei ulzerierten Melanomen waren es dagegen 76 von 172 Patienten (44%). Dieser Unterschied war hoch signifikant ($p<0{,}001$). Ferner bestand ein signifikanter Unterschied zwischen Männern und Frauen in der Gesamtmortalität, diese betrug bei Männern 27% und bei Frauen 16% ($p<0{,}001$). Von den Patienten mit einem nichtulzerierten Melanom verstarben 30 von 183 Männern (16%) und 15 von 218 Frauen (7%, $p<0{,}01$). Von den Patienten mit ulzeriertem Melanom verstarben 43 von 84 Männern (51%) und 33 von 88 Frauen (38%). Der p-Wert war nicht signifikant. Die bessere Prognose der Frauen war damit in der Untergruppe der Patienten mit ulzeriertem Melanom weniger deutlich (Tabelle 31.4); die Prognose korreliert also mit der Ulzeration und bei nichtulzerierten Läsionen auch mit dem Geschlecht der Patienten.

Neben der Ulzeration erwies sich die Tumordicke als der wichtigste Prognosefaktor. Mit steigender Tumordicke fielen die Überlebensraten von 96% (6 von 150 Patienten verstarben) bei Tumoren <0,76 mm Dicke auf 38% (44 von 71 Patienten verstarben) bei mehr als 4 mm Dicke (Tabelle 31.5). In jeder Tumordickenkategorie war die Prognose für die Patienten mit einem ulzerierten Melanom deutlich schlechter als für Patienten mit einem nichtulzerierten Melanom.

Mit zunehmendem Mikrostadium (level of invasion) fiel die Überlebensrate von 97% für

Tabelle 31.3. Direkte (beobachtete) Überlebensraten beim Melanom im Stadium I, unterteilt nach Lokalisation, Ulzeration und Geschlecht (durchschnittliche Nachbeobachtungsdauer 8 Jahre)[a]

	Lokalisation				
	Kopf und Hals [%]	Obere Extremität [%]	Rumpf [%]	Untere Extremität [%]	Fuß [%]
Nichtulzerierte Melanome	88	96	85	94	72
	♂72	♂ 91	♂83	♂100	
	♀98	♀100	♀89	♀ 92	
Ulzerierte Melanome	58	67	47	70	44
Gesamt	81	89	72	87	59

[a] Die Überlebensraten sind in % angegeben, außer bei Gruppen mit weniger als 15 Patienten. Die ulzerierten Melanome konnten nicht nach Geschlecht aufgegliedert werden, da die Anzahl der Patienten zu gering war. Dies gilt auch für die folgende Tabelle.

Tabelle 31.4. Direkte (beobachtete) Überlebensraten bei Melanompatienten im Stadium I, unterteilt nach Ulzeration des Primärtumors und Geschlecht (durchschnittliche Nachbeobachtungsdauer 8 Jahre)

	Nichtulzerierte Melanome [%]	Ulzerierte Melanome [%]	Gesamt [%]
Männer	84	49	73
Frauen	93	62	84
Gesamt	89	55	

Tabelle 31.5. Direkte (beobachtete) Überlebensraten bei Melanompatienten im Stadium I, unterteilt nach Tumordicke, Ulzeration und Geschlecht (durchschnittliche Nachbeobachtungsdauer 8 Jahre)[a]

	Tumordicke [mm]				
	<0,76	0,76–1,49	1,50–2,49	2,50–3,99	≥4,00
Nichtulzerierte	97%	93%	79%	86%	59%
Melanome	♂93%	♂91%	♂74%	♂79%	♂ 5/12
	♀99%	♀95%	♀84%	♀92%	♀73%
Ulzerierte Melanome	4/5	65%	76%	56%	33%
Gesmt	96%	89%	78%	70%	38%

[a] Überlebensraten in %, außer für Gruppen von weniger als 15 Patienten.

Tabelle 31.6. Direkte (beobachtete) Überlebensraten bei Melanompatienten im Stadium I, unterteilt nach Mikrostadium (level of invasion), Ulzeration und Geschlecht (durchschnittliche Nachbeobachtungsdauer 8 Jahre)[a]

	Mikrostadium (level of invasion)			
	II	III	IV	V
Nichtulzerierte Melanome	97%	89%	82%	7/9
	♂ 92%	♂85%	♂72%	♂3/4
	♀ 100%	♀92%	♀89%	♀4/5
Ulzerierte Melanome	6/6	64%	53%	12%
Gesamt	97%	80%	70%	35%

[a] Überlebensraten in %, außer für Gruppen von weniger als 15 Patienten.

Tabelle 31.7. Direkte (beobachtete) Überlebensraten bei Melanompatienten im Stadium I, unterteilt nach maximaler Tumorgröße, Ulzeration und Geschlecht (durchschnittliche Nachbeobachtungsdauer 8 Jahre)

	Maximale Tumorgröße (mm)		
	<10	10–20	>20
Nichtulzerierte Melanome	91%	89%	82%
	♂89%	♂83%	♂72%
	♀93%	♀93%	♀93%
Ulzerierte Melanome	71%	53%	42%
Gesamt	86%	78%	65%

Tabelle 31.8. Direkte (beobachtete) Überlebensraten bei Melanompatienten im Stadium I, unterteilt nach Melanomtyp, Ulzeration und Geschlecht (durchschnittliche Nachbeobachtungsdauer 8 Jahre)

	Melanomtyp		
	LMM [%]	SSM [%]	NM [%]
Nichtulzerierte Melanome	94	92	78
	♂88	♂87	♂74
	♀99	♀95	♀82
Ulzerierte Melanome	63	57	51
Gesamt	90	85	65

Tumoren im Level II auf 35% für Melanome im Level V ab. Die Untergruppe der Patienten mit der schlechtesten Überlebensrate bildeten in der vorliegenden Studie die Patienten mit ulzerierten Tumoren im Level V (2 von 17 Patienten bzw. 12% überlebten; Tabelle 31.6).

Hinsichtlich des maximalen Tumordurchmessers sank die Überlebensrate mit zunehmender Tumorgröße von 86% für Tumoren mit einem Durchmesser von weniger als 10 mm auf 65% für Läsionen von mehr als 20 mm ($p<0{,}001$; Tabelle 31.7). Zumindest für nichtulzerierte Tumoren ließ sich dieser Unterschied offensichtlich ganz auf die höhere Mortalität bei Männern zurückführen.

Auch der Melanomtyp erwies sich als eine wichtige Determinante für die Mortalität. Bei Patienten mit einem nodulären Melanom fand sich mit einer Überlebensrate von 65% das schlechteste Ergebnis, am besten schnitten Patienten mit einem Lentigo maligna-Melanom (LMM) ab, bei ihnen betrug die Überlebensrate 90%. Diese Unterschiede in den Überlebensraten betrafen nur nichtulzerierte Tumoren. Männer mit nodulärem Melanom hatten eine besonders hohe Mortalität (14 von 53 Patienten bzw. 26% verstarben), andererseits wiesen Frauen mit LMM eine äußerst günstige Prognose auf, nur eine von 67 behandelten Patientinnen verstarb an Melanommetastasen (Tabelle 31.8).

Behandlung

Bei dieser Serie bestand die chirurgische Behandlung aller Patienten im Stadium I aus einer weiten lokalen Exzision des Primärtumors ohne elektive Lymphknotendissektion. Die Weite der Exzision wurde im Laufe der Jahre geändert, bei den meisten

Patienten wurde jedoch, außer im Gesicht, ein Sicherheitsabstand von 5 cm oder mehr eingehalten. Alle Defekte wurden plastisch gedeckt. In den letzten Jahren wurden dünnere Melanome mit engeren Abständen exzidiert. Bei den meisten Patienten wurde, entsprechend den Empfehlungen von Olsen [5], die Muskelfaszie nicht exzidiert. An der Abteilung für Plastische Chirurgie wurden die Patienten postoperativ in den ersten 3 Jahren alle 3 Monate und danach in 6monatigen Abständen nachuntersucht.

Patienten, die bereits zu Beginn der Behandlung im klinischen Stadium II waren oder später Lymphknotenmetastasen entwickelten, wurden mit einer herkömmlichen therapeutischen Lymphknotendissektion behandelt. Zusätzlich wurde bei einigen Patienten eine isolierte regionäre Zytostatikaperfusion durchgeführt. Bei Patienten im Stadium III wurden im Laufe der Jahre verschiedene Chemotherapieprotokolle angewandt, die Ergebnisse waren jedoch enttäuschend.

Zusammenfassung

Innerhalb der letzten 20 Jahre stieg die Inzidenz des malignen Melanoms der Haut in Schweden auf fast das 5fache an. Dieser Anstieg war bei Frauen stärker als bei Männern, jedoch lag die Mortalität für Männer höher als für Frauen. Die Prognosefaktoren bei 573 Patienten im klinischen Stadium I, bei denen nur ein lokaler chirurgischer Eingriff erfolgte, wurden im Detail analysiert. Der wichtigste Prognosefaktor war die Ulzeration, die die Mortalität gegenüber Patienten mit einem nichtulzerierten Melanom vervierfachte. Auch eine Zunahme der Tumordicke, des Tumordurchmessers und des Mikrostadiums (level of invasion) war mit einem erhöhten Sterberisiko verbunden. Hinsichtlich der Lokalisation ergab sich bei Männern für Tumoren am Fuß, am Stamm und im Gesicht eine besonders schlechte Prognose. Bei Erwägung eines radikalen chirurgischen Eingriffs oder einer adjuvanten Therapie ist die genaue Kenntnis der Prognosefaktoren für die Identifikation von Patienten mit hohem Risiko wesentlich.

Literatur

1. Eklund G, Malec E (1978) Sunlight and incidence of cutaneous malignant melanoma: Effect of latitude and domicile in Sweden. Scand J Plast Reconstr Surg 12: 231
2. Eldh J, Boeryd B, Peterson LE (1978) Prognostic factors in cutaneous malignant melanoma in stage I: A clinical, morphological and multivariate analysis. Scand J Plast Reconstr Surg 12: 243
3. Little JH, Holt J, Davis N (1980) Changing epidemiology of malignant melanoma in Queensland. Med J Aust 1: 66
4. Malec E, Eklund G, Lagerlof B (1977) Re-appraisal of malignant melanoma diagnosis in the Swedish Cancer Registry. Acta Pathol Microbiol Scand Sect A 85: 707
5. Olsen G (1964) Removal of fascia - Cause of more frequent metastases of malignant melanomas of the skin to regional lymph nodes? Cancer 17: 1159

32 Das Melanom in Westschottland zwischen 1939 und 1981

R. M. MacKie, D. H. Clark und A. J. Cochran

Dieser Bericht basiert auf einer Studie über 951 Melanompatienten, die an verschiedenen Krankenhäusern Westschottlands zwischen 1940 und 1969 behandelt wurden. Glasgow, die wichtigste Stadt Westschottlands, liegt 56 Grad nördlicher Breite, hat etwas über 1 Mill. Einwohner und ist Referenzzentrum für das maligne Melanom für mehr als die Hälfte der schottischen Bevölkerung von 5,2 Mill. Mehr als 99% der Patienten mit einem Melanom der Haut waren Weiße. Dies liegt an der bis vor kurzem relativ statischen Bevölkerungsstruktur. In den vergangenen 15-20 Jahren hat sich eine kleine asiatische Gemeinde in Glasgow niedergelassen, andere Rassen sind jedoch selten.

Die große Mehrheit der Patienten und ihre Eltern sind in Westschottland geboren. Die mangelnde Mobilität der Bevölkerung läßt sich sogar am Urlaubsverhalten erkennen. In einer neueren Untersuchung zeigte sich, daß mehr als 50% der Melanompatienten nie die Britischen Inseln verlassen hatten, nicht einmal für einen Kurzurlaub auf dem europäischen Festland [6]. Seit 200 Jahren gibt es eine beachtliche Migration nach und von Nordirland, und in Westschottland ist der irische Phänotyp häufiger als im Osten Schottlands.

In der Bevölkerung Westschottlands ist der Phänotyp mit hellen oder roten Haaren, heller Haut und blauen Augen stark vertreten, der zu Sommersprossen und Sonnenbrand neigt. Dieser Phänotyp, der unter Schotten und Iren häufig vorkommt, gilt als „keltisch" [3], allerdings wäre die Bezeichnung „kaledonisch" zutreffender, da der Ursprung der Kelten und deren Phänotyp unter Anthropologen umstritten ist.

Aufgrund des Klimas ist häufiges Sonnenbaden nicht möglich. Die jährliche Niederschlagsmenge beträgt 1079 mm und die durchschnittliche tägliche Sonnenscheindauer 3,7 h (Schwankungsbreite 0,9-6,1 h). Die Bevölkerung kennt aufgrund dieses Klimas im allgemeinen nicht die möglichen Gefahren der Sonne bei den unerwarteten und oft willkommenen Hitzewellen. Daher sonnen sich selbst hellhäutige Personen an diesen heißen Tagen, bis es zu einem Erythem und Sonnenbrand kommt. Ein Sonnenschutz für den Kopf ist erst seit kurzem gebräuchlich, aber nur junge Leute schützen sich so vor der Sonne und das eher im Urlaub auf dem europäischen Festland als daheim.

Etwa 90% der Patienten wurden zur Erstbehandlung des Primärtumors und zur anschließenden Operation sowie bei fortgeschrittener Erkrankung zur Chemotherapie und Radiotherapie an Lehrkrankenhäuser des National Health Service in Glasgow überwiesen. Alle Patienten hatten ein invasives Melanom (Level II oder tiefer nach Clark). Für das Melanom im Level I standen keine genauen Zahlen zur Verfügung. Die Zahlenangaben dieses Berichts berücksichtigen das Lentigo maligna-Melanom (LMM), aber nicht die Lentigo maligna. Die in diesem Kapitel berichteten Überlebensraten wurden nach dem direkten Verfahren berechnet und sind daher nicht unmittelbar mit den nach der „actuarial method" berechneten Überlebensraten anderer Kapitel dieses Buches vergleichbar.

Inzidenz

In den letzten 30 Jahren wurde über das Hautmelanom in Westschottland in 3 Publikationen berichtet [1, 7, 11]. Mit Hilfe der schottischen Melanomgruppe (Scottish Melanoma Group), die während der vergangenen 5 Jahre Daten über Melanompatienten aus ganz Schottland sammelte, konnten gültige Vergleiche zwischen der Inzidenz in Schottland und anderen Ländern der Welt gezogen werden [8].

Die Melanominzidenz betrug in Westschottland im Jahre 1979 4,9/100000 Einwohner (141 Fälle). 1980 und 1981 traten 154 (5,3/100000) und 137 (4,7/100000) Melanomfälle auf. Angaben früherer Jahre liegen fast sicher erheblich unter der tatsächlichen Inzidenz (aufgrund fehlender Meldungen). Dies erschwert die Beurteilung von Tendenzen innerhalb der letzten 10-20 Jahre. Selbst wenn man berücksichtigt, daß zu wenige Fälle registriert wurden, scheint ein stetiger Anstieg der Inzidenz wahrscheinlich. Obwohl maligne Tumoren in Westschottland seit einiger Zeit registriert werden, steht fest, daß die Statistik vor 1975 längst nicht vollständig war und daß die publizierten Daten aus dieser Zeit fast immer erheblich unter der tatsächlichen Inzidenz lagen.

Ein gemeinsames Merkmal für Schottland, England und Wales ist der hohe Anteil von Frauen unter den Melanompatienten. In Westschottland wurde 1979 die Diagnose eines Melanoms bei 102 Frauen und 39 Männern gestellt, das entspricht einem Verhältnis von 5:2. Es wurde postuliert, daß dies auf einem endokrinen Faktor beruht, der nur in Gebieten mit einer relativ niedrigen Inzidenz und ohne lange und intensive Sonneneinstrahlung zu beobachten ist [4].

Patienten aus Westschottland haben im Vergleich zu anderen Studien eine relativ hohe Inzidenz des LMM (12%). Die Lentigo maligna ist hier nicht berücksichtigt, da diese Veränderung bei vielen älteren Patienten nicht chirurgisch entfernt und histologisch untersucht wird. Die hohe Inzidenz des LMM in Westschottland könnte darauf beruhen, daß sich hier eine große Abteilung für plastische Chirurgie (Canniesburn Hospital) befindet. Eine ähnlich hohe Inzidenz dieses Melanomtyps ist jedoch auch in anderen Teilen Schottlands zu beobachten, so daß man auf einen Zusammenhang zwischen LMM und dem schottischen Phänotyp schließen muß.

Wie in vielen anderen Studien war das Superficial-spreading-Melanom (SSM) der häufigste Melanomtyp. Es bestand ein deutlicher Unterschied zwischen Männern und Frauen bei der Lokalisation des SSM, bei Frauen war es am häufigsten am Bein und bei Männern am Stamm lokalisiert. Noduläre Melanome (NM) traten bei beiden Geschlechtern seltener auf und entstanden bevorzugt an bedeckten Körperpartien. Über das akrallentiginöse Melanom (ALM) an Handflächen und Fußsohlen läßt sich wenig sagen, da dieser Melanomtyp erst vor 4-5 Jahren von den anderen Melanomtypen abgegrenzt wurde. Zweifellos sind diese Tumoren häufiger an der Fußsohle als auf der Handfläche lokalisiert, aber es muß betont werden, daß es sich nicht bei jedem Tumor an dieser Lokalisation um ein ALM handelt. 1981 waren 25% aller Primärtumoren bei Männern an der Fußsohle lokalisiert.

Veränderungen in den Überlebensraten

Die direkt (nicht mit der „actuarial method") berechneten Fünfjahresüberlebensraten der Patienten im Stadium I sind in Tabelle 32.1 in 3 Kohorten dargestellt.

Beim Vergleich der 3 Dekaden zeigt sich eine leichte Verbesserung der Überlebensraten im Untersuchungszeitraum und eine eindeutig bessere Prognose weiblicher Melanompatienten. Dies wird in der ersten untersuchten Kohorte am deutlichsten, hier betrug die Fünfjahresüberlebensrate für Frauen unter 50 Jahren 70%. Dies liegt wahrscheinlich zum großen Teil an dem hohen prozentualen Anteil von Frauen dieser Altersstufe mit einem prognostisch günstigen Tumor am Unterschenkel. Die direkt berechnete Fünfjahresüberlebensrate für jüngere Frauen mit einem Tumor am Bein in dieser

Tabelle 32.1. Überlebensraten der in Westschottland behandelten Melanompatienten

	Direkte Überlebensraten[a]	
	5 Jahre [%]	
Stadium I		
Globale Überlebensrate	58	
Geschlecht		
Männlich	37	
Weiblich	63	
Tumordicke		
<0,76 mm	100	
0,76-1,49 mm	77	
1,50-2,49 mm	52	
2,50-3,99 mm	39	
≥4,00 mm		
Mikrostadium (level of invasion)		
II	94	
III	64	
IV	59	
V	29	
Ulzeration		
Ja	40	
Nein	60	
	1 Jahr [%]	3 Jahre [%]
Stadium II		
Globale Überlebensrate	71	24
	6 Monate [%]	1 Jahr [%]
Stadium III		
Globale Überlebensrate	43	11

[a] Es handelt sich hier um direkte Überlebensraten, die nicht unmittelbar mit den mittels „actuarial method" berechneten Überlebensraten anderer Kapitel vergleichbar sind.

Kohorte betrug 85%. Obwohl keine Angaben über die Tumordicke zur Verfügung standen, sind diese guten Ergebnisse wahrscheinlich größtenteils darauf zurückzuführen, daß es sich bei den Tumoren um relativ dünne, prognostisch günstige Tumoren handelte.

In der Kohorte von 1960-1969 betrug die Fünfjahresüberlebensrate für Frauen unter 50 Jahren 72%, für Frauen über 50 Jahren dagegen 46%. Diese Ergebnisse und der auffällige Inzidenzunterschied zwischen Männern und Frauen deuten auf einen möglichen endokrinen Faktor bei der Ätiologie und der späteren Progression des Melanoms hin.

Prognostische Gesichtspunkte

Faktoren des Patienten

Die beste Prognose hatten Patienten mit einem Tumor am Bein. Ihre direkt berechnete Fünfjahresüberlebensrate betrug in der Kohorte von 1950-1959 54%. Bei Berücksichtigung der Tumordicke in der Kohorte von 1960-1969 war für diese Lokalisation keine bessere Prognose mehr nachweisbar. Die Überlebensraten korrelierten in dieser Patientengruppe nur mit der Tumordicke, und die Lokalisation war kein unabhängiger Parameter.

Pathologische Faktoren

Fünfjahresüberlebensraten, unterteilt nach Tumordicke, standen für 223 zwischen 1960 und 1969 registrierte Patienten zur Verfügung. Die Unterschiede für die in Tabelle 32.1 aufgeführten Dickenkategorien waren signifikant. Alle Patienten mit einem dünnen Melanom (< 0,76 mm) überlebten 5 Jahre. Mit dem Mikrostadium (Level of invasion) konnten ebenfalls prognostische Gruppen signifikant voneinander abgegrenzt werden (Tabelle 32.2). Übereinstimmend mit anderen publizierten Ergebnissen zeigt sich, daß die Tumordicke genauer und besser reproduzierbar als der Level ist [9, 10].

Der prognostische Einfluß des Melanomtyps wurde auch für die Kohorte von 1960-1969 untersucht. Die Fünfjahresüberlebensrate betrug für das LMM 75%, für das SSM 69%, für das NM 41% und für das ALM 56%. Bei Berücksichtigung der Tumordicke verlor jedoch der Melanomtyp seine Bedeutung als unabhängiger Prognosefaktor.

Tabelle 32.2. Klinische und pathologische Daten der in Westschottland behandelten Melanompatienten

	Pathologisches Stadium
	Stadium I
Klinische Merkmale	
Anzahl der Patienten	847
Jahr der Erstdiagnose	
bis 1960	31%
1961-1970	23%
1971-1980	45%
Medianes Alter	43 Jahre
Geschlecht	
Männlich	32%
Weiblich	67%
Lokalisation des Primärtumors	
Frauen, untere Extremität	35%
Männer, untere Extremität	12%
Frauen, obere Extremität	10%
Männer, obere Extremität	4%
Frauen, Kopf und Hals	10%
Männer, Kopf und Hals	9%
Frauen, Rumpf	12%
Männer, Rumpf	10%
Pathologische Merkmale	
Tumordicke nach Breslow	
< 0,76 mm	20%
0,76-1,49 mm	21%
1,50-2,49 mm	22%
2,50-3,99 mm	19%
≥ 4,00 mm	17%
Mediane Tumordicke	
Männer	3,4 mm
Frauen	2,5 mm
Mikrostadium (level of invasion)	
II	12%
III	31%
IV	37%
V	20%
Ulzeration	
Ja	14%
Nein	86%
Melanomtyp	
NM	15%
SSM	73%
LMM	12%

Die (histologisch bestimmte) Ulzeration des Melanoms wurde nur in der Kohorte von 1960-1969 dokumentiert. Patienten mit Ulzeration des Primärtumors hatten eine Fünfjahresüberlebensrate von 40% gegenüber 66% bei Patienten mit nichtulzerierten Tumoren. Wurde jedoch auch die Tumordicke berücksichtigt, verlor dieses Merkmal seine prognostische Bedeutung. Die Ulzeration war damit für diese Patienten kein unabhängiger Parameter.

Zusätzlich zu den in Tabelle 32.2 aufgeführten Variablen waren 3 weitere Kriterien des Melanoms von prognostischer Signifikanz: Tumorgröße, vorbestehende Veränderungen (d.h. Anhalt für Nävusreste) und Mitoseindex.

Bei der Betrachtung der Tumorgröße in den Kohorten von 1950-1959 und 1960-1969 betrugen die Fünfjahresüberlebensraten für Tumoren mit einer Größe unter 1 cm 87 bzw. 65%, für Tumoren zwischen 1 und 1,99 cm 63 bzw. 55% und für mehr als 2 cm messende Tumoren 24 bzw. 36%.

In der Kohorte von 1940-1949 war für 39% aller Melanome ein vorbestehender Nävus dokumentiert. In der Kohorte von 1950-1959 betrug diese Quote 50% und in der Kohorte von 1960-1969 46%. Lokalrezidive waren in der Gruppe mit vorbestehendem Nävus weniger häufig. In ähnlicher Weise betrugen die Fünfjahresüberlebensraten der Patienten von 1960-1969 mit vorbestehenden Nävi 65% gegenüber 51% für Patienten ohne eine derartige Anamnese.

Der Mitoseindex war nur für die Kohorte von 1960-1969 dokumentiert. Er war bei 31% gering (weniger als 1 Mitose in 5 Gesichtsfeldern bei starker Vergrößerung), bei 34% mittel (bis 1 Mitose pro Gesichtsfeld) und bei 35% hoch (mehr als 1 Mitose pro Gesichtsfeld). Die Fünfjahresüberlebensraten betrugen 77, 55 bzw. 44%. Bei Berücksichtigung der Tumordicke war der Mitoseindex jedoch kein unabhängiger Prognosefaktor.

Behandlung

Stadium I

Im untersuchten Zeitraum hat sich die Behandlung des primären malignen Melanoms sehr wenig geändert. Die weite chirurgische Exzision des Primärtumors mit plastischer Deckung des Hautdefekts mit einem Spalthauttransplantat ist nach wie vor die Standardtherapie. In der Anfangszeit dieser Studie betrug der Sicherheitsabstand für die Exzision in der Regel 5 cm oder mehr. Während der letzten 20 Jahre wurde dieser Abstand für die meisten Melanome auf etwa 3 cm verringert, mit Ausnahme des LMM. Da das Lentigo maligna-Melanom bei mehr als 90% der Patienten im Gesicht auftritt, ist häufig kein breiterer Sicherheitsabstand als 1-2 cm möglich. Eine prophylaktische Lymphknotendissektion wurde in Westschottland nicht durchgeführt, und nur bei einer kleinen Patientengruppe (<10) mit Melanommetastasen oder -rezidiven an einer Extremität wurde eine regionäre Perfusion vorgenommen.

Stadien II und III

Patienten mit klinisch vergrößerten Lymphknoten wurden routinemäßig einer Lymphknotendissektion unterzogen. Kein Patient mit Lymphknotenmetastasen erhielt während des Studienzeitraums eine adjuvante Chemotherapie, später wurden Patienten aus Westschottland jedoch in eine randomisierte klinische Studie der WHO-Melanomgruppe (Studie Nr. 6) aufgenommen. Patienten mit Fernmetastasen werden in der Regel symptomatisch behandelt. Vor 1970 war das einzige verfügbare zytotoxische Präparat Melphalan; die Ergebnisse waren enttäuschend. Radiotherapie wurde nur zur Palliation bei Patienten mit Hirn- oder Knochenmetastasen durchgeführt.

Kommentar

Die 3 in diesem Kapitel analysierten Kohorten geben einen Überblick über das Melanom in Westschottland in einem Zeitraum von 30 Jahren. Obwohl keine Inzidenzzahlen für frühere Jahre zur Verfügung standen, ist es interessant festzustellen, wie wenig sich diese Krankheit im Laufe der Jahre im Hinblick auf prozentualen Anteil von Männern und Frauen, histologische Merkmale und Überlebensraten verändert hat.

Genaue Angaben zur Inzidenz für die schottische Bevölkerung in Schottland sind besonders wichtig, da viele Publikationen über die australischen Ergebnisse sich auf eine Melanominzidenz bei Einwanderern schottischer oder irischer Abstammung beziehen. Bei einem Vergleich der derzeitigen Inzidenz von etwa 5/100000 in Schottland und 32/100000 in Queensland (Australien) [5] hat es den Anschein, daß Umwelteinflüsse für den Anstieg des Melanoms auf das 6fache oder noch mehr in Australien verantwortlich sind, vorausgesetzt, daß die beiden Bevölkerungen bezüglich des Genotyps unmittelbar vergleichbar sind. Tatsächlich scheint die Inzidenz in Queensland bei verschiedenen ethnischen Gruppen nicht gleich zu sein, sondern höher bei Personen schottischer oder irischer Abstammung, dagegen geringer bei Abstammung aus dem Mittelmeerraum. Die Inzidenzrate für die

Einwohner von Queensland mit schottischer oder irischer Abstammung ist daher möglicherweise sogar noch höher als oben angegeben. Man muß jedoch betonen, daß die Inzidenzdaten aus Queensland Melanome im Level I miteinbeziehen, dies ist bei den Angaben aus Westschottland nicht der Fall.

Besonderheiten des Melanoms bei der schottischen Bevölkerung scheinen das Geschlechtsverhältnis und die hohe Inzidenz des Lentigo maligna-Melanoms zu sein. Das Verhältnis von 2:1 zwischen Frauen und Männern ist auch in England, Wales, Italien und Dänemark zu beobachten, jedoch nicht in Schweden, Australien oder Nordamerika, wo das Verhältnis zwischen den Geschlechtern etwa gleich ist, in manchen Gebieten die Männer mitunter sogar leicht überwiegen (s. Kap. 36). Dieses auffällige Überwiegen der Frauen wurde auch bei anderen ethnischen Gruppen, wie Japanern, nicht beobachtet. Wenn Tumoren am Unterschenkel bei Frauen aus der Analyse ausgeschlossen werden, ist das Verhältnis zwischen Männern und Frauen etwa gleich, und die besseren Überlebensraten für Frauen unter 50 Jahren sind nicht mehr vorhanden. Man ist daher geneigt anzunehmen, daß das SSM am Unterschenkel bei Frauen im gebärfähigen Alter mit einer deutlich besseren Prognose verbunden ist. Die gute Prognose in dieser Gruppe steht eindeutig in engem Zusammenhang mit der Tumordicke, die in dieser Studie aus Westschottland alle anderen Merkmale wie Ulzeration, Mitoserate und Level an prognostischer Bedeutung übertraf. Durch Kombination dieser Kriterien zur Errechnung eines genaueren Prognoseindex kann die Aussagekraft der Messung der Tumordicke nicht verbessert werden.

Lentio maligna-Melanome machen üblicherweise 10–15% der gemeldeten Melanomfälle in Schottland aus. Diese Häufigkeit ist keine Folge ungenauer histologischer Untersuchungen, sondern spiegelt den durch ultrastrukturelle Untersuchungen bestätigten histologischen Typ wider [2]. Die Mehrzahl der Lentigo maligna-Melanome entsteht im Gesicht bei Frauen im Alter von 70 Jahren oder darüber. Vergleiche mit anderen nicht weit entfernten Ländern wie Dänemark lassen vermuten, daß die Häufigkeit dieses Melanomtyps keine Parallele in anderen Ländern hat[1]. Die Lentigo maligna ist bei älteren Leuten im Gesicht recht häufig, besonders bei im Freien tätigen Personen und bei Bewohnern der Schottischen Inseln [Persönliche Beobachtung], es liegen jedoch keine genauen Angaben zur Inzidenz dieser Veränderung vor, die nur eine nichtinvasive, radiale Wachstumskomponente besitzt. Daher könnte die hohe Inzidenz des LMM in Schottland entweder durch eine hohe Inzidenz der Lentigo maligna, von der ein bestimmter Prozentsatz zum LMM entartet, verursacht sein, oder dadurch, daß die Lentigo maligna - bei gleich hoher Inzidenz wie in anderen Ländern - in Schottland häufiger zum LMM fortschreitet. Die erstere Erklärung ist wahrscheinlicher.

Wichtig für den Vergleich zwischen Schotten höheren Alters mit LMM und vergleichbaren Patienten anderer Länder ist die Berücksichtigung der Charakteristika der betroffenen Bevölkerung. Möglicherweise ist in Schottland der Anteil der Bevölkerung im 60. Lebensjahr und älter prozentual größer. Wenn dies nicht der Fall ist, muß man folgern, daß die Haut der Schotten besonders zur Entwicklung eines LMM neigt. Ebenso entwickeln Schotten öfter Plattenepithelkarzinome und Basaliome und haben offenbar eine höhere Inzidenz dieser Tumoren als andere ethnische Gruppen. Die heute vorherrschende Meinung über die Ätiologie des Plattenepithelkarzinoms und des Basalioms geht dahin, daß der wesentliche Faktor die gesamte, während des Lebens kumulativ erworbene Sonneneinstrahlung ist und weniger die kurzzeitige, intensive Sonnenstrahlung, die für das SSM und das NM wahrscheinlich eine größere Bedeutung hat. Dies ist ein weiterer Beweis für die biologische Eigenständigkeit des Lentigo maligna-Melanoms gegenüber den anderen Melanomtypen.

[1] Eine höhere Inzidenz für das Lentigo maligna-Melanom als in Schottland und Dänemark wird von der Universität Göteborg in Schweden berichtet (s. Kap. 36) [Hrsg.]

Literatur

1. Cochran AJ (1969) Malignant melanoma: A review of 10 years' experience in Glasgow, Scotland. Cancer 23: 75
2. Hunter JAA, Zaynoun S, Paterson WD, Bleehen SS, MacKie RM, Cochran AJ (1978) Cellular fine structure in the invasive nodules of different histogenic types of malignant melanoma. Br J Dermatol 98: 255
3. Lane Brown MM, Melia DF (1973) Celticity and cutaneous malignant melanoma in Massachusetts. In: McGovern VJ, Russell P (eds) Pigment Cell: Mechanisms in Pigmentation, Vol 1. Karger, Basel, p 229
4. Lee JAH, Storer BE (1980) Excess of malignant melanoma in women in the British Isles. Lancet 2: 1337
5. Little JH, Holt J, Davis N (1980) Changing epidemiology of malignant melanoma in Queensland. Med J Aust 1: 66
6. MacKie RM, Aitchison TC (1982) Severe sunburn and subsequent risk of primary cutaneous malignant melanoma in Scotland. Br J Cancer 46: 955

7. MacKie RM, Cochran AJ, Fitzgerald B (unpublished)
8. MacKie RM, Hunter JAA (1982) Cutaneous malignant melanoma in Scotland. Br J Cancer 46: 75
9. Prade M, Sancho-Garnier H, Cesarine JP, Cochran AJ (1980) Difficulties encountered in the application of Clark classification and the Breslow thickness measurement in cutaneous malignant melanoma. Int J Cancer 26: 159
10. Rampen F (1981) Changing concepts in melanoma management. Br J Dermatol 104: 341
11. Wright RB, Clark CH, Milne JA (1953) Malignant cutaneous melanoma: A review. Br J Surg 150: 360

33 Das Melanom in Deutschland: Ergebnisse der Universität Erlangen-Nürnberg

J. TONAK, P. HERMANEK, F. WEIDNER, I. GUGGENMOOS-HOLZMANN und A. ALTENDORF

An der Chirurgischen Klinik der Universität Erlangen-Nürnberg wurden zwischen Januar 1967 und Dezember 1981 662 Melanompatienten behandelt. Erlangen gehört mit München und Würzburg zu den 3 alten Universitätsstädten Bayerns. Mit Nürnberg und Fürth bildet Erlangen ein städtisches Ballungsgebiet in Nordbayern.

Bayern liegt zwischen dem 47. und 51. Grad nördlicher Breite und dem 10. und 13. Grad östlicher Länge; es erstreckt sich über 70000 km^2 und ist damit das größte Bundesland in der Bundesrepublik Deutschland. Bayern hat 10,8 Mill. Einwohner, das entspricht einer Bevölkerungsdichte von 153 Einwohnern/km^2. Trotz zunehmender Industrialisierung, besonders in den Großräumen München und Nürnberg-Erlangen, werden noch 53% der Fläche landwirtschaftlich genutzt.

Die Bundesrepublik Deutschland - einschließlich Bayern - liegt in einer gemäßigten Klimazone. Die langjährige Durchschnittstemperatur in Nürnberg beträgt 18 °C im Juli und −0,8 °C im Winter. Während der Sommermonate (Mai bis September) liegen die durchschnittlichen Tageshöchsttemperaturen zwischen 20 und 25 °C, an einigen Tagen im Juli und August steigen sie auch über 30 °C. Der Winter ist mit 3 Monaten (Dezember bis Februar) relativ kurz. Die durchschnittliche tägliche Sonnenscheindauer beträgt im Sommer 6,7 h (Schwankungsbreite 5,3-8,6 h) und im Winter 2,1 h (Schwankungsbreite 1,2-3,3 h).

Das Einzugsgebiet der Universitätsklinik Erlangen entspricht etwa dem nordbayrischen Raum mit rund 4,5 Mill. Einwohnern. Die Daten der zwischen 1967 und 1973 behandelten Patienten wurden retrospektiv gesammelt, danach alle Daten prospektiv dokumentiert. Bei ⅔ der Patienten erfolgte hier die Erstbehandlung, die übrigen Patienten wurden nach einer auswärtigen Erstbehandlung überwiesen.

Die Daten wurden mit Hilfe eines eigenen Computerprogramms ausgewertet. Behandlung und Nachbeobachtung der Patienten war aufgrund einer engen Zusammenarbeit von Chirurgischer und Dermatologischer Klinik möglich. Solange die Patienten erscheinungsfrei waren, wurden sie postoperativ 2 Jahre lang alle 3 Monate nachuntersucht, danach bis zum 5. Jahr alle 6 Monate und dann bis zum 10. Jahr lediglich 1 mal/Jahr. Die mediane Nachbeobachtungsdauer betrug 48 Monate, alle Patienten wurden mindestens 1 Jahr lang nachbeobachtet. Nur 4 Patienten (0,6%) entzogen sich der Nachbeobachtung.

Die histologische Diagnose wurde in allen Fällen zunächst in der Abteilung für Klinische Pathologie der Chirurgischen Klink und danach, unabhängig davon, in der Dermatologischen Klinik gestellt. Nur invasive Melanome wurden in dieser Studie berücksichtigt, In-situ-Melanome (Level I) wurden ausgeschlossen.

Klinische und pathologische Merkmale der 662 Patienten und die Überlebensraten sind in den Tabellen 33.1 und 33.2 dargestellt. Die Patienten hatten überwiegend Melanome an den Extremitäten oder am Stamm. Relativ wenige Patienten (4%) hatten ein Melanom am Kopf oder Hals, da diese in der Regel an anderen Spezialkliniken behandelt wurden. Andererseits ist der Prozentsatz der Melanompatienten mit regionären Metastasen (pathologisches Stadium II) ziemlich hoch (28%), da Patienten mit fortgeschrittener Erkrankung selektiv an diese Klinik überwiesen wurden. In den letzten Jahren führte eine bessere Aufklärung der Öffentlichkeit und der überweisenden Ärzte über die Gefahren des Melanoms zu einer veränderten Zusammensetzung des Erlanger Krankenguts. Dies läßt sich an der stetigen Zunahme dünner Melanome (< 1,5 mm) erkennen, die 1982 50% aller behandelten Fälle ausmachten.

Epidemiologie

Das maligne Melanom zählt in Westdeutschland zu den seltenen malignen Erkrankungen, insgesamt sind nur etwa 1% der bösartigen Tumoren Melano-

Tabelle 33.1. Klinische und pathologische Daten der an der Chirurgischen Universitätsklinik Erlangen behandelten Melanompatienten

	Pathologisches Stadium			Gesamt
	Stadium I	Stadium II	Stadium III	
Klinische Merkmale				
Anzahl der Patienten	455	185	22	662
Jahr der Diagnosestellung				
bis 1960	0%	0%	0%	0%
1961-1965	0%	0%	0%	0%
1966-1970	11%	16%	23%	13%
1971-1975	22%	22%	14%	22%
1976-1980	67%	62%	64%	66%
Medianes Alter	50 Jahre	52 Jahre	51 Jahre	50 Jahre
Geschlecht				
Männlich	35%	49%	41%	39%
Weiblich	65%	51%	59%	61%
Lokalisation des Primärtumors				
Frauen, untere Extremität	39%	31%	18%	38%
Männer, untere Extremität	11%	17%	9%	13%
Frauen, obere Extremität	15%	8%	0%	17%
Männer, obere Extremität	5%	6%	4%	5%
Frauen, Kopf und Hals	1%	2%	9%	1%
Männer, Kopf und Hals	2%	2%	14%	2%
Frauen, Rumpf	9%	21%	5%	12%
Männer, Rumpf	18%	9%	14%	15%
Andere	0%	4%	27%	2%
Pathologische Merkmale				
Tumordicke nach Breslow				
≤0,75 mm	21%	1%	0%	17%
0,76-1,49 mm	23%	12%	0%	21%
1,50-3,00 mm	32%	30%	33%	32%
≥3,01 mm	24%	57%	67%	30%
Mikrostadium (level of invasion)				
II	14%	0%	0%	11%
III	33%	25%	14%	31%
IV	48%	62%	43%	51%
V	5%	13%	43%	7%
Ulzeration				
Ja	24%	38%	33%	27%
Nein	76%	62%	67%	73%
Melanomtyp				
NM	29%	52%	83%	34%
SSM	57%	35%	17%	52%
LMM	8%	3%	0%	7%
ALM	6%	9%	0%	7%

me. Da in der Bundesrepublik kein nationales Tumorregister besteht, kann die Melanominzidenz in Deutschland nur mit Hilfe standardisierter Mortalitätsraten geschätzt werden.

Wagner u. Becker [12] analysierten Karzinommortalitätsraten in Deutschland und in 9 anderen mitteleuropäischen Ländern. In dieser Untersuchung stieg die durchschnittliche Sterblichkeit für das Melanom bei Männern von 0,49/100000 im Jahre 1956 auf 1,62/100000 im Jahre 1975 an, bei Frauen die Mortalität von 0,41 auf 1,19/100000 pro Jahr. Diese Zuwachsraten waren von allen malignen Tumoren mit Abstand die höchsten (Tabelle 33.3). Die derzeitige jährliche Inzidenz des Melanoms in Westdeutschland wird auf 4/100000 geschätzt.

Dieser bemerkenswerte Anstieg der Inzidenz des Melanoms wird auch an der zunehmenden Zahl der Patienten deutlich, die an dieser Klinik behandelt wurden. Die Anzahl der Melanompatienten hat sich vom Zeitraum 1970-1974 bis zum Zeitraum 1980-1984 mehr als verdreifacht (Tabelle 33.4). Ein

Tabelle 33.2. Überlebensraten („actuarial method") der an der Chirurgischen Universitätsklinik Erlangen behandelten Melanompatienten

	Überlebensrate		
	5 Jahre [%]	10 Jahre [%]	
Stadium I			
Globale Überlebensrate	81	71	
Geschlecht			
Männlich	75	61	
Weiblich	84	75	
Lokalisation des Primärtumors			
Untere Extremität	83	76	
Obere Extremität	89	70	
Kopf und Hals	88	0	
Rumpf	69	57	
Tumordicke			
≤0,75	96	99	
0,76-1,49 mm	100	79	
1,50-3,00 mm	79	78	
≥3,01 mm	67	40	
Mikrostadium (level of invasion)			
II	89	97	
III	84	83	
IV	78	60	
V	63	36	
Ulzeration			
Ja	70	56	
Nein	87	74	
	1 Jahr [%]	3 Jahre [%]	5 Jahre [%]
Stadium II			
Globale Überlebensrate	68	41	33
Tumordicke			
≤1,49 mm	71	73	51
1,50-3,00 mm	88	85	72
≥3,01 mm	76	38	22
Anzahl befallener Lymphknoten			
1	80	53	50
2	82	55	52
≥3	44	23	16
Ulzeration			
Ja	74	37	38
Nein	81	66	49
	6 Monate [%]	1 Jahr [%]	2 Jahre [%]
Stadium III			
Globale Überlebensrate	46	37	11

ähnlicher Anstieg wurde auch in der Fachklinik Münster-Hornheide in Norddeutschland beobachtet [2]. Im Vergleich dazu hat sich die Anzahl der Patienten mit kolorektalem Karzinom an der Chirurgischen Universitätsklinik Erlangen nur verdoppelt (Tabelle 33.4). Obwohl diese Zahlen auch durch andere Faktoren beeinflußt sein könnten, glauben die Verfasser, daß sie für die gesamte deutsche Bevölkerung repräsentativ sind, da die Patienten beider beteiligter Kliniken aus einem sehr großen Einzugsgebiet stammen. Dieser Anstieg ist wahrscheinlich auf das maligne Melanom der Haut beschränkt, da für die an dieser Klinik behandelten Schleimhautmelanome keine Zunahme feststellbar war. Das Einzugsgebiet dieser Klinik umfaßt zusammen mit der Spezialklinik in Münster-Hornheide (die etwa doppelt so groß ist wie die Erlanger Universitätsklinik) etwa 20% der Gesamtbevölkerung Westdeutschlands.

Die ethnische Zusammensetzung dieser Bevölkerung ist außerordentlich unterschiedlich und seit dem 2. Weltkrieg aufgrund der Zuwanderung aus Osteuropa sowie durch Gastarbeiter aus Südeuropa in den letzten Jahren sogar noch gemischter geworden. Obwohl der ethnische Ursprung nicht dokumentiert wird, glauben wir, daß die Mehrzahl der Melanompatienten schwach pigmentiert ist. Diese Beobachtung wird durch die Tatsache unterstützt, daß die Mortalitätsraten für das Melanom in nordeuropäischen Ländern mit überwiegend hellhäutiger Bevölkerung höher sind als in südeuropäischen Ländern mit dunkelhäutigeren Einwohnern (Tabelle 33.5).

Die zunehmende Inzidenz des Melanoms in Europa könnte auf einer verstärkten Sonnenlichtexposition beruhen [8]. Jung [4] vermutete, daß die Lokalisation sowie die Inzidenz maligner Tumoren im Gesicht von Ausmaß und Häufigkeit der Sonnenlichtexposition abhängt. Ferner beeinflussen Pigmentierungstyp, Wirksamkeit der DNS-Reparationsmechanismen und Immunabwehr des Patienten dieses Risiko. Der spontane und lichtinduzierte Schwesterchromatidaustausch und die Persistenz eines starken Erythems waren bei Melanompatienten gegenüber einer Kontrollgruppe signifikant erhöht.

Tabelle 33.3. Alterskorrigierte Sterblichkeitsraten bei malignen Tumoren in Mitteleuropa bei Männern und Frauen (Modifiziert nach [12])

	Sterblichkeit (pro 100000 Einwohner/Jahr)					
	1956		1975		Prozentuale Veränderung	
	Frauen	Männer	Frauen	Männer	Frauen	Männer
Lungenkarzinom	5,75	38,27	7,62	70,86	+ 33	+ 85
Magenkarzinom	34,07	57,40	18,50	37,78	− 46	− 34
Kolorektales Karzinom	19,63	24,96	22,37	30,83	+ 14	+ 26
Malignes Melanom	0,41	0,49	1,19	1,62	+190	+230

Tabelle 33.4. Neuerkrankungen an malignem Melanom und kolorektalem Karzinom (Daten der Chirurgischen Universitätsklinik Erlangen und der Fachklinik Münster-Hornheide)

	1970-1974 (n)	1975-1979 (n)	Prozentualer Anstieg	1980-1984 (geschätzt) (n)	Prozentualer Anstieg (geschätzt)
Malignes Melanom (Erlangen)	152	269	+ 79	520 (1980-1982; n=319)	+240
Malignes Melanom (Münster-Hornheide)	349	902	+158	1370 (1980-1981; n=543)	+292
Kolorektales Karzinom (Erlangen)	741	1154	+ 56	1480 (1980-1982; n=888)	+100

Prognosefaktoren bei Patienten mit Melanomen an Extremitäten und Stamm

Viele Faktoren beeinflussen die Prognose beim Melanom. In dieser Studie wurden die Kriterien untersucht, die allgemein als prognostisch am wichtigsten gelten (Tabelle 33.6). Von den 662 Patienten der Studie wurden 426 Patienten im klinischen Stadium I für diese Analyse ausgewählt. Die Daten stammen nur von Patienten mit einem Rumpf- oder Extremitätenmelanom (Abb. 33.1). Nicht berücksichtigt wurden Patienten mit Melanomen an Kopf oder Hals, multiplen Primärtumoren, unbekanntem Level oder Melanomtyp sowie Patienten mit akrallentiginiösem oder unklassifiziertem Melanom.

Faktoren des Patienten

Wie in anderen Untersuchungen bestand ein auffälliger Unterschied zwischen Männern und Frauen bei der Lokalisation des primären Melanoms, dabei hatten die meisten Frauen ein Melanom an den Extremitäten (83%) und die Mehrzahl der Männer (54%) ein Melanom am Stamm (Abb. 33.1). Die

Tabelle 33.5. Melanommortalität in 4 europäischen Ländern

	Mortalität (pro 100000 Einwohner)	
	♂	♀
Norwegen [nach 6]	3,1	1,9
Dänemark [nach 12]	2,6	2,8
Bundesrepublik Deutschland [nach 12]	1,9	1,4
Frankreich [nach 12]	0,9	0,6

Tabelle 33.6. Variable, die auf ihre prognostische Aussagekraft bei Melanompatienten im klinischen Stadium I überprüft wurden

Klinische Variable
- Geschlecht (weiblich/männlich)
- Lokalisation (Rumpf/Extremitäten)

Histologische Variable
- Melanomtyp (NM/SSM/LMM)
- Mikrostadium (Clark-Level) (II/III/IV/V)
- Tumordicke
- $\leq$0,75 mm
- 0,76-1,50 mm
- 1,51-3,00 mm
- $\geq$3,01 mm
- Ulzeration (ja/nein)

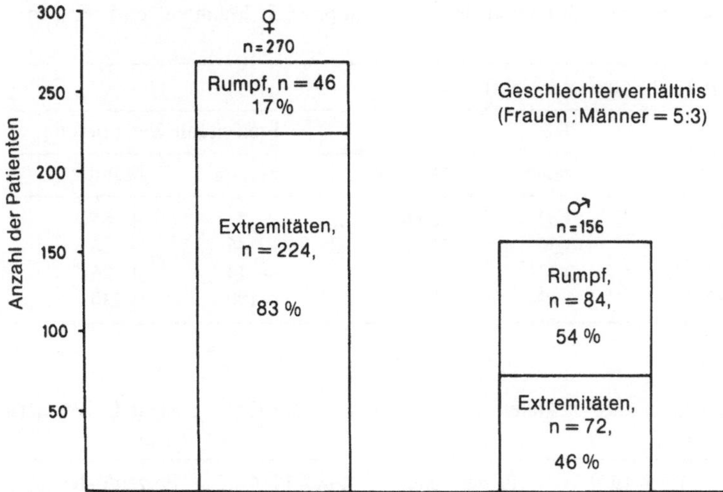

Abb. 33.1. Lokalisation des Primärtumors bei 426 Melanompatienten im klinischen Stadium I, unterteilt nach Geschlecht

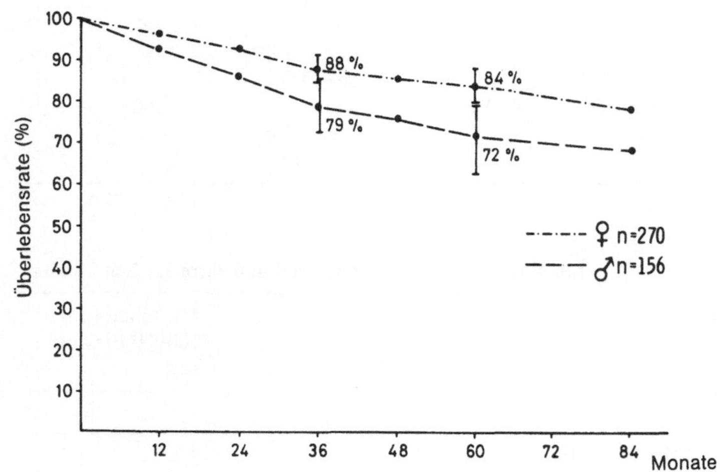

Abb. 33.2. Kumulative Überlebensraten, unterteilt nach Geschlecht; $p < 0{,}05$. Die *Balken* in dieser und allen folgenden Abbildungen geben den 95-%-Vertrauensbereich (doppelte Standardabweichung) wieder (± 2 S.E.)

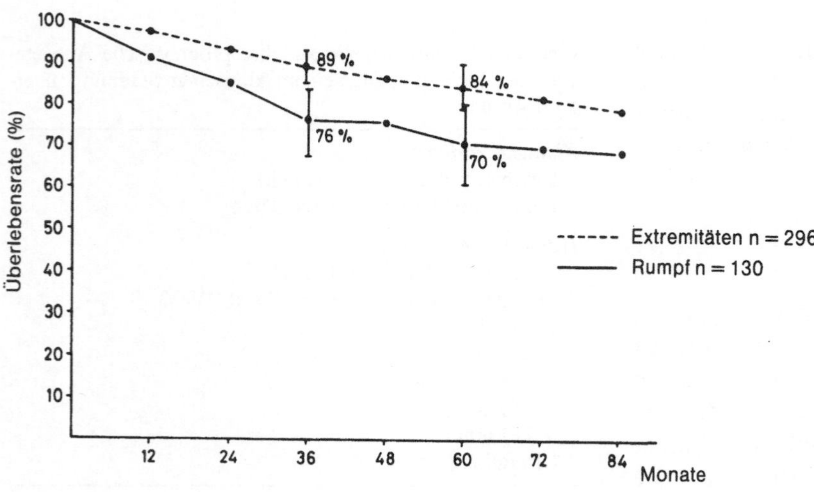

Abb. 33.3. Kumulative Überlebensraten, unterteilt nach Lokalisation; $p < 0{,}05$

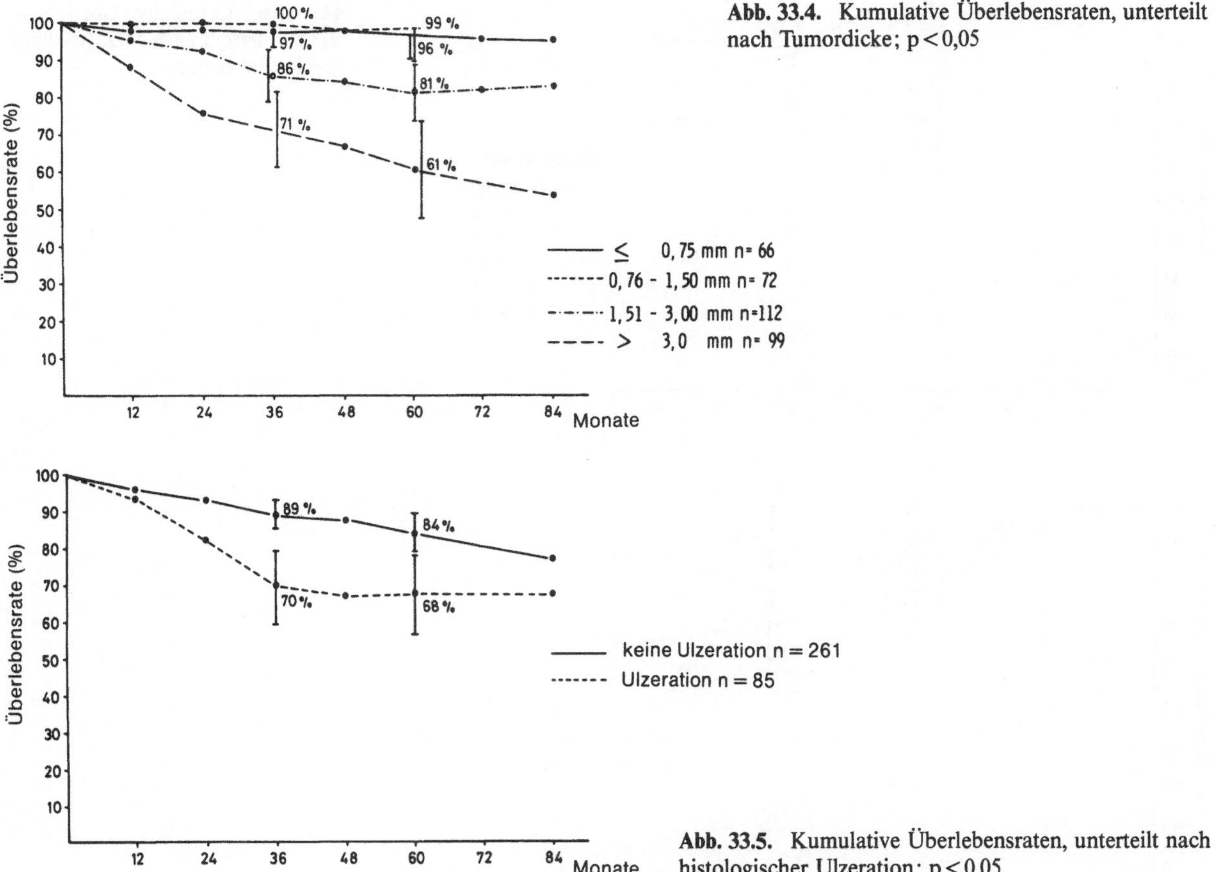

Abb. 33.4. Kumulative Überlebensraten, unterteilt nach Tumordicke; $p<0{,}05$

Abb. 33.5. Kumulative Überlebensraten, unterteilt nach histologischer Ulzeration; $p<0{,}05$

Fünfjahresüberlebensraten waren für die 270 Patientinnen signifikant günstiger als für die 156 männlichen Patienten (84 gegenüber 72%; $p<0{,}05$; Abb. 33.2). Patienten mit einem Extremitätenmelanom hatten eine signifikant bessere Überlebensrate als Patienten mit einem Melanom am Stamm ($p<0{,}05$) (Abb. 33.3).

Pathologische Faktoren

Die Tumordicke war der signifikanteste Prognosefaktor in dieser Analyse (Abb. 33.4). Die Fünfjahresüberlebensrate der 138 Patienten mit einem Melanom von <1,5 mm Dicke betrug fast 100%. Die schlechteste Fünfjahresüberlebensrate war 61% bei 99 Patienten mit einem Melanom einer Dicke von >3 mm. Die Unterschiede in den Überlebensraten für die verschiedenen Dickenkategorien waren statistisch signifikant ($p<0{,}05$; Abb. 33.4).

Das Vorhandensein bzw. Fehlen einer Ulzeration wirkte sich signifikant auf die Überlebensraten aus. So betrug die Fünfjahresüberlebensrate bei 85 Patienten mit einem ulzerierten Melanom 68%, gegenüber 84% bei 261 Patienten mit nichtulzeriertem Melanom (Abb. 33.5).

Im Gegensatz zur Ulzeration zeigte das Mikrostadium (level of invasion) keinen signifikanten Einfluß auf die Überlebenszeit (Abb. 33.6). Zum Beispiel hatten die 55 Patienten mit Melanom im Level II und die 139 Patienten mit einem Melanom im Level III ähnliche Fünfjahresüberlebensraten (90 bzw. 86%). Die einzigen signifikanten Unterschiede bei den Überlebensraten ergaben sich zwischen Patienten mit Melanomen im Level II und V (Abb. 33.6).

Die prognostische Bedeutung des Melanomtyps wurde anhand der WHO-Klassifikation untersucht. Die Überlebensrate der 131 Patienten mit nodulärem Melanom war signifikant niedriger als die der 295 Patienten mit einem Lentigo maligna- oder Superficial-spreading-Melanom ($p<0{,}05$) (Abb. 33.7). Diese Unterschiede in den Überlebensraten sind jedoch wahrscheinlich nicht das Ergebnis eines unterschiedlichen biologischen Verhaltens dieser Melanomtypen [3]. Unsere früheren Studien zeigten, daß Lentigo maligna- und Superficial-spreading-Melanome i. allg. dünner als noduläre

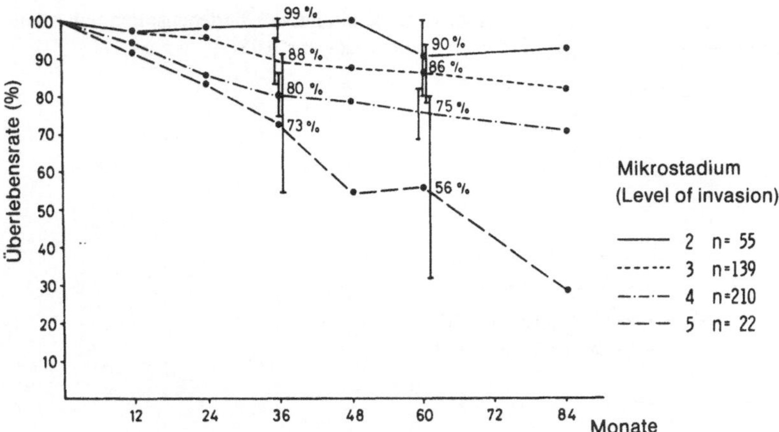

Abb. 33.6. Kumulative Überlebensraten, unterteilt nach Mikrostadium (level of invasion)

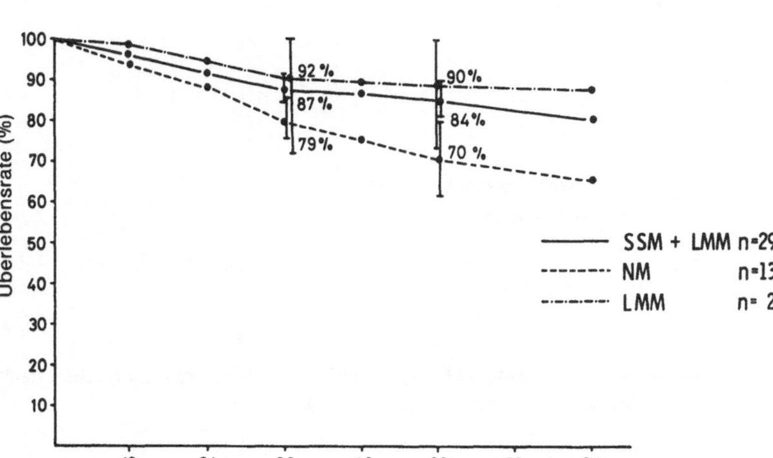

Abb. 33.7. Kumulative Überlebensraten, unterteilt nach Melanomtyp; $p<0{,}05$

Melanome sind, und daß alle diese Melanomtypen bei gleicher Dicke ähnliche Überlebensraten aufwiesen. Möglicherweise stellt das akral-lentiginöse Melanom eine Ausnahme dar, da es sogar bei einer Tumordicke unter 0,76 mm eine hohe Metastasierungsrate aufwies. Von den 35 Patienten mit akrallentiginösem Melanom hatten fast ⅓ (11 Patienten) bei der Erstuntersuchung regionäre Metastasen, und die Fünfjahresüberlebensrate der 24 Patienten im pathologischen Stadium I betrug nur 60%.

Multivariate Analyse

Der relative Einfluß verschiedener Prognosefaktoren auf das Überleben wurde in einer multivariaten Regressionsanalyse, wie von Kalbfleisch u. Prentice beschrieben [5], untersucht. Die Tumordicke war der aussagekräftigste Prognosefaktor ($p<0{,}001$; Tabelle 33.7). Auch das Geschlecht des Patienten und die Lokalisation des Primärtumors beeinflußten die Prognose signifikant. Bei schrittweiser Regressionsanalyse wurde die gegenseitige Abhängigkeit dieser Kriterien offenkundig, und sie verloren ihre prognostische Aussagekraft, sobald ihre Reihenfolge in der multivariaten Analyse vertauscht wurde. Faktoren, die stark mit der Tumordicke korrelierten, wie Ulzeration, Melanomtyp und Mikrostadium (level

Tabelle 33.7. Ergebnisse einer multivariaten Analyse von Prognosefaktoren

Faktor	χ^2	P
Tumordicke	41,30	0,001
Geschlecht	10,42	0,01
Lokalisation	3,89	0,05
Level	4,52	NS
Melanomtyp	0,48	NS
Ulzeration	0,57	NS

NS = statistisch nicht signifikant

Tabelle 33.8. Parametrisiertes Modell und Risikoabschätzung

Faktor	Relatives Risiko
Tumordicke	
0,76-1,50 mm	1,1[a]
1,51-3,00 mm	2,6[a]
> 3,00 mm	6,3[a]
Geschlecht	
Männer vs. Frauen	1,7
Lokalisation	
Rumpf vs. Extremitäten	1,6

[a] Relatives Risiko bezogen auf Tumordicke ≤0,75 mm. Das relative Risiko bei den Tumordickenkategorien bezieht sich auf die Relation zum Risiko bei Melanomen mit einer Tumordicke von ≤0,76 mm. Bei Melanomen zwischen 0,76 und 1,50 mm Tumordicke ist das relative Risiko nicht signifikant größer als 1 und daher nicht größer als das Risiko bei den dünnsten Melanomen.

Tabelle 33.9. Direkter Vergleich der Fünfjahresüberlebensraten (in %) bei Patienten mit malignem Melanom im Stadium I, unterteilt nach Geschlecht und Lokalisation

Lokalisation	Frauen	Männer	p-Wert	p-Wert
			Frauen vs. Männer	Rumpf vs. Extremitäten
Rumpf				
Erlangen, 1983	75% (n = 46)	68% (n = 84)	NS	NS
Deutsche Arbeitsgruppe Malignes Melanom [13][a]	51% (n = 102)	45% (n = 129)	NS	p < 0,01
Extremitäten				
Erlangen, 1983	87% (n = 224)	77% (n = 72)	NS	NS
Deutsche Arbeitsgruppe Malignes Melanom [13][a]	70% (n = 441)	65% (n = 93)	NS	p < 0,01

[a] Nur Melanome von mehr als 1,5 mm Tumordicke.
NS = statistisch nicht signifikant.

of invasion), lieferten zur Vorhersage der Prognose keine zusätzlichen Informationen.

Die wichtigsten Prognosefaktoren, Tumordikke, Geschlecht des Patienten und Lokalisation des Primärtumors, wurden zur Beurteilung der Prognose zusammengefaßt. Das relative Risiko, an einem Melanom mit einer Dicke von weniger als 0,76 mm zu sterben, wurde auf 1 festgesetzt. Tabelle 33.8 zeigt, daß Melanome einer Dicke zwischen 0,76 mm und 1,5 mm ein ähnliches relatives Risiko besitzen. Das relative Risiko für Männer ist 1,7mal höher als für Frauen, dagegen ist das relative Risiko für Melanome am Stamm 1,6mal größer als für Melanome an den Extremitäten. Diese Berechnungen zeigen auch, daß die Parameter Geschlecht und Lokalisation einen gleich starken Einfluß auf die Prognose ausüben. Diese Ergebnisse stehen zum Teil im Gegensatz zu früheren Studien [10], in denen die prognostischen Unterschiede zwischen Männern und Frauen auf die unterschiedliche Lokalisation der Melanome am Stamm bzw. den Extremitäten und nicht auf ein geschlechtsspezifisches Verhalten des Melanoms zurückgeführt wurden.

Ähnliche Ergebnisse wurden von Weidner [13] in einer Analyse der Patienten der Deutschen Arbeitsgruppe Malignes Melanom (Freiburg) gewonnen. Bei 1191 Patienten mit High-risk Melanom (> 1,5 mm Dicke) fand Weidner keinen signifikanten Unterschied in den Fünfjahresüberlebensraten für Männer und Frauen bei gleicher Lokalisation des Tumors, jedoch hochsignifikante Unterschiede in den Fünfjahresüberlebensraten für unterschiedliche Lokalisationen (Tabelle 33.9). Das bedeutet, daß die Überlebensrate bei Patienten mit einem Melanom bei vergleichbarem Mikrostadium (Level) im wesentlichen auf Unterschiede der Lokalisation des Primärtumors zurückzuführen ist und weniger auf geschlechtsspezifische Unterschiede im biologischen Verhalten des Tumors. Für die Patienten der Erlanger Serie, bei denen das Risiko geschätzt werden konnte, wurden die Überlebensraten bei Männern und Frauen jeweils gesondert für Melanome an den Extremitäten und am Stamm verglichen (Tabelle 33.9). Signifikante Unterschiede der Überlebensraten zwischen den Geschlechtern ließen sich weder bei Lokalisation des Tumors an den Extremitäten noch am Stamm feststellen. Leider waren die Patientengruppen zu klein, um eine gültige statistische Auswertung zuzulassen. Der Hauptgrund für den prognostischen Unterschied zwischen den Geschlechtern liegt wahrscheinlich darin, daß Lokalisation und Geschlecht eng miteinander korrelieren, da 83% der Frauen einen Tumor an den Extremitäten und 54% der Männer einen Tumor am Stamm aufwiesen. Weitere Studien müssen klären, ob das Geschlecht für Tumoren derselben Lokalisation tatsächlich klinisch nur eine untergeordnete Bedeutung besitzt.

Behandlung

Primärtumor

Der Primärtumor wurde mit einem Sicherheitsabstand von 5 cm, gemessen am nicht ausgespannten Präparat, weit exzidiert. Eine weite Exzision empfiehlt sich besonders bei Melanomen mit einer Dicke von über 1,5 mm. Verschiedene Verfahren der plastischen Chirurgie werden zur Defektdekkung angewandt. An den Extremitäten werden sehr gute Ergebnisse durch Spalthauttransplantate erzielt. Bei Tumoren am Stamm wird ein plastischer Wundverschluß mit einem Hautlappen vorgezogen, bei bestimmten Lokalisationen kann auch ein primärer Wundverschluß erfolgen. Bei Tumoren an Fingern und Zehen ist eine Teilamputation notwendig. Die Höhe der Amputation hängt von der Lokalisation des Primärtumors und vom betreffenden Finger ab, damit die Funktion weitgehend erhalten werden kann.

Die Empfehlungen von Breslow u. Macht [1], daß dünne Melanome (<0,76 mm Dicke) mit einem engeren Sicherheitsabstand exzidiert werden können, wurden in einer retrospektiven Analyse von 64 an der Erlanger Klinik behandelten Patienten mit einem solchen Melanom untermauert. Für die Patienten, bei denen der Sicherheitsabstand weniger als 2 cm betrug, errechnete sich eine Fünfjahresüberlebensrate von 100% (Abb. 33.8). Ähnliche Ergebnisse wurden bei 68 Patienten mit Tumoren einer Dicke von unter 1,5 mm erzielt, bei denen die Sicherheitsabstände bei der Exzision kleiner als 2 cm waren. Die Fünfjahresüberlebensrate betrug auch bei diesen Patienten fast 100% (Abb. 33.8). Keiner dieser 141 Patienten entwickelte ein Lokalrezidiv. Aufgrund dieser Ergebnisse empfehlen wir, eine weite Exzision mit einem Sicherheitsabstand von 5 cm bei Melanomen einer Dicke <1,5 mm nicht mehr durchzuführen.

Regionäre Lymphknotendissektion

Der Nutzen einer therapeutischen Dissektion bei klinischem Verdacht auf Lymphknotenmetastasen ist unumstritten. Es besteht jedoch Uneinigkeit über die Indikation für die elektive Lymphknotendissektion (ELKD) [9]. Man muß betonen, daß eine direkte Korrelation zwischen der Häufigkeit regionärer Lymphknotenmetastasen und der Tumordicke bzw. dem Mikrostadium (level of invasion) besteht. Bei oberflächlichen Melanomen (Melanome mit einer Dicke ≤1,5 mm) ist die Wahrscheinlichkeit okkulter regionärer Metastasen so gering, daß eine ELKD nicht indiziert ist. Bei dickeren Melanomen (>1,5 mm) ergaben Untersuchungen an dieser Klinik eine Inzidenz okkulter Lymphknotenmetastasen von 40% und mehr [9]. Bei diesen Patienten ist die ELKD gerechtfertigt und notwendig. Da es sich dabei um ein retrospektives Ergebnis handelt, kann keine definitive Schlußfolgerung gezogen werden. Aus diesem Grund nimmt unsere Klinik an der prospektiven randomisierten Studie der WHO-Melanomgruppe teil, in der die Wirkung der ELKD für das Rumpfmelanom mit einer Dicke >2 mm untersucht wird.

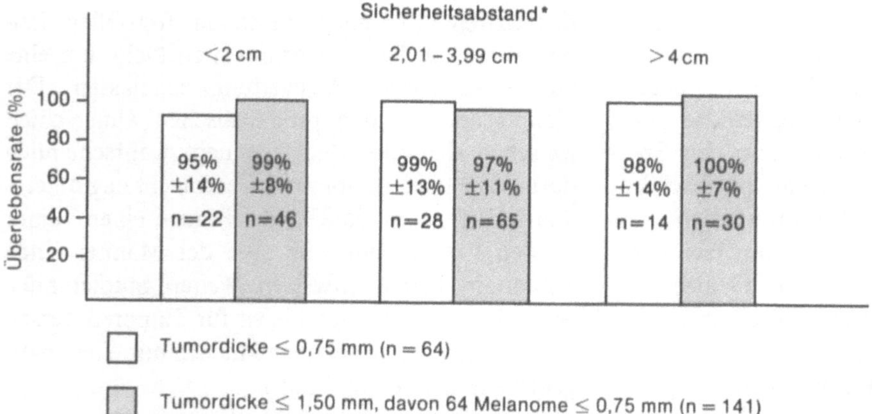

Abb. 33.8. Fünfjahresüberlebensraten für Melanompatienten im klinischen Stadium I, unterteilt nach Weite der Exzision des Primärtumors

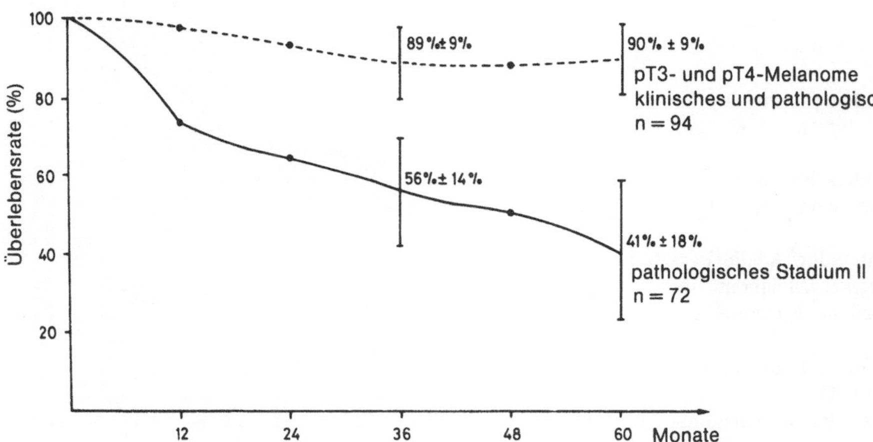

Abb. 33.9. Alterskorrigierte kumulative Überlebensraten für 94 Patienten mit Extremitätenmelanom im klinischen und pathologischen Stadium I und für 72 Patienten im pathologischen Stadium II. Behandlung durch weite lokale Exzision, elektive Lymphknotendissektion und adjuvante hypertherme Perfusion. Der Primärtumor aller Patienten im klinischen Stadium I war >1,5 mm dick (pT3 und pT4)

Hypertherme Extremitätenperfusion

Im Jahre 1975 führten wir als erste Klinik in Deutschland die hypertherme Extremitätenperfusion routinemäßig bei der Behandlung des malignen Melanoms ein [11]. Die Perfusion erfolgt mit einigen Modifikationen [11] nach der Technik von Schraffordt Koops et al. [7]. Wenn indiziert (bei einem Melanom mit einer Dicke >1,5 mm oder einem Melanom im Clark-Level IV und V), wurde zusätzlich zur hyperthermen Perfusion eine therapeutische oder eine elektive Lymphknotendissektion durchgeführt. Zwischen 1975 und 1981 wurden insgesamt 195 Patienten mit potentiell kurablem Melanom perfundiert. Bei den 94 Patienten im Stadium I mit einem Melanom von einer Dicke >1,5 mm oder im Level IV und V wurde eine Fünfjahresüberlebensrate von 90% erzielt (Abb. 33.9). Bei 72 Patienten mit regionären Lymphknotenmetastasen betrug die Fünfjahresüberlebensrate 41%. Diese Überlebensrate war deutlich besser als das zuvor an dieser Klinik rein operativ erzielte Ergebnis [11].

Hervorragende Resultate wurden bei 39 Patienten mit Satellitose erzielt. Bei knapp 40% dieser Patienten (15 von 39) verschwanden die Metastasen vollkommen.

Immunotherapie und Chemotherapie

Bei allen Melanompatienten im klinischen Stadium I wurde postoperativ als adjuvante Therapie durch lokale Behandlung der Operationsnarbe eine präventive Dinitrochlorbenzol-(DCNB-) Sensibilisierung vorgenommen. Bei Patienten mit Hautmetastasen wurde eine 3fach höhere Dosierung von DNCB verwendet. Weidner u. Djawari [14] berichteten über positive Frühergebnisse, aber der langfristige Nutzen der DNCB-Anwendung muß noch bestätigt werden.

Von der Immunotherapie mit BCG (Bacillus Calmette-Guérin) kam man nach enttäuschenden Ergebnissen wieder ab. Eine systemische Chemotherapie mit Dacabazin (DTIC) oder Cisplatin wenden wir als letzte Möglichkeit bei jungen Patienten mit multiplen Fernmetastasen an. Die Resultate der systemischen Chemotherapie waren ebenfalls enttäuschend.

Literatur

1. Breslow A, Macht SD (1977) Optimal size of resection margin for thin cutaneous melanoma. Surg Gynecol Obstet 145: 720
2. Drepper H, Tilkorn H (1983) The surgical treatment of the primary melanoma adjusted to the prognosis. XIIIth European Federation Congress ICS, West Berlin, Germany
3. Hermanek P, Hornstein OP, Tonak J, Weidner F (1976) Malignes Melanoma, Invasionstiefe und Melanomtyp. Beitr Path 157: 269
4. Jung EO (1982) Licht und Hautkrebse: Sitzungsbericht der Heidelberger Akademie der Wissenschaften. Springer-Verlag, New York
5. Kalbfleisch JD, Prentice RL (1980) The statistical analysis of failure time data. John Wiley & Sons, New York
6. Magnus K (1973) Incidence of malignant melanoma of the skin in Norway 1955-1970. Cancer 32: 1275
7. Schraffordt Koops H, Oldhoff J, van der Ploeg E, Vermey A, Eibergen R, Beekhuis H (1977) Some aspects of the treatment of primary malignant melanoma of the extremities by isolated regional perfusion. Cancer 39: 27

8. Swerdlow AJ (1979) Incidence of malignant melanoma of the skin in England and Wales and its relationship to sunshine. Br Med J 2: 1324
9. Tonak J, Gall FP, Hermanek P (1980) Die prophylaktische Lymphknotendissektion beim malignen Melanom. Deutsch Med Wochenschr 51: 1782
10. Tonak J, Hermanek P (1983) Die unterschiedliche Prognose von Rumpf- und Extremitätenmelanomen. Lebensversicherungsmedizin 35: 61
11. Tonak J, Weidner F, Hoferichter S, Altendorf A (1981) Erlanger Therapieschema beim malignen Melanom. In: Weidner F, Tonak J (eds) Das maligne Melanom der Haut. Perimed, Erlangen, p 177
12. Wagner G, Becker N (1982) Die Krebssterblichkeit in Mitteleuropa. Deutsches Ärzteblatt 79: 41
13. Weidner F (1981) 8-year-survival in malignant melanoma related to sex and tumor location. Dermatologica 162: 51
14. Weidner F, Djawari D (1979) Adjuvante DNCB-Immuntherapie beim malignen Melanom. Hautkr 54: 436

34 Das Melanom in Hongkong: Ergebnisse des Queen Mary Hospital

Kam-Hing Lam und J. Wong

Bisher wurden nur wenige Daten über das maligne Melanom bei Chinesen veröffentlicht. Dies liegt zum großen Teil an der niedrigen Inzidenz und daran, daß Erkrankungen an malignen Tumoren nicht obligatorisch registriert werden. Einige Daten über das maligne Melanom wurden jedoch vor kurzem am Queen Mary Hospital in Hongkong zusammengestellt.

Hongkong ist britische Kronkolonie. Es liegt zwischen dem 22. und 23. Grad nördlicher Breite und dem 114. und 115. Grad östlicher Länge in der subtropischen Zone. Flächenmäßig umfaßt Hongkong 1064 km^2 und hat 5,3 Mill. Einwohner. 98% der Bevölkerung sind chinesischer Abstammung.

Krankenblätter lagen für 26 Melanompatienten vor, die in die Abteilung für Chirurgie der Universität Hongkong im Queen Mary Hospital aufgenommen wurden (Tabelle 34.1). Diese Patienten repräsentieren nur einen kleinen Teil aller Melanompatienten in Hongkong. Wahrscheinlich wurden die meisten Patienten mit frühen Veränderungen an anderen Krankenhäusern behandelt, während Patienten mit großen Tumoren, Rezidiven und Metastasen hierher überwiesen wurden. Die Nachbeobachtung dieser Patienten nach der Behandlung ist außerordentlich schwierig. Dies liegt wahrscheinlich an der Einstellung der Patienten und daran, daß sie sich nicht von ihrer Arbeit frei nehmen können. Obwohl das Gebiet nicht sehr groß ist, hat sich eine Nachbeobachtung der Patienten als wenig erfolgreich erwiesen. Adressenänderungen werden selten angegeben, dadurch sind die Nachbeobachtungsdaten unvollständig.

Epidemiologie

Die Inzidenz des Melanoms ist bei Asiaten im Vergleich zu Weißen oder Schwarzen niedrig [2]. Von den asiatischen Nationen besitzen jedoch Chinesen die höchste Inzidenz. Sammelstatistiken verschiedener Krebsregister ergaben für chinesische Männer und Frauen eine Melanominzidenz von 0,6 bzw. 0,3/100000 Einwohner [2].

Während der 3jährigen Erfassungszeit von 1977-1979 wurden im Krebsregister der Gesundheitsbehörde von Hongkong 144 Melanomfälle registriert. Die Meldung einer Erkrankung an malignen Tumoren ist in Hongkong freiwillig, dadurch liegt diese Zahl wahrscheinlich zu niedrig. In derselben Zeit wurden 660 Fälle anderer Formen von Hautkrebs erfaßt. Das Melanom stellt damit 18% aller Hautmalignome in diesem Register. In der Inzidenzstatistik bestand für Männer ein nur leicht höherer Wert (Tabelle 34.2). Im Zeitraum von 1977-1979 wurden im Tumorregister zwischen 40 und 60 neue Melanomfälle pro Jahr dokumentiert; das ergibt eine Inzidenz von 0,8-1,4/100000 (Tabelle 34.2).

Prognosefaktoren

Faktoren des Patienten

Von den 26 Patienten des Queen Mary Hospital hatten 5 Patienten ein Schleimhautmelanom (4 Patienten anorektal und 1 Patient am harten Gaumen). Von den verbleibenden 21 Patienten mit Hautmelanomen waren 6 an einer anderen Klinik vorbehandelt worden, bei den übrigen 15 Patienten erfolgte die Erstbehandlung am Queen Mary Hospital. Die meisten Patienten hatten fortgeschrittene Primärtumoren, die Mehrzahl Metastasen (Tabelle 34.1). Bei 11 Patienten (52%) war der Tumor am Bein lokalisiert, bei 8 Patienten (38%) an der Fußsohle und bei 1 Patienten auf dem Fußrücken.

Die Daten der 144 Patienten des Tumorregisters ergaben, daß das Melanom in allen Altersgruppen auftrat (Abb. 34.1). Das mediane Alter lag bei etwa 50 Jahren, die Mehrzahl der Patienten war zwischen 40 und 60 Jahre alt.

Tabelle 34.1. Klinische und pathologische Daten der in Hongkong behandelten Melanompatienten

	Pathologisches Stadium			Gesamt
	Stadium I	Stadium II	Stadium III	
Klinische Merkmale				
Anzahl der Patienten	4	15	2	21
Jahr der Erstdiagnose				
≤ 1960	25%	7%	0%	10%
1961-1965	0%	13%	0%	10%
1966-1970	0%	13%	0%	10%
1971-1975	25%	40%	50%	38%
1976-1980	50%	27%	50%	33%
Medianes Alter	39 Jahre	57 Jahre	73 Jahre	56 Jahre
Geschlecht				
Männlich	75%	60%	50%	62%
Weiblich	25%	40%	50%	38%
Lokalisation des Primärtumors				
Frauen, untere Extremität	25%	33%	50%	33%
Männer, untere Extremität	0%	27%	0%	19%
Frauen, obere Extremität	0%	7%	0%	5%
Männer, obere Extremität	0%	20%	50%	19%
Frauen, Kopf und Hals	0%	0%	0%	0%
Männer, Kopf und Hals	25%	0%	0%	5%
Frauen, Rumpf	0%	0%	0%	0%
Männer, Rumpf	50%	13%	0%	19%
Pathologische Merkmale				
Mikrostadium (Clark-Level)				
II	25%	7%		12%
III	25%	7%		12%
IV	0%	7%		6%
V	50%	79%		70%
Ulzeration				
Ja	25%	77%	0%	65%
Nein	75%	23%	0%	35%
Melanomtyp				
NM	50%	73%	100%	71%
SSM	50%	27%	0%	29%
LMM	0%	0%	0%	0%

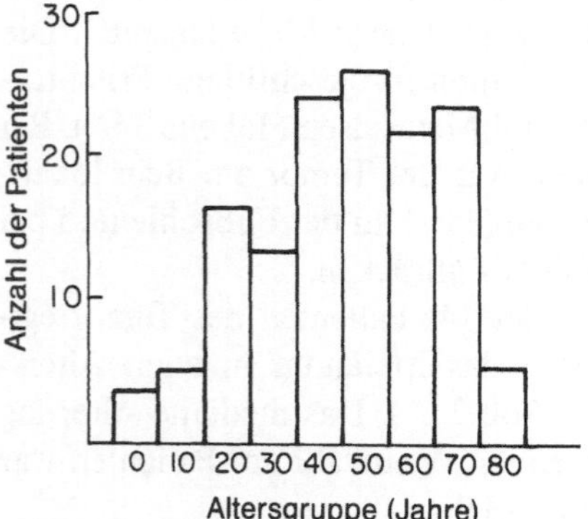

Abb. 34.1. Altersverteilung bei 144 malignen Melanomen der Haut (1977-1979)

Pathologische Faktoren

Detaillierte pathologische Angaben standen bei 17 der 21 Patienten mit Hautmelanomen zur Verfügung. Obwohl die Fallzahl gering war, waren die meisten Läsionen ganz eindeutig recht weit fortgeschritten. Die meisten Tumoren (70%) infiltrierten in die Subkutis (Level V), waren ulzeriert (65%) und entsprachen einem nodulären Melanomtyp (71%). Es überrascht daher nicht, daß die meisten Patienten Lymphknotenmetastasen hatten (Stadium II), nur 4 Patienten (19%) waren im Stadium I, aber selbst diese Melanome waren fortgeschritten (Tabelle 34.1).

Tabelle 34.2. Inzidenz des malignen Melanoms der Haut in Hongkong

Jahr	Männer		Frauen	
	Anzahl der Patienten	Inzidenz/ 100000 Einwohner/Jahr	Anzahl der Patienten	Inzidenz/ 100000 Einwohner/Jahr
1977	33	1,4	25	1,0
1978	25	1,1	22	1,0
1979	20	0,8	19	0,8

Chirurgische Behandlung

Bei den Patienten im Stadium I wurde eine weite Exzision mit einem Sicherheitsabstand von mindestens 3 cm durchgeführt. Elektive Lymphadenektomien wurden nicht vorgenommen; 2 der 4 so behandelten Patienten entwickelten Lymphknotenmetastasen (nach 4 bzw. 10 Monaten), die beiden anderen Patienten entzogen sich nach 6 Monaten der weiteren Beobachtung.

Die Patienten im Stadium II wurden i. allg. durch eine weite Exzision des Primärtumors und eine therapeutische Lymphknotendissektion behandelt. Die Primärtumoren an den Extremitäten waren so weit fortgeschritten, daß eine plastische Deckung mit „cross leg flaps“ notwendig war, bei 3 Patienten war eine Amputation erforderlich. Trotz optimaler chirurgischer Therapie überlebte nur einer dieser 13 Patienten 5 Jahre. Die beiden Patienten mit Fernmetastasen (Stadium III) blieben unbehandelt.

Behandlung des anorektalen Melanoms

Während der Studie wurden 4 von 26 Melanomen im Anorektum beobachtet, deren klinische Behandlung bereits publiziert wurde [1]. 2 ulzerierte, pilzförmige Tumoren waren am Analrand lokalisiert, während die beiden anderen polypösen Tumoren in 4 bzw. 7 cm Höhe im Rektum lagen.

Bei 3 dieser Patienten bestanden Lymphknoten- oder Lebermetastasen zum Zeitpunkt der Diagnose. Diese Patienten wurden palliativ behandelt. Bei dem einzigen unserer Patienten ohne klinischen Anhalt für Metastasen wurde eine abdominoperineale Rektumexstirpation durchgeführt. Dieser Patient starb jedoch 3 Jahre später an disseminierter Metastasierung.

Kommentar

Das Melanom bei Chinesen unterscheidet sich durch den höheren Anteil an plantaren und anorektalen Melanomen wesentlich vom Melanom weißer Patienten. Die Fußsohle war die häufigste Lokalisation der Melanome dieser Patienten aus Hongkong (38%). Dies steht in auffälligem Gegensatz zu den wenigen plantaren Melanomen (1-5%) bei Weißen [6]. Die große Häufigkeit des plantaren Melanoms bei Chinesen ist ähnlich der anderer dunkelhäutiger ethnischer Gruppen, wie bei Japanern [7], Hawaiianern [3] und amerikanischen [6] und afrikanischen Schwarzen [5].

Als ein ätiologischer Faktor, der zur Entstehung des Melanoms an der Fußsohle führen könnte, gilt das Trauma. Dies kann für die Einwohner in Hongkong zutreffen, da die Mehrzahl der Bevölkerung der unteren sozialen Schicht Sandalen trägt, so daß der Fuß leicht traumatisiert werden kann.

Anorektale Melanome führen in der Regel zum Tod; sowohl in unserer Studie als auch in anderen Kliniken [4, 8] wurden sehr schlechte Ergebnisse erzielt. Es läßt sich nicht eindeutig entscheiden, ob der höhere Anteil der anorektalen Melanome in unserer Serie bedingt ist durch selektive Überweisungen, durch eine im Vergleich zu weißen Patienten tatsächlich höhere Inzidenz des Schleimhautmelanoms bei Chinesen oder durch die Seltenheit des Hautmelanoms an anderen Lokalisationen als den Händen und Füßen.

Literatur

1. Boey J, Choi TK, Wong J, Ong GB (1981) The surgical management of anorectal malignant melanoma. Aust NZ J Surg 51: 132
2. Crombie IK (1979) Racial differences in melanoma incidence. Br J Cancer 40: 185
3. Hinds MW (1979) Anatomic distribution of malignant melanoma of the skin among non-Caucasians in Hawaii. Br J Cancer 40: 497
4. Husa A, Hockerstedt K (1974) Anorectal malignant melanoma. Acta Chir Scand 140: 68
5. Lewis MG (1967) Malignant melanoma in Uganda: The relationship between pigmentation and malignant melanoma on the soles of the feet. Br J Cancer 21: 483
6. Reintgen DS, McCarty KM, Cox EB, Seigler HF (1982) Malignant melanoma in black American and white American populations. JAMA 248: 1856
7. Seiji M, Takematsu H, Hosokawa M, Obata M, Tomita Y, Kato T, Takahashi M, Mihm MC Jr (1983) Acral melanoma in Japan. J Invest Dermatol 80: 565
8. Wanebo HJ, Woodruff JM, Farr GH, Quan SH (1981) Anorectal melanoma. Cancer 47: 1891

35 Das Melanom in Japan: Ergebnisse am Tohoku Universitätskrankenhaus in Sendai

H. TAKEMATSU, Y. TOMITA, T. KATO, M. TAKAHASHI, R. ABE und M. SEIJI

Die Universität Tohoku ist das Zentralkrankenhaus für den Bezirk Tohoku in Japan, der sich geographisch zwischen dem 37. und 42. Grad nördlicher Breite erstreckt. Die Stadt Sendai liegt 38 Grad nördlicher Breite und hat über 600000 Einwohner; es gibt 4 Jahreszeiten. Für diesen Überblick wurden die Krankenblätter und das histologische Material von 81 Melanompatienten durchgesehen, die in den 12 Jahren von 1969-1980 an der Dermatologischen Abteilung der Tohoku University School of Medicine beobachtet wurden. Alle Patienten außer einem waren Japaner.

64 der 81 Patienten (79%) hatten ein primäres Melanom der Haut, 14 (17%) ein Schleimhautmelanom und 3 Patienten (4%) einen okkulten Primärtumor mit Lymphknotenmetastasen. Bei einem Patienten war das Melanom im Level I, dieser Patient wurde in der Auswertung nicht berücksichtigt.

Von den 64 Fällen mit Hautmelanom wurden 32 (50%) an dieser Klinik erstbehandelt. Durchschnittlich wurden in den vergangenen 10 Jahren 5-6 Patienten pro Jahr behandelt. In dieser Zeit gab es keine signifikanten Veränderungen hinsichtlich Lokalisation, Geschlechtsverteilung oder Stadium der Erkrankung. Jeder Patient wurde in den ersten 2 Jahren alle 2-3 Monate nachuntersucht, danach 1 mal im Jahr. Nachbeobachtungsdaten wurden auch durch Fragebögen ermittelt.

Diese Analyse basiert auf einer Nachuntersuchung repräsentativer histologischer Schnitte. Es standen histologische Originalpräparate oder Paraffinblöcke des Primärtumors zur Verfügung, und das gesamte Material wurde noch einmal durchgesehen.

Epidemiologie

Die ethnische Herkunft steht in engem Zusammenhang zu Inzidenz und Lokalisation des Melanoms [1, 3, 5, 6, 7, 11, 12]. Obwohl das Melanom bei Japanern viel seltener als bei der weißen Bevölkerung auftritt, ist die Anzahl der Fälle in Japan dennoch in den letzten Jahren stetig gestiegen [9]. Zahlen zur Inzidenz des Melanoms in Japan stehen zwar nicht zur Verfügung, die jährlichen Mortalität des Melanoms läßt sich aber aus Statistiken errechnen, die vom japanischen Gesundheits- und Sozialministerium erhoben wurden. Die Daten der Miyagi Cancer Society geben die jährliche Mortalitätsraten des Melanoms in der Präfektur Miyagi wieder, die etwa 2 Mill. Einwohner hat und wo Sendai liegt. Die Mortalitätsrate für das Melanom in Japan ist zwischen 1960 und 1980 fast linear angestiegen (Abb. 35.1). Sie erhöhte sich auf mehr als das 3fache von 0,06/100000 im Jahre 1960 auf 0,21/100000 im Jahre 1980. In der Präfektur Miyagi ließ sich trotz einer gewissen Fluktuation ein Anstieg der Mortalität erkennen (Abb. 35.2).

Ein Literaturüberblick zeigt, daß bei den Japanern eine Neigung zum Befall von Handflächen, Fußsohlen, Nagelbett und Schleimhäuten besteht. Diese Melanomtypen wurden als palmar-plantar-mukös bezeichnet [4]. Neuerdings wird der Terminus akral-lentiginöses Melanom (ALM) zur Be-

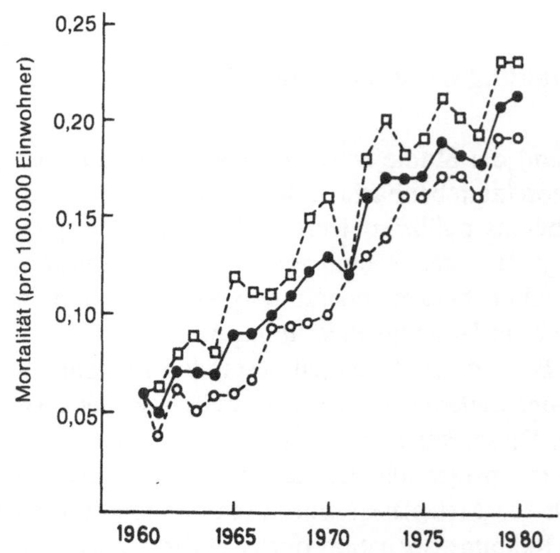

Abb. 35.1. Zeitliche Entwicklung der Mortalität für das maligne Melanom in Japan (○ Männer, □ Frauen, ● gesamt)

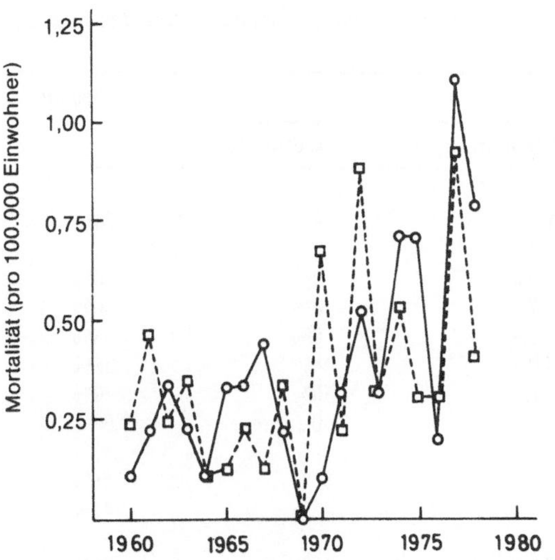

Abb. 35.2. Zeitliche Entwicklung der Mortalität für das maligne Melanom in der Präfektur Miyagi (○ Männer, □ Frauen)

zeichnung dieses Melanomtyps verwendet [8, 13]. Obwohl das ALM als eine der aggressivsten Formen des malignen Melanoms der Haut gilt, ist nicht geklärt, ob dieser Melanomtyp als solcher eine schlechtere Prognose als andere Melanomtypen besitzt. Studien aus dieser Klink und der japanischen Melanomforschungsgruppe ergaben eine hohe Inzidenz (54%) des ALM in Japan, jedoch eine niedrige Inzidenz (2%) für das Lentigo maligna-Melanom (LMM) und das Superficial-spreading-Melanom (SSM) [13].

In der vorliegenden Studie war die häufigste Lokalisation für das Melanom der Haut die untere Extremität (Tabelle 35.1). Die Melanome traten vorwiegend an den Fußsohlen auf (39%), 22% der Melanome entwickelten sich subungual an Händen oder Füßen. 41 Melanome waren akral lokalisiert, diese machten 64% aller Fälle des Melanoms der Haut aus (Tabelle 35.1). Das akrale Melanom wurde fast doppelt so oft bei Männern wie bei Frauen beobachtet. Alle akral lokalisierten Melanome waren histologisch ALM. Im Gegensatz zu Weißen war das Melanom am Stamm bei Männern und das Melanom am Unterschenkel bei Frauen unter Japanern ungewöhnlich.

Gegenüber den Primärtumoren im Stadium I waren die Melanome in den Stadien II und III dicker. Regionäre Metastasen oder Fernmetastasen traten im postoperativen Verlauf bei Melanompatienten im Stadium I sehr häufig auf (58%).

20 Patienten (32%) hatten ein noduläres Melanom (NM). Davon waren 8 Patienten männlichen und 12 weiblichen Geschlechts. Die meisten dieser NM waren an den Extremitäten lokalisiert (15 von 20). Nur 1 Patient hatte ein SSM und ein anderer ein LMM; der Patient mit dem SSM war ein Weißer.

Die klinischen und pathologischen Merkmale des ALM und NM sind in Tabelle 35.2 dargestellt. 55% aller Patienten mit einem NM waren in den Stadien II und III. Von den Patienten mit ALM befanden sich 41% in den Stadien II und III.

Prognosefaktoren

Krankheitsstadium

Der wichtigste Prognosefaktor war das Stadium der Erkrankung. Die Patienten mit einem lokalisierten Melanom im Stadium I besaßen eine Fünfjahresüberlebensrate von 65%, bei den Patienten mit Lymphknotenmetastasen (Stadium II) betrug sie 14%. Patienten mit Fernmetastasen (Stadium III) wiesen eine Zweijahresüberlebensrate von nur 14% auf (Tabelle 35.3).

Prognose bei Patienten mit lokalisiertem Melanom (Stadium I)

Kumulative Überlebenskurven zeigten signifikante Unterschiede zwischen allen Clark-Levels (Abb. 35.3) und zwischen einigen Tumordickenkategorien (Abb. 35.4). Patienten mit einem ulzerierten Primärtumor hatten offensichtlich eine schlechtere Prognose (Abb. 35.5). Die 24 Patienten mit ALM überlebten im Vergleich zu den 9 Patienten mit NM länger (Abb. 35.6). Die mediane Tumordicke für das NM im Stadium I war größer als für das ALM im Stadium I, jedoch waren unter den NM mehr ulzerierte Tumoren (Tabelle 35.2). Zusätzlich zu den 36 in Tabelle 35.1 aufgeführten Patienten im Stadium I lebten noch 2 weitere Patienten mit einem Melanom der Konjunktiva mehr als 6 Jahre nach Diagnose.

Prognose der Patienten mit metastasiertem Melanom (Stadium II und III)

Die mediane Tumordicke betrug für das Melanom im Stadium II 4,7 mm, gegenüber 3,0 mm für das Melanom im Stadium I (Tabelle 35.1). Die Unter-

Tabelle 35.1. Klinische und pathologische Daten der an der Tohoku Universität, Sendai (Japan), behandelten Melanompatienten

	Pathologisches Stadium			Gesamt
	Stadium I	Stadium II	Stadium III	
Klinische Merkmale				
Anzahl der Patienten	36	19	9	64
Jahr der Erstdiagnose				
bis 1960	0%	0%	0%	0%
1961-1965	0%	0%	0%	0%
1966-1970	6%	0%	0%	3%
1971-1975	31%	47%	44%	38%
1976-1980	64%	53%	56%	59%
Medianes Alter	61 Jahre	58 Jahre	60 Jahre	60 Jahre
Geschlecht				
Männlich	67%	42%	55%	58%
Weiblich	33%	58%	45%	42%
Lokalisation des Primärtumors				
Frauen, untere Extremität	19%	42%	33%	28%
Männer, untere Extremität	36%	32%	11%	31%
Frauen, obere Extremität	8%	16%	0%	9%
Männer, obere Extremität	22%	5%	33%	19%
Frauen, Kopf und Hals	6%	0%	0%	5%
Männer, Kopf und Hals	6%	0%	0%	3%
Frauen, Rumpf	0%	0%	11%	2%
Männer, Rumpf	3%	0%	11%	3%
Andere	0%	0%	0%	0%
Pathologische Merkmale				
Tumordicke nach Breslow				
<0,76 mm	19%	18%	0%	18%
0,76-1,49 mm	31%	9%	0%	24%
1,50-2,49 mm	13%	9%	50%	13%
2,50-3,99 mm	16%	27%	0%	18%
≥4,00 mm	22%	36%	50%	27%
Mediane Tumordicke	3,0 mm	4,7 mm	2,9 mm	3,4 mm
Mikrostadium (level of invasion)				
II	13%	25%	0%	14%
III	24%	0%	0%	16%
IV•	36%	25%	50%	35%
V	27%	50%	50%	35%
Ulzeration				
Ja	56%	53%	63%	56%
Nein	44%	47%	37%	44%
Melanomtyp				
NM	27%	32%	56%	32%
SSM	3%	0%	0%	2%
LMM	3%	0%	0%	2%
ALM	67%	68%	44%	64%

schiede bei den Clark-Levels und bei den Tumordickenkategorien spiegelten sich in unterschiedlichen Überlebensraten wider (Abb. 35.7). 3 Patienten mit Melanom einer Dicke von <0,76 mm entwikkelten Lymphknoten- oder Fernmetastasen: ein männlicher Patient mit einem plantaren Melanom; ein weiterer Mann mit einem subungualen Melanom und eine Frau mit einem Melanom an der ventralen Seite der Großzehe mit teilweiser Tumorregression. Alle diese Patienten leben noch (Abb. 35.7). Im Stadium II bedeutete die Ulzeration des Primärtumors keine schlechtere Prognose. Patienten mit ALM hatten praktisch die gleiche Überlebensrate wie Patienten mit NM. Die durchschnittliche Dicke für NM im Stadium II war größer als für ALM im Stadium II (s. Tabelle 35.3).

Die mediane Überlebenszeit für die 9 Patienten im Stadium III betrug 12 Monate, die kumulative Überlebensrate nach 1 bzw. nach 2 Jahren 50 bzw. 14% (Tabelle 35.3). Metastasen traten am

Tabelle 35.2. Vergleich klinischer und pathologischer Merkmale bei akral-lentiginösem (ALM) und nodulärem Melanom (NM)

Merkmale	Stadium I		Stadium II		Stadium III	
	ALM	NM	ALM	NM	ALM	NM
Anzahl der Patienten	24	9	13	6	4	5
Geschlecht (%)						
Männlich	71	56	46	17	75	40
Weiblich	29	44	54	83	25	60
Durchschnittsalter (Jahre)	64	55	61	53		
Lokalisation (%)						
Hände und Füße	100	44	100	33	100	20
Extremitäten	0	33	0	50	0	40
Rumpf	0	0	0	0	0	40
Kopf und Hals	0	22	0	17	0	0
Tumordicke (mm)						
Durchschnitt	1,8	4,0	3,5	6,0		
Median	1,4 (0,2-12,0)	3,5 (1,4-12,0)	3,4 (0,3-7,0)	3,0 (1,2-17,0)		
Ulzeration (%)						
Ja	58	67	45	67	50	75
Nein	42	33	55	33	50	25

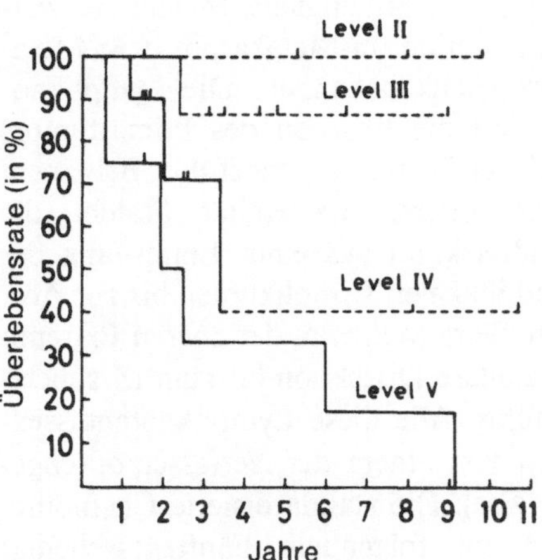

Abb. 35.3. Überlebenskurven (actuarial method) im Stadium I, unterteilt nach Mikrostadium (level of invasion)

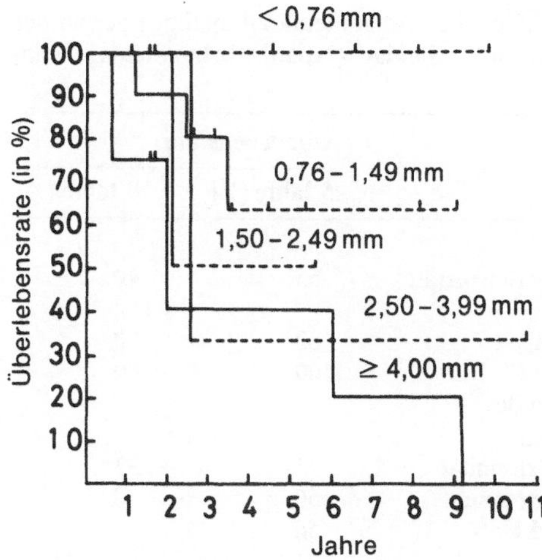

Abb. 35.4. Überlebenskurven (actuarial method) im Stadium I, unterteilt nach Tumordicke

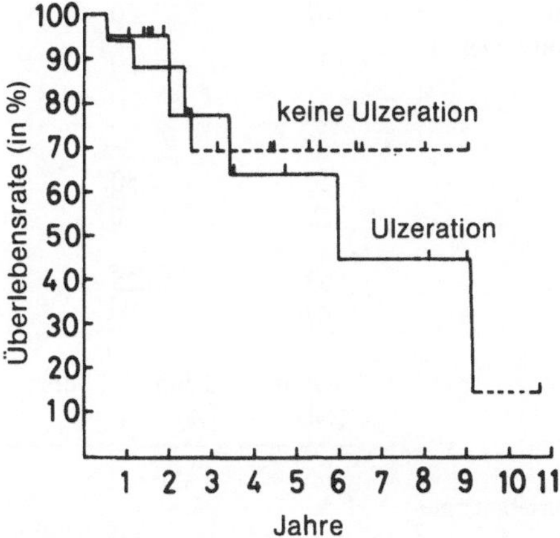

Abb. 35.5. Überlebenskurven (actuarial method) im Stadium I, unterteilt nach Vorhandensein oder Fehlen einer Ulzeration

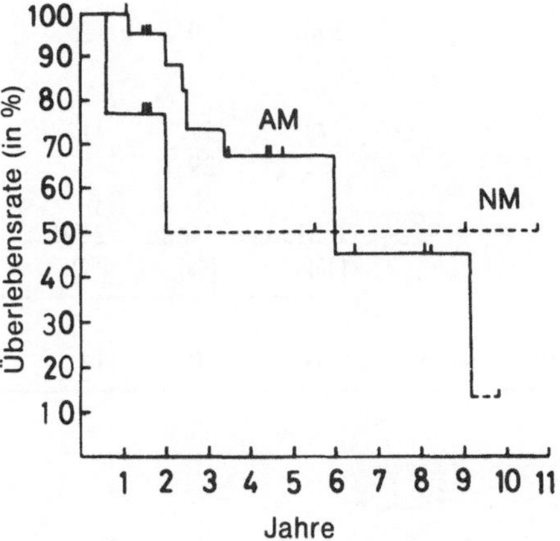

Abb. 35.6. Überlebenskurven (actuarial method) im Stadium I, unterteilt nach Melanomtyp (*AM* akral-lentiginöses Melanom, *NM* noduläres Melanom)

Tabelle 35.3. Überlebensraten (actuarial method) der an der Tohoku Universität, Sendai (Japan), behandelten Melanompatienten

Faktoren	Überlebensrate		
	5 Jahre [%]	10 Jahre [%]	
Stadium I			
Globale Überlebensrate	65	40	
Geschlecht			
Männlich	62	0	
Weiblich	100	100	
Lokalisation des Primärtumors			
Untere Extremität	73	33	
Obere Extremität	50	0	
Kopf und Hals	50	-	
Rumpf	-	-	
Tumordicke			
<0,76 mm	100	-	
0,76-1,49 mm	50	-	
1,50-2,49 mm	50	0	
2,50-3,99 mm	50	100	
≥4,00 mm	67	0	
Mikrostadium (level of invasion)			
II	100		
III	67		
IV	50	50	
V	50	0	
Ulzeration			
Ja	63	25	
Nein	67		
	1 Jahr [%]	3 Jahre [%]	5 Jahre [%]
Stadium II			
Globale Überlebensrate			
Tumordicke			
<1,50 mm	100	50	
1,50-3,99 mm	75		
≥4,00 mm	25	25	25
Anzahl positiver Lymphknoten			
1			
2-4	100	60	25
>4			
Ulzeration			
Ja	78	57	17
Nein	63	29	
	6 Monate [%]	1 Jahr [%]	2 Jahre [%]
Stadium III			
Globale Überlebensrate	63	50	14

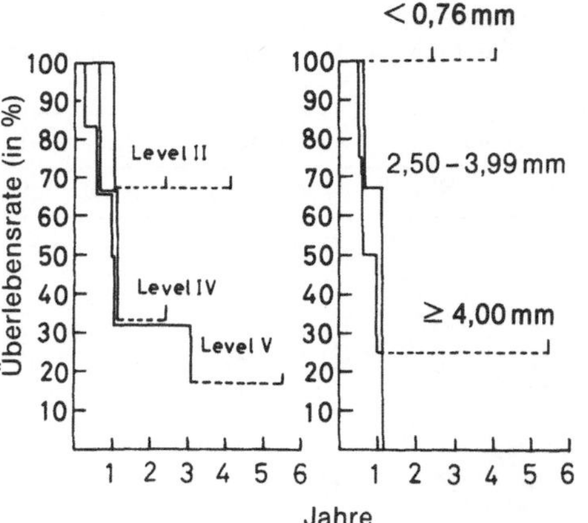

Abb. 35.7. Überlebenskurven (actuarial method) im Stadium II, unterteilt nach Mikrostadium (level of invasion) und Tumordicke

häufigsten in den Fernlymphknoten und im Gehirn auf, die meisten Patienten verstarben an Gehirnmetastasen.

Behandlung

Die Behandlungsstrategie des Melanoms im Stadium I an dieser Klinik besteht aus weiter lokaler Exzision des Primärtumors, elektiver regionärer Lymphknotendissektion und prä- und postoperativer Chemotherapie. Der Primärtumor wird mit einem Sicherheitsabstand von 3-5 cm exzidiert, wenn die anatomischen Gegebenheiten es erlauben. Die tiefe Exzision bezieht die darunterliegende Faszie mit ein, und der Defekt wird mit einem Spalthauttransplantat gedeckt. Subunguale Melanome werden durch Amputation im Metakarpo- bzw. Metatarsophalangealgelenk behandelt. Die Lymphknotendissektion und die Exzision des Primärtumors werden in gleicher Sitzung durchgeführt. Bei einem Melanom der unteren Extremität besteht die Lymphknotendissektion aus einer Entfernung der inguinalen und iliakalen Lymphknoten bis zur Aortenbifurkation. Beim Melanom der oberen Extremität wird eine axilläre Dissektion bis zum M. subclavius durchgeführt. Alle diese Lymphknotendissektionen wurden von einem der Verfasser durchgeführt (Rikiya Abe). Die standardisierte Chemotherapie bestand aus folgendem Fünftageschema: Dacarbazin (DTIC) (200 mg) vom 1. bis zum 5. Tag, AC-Nitrosoharnstoff (100 mg) am 1. Tag und Vincristin (1 mg) am 1. Tag. Bei nachgewiesenen

Tabelle 35.4. Schleimhautmelanome

Lokalisation	Geschlecht	Alter Jahre	Stadium	Status
Vagina	F	75	III	Tot, 6 Monate
Vagina	F	56	III	Tot, 7 Monate
Vagina	F	73	III	Tot, 16 Monate
Vagina	F	65	I	Tot, 15 Monate
Vagina	F	48	I	Lebt, 15 Monate
Nase	F	68	I	Tot, 16 Monate
Nase	F	26	I	Tot, 54 Monate
Gingiva	F	37	III	Tot, 8 Monate
Gingiva	F	76	II	Tot, 12 Monate
Ösophagus	M	66	II	Tot, 9 Monate
Lippe	F	42	II	Tot, 63 Monate

Tabelle 35.5. Lokalisationen des malignen Melanoms in Japan[a]

Region	Männlich	Weiblich	Gesamt
Hände	16 (6,4%)	30 (12,5%)	46 (9,4%)
Füße	112 (44,8%)	65 (27,1%)	177 (36,1%)
Andere	122 (48,8%)	145 (60,4%)	267 (54,5%)
Gesamt	250 (100%)	240 (100%)	490 (100%)

[a] Die Melanomgruppe in Japan besteht aus folgenden Mitgliedern: U. Miura (Hokkaido University); M. Seiji (Tohoku University); K. Ueno (Tukuba University); S. Ikeda (Saitama Medical School); S. Okamoto (Chiba University); A. Kukita (Tokyo University); H. Hatano (Keio University); K. Ishihara (Cancer Center); R. Nagai (Yokohama City University); R. Fukushiro (Kanazawa University); E. Sano (Osaka University); Y. Mishima (Kobe University); E. Fujita (Yamaguchi University); Y. Miki (Ehime University); H. Urabe (Kyushu University); R. Arao (Kumamoto University).

Lymphknotenmetastasen wurde dieses Protokoll in 2- bis 3monatlichen Abständen im 1. Jahr und in 6monatlichen Intervallen in den folgenden beiden Jahren wiederholt. Melanompatienten im Stadium III erhielten DTIC in 1- bis 2monatlichen Abständen. Bei etwa ⅓ der Patienten war eine partielle Response festzustellen. Chirurgische Eingriffe oder Strahlentherapie wurden im Stadium II nicht durchgeführt.

Schleimhautmelanome

Die Charakteristika der 11 Patienten mit einem Schleimhautmelanom sind in Tabelle 35.4 dargestellt. Von den Frauen mit einem genitalen Melanom wurden bei den beiden Patientinnen im Stadium I eine radikale Vulvektomie, kombiniert mit einer Lymphknotendissektion durchgeführt, die 3 anderen Patientinnen im Stadium III wurden dagegen nur chemotherapeutisch behandelt. Bei Patienten mit einem Melanom der Nasenschleimhaut, der Gingiva und der Lippen wurde der Tumor ausreichend exzidiert, bei den Patienten mit einem primären Tumor im Ösophagus wurde eine Ösophagektomie vorgenommen. 10 der Patienten sind verstorben, nur eine Patientin mit einem Vaginalmelanom lebt, allerdings ist die Nachbeobachtungsdauer nur kurz.

Diskussion

Die vorliegende Analyse zeigt, daß an dieser Klinik eine hohe Häufigkeit von akral lokalisierten Melanomen (51%) und Schleimhautmelanomen (17%) zu verzeichnen war. In ähnlicher Weise ergab auch eine von der japanischen Melanomforschungsgruppe durchgeführte Studie über 490 Hautmelanome [13], daß 46% dieser Melanome an Händen oder Füßen lokalisiert waren (Tabelle 35.5). Es traten 4mal mehr Melanome an den Füßen als an den Händen auf.

Interessanterweise steht das Überwiegen männlicher Melanompatienten mit einem Primärtumor an den Händen und Füßen (51% Männer gegenüber 40% Frauen) bei diesen Patienten aus Japan in einem auffallenden Gegensatz zu allen Berichten über das Extremitätenmelanom bei Weißen, wo die überwiegende Mehrzahl aller Melanome bei Frauen auftritt.

Die Inzidenz des ALM ist bei Japanern und bei afrikanischen Schwarzen wesentlich höher als bei Weißen. Abbildung 35.8 zeigt den auffallenden Unterschied der Melanomtypen zwischen 126 Patienten dieser Klinik und 3691 Patienten der Sydney Melanoma Unit. Auf das Schleimhautmelanom wird in der japanischen Literatur häufig verwiesen [8]. Aufgrund der wenigen anderen epidemiologischen Daten über das Schleimhautmelanom ist es jedoch problematisch, die Inzidenz bei Japanern und Weißen zu vergleichen [10].

Das klinische Erkrankungsstadium beeinflußte die Überlebensdauer am stärksten. Im Stadium I waren der Level nach Clark, Melanomdicke,

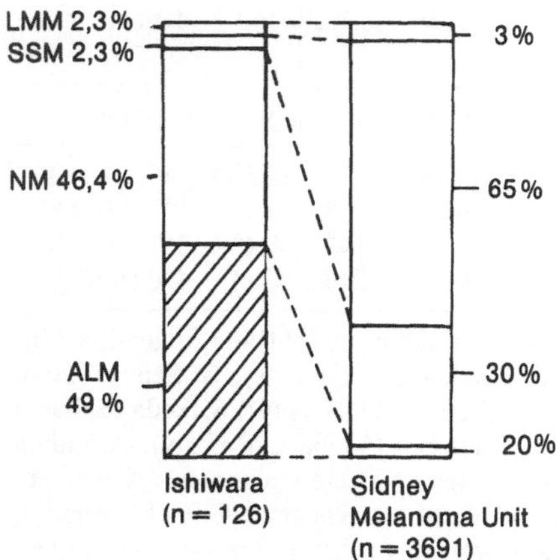

Abb. 35.8. Vergleich des Melanomtyps bei 126 japanischen Melanompatienten der Tohoku Universität und 3691 weißen Melanompatienten der Sydney Melanoma Unit (SMU)

Ulzeration und Melanomtyp für das Überleben maßgebend. In der vorliegenden Studie besaßen Patienten mit einem ALM eine günstigere Prognose als Patienten mit NM, und zwar sowohl im Stadium I als auch im Stadium II. Die japanische Melanomforschungsgruppe [8, 13] stellte fest, daß bei Berücksichtigung des Mikrostadiums (level of invasion) die Fünfjahresüberlebensrate der Patienten mit einem plantaren Melanom fast gleich der Überlebensrate der Patienten mit einem anderen Melanomtyp war. Die schlechtere Prognose der Patienten mit einem nodulären Melanom in dieser Studie erklärte sich daraus, daß die nodulären Melanome dicker und häufiger ulzeriert waren als ALM im gleichen Stadium.

Kerl et al. [2] errechneten für Weiße mit ALM Fünfjahresüberlebensraten im Level II nach Clark von 100%, im Level III von 55% und in den Levels IV und V von 35%. Die Prognose bei Weißen und bei Japanern mit ALM ist also ähnlich.

Das Problem, ob bei Patienten mit klinisch nichtbefallenen regionären Lymphknoten eine elektive Lymphknotendissektion durchgeführt werden soll, ist umstritten. Da eine prophylaktische Lymphknotendissektion bei allen Patienten im klinischen Stadium I erfolgte, konnten wir den Nutzen dieses Eingriffs nicht beurteilen. Die histopathologische Untersuchung der Lymphknoten ergab eine sehr hohe Inzidenz (58%) von Metastasen bei Patienten im klinischen Stadium I. Daher mag eine elektive regionäre Lymphknotendissektion bei Patienten mit ALM im klinischen Stadium I indiziert sein. Die Begründung für eine Chemotherapie bei diesen High-risk Patienten ist theoretischer Natur. Da kleine Metastasen eine bessere Blutversorgung und höhere Wachstumsgeschwindigkeit als größere Metastasen besitzen, könnten sie besser auf Chemotherapie ansprechen. Daher ist es an dieser Klinik üblich, eine adjuvante oder prophylaktische Chemotherapie bei Patienten in den Stadien I und II vor und nach dem chirurgischen Ersteingriff vorzunehmen.

Literatur

1. Hosokawa M, Kato T, Seiji M, Abe R (1980) Plantar malignant melanoma: Statistical and clinicopathological studies. J Dermatol 7: 137
2. Kerl H, Hodl S, Stettner H (1981) Acral lentiginous melanoma. In: Ackerman AB (ed) Pathology of Malignant Melanoma. Masson, New York, p 217
3. Ohsumi T, Seiji M (1977) Statistical study on malignant melanoma in Japan (1970-1976). Tohoku J Exp Med 121: 355
4. Seiji M, Mihm MC Jr, Sober AJ, Takahashi M, Kato T, Fitzpatrick TB (1979) Malignant melanoma of the palmar-plantar-subungual-mucosal type: Clinical and histopathological features. In: Klaus SN (ed) Vol 5. Karger, Basel, p 95
5. Seiji M, Ohsumi T (1972) Statistical study on malignant melanoma in Japan (1961-1970). Tohoku J Exp Med 107: 115
6. Seiji M, Takahashi M (1974) Malignant melanoma with adjacent intraepidermal proliferation. Tohoku J Exp Med 114: 93
7. Seiji M, Takahashi M (1975) Plantar malignant melanoma. J Dermatol 2: 163
8. Seiji M, Takahashi M (1982) Acral melanoma in Japan. Hum Pathol 13: 607
9. Seiji M, Takematsu H, Hosokawa M, Obata M, Tomita Y, Kato T, Takahashi M, Mihm MC Jr (1983) Acral melanoma in Japan. J Invest Dermatol 80: 565
10. Takagi M, Ishikawa G, Mori W (1974) Primary malignant melanoma of the oral cavity in Japan: With special reference to mucosal melanosis. Cancer 34: 358
11. Takahashi M, Seiji M (1974) Malignant melanoma in Japan. Jpn J Clin Oncol 6: 33
12. Takahashi M, Seiji M (1983) Acral melanoma in Japan. In: MacKie RN (ed) Pigment Cell, vol 6. Karger, Basel, p 150
13. Takahashi M, Seiji M, Tomita Y, Kato T (1981) Acral melanoma in Japan. In: Seiji M (ed) Pigment Cell 1981. Proceedings of the XIth International Pigment Cell Conference, Sendai, Japan, 1980. University of Tokyo Press, Tokyo, p 555

36 Vergleich der weltweit erhobenen Melanomdaten

C. M. BALCH, SENG-JAW SOONG und H. M. SHAW

In diesem Kapitel werden einige klinische und pathologische Merkmale des Melanoms sowie Ergebnisse der Analysen der Prognosefaktoren und Empfehlungen zur chirurgischen Behandlung aus 14 Melanomzentren in 9 verschiedenen Ländern zusammengefaßt (s. Kap. 21-35). Alle Zentren lieferten Daten in einem standardisierten Format, um einen genaueren Vergleich der Ergebnisse zu ermöglichen. Ohne eine derartige Standardisierung der Daten könnte es leicht zu Fehlinterpretationen kommen. Beispielsweise sind die Gesamtüberlebensraten günstiger an den Zentren mit einer höheren Inzidenz des Lentigo maligna-Melanoms (LMM) und dort, wo Melanome im Level I mit berücksichtigt sind, niedrigere Überlebensraten kommen dagegen an Zentren mit höherer Inzidenz weiter fortgeschrittener Tumorstadien und dickerer Melanome vor. Verschiedene Zentren berichteten bereits früher über ihre Ergebnisse, wobei die Melanome im Level I (In-situ-Melanome) eingeschlossen waren, errechneten aber für dieses Buch die Ergebnisse neu, um eine genaue vergleichende Analyse, die sich auf invasive Melanome beschränkt, zu ermöglichen. In Tabelle 36.1 wird jedes Daten liefernde Zentrum kurz charakterisiert.

Dies ist der erste Versuch, eine große Datensammlung aus Behandlungszentren auf der ganzen Welt zusammenzustellen. Sie besteht aus 15798 Melanompatienten im Stadium I und aus 2116 Patienten im Stadium II. Größte Anstrengungen wurden unternommen, um die Daten zu Vergleichszwecken einheitlich zu präsentieren. Es muß jedoch von Anfang an betont werden, daß nach wie vor eine erhebliche Heterogenität der Daten bestehen bleibt. Aufgrund der unterschiedlichen Spezialisierung der Kliniken und der verschiedenen chirurgischen Schwerpunkte in einem Allgemeinkrankenhaus (z. B. Allgemeinchirurgie, chirurgische Onkologie, plastische Chirurgie) werden die Patienten unterschiedlich selektiert zugewiesen. Das Jahr der Erstdiagnose variierte erheblich: An einigen Zentren erfolgte die Erstbehandlung der Patienten überwiegend in den 60er Jahren, an anderen Zentren dagegen wurden die Patienten hauptsächlich in den 70er Jahren behandelt. Der Anteil der prospektiv erhobenden Daten schwankt, einige Datensammlungen sind ausschließlich retrospektiv. Die meisten Daten beruhen auf den Ergebnissen eines einzelnen Zentrums, während die Berichte aus Westschottland und aus Queensland in Australien auf epidemiologischen Untersuchen beruhten, und die Daten des American College of Surgeons aus einer Umfrage stammten, die fast ⅓ aller im Jahr 1980 in den USA diagnostizierten Melanome einbezog. An praktisch allen Zentren wurden die Überlebensraten mit der actuarial method errechnet, während die Zahlen aus Schweden (Kap. 31) und Schottland (Kap. 32) auf direkt berechneten Überlebensraten beruhen und sich daher nicht direkt mit den Ergebnissen anderer Zentren vergleichen lassen. Die Ergebnisse einiger Zentren beziehen sich nur auf ein Erkrankungsstadium. Dennoch konnten viele dieser Einschränkungen dadurch ausgeglichen werden, daß die Gesamtdaten verglichen wurden; die wesentlichen Parameter lagen in den meisten Fällen vor (in den beiden ersten Tabellen der jeweiligen Kapitel).

Die Ergebnisse dieses Vergleichs zeigen erhebliche Unterschiede der Melanome. Diese Abweichungen ließen sich jedoch weitgehend durch Gruppierung der Patienten nach den bekannten Prognosefaktoren erklären, wie nachfolgend beschrieben wird. Der Vergleich der wichtigsten Prognosefaktoren ergab bei den einzelnen Zentren trotz der heterogenen Patientenpopulation übereinstimmende Ergebnisse.

Epidemiologie und Charakteristika des Melanoms

Ein Großteil der Ergebnisse zur Epidemiologie wurde in Kapitel 17 eingearbeitet. Hier sollen die Unterschiede vieler Zentren in Hinblick auf klimatische Bedingungen, geographische Lage und ethni-

Tabelle 36.1. Beschreibung der datenliefernden Melanomzentren (Kap. 21-35)

Zentrum	Bezeichnung in Abbildungen und Tabellen[a]	Geographische Lage	Anzahl der Patienten			Datensammlung	Einzugsgebiet der Patienten	Kapitel
			Stadium I	Stadium II	Stadium III			
Sydney Melanoma Unit, New South Wales, Australia	Sydney	34° S/ 151° O	3025	366		Klinisch	Stadt und Umland von Sidney sowie Bundesstaat New South Wales	21
Queensland Melanoma Project, Queensland, Australia	Brisbane	27° S/ 153° O	1174	64	10	Epidemiologisch	Gesamter Bundesstaat Queensland (1963-1969)	22
Umfrage des American College of Surgeons	American College of Surgeons (ACS)		4190	482	144	Umfrage von 1980	Nationale Umfrage bei 614 Kliniken aus 48 Bundesstaaten, dem District of Columbia und Puerto Rico	23
University of Alabama in Birmingham, Alabama, USA	Alabama	33° N/ 87° W	783	119	17	Klinisch	Überwiegend aus dem Bundesstaat Alabama sowie aus 4 angrenzenden Bundesstaaten	24
Duke Medical Center, Durham, North Carolina, USA	Duke	36° N/ 79° W	2470	418	61	Klinisch	Überwiegend aus dem Bundesstaat North Carolina sowie aus 5 angrenzenden Bundesstaaten	25
University of California at Los Angeles, California, USA	University of California at Los Angeles (UCLA)	34° N/ 118° W		150		Klinisch	Überwiegend aus Südkalifornien	26
Mayo Clinic, Rochester, Minnesota, USA	Mayo	44° N/ 93° W	777	209		Klinisch	90% aus dem Bundesstaat Minnesota sowie aus 6 angrenzenden Bundesstaaten	27

sche Zusammensetzung hervorgehoben werden. Die Inzidenz des Melanoms variierte zwischen 0,8/100000 in Hongkong und 30,6/100000 in Queensland (Australien). Wo Inzidenzdaten aus verschiedenen Jahren zur Verfügung standen, zeigte sich ein Anstieg in allen Regionen, außer in Minnesota.

In der Umfrage des American College of Surgeons (Kap. 23) gaben 81% aller Melanompatienten die Veränderung eines Pigmentmals an. In sämtlichen Kapiteln wird auch auf veränderte klinische Präsentation hingewiesen (s. auch Kap. 18). Es steht fest, daß auf der ganzen Welt Patienten heute in früheren Erkrankungstadien und mit dünneren, seltener ulzerierten Melanomen zur Behandlung kommen. Etwa 84% der Patienten in den meisten Zentren hatten ein Melanom im Stadium I (lokalisiertes Melanom), eine Ausnahme bildete Mailand (Italien), wo nur 57% der Patienten ein Melanom im Stadium I aufwiesen.

Im Hinblick auf klinische und pathologische Merkmale fanden sich bei Patienten im Stadium I in den verschiedenen Ländern einige wesentliche Unterschiede (Tabelle 36.2). Die Abb. 36.1-36.7 zeigen für Alter, Geschlecht, Lokalisation, Dicke, Ulzeration und Melanomtyp die Zentren mit den

Tabelle 36.1. (Fortsetzung)

Zentrum	Bezeichnung in Abbildungen und Tabellen[a]	Geographische Lage	Anzahl der Patienten			Datensammlung	Einzugsgebiet der Patienten	Kapitel
			Stadium I	Stadium II	Stadium III			
Melanoma Clinical Cooperative Group, USA	Harvard/ New York University (NYU)	Boston – 42° N/ 71° W, New York – 41° N/ 74° W	598	33	3	Klinisch	Vorwiegend aus den Bundesstaaten Massachusetts und New York	28
Nationales Krebsinstitut, Mailand, Italien	Mailand	45° N/ 9° O	234	45	3	Klinisch	70% aus Mailand-Stadt und Umland, Rest aus Norditalien	29
Universitätskrankenhaus Odense, Odense, Dänemark	Odense	55° N/ 10° O	632	11	5	Klinisch	Südwestliche Gebiete Dänemarks	30
Universität Göteborg, Göteborg, Schweden	Göteborg	58° N/ 12° O	573			Klinisch	Stadt Göteborg und umliegende Gebiete in Südwestschweden	31
Westschottland	Glasgow	56° N/ 4° W	847			Epidemiologisch	Westschottland	32
Universität Erlangen-Nürnberg, Bundesrepublik Deutschland	Erlangen	49° N/ 11° O	455	185	22	Klinisch	Vorwiegend aus Nordbayern (überwiegend Melanome am Rumpf)	33
Universität von Hongkong, Queen Mary Hospital, Hongkong	Hongkong	22° N/ 114° O	4	15	2	Klinisch	Ganz Hongkong	34
Tohoku Universitätsklinik, Sendai, Japan	Tohoku	38° N/ 141° O	36	19	9	Klinisch	Überwiegend aus der Präfektur Miyagi	35

[a] Der Name der Universität oder der Institution des Hauptautors wird nur zum Zweck der Abkürzung angegeben.

niedrigsten und den höchsten Angaben sowie die Durchschnittswerte. In Japan war das typische Melanom ein an der Fußsohle lokalisiertes akral-lentiginöses Melanom, während in Schottland und in Italien bei Frauen ein höherer Anteil an Extremitätenmelanomen bestand (Tabelle 36.2). In Italien waren die Melanome dicker und häufiger ulzeriert, und schwedische Patienten hatten die meisten Lentigo maligna-Melanome (LMM). An Zentren, die neueste Zahlen vorlegen, liegt die Häufigkeit dünner Melanome bei 24-33% (prognostisch günstige Melanome mit einer Dicke unter 0,76 mm). Melanompatienten aus Queensland (Australien) hatten dünnere Tumoren und wiesen die beste Fünfjahresüberlebensrate (85%) auf (Abb. 36.8).

Es steht fest, daß das Melanom überwiegend bei der weißen Bevölkerung auftritt. Nur 1-3% der Melanompatienten aus den Zentren in den USA und Australien waren dunkelhäutig. Melanome bei Orientalen und bei Schwarzen sind in erster Linie an schwächer pigmentierten Körperpartien lokalisiert, besonders an den Fußsohlen. Bei den meisten Zentren schwankt die Inzidenz des plantaren Melanoms bei dunkelhäutigen Patienten zwischen 50 und 73% (s. Kap. 23-25 und 35). Im Vergleich dazu betrug bei Weißen die entsprechende Häufigkeit

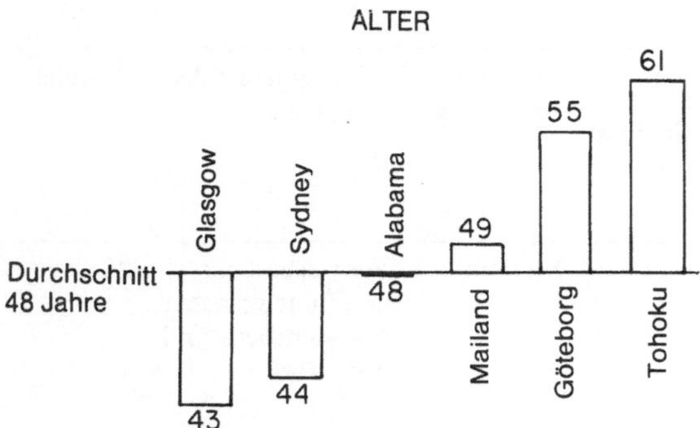

Abb. 36.1. Medianes Alter der Melanompatienten im Stadium I, Werte ausgewählter Zentren. Das Durchschnittsalter von 48 Jahren wurde unter Berücksichtigung aller Zentren berechnet

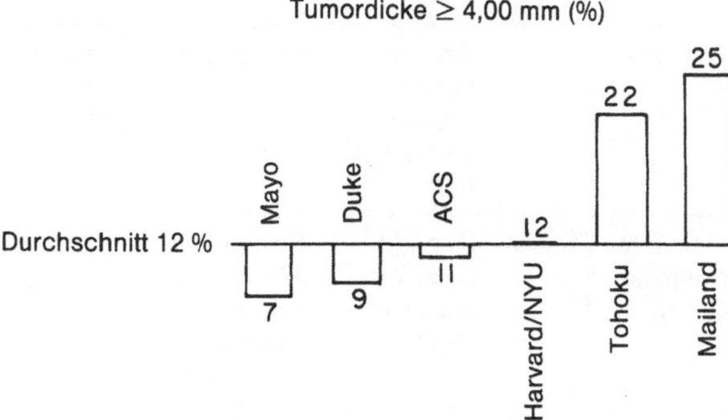

Abb. 36.4. Anteil der Melanompatienten im Stadium I mit einer Tumordicke ≥ 4,0 mm, Werte ausgewählter Zentren. Der Durchschnittswert von 12% wurde unter Berücksichtigung aller Zentren berechnet

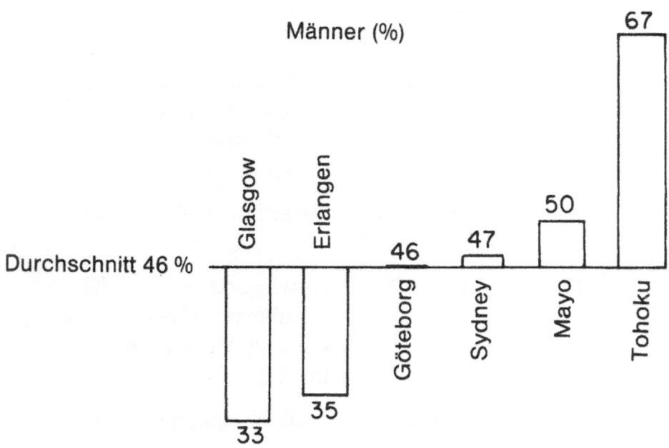

Abb. 36.2. Anteil männlicher Melanompatienten im Stadium I. Der Durchschnittswert von 46% wurde unter Berücksichtigung aller Zentren berechnet

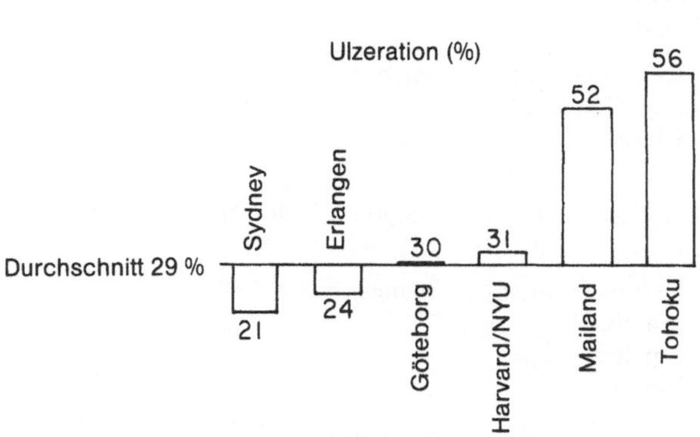

Abb. 36.5. Anteil der Melanompatienten im Stadium I mit ulzerierten Primärtumoren, Werte ausgewählter Zentren. Der Durchschnittswert von 29% wurde unter Berücksichtigung aller Zentren berechnet

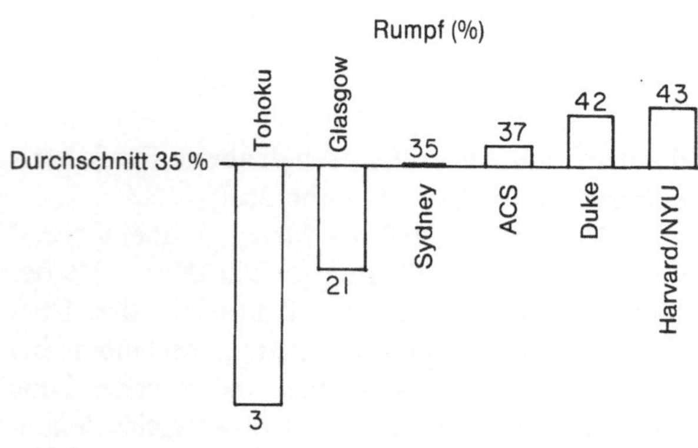

Abb. 36.3. Anteil der Rumpfmelanome im Stadium I, Werte ausgewählter Zentren. Der Durchschnittswert von 35% wurde unter Berücksichtigung aller Zentren berechnet

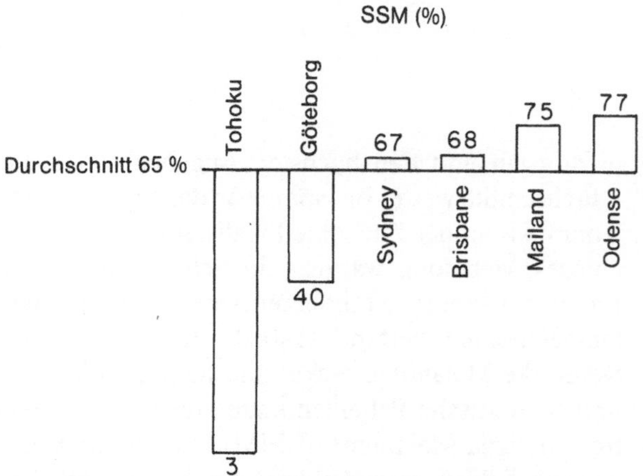

Abb. 36.6. Anteil der Melanompatienten im Stadium I mit einem Superficial-spreading-Melanom, Werte ausgewählter Zentren. Der Durchschnittswert von 65% wurde unter Berücksichtigung aller Zentren berechnet

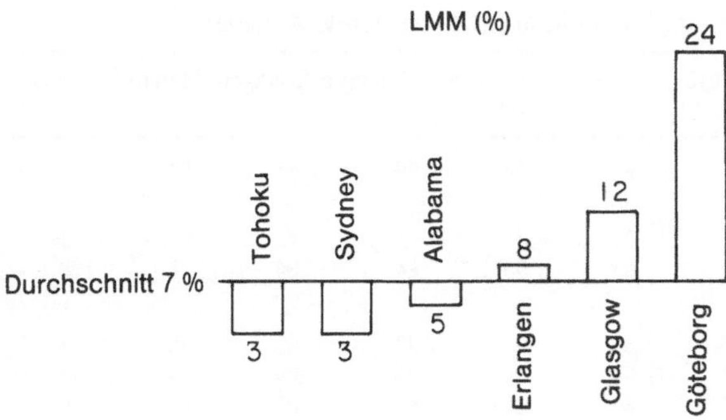

Abb. 36.7. Anteil der Melanompatienten im Stadium I mit einem Lentigo maligna-Melanom, Werte ausgewählter Zentren. Der Durchschnittswert von 7% wurde unter Berücksichtigung aller Zentren berechnet

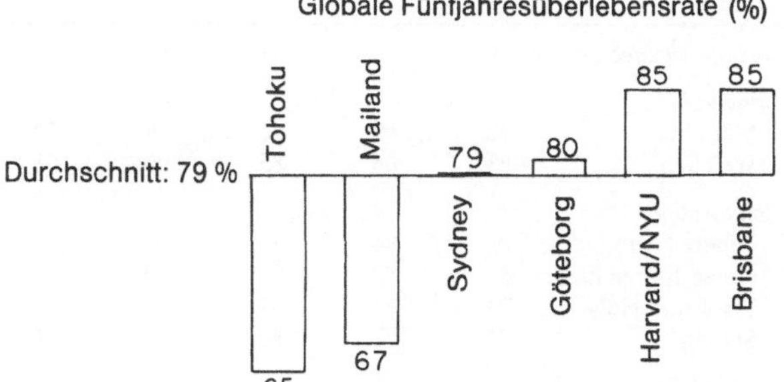

Abb. 36.8. Globale Fünfjahresüberlebensraten aller Melanompatienten im Stadium I, Werte ausgewählter Zentren. Der Durchschnittswert von 79% wurde unter Berücksichtigung aller Zentren berechnet

nur 3%. Meistens handelte es sich um dickere Tumoren, die - verglichen mit dem Melanom bei Weißen - auch häufiger bereits zum Zeitpunkt der Erstdiagnose Lymphknotenmetastasen aufwiesen. Die Ergebnisse des Duke Medical Center (Kap. 25) legen nahe, daß gewisse Unterschiede im biologischen Verhalten bei Schwarzen bestehen, in einer ähnlichen Analyse aus Alabama dagegen (Kap. 24) wird angenommen, daß die Unterschiede darauf zurückzuführen sind, daß die Melanome bei diesen Patienten an ungünstigen Lokalisationen auftreten, und daß die Prognose bei vergleichbaren Läsionen bei Schwarzen und Weißen ähnlich ist.

Prognosefaktoren

Stadium I

Die Prognose für Patienten im Stadium I war insgesamt gut, die durchschnittliche Fünfjahresüberlebensrate betrug für die zusammengefaßten Daten aller Zentren 79% (Tabelle 36.3; Abb. 36.8).

Die Überlebensraten an den einzelnen Zentren waren in der univariaten Analyse von verschiedenen Faktoren wie Geschlecht, Tumorlokalisation, Dicke, Mikrostadium (level of invasion) und Ulzeration abhängig. Aufgrund der zahlreichen Interaktionen zwischen diesen Prognosefaktoren waren jedoch die Ergebnisse der multivariaten Analysen zuverlässiger. An 8 Zentren wurde eine Analyse der Prognosefaktoren für das Melanom im Stadium I

Tabelle 36.2. Vergleich verschiedener Kriterien der Melanompatienten im Stadium I bei ausgewählten Melanom-Zentren[a]

	Alle 14 Zentren[b]	Sidney	Duke	Brisbane	Glasgow	Alabama	Mailand	Tohoku
Anzahl der Patienten	15.798	3025	2470	1174	847	783	234	36
Medianes Alter (Jahre)	48	44	47	47	43	48	49	**61**
Frauen (%)	54	53	50	58	**67**	52	**61**	**33**
Melanom an den Extremitäten (%)	46	48	**39**	51	**60**	42	**57**	**85**
Lentigo maligna-Melanom (%)	7	3	4	9	**12**	5	5	3
Superficial-spreading-Melanom (%)	65	67	68	71	73	**50**	**75**	**3**
Tumordicke unter 0,76 mm (%)	28	27	32	32	**20**	31	7	**19**
Ulzeration (%)	29	**21**	35	26	fA[c]	34	**52**	**56**

[a] Fettdruck zeigt deutliche Abweichungen vom Median- oder Mittelwert.
[b] Durchschnitt für alle 14 Zentren, von denen Werte für das maligne Melanom in Stadium I vorliegen.
[c] fA = fehlende Angabe

Tabelle 36.3. Fünfjahresüberlebensraten (in %) beim malignen Melanom im Stadium I (*fA* = fehlende Angabe)

	Alle Zentren	Sidney	Duke	Brisbane	Alabama	Mayo	Odense	Harvard/ NYU	Göteborg	Erlangen	Mailand	Tohoku
Globale Überlebensrate	79	79	81	85	77	83	82	85	80	81	67	65
Geschlecht												
Männlich	72	69	76	79	75	80	76	81	75	75	62	62
Weiblich	83	84	85	90	78	87	85	90	84	84	70	100
Lokalisation												
Untere Extremität	85	84	86	90	73	86	85	92	82	83	78	73
Obere Extremität	87	82	93	90	93	91	84	89	90	89	47	50
Kopf und Hals	74	72	67	83	72	70	81	82	83	88	64	50
Stamm	75	71	80	79	70	84	78	80	75	69	53	fA
Tumordicke												
< 0,76 mm	96	95	93	97	98	98	98	99	96	96	100	100
0,76–1,49 mm	87	84	85	92	87	93	91	95	90	100	86	50
1,50–2,49 mm	75	73	74	83	76	78	78	84	80	79	78	50
2,50–3,99 mm	66	64	68	77	73	61	73	70	73	fA	70	50
≥ 4,00 mm	47	37	54	48	55	45	58	44	35	fA	30	67
Level (Clark)												
II	95	96	93	fA	93	98	97	99	96	89	96	100
III	82	78	87	fA	81	89	88	95	83	84	72	67
IV	71	74	68	fA	77	77	73	75	73	78	57	50
V	49	52	54	fA	50	fA	57	39	36	63	27	50
Ulzeration												
Ja	60	57	63	68	69	fA	65	68	57	70	59	63
Nein	86	88	85	91	85	fA	92	93	90	87	72	67

Tabelle 36.4. Wichtige, durch multifaktorielle Analyse ermittelte Prognosefaktoren beim malignen Melanom im Stadium I (angegeben ist die Rangfolge der Kriterien für jedes Tumorzentrum)

Zentrum	Anzahl der Patienten	Tumordicke	Ulzeration	Lokalisation	Geschlecht	Melanomtyp	Mikrostadium (level of invasion)	Andere Kriterien
Sydney	3025	3	1	2	NS[a]	NS	4	
Duke	2470	3	4	2	NS	1	NS	
Alabama	783	1	2	3	NS	NS	NS	
Odense	632	+[b]	1	NS	+	fA[c]	+	Entzündung, vorausgegangene Biopsie
Harvard/NYU	598	1	+	2	NS	NS	NS	Mikrosatelliten
Göteborg	573	2	1	NS	NS	+	+	Tumorgröße
Erlangen	455	1	NS	2,5	2,5	NS	NS	
Mailand	234	1	NS	3	NS	2	NS	

[a] Kein signifikanter Prognosefaktor
[b] Wichtiger Faktor, Rangordnung nicht angegeben.
[c] fehlende Angabe

mit Hilfe einer multivariaten statistischen Methode durchgeführt. Insgesamt erwiesen sich als prognostisch signifikanteste Parameter (in abnehmender Reihenfolge): 1) Tumordicke, 2) Tumorulzeration, 3) Tumorlokalisation, 4) Geschlecht des Patienten und 5) Melanomtyp (Tabelle 36.4).

Die beiden wichtigsten klinischen Merkmale des Melanoms waren Lokalisation des Tumors und Geschlecht des Patienten. Es besteht eine beträchtliche Korrelation zwischen diesen beiden prognostischen Parametern, aber an den meisten Zentren war die Lokalisation des Primärtumors prognostisch wichtiger als das Geschlecht des Patienten (z. B. in Sydney, Alabama, Duke, Harvard/NYU). Die Analyse aus Dänemark ergab für das Geschlecht des Patienten eine größere prognostische Bedeutung. Es steht fest, daß Frauen Melanome an günstigeren Lokalisationen aufweisen und daß die Tumoren dünner und seltener ulzeriert sind, ferner befinden sich Frauen zum Zeitpunkt der Erstdiagnose durchschnittlich in einem niedrigeren Erkrankungsstadium. Auch im Stadium II ergab die Analyse aus Sydney nach Berücksichtigung der anderen Prognosefaktoren keinen prognostischen Vorteil für Frauen.

Die am stärksten dominierenden pathologischen Faktoren waren an allen 8 Zentren, die diese vergleichende Analyse durchgeführt hatten, die Tumordicke und die Ulzeration (Tabelle 36.4). An jedem Zentrum, das Dicke und Mikrostadium (Level) direkt miteinander verglich, erwies sich die Tumordicke als relativ genauerer und besser reproduzierbarer prognostischer Parameter als der Level. Der Anteil der Patienten mit ulzeriertem Melanom lag in verschiedenen Zentren zwischen 21 und 56%. Bei Vorliegen einer Ulzeration handelte es sich stets um ein deutlich aggressiveres Melanom, selbst wenn andere prognostische Faktoren, einschließlich Tumordicke, berücksichtigt wurden. Daher lag in 6 von 8 Zentren, die eine multivariate Analyse durchführten, die Ulzeration unter den 3 am stärksten dominierenden Prognosefaktoren. An mehreren Zentren war die Ulzeration - isoliert betrachtet - das wichtigste Merkmal zur Schätzung der Prognose.

Das noduläre Melanom war in vielen Datensammlungen mit einer weitaus schlechteren Prognose als andere Melanomtypen verknüpft. Dies liegt wahrscheinlich daran, daß noduläre Melanome dicker sind. Denn bei gleicher Tumordicke zeigten noduläre und Superficial spreading-Melanome keine signifikant unterschiedlichen Überlebensraten (s. Kap. 19). Dies bedeutet nicht, daß die Berücksichtigung des Melanomtyps unwichtig wäre, da einige Zentren (Duke, Göteborg und Mailand) den Melanomtyp als wichtigen prognostischen Parameter ermittelten. Manche Zentren wiesen darauf hin, daß das Lentigo maligna-Melanom, selbst bei Berücksichtigung der Tumordicke, mit einer günstigeren Prognose als die anderen Melanomtypen einhergeht. Dies könnte wichtig sein, da die Inzidenz des LMM in Schweden und Schottland im Vergleich zu anderen Zentren höher war (Abb. 36.7). Es steht fest, daß die Diagnose dieses Melanomtyps subjektiven Charakter hat und daß einige Unterschiede in der Inzidenz hierauf zurückzuführen sind. Interessanterweise ist die Inzidenz des LMM in Schweden angestiegen, nicht jedoch im Nachbarland Dänemark. Das akral-lentiginöse Melanom wurde erst vor kurzem als eigene Entität erkannt und nur an wenigen Zentren berücksichtigt. Aus Japan wird berichtet, daß hier die Mehrzahl der Melanome vom akral-lentiginösen Typ sind (s. Kap. 35).

Stadium II

Von insgesamt 13 Zentren wurden die Daten von 2116 Melanompatienten im Stadium II zusammengestellt. Die klinischen und histologischen Merkmale der Patienten im Stadium II sind in Tabelle 36.5 aufgeführt. Diese Melanome traten häufiger bei Männern auf; sie waren sind im Durchschnitt dicker, öfter ulzeriert und häufiger vom nodulären Typ (Tabelle 36.5). Bei japanischen und chinesi-

Tabelle 36.5. Klinische und pathologische Merkmale des in regionäre Lymphknoten metastasierten malignen Melanoms (Stadium II)

	Alle Tumorzentren	Duke	Sidney	ACS	Mayo	Erlangen	UCLA	Alabama	Brisbane	Mailand	Harvard/ NYU	Tohoku	Hongkong	Odense
Anzahl der Patienten	2116	418	366	482	209	185	150	119	64	45	33	19	15	11
Medianes Alter	50	49	44	52	54	52	48	51	53	49	51	58	57	56
Anteil Frauen (%)	38	39	30	36	48	41	40	34	31	42	30	58	40	45
Lokalsation des Primärtumors (%)														
Extremitäten	41	30	45	34		62		44	53	36	21	95	87	22
Kopf und Hals	14	16	17	15		4		15	11	20	21	0		11
Rumpf	35	30	35	41		30		40	36	44	58	0	13	67
Tumordicke (%)														
< 0,76 mm	8	10	6	15	8	1	10	5	5	10	6	18		0
≥ 4,00 mm	34	30	48	26	21		14	46	48	59	58	36		56
Mediane Tumordicke (mm)	3,3	3,3	3,6		2,4		2,1	3,8	3,7	5,8	4,5	4,7		4,0
Ulzeration (%)	54	55	50			38	53	65	69	66	76	53	77	91
Melanomtyp (%)														
NM	52	46	57	59	49	52	25	75	70	51	27	32	73	45
SSM	43	49	40	36	50	35	73	25	25	49	58	0	27	55

Tabelle 36.6. Fünfjahresüberlebensraten in % für Patienten mit Lymphknotenmetastasen (Stadium II)

Tumorzentren	Anzahl der Patienten	Globale Überlebensrate	Primärtumor				Lymphknotenmetastasen	
			Tumordicke		Ulzeration			
			<1,5 mm	≥4,0 mm	Nein	Ja	1	≥4
Mailand	530	33	50[a]	21[a]	35[a]	21[a]	50	18
Duke	418	42	55	47	52	35	55	16
Sydney	366	37	46	23	55	23		
Erlangen	185	33	51	22	49	38	50	16
UCLA	150	37	49	0	47	34	45	15
Alabama	119	38	40	33	62	24	57	15
Brisbane	64	27	29	16	34	24	33	25
Alle Zentren	1832	36	49	26	47	28	51	17

[a] Basierend auf einer Untergruppe von Patienten.

schen Patienten trat das Melanom im Stadium II vorwiegend an den Extremitäten auf und war dikker als der Durchschnitt der Melanome anderer Zentren. Die durchschnittliche Gesamtüberlebensrate betrug 36%, mit einer Schwankungsbreite von 27% (in Brisbane) bis 42% (am Duke Medical Center) (Tabelle 36.6). Patienten mit klinisch okkulten, aber histopathologisch nachgewiesenen Lymphknotenmetastasen hatten die beste Prognose. Bei diesen Patienten lagen die Überlebensraten am höchsten, wenn nur ein Lymphknoten eine Metastase aufwies (51%), wenn das Melanom weniger als 1,5 mm dick

Tabelle 36.7. Dominierende, durch multifaktorielle Analyse ermittelte Prognosefaktoren bei Lymphknotenmetastasen (Stadium II)

Tumorzentrum	Anzahl der Patienten	Faktor
Mailand[a]	530	Zahl der befallenen Lymphknoten, Kapseleinbruch
Duke	418	Zahl der befallenen Lymphknoten, Ulzeration
Sydney[b]	366	Ulzeration, Tumordicke
UCLA	150	Zahl der befallenen Lymphknoten, Tumordicke
Alabama	119	Zahl der befallenen Lymphknoten, Ulzeration
Harvard/NYU[c]	46	Zahl der befallenen Lymphknoten, Tumordicke

[a] Daten über den Primärtumor lagen nicht vor.
[b] Daten über die Anzahl der befallenen Lymphknoten lagen nicht vor.
[c] Nur Patienten im klinischen Stadium I und pathologischen Stadium II.

(49%) oder nicht ulzeriert war (47%) (Tabelle 36.6). 5 von 6 Zentren, die eine Analyse der Prognosefaktoren durchführten, ermittelten als signifikantesten Prognosefaktor die Anzahl der metastatisch befallenen Lymphknoten. Weitere signifikante Faktoren waren in den meisten Analysen auch die Ulzeration, die Tumordicke oder beide Kriterien (Tabelle 36.7).

Stadium III

Statistische Ergebnisse zu den Patienten mit Fernmetastasen (Stadium III) liegen nur aus Alabama und Mailand vor. Anzahl und Lokalisation der Metastasen waren im Stadium III offensichtlich die dominierenden Prognosefaktoren.

Behandlungsergebnisse

In der Frage der chirurgischen Behandlung des malignen Melanoms besteht zunehmend Einigkeit, besonders in Hinblick auf den Sicherheitsabstand um den Primärtumor. Dennoch gibt es nach wie vor erhebliche Differenzen, die nur durch wissenschaftlich gesicherte Statistiken geklärt werden können. Die Empfehlungen der verschiedenen Zentren zum Sicherheitsabstand bei der Exzision des Primärtumors sind in Tabelle 36.8 aufgeführt. Die meisten Zentren befürworten für dünne Melanome mit einer Dicke unter 0,76–1 mm engere Sicherheitsabstände (Tabelle 36.8).

Das Problem der elektiven Lymphknotendissektion bei klinisch tumorfreien Lymphknoten ist umstritten, wie aus den unterschiedlichen Empfeh-

Tabelle 36.8. Zusammenfassung der Therapieempfehlungen für das maligne Melanom im Stadium I

Zentrum	Primärtumor		Regionäre Lymphknoten
	Üblicher Sicherheitsabstand [cm]	Sicherheitsabstand bei dünnen Melanomen (z. B. < 1,0 mm) [cm]	Unmittelbare (elektive) Lymphknotendissektion
Sydney	3	1 - 2	Selektiv
Brisbane	>3	2	Selektiv
Alabama	3	2	Selektiv
Duke	fA[a]	fA	Selektiv
Mayo	5	1,5-2	Nein[b]
Harvard/NYU	3	1,5	Selektiv
Mailand	3-5	fA	Nein
Odense	5	fA	Nein
Göteborg	5	fA	Nein
Glasgow	3	fA	Nein
Erlangen	5	2	Selektiv
Hongkong	3	fA	Nein
Tohoku	3-5	fA	Immer

[a] Im Text nicht ausdrücklich angegeben.
[b] Bei selektierten Fällen von Melanomen im Kopf-Hals-Bereich.

lungen der einzelnen Zentren hervorgeht. Zur weiteren Diskussion s. Kap. 8. Mindestens 3 Zentren zeigten mit Hilfe einer multifaktoriellen Analyse einen gewissen Nutzen durch die elektive Lymphknotendissektion (Alabama, Duke und Sydney). Demzufolge empfehlen viele Zentren in den USA und Australien dieses Verfahren für selektierte Patienten, besonders beim Melanom mittlerer Tumordicke.

Die zur Behandlungsplanung herangezogenen Kriterien beruhen in erster Linie auf den folgenden Eigenschaften des Primärtumors: 1) gemessene Tumordicke, 2) Melanomtyp, 3) Lokalisation, und 4) Ulzeration des Primärtumors. Die meisten europäischen Zentren befürworten die elektive Lymphknotendissektion nicht. Alle Zentren empfehlen aber die Lymphadenektomie bei Patienten mit klinischem Verdacht auf Lymphknotenmetastasen.

Die derzeitig verfügbaren Zytostatika und Immunotherapeutika beeinflussen bei Patienten mit Lymphknotenmetastasen die Überlebensdauer kaum, und die meisten Zentren empfehlen eine routinemäßige adjuvante Therapie nicht, aber an verschiedenen Zentren werden derzeit neuere Formen der Immuno- und der Hormontherapie untersucht.

Zusammenfassung

Eine zusammenfassende statistische Analyse des malignen Melanoms wurde bei 15798 Melanompatienten im Stadium I und bei 2116 Patienten im Stadium II durchgeführt, die an 14 größeren Melanomzentren in 9 verschiedenen Ländern behandelt wurden. Die durchschnittliche Fünfjahresüberlebensrate für das Melanom im Stadium I betrug 79% (Schwankungsbreite 65 bis 85%). Bei Melanompatienten im Stadium I fanden sich signifikante Unterschiede in den klinischen und pathologischen Merkmalen. In Japan war das typische Melanom ein akral-lentiginöses Melanom an der Fußsohle. In Italien waren die Melanome im Durchschnitt dicker und häufiger ulzeriert. Schwedische Patienten hatten die meisten Lentigo maligna-Melanome (24%). Melanome in Queensland (Australien) waren im Durchschnitt dünner, die Patienten wiesen dort die beste Fünfjahresüberlebensrate auf (85%). An den 8 Zentren, die eine Analyse der Prognosefaktoren für Melanompatienten im Stadium I durchführten, waren die am stärksten signifikanten prognostischen Parameter (in abnehmender Reihenfolge): 1) Tumordicke, 2) Ulzeration, 3) Lokalisation, 4) Geschlecht und 5) Melanomtyp.

Die durchschnittliche Fünfjahresüberlebensrate betrug für Melanompatienten im Stadium II 34% (Schwankungsbreite 27-42%). Der am stärksten signifikante Prognosefaktor war in allen Studien die Anzahl der metastatisch befallenen Lymphknoten, in den meisten Analysen erwiesen sich aber auch die Ulzeration oder die Tumordicke bzw. beide Faktoren als prognostisch signifikant.

Die Melanominzidenz schwankte zwischen 0,8/100000 in Hongkong und 28/100000 in Queensland (Australien). Mit Ausnahme von Minnesota nahm die Inzidenz an allen hier vertretenen Melanomzentren zu. Dieser Anstieg scheint zum Großteil auf dünnere Melanome vom Superficial-spreading-Typ zurückzuführen zu sein.

Beim Vergleich der Melanomzentren finden sich mehrere paradoxe Unterschiede für das Melanom in verschiedenen, relativ nahe beieinander gelegenen europäischen Ländern mit ähnlicher geographischer Breite. Diese Unterschiede sind real, da sie sich auf objektive Parameter wie Alter und Geschlecht der Patienten und Dicke des Primärtumors beziehen. Weibliche Melanompatienten überwogen deutlich in Schottland, Deutschland, Italien und Dänemark, nicht dagegen im benachbarten Schweden. Aufgrund der überwiegend weiblichen Patienten in diesen 4 Ländern wurden hier sehr viele Extremitätenmelanome behandelt. Die in Schottland und Italien behandelten Tumoren waren durchschnittlich doppelt so dick wie die Tumoren in den anderen 3 europäischen Ländern. Patienten vom europäischen Festland waren wesentlich älter als Patienten aus Schottland. In Amerika und Australien waren hinsichtlich des Melanomtyps in den verschiedenen Zentren keine größeren Unterschiede festzustellen.

Die Ergebnisse zeigen eine deutliche Heterogenität des Melanoms, besonders in Hinblick auf die verschiedenen ethnischen Gruppen und die unterschiedlichen geographischen Breiten. Diese Unterschiede lassen sich jedoch weitgehend auf bekannte prognostische Parameter zurückführen.

Sachverzeichnis

Fortschritte der operativen Dermatologie

Band 3

J. Petres, Kassel (Hrsg.)

Aktuelle Behandlungsverfahren

1987. 101 zum Teil farbige Abbildungen, 21 Tabellen. XIII, 201 Seiten.
Broschiert DM 98,–. ISBN 3-540-17464-8

Die Beiträge des vorliegenden Bandes zeigen den sachlichen Inhalt der Operativen Dermatologie und stellen eine Bestandsaufnahme operativer Behandlungsmaßnahmen am Integument dar. Von besonderer Wichtigkeit ist in diesem Zusammenhang der onkologische Sektor, da heute maligne Hauttumore viel häufiger als früher beobachtet und therapiert werden müssen. Narben, sei es als Unfallfolge oder im Rahmen einer ausgebrannten Akne, können eine dauernde Einstellung der Verletzten zur Folge haben, so daß diese ebenso wie naevogene Prozesse und eine psychisch nicht akzeptierte Alopecie nur durch operative Maßnahmen erfolgreich zu beseitigen oder zu verbessern sind.

Band 2

H. H. Wolff, W. Schmeller, Lübeck (Hrsg.)

Fehlbildungen – Nävi – Melanome

Mit einem Geleitwort von O. Braun-Falco

1985. 158 Abbildungen, 68 Tabellen, XXII, 324 Seiten.
Broschiert DM 84,–. ISBN 3-540-15713-1

Wie in jedem Band der Reihe stehen neben rein operationstechnischen Fragen bewußt die theoretischen Grundlagen und die Kooperation mit den „Nachbarfächern" im Vordergrund der Darstellung.

Ätiologie und Pathogenese, Klassifikation, Histologie, Prognose, psychische Aspekte und arztrechtliche Fragen nehmen einen gebührenden Raum ein. Weitere Schwerpunktthemen befassen sich mit den Krankheitsbildern, die unter dem Obergegriff „Fehlbildungen" vielfach als dermatologische Randgebiete angesehen werden.

B. Konz, O. Braun-Falco (Hrsg.)

Komplikationen in der operativen Dermatologie

1984. 114 Abbildungen, 52 Tabellen. XV, 234 Seiten.
Broschiert DM 105,–. ISBN 3-540-12805-0

Anerkannte Spezialisten auf diesem Gebiet stellen in den einzelnen Beiträgen, deren Thematik sich an den Methoden der Operativen Dermatologie orientiert, mögliche Fehler, Gefahren und Komplikationen operativer Tätigkeit in der Dermatologie dar. Schon die Kenntnis der zu erwartenden Gefahren ist eine wertvolle Hilfe, um Fehler zu vermeiden. Die spezifischen Gefahrenmomente werden offen diskutiert und eine Entscheidungshilfe für die chirurgische Indikation gegeben.

Springer-Verlag
Berlin Heidelberg New York
London Paris Tokyo

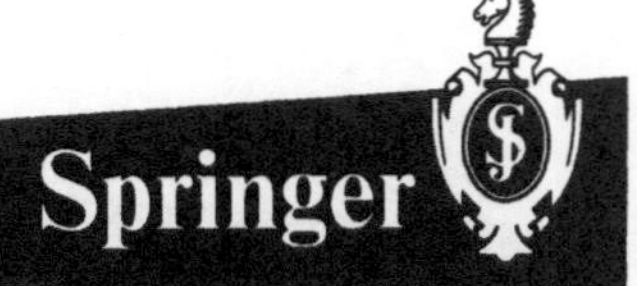